中国中医药年鉴

周谷城题

2017

· 学术卷

⊙ 主办　国家中医药管理局
⊙ 承办　上海中医药大学
⊙ 编审　《中国中医药年鉴（学术卷）》编辑委员会

上海辞书出版社

图书在版编目(CIP)数据

中国中医药年鉴. 2017. 学术卷 /《中国中医药年鉴(学术卷)》编辑委员会编. —上海:上海辞书出版社,2017.12
ISBN 978-7-5326-5046-0

Ⅰ.①中… Ⅱ.①中… Ⅲ.①中国医药学－2017－年鉴 Ⅳ.①R2-54

中国版本图书馆 CIP 数据核字(2017)第 289028 号

中国中医药年鉴(学术卷)2017
《中国中医药年鉴(学术卷)》编辑委员会 编

责任编辑 霍丽丽
特约编辑 袁 琦
装帧设计 姜 明

出版发行 上海世纪出版集团
上海辞书出版社(www.cishu.com.cn)
地 址 上海市陕西北路 457 号(200040)
印 刷 上海盛通时代印刷有限公司
开 本 889×1194 毫米 1/16
印 张 35.5 插页 8
字 数 920 000
版 次 2017 年 12 月第 1 版 2017 年 12 月第 1 次印刷
书 号 ISBN 978-7-5326-5046-0/R·69
定 价 280.00 元

本书如有质量问题,请与承印厂联系。T:021-61453770

前　言

　　《中国中医药年鉴》由国家中医药管理局主办,其前身为1983年上海中医药大学创办的《中医年鉴》,后更名为《中国中医药年鉴》,至今已连续编撰出版34卷。2003年,国家中医药管理局决定将《中国中医药年鉴》分为行政卷和学术卷两部分,学术卷由上海中医药大学承办。《中国中医药年鉴(学术卷)》(以下简称《年鉴》)是一部综合反映中国中医药学术年度进展的史料性工具书,全面、真实、客观地记载我国中医药学术发展成就,为中医药事业发展服务,以史为鉴,存史资政。

　　2017卷《年鉴》以上一年度全国公开发行的中医药学术期刊和全国性学术会议上发表的优秀论文为依据,由《年鉴》编委、编辑、撰稿人和相关专家共同商讨,确定撰写条目。全书经编辑初审,副主编、主编复审,由《年鉴》编辑委员会最终审定。

　　本书有特载、专论、校院长论坛、重大学术成果、学术进展、记事、索引等栏目,并附录"《年鉴》文献来源前50种期刊排名""《年鉴》文献来源前50所大学(学院)排名""《年鉴》文献来源前40家医疗机构排名""《年鉴》撰稿人名单"内容。

　　对学术进展的内容,密切追踪各学科重大项目的连续性报道。本卷《年鉴》引用公开发表于中医药期刊的论文,以及国家自然科学基金、国家科技部、国家中医药管理局等资助项目的论文4 600余条。

　　《年鉴》的前言和目录采用中英文对照。

　　本书附有光盘,内有新订中医药规范、原则、标准,中医药科研获奖项目,中草药中的新成分研究,中医药出版新书目,中医药期刊杂志一览表,中医药学术期刊论文分类目录。其中期刊论文目录索引约200余万字,具有多途径的检索功能,为读者查询上一年度的中医文献信息提供了便利。

　　诚如王国强同志所说:"《年鉴》是中医药事业的历史记录,是当代整个行业的一面镜子,是今后各项工作的起点。我们必须要站在这样的高度来认识《年鉴》编纂的重要性。"《年鉴》是一项承上启下、继往开来、服务当代、有益后世的文化基础事业,全体编者将以严谨求实的态度和崇高的历史使命感,进一步提高《年鉴》的编撰水平和学术影响力,充分发挥其资政、存史和育人的作用。

编　者

2017年8月

Preface

Traditional Chinese Medicine Yearbook of China is sponsored by the State Administration of Traditional Chinese Medicine(SATCM) and its predecessor was Yearbook of Traditional Chinese Medicine which was first published by Shanghai University of Traditional Chinese Medicine(SUTCM) in 1983. Thirty-four volumes have been consecutively published since 1983. The State Administration of Traditional Chinese Medicine decided to divide the Yearbook into two volumes, being administration volume and academic volume respectively in 2003. The academic volume is compiled by Shanghai University of Traditional Chinese Medicine. Traditional Chinese Medicine Yearbook of China is the reference fully, authentically and objectively reflecting the annual academic advance of traditional Chinese medicine. It is helpful to the administration, service, and development of traditional Chinese medicine.

The Traditional Chinese Medicine Yearbook of China of 2017(academic volume) includes articles published in TCM journals and presented in TCM conferences in 2016. Each item included was finalized by discussion among writers, professional editors, relevant professional editing committee, and experts. The Yearbook is published after proofreading successively by the editors, the deputy editor-in-chief, the editor-in-chief, and the editing committee.

The Yearbook includes columns of special reprint, special papers, university president forum, academic achievements, academic progress, events, and index. The appendix includes top 50 journals, top 50 universities or colleges, top 40 medical institutions for citation frequency, and the name list of writers

The academic progress focuses on and follows up key projects. The Yearbook has cited over 4,600 articles, sponsored by National Natural Science Foundation of China, Ministry of Science and Technology and SATCM, and from journals of traditional Chinese medicine.

The Preface and the Contents of the Yearbook 2017(academic volume) are written in both Chinese and English.

Traditional Chinese Medicine Yearbook of China 2017(academic volume) is with CD-ROM. The CD-ROM includes the newly published specification, principles and standards, the list of award, the study of new ingredients and components of Chinese material medica, the lists of newly published TCM books and the TCM journals, and categorized contents of journal articles. The content indexes of TCM articles contain 2,000,000 characters with multi-way retrieval function, providing easy access for readers to find the useful TCM literature of 2015.

Wang Guoqiang, the Vice-Minister of Health China, says, "Traditional Chinese Medicine Yearbook of China is the historical recording of TCM career, is the mirror reflecting the status quo of TCM development, and is the starting point of work in future. We need to understand the importance of compiling Traditional Chinese Medicine Yearbook of China on such a high plane." The Yearbook is essential for academic inheritance and innovation. It will not only serve the contemporary but also benefit the future. The editors, with down-to-the-earth attitude and full of mission, will improve the compilation quality and promote the academic influence of the Yearbook, which is conducive for policy making, information preservation, and people education.

Editor

August 2017

目 录

特 载

在第九届全球健康促进大会开幕式上的致辞 …………… 3

专 论

抓住机遇 肩负使命 全力推进中医药振兴发展 ……… 9
中医药"一带一路"发展潜力巨大 ………………………… 11

校院长论坛

中医药国际化如何创新发展 ………………………… 15
中医药学科如何从"优秀"走向"一流" ……………………… 19

重大学术成果

屠呦呦获 2016 年度国家最高科学技术奖 ……………… 25
国家科学技术进步奖一等奖 ………………………………… 26
国家科学技术进步奖二等奖 ………………………………… 26

学术进展

一、理论研究 ………………………………………………… 31

（一）中医基础理论 ………………………………………… 31
概述 ………………………………………………………… 31
阴阳五行学说研究 ………………………………………… 34
中医健康状态研究 ………………………………………… 36

证候研究 …………………… 37
证候动物模型研究 ………… 38
中医思维方法研究 ………… 40
体质学说研究 ……………… 44
〔附〕 参考文献 …………… 46

（二）中药理论 ………………… 50
概述 ………………………… 50
中药性效整理与考证的研究 …… 52
引经药物的研究 …………… 54
〔附〕 参考文献 …………… 55

二、临床各科 ……………………… 58

（一）名医经验 ………………… 58
石学敏 ……………………… 58
王琦 ………………………… 60
〔附〕 参考文献 …………… 63

（二）传染病 …………………… 66
概述 ………………………… 66
艾滋病的治疗与研究 ……… 69
慢性乙型肝炎的证候学研究 …… 70
肺结核的治疗及实验研究 … 72
手足口病的临床研究 ……… 73
〔附〕 参考文献 …………… 74

（三）肿瘤 ……………………… 78
概述 ………………………… 78
恶性肿瘤的中医辨证研究 … 79
恶性肿瘤的中医减毒增效研究
………………………… 81
恶性肿瘤的中成药应用研究 …… 82
恶性肿瘤的中药注射剂治疗 …… 84
恶性肿瘤辨治思路及临证经验

研究 ………………………… 85
〔附〕 参考文献 …………… 86

（四）内科 ……………………… 91
概述 ………………………… 91
支气管哮喘的治疗及实验研究
………………………… 95
慢性阻塞性肺疾病的治疗及实验
研究 ………………………… 96
心肌缺血的实验研究 ……… 97
高血压病的治疗及实验研究 …… 98
胃癌前病变的治疗及实验研究
………………………… 99
溃疡性结肠炎的治疗及实验
研究 ………………………… 100
脂肪肝的治疗及实验研究 …… 101
肝纤维化的临床与实验研究 …… 102
肝硬化及其并发症的治疗与
研究 ………………………… 103
IgA 肾病的治疗 …………… 104
慢性肾功能衰竭的治疗及实验
研究 ………………………… 105
再生障碍性贫血的治疗及实验
研究 ………………………… 106
原发免疫性血小板减少症的治疗
………………………… 107
过敏性紫癜的治疗 ………… 107
2 型糖尿病的治疗及实验研究
………………………… 108
糖尿病肾病的治疗及实验研究
………………………… 109
偏头痛的治疗及实验研究 …… 110
帕金森病的治疗及实验研究 …… 111
类风湿关节炎的治疗及实验研究
………………………… 112
脑卒中后抑郁的治疗与研究 …… 113

血管性痴呆的治疗及实验研究
………………………………… 114
〔附〕 参考文献 ………… 115

(五) 妇科 …………………… 122

概述 …………………………… 122
月经过少的治疗 ……………… 126
痛经的治疗及实验研究 ……… 127
瘢痕子宫妊娠的治疗 ………… 128
复发性流产血瘀型的治疗与研究
………………………………… 128
妊娠期肝内胆汁淤积症的治疗
………………………………… 129
妊娠期糖尿病的治疗及实验研究
………………………………… 130
产后抑郁症的治疗及实验研究
………………………………… 131
产后子宫复旧不全的治疗 …… 132
高泌乳素血症的治疗 ………… 133
子宫内膜异位症的治疗及实验
研究 ……………………… 134
子宫腺肌病的治疗 …………… 136
中医药辅助 IVF-ET 的应用 …… 137
〔附〕 参考文献 …………… 138

(六) 儿科 …………………… 144

概述 …………………………… 144
儿童上气道咳嗽综合征的治疗
………………………………… 150
小儿支气管哮喘的治疗 ……… 151
小儿重症肺炎的治疗 ………… 153
小儿变应性鼻炎的治疗 ……… 153
小儿厌食的治疗 ……………… 154
儿童过敏性紫癜的治疗 ……… 156
小儿癫痫的治疗 ……………… 157

小儿多发性抽动症的治疗 …… 157
女童中枢性性早熟的治疗 …… 158
〔附〕 参考文献 …………… 159

(七) 外科 …………………… 166

概述 …………………………… 166
痤疮的治疗及实验研究 ……… 169
黄褐斑的治疗与研究 ………… 170
湿疹的治疗及实验研究 ……… 170
银屑病的治疗及实验研究 …… 171
慢性荨麻疹的治疗及实验研究
………………………………… 173
急性乳腺炎的治疗与研究 …… 174
混合痔的治疗与研究 ………… 174
慢性前列腺炎的治疗及实验
研究 ……………………… 175
男子少弱精子症的治疗及实验
研究 ……………………… 176
重症胰腺炎的治疗及实验研究
………………………………… 177
糖尿病足的治疗及实验研究 … 178
经方在外科疾病治疗中的应用
………………………………… 179
〔附〕 参考文献 …………… 180

(八) 骨伤科 ………………… 185

概述 …………………………… 185
颈椎病的治疗及实验研究 …… 187
腰椎间盘突出症的治疗与研究
………………………………… 189
膝骨关节炎的治疗及实验研究
………………………………… 191
股骨粗隆间骨折的治疗与研究
………………………………… 192
筋膜炎的治疗 ………………… 194

针刀治疗在骨伤科疾病中的应用
…………………… 195
［附］ 参考文献 …………… 195

（九）五官科 …………………… 200
概述 ……………………………… 200
糖尿病性视网膜病变的治疗及
实验研究 …………… 204
干眼症的治疗及实验研究 …… 205
葡萄膜炎的治疗及实验研究 …… 206
过敏性结膜炎的治疗 ………… 207
分泌性中耳炎的治疗 ………… 207
变应性鼻炎的治疗及实验研究
……………………… 208
鼻窦炎的治疗及实验研究 …… 209
慢性咽炎的治疗与研究 ……… 210
复发性口腔溃疡的治疗与研究
……………………… 211
［附］ 参考文献 …………… 212

（十）针灸 …………………… 217
概述 ……………………………… 217
同功穴的研究 ………………… 221
得气的研究 …………………… 222
针灸治疗哮喘的临床与实验研究
……………………… 223
针灸治疗心肌缺血的实验研究
……………………… 224
艾灸治疗动脉粥样硬化的实验
研究 …………………… 227
针灸治疗消化不良的临床与实验
研究 …………………… 228
针灸治疗面神经麻痹的临床与
实验研究 ……………… 229
针灸治疗中风后失语症 ……… 230

针灸治疗糖尿病周围神经病变的
临床与实验研究 ……… 231
针灸治疗强直性脊柱炎 ……… 231
针灸治疗失眠 ………………… 233
针灸治疗乳腺增生 …………… 235
针灸治疗卵巢疾病的临床与实验
研究 …………………… 236
基于现代文献的腧穴配伍规律
……………………… 237
针灸疗效评价的研究 ………… 238
［附］ 参考文献 …………… 240

（十一）推拿 …………………… 249
概述 ……………………………… 249
推拿基础实验及其手法研究
……………………… 252
推拿治疗肩周炎 ……………… 253
［附］ 参考文献 …………… 254

（十二）气功 …………………… 256
概述 ……………………………… 256
八段锦对慢性阻塞性肺疾病的
研究 …………………… 257
养生功法对心理效应的研究
……………………… 258
正念冥想训练的应用研究 …… 259
［附］ 参考文献 …………… 260

（十三）护理 …………………… 262
概述 ……………………………… 262
脑卒中的护理 ………………… 265
便秘的护理 …………………… 266
妇产科疾病的护理 …………… 266
骨科疾病的护理 ……………… 267
［附］ 参考文献 …………… 268

4

三、中药 ……………………………… 270

（一）中药资源 ………………………… 270

　　概述 …………………………… 270

　　道地药材品质适宜性与生产区划
　　　研究 ………………………… 274

　　中药材生长年限与质量相关性
　　　研究 ………………………… 276

　　中药资源调查 ………………… 279

　　药用植物种子生物学研究 …… 283

　　［附］　参考文献 …………… 284

（二）中药质量评价 …………………… 290

　　概述 …………………………… 290

　　中药品种与资源变迁考证研究
　　　…………………………… 292

　　中药材DNA分子鉴定研究 …… 293

　　基于中药质量标志物（Q-marker）为
　　　核心的中药质量控制模式研究
　　　…………………………… 296

　　中药材商品规格等级标准研究
　　　…………………………… 300

　　人参质量评价研究 …………… 305

　　［附］　参考文献 …………… 307

（三）中药化学 ………………………… 310

　　概述 …………………………… 310

　　74种中草药中挥发油成分的
　　　研究 ………………………… 312

　　［附］　参考文献 …………… 320

（四）中药药剂 ………………………… 363

　　概述 …………………………… 363

　　中药乳剂的研究 ……………… 373

中药软胶囊的研究 ……………… 375

纳米中药制剂的研究 …………… 376

　　［附］　参考文献 …………… 378

（五）中药炮制 ………………………… 384

　　概述 …………………………… 384

　　13种中药炮制工艺的研究 …… 387

　　19种中药炮制前后化学成分的
　　　比较 ………………………… 389

　　18种中药炮制前后药理作用的
　　　比较 ………………………… 392

　　［附］　参考文献 …………… 396

（六）中药药理 ………………………… 401

　　概述 …………………………… 401

　　红景天的药理作用研究 ……… 406

　　中药及其有效成分抗肿瘤的实验
　　　研究 ………………………… 408

　　中药防治骨关节炎的实验研究
　　　…………………………… 409

　　中药调节神经细胞自噬的作用
　　　研究 ………………………… 411

　　中药及有效成分调节AMPK信号
　　　通路作用研究 ……………… 412

　　中药对中性粒细胞的调控作用
　　　研究 ………………………… 413

　　中药对Nod样受体蛋白3炎症
　　　小体活化的调控研究 ……… 414

　　［附］　参考文献 …………… 415

（七）方剂研究 ………………………… 427

　　概述 …………………………… 427

　　方剂药物气味配伍的研究 …… 429

　　基于中医传承辅助平台的方剂
　　　组方规律研究 ……………… 430

参附注射液的临床与实验研究
　　…………………………………… 431
治疗失眠方剂的研究 ………… 434
［附］ 参考文献 …………… 436

四、养生与保健 ………………… 441

概述 ………………………… 441
《黄帝内经》与养生 ………… 443
治未病理论在妇科中的应用 … 444
音乐与养生 ………………… 445
瑶族和羌族的养生研究 …… 445
［附］ 参考文献 …………… 446

五、医史文献 …………………… 449

（一）古籍文献 ………………… 449

概述 ………………………… 449
病名考证研究 ……………… 451
出土涉医文献研究 ………… 451
中医英译研究 ……………… 452
［附］ 参考文献 …………… 454

（二）医家学派 ………………… 456

概述 ………………………… 456
陈士铎医学思想研究 ……… 457
岭南医家学术经验研究 …… 458
叶天士治疗痹症经验研究 … 459
正骨流派研究 ……………… 460
［附］ 参考文献 …………… 461

（三）医史文化 ………………… 463

概述 ………………………… 463
医学与宗教研究 …………… 465

《黄帝内经》文化研究 ……… 465
近代中医教育研究 ………… 467
［附］ 参考文献 …………… 468

六、民族医药 …………………… 470

概述 ………………………… 470
藏族医药研究 ……………… 473
蒙族医药研究 ……………… 475
蒙药复方森登-4 的实验研究 … 476
维族医药研究 ……………… 477
［附］ 参考文献 …………… 478

七、国外中医药 ………………… 481

科研教育与针灸发展 ……… 481
［附］ 参考文献 …………… 482

八、教学与科研 ………………… 484

（一）教学研究 ………………… 484

案例教学法在中医药教育中的
　　应用 …………………… 484
中国传统文化对于中医教育的
　　作用探究 ……………… 485
中医院校创新人才培养研究 … 486
［附］ 参考文献 …………… 487

（二）科研方法 ………………… 490

中医临床诊疗指南的制定与应用
　　评价研究 ……………… 490
大数据对中医药发展的影响 … 491
［附］ 参考文献 …………… 492

记　事

一、学术会议 …………………………………… 496
　中华中医药学会中成药分会学术研讨
　　会暨换届会议在北京召开 …………… 496
　中华中医药学会外治分会2016年学术
　　年会在青岛召开 …………………… 496
　中华中医药学会第十八次医史文献分
　　会学术年会在上海召开 …………… 496
　第四届岐黄论坛在北京举行 ………… 497
　中华中医药学会中药化学分会第十一
　　届学术年会在吐鲁番举办 ………… 497
　2016年《中国中医药年鉴(学术卷)》编
　　委会暨撰稿人会议在北京召开 …… 497
　中华中医药学会防治艾滋病分会2016
　　年学术年会在大连召开 …………… 498
　中华中医药学会老年病分会2016年学
　　术年会暨换届会议在大连召开 …… 498
　中华中医药学会外科分会2016学术年
　　会在丹东召开 ……………………… 498
　中华中医药学会第十七次中医推拿学
　　术年会在北京举办 ………………… 498
　第五届中医药现代化国际科技大会政
　　府论坛在成都举行 ………………… 499
　中华中医药学会皮肤科分会第十三次
　　学术年会在福州召开 ……………… 499
二、中外交流 …………………………………… 500
　于文明会见新加坡中医管理委员会代
　　表团 ………………………………… 500
　2016年博鳌亚洲论坛年会中医药分论
　　坛召开 ……………………………… 500
　于文明会见德国海德堡市代表团 …… 500
　中韩传统医学协调委员会第十五次会
　　议在西安召开 ……………………… 500
　王国强率团访问捷克、匈牙利、奥地利 … 501

　王国强会见联合国助理秘书长、联合国
　　艾滋病规划署副执行主任简·比格 … 501
　第二届中国-中东欧国家卫生部长论坛
　　在苏州举行 ………………………… 501
　2016中国(澳门)传统医药国际合作论
　　坛在澳门召开 ……………………… 502
　2016中国-东盟传统医药高峰论坛在
　　南宁举行 …………………………… 502
　世界针灸学会联合会2016国际针灸学
　　术研讨会日本筑波市召开 ………… 502
　第十一次中新中医药合作委员会会议
　　在新加坡召开 ……………………… 502
　第二次中马传统医学双边工作会谈在
　　马来西亚吉隆坡召开 ……………… 503
三、动态消息 …………………………………… 504
　2016年全国卫生和计划生育工作会议
　　在北京召开 ………………………… 504
　国家中医药管理局和粤澳中医药科技
　　产业园在北京签署合作备忘录 …… 504
　2016年全国中医药工作会议在北京
　　召开 ………………………………… 504
　中医药"一带一路"发展规划研讨会在
　　上海召开 …………………………… 505
　中医药国际化发展研究中心在上海成立
　　……………………………………… 506
　习近平考察江中药谷 ………………… 506
　国务院常务会议部署推动医药产业创
　　新升级 ……………………………… 506
　全国人大代表、政协委员和民主党派召
　　开座谈会 …………………………… 507
　李克强政府工作报告阐述"发展中医
　　药、民族医药事业" ………………… 507
　香港医院管理局研讨大会在香港召开 … 508

第四届京交会中医药服务主题日启动 … 508
2016海峡两岸中医药发展与合作研讨
　会在厦门召开 …………………… 509
全国卫生与健康大会在北京召开 …… 509
2016年"服务百姓健康行动"全国大型
　义诊活动周在瑞金启动 …………… 510
屠呦呦双氢青蒿素治红斑狼疮成果转
　化提速 …………………………… 510
2016年中医医院院长论坛在沈阳举行
　………………………………………… 511
于文明会见香港东华三院董事局代表团
　………………………………………… 511
五部门联合发文部署卫生与健康科技
　创新重点工作 …………………… 512
王国强会见香港博爱医院董事局代表团
　………………………………………… 512
全国卫生与健康科技创新工作会议在
　北京召开 ………………………… 512
世界卫生组织传统医药合作中心(澳门)
　"首届区域间培训工作坊""传统医药
　合作中心联席会议"在澳门召开 …… 513
中医药界学习贯彻《"健康中国2030"规
　划纲要》 ………………………… 513

中医药高等教育实现跨越式发展 …… 514
中国中医药出版社"百社千校"赠书活
　动走进五寨 ……………………… 514
第九届全球健康促进大会在上海召开 … 514
陈冯富珍参观上海中医药博物馆 …… 515
中国中医科学院2016科技创新大会在
　北京召开 ………………………… 516
国家中医药管理局获中国社会责任健
　康促进奖 ………………………… 516
我国首次发布中医药白皮书 ………… 516
第五届国家中医药改革发展上海论坛举行
　………………………………………… 517
中医药"一带一路"发展战略暨国际合
　作专项座谈会在北京召开 ………… 518
关于确定北京中医药大学中医药博物
　馆等15家单位为全国中医药文化宣
　传教育基地 ……………………… 518
刘延东与中医药高等教育工作者在北
　京座谈 …………………………… 518
2016年中医药十大新闻在北京揭晓 …… 519
2016年度世界中医药十大新闻在北京发布
　………………………………………… 521

索　引

　　　主题词索引 ……………………………………………………………… 527

附　录

　　　一、2017卷《中国中医药年鉴(学术卷)》文献来源前50种期刊排名 ……… 537
　　　二、2017卷《中国中医药年鉴(学术卷)》文献来源前50所大学(学院)排名 … 538
　　　三、2017卷《中国中医药年鉴(学术卷)》文献来源前40家医疗机构 ………… 539
　　　四、2017卷《中国中医药年鉴(学术卷)》撰稿人名单 ……………………… 540

2017 年《中国中医药年鉴(学术卷)》光盘目录

一、2016 年新订中医药规范、原则、标准

　　1.《中华人民共和国中医药法》

　　2.《中国的中医药》白皮书(全文)

　　3.《中医药发展战略规划纲要(2016—2030 年)》

　　4.《"健康中国 2030"规划纲要》

二、2016 年中医药科研获奖项目

　　1. 2016 年度国家科学技术进步奖获奖项目(中医药类)

　　2. 2016 年度中华医学会科学技术奖获奖项目(中医药类)

　　3. 2016 年度中华中医药学会科学技术奖获奖项目

　　4. 2016 年度中国中西医结合学会科学技术奖获奖项目

　　5. 2016 年度中国针灸学会科学技术奖获奖项目

　　6. 2016 年度"杏林杯"中华中医药学会学术著作类

三、2016 年中草药中发现的新成分研究

四、2016 年中医药出版新书目

五、2016 年中医药期刊杂志一览表

六、2016 年中医药学术期刊论文分类目录

　　01. 中医基础理论

　　02. 护理

　　03. 方剂

　　04. 中药

　　05. 老中医学术经验

　　06. 传染病

　　07. 肿瘤

　　08. 内科

　　09. 妇科

　　10. 儿科

　　11. 外科

　　12. 骨伤科

　　13. 五官科

　　14. 针灸

　　15. 推拿

16. 气功

17. 养生与保健

18. 医史文献

19. 民族医药

20. 国外中医药

21. 中医教育

22. 科技研究

23. 动态消息

24. 其他

Contents

Special Reprint

Speech by Premier LI Keqiang on Ninth Global Conference on Health Promotion ·································· 3

Special Papers

Seize Opportunity，Take Responsibility，and Improve Innovation and Development of Traditional Chinese Medcine ·································· 9

Great Potential in Development of Traditional Chinese Medicine in "One Belt One Road" Initiative ············· 11

University President Forum

Innovative Development in Internationalization of Traditional Chinese Medicine ····························· 15

How to Make Traditional Chinese Medicine a Top Discipline ·································· 19

Academic Achievements

Prof. TU Youyou was Awarded National Highest science and Technology Prize in 2016 ····················· 25

First Prize of National Science and Technology Prize ······ 26

Second Prize of National Science and Technology Prize ·································· 26

Academic Progress

1. Theoretical Research ················ 31

  1）Basic Theories of TCM ············· 31

    Overview ······················ 31

    Research on Theories of Ying-Yan and
    Five Phases ··················· 34

    Research on Health Condition of
    Traditional Chinese Medicine ······· 36

    Research on Patterns ············· 37

    Research on Animal Models for
    Patterns ····················· 38

    Study of Thinking Modes in Traditional
    Chinese Medicine ··············· 40

    Research on Theories of Body
    Constitution ·················· 44

    Appendix: References ············ 46

  2）Theories of Chinese Materia Medica
    ··························· 50

    Overview ····················· 50

    Research on Data Processing and
    Textual Criticism of Quality and
    Function of Herbs ·············· 52

    Research on Channel Messenger Herbs
    ··························· 54

    Appendix: References ············ 55

2. Clinical Specialties ················ 58

  1）Experience of Famous Physicians ······· 58

    SHI Xuemin ·················· 58

    WANG Qi ···················· 60

    Appendix: References ············ 63

  2）Infectious Diseases ··············· 66

    Overview ····················· 66

    Treatment and Research on AIDs ····· 69

Research on Patterns of Hepatitis B
··························· 70

Treatment and Experimental Study
of Pulmonary Tuberculosis ········· 72

Treatment and Research on Hand-Foot-
Mouth Disease ················· 73

Appendix: References ············ 74

  3）Oncology ···················· 78

    Overview ····················· 78

    Research on Pattern Identification of
    Malign Tumors in Traditional Chinese
    Medicine ····················· 79

    Research on Toxicity Reduction and
    Efficacy Improvement of Herbs in
    Treating Malign Tumors ·········· 81

    Research on Application of Patented
    Herbal Products in Treating
    Malign Tumors ················ 82

    Treatment of Malignant Tumors by Tradi-
    tional Chinese Medicine Injection ········ 84

    Study of Ways of Pattern Identification
    and Clinical Experience in Treating
    Malign Tumors ················ 85

    Appendix: References ············ 86

  4）Internal Medicine ··············· 91

    Overview ····················· 91

    Treatment and Experimental Study of
    Bronchial Asthma ·············· 95

    Treatment and Experimental Study of
    Chronic Obstructive Pulmonary
    Diseases ····················· 96

    Experimental Study of Myocardial
    Ischemia ····················· 97

Treatment and Experimental Study of
  Hypertension 98
Treatment and Experimental Study of
  Gastric Precancerous Lesions 99
Treatment and Experimental Study of
  Ulcerative Colitis 100
Treatment and Experimental Study of
  Fatty Liver 101
Treatment and Experimental Study of
  Liver Fibrosis 102
Treatment and Research on Liver
  Cirrhosis and its Complications 103
Treatment of IgA Nephropathy 104
Treatment and Experimental Study of
  Chronic Renal Failure 105
Treatment and Experimental Study of
  Aplastic Anemia 106
Treatment of Immune Thrombocytopenia
  (ITP) 107
Treatment of Allergic Purpura 107
Treatment and Experimental Study of
  Type-II Diabetes Mellitus 108
Treatment and Experimental Study of
  Diabetic Nephropathy 109
Treatment and Experimental Study of
  Migraine 110
Treatment and Experimental Study of
  Parkinson's Disease 111
Treatment and Experimental Study of
  Rheumatoid Arthritis 112
Treatment and Research on Depression
  after Stroke 113
Treatment and Experimental Study of
  Vascular Dementia 114
Appendix: References 115

5) Gynecology 122
Overview 122
Research on Oligomenorrhea 126
Treatment and Experimental Study of
  Dysmenorrhea 127
Treatment of Scar Uterus Pregnancy
  128
Treatment and Research on Recurrent
  Spontaneous Abortion in Blood Stasis
  Pattern 128
Treatment of intrahepatic cholestasis of
  pregnancy(ICP) 129
Treatment and Experimental Study of
  Gestational Diabetes Mellitus(GDM)
  130
Treatment and Experimental Study of
  Postpartum Depression 131
Treatment of Postpartum Subinvolution
  of Uterus 132
Treatment of Hyperprolactinemia 133
Treatment and Experimental Study of
  endometriosis 134
Treatment of Adenomyosis 136
Application of Chinese Medicine in
  Assistance of IVF-ET 137
Appendix: References 138
6) Pediatrics 144
Overview 144
Treatment of Upper Airway Coughing
  Syndrome in Children 150
Treatment of Bronchial Asthma in
  Children 151
Treatment of Severe Pneumonia in
  Children 153
Treatment of Allergic Rhinitis in
  Children 153

Treatment of Anorexia in Children ··· 154

Treatment of Allergic Purpura in
Children ································ 156

Treatment of Epilepsy in Children ······ 157

Treatment of Multiple Tics in Children
································ 157

Treatment of central precocious
puberty(CPP) in Girls ········· 158

Appendix: References ················ 159

7) External Medicine ················ 166

Overview ································ 166

Treatment and Experimental Study of
Acne ································ 169

Treatment and Research on Chloasma ······
································ 170

Treatment and Experimental Study of
Eczema ································ 170

Treatment and Experimental Study of
Psoriasis ································ 171

Treatment and Experimental Study of
Chronic Urticaria ············ 173

Treatment and Research on Acute
Mastitis ························ 174

Treatment and Research on Mixed
Hemorrhoids ················ 174

Treatment and Experimental Study of
Chronic Prostatitis ··········· 175

Treatment and Experimental Study of
Oligospermia ················ 176

Treatment and Experimental Study of
Severe Pancreatitis ··········· 177

Treatment and Experimental Study of
Diabetic Foot ················ 178

Application of Classic Herbal Formulas
in Treatment of External Diseases

································ 179

Appendix: References ············ 180

8) Orthopedics and Traumatology ········· 185

Overview ································ 185

Treatment and Research on Cervical
Spondylosis ················ 187

Treatment and Research on Prolapse of
Lumbar Intervertebral Disc ··········· 189

Treatment and Experimental Study of
Osteoarthritis of Knees ·········· 191

Treatment and Research on Intertrochanteric
Fracture of Femur ················ 192

Treatment of Fasciitis ················ 194

Application of Knife Acupuncture in
Treating Orthopedic Diseases ········ 195

Appendix: References ················ 195

9) Ophthalmology and
Otorhinolaryngology ················ 200

Overview ································ 200

Treatment and Experimental Study of
Diabetic Retinopathy ················ 204

Treatment and Experimental Study of
Dry Eye Syndrome ········· 205

Treatment and Experimental Study of
Uveitis ································ 206

Treatment of Allergic Conjunctivitis
································ 207

Treatment of Secretory Otitis Media
································ 207

Treatment and Research on Allergic
Rhinitis ························ 208

Treatment and Experimental Study of
Sinusitis ································ 209

Treatment and Research on Chronic
Pharyngitis ················ 210

Treatment and Research on Recurrent
Oral Ulcer(ROU) ·············· 211
Appendix: References ·········· 212
10) Acupuncture and Moxibustion ········· 217
Overview ·························· 217
Research on on "De Qi"(Sensation
of Qi)····························· 221
Research on Acupoints with Same
Functions ······················ 222
Clinical and Experimental Study of
Treatment of Asthma by
Acupuncture ················ 223
Experimental Study of Treatment of
Myocardial Ischemia by Acupuncture
································· 224
Experimental Study of Treatment of
Atherosclerosis by Acupuncture ··· 227
Treatment of Indigestion by
Acupuncture ················ 228
Treatment of Bell's Palsy by
Acupuncture ················ 229
Treatment of Apoplectic Aphasia by
Acupuncture ················ 230
Treatment of Diabetic Peripheral
Neuropathy by Acupuncture ········ 231
Treatment of Ankylosing Spondylitis
by Acupuncture ·············· 231
Treatment of Insomnia by Acupuncture
································· 233
Treatment of Cyclomastopathy by
Acupuncture ················ 235
Treatment of Ovary Diseases by
Acupuncture ················ 236
Regularities on Combination of Acupoints
································· 237

Research on Efficacy Evaluation of
Acupuncture Treatment ·········· 238
Appendix: References ·········· 240
11) Tuina(Chinese Medical Massage) ······ 249
Overview ·························· 249
Research on Fundamental Experiments
of Tuina and Manipulation Methods
································· 252
Treatment of Scapulohumeral
Periarthritis by Tuina ·············· 253
Appendix: References ·········· 254
12) Qigong ···························· 256
Overview ·························· 256
Research on Effect of Baiduanjing
Exercises on Chronic Obstructive
Pulmonary Disease ·············· 257
Research on Effect of Healthcare
Qigong Exercises on Psychological
Responses ···················· 258
Application of and Research on
Mindfulness(samma-sati) ············ 259
Appendix: References ·········· 260
13) Nursing ···························· 262
Overview ·························· 262
Nursing for Strokes ·············· 265
Nursing for Constipation ············ 266
Nursing for Gynecological and
Obstetric Diseases ·············· 266
Nursing for Orthopedic Diseases ······ 267
Appendix: References ·········· 268

3. Chinese Materia Medica ·············· 270
1) Resources of Chinese Materia Medica
································· 270
Overview ·························· 270

Research on Quality Suitability of
Authentic Raw Herbal Materials
and their Production Regionalization
·············· 274

Study of Correlation between Growth
Year and Quality of Raw Herbal
Materials ·············· 276

Survey of Resources of Chinese Materia
Medica ·············· 279

Biological Research on Seeds of
Medicinal Plants ·············· 283

Appendix: References ·············· 284

2) Quality Control of Chinese Materia
Medica ·············· 290

Overview ·············· 290

Textual Research on Variety and Resource
Change of Chinese Materia Medica ····· 292

Study of DNA Molecular Identification
of Raw Herbal Materials ·············· 293

Study of Quality Control Modes for
Chinese Materia Medica by Using
Q-markers as Core Indicators ········· 296

Study of Standards of Quality Grading
for Raw Herbal Materials ············· 300

Study of Quality Evaluation of Ginseng
·············· 305

Appendix: References ·············· 307

3) Chemistry of Chinese Materia Medica
·············· 310

Overview ·············· 310

Research on Volatile Oils of 74 Herbs
·············· 312

Appendix: References ·············· 320

4) Preparation of Chinese Materia Medica
·············· 363

Overview ·············· 363

Research on Preparation of Herbal
Emulsion ·············· 373

Research on Preparation of Herbal Soft
Capsule ·············· 375

Research on Nano Herbal Preparations
·············· 376

Appendix: References ·············· 378

5) Procession of Chinese Materia Medica
·············· 384

Overview ·············· 384

Study of Processing Procedures of 13
Herbs ·············· 387

Comparison of Chemical Components of
19 Herbs before and after Procession
·············· 389

Comparison of Pharmacological Function
of 18 Herbs before and after
Procession ·············· 392

Appendix: References ·············· 396

6) Pharmacology of Chinese Materia Medica
·············· 401

Overview ·············· 401

Pharmacological Study of Herba
Rhodiolae(Hong Jing Tian) ·············· 406

Experimental Study of Anti-Tumor
Function of Herbs and Effective
Components ·············· 408

Experimental Study of Herbs in
Preventing and Treating
Osteoarthritis ·············· 409

Study of Herbs in Regulating
Autophagy of Nerve Cells ·············· 411

Study of Herbs and their Effective
Components in Regulating AMPK
Signaling Pathway ·············· 412

Study of Herbs in RegulatingNeutrophil

.... 413

Study of Regulatory Mechanism of
Herbs on NLRP3 Inflammasome
Activition 414

Appendix: References 415

7）Researches on Herbal Formulas 427

Overview 427

Research on Nature and Combination of
Herbs in Herbal Formulas 429

Research on Regularities of Combination
of Herbs in Herbal Formulas Stored
in "Inheritance Platform of Traditional
Chinese Medicine" 430

Clinical and Experimental Study of
Shenfu Injection 431

Research on Herbal Formulas for
Insomnia 434

Appendix: References 436

4. Healthcare 441

Overview 441

Huang Di Nei Jing and Healthcare 443

Application of Theory of *Zhi Wei Bing*
（Prevention）for Gynecological Diseases
.... 444

Music and Healthcare 445

Research on Healthcare in Traditional
Medicines of *Yao* and *Qiang*
Nationalities 445

Appendix: References 446

5. Literature and Medical History 449

1）Ancient Medical Literature 449

Overview 449

Study of Unearthed Medical Literature

.... 451

Textual Study of Disease Names 451

Study of English Translation of
Traditional Chinese Medicine 452

Appendix: References 454

2）Schools of Traditional Chinese Medicine
.... 456

Overview 456

Study of Medical Thoughts of Dr.
CHEN Shiduo 457

Study of Traditional Chinese Medicine in
Region of South of Five Ridges 458

Study of Schools of Osteopathy 459

Treatment of Bi Syndrome Illness by Dr.
YE Tianshi 460

Appendix: References 461

3）Medical History and Culture 463

Overview 463

Study of Education of Traditional Chinese
Medicine in Recent History 465

Study of Medicine and Religion 465

Study of Culture in *Huang Di Nei Jing*
.... 467

Appendix: References 468

6. Traditional Medicines of National Minorities
.... 470

Overview 470

Study of Traditional Tibetan Medicine ... 473

Study of Traditional Mongolian Medicine ......
.... 475

Experimental Study of Herbal Formula
SENDENG-4 of Traditional Mongolian
Medicine 476

Study of Traditional Uighur Medicine 477

Appendix: References ·············· 478

7. Traditional Chinese Medicine in Foreign
   Countries ······················ 481
   Study of Acupuncture Development,
   Education, and Research in Foreign
   Countries ······················ 481
   Appendix: References ·············· 482

8. Education and Research Managment ········ 484
   1) Education Management ············ 484
      Application of Case Study in Education
      of Traditional Chinese Medicine ······ 484
      Study of Influence of Chinese Traditional
      Culture on Education of Traditional
      Chinese Medicine ·············· 485
      Study of Training Innovative Talents in
      Universities of Traditional Chinese
      Medicine ······················ 486
      Appendix: References ·············· 487
   2) Research Methodology ·············· 490
      Study of Formulation of Clinic Guidelines
      on Traditional Chinese Medicine and
      their Evaluation in Use ·············· 490
      Influence of Big Data on Development of
      Traditional Chinese Medicine ········ 491
      Appendix: References ·············· 492

Events

1. Academic Conferences ·············· 496
   Academic Symposium and Election Meeting
   of Branch Association of Patent Herbal
   Products, China Association of Chinese
   Medicine, was Held in Beijing ·········· 496
   2016 Academic Congress of Branch Association
   of External Treatment, China Association
   of Chinese Medicine, was Held in Qingdao
   ···························· 496
   Eighteenth Academic Congress of Branch
   Association of Medical History and
   Literature, China Association of Chinese
   Medicine, was Held in Shanghai ········ 496
   Fourth Qihuang Forum was Held in Beijing
   ···························· 497
   Eleventh Academic Congress of Branch
   Association of Chemistry of Chinese
   Materia Medica, China Association of

   Chinese Medicine, was Held in Turpan
   ···························· 497
   Editorial Meeting and Manuscript Proofreading
   Meeting for 2016 Traditional Chinese
   Medicine Yearbook of China(Academic
   Volume) was Held in Beijing ·········· 497
   2016 Academic Congress of Branch Association
   of Prevention and Treatment of AIDs,
   China Association of Chinese Medicine,
   was Held in Dalian ·············· 498
   2016 Academic Congress and Election Meeting
   of Branch Association of Geriatrics, China
   Association of Chinese Medicine, was
   Held in Dalian ·················· 498
   2016 Academic Congress of Branch Association
   of External Medicine, China Association
   of Chinese Medicine, was Held in Dandong
   ···························· 498

Seventeenth Academic Congress of Branch
Association of Tuina, China Association
of Chinese Medicine, was Held in Beijing
.... 498

Government Forum of Fifth International
Congress on Modernization of Traditional
Chinese Medicine was Held in Chengdu
.... 499

Thirteenth Academic Congress of Branch
Association of Dermatology, China
Association of Chinese Medicine, was
Held in Fuzhou 499

2. International Exchange 500
YU Wenming, Vice-Commissioner of State
Administration of Traditional Chinese
Medicine, Met with Delegation of
Traditional Chinese Medicine
Administration Bureau of Singapore ... 500
Sub-Forum on Traditional Chinese Medicine,
2016 Boao Forum, was Held 500
YU Wenming, Vice-Commissioner of State
Administration of Traditional Chinese
Medicine, Met with Delegation from
Heidelberg, Germany 500
Fifteenth Meeting of Sino-Korean Coordination
Committee for Traditional Medicine was
Held in Xi'an 500
WANG Guoqiang, Vice-Minister of Health
China, Led a Delegation to Visit Czech,
Hungary, and Austria 501
WANG Guoqiang, Vice-Minister of Health
China, Met with Jan Beagle, Assistant
General-Secretariat of United Nations
and Deputy Executive Director of Joint

United Nations Programme on HIV/
AIDS(UNAIDS) 501
Second CEEC-China Health Ministers'
Meeting was Held in Suzhou 501
2016 International Cooperation Forum on
Traditional Medicines was Held in
Macau SAR, China 502
2016 China-ASEAN Summit on Traditional
Medicines was Held in Nanning 502
2016 International Forum on Acupuncture,
World Federation of Acupuncture-
Moxibustion Societies, was Held in
Tsukuba Japan 502
Eleventh Meeting Sino-Singapore Cooperation
Committee for Traditional Chinese Medicine
was Held in Singapore 502
Second Sino-Malaysia Bilateral Meeting on
Traditional Medicines was Held in Kuala
Lumpur, Malaysia 503

3. News and Events 504
2016 National Congress of Health and Family
Planning was Held in Beijing 504
Memorandum of Understanding between
State Administration of Traditional
Chinese Medicine and Guangdong-Macau
Science and Technology Park of
Traditional Chinese Medicine was
Signed in Beijing 504
2016 National Working Meeting on Traditional
Chinese Medicine was Held in Beijing
.... 504
Seminar on "One Belt One Road" Strategy
on Development of Traditional Chinese
Medicine was Held in Shanghai 505

Center for International Development of Traditional Chinese Medicine was Established in Shanghai ·············· 506

XI Jinping, Chairman of People's Republic of China, Visited Pharmaceutical Valley of Jiangzhong Pharmaceutical Company ·················· 506

State Council Executive Meeting Planned and Accelerated Upgrading and Innovating Medicinal Industry ·············· 506

Discussions Took Place among Representatives of National People's Congress, Members of CPPCC, and Members of Non-Communist Parties ·············· 507

"Improving Traditional Chinese Medicine and Traditional Medicines of Minor Nationalities" was Mentioned in Government Working Report by Premier LI Keqiang ·············· 507

Symposium of Hong Kong Hospital Management Bureau was Held in Hong Kong SAR ·················· 508

Theme Day for Traditional Chinese Medicine Service in 4th CIFTIS was Initiated ······ 508

2016 Forum on Development and Cooperation for Traditional Chinese Medicine between Two Side of Taiwan Straits was Held in Xiamen ·················· 509

National Congress on Health was Held in Beijing ·················· 509

"2016 Health Service for People" and National-wide Free Clinic Week was Initiated in Ruijin ·················· 510

Using Dihydro-artemisinin to Treat SLE by Prof. TU Youyou was Speeded up in Commercial Transformation ·············· 510

2016 Forum for Presidents of Traditional Chinese Medicine Hospitals was Held in Shenyang ·················· 511

YU Wenming, Vice-Commissioner of State Administration of Traditional Chinese Medicine, Met with Delegation of Board of Directors, Tung Wah Group of Hospitals, Hong Kong SAR ·············· 511

Five Government Divisions Issued a Document on Focal Points of Work for Science and Technology Innovation of Health ········ 512

WANG Guoqiang, Vice-Minister of Health China, Met with Delegation of Board of Directors, Pok Oi Hospital ·············· 512

National Working Meeting of Science and Technology Innovation for Health was Held in Beijing ·················· 512

First WHO Interregional Training Workshop and Meeting for WHO Collaborating Centres for Traditional Medicine was Held in Macau SAR, China ·············· 513

In-depth Study of Outline of Health China 2030 Plan was Implemented ·············· 513

Higher Education of Traditional Chinese Medicine Achieved Great-Leap-Forward Development ·················· 514

China Press of Traditional Chinese Medicine Donated Books in Wuzhai County in Activity of "Book Donation of Hundreds of Press Companies and Thousands of Schools" ·················· 514

Ninth Global Conference on Health Promotion was Held in Shanghai ·············· 514

Margaret Chan, General Director of World

Health Organization Visited Shanghai
Museum of Traditional Chinese Medicine
·················· 515
2016 Congress for Innovation of Science and
Technology, China Academy of Chinese
Medical Sciences was Held in Beijing ······ 516
State Administration of Traditional Chinese
Medicine was Awarded China Social
Responsibility Health Promotion Award
·················· 516
White Paper on Traditional Chinese Medicine
was First Published in China ············ 516
Fifth National Forum on Reforming
Traditional Chinese Medicine was
Held in Shanghai ···················· 517
Seminar on "One Belt One Road" Strategy
of Development of Traditional Chinese

Medicine and International Projects of
Traditional Chinese Medicine was Held
in Beijing ························ 518
Fifteen Organizations in China were
Designated as National Bases for
Promotion and Education of Traditional
Chinese Medicine Culture ·············· 518
LIU Yandong, Vice-Premier of People's
Republic of China, had a Discussion
Meeting with Higher Education Teachers
for Traditional Chinese Medicine ········ 518
2016 Top Ten News for Traditional
Chinese Medicine in China was
Announced in Beijing ················ 519
2016 Top Ten News for Traditional
Chinese Medicine in World was
Announced in Beijing ················ 521

Index

Subject Index of Traditional Chinese Medicine Yearbook of
China(Academic Volume)(2017) ·································· 527

Appendix

Top 50 Journals for Citation Frequency in the Yearbook of Traditional
Chinese Medicine of China(Academic Volume, 2017) ························ 537
Top 50 Universities(Colleges) for Citation Frequency in the Yearbook of
Traditional Chinese Medicine(Academic Volume, 2017) ····················· 538
Top 40 Medical Institutions for Citation Frequency in the Yearbook of
Traditional Chinese Medicine of China(Academic Volume, 2017)·············· 539
Name List of Writers for the Yearbook of Traditional Chinese Medicine of
China(Academic Volume, 2017) ································ 540

CD Contents of the Yearbook of Traditional Chinese Medicine of China(Academic Volume, 2017)

1. **New Formulated Regulations, Principles, and Standards on Chinese Medicine in 2016**
   1) Law of Traditional Chinese Medicine of People's Republic of China
   2) White Paper: Traditional Chinese Medicine in China(Fulltext)
   3) Outline of Strategic Plan of Development of Traditional Chinese Medicine(2016—2030)
   4) Outline of Health China 2030 Plan

2. **Research Awards for Traditional Chinese Medicine in 2016**
   1) List of Winners for 2016 National Science and Technology Advancement Prize(Traditional Chinese Medicine)
   2) List of Winners for 2016 Science and Technology Prize, China Society of Medicine(Traditional Chinese Medicine)
   3) List of Winners for 2016 Science and Technology Prize, China Society of Chinese Medicine
   4) List of Winners for 2016 National Science and Technology Prize of Integrative Medicine
   5) List of 2016 Science and Technology Prize, China Association of Acupuncture-Moxibustion
   6) List of 2016 "Xing lin Cup" Academic Works Prize, China Association of Chinese Medicine

3. **Study of New Ingredients and Components of Chinese Materia Medica in 2015**

4. **List of Newly Published Books of Traditional Chinese Medicine in 2016**

5. **List of Journals of Traditional Chinese Medicine in 2016**

6. **Categorized Contents of Papers of Academic Journals on Chinese Medicine in 2016**
   01. Basic Theories of TCM
   02. Nursing
   03. Herbal Formulas
   04. Chinese Materia Medica
   05. Experience of Famous Physicians
   06. Infectious Diseases
   07. Oncology
   08. Internal Medicine
   09. Gynecology
   10. Pediatrics
   11. External Medicine
   12. Orthepedics

13. Ophthalmology and Otorhinolaryngology
14. Acupuncture and Moxibustion
15. Tuina(Chinese Medical Massage)
16. Qigong
17. Healthcare
18. Literature and Medical History
19. Traditional Medicines of National Minorities
20. Traditional Chinese Medicine in Foreign Countries
21. Education of Traditional Chinese Medicine
22. Research and Technology
23. Events
24. Others

中国中医药年鉴

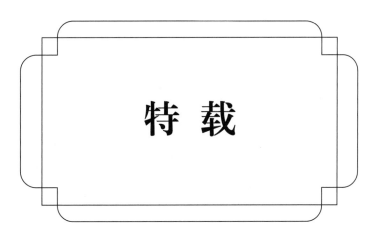

特　载

在第九届全球健康促进大会开幕式上的致辞

李克强　中华人民共和国国务院总理
（2016 年 11 月 21 日，上海）

尊敬的陈冯富珍总干事，
各位嘉宾，
女士们，先生们，朋友们：

大家上午好！

健康是人全面发展、生活幸福的基石，也是国家繁荣昌盛、社会文明进步的重要标志。今天，第九届全球健康促进大会隆重举行，我谨代表中国政府，对会议的召开表示热烈祝贺，对各位嘉宾表示诚挚欢迎。

本届大会适逢首届全球健康促进大会召开 30 周年。30 年前，《渥太华宪章》举起了"健康促进"的旗帜，引领了全球健康事业的发展潮流。30 年来，在各国共同努力和世界卫生组织的大力推动下，世界人均预期寿命增长 8 岁以上，孕产妇死亡率、婴儿死亡率、5 岁以下儿童死亡率总体降低了 50％左右，实现了人类健康史上的新跨越。同时，我们也要看到，全球卫生与健康领域仍面临严峻挑战。传统的疾病和健康问题以及健康不平等状况依然突出，人口老龄化加快、跨境流动人口增加、疾病谱变化、生态环境和生活方式变化等又带来新的难题，人类面临着多重疾病威胁、多种健康因素影响交织的复杂局面。而世界经济复苏艰难曲折、增长走势分化，对增加卫生与健康资源有效供给、推动均衡合理配置造成了不利影响。促进人类健康任重而道远，实现人人享有卫生保健目标需要国际社会共同努力。

今年是联合国 2030 年可持续发展议程实施的第一年。本届大会以"可持续发展中的健康促进"为主题，强调健康促进在全球可持续发展中的地位和作用，这对于国际社会进一步凝聚共识、汇集力量，全面实现可持续发展议程的目标，必将产生重大而深远的影响。在此，我愿提出几点建议。

——加强政策对话，搭建健康治理合作平台。健康促进是人类的共同事业，各国应增强命运共同体意识，以实际行动携手合作。要搭建多层次、宽领域、机制化的对话合作平台，支持世界卫生组织提升在全球健康方面的领导力、协调力和执行力，推动各国完善健康立法，加大对危及健康的投资、贸易等行为监管力度，发挥好财税、金融等政策工具作用。要坚持共同但有区别的责任等原则，提高发展中国家参与的代表性和发言权，发达国家应承担更多责任、向发展中国家提供支持，推动全球健康治理更加公正合理。

——促进包容联动，构建全球公共卫生安全防控体系。面对重大公共卫生安全挑战，任何国家都难以独善其身。各国应加强卫生应急策略的沟通协调，完善全球疾病监测、预警和应急机制，加强信息通报、共享和人员培训，进一步提高全球应对突发公共卫生事件的能力。中国政府支持世界卫生组织建立应急队伍、设立应急基金，并呼吁发达国家加大对发展中国家公共卫生体系建设的支持，共同筑牢全球健康安全屏障。

——推动创新合作，增强健康供给和服务能力。科技创新是打开健康之门的金钥匙。各国应大力推动健康科技研发,积极开展双边、多边务实合作,加强前沿性、原创性联合攻关,集中力量攻克人类健康面临的共同难题。要围绕抗生素耐药防控、先进医疗技术、药物研制、节能减排和环境治理等领域,拓展交流合作网络,共建创新创业平台,推动科技成果在更广范围转化共享,让更多民众受益。

——倡导互学互鉴,促进传统医学和现代医学融合发展。在漫长的历史长河中,不同国家和民族都形成了各具特色、各有优长的健康观和传统医学。各国应以平等包容的胸怀对待彼此差异,发挥人文交流在推动健康合作中的独特作用,促进健康理念与健康文化互学互鉴。我们应加大对传统医学的推介力度,更好发挥传统医学在防病治病中的优势,积极发展传统医药服务贸易,推动传统医学与现代医学优势互补,共同为维护人类健康作出新贡献。

女士们、先生们、朋友们,

中国是健康促进的积极倡导者,也是坚定践行者。新中国成立特别是改革开放以来,我们在经济发展水平还不高的条件下,大力发展医药卫生事业,显著改善了人民的健康水平,走出了一条符合中国国情的卫生与健康发展道路。2009年中国启动实施了新一轮医药卫生体制改革,确立了把基本医疗卫生制度作为公共产品向全民提供的核心理念,提出了保基本、强基层、建机制的基本原则,取得了重大阶段性成效。我们织起了覆盖13亿多人的全民基本医保网,为人人病有所医提供了制度保障。我们加强农村三级基本医疗卫生服务网络和城市社区卫生服务机构建设,让人民群众看病更加方便可及。我们大力推进公共卫生服务均等化,为所有城乡居民免费提供基本公共卫生服务。中国在公共卫生服务领域投入的经费逐年提高并将继续增加。我们在破解医改这个世界性难题上,探索出了中国式解决办法。目前,中国人均预期寿命达到76.3岁,孕产妇死亡率下降到20.1/10万,婴儿死亡率下降到8.1‰。这些指标总体上优于中高收入国家平均水平。在我们这样一个有着13亿多人口的最大发展中国家,取得这样的成就是很不容易的。

当前,中国正处于全面建成小康社会的决胜阶段。前不久,中国召开了新世纪第一次全国卫生与健康大会。习近平主席发表重要讲话,从国家发展的战略和全局高度,深刻阐述了建设健康中国的总体要求、目标任务,明确提出了"以基层为重点,以改革创新为动力,预防为主,中西医并重,将健康融入所有政策,人民共建共享"的卫生与健康工作方针。我们颁布了《"健康中国2030"规划纲要》,目标是力争到2030年人人享有全方位、全生命周期的健康服务,人均预期寿命达到79岁,主要健康指标进入高收入国家行列。为此,我们将在以下方面做出不懈努力。

——切实把卫生与健康放在优先发展的战略地位,促进人民健康与经济社会协调发展。要坚持在发展理念中充分体现健康优先,在经济社会发展规划中突出健康目标,在公共政策制定实施中向健康倾斜,在财政投入上着力保障健康需求,努力为全体人民提供基本卫生与健康服务。

——构建全程健康促进体系,全周期维护和保障人民健康。人从出生到生命终点,健康影响因素众多。我们要为人民群众提供全生命周期的卫生与健康服务。要着力抓好预防保健,加大干预力度,争取让群众不得病、少得病。要大力加强健康教育,广泛普及健康知识和技能,深入开展全民健身运动,强化个人健康意识和责任,培育人人参与、人人尽力、人人享有的健康新生态。要加强重大疾病防控,优化防治策略,实行联防联控、群防群控、综合防控,努力消除和遏制重大疾病对群众健康的影响。要加强环境污染治理,为保障人民健康营造良好环境。

——着力强基层、补短板,促进健康公平可及。中国卫生与健康事业的最大短板,仍然在基层特别是农村和贫困地区。我们将统筹城乡区域发展和新型城镇化建设,加大对基层卫生与健康事业的投入,推动重心下沉,通过培养全科医生、实施远程医疗、加强对口支援等提升基层防病治病能力,积极发挥中医药作用,织密织牢人民群众看病就医安全网。实施健康扶贫工程,加大对贫困地区大病保险、医疗救助支持力度,切实解决因病致贫返贫问题,逐步缩小城乡、地区、人群基本卫生健康服务差距。

——进一步深化医药卫生体制改革,建立健全覆盖城乡的基本医疗卫生制度。中国医药卫生体制改革已进入深水区和攻坚期。我们将以更大的勇气和智慧攻坚克难,进一步深化公立医院改革,加快建立分级诊疗体系,破除行政壁垒,加强各级各类医疗卫生机构联合协作,不断增加优质医疗服务供给,提高基层医疗服务能力和水平,目前一些地方推动大、中、小医院和乡镇医院建立医疗共同体,让人民群众享有更加便利、成本更低的医疗服务,已经取得成效。我们将完善全民基本医保制度,推进支付方式改革,推动城乡居民医保制度整合和全国医保信息联网,提高保障水平和运行效率;改革药品供应保障体系,让人民群众用上安全有效的药品。我们将更加注重医疗、医保、医药"三医"联动改革,充分调动医务人员积极性,要让他们得到社会尊重,努力增强医疗卫生体系的生机活力和发展后劲。

——大力发展健康产业,不断满足群众多样化健康需求。随着生活水平提高和健康观念增强,人民群众对健康产品和服务的需求持续增长,并呈现多层次、多元化、个性化的特征。满足这些需求,需要政府和市场协同发力。政府的主要职责是保基本、兜底线,非基本的多样化健康需求应充分发挥市场机制作用。要充分调动社会力量增加健康产品和服务供给的积极性,继续鼓励社会办医,使群众看病贵看病难的问题不断得到缓解,支持医药科技创新,促进健康与养老、旅游、互联网、健身休闲、食品等产业融合发展,推动健康领域的大众创业、万众创新,实施"互联网＋健康"行动计划,促进健康新产业、新业态、新模式成长壮大。

中国积极倡导和促进全球卫生合作,努力承担应尽的国际责任和义务。半个多世纪以来,我们先后向 67 个国家和地区派遣 2 万多医护人员,救治患者 2.6 亿多人次。2014 年西非爆发埃博拉出血热疫情后,中国迅速派出 1 200 多名医护人员和公共卫生专家,同疫区国人民并肩战斗,为战胜疫情贡献了中国力量。长期以来,世界卫生组织在应对传染病疫情、协调全球卫生事务方面发挥了突出作用,中国对此高度赞赏。我们将继续在联合国和世界卫生组织框架下,积极参与全球健康促进事业,为其他发展中国家提供力所能及的帮助。

女士们、先生们、朋友们,

健康是人类的永恒追求,健康促进是国际社会的共同责任。让我们携起手来,为建设一个更加美好的健康世界而不懈努力!

最后,预祝本次大会圆满成功!

谢谢大家!

转载自《人民日报》2016-11-24(4)

中国中医药年鉴

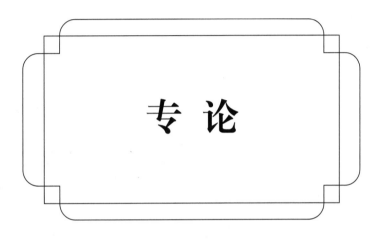

专 论

抓住机遇　肩负使命
全力推进中医药振兴发展

王国强　国家卫生和计划生育委员会副主任、国家中医药管理局局长

2015年,是中医药发展史上极不平凡的一年。中医药行业大事不断、喜事连连,不仅为"十二五"划上了圆满的句号,也给"十三五"启航指明方向、扬帆鼓劲。

这一年,中国中医科学院成立60周年,习近平总书记发来贺信、李克强总理作重要批示、刘延东副总理到会讲话,为中医药发展指明方向;《中医药法(草案)》经国务院常务会议通过,提交全国人大常委会第一次审议;中医药专家屠呦呦研究员获诺贝尔奖,实现中国本土科学家零的突破,中医药的科学价值得到世界认可;中医药发展战略规划纲要完成并上报国务院;《中医药健康服务发展规划(2015—2020年)》《中药材保护和发展规划(2015—2020年)》发布;中捷中医中心的成立,成为我国实施"一带一路"战略以来的首个卫生合作项目……

这一年,中医药的深化改革力度、扎实推进深度、发展成果显示度令人振奋。累累硕果,离不开"十二五"培育的丰厚土壤。

"十二五"是规划目标实现最好、服务能力提升最快、人民群众受益最多的五年。正如刘延东副总理深刻指出,中医药事业步入了发展的快车道,形成了医疗、保健、科研、教育、产业、文化"六位一体"全面发展的新格局,取得了可喜成绩。

五年来,中医药作为我国独特的卫生资源、潜力巨大的经济资源、具有原创优势的科技资源、优秀的文化资源和重要的生态资源,为探索医改的"中国式解决办法",推动健康产业发展,提升我国医疗卫生领域的科技竞争力,传播中华优秀传统文化,建设美丽中国作出了积极贡献。

五年来,中医药发展环境更加优化。党的十八大、十八届三中、五中全会对中医药工作作出部署,从战略和全局的高度推动中医药事业发展,明确了目标。地方党委、政府和有关部门把中医药发展纳入经济社会发展全局,为中医药事业发展提供了有力保障。中医药系统团结协作、奋发有为,形成了推动中医药事业发展的坚强合力。

值此辞旧迎新之际,我谨代表国家中医药管理局,向广大中医药工作者及家人致以新年的祝福和诚挚的问候!向所有关心、支持中医药事业改革发展的各级党委政府、社会各界、新闻媒体和广大人民群众表示衷心的感谢和崇高的敬意!

凡是过去,皆为序章。"十二五"的成绩开拓了"十三五"的深度和广度。站在两个五年规划的交汇之处,眺望未来五年这一仍能大有作为的重要战略机遇期,中医药发展目标清晰可见,需要我们以创新、协调、绿色、开放、共享五大发展理念为引领,增强自信、抢抓机遇,勇担重任、奋发有为,全面推进深化中医药改革,全面推进中医药法治体系建设,全面推进中医药健康服务发展,全面推进中医药传承创新,在继承中创新发展,在发展中服务人民,推动中医药振兴发展,为丰富祖国医学宝库、增进人民健康福祉、全面建成小康社会做出新贡献。

2016年是"十三五"规划开启之年,也是全面

建设小康社会决胜阶段的开局之年,是推进结构性改革的关键之年,更是中医药系统"习近平总书记等中央领导重要指示精神贯彻落实之年"。我们要学习屠呦呦等老一辈中医药科技人员的科学创新精神,坚持继承创新,增强发展动力;坚持统筹协调,凝聚发展力量;坚持深化改革,优化发展环境;坚持特色优势,夯实发展基础;坚持以人为本,共享发展成果。我们要积极推进中医药立法,持续推动各项改革,大力发展中医药健康服务,认真做好中医药传承创新,全力促进中医药海外发展,全面强化行业作风建设。

中医药振兴发展迎来天时地利人和的大好时机,每位中医药人责任重大、使命光荣。

让我们认真贯彻落实习近平、李克强、刘延东等中央领导同志的重要指示精神,按照党中央、国务院的各项决策部署,以更加自觉主动的担当意识、更加奋发有为的精神状态、更加扎实有力的工作举措,开拓创新、奋发进取,如总书记所说,"深入发掘中医药宝库中的精华,充分发挥中医药的独特优势,推进中医药现代化,推动中医药走向世界,切实把中医药这一祖先留给我们的宝贵财富继承好、发展好、利用好,在建设健康中国、实现中国梦的伟大征程中谱写新的篇章"。

转载自《中国中医药报》2016-1-5(1)

中医药"一带一路"发展潜力巨大
——在"中国(澳门)传统医药国际合作论坛"上的讲话

王笑频　国家中医药管理局国际合作司司长

2013年9月和10月,习近平主席在出访中亚和东南亚国家期间,先后提出共建"丝绸之路经济带"和"21世纪海上丝绸之路"的设想。

"一带一路"辐射范围涵盖东盟、南亚、西亚、中亚、北非、欧洲,涉及60多个国家。这些国家经济总量达21万亿美元,占全球的29%;总人口44亿人,占全球的63%。

中医药"一带一路"发展源远流长

中医药是古丝绸之路商贸活动的重要内容。两晋南北朝时期,中医药传入朝鲜、日本、韩国,并逐步影响到东南亚诸国。隋唐五代、宋元时期,鉴真东渡日本,玄奘西行取经,加强了中医药与周边国家的交流。随后,乳香、没药、血竭等阿拉伯地区传统药物也随丝绸之路交流传入中国,我国的炼丹术、脉学、本草等陆续传入欧洲国家。

如今,"一带一路"沿线各国对中医药及本国传统医学高度重视,立法及监管日趋完善。例如,日本、韩国、朝鲜、蒙古等东亚国家均对传统医学非常重视,大多数国家把传统医学纳入医疗卫生体系,传统医学与现代医学享有相同的地位,互为补充,发挥着十分重要的作用。中医药在东南亚地区有悠久的历史和良好的民众基础,大多数国家已对传统医学或中医学进行立法,且当地传统医药资源丰富;在南亚地区,印度、尼泊尔等国大多拥有自己的传统医学,且设立法律法规进行管理;由于饮食结构的原因,高血脂、高血压、心血管、骨质增生等病

症在中亚国家居民当中比较普遍,而中医药治疗此类疾病见效快、疗效好且价格低廉,因此备受中亚居民青睐。

在欧洲地区,传统医学市场巨大,据统计,现有60%以上的欧洲人使用传统药品,欧洲占全世界草药市场份额的44.5%。

迄今为止,我国与外国政府、地区组织签署了86个专门的中医药合作协议,其中绝大多数分布在"一带一路"沿线国家,为开展"一带一路"中医药合作搭建了交流平台。

近年来,中医药海外发展也迎来历史机遇期,国家领导人大力推动中医药走向世界,数次见证中医药合作协议签署。推动与沿线各国在传统医药领域合作。2015年3月28日,国务院授权发布《推动共建丝绸之路经济带和21世纪海上丝绸之路的愿景与行动》中提出,扩大在传统医药领域的合作。

"一带一路"沿线各国对中医药具有强烈需求,仅在2011~2014年间,就有俄罗斯、法国、马来西亚、意大利、澳大利亚、巴林、卡塔尔、乌克兰、白俄罗斯、吉尔吉斯斯坦等30多个国家,提出与我国一起在海外建设中医医院、开展中医医疗合作。

2015年,中国中药出口37.7亿美元,环顾全球,承认中药药品身份的国家和地区基本分布在"一带一路"沿线国家,这些市场对中药的需求增长较快,存在巨大发展潜力。2014年统计数据显示,"一带一路"沿线国家中,中药类产品出口最多的为东北亚地区国家,占出口总额的40.50%,其中以日

本最多,达到 4.4 亿美元,出口产品主要为提取物和中药材及饮片。其次为东南亚地区。往中亚地区的出口额最少,仅 160.28 万美元,占 0.10%。

《中医药"一带一路"发展规划》将发布

今年年底之前,将出台《中医药"一带一路"发展规划》。

该《规划》将本着政策沟通、资源互通、贸易畅通、科技联通、民心相通的原则,完善政府间合作机制,为与沿线国家合作营造良好政策环境;依托中医药优势,为沿线民众提供医疗保健服务,与沿线共建共享中医药资源;拓展中医药服务贸易和货物贸易,大力发展中医药健康服务业;支持与"一带一路"沿线开展高水平科研合作,研究制定中医药国际标准,在沿线推广使用;开展中医药公共外交,传播中医药文化,加强沿线各国人文、教育领域合作。

《规划》将确定的重点项目包括以下五个方面,将在"一带一路"沿线建设一批中医药海外中心,以中医药疗效为引领,促进中医药融入"一带一路"沿线医疗卫生体系;依托国内各类中医药机构,开展外向型能力提升建设,形成与海外中心"内外联动"的示范效应;建设中医药国际标准化体系,在中医、草药、中药材、中药产品、中医药医疗器械设备等领域发挥主导作用;举办大型中医药文化展览、义诊、健康讲座和科普宣传活动,为中医药在"一带一路"

沿线各国发展创造良好氛围;发挥港澳优势,参与中医药"一带一路"建设,实现互利共赢,为港澳繁荣稳定服务。

目前,中国启动国际合作专项,"一带一路"中医药中心已在多国建立或筹建中。目前,还建设了广东省中医院、天津中医药大学、上海中医药国际服务贸易促进中心、海南省三亚市中医院、河北省医疗气功医院等 5 个国内示范基地。中国已签署 13 个中外自贸区协定,其中绝大多数包含中医药内容。未来,中医药海外发展前景广阔,据估算,全球中医药市场产值达 500 亿美元。

但我们也要看到,中医药"一带一路"发展还面临着诸多困难与挑战,各国立法程度、经济发展水平、文化信仰各不相同;符合中医药特点的现代中医药研究方法学和国际标准规范尚待建立;中医药面临越来越多的法律障碍和贸易壁垒,进入国际医药主流市场进展缓慢;面向国际的中医药复合型人才队伍缺乏等,这些问题亟待解决。

未来,国家将由易到难,从建设海外中心、开展服务贸易、国际标准化、文化传播等方面,打造中医药"一带一路"合作品牌,并且充分发挥市场机制,鼓励全行业参与。同时,还将支持各省市根据自身特色优势与"一带一路"沿线国家开展中医药合作,提升能力,促进转型,发挥香港、澳门的优势,积极参与和助力中医药"一带一路"建设。

转载自《中国中医药报》2016-8-1(3)

校院长论坛

中医药国际化如何创新发展

徐建光　上海中医药大学校长

中医药已传播到 183 个国家和地区，我国与外国政府、地区和国际组织已签订 86 项中医药合作协议。中医药先后在澳大利亚、加拿大、奥地利、新加坡、越南、泰国、阿联酋和南非以国家或地方政府立法形式得到认可。中国正在推动海外中医药中心建设，大力促进海外中医药发展。目前，世界中医药服务市场估值约为 500 亿美元/年。2015 年，中药类产品出口额为 37.7 亿美元，同比增长 4.95％。尽管趋势喜人，但仍是"路漫漫其修远兮"，中医药国际化需要在海外布局模式、国际标准、传播途径、业态再造等关键领域进行创新性发展。

海外布局的模式创新

中医海外布局要坚持"点线面"结合的思路。中医药海外发展面临着极其复杂的环境，不仅涉及国家众多，而且各国中医发展程度不同，地理环境、卫生环境、社会环境、经济环境、文化环境也都千差万别。因此，海外布局需要战略研判，需要与我国的对外战略契合，将已有的"点、线、面"结合起来，共同推动发展。

首先，"点"是已有和将有的战略支点，即海外中医药中心。2016 年 2 月，国务院发布的《中医药发展战略规划纲要（2016—2030 年）》重点任务之一就是"探索建设一批中医药海外中心"。目前，已有多家海外中医药中心揭牌运行和正在筹建。

马耳他中医药中心的建设是一个比较成功的案例。马耳他被誉为"地中海的心脏"，人口虽然只有 44 万，但每年接待 160 万游客，旅游业十分发达。中医药中心建立后，发展中医药健康服务产业成为马耳他政府的一项重要发展规划。上海龙华医院为当地带去了优质的中医医疗服务，形成稳定和相互呼应的医教研协同合作模式，并以马耳他为支点，面向全欧洲培养中医师，辐射中医健康理念，提供中医医疗旅游资源。

毋庸置疑，中医中心"六位一体"的功能要进一步拓展，促进医疗、保健、科研、教育、产业、文化协调发展，以特区的形式和优良的服务，逐次破解行医资格、教育认可、药物准入、医疗保险等瓶颈，使中医中心成为中国海外的民心工程和亮点工程。

其次，"线"是"一带一路"及其六条经济走廊。经济走廊是我国海外合作和"一带一路"建设的重要依托和关键工程，已获得亚投行、丝路基金的大量资金支持和参与国的政策支持。十三五规划指出"共同建设国际经济合作走廊""广泛开展教育、科技、文化、旅游、卫生、环保等领域合作，造福当地民众"。主动对接国家规划，依托经济合作走廊布局中医药海外发展，是中医药"走出去"的强力"助推器"。

中捷中心是"一带一路"首个卫生合作项目，由上海曙光医院承担。捷克作为我国在中东欧的第二大贸易伙伴，与德国、波兰、斯洛伐克、奥地利山水相连，是"一带一路"经济走廊的重要国家。但这个项目不是孤立的，它是"一带一路"大战略中的众多亮点之一。今天的捷克掀起了中国风,既能看到银联、华为、联想的大幅广告,也能看到兵马俑、熊猫、中国龙等带有中国印记的文化旅游项目。中捷中心受到热捧,预约爆满。但需要清醒地意识到,这个成功不是光靠中医自身取得的,而是分享了"一带一路"战略的红利。

第三,"面"是中国外交几十年积累下来的多边合作机制,每个机制都有一个巨大的覆盖面。目前,对外签署的协定绝大部分包含中医药内容,这些成果取得的重要途径就是这些多边合作机制。中医药没有足够的力量,也没有必要去新建合作机制,但是需要在已有的合作平台上充分亮相。

中医是少有的既有自主知识产权,又有文化历史底蕴的国家名片。因此,中医理应主动走向国际,让世界人民共享中医福利。有了中医药海外发展的"点、线、面",三者联动起来,"合纵连横"会有无限的发展潜能。

国际标准的推陈出新

标准化并非与中医的个性化背道而驰,相反这是保障,是加持,顾全了整个中医药产业和行业的利益。现在,因为标准的缺失,一些中医本有优势的慢性疾病在科研检验中的效果极不稳定,使中医标准设立受到挑战。2008年,WHO《针灸临床研究指南》颁布,其中90%以上的穴位都采用了中国标准。这意味着在世界范围内,按照中国标准施行针灸治疗将会有据可依,受到 WHO 的政策保护。目前,WHO 主导的《针灸实践标准》现在正在制定,中国仍然在主导。

积极推进中医药国际标准的建设,还有一个附加红利就是"以外促内"。目前,我国国家、地方和企业的中医相关标准已超过 600 个。受到不同利益因素和历史原因的影响,很多标准都独立存在,经常互不认可,导致书面上有标准,实际操作中莫衷一是。这种"定而不用""用而不一"的现象严重影响到中医自身发展,也使其在国际上的利益得不到有效保护。

无数事例表明,国际标准的推广和应用,将成为推动产业发展的最强驱动力。反之,标准为人所有,则受制于人,对中医药产业而言也是如此。可喜的是,2016 年 3 月《中药编码系统》的第一部分《中药编码规则》已出版发布,为中医药和各国传统医药提供了数字化编码依据和技术标准,有力地促进了中药贸易的发展和规范。ISO 中医药技术委员会目前已发布 7 项国际标准,2017 年将会有 10 项新标准出台。但逆水行舟,不进则退,还有大量的标准空白需要不断填补。

传播途径的载体创新

中医海外发展的策略是力争国际舞台的话语权。法国哲学家米歇尔·福柯《话语的秩序》有一个核心观点:话语就是人们斗争的手段和目的。话语就是权力,人通过话语赋予自己权力。的确,在国际舞台上,没有话语权,就没有对等的权利。应该说,中医的话语权是中医软实力和硬实力在世界范围内的体现。

在传播上,印度优势明显,语言无障碍。韩国也持之以恒地向海外派遣"大韩韩医义诊团"23年。中医也参与了很多国际救助,今年中国上海国际应急医疗队还通过了 WHO 的首批认证。媒体也对此进行了报道,但往往是报道医疗队,而不是中医。这是一个思考方式和宣传策略的问题。中医海外传播途径可以从以下几个方面创新:

其一,自我传播。如何在国际上宣传自己?大到整个中国,小到一所学校都存在这个问题。以上海中医药大学为例,得不到国际传媒的关注,学校就通过自媒体,自我推广。目前已取得一些成效:一是学校的官方微信平台拥有来自全世界 360 个城市近 6 万多粉丝,每月的阅读量在 25 万以上。学校还建立了《中医药文化》中英双语的微信平台,目标人群锁定海外中医粉丝,充分发挥新媒体平台优势。二是学校《中医药文化》杂志的海外版是全球唯一一本具有国际刊号、推广中医药文化知识的英文期刊，已通过 iBooks 平台覆盖了 57 国的苹果客户端，同时登陆亚马逊全球等国际网购平台，并与国家汉办、海外中医孔子学院、中医药中心、美国纽约中医学院等官方网站进行链接推广。

其二，海外推广展示。2015 年米兰世博会上，上海中医药大学展出了自己具有完全知识产权的"云中医智能系统"，被中外专业人士和新闻媒体誉为改变人们传统健康管理理念的创举。2016 年 7 月，中医药博物馆在英国伦敦西敏寺大学举行中医药养生文化展，让国外友人从展览、讲座、民乐和互动项目中体验中医学的博大精深。

其三，国际组织传播。很多话语权是被国际组织所拥有的。今年 5 月 13 日，WHO 与印度的传统医学部签署协议，着手制定阿育吠陀、瑜伽、尤纳尼、帕奇卡玛医学实践指南。外文媒体以"印度传统医学获 WHO 认可"为题竞相报道。这是印度借用 WHO 话语权为本国的传统医学背书。甚至印度官员还提出阿育吠陀医学有 5 000 年的历史，在很早以前就传入中国，这种说法值得我们关注和警惕。当然，WHO 传统医学处，有中国坚实的力量在。但这个力量还不够大，处于四级组织结构的底端，只占总员工人数的千分之二。如果我们不能及时壮大这个力量，在组织结构上及时做出改变，后果很严重：一方面，中医在 WHO 的话语权无人倾听，缺乏支持者；一方面，当中医爆出负面新闻时，WHO 某些部门可以落井下石，进一步贬损中医。所以中医人要站在世界卫生话语权的战略高度充分认识问题的严重性，想方设法的通过外交途径，通过中国使团发出中国清晰的诉求，从组织构架上改变这一现状，提升中医药在WHO 的地位。

交叉领域的业态创新

中医药和供给侧改革有关吗？当然有。了解中医药业态的人都会意识到二者间的紧密关系。

首先，供给侧改革的提出是我国政府处理复杂经济局面的创新，从三驾马车的需求侧转移到供给侧来思考问题，本身就有"阴阳互根互用"传统哲学意蕴。其次，供给侧改革是为更好地满足人民的需要，涉及各行各业，当然也包含中医药行业。《中医药发展战略规划纲要（2016—2030 年）》的目标之一就是"到 2020 年，中医药产业成为国民经济重要支柱之一"。第三，中医药的个性化定制和高品质产品是激发需求的良方。人民对生活品质要求的不断提升，导致很多产品和服务产能过剩，少人问津。但个性化的东西，即便价格不菲，大家也会争相购买。中药品质是消费者的痛点。有很大的群体愿意在健康上投入，虫草、藏红花、黑枸杞、野山参等形成了一个又一个巨大的商机。当然，不是说名贵药等于高品质中药，而是说把中药的品质提高，消费者会愿意买单。比如：膏方、食疗、养生旅游等。

中医药产业本身有着去产能、去库存、去杠杆、降成本、补短板的内在需求，应该顺势而为，优化自身，为对外发展奠定基础。"三去"要淘汰一批靠仿制药、粗加工、低技术药生存的小作坊药企的过剩产能，引导虚拟金融资本向中药产业实体流动；"一降"要通过技术手段降低医疗服务和高质量中药材、中成药的生产成本；"补短"要在研发方面加大资金投入，以改变低附加值的现状，加大中成药二次开发，培育具有国际竞争力的名方大药，激活内需，也为海外市场积累竞争优势，助力国家经济转型。

以中国互联网产业为例，2020 年中国数字医疗市场预计将形成 6 900 亿元的规模。但是，目前其正处于抢医生、争端口、拼下线、贴身体的野蛮生长阶段，阿里的"未来医院"、百度的"百度医生"、腾讯的"智慧医疗"，三足鼎立的竞争业态已经形成。

然而，目前互联网＋医疗并未解决百姓的痛点。一是医学专业性过强，二是难以整合医疗资源,三是 VR、AR 等新一代技术尚未进入医疗体系闭环。面对谷歌 GoogleFit、苹果 HealthKit、微软 Microsoft Health 的竞争,中医治未病、慢病管理、健康理念无疑是全球互联网＋医疗的特色和亮点。在互联网＋中医领域,上海中医药大学进行了中医手环、四诊仪、健康镜的有益探索。这只是交叉领域业态创新的冰山一角。中医药可以联姻很多产业共同发展,上海中医药大学的药酒产品、相宜本草、茶品饮料,以及曙光医院正在与迪士尼洽谈的园区合作项目,都属于跨领域的业态创新。

转载自《中国中医药报》2016-12-28(3)

中医药学科如何从"优秀"走向"一流"

武继彪　山东中医药大学校长

2015 年 11 月,国务院印发《统筹推进世界一流大学和一流学科建设总体方案》,这一旨在建设高等教育强国的重大工程,是党中央国务院作出的重大战略部署,其目的在于提升一批高校和一批学科的世界竞争力,并增强高校和学科对重大问题的解决能力。"双一流"建设打破了"985"高校、"211"高校身份壁垒,为不同类型的高校营造公平公正的发展环境,引导不同类型的高校结合自身和区域特色,探索多元化的发展模式,给地方高校带来了新的发展机遇。

优势学科群的科研能力、学科交叉与融合的深度、新兴学科的生长潜力,包括高校对学科顺应时代需求与科学发展的调控能力,是大学科学研究的核心竞争力的体现与标志,是大学建设从优秀走向一流的策源地和助推剂。

针对中医药一流学科建设,笔者尝试从优化智力结构、倡导学术自由、服务社会发展及强化国际交流等方面进行了思考,为推进一流学科与高水平中医药大学建设启发发展思路。

优化智力结构是一流学科建设的客观需求

学科智力结构由智能结构、知识结构、专业结构和梯队结构等多方面因素组成。科学研究类型不同,对智力结构的要求也各有区别。

中医学植根于中国传统文化,在漫长的发展过程中采撷人文科学与自然科学精华,并在自身具有缜密内在逻辑的思想体系中不断融合,具有了显著的多学科属性。而未来中医学理论体系在与数学、物理、化学、天文、地理、社会科学等学科的交融中被阐释或补充,代表着中医学的发展方向,是中医药一流学科建设倡导大科学理念,优化智力结构,形成合理的互补知识结构与能级搭配的客观需求。

围绕理论功底扎实、富有创新精神、学术造诣深厚、在国内外同学科领域内具有号召力、影响力的领军人物,汇聚高水平创新群体,培育梯次合理、优势明显、特色突出、富有活力的优秀团队,为重大科技成果的产出蓄积实力,形成人才培养、学科发展、科技成果产出的良性循环,促进学科优势形成与内涵建设,是一流中医药学科建设的关键。

倡导学术自由是一流学科建设的根基

学术自由是一流学科存在与发展的根基,一流中医药学科作为中医药科学研究的平台顶层,所关注的就是中医药高深学问的探索。中医药学术思想的思辨性从中国传统文化的不同视角对传统医学的诠释,构成了中医药学特有的、异彩纷呈的学术思想体系。而打破书斋式的治学模式,是拓展学术争鸣空间,促进学科交叉、渗透与融合的必由之路。

中医药理论体系以其天人相应的生命观、自稳调节的生态医学观以及不治已病治未病的预防观,坚守着学术操守与人文情怀,其内涵并不是凝固的,而是灵活多变的。形成于不同历史时代的学术流派,其不同理论构架并非取代或否定了传统的中医药学术思想之源,而是新旧学说共存,各有相承,如伤寒温病之争、金元四家之争,各种学说和流派都有其实践意义。不同学术流派的和谐共存恰恰是中医药倡导学术自由的具体表征,一流中医药学科建设尤其要提倡兼容并蓄、百家争鸣,不能在"经典""权威"的孤傲崇拜中固步自封而失去思想进步的精华。倡导真理面前人人平等,淡化权威,运用学科群智力结构的智慧融通以推动学术发展,也是倡导学术自由的题中之意。

创建一流中医药学科,就要强调以促进学术进步为中心,大张旗鼓地鼓励科学发现与科技创新,实现由封闭分割向开放协同、由要素分散向资源汇聚转变,构建以创新质量和实际贡献为导向的科研评价激励机制,释放创新活力,营造创新生态。

服务社会是一流中医药学科建设的动力之源

服务社会是高等教育的重要职能。参与地方经济建设,支持地方经济发展和行业进步,是一流中医药学科建设的动力之源,也是体现其社会价值的重要标志。一方面,通过加强高层次中医药人才培养,保障人类健康而服务于社会,并体现知识创新与学术进步;另一方面,构建以企业为主体、市场为导向的校企合作模式和协同创新体系,推动产学研用深度融合,促进科技资源统筹配置,推动学科链、创新链和产业链的互联互通,不仅为研究成果转化为社会财富成为可能,而且通过信息反哺,可以不断提升学科在建设规划及研究方向适应经济社会发展的能力。

基于中医药自身发展特点和规律,积极贯彻落实创新驱动发展战略,加强前瞻性部署与顶层设计,以满足人民群众对中医药服务的需求为出发点,有效指导临床和产业实践,推动中医药学术和行业可持续发展,在传承中创新发展,在创新发展中服务大众,积极加强战略研究,为经济社会发展与行业进步提决策咨询服务,是当前时代背景下一流中医药学科服务社会的原则。

走向世界是一流学科建设的历史使命

中医药高等教育的学术性,决定了其国际性的本质。作为我国独特的卫生资源、潜力巨大的经济资源、具有原创优势的科技资源、优秀的文化资源和重要的生态资源,中医药学凝聚着深邃的哲学智慧和中华民族几千年的健康养生理念及其实践经验,是中国古代科学的瑰宝,也是打开中华文明宝库的钥匙。中医的健康观念为国际社会提供了可资借鉴的经验,国家"一带一路"战略的实施,为中医药国际合作交流迎来了崭新的历史机遇。以中医药为载体,传播和弘扬中华民族的传统文化,扩大中医药的国际影响,是提升我国软实力和凝聚力的有效手段,是展现民族智慧、显示民族传统特色的窗口。

走向世界是一流中医药学科建设的必然历史使命。一流学科建设就要加强与海外优质教育科技资源在人才联合培养、科技联合攻关等领域积极开展国际间的协同创新,通过建立稳态中医药国际交流机制,培养尖端人才,构建一流创新团队,提升创新能力,注重中医药文化合理诠释、对外表达和传播能力建设,体现中医药文化核心价值,产出标志性成果,并借鉴先进理念,促进多学科的深度融合与纵横发展,逐步建成具有国际重大影响的学术高地、区域创新发展的引领阵地和中医药文化传承创新的主力阵营。

中医药是中国的伟大科学发现与发明,是我国文化实力的重要组成部分,是具有世界影响的文化名片,掌握着其学术发展的话语权。几千年实践和理论的精髓是中医药的主体和核心,不仅具有久远的学术积淀,而且富含浓郁的科学精神。在当前全面深化高等教育改革、统筹推进世界一流大学和一流学科建设的背景下,加强一流中医药学科建设具有特殊的战略意义。

作为提升中医药高校教育质量与科技创新能

力的基础与载体，一流中医药学科建设，必须以学术传承创新为基础，以引领学术前沿为目标，积极拓展社会服务范围，其核心与关键是回归学术本位，直指国际领先的原创性成果，体现中医药科学研究的层次性、兼容性与开放性，以顺应科学发展规律，促进学术进步。这既是中医学自身发展的需要，也是国家文化建设的需要；既有中华文明传承延续的深远历史意义，又有服务健康中国、实现中华民族伟大复兴的重大现实意义。

转载自《中国中医药报》2016-10-20（3）

重大学术成果

屠呦呦获 2016 年度国家最高科学技术奖

屠呦呦,1930 年 12 月出生,浙江宁波人,1955 年北京医学院药学系毕业后,分配到中国中医科学院中药研究所工作至今。中国中医科学院终身研究员、首席研究员,中国中医科学院青蒿素研究中心主任。

屠呦呦的科学贡献是发现青蒿素。她从中医古籍中得到启迪,改变青蒿传统提取工艺,创建的低温提取青蒿抗疟有效部位的方法,成为青蒿素发现的关键性突破;率先提取得到对疟原虫抑制率达 100% 的青蒿抗疟有效部位"醚中干",并在全国"523"会议上作了报告,从此带动了全国对青蒿提取物的抗疟研究;她和她的团队最先从青蒿抗疟有效部位中分离得到抗疟有效单一成分"青蒿素";率先开展"醚中干"、青蒿素单体的临床试验,证实了其治疗疟疾的临床有效性;并与合作单位共同确定青蒿素的化学结构,为其衍生物开发提供了条件。她和她的团队按国家药品新规,将青蒿素开发为我国实施新药审批办法以来第一个新药。

青蒿素是与已知抗疟药化学结构、作用机制完全不同的新化合物,改写了只有含 N 杂环的生物碱成分抗疟的历史,标志着人类抗疟药物发展的新方向。从上世纪 90 年代起,世界卫生组织(WHO)推荐以青蒿素类为主的复合疗法(ACT)作为治疗疟疾的首选方案。现已为全球疟疾流行地区所广泛使用,近年来 ACT 年采购量达 3 亿人份以上。据 WHO《2015 年世界疟疾报告》,由于采取有效防治措施,包括 ACT 的治疗,从 2000 年全球疟疾发病 2.14 亿例、死亡 73.8 万人,到 2015 年发病率、死亡率分别下降 37% 和 60%,挽救了大约 590 万名儿童的生命。

屠呦呦及其团队因研制青蒿素获得多项国内外重要奖励。1978 年她领导的卫生部中医研究院中药研究所"523"研究组受到全国科学大会表彰;1979 年"抗疟新药青蒿素"获得国家发明奖二等奖;2011 年屠呦呦以"发现了青蒿素,一种治疗疟疾的药物,在全球特别是发展中国家挽救了数百万人的生命",获美国拉斯克临床医学奖;2015 年 10 月,屠呦呦又以"从中医药古典文献中获取灵感,先驱性地发现青蒿素,开创疟疾治疗新方法",获得诺贝尔生理学或医学奖。

此次国家最高科学技术奖是首次授予女性科学家。

近年来,屠呦呦研究团队在开展青蒿素功效的拓展研究方面,获得了新进展。

重大学术成果

国家科学技术进步奖一等奖

【"IgA 肾病中西医结合证治规律与诊疗关键技术的创研及应用"】

项目简介:慢性肾脏病是严重危害公众健康的常见疾病。我国约有 1.2 亿慢性肾脏病患者,发病率逐年增加。最常见的慢性肾脏病是 IgA 肾病,是尿毒症的首位病因。由于 IgA 肾病进展机制和中医辨证认识不统一,中西医临床诊治不规范,缺少有效治疗手段。创建优于传统中医与现代医学的 IgA 肾病中西医病证结合理论体系与创新治疗技术,显著提高治疗有效率。该成果为中西医结合典范,引领中西医结合发展。

项目主要有以下五方面发明点:①建立国际上首个 IgA 肾病中西医结合临床生物信息资源库。②从中西医结合角度揭示 IgA 肾病进展新机制,被国际认可。③创建 IgA 肾病中医、西医与生物标志物相结合的辨证精准评价体系。④成功建立中西医结合治疗 IgA 肾病新方案。⑤治疗 IgA 肾病的新药黄葵实现产业化。成果推广至全国 3 000 余家医院,推动了诊治规范化,惠及患者数千万。建成肾脏疾病国家重点实验室、国家临床医学研究中心及国家中医药管理局重点专科。

该项目历时 20 余年,促进中西医结合学科与团队建设。使中国 IgA 肾病中西医结合的诊疗水平达到国际领先,学术价值及社会经济效益得到国内外公认。

获奖单位:中国人民解放军总医院、江苏苏中药业集团股份有限公司、杭州市中医院、上海中医药大学附属龙华医院、香港中文大学、中南大学湘雅二医院、大连医科大学附属第二医院。

获奖人员:陈香美、蔡广研、王永钧、邓跃毅、司徒卓俊、唐海涛、彭佑铭、郑丰、冯哲、孙雪峰、陈洪宇、张雪光、谢院生、朱斌、陈万佳。

国家科学技术进步奖二等奖

【国际化导向的中药整体质量标准体系创建与应用】

获奖单位:中国科学院上海药物研究所、国家药典委员会、北京大学、扬子江药业集团有限公司、广西梧州制药(集团)股份有限公司、上海绿谷制药有限公司、上海诗丹德生物技术有限公司。

获奖人员:果德安、钱忠直、吴婉莹、郑璐、叶敏、宋宗华、石上梅、陈明、孙仁弟、谢天培。

【中草药 DNA 条形码物种鉴定体系】

获奖单位:北京协和医学院—清华大学医学部、中国中医科学院中药研究所、湖北中医药大学、盛实百草药业有限公司、广州王老吉药业股份有限公司、澳门大学、四川新荷花中药饮片股份有限公司。

获奖:陈士林、宋经元、姚辉、王一涛、韩建萍、庞晓慧、石林春、李西文、朱英杰、胡志刚。

【益气活血法治疗糖尿病肾病显性蛋白尿的临床与基础研究】

获奖单位:中日友好医院、清华大学、中国中医科学院西苑医院、神威药业集团有限公司、北京中医药大学东直门医院。

获奖人员:李平、王义明、梁琼麟、刘建勋、罗国安、张特利、张浩军、赵婷婷、李靖、严美花。

【中医治疗非小细胞肺癌体系的创建与应用】

获奖单位:中国中医科学院广安门医院、辽宁省肿瘤医院、山西省肿瘤医院、中日友好医院、中国中医科学院西苑医院、北京肿瘤医院。

获奖人员:林洪生、花宝金、侯炜、李杰、张培彤、王沈玉、解英、贾立群、杨宇飞、李萍萍。

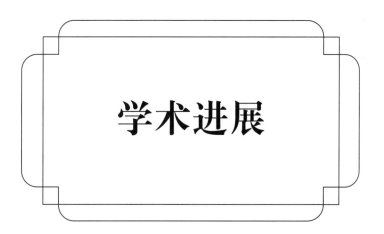

学术进展

一、理 论 研 究

（一）中医基础理论

【概　述】

2016 年，中医基础理论各领域均进行了新的探索。元气、元真、命门等关系生命根本的概念，继续受到关注。阴阳对峙，抑或阴/阳主导，有望在更高层次上得到统一。时藏理论等生命节律的探讨，更多地揭示了阴阳的消长。用中医的诊法诊断现代医学的疾病，进行中医健康状态的理论研究。开展了证候动物模型的规范化方面的研究工作。

阴阳是中医最基本的概念之一。两者的关系，是阴阳对峙、阴平阳秘，还是阴或阳处于主导地位？一直进行探讨之中。周妮娜等遵《医贯贬·阴阳论》所言："阴阳又各互为根，阳根于阴，阴根于阳；无阳则阴无以生，无阴则阳无以化。"认为预防细胞癌变，应以《素问·至真要大论》"谨察阴阳所在而调之，以平为期"为大法。孙晨耀等更强调阳气的重要性，以清代陈修园《医学实在易》中的"久服地黄暴脱证"后附 3 种方法为例，认为此 3 法固然是其多年临床经验的精华，然而其"振奋阳气"的思路，现代已有发展。如李可化裁的"破格救心汤"，司原成等认为心力衰竭的证候以心阳虚为主，表现为怕冷、胸闷、心痛、面色晦暗、舌唇青紫、脉涩微弱等症。运用"火神派"的扶阳理论治疗该病，可温补阳气，消除阴翳，使气血运行通畅，痰湿水饮自消。"火神派"鼻祖郑氏，在其阴阳两纲中，重点强调阳气，认为"有阳则生，无阳则死"。刘明伟等认为"扶阳学派"强调人身立命，阳气为本，万病分阴阳而首重扶阳。

运气学说研究方面，仍以运气学说的推衍与实际发病情况间的印证为主要研究途径。目前这类研究已有不少积累，面临进一步提高质量的前景，其中尤以评价不同运气特征人群间人口学资料（特别是年龄、性别）的可比性为迫切需要。张轩等对 1 282 例糖尿病患者出生时的五运六气分布情况进行统计学分析。结果显示，人体后天糖尿病的罹患与出生日期的五运、六气、运气相合特点之间存在一定的关联性。岁运为土，年干为己，主气为阳明燥金者，最易发病；岁运为水，年干为辛，主气为少阴君火者，不易发病。另外，糖尿病发病与出生年份的运气相合特点密切相关，出生在小逆、不和、天刑年者，罹患率最高；其次为太乙天符、天符、同天符；顺化、平气年；而出生在岁会、同岁会年者，罹患率最低。其中，出生在平和年份（即岁会、同岁会、顺化、平气年）者，其后天糖尿病罹患率要低于出生在不平和年份（即太乙天符、同天符、天符、小逆、不和、天刑年）者。吴红情等利用北京协和医院心内科 1995—2011 年共 17 年的住院病案资料，对 1 049 例冠心病合并高血压患者出生时的五运六气特点进行统计学分析。结果显示，心病合并高血压的罹患与出生时的五运、六气具有一定的关联性。岁运为水、年干为丙、六气为火风者，发病人数最多；岁运为土、年干为癸、六气为风火者，发病人数最少。

经络和藏象学说研究方面。文林林等选择 275 例原发性高血压患者，这些患者来源于甘肃省

重扶阳。

中医院脑病科 225 例和甘肃省平凉市庄浪县 50 例。检测高血压患者左右两侧十二原穴导电量,比较十二原穴导电量间的差异,探讨原发性高血压与十二经脉的关系。结果发现,总人群中肝经偏盛为 132 人(占 48.0%),心经偏盛为 122 人(占 44.4%)。说明心、肝两经电位偏高,与高血压常见临床类型肝火亢盛、阴虚阳亢相一致。王真等收集 2012 年 3 月—2013 年 3 月潍坊医学院附院的慢性再生障碍性贫血(CAA)患者 60 例,分肾阳虚组与肾阴虚组各 30 例,采用北京身心康中医研究院研制的中医智能经络检测仪对原穴进行检测,记录肝经、胃经、膀胱经、胆经、三焦经经实或经虚的数据变化。探讨 CAA 的中医证型与人体十二经原穴的能量指数关系。结果显示,肾阴虚组与肾阳虚组的阴/阳、上/下、左/右、体能分别与对照组比较,差异具有统计学意义;肾阳虚组与肾阴虚之间的阴/阳、上/下、左/右比较差异有统计学意义。韩俊阁等选取对季节、光照变化敏感的金黄地鼠,分别于夏至、冬至日取出金黄地鼠血浆及下丘脑、垂体、肾上腺组织,用 ELISA 法检测其中褪黑素(MT)、褪黑素受体(MR)、促肾上腺皮质激素释放激素(CRH)、促肾上腺皮质激素(ACTH)、皮质醇(CORT)含量。结果显示,在血浆、下丘脑、肾上腺组织中,MT 含量呈现冬高夏低的改变;在下丘脑、肾上腺组织中,MR 含量冬高夏低,CRH/CORT 无论在血浆还是下丘脑/肾上腺组织中的含量均冬高夏低;ACTH 在血浆中冬高夏低;在垂体组织中,其 MT、MR 及 ACTH 的含量呈现明显夏高冬低的规律。说明下丘脑-垂体-肾上腺轴(HPA 轴)的机能冬季显著高于夏季,这从生物学角度阐明了"肾通于冬气"的可能机制。

病因病机研究方面,亦有新的探索。任玉乐等根据中医学理论和自身临证体会,结合现代医学的相关认识,认为"少阳相火妄动"是癌症发生的关键。正常时少阳相火维持人体的生长发育,而当人体某一组织器官受到损害时,少阳生发之气在这些部位启动修复机制。若同一部位多次损害,多次修复,少阳之气不正常生发,就会导致异常增生或恶变为肿瘤。屈伸等认为,以往对冠心病热证病理实质的认识有两种误解。误解之一是认为冠心病热证的实质是冠脉粥样硬化斑块的炎症。误解之二是认为冠心病的热证是机体整体的热证。这两种误解都忽视了"心"(心脏)在其中的重要地位。从以下 3 点看,上述认识存在明显不足:其一,没有动脉粥样硬化,单纯心肌缺血也可致炎症因子升高。其二,冠心病相关的机体整体热象不会很明显。其三,急性心肌梗死会导致相对明显的机体整体热象,但这一热象主要在发病数天后才出现,如果按此热象辨治冠心病热证,会"贻误战机"。所以,"心"(心脏)在冠心病热证病理中具有重要地位。以交感神经兴奋为代表的心肌正性肌力机制使心肌收缩力增强、心率加快,从而导致心肌缺血、缺氧,是冠心病热证的主要病理实质。丁忠于等本于明代赵献可《医贯》中"五脏之真,唯肾为根"的认识,从久病伤肾、久病致瘀、"精血同源"论三方面,提出肾虚血瘀是虚劳病重要的病理因素,治疗上需辨证配伍选用补肾活血类药物,以提高疗效。近年来从"伏邪"(伏气、伏毒、伏热等)角度重新理解某些疾病病因的文述较多,有一定探讨价值。这在本年度中也有所体现,如田建辉等探讨非小细胞肺癌循环肿瘤细胞表达规律及其与"伏邪"致病关系,孔祥堃等探析伏邪学说与系统性红斑狼疮发病的关系,侯天将等基于"伏毒"学说论治放射性肺损伤,王育勤探讨顽固性失眠与营分伏热关系,黄为钧等基于"伏邪学说"探讨糖尿病肾病的发病机制,吕茜情等从"伏邪"理论探讨继发性噬血细胞综合症的伏邪温病特点,周博文等论伏邪与脉搏坚的关系等。

中医的传统诊法应用于现代医学的疾病。谢晓柳等收集冠心病患者 80 例,将舌底络脉从长短、粗细、迂曲程度及颜色 4 个方面进行等级描述,并将其与健康志愿者 77 例进行比较。根据冠状动脉

CT 或冠状动脉造影检查结果将冠心病患者冠状动脉病变分为单支病变、双支病变、多支病变,分析冠状动脉病变支数与舌底脉络征象的相关性。结果显示,与健康志愿者比较,冠心病患者舌底络脉长、粗、紫暗、迂曲;冠心病患者不同冠状动脉病变支数与舌底脉络在长短、颜色、迂曲程度方面均有显著相关性,冠状动脉病变支数越多,舌底脉络越长、颜色越深、迂曲程度越重;不同冠状动脉病变支数与舌底脉络在粗细方面未显示显著相关性。周胜等等选择上海市奉贤区中医医院在 2013 年 9 月—2015 年 12 月期间内镜室行胃镜检查诊断为胃窦溃疡、胃角溃疡并行病理活检具有完整胃镜检查及病理诊断报告的患者 250 例,应用上海道生医疗科技有限公司生产的 DSO1-A 型道生四诊仪检测其舌象,比较不同炎性分级患者的舌象参数,包括厚薄指数、腐腻指数、剥苔指数。发现随着炎症活动性的增加,胃溃疡患者舌象的厚薄指数、腐腻指数、剥苔指数逐渐升高,其中厚薄指数和腐腻指数差异具有统计学意义。

治则治法研究方面。罗家佩从临床体悟,解表法在慢性杂病的治疗中能发挥举足轻重的作用。认为慢性杂病的发生虽与脏腑功能失调、气血津液代谢失常有关,但根本因素是外邪。外邪从表入里,或以伏邪的形式留于机体,就会造成内乱,酿成诸多慢性杂病,因此对慢性杂病治疗的关键是要引出外邪,而引出外邪的方法就是合理运用解表法,解表法在慢性杂病的治疗中具有重要的意义。

证的现代研究方面。狄美凤等探讨高血压合并冠心病患者不同中医证型与心电图的关系。发现 180 例高血压合并冠心病患者中心肌缺血 78 例(43.3%)、心律失常 47 例(26.2%)、左室高电压 33 例(18.3%)、左室肥大 22 例(12.2%)、Q-T 延长阳性者 62 例(34.4%)、S-T 段下移阳性者 78 例(43.3%)。QRS 波群离散度由高到低依次为瘀血闭阻型、痰浊内阻型、寒凝心脉型、心肾阳虚型、心气亏虚型、心肾阴虚型,组间两两比较,差异均有统计学意义。提示高血压合并冠心病患者以心肌缺血为主,不同中医证型与心电图存在一定内在联系。心肌缺血以瘀血闭阻型(66.7%)为主,且 Q-T 延长阳性、S-T 段下移阳性、QRS 波群离散度也以瘀血闭阻型为主,其次为痰浊内阻、心肾阳虚等。详见专条。徐正玉等探讨 320 例慢性胃炎患者的中医辨证分型与内镜下分类的相关性。发现各中医证型内镜下分类以萎缩性胃炎最为多见,其次为隆起糜烂性、红斑渗出性及反流性胃炎。在脾胃虚弱、胃阴不足、脾虚气滞证型上,均以萎缩性胃炎的比例最高,分别占 40.0%、48.48%、41.86%;在隆起糜烂性、红斑渗出性及反流性胃炎中均以肝胃不和最多,分别占 33.77%、34.62%、42.55%;在出血性胃炎中以胃络瘀血最多,占 35.29%;说明对无法进行内镜检查的患者可通过中医辨证分型对其可能的内镜表现进行相应的推断,为临床诊疗提供依据。

证候动物模型研究有建立新模型、造模方法规范化、模型用于药效、药理和证候机理研究等方面。钱丽燕等探索气虚血瘀证结肠腺癌移植瘤的小鼠复合模型的建立及中药干预对其的影响。以 Balb/c 雌性小鼠 72 只随机分成 6 组:空白组(A 组)、单纯荷瘤组(B 组)、复合模型组(C 组)、复合模型低剂量组(D 组)、复合模型中剂量组(E 组)、复合模型高剂量组(F 组)。治疗结束取样。结果显示:①各复合模型组小鼠量化评分气虚血瘀程度皆为重度,但高剂量组较复合模型组明显减轻。②全血黏度按空白组、单纯荷瘤组、复合模型组递增,中药干预后,呈不同程度下降。③空白组的局部血流量大于单纯荷瘤组及复合模型组,复合模型组随治疗剂量的增加局部微循环血流量逐步增加。④至实验结束,单纯荷瘤组与复合模型组体质量均减轻,与空白组比较有极显著差异。复合模型组体质量与单纯荷瘤组相比有减轻,随治疗剂量增加差异逐渐减小。曾晶等认为,气虚血瘀是产后病的主要因素,探讨了血瘀证产后子宫复旧不全大鼠模型的构建及尤昭玲教授经验方益气化瘀方的干预机制。将 50 只妊娠大鼠分为正常组、模型组、新生化组及益气化瘀低、高剂量组。结果，与正常组比较，模型组全血黏度和血浆黏度明显升高；与模型组比较，新生化组、益气低、高剂量组明显降低全血黏度和血浆黏度，益气高剂量组优于新生化组；模型组血清 t-PA（组织纤溶酶原激活物）水平高于正常组；新生化组、益气低、高剂量组 t-PA 水平较模型组降低，且各组间比较无统计学意义。

体质学说研究主要有体质辨析和体质的生物学实质研究两方面。罗光浦等调查 183 例广东地区寻常型银屑病患者的中医体质类型，分析寻常型银屑病患者的中医体质与辨证分型之间的关系。结果，平和质 46 例（25.15%）、气虚质 34 例（18.58%）、阳虚质 27 例（14.75%）、湿热质 20 例（10.93%）、阴虚质 16 例（8.74%）、气郁质 13 例（7.10%）、痰湿质 13 例（7.10%）、瘀血质 9 例（4.92%）、特禀质 5 例（2.73%）。各体质类型与辨证分型分布进行比较，差异无统计学意义。刘晓等认为，调整小儿过敏体质偏颇状态的关键在于健脾，过敏体质治愈的关键是体质调控。小儿生理特点是脾常不足，易因后天饮食不节、过服寒凉药物、病后失调等原因而损伤脾胃，导致脾虚。物质的寒热偏性是诱发小儿过敏的重要原因，脾虚是导致小儿过敏体质病机关键，健脾同时也应根据具体情况注意祛湿、消食、清热、滋阴等，健脾之功才能事半功倍。

有关阴阳五行学说、中医健康状态、证候动物模型、中医思维、体质学说等方面的研究详见专条。

（撰稿：陈小野　审阅：李灿东）

【阴阳五行学说研究】

1. 阴阳学说研究

邢玉瑞等通过对阴阳概念的古代表述、现代定义存在问题的系统梳理，认为阴阳概念具有实体、关系、属性的多义性，在对阴阳对峙与矛盾对立概念辨析的基础上，提出阴阳是中国古代哲学的一对范畴，是对自然界相互关联的某些事物、现象及其属性相对峙双方的概括。侯江淇等认为，阴阳学说是我国古代哲学的重要内容，该学说被应用到中医学后得到了丰富和完善。近年学者对阴阳的研究多集中于对其物质实体的探索，并将其与现代哲学的矛盾相比较。但从阴阳概念的产生和演变，以及应用到医学中的阴阳来看，阴阳的本质并非物质实体，其与矛盾属于两种哲学体系中的概念。左叶等认为，阴阳作为中医基础理论最核心的概念，随着对阴阳本质研究领域扩大及层次深入，其中的争议和分歧也显示出来，主要概括为实体说、能量说、关系说、属性说、信息说。对于中医阴阳本质的研究，研究者的认识方法和思维方式决定了研究方法。故研究中医阴阳的本质，必须拥有正确的认识方法和研究立场，立足于中医学的思维特征，确定研究方法，同时汲取现代科学理论的营养，开拓思路，寻找与中医阴阳现代研究契合的切入点。陈建仁认为，阴阳理论是传统文化的核心理论，包括阴阳观念和阴阳符号，是以太阳为物质基础发展起来的生命哲学和以二元论为基础模拟世界结构的系统论相结合的有机宇宙哲学，是解释宏观世界的理论范式，促进了中国古代社会科学文化的发展。近代以来，阴阳理论并非社会的主流理论，但其所蕴含的生命哲学和系统论内涵将为当代科学文化的进一步发展提供有益的理论启示。马英华等认为，阴阳学说作为中医基础理论的核心内容，用于阐释分析人体各种生理和病理现象，成为理解中医其他概念的切入点，其表述和分析普遍包含着两分法、矛盾法、过程法、联系法、实践法等辩证思维的基本方法，是典型的辩证思维，具有深刻的文化内涵。产生于中国传统文化背景的中医理论，在失去原有文化环境的情况下面临着认同危机。尽管在不同文化语境中对中医阴阳学说的解读会有所不同，但中医辩证思维的内核没有变，其整体观、运动观、普遍联系观点都是科学的,经得起时代变迁的考验。阴阳学说在现代文化语境中的解读,要突破以现代科技手段来分析阴阳的思维困境,回归中医的哲学本质,以现代哲学中的辩证法思想赋予其新的生命力。彭闻雁等将三义理论、中医学阴阳理论与人体生理、病理变化相联系,探讨论述《周易》中的三义理论,即简易、变易、不易对于中医学阴阳理论的影响,突出阴阳理论在中医学中的重要性。认为《周易》通过三义理论阐述了疾病产生的最基本原因在于阴阳不调,在阴阳衡动不居的基础上,抓住当下规律调护阴阳平衡是中医诊治疾病的根本原则。陈思馨等基于中国古典哲学元素同构律,从阴阳学说的发展、哲理、数理三个方面探讨中医阴阳学说的发生学。认为中医阴阳学说发生学是严格按照中国古典哲学元素系统发生同构律而发生的。中医阴阳学说的发生学在哲理上遵循了无极、太极、阴阳的哲学思维模型,在数理上遵循万物基数演化律公式。倪祥惠通过对阴阳诸多属性的考察,将其进行归纳分类,找到阴阳基本属性,运用数学知识和物理学原理,证明阴阳基本属性的共同内涵。并判断事物阴阳归属的关键是表达出来(或称容易转移/交换)的能量大小,阴阳的根本属性是相对的运动和静止。侯冠群等认为,历代医家对于卫气昼夜循行规律的观点不一,其根源在于对《灵枢·卫气行》中"阴"与"阴分"含义理解不同。故通过对《灵枢》多篇有关卫气循行经文的梳理,以《灵枢·卫气行》为主解读相关经文,认为"阴"指五脏六腑,"阴分"指阴经的分肉皮肤之间,进而推测卫气昼夜循行规律为:昼行于阳经与阴经的分肉皮肤之间,夜由足少阴分肉皮肤之间入于五脏六腑。卫气理论得到进一步完善,必定能更好地指导临床实践。史航从阴阳脏腑理论分4个部分进行了论述,第一部分从免疫学角度出发,将 TH1/Th2 平衡,即细胞免疫与体液免疫平衡定为人体阴阳平衡之根本,Th1 的属性为阳,Th2 的属性为阴。并据此确定了人体其他系统、常见疾病和相关治疗药物的阴

阳属性;第二部分将中医脏腑的抽象含义分别辨析,提出肺、大肠与皮肤从免疫角度看属同类器官,其关系为"肺与大肠同病相怜,皆可外显于皮肤";第三部分探讨了脏腑疾病与五行和四季的关系,辨病与辨证的关系,湿与脾的关系,"发物"引发过敏的可能机制;第四部分举例说明该理论的临床应用。

2. 五行学说研究

颜隆等通过对历代文献的分析,提出古人对"五"的崇拜是五行形成的基础,五行的概念源自对生活中 5 种基本物质的概括,形成于商末周初;五行相胜源于古人对五材之间相互关系的观察,形成于西周,春秋时期五行相胜在政治、军事等方面已有运用,而且发现五行无常胜;五行相生源于四时的轮替,是五行学说与时令学说结合的产物,形成于战国时期。五行学说在战国时期逐渐发展成熟,五行生克结合形成了完整的五行学说。汉代五行学说达到鼎盛,五行乘侮的观念是对五行学说的补充和完善。庄享静等认为五行学说起源与农耕生活物资相关,其生克说的起始也和自然生活经验有关。以现象学为背景,从春秋战国时代发明制造的工具、技术和环境氛围为立场来分析,提出五行学说应脱胎于五材说,而且春秋战国时代已为五行学说的诞生备好了沃土。五行学说同中国其他哲学思想一样从生活经验出发且重视实践,后来因不断补充其内容,加上其他学说的渗透,构成兼有简朴与深奥面向的特色,从最初对自然现象的解释、农作指导,跳升为阐释宇宙万物发生、发展与变化之理论体系。马思思等探求五行相生相克学说的正确应用方法,引用哥德尔不完定理分析五行相生相克之间深层次的关系,继而应用玻尔的互补原理寻求五行相生相克使用的正确途径。提示五行相生学说的出现,使得五行相克学说变得相对完全,而此相对的完全性导致了五行相生与相克的不一致,因而两者不能在同一条件下同时应用。尽管如

此,但不可舍弃任何一方,只有两者互补应用才能构成完备的五行体系。陈润东通过对五行、层面、三焦、时空等基本概念的再认识,提出了"六象-六行"是生命第一层面,"三焦-时空"是生命第二层面。并以此为基础,将构建的时空诊疗模式应用于临床实践,初步实现了理论与临床的相互结合。谢胜等基于对藏象理论"以象测藏""取象比类"及"五行制化"的认识,提出"以象补藏",以"五行互藏"理论为指导,对中医外治疗法的五行"象"属性(金、木、水、火、土)进行归纳、整理,形成了五行藏象系列疗法。基于前期对四象脾土模型特点的认识,提出了"四象脾土六气调神论",针对四时六气脾胃枢机主事阶段不同体质状态人群的五行偏颇,依据"五行之人应五象疗法"原则,选择相应方案实施治疗。

(撰稿:于　峥　审阅:陈小野)

【中医健康状态研究】

近年来,中医健康状态研究逐渐成为中医基础理论中的新兴研究领域。李灿东从中医健康认知、状态辨识、状态调整及效果评价等构建了中医健康状态的理论体系,将系统科学引入中医诊断学领域,可扩大中医诊断范围,适应医学模式的发展,推动中医病证客观化的研究,进一步丰富和完善中医健康理论。

叶明花等认为中医健康状态评价就是对生命过程中某一阶段即时的健康水平作出判断,可供判断的各种指标参数构成中医健康状态评价标准。构建中医健康评价标准的目的,在于为社会成员个体的健康水平自我测定和临床研究的疗效判断提供依据。对中医学贯彻"治未病"理念,有效进行健康管理和健康教育,倡导健康生活行为方式,规范指导养生市场,促进构建和谐健康社会,具有重要意义。陈淑娇等认为中医健康状态学具有系统论的整体特点,在证素辨证的基础上引入宏观、中观、

微观参数概念,将人体健康状态分为"未病态""欲病态""已病态",确立中医病证的诊断标准和疗效评价体系。胡广芹等认为中医人体健康状态是动态的、多维的、可识别的,中医学对健康状态的认识源于"整体观"及"动态平衡观",基于《内经》理论的"通""荣""平"学说可较好概括中医健康状态。同时结合中医的四诊手段,将中医具体的健康指标总结归纳为有神、有色、有形、有态、有声、无味、有胃气、气通、水谷通、血通、阴阳平和对外界适应性好十二个方面,可为更好的辨识健康状态和"治未病"奠定基础。廖凌虹认为利用宏观、中观、微观等状态参数对健康状态进行描述和区分是中医健康状态辨识的核心内容。微观指标作为健康状态表征参数之一,逐步成为中医辨证体系的有益补充。选择适合中医特点的指标来源是中医健康状态微观参数研究首先要解决的问题。并从细胞信号分子的特点及其作为中医状态微观指标的合理性和可行性等方面探讨了循环细胞信号分子系统作为中医健康状态辨识微观指标重要来源的新思路。何磊认为目前中医学术界对于健康状态辨识在理论和方法上还没有达成一致,多数采用自制的量表和问卷搜集个体健康信息,利用计算机等现代信息技术进行统计分析。但量表开发需要理论基础,逻辑关系设计,信度效度检验等必要研发过程。条目来源多样和缺乏文献依据,判断标准存在争议是目前健康类量表和问卷面临的问题。应构建普遍适用于中医和西医体系的健康状态评价系统,制定合理的健康状态评价标准,创造标准化的健康状态评价工具。

杨朝阳等从中医健康状态气血津液辨识入手,分析毒瘾的中医病理因素。采用"气血津液状态辨识系统测试版"开展毒瘾的中医病理因素研究。将戒毒人群康复期人员随机分为公安组与司法组。结果显示,两组均有气、血、阴、阳的虚性证素,以气虚为主;实证证素分布有痰、气滞、湿、热、血瘀,以痰、气滞为主;公安组与司法组在阴虚、血虚、阳虚、

痰、湿有统计学意义($P<0.05$),且司法组的程度大于公安组;公安组对毒瘾复吸有影响的病性证素分别为痰、气滞、湿;司法组则分别为有痰、气滞和阴虚(均 $P<0.05$)。提示痰是毒品成瘾的主要病理因素,虚实夹杂是毒品成瘾的证候学特点。

(撰稿:杨文喆　审阅:李灿东)

【证候研究】

古联等研究了 TLR7 基因 rs2897827 多态性与中风风痰瘀阻证、气虚血瘀证的易感性的关联。选取 595 例中风患者(风痰瘀阻证 311 例、气虚血瘀证 284 例),设 605 例对照者,采用实时荧光定量 PCR 技术检测 TLR7 基因表达水平,分析中风中医证型与 TLR7 基因表达水平的关系,并采用 Sequenom MassARRAY 中通量分型方法进行了基因分型。结果,与对照组比较,中风风痰瘀阻证及气虚血瘀证的 TLR7 mRNA 显著升高;TLR7 基因 rs2897827 多态性与女性中风风痰瘀阻证的发生风险显著关联。提示中风证型有遗传基础,可考虑将该遗传多态性位点作为鉴别女性中风风痰瘀阻证、气虚血瘀证辨证分析的候选生物学标志。姚笛等应用蛋白质组学方法,分析了冠心病急性心肌梗死患者血清蛋白,探索了冠心病痰瘀证候的分子生物学基础。共纳入冠心病组例样本 45 例,其中痰瘀组 30 例,血瘀组 15 例,正常人群组 35 例。应用表面增强激光解析离子化飞行时间质谱技术进行检测。结果与正常人群组比较,冠心病组的血清蛋白质组学有 29 个差异蛋白峰,M/Z1562.79 等 9 个差异蛋白峰呈高表达,M/Z1501.44 等 20 个差异蛋白峰呈低表达;M/Z4649.81 与 M/Z9536.92 两个差异蛋白峰组成的生物标记物可以将冠心病组和正常对照组样品较好地分类。冠心病痰瘀证与血瘀证血清蛋白质组学比较有 35 个差异蛋白峰,M/Z1986.37 等 12 个差异蛋白峰在痰瘀组与血瘀组中呈高表达;M/Z4980.48 等 8 个差异蛋白峰在痰瘀组与血瘀组中呈低表达;M/Z2242.14 等 15 个差异蛋白峰在痰瘀组中呈高表达,在血瘀组中呈低表达。M/Z8654.96、M/Z2081.65、M/Z18667.3 和 M/Z2242.14 四个差异蛋白峰组成的生物标记物可以将痰瘀组和血瘀组样本较好地分类。

杨晓航等通过观察溃疡性结肠炎(UC)大肠湿热证、脾气虚弱证、脾虚湿热证患者血清中细胞因子 TNF-α、IFN-γ、TGF-β1、IL-17A 表达的差异,分析细胞因子表达与 UC 证候的相关性。将 31 例 UC 患者随机分为大肠湿热证组、脾气虚弱证组、脾虚湿热证组,另设 10 例健康志愿者作为对照组。结果与对照组比较,UC 患者血清 IFN-γ、TGF-β1 浓度显著升高;大肠湿热证、脾气虚弱证组血清 IFN-γ 浓度均显著升高;大肠湿热证、脾气虚弱证、脾虚湿热证组血清 TGF-β1 浓度均显著升高。脾气虚弱证组患者血清 TNF-α 浓度显著高于大肠湿热证组和脾虚湿热证组,大肠湿热证组血清 IFN-γ 浓度显著高于脾虚湿热证组,脾气虚弱证组血清 IFN-γ 浓度显著高于脾虚湿热证组;各组间血清 IL-17A 浓度比较均未见显著性差异。提示 UC 患者血清 IFN-γ、TGF-β1 浓度升高可能与发病相关,UC 患者血清 TNF-α、IFN-γ 的含量差异可为虚实证候的辨识提供客观实验依据。

刘业方等从 microRNAs 角度揭示了 HBeAg(-)轻度慢性乙型肝炎脾胃湿热证发生的分子机制。将 16 例患者分为 HBeAg(-)轻度慢乙肝脾胃湿热证组与 HBeAg(-)轻度慢乙肝无症状组,检测血浆中 microRNAs 表达谱,预测其靶基因并对靶基因进行 GO 功能富集分析和 pathway 分析。结果提示 HBeAg(-)轻度慢乙肝脾胃湿热证受特异性差异 microRNAs 调控,并涉及多个生命过程,其中 Wnt 信号通路可能是 HBeAg(-)轻度慢乙肝脾胃湿热证发生的关键分子机制。

李红等观察了围绝经期非器质性失眠肝郁证患者血清 5-HT 水平、抑郁自评量表积分(SDS)、焦虑自评量表积分(SAS)的相关性。选取围绝经期非器质性失眠肝郁证组 102 例,围绝经期非器质性失眠非肝郁证组 80 例,结果与非肝郁证组比较,肝郁证组 SDS、SAS 评分均增高;血清 5-HT 水平升高。围绝经期非器质性失眠肝郁证组血清 5-HT 均与 SDS 积分呈负相关,与 SAS 积分无相关。提示围绝经期非器质性失眠患者血清 5-HT 水平可能参与肝郁病机,SDS、SAS 积分可作为围绝经期非器质性失眠肝郁的客观参考指标。

刘明等探讨肝气郁结证患者欣赏悲伤音乐时血氧水平依赖脑功能磁共振成像(BOLD-fMRI)的激活模式,选取肝郁证患者 16 例,均为典型单纯肝郁证、无其他兼证夹杂患者,设正常组 16 例作对照。所有受试者欣赏悲伤音乐同时,用 BOLD-fMRI 技术进行脑功能磁共振成像,处理后获取激活脑区进行比较。结果,肝郁证组在欣赏悲伤音乐时右侧额中回、左侧额上回、左侧额中回、左侧顶下小叶及左侧扣带回显著激活;左侧半球激活脑容积显著大于右侧。正常组激活脑区主要包括双侧额中回、左侧顶下小叶、双侧扣带回、双侧海马旁回、双侧楔叶等。与正常组比较,肝郁证激活脑区范围显著减少。提示肝郁证患者与正常人群欣赏悲伤音乐时脑区激活模式存在显著差异,证实肝郁证脑功能存在异常模式。

杨龙等比较了重症肌无力(MG)患者脾气虚证与脾虚湿热证酸负荷前后唾液淀粉酶活性、唾液流率及 pH 值变化,探讨"脾主涎"理论依据。分别采集 32 例 MG 患者(脾气虚证 17 例、脾虚湿热证 15 例)与 30 例健康者酸负荷前、后唾液,检测并比较唾液淀粉酶(sAA)活性、唾液流率及唾液 pH 值。结果与健康组比较,脾气虚证组及脾虚湿热证组酸负荷前、后 sAA 活性均降低,酸负荷后唾液流率均升高、唾液 pH 值均降低;脾气虚证与脾虚湿热证之间在酸负荷前后 sAA 活性、唾液流率及唾液 pH 值无显著差异。提示 sAA 活性、流率及 pH 值的变化可反映脾气虚证 MG 患者唾液的改变特点。

孙士玲通过研究冷应激即低温环境下对虚寒证人群线粒体呼吸链模块中线粒体膜电位功能的影响,从能量代谢角度探讨了虚寒证的可能发生机制。先选取正常组与典型虚寒证组,再分别从两组中随机选出 20 例组成被试组,分别置于寒冷环境(−4～5 ℃)30 min 和室温环境(23～25 ℃)20 min,采集静脉血,用流式细胞仪检测其线粒体膜电位的含量。结果与正常组比较,虚寒证组线粒体膜电位值降低,且在冷应激状态下差异显著;在室温条件下,无显著差异。与室温比较,低温下正常组膜电位值增大,虚寒证组膜电位值降低。提示在冷应激状态下,虚寒证组线粒体膜电位变化较小,说明虚寒证组体内线粒体膜电位功能存在异常,也可能是虚寒证人群畏寒的原因之一。

(撰稿:柏　冬　审阅:陈小野)

【证候动物模型研究】

证候动物模型研究在建立新模型、模型用于药效、药理和证候机理研究等方面继续取得进展。在造模方法规范化方面开展了较多工作。

在建立新模型方面。韩晓伟等建立脾虚小鼠肠道白色念珠菌感染模型,并探讨其局部黏膜免疫机制。将小鼠随机分为空白组、空白＋白念组、脾虚模型组、脾虚＋白念组。脾虚模型采用饮食不节加劳倦过度方法造模 14 d,空白＋白念组及脾虚＋白念组加用经口感染白色念珠菌。结果发现,与空白组比较,其余三组小鼠小肠黏膜组织中 sIgA 蛋白表达水平显著降低,而 IL-10 表达水平明显上调。与空白＋白念组比较,脾虚模型组 sIgA 表达明显上调,脾虚＋白念组表达水平明显下调,而 IL-10 表达水平明显下调。与脾虚模型组比较,脾虚＋白念组小肠黏膜组织中 sIgA 蛋白表达水平显著降低,IL-10 蛋白表达水平显著升高。提示脾虚状态下,机体肠道黏膜免疫功能降低;脾虚小鼠感染白色念珠菌后,感染程度加深,其小肠黏膜局部免疫功能受损较为严重,从而造成感染进行性加重。周欣等基于遗传(先天禀赋)参与决定疾病证候的原理,研究小鼠品系差异对抑郁症证候的影响。采用皮质酮皮下重复注射3周及慢性温和不可预知应激3周两种方式,在雄性 Balb/c、129/S1 两种近交系小鼠上进行抑郁症造模。对模型动物进行糖水偏好实验、悬尾实验、强迫游泳实验、新奇环境摄食抑制实验、旷场实验等行为学检测,以及对小鼠证候表型特征:皮毛状态、掌纹血色度、抓力和负重游泳实验进行检测。结果发现,Balb/c 小鼠在两种模型中分别表现出阈下抑郁样行为和抑郁样行为,但是在抓力及掌纹血色表型上都显示气虚样证候。129/S1 小鼠在两种模型下都表现出抑郁样行为,从行为绝望分析表现为气郁样证候。两个品系在两种模型下皮毛评分都增加,提示此表型与气虚与气郁都有关系。该研究显示的抑郁症证候呈现品系依赖性,且一定程度上独立于造模方法。王哲等采用逆流法、腹腔种植及皮下种植3种方法复制大鼠子宫内膜异位症(EMT)模型,EMT 术后1周开始证候造模,3种 EMT 模型各用肾上腺素皮下注射加不可预知刺激法复合气滞血瘀证,造模结束后观察两周,常规喂养。最终建立大鼠 EMT 气滞血瘀证大鼠模型。EMT 术后5周结束实验。观察模型大鼠的外部体征和行为学表现,以及在位和异位内膜的组织形态学表现。结果,移植物大体呈小囊状,色白透明或暗红,显微镜下小囊具有子宫内膜的基本组织结构,模型动物具有中医"气滞血瘀"的临床症状。各组之间异位内膜未发现有明显差异。李慧等研究心梗后心衰大鼠的中医证候学特点。结扎 SD 雄性大鼠冠状动脉左前降支,术后7 d、4周、8周时分别观测相关指标。结果与对照组比较,模型组7 d、4周、8周射血分数(EF)、短轴缩短率(FS)均明显降低;舌质 L 值、R 值、G 值、B 值在以上时期均明显降低;呼吸频率明显加快,力竭性游泳时间明显缩短。提示心梗后心衰大鼠模型中医证候特点为血瘀与气虚兼见,且血瘀证出现早于

气虚证,符合"由瘀致虚"的证候特点。

在模型用于药效、药理及证候机理研究方面。李宏力等研究 Z-没药甾酮(Z-GL)对急性血瘀模型大鼠凝血和血管内皮功能的改善作用及其机制。将大鼠随机分为正常组、模型组、阳性组(阿司匹林)、Z-GL 高、低(25、50 mg/kg)剂量组,各给药组大鼠每12 h 灌胃相应药物1次,连续给药7次。第5次给药后,除正常组外其余各组大鼠皮下注射盐酸肾上腺素+冰水刺激复制急性血瘀模型。给药结束后30 min 内,取腹主动脉血检测凝血指标,并取颈动脉观察其病理变化。结果,与正常组比较,模型组大鼠 PT(凝血酶原时间)、TT(凝血酶时间)、APTT(活化部分凝血活酶时间)缩短,FIB(纤维蛋白原)含量增加,颈动脉内皮受损、血管内皮细胞部分从血管壁脱落。与模型组比较,各给药组大鼠 TT、PT、APTT 延长,FIB 含量减少,血管内皮受损程度减轻。宁天一等探讨血府逐瘀汤对不可预见性刺激致气滞血瘀的作用及机制。将大鼠随机分成正常组,模型组,血府逐瘀汤高、低(105.3、35.1 g/kg)剂量组。采用多因素不可预见性联合刺激法复制气滞血瘀证模型,灌胃14 d,治疗同时继续造模。结果发现,血府逐瘀汤可以改善不可预见性刺激导致的血瘀症状,其逐瘀作用与气体信号分子 NO 存在相关性。安方玉等观察高原低压低氧环境中小鼠肾、骨、脑组织的适应性反应分子机制。将小鼠分为正常组、模型组。模型组于低氧舱中模拟高海拔环境进行低氧暴露,连续21 d。结果发现,与正常组比较,模型组小鼠肾组织 EPO(促红细胞生成素)含量升高,脑组织 LDH(乳酸脱氢酶)、PFK(磷酸果糖激酶)活性增强,HIF-1a(缺氧诱导因子-1a)和 AQP-4(水通道蛋白-4)的 mRNA 和蛋白表达水平升高;模型组小鼠骨骼肌组织 PFK 活性增强和 Mb 蛋白(肌红蛋白)表达水平升高,脑组织 Na^+-K^+-ATP 酶活性和肾组织 EPOR(促红细胞生成素受体)含量降低。

造模方法规范化方面。黄烁等建立单纯结扎

冠状动脉、控制饮食复合结扎冠状动脉（通过2周控制饮食造成脾胃气虚为主的全身气虚模型，在此基础上结扎冠脉，术后继续控制饮食）、疲劳跑步复合结扎冠状动脉（通过2周跑台运动造成全身气虚模型，在此基础上结扎冠脉，术后以1次/2 d的频率维持力竭跑步）、控制饮食＋疲劳跑步双因素复合结扎冠状动脉（通过2周控制饮食、跑台运动造成全身气虚模型，在此基础上结扎冠脉，术后继续控制饮食并以1次/2 d的频率维持力竭跑步）4种冠心病气虚血瘀证大鼠模型，并进行比较。结果，术后4周，通过疲劳运动复合结扎冠脉方法建立的模型与其他3种模型比较与临床病因学基础以及与中医相关理论体系的联系更密切，在完整体现中医证候的特征方面具有一定的优势，提示通过疲劳运动复合结扎冠脉法是一种条件可控、重复性好的冠心病气虚血瘀证病证结合大鼠模型的造模方法。彭岳等建立二甲基亚硝胺、小牛血清白蛋白和去甲肾上腺素联合注射，加乙醇灌胃及高脂低蛋白饲料喂养多因素联合血瘀型肝纤维化大鼠模型，与传统四氯化碳（CCl_4）单因素造模法进行比较。造模时间均为8周。结果，多因素组：①大鼠的死亡率为20％。②大鼠出现瘀斑、舌紫暗、便溏等典型的血瘀证证候，血瘀证等级评分高。③肝脏表面暗白、密布灰白结节、质硬脆。④血清学肝功能检测发现 ALT 和 AST，以及 TBIL（总胆红素）、DBIL（直接胆红素）及 IBIL（间接胆红素）的含量均显著增加。⑤肝脏Ⅰ型和Ⅲ型胶原、a-平滑肌肌动蛋白（a-SMA）3种胶原蛋白的表达水平显著增高。⑥大鼠的血清肝纤维化4项：HA（血清透明质酸）、P3NP（Ⅲ型前胶原）、LN（层黏蛋白）、CIV（Ⅳ型胶原）的含量均显著增加。与 CCl_4 模型组相比，多因素组以上各项结果（除了死亡率及肝功能外）更为明显。提示多因素方法能有效改善 CCl_4 造模法的高死亡率缺点，模型动物同时具备了肝纤维化与血瘀证双重特征。赵珊珊等探索不同冷冻时间对寒凝血瘀证造模的影响。将大鼠随机分为正常对照组，寒凝血瘀

证 3 d、7 d、14 d、20 d组，瘀热互结证组 6 组，寒凝各组在－20 ℃持续受冻 1 h左右，1 次/d，持续时间分别为 3、7、14、20 d。瘀热组采用角叉菜胶联合干酵母悬液造模。结果，与正常对照组比较，寒凝 3 d组 TSH（血清促甲状腺素）、ADR（肾上腺素）显著增加，寒凝 7 d组部分血流变学指标、ET（血浆内皮素）显著增加，NO 显著降低，寒凝 14 d组血流变学指标、ET 显著增加，NO、TSH、ADR 显著降低，寒凝 20 d组血流变指标、ET、NO 趋于正常，TSH、ADR 显著降低。提示寒凝血瘀证大鼠最佳冷冻时间为 14 d。林海雄等比较 2 种不同造模方法建立的肾阳虚大鼠模型的病理差异。用 SD 雄性大鼠腺嘌呤皮下注射 10 d和氢化可的松肌肉注射 13 d方法分别构建肾阳虚模型。结果，与空白组比较，两种造模方法均使大鼠自主活动度和游泳时间降低，肾脏指数和睾丸指数增高；腺嘌呤组的 Cr（血清肌酐）水平、SOD（超氧化物歧化酶）活力和 MDA（丙二醛）活力均升高。氢化可的松组的 Cr 水平和 SOD 活力降低、MDA 活力升高。病理变化上，两种造模方法均出现肾间质炎性细胞浸润、睾丸生精小管略萎缩，排列疏松，各级生精细胞排列松散等。说明腺嘌呤与氢化可的松构建肾阳虚模型在虚证表现和肾脏、睾丸病变上相似，但腺嘌呤可能是通过损害肾滤过水平、睾丸生理功能等引起 Cr、SOD 和 MDA 活力升高，氢化可的松则可能是通过耗散机体能量，减弱机体抵抗能力，影响 Cr 生成、降低 SOD 活力和增高 MDA 活力。

（撰稿：陈小野　审阅：李灿东）

【中医思维方法研究】

中医思维作为近年来中医学研究的重点之一，在本年度仍然受到人们的广泛关注，主要集中在象思维、隐喻思维、理论建构与临床思维、中医原创思维等方面。纵观中医思维方法研究的现状，呈现出深入、多角度、技术化、应用化的态势，提出了象思

维与逻辑思维的关系、象思维的逻辑规则等重要问题,表现出良好的发展趋势。但不可忽视的是研究中也存在低水平重复、基本概念不严谨、逻辑思维混乱等问题。

1. 象思维研究

象思维作为中医学最具特征的思维方法,近年来一直是中医思维方法研究的重点与热点。

概念、特征研究方面。赵中国认为象思维是指以承载了丰富信息的象概念或象符号为基本思维要素,具有一定推演规则,并通过对诸思维要素的推演来建构多种象模型,进一步用这些象模型来解释并把握宇宙、社会和人生的一种思维方式。根据象概念的不同可以分为两种类型:间接象模型思维是以间接象模型(抽象的哲学概念)为核心的思维运行方法,具有玄思和机械的特征;直接象模型思维是以直接象模型(观察人体所获得的概念)为核心的思维运行方法,具有追求客观性的特征。与前者相比,后者更能够反映人体生理病理的实际状况。孟庆岩等通过对河图洛书的形成与特点分析,探讨中医学象思维的特点,认为象思维有立象表意性、整体联系性、动态时空性、客观可测性等特点,在阐述生命规律、指导临床诊疗、说明药物性质等方面,具有重要的意义。

应用研究方面。王娇娇等论述了取象比类法在对人体生理学的认识、病因病机方面的认识、疾病诊断、疾病治疗、方药运用等方面的指导作用。肖倩等运用传统象思维,以中医气一元论、阴阳五行理论为指导,取象"三才"之天、人、地,将人体之神演绎于脑、胸、腹三部,结合道教"三丹田"理论、中医经络"四海"理论及西医学研究进一步阐释了脑、胸、腹三部神说。毕思玲等探讨了象思维在中医藏象、经络、体质、病因病机、辨证论治以及方药中的应用。梁永林等认为古人运用法象思维从"法天""法地""法人"三才思想来认识腧穴的命名、位置、气血流注、功用等,从"穴象"来解读穴性,对腧

穴理论及临床应用都有很好的指导价值。付伟认为中药"法象"理论把药物的复杂作用机制用其直观的自然属性加以解释,是从现象认识事物本质的一种思维方法,它既有简单的物象,亦有复杂的意象、情象、抽象;既有顺势类比的正象,亦有反其势类比的反象。王振春等认为风药法象风木之属性,其主要性能也具有风木之特点,表现为"升、散、透、窜、燥、动"。黄玉燕等认为象数思维在《内经》运气学说中有突出体现,其独特而复杂的运气格局,是系统地将"数"赋予了"象",再以独特的象数关系,通过复杂的"运数"过程构建而来。其推算气候、物候、疾病发病情况的过程,乃至于对药物的认识与应用,都离不开"取象"与"运数"的思维。

意象思维研究方面。谢朝丹等对意象思维进行整理、发掘,提出意象思维是以感性直观的物象、符号或模型为工具,运用直觉、比喻、象征、联想、类推等方式,以表达对外部世界认识的一种思维方式。并研究了意象思维对中医藏象学说、经络理论、气血理论、体质理论、病因理论、诊法、中药、治则治法等的渗透与影响。张志强等结合国学理论对中医原创思维之"意象思维"进行溯源和梳理,重新认识意象思维启发下司外揣内的思维方法,阐释"以象为素、以素为候、以候为证"中医证候理论的本源。同时以中医学形神共俱、君相互感心身医学模式为切入,阐释意象思维在中医临床中的实践体现。王颖晓认为意象思维指导着五脏生理特性的构建,如五脏阴阳属性认识源于阴阳象的归类,五脏本性记述源于四时象的比拟,五脏气机升降理论源于天地象的类比。徐胤聪等将中医辨证论治的意象分为"观""取""立""比""得""通"六个层次,即四诊合参、明辨取舍、完整的人体身体状态、比类"具象群"、推导证候、论治检验,以及思维准备("前建")、表达与传承("载")两个阶段。张历元讨论了象思维与白癜风治疗中立法处方用药的关系,介绍了白癜风治疗中独特的"色象理论",即在辨证施治的基础上利用"颜色之偏"矫治肤色,如用深色药物

治疗色素脱失,用浅色药物治疗色素沉着。

与逻辑思维关系研究方面,对于象思维与逻辑思维之间的关系,也引起了一些学者的重视。王永炎提出了象思维与概念逻辑思维融通结合的问题,认为诠释"象思维"重视与逻辑概念思维的整合是创新的重要环节。"病""证"结合实际上是两种医学思维方法的交汇。马作峰等对《黄帝内经》象思维中的逻辑问题研究认为,由于象思维在物与象的对应关系上,存在"一物多象""一象多物"等现象,由此造成与象思维相伴的象推论在逻辑学上出现推论结果的不惟一和不可逆。但由于有关因果关系及逻辑学知识的欠缺,而推导出错误的结论。刘峰等提出体验科学方法论具有典型中医特色,具象思维是体验科学方法论的特征性思维方式。从辨证论治的历史发展源流来看,辨证论治是中医适应实验科学方法论的产物,具有明显的实验科学方法论痕迹,其发展也一直无法摆脱逻辑思维的束缚,虽然表面上倡导灵活,由于核心理念的精粹化,实质上将中医引向模式化与僵化,成为纯粹形而上的逻辑思维、抽象思维。故有必要重视、培养并不断提高具有典型中医特色的具象思维能力,并逐渐淡化辨证论治的提法。

2. 隐喻思维研究

随着现代对隐喻研究的重视,中医隐喻思维的研究也趋向深入。

石勇对阴阳五行语境下的中医隐喻思维与隐喻话语的研究认为,中医隐喻思维是坚持体验哲学观,将"天人相应"作为逻辑原点,以取象比类为核心方法论,对接阴阳五行思维,对人体、疾病、健康进行描述,进而寻求疾病辨证论治,指导养生之道的复杂认知活动。通过比较中医隐喻思维观与认知隐喻理论的异同,提出阐述中医隐喻思维有三大本质特征,即双重映射结构、双重运用功能、双重本位思维。讨论了中医阴阳五行语境下的实体隐喻与过程隐喻,认为实体隐喻能够结合天人相应思

想,描述中医阴阳五行思维坐标,但充满推导性惯隙,现有理论(包括隐喻理论和中医学理论)对此无能为力,从而导致公众对中医理论本身合理性的怀疑与批判。针对实体隐喻的缺陷与失效,中医隐喻思维从实体本位转向过程本位成为必然。过程隐喻是以过程本位为思维原点,以反映动态过程的意象图式为始源域,映射到宇宙某一特定领域的动态关系之中,赋予该动态关系某种过程逻辑的隐喻思维形态。过程隐喻的映射内容基于实体隐喻的表述方法和术语体系,实体隐喻的缺陷通过过程隐喻进行弥补,二者在理论方面具有兼容性等。在中医临床诊治中,过程隐喻与实体隐喻的互补性尤为明显,前者关注"线",后者关注"点",二者结合才能对中医隐喻思维进行完整而有效地阐释,并积极推动中医思维的创生性。王顺治对"中医通道理论"的隐喻认知进行研究,通过隐喻结构理论中的类比访问、类比映像以及类比迁移这三个阶段,形成了一个"人体的通道系统就是自然界之水文气候系统"的隐喻描述。在过程中以相似性为前提,通过逻辑推理、类比替换和映像,让人体的通道系统和自然界之水文气候系统两者形成类比关系,进行两类对象之间比较,能类比的部分包含两者间的结构、功能、模型等方面,后期在类比迁移的过程中,进而推导出中医体系中构建出的三焦、经络,也就是人体气血津液运行的通道。

黄慧雯等认为中医语言是一种基于隐喻思维的语言,描绘了一个有关人体生理、病理以及疾病治疗的隐喻世界。"中医具有独特性思维方式"的命题研究提供了来自认知神经科学的研究方法。在分析了认知神经科学方法和理论在隐喻认知研究的应用以及中医语言认知研究现况后,提出了应用事件相关电位(ERPs)技术与功能性磁共振成像(fMRI)技术研究中医思维的理论假说和中西医语言对比研究方案。

3. 中医临床思维研究

赵令竹等总结清代名医程国彭的临证思维特

点为以人为本,重视禀赋等多种因素对辨证的影响;运用合理的四诊顺序促使辨证与诊法相结合;以病为先,辨证与辨病相结合;以八纲辨证为基础,多种辨证方法综合应用;"优先考虑高发病"原则的应用以及类比法与系统思维的综合应用等六个方面。

朱辉等探讨了《伤寒论》常变观对中医临床思维的启示有四个方面,即发病有常变,认识疾病要三因制宜;传变有常变,判断病势察邪正虚实;辨证有常变,审证求因要脉证合参;论治有常变,理法方药当随证处之。祝茜等分析了《伤寒论》中"从一般到特殊"的逻辑思维方法,认为这种知常达变的思维方法既可以体现在六经证及其兼证、变证方面,也可以体现在"病证相应""异病同治"及六经病治法等方面。掌握"从一般到特殊"的诊疗逻辑思维方法是决定诊治活动趋近于诊治目标的核心因素,也是争取最佳疗效的重要条件。

姜璇等通过对合方应用之理法的分析,并联系中医思维认为合方的辨证方式是方剂辨证,体现出中医的直觉思维;合方而用可紧扣病机、全面兼顾病情、提高效率,这些优势充分体现出中医的整体思维、中和思维、变易思维与功用思维。罗桂青等探讨了传统时间针法与易学之间的内在联系,认为传统时间针法的形成是在易学象数学的指导下,把《内经》中有关人与天地相参、经脉气血流注、针刺须候气逢时等学说与阴阳五行、天干地支、九宫八卦等结合在一起,以阴阳五行的生克变化来推算人体气血的开阖和所相应的经脉穴位,从而将按时刺灸的理论原则加以系统化和具体化,充分体现了易学的哲学思维方式对传统时间针法形成和构建的影响。

4. 中医理论建构思维研究

孙可兴以中西文化相互映射和中国传统文化融会贯通相结合的方法探析《黄帝内经》,认为其理论建构呈现出类似于现代控制论的思想萌芽。其

中"象"是实现控制和调节的信息集合,阴阳五行、藏象经络是实现控制和调节的系统集合,病因病机、诊法治则是实现控制和调节的反馈集合。唐元瑜等运用中医发生学原理,探讨《内经》脾的生理功能、脾之外象、脾的生理特性,及其发生的社会、文化、哲学背景和构建思维方法。提出在天人合一、形神一体、时空一体的整体观念指导下,《内经》借鉴先秦封建官衔制、儒道释传统文化、精气阴阳五行哲学思想,以及对生命的粗浅认识,运用取象比类、司外揣内、中庸和合、中土调平、恒动不息等思维方法,构建了脾藏象理论的基本框架,明确了《内经》脾脏概念是一个抽象的复杂的功能单位,具有整体性、时空性、节律性、周期性和情感性特点,完全不同于西方医学的实体解剖脾脏。亓涛基于系统思维的整体性原理、动态性原理、有序性原理、自组织原理,对脾藏象内涵进行分析,提出系统思维可以作为中医研究脾藏象的思维方式,进而解决复杂性问题,以期对当代中医基本理论的思维研究起到一定的启示作用。

5. 中医原创思维等研究

邢玉瑞通过对近年来中医原创思维的梳理分析,总结出中医原创思维大致可概括为整体思维模式论、思维要素构成论、意象思维论三种不同认识,并指出了中医原创思维模式研究应注意的几个重要问题。郭刚等认为中医原创思维模式是"取象运数,形神一体,气为一元"的整体思维模式,其认识维度包含整体思维与动态思维、关系思维与求衡思维、直觉思维与非线性思维等,价值指向是指具有强有力的引向作用、相对性的解释功能、历史性的建构原则和一定的信念和目标作用。程雅群等提出中医原创思维是经验主义、理性主义、神秘主义的互补、结合和统一,其中的理性主义是重中之重。察类、求故、明理体现了中医原创思维的理性主义,其中《内经》运用了察类思维,《伤寒论》已经运用求故思维,《诸病源候论》是中医学求故之典范,张景

岳是将明理思维引入中医学的代表性的人物。

吴清荣提出将因明学相关理论引入中医学这一自然科学领域,逐步建构相关理论,以期能扩展以及丰富因明学与中医学相融合之研究领域。并运用因明学的因明摄类学与类比法、集合论的方法、因明因类学、因明过失论等理论与方法,探讨了张仲景方证理论体系的相关问题。

付兴等提出中医思维中存在着大量原始思维质素,其中的类比、互渗意识溯源即是原始思维的"互渗律",表现在阴阳学说、五行学说、气味互渗意识以及各种现象、表象的取类比象等方面,它严重限制了中医的发展与创新。

(撰稿:邢玉瑞 审阅:陈小野)

【体质学说研究】

危凌云等通过大样本中医体质分类的调查,探讨了中医体质类型分布及其兼杂规律。共选择7 882份中医健康体检报告中的中医体质辨识结果作为数据源,进行关联规则挖掘,最小支持度阈值为6％,最小置信度阈值为80％。结果显示,体质类型的兼杂是一种较为普遍的现象,在单一体质类型中偏颇体质以阳虚质、气虚质、湿热质较为常见;在兼杂体质类型中气虚质可能是除特禀质以外的6种偏颇体质的基础体质;挖掘出与兼杂体质有关的分类关联规则22条。研究认为《中医九种基本体质分类量表》体质辨识度还有待提高。危氏等还探讨了睡眠及饮食习惯与中医体检人群体质的相关性。结果显示,睡眠质量、睡眠影响因素、饮食习惯、饮食口味偏好、主食结构等都与人群体质有着一定的相关性。睡眠质量与平和质有显著正相关,与其他8种偏颇体质有显著负相关;荤食摄入越多越倾向于湿热质、痰湿质和特禀质,素食摄入越多越倾向于阳虚质、瘀血质、气郁质和气虚质等。岳健等调查分析了当代大学生心理疲劳的中医体质特点及其影响因素,以及各因素的内在关系,尝试

了解大学生的心理疲劳状况,及早预防疾病。共随机抽取北京中医药大学在校大学生100人,其中本科生40人,研究生60人。采用心理疲劳调查问卷调查大学生心理疲劳状况,采用中医体质量表进行中医体质采集,并设有体能量表。结果显示,本科生与研究生中,心理疲劳率分别为57.5％(23/40)、61.7％(37/60),且人群心理疲劳等级分布中,轻微心理疲劳比例[本科生:52.5％(21/40)、研究生:56.7％(34/60)]超过严重心理疲劳率[本科生:5％(2/40)、研究生:5％(3/60)];本科生中,偏颇体质所占心理疲劳者比例位于前3位的依次为阳虚体质7人(30.4％)、气虚体质3人(13.0％)、湿热体质3人(13.0％);研究生中,位列心理疲劳偏颇体质前3位的分别为阳虚质11人(29.7％)、气虚质6人(16.2％)、湿热质5人(13.5％)。提示大学生人群中偏颇体质者易出现心理疲劳,并以阳虚质、气虚质、湿热质偏多。

李小凤观察高血压患者中医体质分布类型,探讨其与颈动脉斑块形成的相关性。采用中医体质问卷的形式对300例原发性高血压患者进行体质调查,按照《中医体质分类与判定》制定体质量表进行体质判定,并检测颈动脉斑块情况。结果,高血压患者中,血瘀质、痰湿质、阴虚质、气郁质四种体质占82％;伴有颈动脉斑块形成患者中血瘀质、痰湿质两种体质占70％。血瘀质、痰湿质、阴虚质、气郁质为高血压的主要体质类型;血瘀质、痰湿质两种体质为高血压伴颈动脉斑块形成的主要体质类型。张雪等通过调查脑卒中患者的中医体质,探讨脑卒中的发生与中医体质的关系。采用中医体质调查量表,对脑卒中患者进行中医体质测评,分析中医体质分布规律。结果,在489例被调查者中,气虚质140例(28.63％)、阴虚质95例(19.43％)、血瘀质89例(18.20％)、痰热质73例(14.93％)为常见中医体质,而气郁质22例(4.50％)、阳虚质20例(4.09％)为少见体质。中年脑卒中患者的中医体质前3位是气虚质33例(27.27％)、痰热质23例

（19.01%）、血瘀质 22 例（18.18%）；老年脑卒中患者的中医体质前 3 位是气虚质 107 例（29.08%）、阴虚质 76 例（20.65%）、血瘀质 67 例（18.21%）。提示脑卒中的发生与偏颇体质关系密切。张军探讨了 2 型糖尿病合并血脂异常患者的中医体质分型分布特征及与血脂的相关性。选择了 125 例 2 型糖尿病合并血脂异常患者，以望闻问切四诊进行中医体质判定，记录不同体质的患者数量。测量并计算患者的体质指数（BMI）、腰臀比（WHR）；采用全自动生化仪测量总胆固醇（TC）、三酰甘油（TG）、高密度脂蛋白胆固醇（HDL-C）、低密度脂蛋白胆固醇（LDL-C）、载脂蛋白 A1（ApoA1）、载脂蛋白 B（ApoB）及糖化血红蛋（HbA1c）；比较不同体质患者的血脂指标、BMI 及 WHR。然后分别根据患者的 BMI 指数、HbA1c 水平进行分组，分析 BMI、HbA1c 与血脂指标的相关性。结果，125 例患者中，气虚质 24 例（19.20%）所占比例最大，其次为阴虚质 22 例（17.60%），最少的为湿热质 8 例（6.40%）；湿热质患者的 TC、LDL-C 水平均明显高于其他体质的患者，痰湿质患者的 WHR 明显高于其他体质患者；各体质患者的 BMI、TG、HDL-C、ApoA1、ApoB、HbA1c 比较均无显著差异。提示 2 型糖尿病合并高脂血症患者的体质分布特征明显，以气虚质所占比重最大，湿热质所占比重最小。石劢等探讨北京市城区老年人慢性病与中医体质类型之间的关系。采用中医体质量表对 3 894 名老年人进行中医体质辨识，通过查阅病历资料和体检档案获取老年人的慢性病资料，同时调查其人口社会学特征。发现该人群的慢性病的患病率 58.8%，偏颇体质的检出率 71.5%。高血压患者的主要体质类型是气虚质（19.8%）、痰湿质（10.0%）、湿热质（8.9%）；高脂血症患者的主要体质类型是痰湿质（13.3%）、湿热质（9.4%）；糖尿病患者的主要体质类型是痰湿质（12.5%）、湿热质（10.2%）；脂肪肝患者的主要体质类型是痰湿质（11.9%）、湿热

质（10.3%）；慢性胃炎患者的主要体质类型是阳虚质（16.1%）；冠心病和心肌梗死（心梗）患者的主要体质类型是气虚质（33.5%）；脑卒中患者的主要体质类型是气虚质（27.6%）、阳虚质（22.4%）；骨质疏松患者的主要体质类型是血瘀质（16.4%）、阳虚质（16.0%）；肥胖患者的主要体质类型是痰湿质（13.9%）；支气管哮喘患者的主要体质类型是痰湿质（12.7%）；过敏性疾病患者的主要体质类型是特禀质（13.9%）。与未患该病的老年人比较，上述中医体质类型均有统计学意义。老年人慢性病计数存在体质类型分布间的差异显著。提示老年人中医体质类型与慢性病存在一定关联，应结合老年人的体质类型，采取中西医综合保健措施。

罗辉等检索中国知网、重庆维普、万方数据、PubMed 及 Embase 数据库，纳入所有评价中医体质类型与代谢综合征相关性的临床研究文献，进行横断面研究单个率的 Meta 分析。共纳入 13 项横断面研究和 2 项病例对照研究，样本量总计 10 318 例，其中代谢综合征患者 6 742 例，对照组 3 576 例。痰湿质、气虚质和湿热质占代谢综合征患者的比例分别为 30%（22%～40%）、19%（13%～28%）、14%（10%～20%）。病例对照研究的 Meta 分析显示，痰湿质、气虚质和湿热质人群代谢综合征发病风险的 OR 值分别为 5.9（1.9～17.8）、1.17（1.0～1.4）和 2.0（1.7～2.3）。华北地区代谢综合征患者痰湿质、气虚质和湿热质的比例最高，华南地区居中，华东地区最低。男性和女性的痰湿质比例相当，女性气虚质的比例高于男性，男性湿热质的比例高于女性。2 项病例对照研究具有较高的方法学质量；横断面研究的方法学质量总体偏低，存在较高的偏倚风险。提示痰湿质、气虚质和湿热质是代谢综合征患者的主要体质类型，也是导致代谢综合征发病的危险因素，其中以痰湿质与代谢综合征的关系最为密切。

（撰稿：柏　冬　审阅：陈小野）

[附] 参考文献

A

安方玉,骆亚莉,刘永琦,等.高原低氧环境气虚小鼠肾、骨和脑组织反应性变化的分子机制研究[J].中国中医药信息杂志,2016,23(1):60

B

毕思玲,张宇忠.论象思维在中医学中的应用[J].北京中医药大学学报,2016,39(4):277

C

陈建仁.阴阳理论的当代解析[J].山西中医学院学报,2016,17(5):3

陈润东.基于六行学说构建时空诊疗模式的探讨[J].中医药导报,2016,22(15):11

陈淑娇,李灿东.转化医学之中医健康状态学[J].福建中医药大学学报,2013,23(2):58

陈思馨,徐杨,焦妃,等.从模型中医学探讨空间定位阴阳[J].时珍国医国药,2016,27(6):1438

程雅群,程雅君.论中医原创思维中的理性主义[J].中华文化论坛,2016,(3):119

D

狄美凤,张冠英,负建英.高血压合并冠心病患者不同中医证型与心电图的关系研究[J].中医药导报,2016,22(17):86

丁忠于,杨明,刘学伟.从肾虚血瘀论治虚劳[J].中医研究,2016,29(10):7

F

付伟.中药"法象"理论的思维方法探析[J].光明中医,2016,31(15):2143

付兴,付义,李青,等.关于中医理论中原始思维的思考[J].中华中医药杂志,2016,31(9):3405

G

古联,周金英,陈清,等.TOLL 样受体 7 基因 rs2897827

多态性影响汉族女性中风风痰瘀阻证的发生风险[J].中华中医药杂志,2016,31(10):4219

郭刚,杜新宇,姚海强,等.中医原创思维模式的认识维度和价值指向[J].中医杂志,2016,57(11):901

H

韩俊阁,杨宗纯,张娜,等.从冬夏季节下丘脑-垂体-肾上腺轴激素水平的变化探讨"肾应冬"的生理机制[J].中华中医药杂志,2016,31(1):42

韩晓伟,马贤德,孙宏伟,等.脾虚小鼠肠道感染白色念珠菌的局部黏膜免疫机制研究[J].世界中西医结合杂志,2016,11(8):1137

何磊,吴昊,韦昱,等.中医健康状态辨识的研究分析[J].世界中医药,2016,11(11):2444

侯冠群,鲁明源.卫气昼夜循行中"阴"与"阴分"内涵探讨[J].中国中医基础医学杂志,2016,22(7):881

侯江淇,张俊龙,贺文彬.阴阳的本质及其与矛盾的关系[J].时珍国医国药,2016,27(3):661

胡广芹,陆小左,于志峰,等.浅析中医健康状态的内涵[J].西部医学,2012,24(9):1826

黄慧雯,贾春华,郭瑨.基于中医语言的中医思维研究——来自认知神经科学的新方法[J].北京中医药大学学报,2016,39(8):634

黄烁,刘建勋,李磊,等.4 种冠心病气虚血瘀证大鼠模型建立方法的比较[J].中国中医杂志,2016,41(22):4216

黄玉燕,汤尔群.《内经》运气学说中的象数思维[J].北京中医药大学学报,2016,39(6):445

J

姜璇,袁红霞,司国民.合方应用中的中医哲学思维阐释[J].中国中医基础医学杂志,2016,22(1):82

L

李灿东.中医状态学[M].中国中医药出版社,2016:7

李红,陈莹,李森鋆,等.围绝经期睡眠障碍肝郁证素与血清 5-HT 水平及 SDS SAS 积分的关联研究[J].四川中医,2016,34(4):50

李宏力,李玉文,刘天龙,等.Z-没药甾酮对急性血瘀模型大鼠凝血和血管内皮功能的改善作用及其机制研究[J].中国药房,2016,27(19):2615

李慧,王峥峥,郭自强.心梗后心衰大鼠中医证候特点和"由瘀致虚"证动物模型的建立[J].北京中医药,2016,35(8):738

李小凤,周美珍,杨彩云.高血压体质类型与颈动脉斑块形成的相关性及防治研究[J].江西中医药大学学报,2016,28(3):28

梁永林,陈恋,韩琦,等.穴象探究[J].中医研究,2016,29(5):3

廖凌虹.循环细胞信号分子系统作为中医健康状态辨识微观指标的探讨[J].福建中医药,2014,45(3):4

林海雄,王晓彤,江明洁,等.不同构建方法对肾阳虚大鼠模型的影响[J].辽宁中医杂志,2016,43(4):855

刘峰,刘天君.体验科学方法论视角下的辨证论治[J].北京中医药大学学报,2016,39(3):181

刘明,刘子旺,赵晶,等.肝郁证与正常人群欣赏悲伤音乐的脑功能激活模式研究[J].辽宁中医杂志,2016,43(5):897

刘明伟,杨崔领.浅谈扶阳思路[J].亚太传统医药,2016,12(9):58

刘晓,赵历军.健脾一体质调控与小儿过敏体质[J].实用中医内科杂志,2016,30(9):85

刘业方,张传涛,黄群,等.基于 microRNA 调控的HBeAg(-)轻度慢性乙型肝炎脾胃湿热证发生的分子机制研究[J].辽宁中医杂志,2016,43(9):1803

罗光浦,曲永彬,刘守刚,等.广东地区寻常型银屑病患者体质辨识研究[J].新中医,2016,48(6):184

罗桂青,李磊.传统时间针法中的易学思维[J].中医文献杂志,2016,34(1):1

罗辉,王琦.中医体质类型与代谢综合征相关性研究的系统评价和 Meta 分析[J].北京中医药大学学报,2016,39(4):325

罗家佩.慢性杂病勿忘解表[J].中医药导报,2016,22(5):102

M

马思思,贾春华,郭瑨.从哥德尔的不完全定理论五行学说相生相克的不一致性[J].中医杂志,2016,57(22):1891

马英华,袁纲.中医阴阳学说的文化释义[J].中医药学报,2016,44(1):4

马作峰,黄密,姜瑞雪.《黄帝内经》象思维中的逻辑问题[J].中国中医基础医学杂志,2016,22(12):1581

孟庆岩,颜培正,相光鑫,等.从河洛文化谈中医学象思维特点与应用[J].时珍国医国药,2016,27(11):2697

N

倪祥惠.阴阳基本属性的数理证明[J].贵阳中医学院学报,2016,38(2):1

宁天一,程嘉艺,王婷婷.血府逐瘀汤对不可预见性刺激致血瘀的作用及机制[J].中国实验方剂学杂志,2016,22(4):110

P

彭闻雁,林逢春.试谈易之三义对于中医学阴阳理论的影响[J].光明中医,2016,31(5):612

彭岳,韦燕飞,赵铁建,等.复合多因素法对血瘀型肝纤维化大鼠模型的建立和评价[J].世界科学技术(中医药现代化),2016,18(1):141

Q

亓涛.基于系统思维对脾藏象内涵的认识[J].光明中医,2016,31(2):181

钱丽燕,郭勇,李妍,等.气虚血瘀证荷瘤小鼠复合模型的建立及活血化瘀法对其干预的影响研究[J].中华中医药学刊,2016,34(1):177

屈伸,于峥,邵晶晶,等.冠心病之热证热在"心"[J].中国中医基础医学杂志,2016,22(3):313

R

任玉乐,贾先红.少阳相火妄动致癌理论初探[J].浙江中医杂志,2016,51(7):471

S

石劢,刘兆兰,许美艳,等.北京城区老年人中医体质与慢性病的关系研究[J].山东中医杂志,2016,35(1):28

石勇.阴阳五行语境下的中医隐喻思维与隐喻话语研究[D].南京师范大学,2016

史航.阴阳脏腑理论新解及应用[J].中华中医药杂志,2016,31(7):2674

司原成,杨晓放,苗维纳.从扶阳浅谈"火神派"治疗心力衰竭[J].中医临床研究,2016,8(13):59

孙晨耀,杨梦珍,胡佳奇,等.由"久服地黄暴脱证"谈到阴阳精气[J].天津中医药大学学报,2016,35(4):274

孙可兴.《黄帝内经》朴素控制论思想探赜[J].晋中学院学报,2016,33(5):20

孙士玲,杨丽萍,杨盼盼.冷应激对虚寒证人群线粒体膜电位的影响[J].时珍国医国药,2016,27(1):249

孙瑜嫣,李涛,孙理军.复合型肾虚体质大鼠神经行为及递质变化的实验研究[J].中医药信息,2016,33(1):42

T

唐元瑜,纪立金.《内经》脾藏象理论及其构建思维方法[J].浙江中医药大学学报,2016,40(12):903

W

王娇娇,周荣易,高卫萍.中医学的认知方法——取象比类法[J].中国中医基础医学杂志,2016,22(10):1317

王顺治."中医通道理论"的隐喻认知研究[D].北京中医药大学,2016

王永炎.高概念时代的象思维[J].中国中西医结合杂志,2016,36(8):902

王哲,王家历,李明,等.气滞血瘀型子宫内膜异位症大鼠模型的复制[J].中国临床研究,2016,29(5):682

王真,王树庆,鲁飞,等.慢性再生障碍性贫血中医证型与经络能量指数的相关性[J].山东中医杂志,2016,35(4):280

王振春,罗再琼,罗欣雨,等.从象思维的视角认识风药及其性能[J].时珍国医国药,2016,27(5):1166

王颖晓.意象思维在五脏生理特性构建中的作用[J].南京中医药大学学报(社会科学版),2016,17(2):71

危凌云,李灿东,黄文金,等.睡眠及饮食习惯与中医体检人群体质的相关性研究[J].辽宁中医药大学学报,2016,18(7):121

危凌云,李灿东,黄文金,等.中医体质类型分布及兼杂规律研究[J].山东中医药大学学报,2016,40(2):102

文林林,龙旭,潘健,等.利用经脉检测仪探讨原发性高血压患者与十二经脉关系[J].中医研究,2016,29(1):45

吴红倩,刘晓燕,王菁,等.五运六气禀赋与冠心病合并高血压罹患倾向的关联性分析[J].环球中医药,2016,9(2):134

吴清荣.因明学视域下之张仲景方证理论体系研究[D].北京中医药大学,2016

X

肖倩,张光霁.象思维演绎人体之神初探[J].陕西中医药大学学报,2016,39(1):5

谢朝丹,何世民,李其忠.中医意象思维探源[J].上海中医药大学学报,2016,30(3):4

谢胜,刘园园,廉永红.基于四象脾土模型及以枢调枢理论探讨中医五行藏象疗法[J].江西中医药,2016,47(1):19

谢晓柳,安冬青,汪建萍.冠心病患者舌底脉络征象与冠状动脉粥样硬化的相关性[J].中医杂志,2016,57(3):241

邢玉瑞,王小平.中医学阴阳概念定义研究[J].陕西中医药大学学报,2016,39(2):6

邢玉瑞.中医原创思维研究之争鸣[J].中医杂志,2016,57(16):1430

徐胤聪,王小平.中医辨证论治之意象层次分析[J].时珍国医国药,2016,27(1):163

徐正玉,陈岩岩.慢性胃炎中医辨证分型与内镜下分类的相关性分析[J].中医研究,2016,29(7):20

Y

颜隆,贺娟.论五行学说起源、发展和演变[J].北京中医药大学学报,2016,39(9):709

杨朝阳,苏志扬,蔡美美,等.基于中医健康状态气血津液辨识法的毒瘾中医病理因素研究[J].世界中医药,2013,8(1):15

杨龙,王丽辉,林传权,等.脾气虚证与脾虚湿热证重症肌无力患者唾液改变情况初探[J].时珍国医国药,2016,27(1):229

杨晓航,李舒,黄丽群,等.溃疡性结肠炎虚实证候血清细胞因子表达的差异性研究[J].陕西中医药大学学报,2016,39(5):43

姚笛,王忆勤,何立人,等.冠心病急性心肌梗死痰瘀证候的血清蛋白质组学分析[J].中华中医药杂志,2016,31

(6):2091

叶明花,蒋力生.关于中医健康状态评价的理论思考[J].新中医,2011,43(5):10

岳健,张娇,马捷,等.大学生心理疲劳与中医体质相关性研究[J].国际中医中药杂志,2016,38(2):137

Z

曾晶,李子奎,王乐.益气化瘀方对血瘀证子宫复旧不全模型大鼠血液高凝状态的影响[J].中国实验方剂学杂志,2016,22(7):125

张军,孙宏峰,杨晓晖.2 型糖尿病合并高血脂症患者中医体质类型及与血脂指标的相关性研究[J].现代中西医结合杂志,2016,25(28):3122

张历元.基于"象思维"的白癜风病因病机探讨及导师经验总结[D].北京中医药大学,2016

张轩,刘一玄,颜隆,等.出生日期的五运六气对后天罹患糖尿病倾向的趋势性分析[J].中华中医药学刊,2016,34(2):270

张雪,胡彦群,卢加庆,等.北京地区脑卒中患者中医体质分布规律调查[J].国际中医中药杂志,2016,38(8):687

张志强,王燕平,张华敏,等.意象思维的本源与临床[J].北京中医药大学学报,2016,39(11):885

赵令竹,谷松,石岩.程国彭中医临床思维特点探要[J].中国中医基础医学杂志,2016,22(6):759

赵珊珊,郝艳玲,袁凤刚,等.寒凝血瘀证动物模型的建立和优化筛选[J].中国中医基础医学杂志,2016,22(8):1048

赵中国.论象思维的两种类型以及中医学发展的一个路向[J].中华中医药杂志,2016,31(4):1323

周妮娜,刘永琦,张利英,等.从中医阴阳平衡探讨辐射诱发细胞基因组不稳定性及益气滋阴法防护机制[J].中华中医药杂志,2016,31(11):4711

周胜,曹海燕,吴传良,等.胃溃疡患者客观化舌象与胃内炎症反应的相关性研究[J].广西中医药,2016,39(5):15

周欣,薛文达,李守雪,等.不同抑郁症模型下证候差异的品系依赖性研究[J].世界科学技术（中医药现代化）,2016,18(2):151

朱辉,许辉.《伤寒论》常变观对中医临床思维的启示[J].河南中医,2016,36(9):1489

祝茜,赵明君."从一般到特殊"思维方法在《伤寒论》中的运用[J].河南中医,2016,36(6):936

庄享静,贾春华.一种基于技术的五行学说起源分析[J].中华中医药杂志,2016,31(3):776

左叶,邢玉瑞.中医阴阳本质研究的分歧与争鸣[J].现代中医药,2016,36(1):63

（二）中 药 理 论

【概 述】

2016年，有关中药理论的研究，从传统文献到现代实验，进行多方法多角度地展开，内容丰富。

1. 药性理论的研究

（1）气味的研究　冯文战等将中药五味理论与藏象理论及脏腑升降理论相结合，用于指导内科杂症的治疗，从理论渊源、临床应用探讨五味理论。认为中药五味理论包含了药性的升降浮沉，契合了疾病引起人体脏腑气机升降出入的病机，故应用五味理论调节脏腑气机，顺其性而治，气机得调，疾病自愈。刘佳丽等认为现行的中药药性理论与认识，可以划分为属性层次（包括味道、气味、质地、颜色、形状等）、理论层次（包括四气、升降浮沉、归经等）、功效层次（包括毒性和功效）和主治层次。属性层次源于药物自身，理论与功效层次均是对药物作用机理的概括性认知，主治层次是客观现象。4个层次的可信度排序为，属性＞主治＞功效＞理论，四者密切相关，各有侧重，不可偏废。张静雅等总结归纳了《中国药典》（2010年版）中苦味药的基原，与四气、归经、升降浮沉、毒性、化学成分的关系，论述苦味相关受体、味觉表达及苦味物质基础研究，概括了苦味药性理论在临证配伍中的运用；阐述电子舌等现代仿生技术在苦味表征中的应用，同时提出基于系统化学分离分析方法的苦味药物质基础拆分及化学表征思路，探讨苦味药物配伍理论在临床中的应用，为苦味药性理论更好地指导临床实践提供参考。陈慧等通过对《中国药典》（2010年版）的初步数据统计，将所有中药按寒热平属性分类，

对其所含化学成分进行统计，建立614种中药的化学成分与寒热平药性信息数据库，采用SPSS17.0软件进行统计学处理。研究发现，寒热平属性的中药中黄酮类、萜类和挥发油类、糖类的含量都在49％以上，所出现频率较高，这可能与其寒热属性有关。其中在寒性中药成分中黄酮类成分明显高于其他各类成分（60.97％）；在热性中药成分中萜类及挥发油类在其各个化学成分类别中频率最高（66.36％）；在平性中药成分中黄酮类出现频率最高（66.16％），传统中药理论认为中药平性，并非绝对平性而是兼具寒热之性而不偏。王征等通过前期建立的中药寒热药性的细胞评价方法研究丹参的寒热药性，并分析丹参的细胞毒作用。结果表明，丹参性寒，与《神农本草经》《本草纲目》《中药学》所述一致，对所用细胞没有细胞毒作用。

（2）归经的研究　时文远等基于中药学的归经理论和中药的药效学特点，融合多学科理论知识总结认为，中药的归经理论是对中药药效作用的高度宏观概括，是中药对人体各个方面影响作用的综合结果，其中包涵着古代医家临床实践的结晶，并将其概括为"焦点"学说。王瑾等则从张元素的学术著作入手，介绍张氏对中药归经理论的贡献：完善脏腑辨证，派生中药归经；继承六经证治，丰富中药归经；首创"引经报使"，充实中药归经。蔡华珠等取仲景肾气丸、附子理中丸、四逆汤3方，研究附子的配伍运用，表明附子具有"走上焦、走中焦和走下焦"特性。附子本身性味非常温散，其温的阳可以温到全身，至于对于具体的病症，欲温养机体哪个部位，关键还在如何配伍及对其药性和用量用法的把握。赵华伟等研究表明，桑寄生水煎液能明显提高骨质疏松模型大鼠左股骨骨重、骨重/骨长、骨

重/骨直径等指标,且能降低大鼠血清中骨钙素、碱性磷酸酶含量;萹蓄苷、槲皮苷为桑寄生补肝肾、强筋骨代表成分;萹蓄苷、槲皮苷在大鼠体内分布与桑寄生归肾经的传统认识一致。

(3)毒性的研究　闫蓉等分析了中药和化学药物关于"毒"的不同含义,认为传统记载有毒的中药可以分为"不良反应较多的中药"和"具有机体损害作用的中药",前者主要指作用较强且复杂的中药,后者则为含有明确毒性成分或药理效能强的中药,为中药毒性的现代研究提供参考。

(4)升降沉浮的研究　陈勇等梳理了"升降浮沉"性能学说的古今流变脉络,认为升降浮沉与《内经》理论颇有出入,是宋金以来"法象药理"的产物,用升降浮沉解释药理缺陷甚多(法象释理,较多或然;性味厚薄,模棱牵强)。

2. 配伍理论的研究

魏本君等从源流考析、立法基础、功用及临床应用等方面对辛开苦降法进行分析,认为需深入挖掘其配伍机制,扩大药物使用范围,以进一步发挥临床优势。何晶等从以偏纠偏、六淫胜复、苦欲补泻、相反相成相辅相成等4个方面简要论述"气味配伍",体现了中药配伍及组方的多样性,也揭示了中医临床思维的多样性和辨证性。李廷保对敦煌及古代医籍中柴胡汤用药配伍规律进行数据挖掘,考辨历代柴胡汤组方用药的历史源流,特别对敦煌古医方所载柴胡汤有更深入了解,为临床治疗少阳阳明合病证提供了更好的用药配伍规律。潘艳琼搜集古代医籍和现代文献报道,海藻、甘草可以同方运用,并举例证实其具良好疗效,但配伍的比例、剂量等仍然需要进一步研究和探讨。崔玉琴通过对《金匮要略》咳嗽上气病中条文的分析,探讨五味子在此病中的配伍运用,表明酸收与辛散的配伍,具有酸不敛邪、散不耗气,止咳平喘降逆作用。刘枭等分别从温病表证、肺热迫血证、热毒壅咽证和神志异常证论述了吴鞠通配伍运用金银花、连翘的

经验,为临床应用金银花、连翘提供思路。张捷实验研究表明,制川乌、白芍药两者配伍有一定的抗炎增效作用,其抗炎机理可能与调节血浆中前列腺素 E_2 和血清中 NO 含量变化有关。吕广云等采用 HPLC-Q-TOF-MS/MS法对远志-石菖蒲配伍前后远志化学成分进行定性,并用 HPLC-UV 法进行定量分析。结果表明,远志-石菖蒲配伍后远志中8个化学成分均有小幅度的增加,无显著性差异,为今后药物配伍体内作用研究提供了依据。刘文君等采用 HPLC 测定三七单煎液及不同配伍比例(1∶0.5、1∶1、1∶2)三七与白及合煎液中具有脂肪酶抑制作用的活性成分(20S)-人参皂苷 Rg_3 和人参皂苷 Rh_4 的含量。结果表明,三七与白及配伍后合煎液中(20S)-人参皂苷 Rg_3、人参皂苷 Rh_4 的含量较单煎液显著增加,推测白及中的有关成分可促进其他人参皂苷的转化。赵雪等研究表明,配伍生姜具有制约马钱子毒性影响的作用。唐利宇等以雷公藤内酯酮为指标,研究表明,黄芪配伍雷公藤后降低了雷公藤内酯酮的含量,具有降低毒性的作用。

3. 禁忌理论的研究

唐志芳等通过文献研究对当归的用药禁忌进行了考证,认为除相关本草中有产前胎后不可使用的记载外,也有文献报道提出当归有致流产作用,故当归在临床运用于孕妇时需酌情考虑,有必要将其列为妊娠禁忌药。马佳维等通过文献分析,从和解少阳、小柴胡汤组方意义、病机等方面阐述小柴胡汤作用机理及禁忌证。袁永建通过使用关联规则挖掘的方法,从中药的性味以及归经属性上分析中药配伍的禁忌组合以及常用药之间的属性组合的差异,发现一些较为常见的属性组合如热-甘、热-苦、胃-热、热-肺、热-寒等中药配伍有着较高的出现频率,但在药对中的出现频率较低;其他的一些属性组合如心-肺、肾-肺、脾-肺等配伍在药对中的出现频率较高,但这种配伍的特异性较差。认为

配伍禁忌组合中存在一些特定的性味归经属性的组合,这种组合和实际的药对之间存在较为明显的差异,通过对其了解能够较好地使用并取得较好的效果。

4. 炮制理论的研究

崔鹤蓉等在整理历代医籍中收载何首乌炮制方法的基础上,对比现代炮制规范及相关研究,认为何首乌中毒事件的发生不仅是由于药材本身存在潜在的毒性成分,更与现代工艺和炮制方法中存在的问题有关。翟旭峰等将何首乌分别采用黑豆汁蒸 8、16、24、32、40、48 h,黑豆汁炖 32 h,清蒸 32 h,黑豆汁黄酒制 32 h 和黑豆汁高压蒸 8 h 的工艺炮制,采用 HPLC 法测定炮制饮片中 6 种成分的含量。结果,随着炮制时间的延长,没食子酸、大黄素、大黄素甲醚含量逐渐增加,32 h 后基本稳定,二苯乙烯苷含量逐渐下降,儿茶素消失;5-羟甲基糠醛是炮制过程中产生的一种新化合物,随着炮制时间的延长有所增加。炮制工艺使何首乌内部成分发生动态变化,应严格控制和规范其炮制工艺。王晓清等对没药炮制历史沿革、炮制规范及现代制研究近况进行系统的归纳整理,发现传统中医药古籍中对没药炮制方法的记载颇多,主要有净制、切制、蒸制、炒制、制霜、药汁制、酒制、姜汁制、童便制、醋制等,其中生品多外用,在辅料方面主要使用醋。现今沿用的炮制方法主要为醋炙、炒黄、炒去油等。刘德旺等对蒙古黄芪原药材、生饮片及其炮制品进行炮制前后黄芪甲苷、毛蕊异黄酮苷、芒柄花素、总多糖、总黄酮和总皂苷量的比较研究,分析质量差异的原因。认为温度和辅料保护可能对炮制过程中多种成分含量的变化起主导作用。李小宁等对目前中药炮制过程中的液体辅料酒、醋、蜂蜜、盐水、生姜汁、甘草汁、米泔水的应用情况进行分类概述,从化学成分和药理药效角度分析液体辅料炮制对药物产生的影响,并探讨了其作用机制。朱广伟等通过动物实验研究表明,蒸黄芩、水煮黄芩、酒炒黄芩均具有不同程度的抗病毒作用,并且随剂量的增大而增强,其中酒炒黄芩的抗病毒作用优于蒸黄芩和水煮黄芩。

5. 效用理论的研究

查良平等通过考证灵芝的古今效用变化,发现对灵芝的功效出现过肯定、神化、质疑、否定再到肯定的一个反复过程。20 世纪发现灵芝多糖和三萜类成分具有调节免疫、抗肿瘤等多项药理作用,灵芝又重新回归临床。范颖等通过对古代本草、古方书和《中国药典》(2010 年版)中远志功用的比较,确认历代本草所载基本功用已被《中国药典》(2010 年版)收录;但由古本草提炼出来的补肾、壮阳益精、补虚、息风、止痉、聪耳明目、益智、延年等功能,以及古代含远志复方治疗肾虚、阳痿遗精、虚劳、虚损、中风、惊风、癫痫等病症,未被《中国药典》(2010 年版)收录。结合现代药效学研究和临床应用,认为益智、平肝息风、止痉、明目、补虚、补肾壮阳是远志的潜在功用。林磊等通过文献研究分析了薏苡仁健脾渗湿、舒利关节、清热排脓、抗肿瘤的临床功效。刘飞祥等通过检索分析归纳,表明大黄可以治疗燥屎之积、饮食之积、瘀血之积、饮邪之积、顽痰之积、邪毒之积、湿热之积、热邪之积、癥瘕积聚及胆石之积等 10 种积证。

(撰稿:陈仁寿　薛　昊　审阅:黄　健)

【中药性效整理与考证的研究】

有关中药药性、功效与主治、考证研究的报道在本年度达 100 多篇,具有较多的创新和发挥,对现代中药的临床应用有一定参考价值。

谢欢欢等通过梳理唐、宋、元、明、清时代及现代较有代表性的本草文献,并结合豨莶的功效主治对其药性进行考证。发现历代医家对豨莶药性的记载以性寒居多,部分医家认为豨莶属温,而也有部分医家持"豨莶生则性寒熟则性温"的观点。谢氏等认为豨莶寒热药性误传未能被历代医家明确区分开来,支持"豨莶生则性寒熟则性温"成立。杨敏等运用文献学的方法,对本草文献、《中药学》教材、方书、现代药理研究及临床运用文献等进行研究,并对有关人参明目功效进行整理与发掘。结果表明,人参的"明目"功效首见于《神农本草经》,并在其后的多本本草中出现;同时提出人参明目的机理可能与"补五脏而明目"有关。人参在明目方剂中亦有较多应用,现代药理实验也表明人参有改善视力、防止视力下降等作用,且现代临床也常用含人参的方药治疗眼病。建议在《中药学》教材中纳入该功效,以利于扩大人参的临床应用。彭杨芷等根据古今文献中对灵芝的研究资料,对灵芝的性味归经进行了分析,认为灵芝应归"肝、心、脾、肺、肾"五经,而《中国药典》(2010 年版)所载"归心、肺、肝、肾经",可能《中国药典》(2010 年版)收录其归经时将补益脾气的黄芝排除在外。唐俊锋通过综合历代文献、临床经验、成分分析、实验分析等方面资料,归纳出柴胡茎叶具有确切的抗菌消炎退热作用,可能具有理气调经作用,不具备疏肝解郁、升举阳气等作用,不可代柴胡根使用。并根据中药四气五味、升降浮沉、归经等药性理论,得出"柴胡茎叶味苦,性凉,入肺经,功能清热泻火,其气下行,气味皆薄,用量须大"的结论。王雨佳等通过对桔梗和牛膝两种药物的归经、升降浮沉、四气五味、现代药理的研究,探讨其引经机制。认为桔梗皂苷的表面活性所决定的增溶作用和对细胞膜通透性的影响,是桔梗引经作用的内在基础,而牛膝引经之药理机制尚未明确。但根据临床疗效来看,二者功效不可忽视。范海洲讨论了杏仁的性味和功效,认为药用杏仁多为苦杏仁,性苦微温,润降,入肺、大肠经。上能降肺气而止咳平喘,下能润肠而通利大便,为止咳平喘、润肠通便的常用要药。临床应用需知本品有小毒,用量不宜过大,一般为 3～10 g,打碎煎服,婴儿慎用。临床多用于治疗慢性支气管炎、肺气肿、肿瘤、百日咳。赵旭凡就生石膏微寒或大寒

的药性做了分析,认为石膏之性并非"大寒",而不过是一味微寒之品。赵志恒等综合古今文献,对威灵仙在临床上的功效应用从四个方面做了分析。认为威灵仙既可单用,又可在复方中配伍应用;既可内服,又能外洗,并且均能取得较好疗效。威灵仙除了临床中常用的利冷痛腰膝之气外,尚有推腹中新旧之滞、消胸中痰唾之痞、散苟痒皮肤之风的功效。曹景诚等通过考察麦冬在古代本草文献、古代方剂和《中国药典》(2010 年版)中所载功用,确认古本草中记载的麦冬核心功用和古代方剂对其应用与《中国药典》(2010 年版)记录基本一致,而由古本草文献总结出来的清热泻火、解毒消痈、驻颜、健胃消食、消痞散满、益精种子、止痛等潜在功能,以及古代含麦冬复方所治热病、伤寒、疮疡、虚损、呕吐、中风、痞满、头痛等病症,并未被《中国药典》(2010 年版)收录。结合实验研究和当今临床应用,可以确认驻颜、平肝息风、消痞散满、清热泻火、益精种子是麦冬的潜在功效。杜红跃探讨《伤寒论》中的生姜剂量与功效的关系,在《伤寒论》中共有 35 方在主方中用到生姜,用至三两者有 20 方,四两者 2 方,五两 3 方,六两 1 方,八两 2 方,其他 7 方,可见经方中的生姜并非可有可无之药。生姜的功效因剂量的不同也有所变化,三两用于调和营卫、发汗祛邪、和胃止呕,四两用于温通血脉、化饮消痞,五两用于降逆止呕,六两及八两用于温中散寒、宣散通阳。

祁欢等比较肉桂、桂枝、附子在理气之间的不同作用,并探讨理气中小剂量应用肉桂的原理。肉桂因性味辛、甘、大热,可以发挥温暖肝肾、温经散寒以行气止痛的作用,同时肉桂可以温补肾元、引火归元以纳气平喘,而且能够反佐方剂中苦寒药物之偏性以防伤阳。作为理气剂的特异点是肉桂有宣导百药、行气血、运经脉,且鼓舞气血生长之效。杨宜花等探讨栀子在复方中的功效配伍,认为其主要配伍意义表现在清心除烦、清泻肝火、清泄肺热、清泻脾胃、泻火解毒、清热利湿、清热凉血、消肿止

痛等方面。

张廷模等对中药毒性的概念及历代医家对毒性的述评予以考辨，认为毒性不是功效的抽象概括，不是对治疗作用的指导，提出毒性不宜作为中药性能。《中药学》教材及《中国药典》标注某些药物"有毒"似无必要，而《中国药典》应在具体药物条目下详注使用注意及罗列不良反应。

（撰稿：陈仁寿　薛　昊　审阅：黄　健）

【引经药物的研究】

引经药又称"引药"，指在药物归经基础下，引导诸药直达病所，起引导作用的药物。引经理论是中药药性理论的重要组成部分，运用引经药的依据是中药的归经理论。

1. 理论探索

陈勇等研究认为，"引经"之药多是一些归经明确、诸家本草分歧较少的药物。这些药物对机体的某一部位具有特殊作用，其选择性特别强，并可引导同用的其他药物达病所而提高疗效。梁瑞峰等研究指出，引经不完全同于七情中的"相使"，普通的相使配伍的结果虽然也是提高药物疗效，但并没有表现出靶向性。引经配伍是特殊的相使配伍，其配伍的结果是药效靶向增强。药效的强弱与药物在靶器官的分布浓度密切相关，药物转运体的组织选择性和可调控性使其成为药物靶向分布的潜在靶点，调控转运体可以实现药物的靶向分布，为中药引经机制研究提供新思路。

2. 结合临床应用

张宇成等指出由于颞颌关节部位属足阳明胃经循行所过之处，风湿痹证累及该部位时可用白芷为引经药；风湿病累及四肢关节者较为多见，上肢部位常用引经药桂枝、桑枝、羌活，下肢关节可选用独活、川牛膝、海桐皮；腰部是足太阳膀胱经和督脉循行的部位，引经药可选用羌活、独活、鹿角片、狗脊、细辛等；风湿痹证日久可深入筋骨、累及小关节部位，可选虫类药引药入络，如全蝎、蜈蚣之品，亦可选善走经络的藤类药如青风藤、雷公藤、忍冬藤等。宋振华将血管神经性头痛患者 50 例给予引经药（太阳经头痛选羌活、阳明经头痛选白芷、少阳经头痛选川芎、厥阴经头痛选吴茱萸）合逍遥散化裁治疗，治疗 14 d，结果总有效率为 98%（35/36）。引经药合逍遥散化裁治疗血管神经性头痛，使患者气机条达、气血充足、脑髓得以滋养而病愈。

3. 结合实验研究

吴娟等梳理了中药引经理论的历史沿革，总结了各种引经药（冰片、牛膝、柴胡、桔梗）对其他药物体内过程和药效的影响。认为引经药通过促进其他药物的吸收和靶向分布，引导其他药物到达与疾病相关的经络或病变部位，增强被引药物作用于靶部位的药效；引经作用的机制可能与影响细胞膜组成，抑制 P-gp 外排，开放生理屏障，调节生化物质水平，改善微循环和改变靶组织 pH 等有关；引经化学成分是引经药发挥作用的物质基础，引经成分的研究有利于寻找天然的靶向给药体系。梁卓文等研究表明，丹参单用与丹参冰片合用均能发挥对大鼠脑缺血/再灌注脑损伤的保护作用，而由于冰片的"引经"可能会使大鼠脑中丹参的含量增加，因此丹参-冰片作用较丹参单用会更好。吴俊杰等研究表明，冰片能够显著促进梓醇、葛根素透过局灶性脑缺血大鼠血脑屏障，上调 β_2 肾上腺素受体，促进 eNOS 表达，进而使 NO 含量升高，从医学生物学角度阐释冰片"通窍引经"的传统功效及其机制。梁瑞峰等研究表明，吴茱萸可能是通过增加黄连生物碱类成分在大鼠肝中分布和减少其在肺中分布来发挥引经作用。桔梗是临床常用的上行引经药物，能引导其他药物药力上行直达病所。程旭锋等研究表明，桔梗可增强"蛇床子-补骨脂"下调上肢骨转移灶中趋化因子 12、趋化因子受体 4 mRNA

和蛋白表达,增强"蛇床子-补骨脂"对乳腺癌骨转移裸鼠上肢骨转移的治疗作用。胡升芳等研究表明,柴胡能引解毒化浊药入肝脾,对接种人乳腺癌MDA-MB-435细胞的裸小鼠的肝脾病变起引经增效作用。商震等研究表明,补气生骨方加引经药牛膝,可通过提高血清中胰岛素生长因子-1含量以及血管内皮生长因子的表达水平来促进股骨头坏死的修复,其中引经药对于药物作用的发挥起到了重要的引导作用。

(撰稿:孙晓燕　审阅:黄　健)

［附］ 参 考 文 献

C

蔡华珠,许超强,陈建忠.附子"走三焦"及其运用刍议[J].世界中医药,2016,11(2):360

曹景诚,梁茂新.基于文献分析的麦冬潜在功效探讨[J].中医杂志,2016,57(2):166

陈慧,孙慧,杨秀艳,等.中药寒热平性质与其化学成分类别相关性研究[J].辽宁中医药大学学报,2016,18(7):103

陈勇,闫志强,杨敏,等.论中药归经之相对性[J].四川中医,2016,34(11):37

陈勇,杨敏,闫志强,等.析中药升降浮沉渊源流变[J].四川中医,2016,34(10):17

程旭锋,张新峰,刘琦,等.蛇床子-补骨脂配伍引经药对乳腺癌骨转移裸鼠CXCL12-CXCR4轴的影响[J].中国实验方剂学杂志,2016,22(16):91

崔鹤蓉,柏兆方,宋海波,等.从古今炮制方法演变探讨何首乌毒性的潜在影响因素[J].中国中药杂志,2016,41(2):333

崔玉琴,侯庆,王飞.论五味子在咳嗽上气病中的配伍运用[J].云南中医中药杂志,2016,37(6):90

D

杜红跃.《伤寒论》中生姜剂量与功效关系浅析[J].江苏中医药,2016,48(1):63

F

范海洲.浅谈杏仁的药性及功效[J].湖北中医杂志,2016,38(5):67

范颖,梁茂新.远志潜在功能的发掘与利用[J].江西中医药,2016,47(10):10

冯文战,李光霞,张林,等.中药五味理论的临床应用[J].光明中医,2016,31(19):2783

H

何晶,岳仁宋."气味配伍"之理论探微[J].现代中医药,2016,36(1):66

胡升芳,陈红风,谷焕鹏,等.柴胡配伍解毒化浊药对乳腺癌引经增效的实验研究[J].云南中医中药杂志,2015,36(6):83

L

李廷保.敦煌及古代医籍中柴胡汤用药配伍规律的数据挖掘研究[J].中医研究,2016,29(7):56

李小宁,龚千锋,于欢,等.液体炮制辅料应用概况[J].江西中医药大学学报,2016,28(2):117

梁瑞峰,张峰,李更生,等.吴茱萸对黄连有效成分在大鼠体内组织分布的影响[J].中国实验方剂学杂志,2016,22(23):89

梁瑞峰,张峰,李更生.基于药物转运体的中药引经作用机制研究[J].中华中医药杂志,2016,31(11):4726

梁卓文,董秋峰,王明明,等.冰片"引经"丹参对脑缺血/再灌注损伤的保护作用研究[J].现代生物医学进展,2016,16(13):2430

林磊,朱建宇.薏苡仁主治效用探析[J].上海中医药杂志,2016,50(5):63

刘德旺,龚苏晓,朱雪瑜,等.蒙古黄芪药材、生饮片及其炮制品质量差异性研究[J].中草药,2016,47(6):905

刘飞祥,樊巧玲.大黄治疗积证[J].环球中医药,2016,9(9):1078

刘佳丽,何飞武,张冬梅,等.浅谈中药药性理论与认识的四个层次[J].环球中医药,2016,9(10):1277

刘文君,程宁波,孟兆青,等.药对研究——三七、白及药对配伍前后对三七皂苷成分含量的影响[J].中国中药杂志,2016,41(5):887

刘枭,刘涛.吴鞠通配伍应用金银花、连翘的经验[J].中医药导报,2016,22(3):24

吕广云,王双双,杭太俊,等.远志-石菖蒲药对配伍前后远志化学成分定性定量分析[J].中国药科大学学报,2016,47(3):329

M

马佳维,叶明,李荣群.小柴胡汤及禁忌症的思考[J].中国中医急症,2016,25(2):265

P

潘艳琼.海藻、甘草同方应用探讨[J].亚太传统医药,2016,12(17):87

彭杨芷,苏悦,税杰,等.灵芝性味归经初探[J].亚太传统医药,2016,12(17):56

Q

祁欢,赵志恒,刘存,等.小议肉桂在理气剂中的功效[J].湖南中医杂志,2016,32(1):137

S

商震,程建姝.固定配方加引经药牛膝对防治兔股骨头坏死的作用机制研究[J].中国中医基础医学杂志,2015,21(7):803

时文远,王正君,杨照华,等.论中药归经本质与"焦点"学说[J].中医杂志,2016,57(22):1974

宋振华.引经药合逍遥散化裁治疗血管神经性头痛疗效观察[J].山东中医杂志,2015,34(7):517

T

唐俊锋.柴胡茎叶性味功效探讨[J].光明中医,2016,31(12):1826

唐利宇,孟楣,张贺,等.基于雷公藤配伍前后雷公藤内酯酮含量变化探讨其减毒机制[J].中国中医药信息杂志,2016,23(8):87

唐志芳,郑依玲,梅全喜,等.当归用药禁忌的本草考证[J].中药材,2016,39(10):2382

W

王瑾,梁茂新,孙宁.张元素对中药归经理论的贡献[J].中医杂志,2016,57(15):1266

王晓清,曹伶俐,罗嘉琪,等.没药炮制历史沿革及现代研究[J].亚太传统医药,2016,12(12):66

王雨佳,刘敏.简析桔梗与牛膝的引经功效[J].河南中医,2016,36(1):165

王征,刘建利,王翠玲,等.丹参寒热药性的实验评价[J].长春中医药大学学报,2016,32(1):37

魏本君,陈恒文,郭丽丽,等.辛开苦降法探析[J].中医杂志,2016,57(1):81

吴娟,谢晋,张群林,等.中药引经理论的现代研究进展和思路[J].中国中药杂志,2016,41(13):2428

吴俊杰,汪宏锦,杨帅,等.冰片对梓醇及葛根素透过局灶性脑缺血模型大鼠血脑屏障作用的研究[J].中国中药杂志,2016,41(21):3988

X

谢欢欢,王鹏.豨莶药性考[J].江西中医药大学学报,2016,28(5):7

Y

闫蓉,张雪,何国荣,等.中药"毒"与"效"的科学内涵及物质基础探索[J].世界科学技术(中医药现代化),2016,18(5):735

杨敏,蒋淼,闵志强,等.论人参之明目功效[J].环球中医药,2016,9(7):805

杨宜花,洪婷.中药栀子在复方配伍中的功效发微[J].中医文献杂志,2016,34(5):24

袁永建.基于关联规则的中药配伍禁忌配伍特点[J].内蒙古中医药,2016,35(2):113

Z

查良平,袁媛,黄璐琦.灵芝古今临床效用考[J].中国现代中药,2016,18(5):653

翟旭峰,李柯,娄勇军,等.炮制工艺对何首乌成分的影响[J].湖南中医杂志,2016,32(10):179

张捷.制川乌配伍白芍增效作用及其机理研究[J].亚太传统医药,2016,12(22):15

张静雅,曹煌,许浚,等.中药苦味药性表达及在临证配伍中的应用[J].中草药,2016,47(2):187

张廷模,陈勇,杨敏,等.毒性不宜为中药性能浅论[J].中医杂志,2016,57(13):1090

张宇成,徐泳芳,汪悦.浅谈引经药在风湿病治疗中的应用[J].风湿病与关节炎,2016,5(9):56

赵华伟,汪晶,崔瑛,等.基于"病证-效应-生物样本分析"方法的桑寄生补肝肾强筋骨功效物质及归经研究[J].世界科学技术(中医药现代化),2016,18(4):626

赵旭凡.生石膏性属微寒评述[J].光明中医,2016,31(21):3208

赵雪,孙敬昌,谭琦,等.配伍生姜对马钱子毒性影响的实验研究[J].山东中医杂志,2016,35(5):462

赵志恒,穆超超,王正,等.威灵仙临床功效应用刍议[J].浙江中医杂志,2016,51(10):769

朱广伟,张贵君,孙奕,等.黄芩的三种不同炮制品对感染甲型 H_1N_1 流感病毒小鼠肺指数及病毒载量的影响[J].中医杂志,2016,57(9):779

二、临床各科

（一）名 医 经 验

【石学敏】

石学敏，国医大师，中国工程院院士，天津中医药大学教授、主任医师，全国老中医药专家学术经验继承工作指导老师，国家有突出贡献专家，享受国务院政府特殊津贴。天津中医药大学第一附属医院名誉院长，曾任天津中医药大学第一附属医院院长、中国针灸学会副会长、天津针灸学会会长、中国针灸临床研究会副理事长。

马岩璠、刘健等、许军峰等、卞金玲等总结了石学敏院士从医40多年来学术的贡献：①创立"醒脑开窍针刺法"，被国家中医药管理局列为重点科研成果推广项目之一，其临床及实验研究已达到分子基因水平。②提出"针刺手法量学"，对传统捻转补泻手法确定了新定义和量化操作规范，填补了相关理论的空白。③研发"丹芪偏瘫胶囊"，此药为治疗心脑血管疾病的三类新药，获国家科技进步奖三等奖，天津市科技进步奖二等奖。"醒脑开窍针刺法"及"针刺手法量学"多次入选高等中医教育教材，石氏还获国家专利17项、出版著作30余部、发表论文60余篇。

1. 创立醒脑开窍针刺法

常玉莹、常宇、张曦等、倪丽伟等、夏圆元等报道了石氏创立的"醒脑开窍针刺法"。"醒脑"包括醒神调神双重含义，醒神调神为"使"，启闭开窍为"用"，对于中风病无论昏迷与否均可运用。治疗分为"主方Ⅰ"和"主方Ⅱ"两种处方。"主方Ⅰ"取内关、人中、患侧三阴交为主穴，主要用于中风病心神昏瞀、意识丧失及某些疾病的急性期，注重对神的调整，随症加减配穴。"主方Ⅱ"取印堂、上星、百会、内关、三阴交诸穴，主要用于中风病的恢复期及非器质性的心悸、遗尿、阳痿、遗精等。

石氏基于中风病"神窍匿闭"之病机和启闭开窍针刺法，提出中风病行针施术以"泻"法为主，强调手法，重视量学，对配方组穴从进针方向、深度、手法和刺激量均作出了明确的规定，并进行科学实验验证。"主方Ⅰ"操作规范：先刺双侧内关穴，直刺0.5～1寸，采用提插捻转结合的泻法1 min；继刺人中，向鼻中隔方向斜刺0.3～0.5寸，采用雀啄泻法，至流泪或眼球湿润为度，再刺患侧三阴交，沿胫骨内侧缘与皮肤呈45°角斜刺，进针0.5～1寸。"主方Ⅱ"操作规范：先刺印堂，刺入皮下后使针直立，采用雀啄泻法，以流泪或眼球湿润为度；继刺上星，选3寸毫针沿皮刺透向百会，施用小幅度、高频率、捻转补法，即捻转幅度小于90°，捻转频率为120～160转/min，施术1 min，内关、三阴交操作同"主方Ⅰ"。醒脑开窍辅穴操作：①极泉穴：避开腋毛，在肌肉丰厚的位置取穴，直刺1～1.5寸，施用提插泻法，以上肢抽动3次为度。②尺泽穴：取法应屈肘为内角120°，术者用手托住患肢腕关节，直刺进针1～1.5寸，用提插泻法，针感从肘关节传到手指或手动外旋，以手外旋抽动3次为度。③委中穴：取仰卧位，抬起患肢取穴，术者用左手握住患肢踝关节，以术者肘部顶住患肢膝关节，刺入穴位后，针尖向外15°,进针1～1.5寸,用提插泻法,以下肢抽动3次为度。主穴侧重于醒脑开窍、滋补肝肾,辅穴侧重于疏通经络、调和气血。

2. 提出捻转补泻手法量学

杨阿根、杨明星介绍了石氏提出的"针刺手法量学"理论。石氏带领课题组成员从临床到基础研究,将针灸治疗有效的30余种病症逐一的、逐个穴位的进行手法最佳量学标准的筛选研究,在醒脑开窍针刺法治疗中风病的手法量化研究基础上,总结了"椎基底动脉供血不足""无脉症""支气管哮喘""冠心病""胆石症""高血压""习惯性便秘""截瘫""颈椎病及腰椎间盘突出症"等多种病症的直刺量学规律。以捻转补泻手法作为研究的突破口,对针刺作用力方向、大小、施术时间、两次针刺间隔时间等针刺手法的四大要素进行了科学界定,改变了历代针刺忽视计量的状况,使针刺疗法更具有规范性、重复性、操作性,从而使针刺治疗由定性的补泻上升到定量的水平,填补了针灸学定量操作的空白。石氏提出,手指捻转的方向是决定补泻的重要因素,十二经脉以任督二脉为中心,医生面向患者,以两手拇指开始捻转时的作用力切线的方向为标准,规定作用力的方向向心者为补、离心者为泻。

3. 诠释"是动病""所生病""厥"的内涵

杜宇征等报道,石氏认为《灵枢·经脉》提到的"是动""所生"是一个广义的概念,是对十二经脉及其连属的脏腑,由生理转变为病理所产生的各种症状、体征、传变和转归的综合性论述,全面理解"是动""所生"病,应包括:病因、病位、发病缓急、病程长短、标本虚实、预后转归等疾病发生、发展、性质、证候的全部内容。"是动"病除了足少阴肾经外,一般多为外邪引动的急性病证,病位浅、多在表、在气分,多为正盛邪实的实热证,症状表现多明显而强烈。"所生"病,指的是病已发展

为里证虚证,手阳明、足少阳经的所生病为虚中夹实或外邪入里化热,正气受伤,有些经脉的所生病仅表现为本经经络受阻,经气失调。"是动"病和"所生"病会按照一定规律传变,一般是动病可因正气虚弱或邪气太盛,损及脏腑而转为所生病。关于《灵枢·经脉》篇十二经病候中六"厥"证的概念,石氏认为从文理和医理相结合的角度考虑,澄清了《灵枢经》中"是动病""所生病""厥"的概念,并对于十二经脉的病候体系进行了剖析划分,提高了临床效果。

4. 重视针刺治神,构建"醒神""调神"的针刺治神学术体系

王自兴、张智龙、孙锐认为石氏重视"神"在针术中的运用,强调"神与气相随",要求医生和患者在施术过程中都要以守神为务,提出"神之所在——脑为元神之府;神之所主——人体一切生命活动的表现;神之所病——百病之始,皆本于神;神之所治——凡刺之法,必先调神",从神的生理、病理、治疗上剖析"神"的内涵,醒神、调神注意脑府。其临床应用上,构建了以脑统神、以神统针、以针调神的针刺治神学术体系,并用于临床实践,调神导气以治疗头痛、肌肉关节痛、神经性疼痛、内脏绞痛等各种痛证,醒神益智以治痴呆,醒神豁痰以定癫痫,醒神调气以启瘫闭,醒神苏厥以治闭脱,醒神通窍治疗耳鸣耳聋,醒神启闭治疗郁证、癔病,醒脑开窍治疗脑府阴阳乖戾,心肾水火失衡所致诸症。

5. "石氏中风单元"疗法

王晨瑜等报道了石氏整合多年的研究成果,采用国际公认的诊疗标准,形成以"醒脑开窍针刺法"和"丹芪偏瘫胶囊"为主的治疗方法,配合康复训练、饮食、心理、健康教育等一系列完整、独特、规范的中医药治疗中风病的综合方案,命名为"石氏中风单元"疗法。针药并用,为治疗脑血管病开创了

新的思路,开辟了中风病治疗的新模式,此模式被国家中医药管理局确立为十大推广新技术之首。统计接受该方案治疗的300万名患者,临床有效率82.3%(247/300),优于目前临床报道的治疗脑血管病的其他方法。

6. 经筋刺法

申鹏飞、杜宇征等报道,石氏根据《灵枢·经筋》《素问·调经论》《灵枢·卫气失常》《灵枢·官针》《素问·五藏生成》等有关经筋病候和选穴特点而创立了"经筋刺法",其治疗经筋病,选穴遵循"以痛为腧",以压痛点、反应点为"腧",提出采取排刺及一针多向等透刺。石氏以阳白四透(阳白穴采用一穴四针),地仓与颊车之间阳明经筋多针浅刺、排刺,颧髎、太阳透地仓为主穴,随证配穴治疗周围性面神经麻痹。石氏按照辨经论治、远近结合、上下结合、数经同治等选穴原则治疗软组织损伤。采用多针浅刺法治疗网球肘、腰痛、膝痛、踝扭伤等症,采用单针多向刺法治疗关节酸痛、肱骨外上髁炎、髌腱末端病、腱鞘炎、跟腱炎等症,采用排刺法治疗三叉神经痛、坐骨神经痛、腰背肌筋膜炎等症。

7. 刺络拔罐疗法

王自兴、郭爽等、戴晓矞报道,石氏将刺络拔罐疗法应用于治疗支气管哮喘、三叉神经痛、面肌痉挛、周围性面瘫急性期、风湿、类风湿关节炎、诸神经痛、软组织损伤、丹毒、急性乳腺炎、淋巴炎、带状疱疹等方面均取得了较好疗效。对于支气管哮喘,采用华佗夹脊穴第2、3、5、7对直刺1~1.5寸,施捻转补法1~3 min,继而在相当于风门、肺俞、膈俞穴部位选两对,用三棱针点刺3~5下,深达皮下,然后加火罐令出血5~10 ml为度。对于带状疱疹,选择2~3处疱疹发生部位,每处以三棱针点刺疱疹间隙4~5点,加闪火罐放血5~10 ml。对于各种顽固性疼痛证(如各种神经痛及急性扭伤、跌打疼痛),选取病灶痛点2~3处,以三棱针点刺3~5点,再用闪火法拔罐5~7 min。

8. "活血散风、平肝降逆"针刺治疗高血压病

近年来,石氏又将研究重点转移到中风病的危险因素高血压病的治疗,创立了以人迎为主穴、有规范手法量学标准的针刺方法。陆妍等、王增荣等、谷文龙等、杜宇征等、高新新等、申鹏飞等、贾振杰等、张春红等报道了石氏创立的"活血散风、平肝降逆"法治疗高血压病,通过观测针刺前后24 h动态血压变化、平均脉压及心率、昼夜节律逆转率、谷峰比值、平滑指数的变化来评价针刺降压效应,结果显示针刺降压平稳,既可降低即刻血压,又可维持降压效应,促进血压达标,能够有效提高患者生活质量。该法取穴人迎、合谷、太冲、曲池、足三里,患者取仰卧位,充分暴露颈部。人迎垂直进针25~40 mm,见针体随动脉搏动而摆动,行石氏捻转补法,小幅度(捻转幅度小于90°)、高频率(120~160次/min捻转)。合谷、太冲穴均垂直进针20~25 mm,行石氏捻转泻法第一要义,医者采用面向患者体位,右手逆时针、左手顺时针捻转。曲池、足三里穴均垂直进针25 mm,行石氏捻转补法第一要义,医者采用面向患者体位,右手顺时针、左手逆时针捻转。以上穴位均施术1 min,局部自觉酸胀感,使气至病所,留针30 min。

(撰稿:叶明花　审阅:黄　健)

【王　琦】

王琦,国医大师,北京中医药大学教授、主任医师、博士生导师,享受国务院政府特殊津贴。北京中医药大学中医体质健康医学协同创新中心主任、世界中医药学会联合会体质研究专业委员会会长、中华中医药学会中医体质分会主任委员。从医50余年,长期坚持在临床、科研、教学第一线,对中医学术理论多有创新,临床诊疗成就斐然。

1. 学术理论创新

（1）中医原创思维研究　郑燕飞、王东坡、白明华、李良松整理了王氏的学术思想，王氏作为首席科学家主持完成了国家"973"计划项目"中医原创思维与健康状态辨识方法体系研究"，出版《中医理论与临床思维研究》《中医原创思维研究十讲》等著作及发表系列论文。并运用文献学、发生学、思维科学、比较学等多种方法，经过溯源、梳理、凝练出"象、数、形、神、气"五个基本要素，构拟了"取象运数，形神一体，气为一元"的中医原创思维模式。这一思维模式的提出，体现了对中国哲学及中医思维的贡献，回应了不同的文化质疑，促进了中医学自身的发展。

（2）中医体质学研究　李英帅介绍，王氏从事中医体质学研究30多年，先后主持完成有关中医体质研究的国家自然基金、国家"973"计划等课题多项，合著或主编出版《中医体质学说》《中医体质学》《中国人九种体质的发现》《中医体质学研究与应用》等著作，发表相关论文100多篇。研究主要表现为三个方面，一是理论体系的构建：王氏在对中医体质学作出明确界定的基础上，总结出中医体质的基本原理，揭示了体质生理、体质成因、体质构成、体质演变的规律，从而创立了中医体质学。二是体质分类及其基础研究：王氏发现中国人群中现实存在的体质类型，可以分为"平和质、气虚质、阳虚质、阴虚质、痰湿质、湿热质、血瘀质、气郁质、特禀质"九种，由此创立了《中医体质量表》《中医体质分类判定标准》，而《中医体质分类判定标准》已确定为中华中医药学会标准，并获得2007年国家科技进步奖二等奖。三是实践应用：中医体质学的相关内容已编入《中国医学通史》《中医基础理论》等中医药院校教材。王氏主编的《中医体质学》教材已为多所中医药院校采用。中医体质辨识已融入国家公共卫生体系，9种体质标准已得到了认可，并在中医治未病、健康管理、预防保健等公共卫生服务领域推广应用。

（3）中医男科学研究　吴启东整理了王氏30多年对中医男性医学的研究，他先后主编出版了《中医男科学》《现代中医男科荟萃》《王琦男科学》等著作。在《王琦男科学》中，明确提出了中医男科学的命名，认为中医男科学是运用中医药理论来认识和研究男性生理、病理、养生保健、优生特点以及男性特有疾病的发生、发展、转归、诊断、治疗和护理规律的一门中医临床学科，比较清晰地构建了中医男科学的理论体系。《王琦男科学》的出版引起了中医界的关注，徐福松认为：这是有史以来中医男科理论和临床的一次最系统、最全面的整理和升华，具有较高的学术水平和临床实用价值，是一部中医男科奠基之作。

（4）中医藏象研究　根据刘艳骄等整理，王氏从20世纪70年代开始藏象学说的研究，先后出版《藏象概说》《中医藏象学》《中医藏象研究与临床》等著作。王东坡认为王琦教授的主要成就之一，就是致力于藏象学科的构建与研究，使中医藏象学说成为一门系统学科，构建了中医藏象学的理论体系，全面系统地研究和论述了中医藏象学的概念、研究范围、藏象学说的形成发展、藏象学的相关理论以及现代研究进展。倪诚整理的《王琦学术思想说要》表明，藏象研究主要从概念体系、方法论体系、价值体系三个方面构建了藏象学理论体系。《中医藏象学》曾获中华中医药学会科学技术（著作）奖一等奖。

（5）中医健康医学研究　根据马晓峰整理，王氏及其团队在中医健康医学研究领域做了大量开创性的工作。一是提出了健康新概念：健康是指人的不同个体在生命过程中，与其所处环境的身心和谐状态，及其表现的对自然及社会环境良好的自适应调节能力。二是把中医的健康理念归纳为10个方面：①不治已病治未病的健康观。②阴阳协调的平衡健康观。③形神统一的身心观。④脏腑经络调和的生理健康观。⑤顺应自然环境的整体健康观。⑥谨和五味的饮食健康观。⑦少欲质朴的健康道德观。⑧因人制宜的个体健康观。⑨不同生命周期的健康观。⑩以尽天年的期望健康观。三是中医健康状态的研究:健康状态是指人体在一定时间内形态结构、生理功能、心理状态、适应外界环境能力的综合状态,能够体现健康的状况与态势。四是健康状态的辨识方法:王氏提出"中医健康状态计算机三维模型"和"中医健康状态测评量表"两种新的中医健康状态测评方法,而辨识的具体手段主要从体质、形神、脏腑经络、气血津液等方面入手。此外,王氏还对中医治未病理论及养生理论亦有较系统深入研究,出版《中医治未病解读》《中华饮食便典》等著作。

2. 临床诊疗成就

(1)创建辨体-辨病-辨证诊疗模式 根据骆斌的总结,王氏有鉴于辨证论治的局限及其泛化和庸俗化的趋向,以体质学说为理论基础,综合中医临床诊断思维的优势和特点,创造性地提出了辨体-辨病-辨证的诊疗模式。该模式以体质、疾病、证候之间的内在联系为前提,将辨体、辨病、辨证相结合,其核心是辨体论治。辨体-辨病-辨证诊疗模式体现了因人制宜、以人为本的思想,同时诠释了"同病异治""异病同治"的内涵与意义,拓展了临床思维空间,丰富了临床诊疗体系,代表着中医诊疗模式进入了一个新时代。

(2)中医男科疾病诊疗 据吴宏东整理,王氏不仅创建了中医男科学的理论体系,而且还将这个理论体系贯彻指导临床实践,在中医男科疾病领域取得了一系列成就。王氏在规范男科疾病名称的基础上,提出了中医男科疾病新的诊疗模式,并建立了阳痿、不育症等多种男科疾病的诊断及疗效评价标准,同时还在男科疾病的方药遣用上提出了辨体、辨病、辨证、辨经络用方的指导思想,形成了善用药对、善用专药、善用经方三个特点。先后研发了治疗勃起功能障碍的国家新药"疏肝益阳胶囊"

和治疗男性不育新药"黄精赞育胶囊"。

(3)疑难病治疗 张惠敏介绍,王氏以"辨体-辨病-辨证"诊疗模式结合主病主方的临证思路治疗疑难病,病种涉及变态反应性疾病、心血管系统疾病、消化系统疾病、泌尿系统疾病、神经系统疾病、男科疾病、妇科疾病、皮肤科疾病、外科疾病、五官科疾病及其他杂病等62个,总结了44个疑难病的主方。在变态反应性疾病诊疗方面:以脱敏止嚏汤为主方治疗伏热蕴肺、外邪诱发、鼻窍不利所致的变应性鼻炎,以脱敏止咳汤为主方治疗肺热较盛、宿痰伏肺所致的过敏体质之变异性咳嗽,以脱敏定喘汤为主方治疗肺热内蕴、肺气郁闭所致的支气管哮喘,以脱敏消风汤为主方治疗禀赋不耐、血热风扰所致的荨麻疹,以脱敏消癜汤为主方治疗过敏体质、邪热内伏、热毒伤络所致的过敏性紫癜,以脱敏湿疹汤为主方治疗过敏体质、风湿热邪蕴于肌肤所致的湿疹,以脱敏理肠汤为主方治疗过敏体质、脾肾虚寒、胃肠湿热所致的嗜酸性粒细胞胃肠炎,以清温化湿汤为主方治疗成人 Still 病属湿温证者。在心血管系统疾病诊疗方面:以镇逆降压汤为主方治疗原发性高血压病Ⅰ、Ⅱ期气血逆乱、上扰清窍,以冠心通脉汤为主方治疗血瘀痰浊痹阻心脉引起的冠心病,以平冲饮为主方治疗心气阴两虚、心阳浮越所致的心律失常。在消化系统疾病诊疗方面:以半夏和胃汤为主方治疗寒热错杂、胃失和降所致的慢性浅表性胃炎,以乌梅溃结汤为主方治疗大肠湿热、气滞血瘀所致的慢性非特异性溃疡性结肠炎,以运脾通便汤为主方治疗脾不布津、传导失司所致的习惯性便秘,以乙肝解毒汤为主方治疗肝郁脾虚、湿毒内蕴所致的慢性乙型肝炎,以利胆排石汤为主方治疗肝郁气滞、胆道湿热型胆结石。在泌尿系统疾病诊疗方面:以肾综化湿汤为主方治疗脾肾亏虚、湿热瘀毒内蕴所致的肾病综合征,以肾络安血汤为主方治疗因水热血瘀互结、热伤气阴所致的 IgA 肾病,以益肾排毒汤合金水宝胶囊治疗因脾肾虚衰、湿浊瘀毒潴留所致的慢性肾功能衰竭,以灵仙化石汤为主方治疗下焦湿热、瘀滞成石所致的泌尿系结石,以五草汤为主方治疗湿热毒邪蕴结膀胱所致的急性泌尿系感染。在神经系统疾病诊疗方面:以高枕无忧汤主治阴阳失交、肝魂不藏所致的失眠,以舒肝解郁汤为主方治疗肝气郁结、痰气交阻所致的抑郁症,以柴胡温胆汤为主方治疗肝郁胆虚、痰热内扰所致的神经官能症。在内分泌系统疾病方面:以六黄降糖汤为主方治疗 2型糖尿病阴虚燥热、精微不化证,以益气健运汤为主方治疗肥胖及代谢综合征符合痰湿体质者。在男科疾病方面:以疏肝振痿汤为主方治疗肝失疏泄、宗筋失充所致的阳痿,以升精赞育汤为主方治疗少精弱精所致的男性不育,以前列舒通汤为主方治疗痰瘀阻滞所致的良性前列腺增生,以前列通淋汤为主方治疗湿热内蕴、瘀浊互结所致的慢性前列腺炎,以前列止痛汤为主方治疗肝络瘀阻所致的慢性前列腺炎盆腔综合征,以加味三才封髓汤为主方治疗心神不宁、肾失封藏所致的早泄,以止遗汤为

主方治疗热扰精室、肾虚精关不固所致的遗精,以理气畅精汤为主方治疗气滞血瘀所致的不射精症,以芍甘二仙汤为主方治疗肾阳不足、肝气郁结所致的男性高泌乳素血症。在妇科病诊疗方面:以化瘀消癥汤为主方治疗痰凝血瘀所致的多囊卵巢综合征,以更年安汤为主方治疗冲任亏虚、阴阳不和所致的围绝经期综合征。在皮肤科疾病诊疗方面:以苇茎消痤汤为主方治疗肺风郁滞、湿热蕴结所致的痤疮,以牛角银屑汤为主方治疗湿热毒邪蕴于血分所致的银屑病,以玫瑰祛斑汤为主方治疗气滞血瘀所致的面部黄褐斑。在外科疾病诊疗方面:以消瘿散凝汤为主方治疗血虚寒凝、气滞痰结所致的结节性甲状腺肿,以乳癖散结汤为主方治疗气滞血瘀痰凝所致的良性乳腺增生。在五官科疾病诊疗方面:以石斛静音汤为主方治疗肾虚热扰清窍所致的耳鸣,以苓泽止眩汤为主方治疗痰浊水印蒙闭清窍所致的梅尼埃综合征。

(撰稿:叶明花 审阅:黄 健)

[附] 参 考 文 献

B

卞金玲,张春红.石学敏院士针刺手法量学的概念及核心[J].中国针灸,2003,23(5):38

C

常宇.石学敏:"鬼手神针"醒脑开窍[N].中国中医药报,2015-01-05(3)

常玉莹.谈石学敏院士醒脑开窍学术思想在临床工作中的应用[J].内蒙古中医药,2014,33(28):44

D

戴晓乔.石学敏对十二经所过之痛证的治疗思路浅析[J].辽宁中医杂志,2016,43(1):130

杜新宇,石学敏.石学敏经筋刺法临床经验[J].四川中医,2016,34(1):12

杜宇征,蔡斐.石学敏院士针刺治疗高血压临证经验[J].中国针灸,2013,33(11):1000

杜宇征,张春红.石学敏院士对《灵枢·经脉》"厥"内涵的研究[J].中国针灸,2012,32(1):43

杜宇征.石学敏院士针刺治疗急症、疑难病症学术思想浅析[J].中国针灸,2010,30(12):1025

G

高新新,马芬,赵琦,等."活血散风、疏肝健脾"针刺法调控脑梗死伴原发性高血压患者清晨血压疗效观察[J].中国针灸,2016,36(5):459

谷文龙,巩凤梅,路瑶瑶,等."活血散风"针刺法对卒中后高血压患者 ET-1、NO 浓度的影响[J].西部中医药,2016,29(6):1

谷文龙,柳昌希,王增荣,等.活血散风针刺法对高血压前期患者血压的影响[J].中国中西医结合杂志,2015,35(11):1318

郭爽,石学敏.石学敏院士针刺治疗三叉神经痛经验浅析[J].针灸临床杂志,2014,30(1):48

L

栗振杰,张燕军,张丽丽,等."活血散风,调和肝脾"针刺法治疗高血压病"圆运动"中医学原理浅析[J].中国中西医结合杂志,2015,35(3):359

刘健,樊小农,王舒.石学敏院士学术思想对中风病治疗的贡献[J].中国针灸,2014,34(1):80

陆妍,杜宇征,陈爱霞,等."活血散风,疏肝健脾"针刺法潜在降压机制的探讨[J].辽宁中医杂志,2016,43(11):2367

M

马岩璠.石学敏院士学术思想探寻[J].中国针灸,2001,21(7):37

N

倪丽伟,申鹏飞,石学敏.石学敏院士治神学术思想临床应用举隅[J].长春中医药大学学报,2011,27(2):188

S

申鹏飞,石学敏.动态血压监测评价"活血散风、平肝降逆"针刺治疗原发性高血压病的临床疗效分析[J].世界科学技术(中医药现代化),2010,12(1):44

申鹏飞.石学敏教授刺络疗法临证经验浅析[J].新中医,2009,41(9):10

申鹏飞.石学敏教授针刺治疗高血压病的临证经验浅析[J].天津中医药,2011,27(6):443

申鹏飞.石学敏经筋刺法临证经验浅析[J].辽宁中医杂志,2010,37(1):20

孙锐.石学敏对《内经》学术思想的继承与创新[J].湖北中医杂志,2016,32(3):36

W

王晨瑜,石学敏.石学敏针刺治疗中风后多汗症验案1则[J].湖南中医杂志,2016,32(8):130

王琦著.白明华整理.王琦医书十八种.9.中医学八论[M].中国中医药出版社,2012:1

王琦著.李良松整理.王琦医书十八种.10.中医医史文献研究[M].中国中医药出版社,2012:1

王琦著.李英帅整理.王琦医书十八种.3.中医体质学研究与应用[M].中国中医药出版社,2012:1

王琦著.刘艳骄,李玲孺整理.王琦医书十八种.5.中医藏象研究与临床[M].中国中医药出版社,2012:1

王琦著.骆斌整理.王琦医书十八种.11.辨体-辨病-辨证诊疗模式创建与应用[M].中国中医药出版社,2012:1

王琦著.马晓峰整理.王琦医书十八种.8.中医健康三论[M].中国中医药出版社,2012:1

王琦著.倪诚整理.王琦医书十八种.1.王琦学术思想说要[M].中国中医药出版社,2012:1

王琦著.王东坡整理.王琦医书十八种.7.中医经典研究与临床[M].中国中医药出版社,2012:1

王琦著.吴宏东整理.王琦医书十八种.4.王琦男科[M].中国中医药出版社,2012:1

王琦著.张惠敏整理.王琦医书十八种.12.王琦治疗62种疑难病[M].中国中医药出版社,2012:1

王琦著.郑燕飞整理.王琦医书十八种.2.中医理论与临床思维研究[M].中国中医药出版社,2012:1

王增荣,金珊珊,谷文龙,等."活血散风,疏肝健脾"针刺法对高血压合并脑梗死患者清晨血压与血压变异性的调控[J].辽宁中医杂志,2016,43(4):815

王自兴.国医大师石学敏针刺治疗三叉神经痛经验探析[J].中华中医药杂志,2016,31(12):5112

王自兴.石学敏治神学术思想探析[J].光明中医,2016,31(5):634

X

夏圆元,樊小农.石学敏院士学术思想在防治血管性痴呆研究的体现[J].针灸临床杂志,2013,29(7):1

许军峰,卞金玲,吕建明,等.国医大师石学敏院士对中医学的贡献——创建中医脑科学[J].上海针灸杂志,2016,35(1):4

Y

杨阿根.石学敏针刺补泻手法量学切入点浅析[J].上海中医药杂志,2011,35(11):32

杨明星.石学敏院士穴位刺法精要[J].中国针灸,2008,28(10):743

Z

张春红,邢瀚,乔波,等.石学敏治疗高血压病经验[J].中医杂志,2011,52(20):1729

张曦,王世娟,王恩龙.运用石学敏"醒脑开窍"针法治疗中风的研究[J].实用中医内科杂志,2012,26(4):22

张智龙.石学敏院士御神思想管窥[J].中国针灸,2005,25(12):867

二、临床各科

（二）传 染 病

【概 述】

2016 年，国家法定传染病范畴发表的文献 500 余篇，其中病毒性肝炎的临床及实验研究约占 54%，其余为艾滋病、肺结核、手足口病、甲型流感、登革热、疟疾、流行性腮腺炎等病的治疗与研究。本年度传染病撰写条目所引用的文献共 65 篇，基金项目占 89.27%（58/65），其中国家级基金项目 43 篇。

1. 艾滋病（AIDS）

高效抗逆转录病毒联合疗法（HAART）是目前国际上推广使用的 AIDS 治疗方法，临床疗效确切，覆盖人群不断扩大。许前磊等认为目前在后 HAART 时期围绕减轻 HAART 治疗的不良反应、提高 HAART 治疗的临床疗效、降低 HAART 治疗的耐药率及治疗 AIDS 常见机会性感染这 4 个切入点，深入开展中医药联合 HAART 防治 AIDS 的临床和应用基础研究，对提高 AIDS 防治水平具有重要意义。

对艾滋病的治疗与研究见专条。

2. 病毒性肝炎

慢性乙型病毒性肝炎（CHB）。邹楠等将 CHB 患者随机分为两组各 39 例，均予服拉米夫定片，治疗组加服五色六味方颗粒剂（青蒿、黄芪、赤芍药、白术、乌梅、淫羊藿等），疗程均为 48 周。治疗 24、48 周时治疗组 HBV DNA 阴转率分别为 80.8%（21/26）、92.3%（24/26），对照组分别为 57.7%（15/26）、69.2%（18/26）$P<0.05$。两组治疗 48 周

时 IL-17、Treg 细胞的特异性转录因子 FOXP3 水平及 Thl7/Treg 值均有所下降（$P<0.05$），而治疗组更显著（$P<0.05$）。席奇等将 CHB 所致轻中度黄疸患者分为两组，均常规给予还原性谷胱甘肽注射液、多烯磷脂酰胆碱、促肝细胞生长素等护肝基础治疗，治疗组加服降黄合剂 II 号（茵陈、党参、白术、茯苓、升麻、煨葛根等）。经治 4 周，总有效率治疗组为 93.3%（28/30），与对照组 80.0%（24/30）比较 $P<0.05$，且肝功能（ALT、AST、TBiL、DBiL）的改善情况优于对照组（$P<0.05$）。申弘等将 216 例 CHB 患者划分为中西医结合（中医辨证联合抗病毒治疗）队列和西医（单一抗病毒治疗）队列（111 例 VS 105 例），观察并评价中医辨证联合抗病毒治疗对 CHB 肝硬化发生率的影响。随访 7、10 年时，中西医结合队与西医队肝硬化发生的 RR 分别为 0.3、0.4，两组队列肝硬化发生的 AR 均为 1.0%，提示在抗病毒治疗的基础上加用辨证治疗可使肝硬化的发生率减少 1.0%。

陈少芳等在前期完成了小柴胡汤含药血清对 HepG 2.2.15 细胞蛋白酪氨酸激酶 2 信号转导子与激活 3 信号通路干预作用的相关研究后，对 HepG 2.2.15 用于中药复方治疗 CHB 研究并就细胞培养及相关血清药理学运用等进行了回顾与总结，认为 HepG 2.2.15 细胞具有稳定的分泌 HBV 病毒及相关抗原的生物学功能，是比较理想的中药复方治疗 CHB 包括抗 HBV 研究的细胞模型。

乙型肝炎（HB）。王宪波等认为 HB 相关慢加急性肝衰竭（ACLF）病情凶险，及早判断预后对治疗方案选择至关重要。患者基线粒细胞/淋巴细胞比值（NLR）反映了机体的免疫失衡，基线 NLR 升高与患者预后不良密切相关，NLR 升高主要是淋

巴细胞生成减少、死亡增加和异常迁移所致,调节NLR是改善预后的重要手段之一。基于中医对HB相关ACLF基本病因病机的认识和临床救治经验,结合人体血液生成和运行基础理论,而认为重视健脾养血、补气摄血和凉血解毒等治疗方法,是降低HB相关ACLF病死率的重要策略。孙新锋等将患者分为两组,对照组20例给予西医基础治疗,观察组39例在此基础上加服凉血解毒化瘀方(赤芍药、茵陈、栀子、白花蛇舌草、丹参、炒白术等),治疗8周。结果,两组4、8周与0周时比较,TBiL、D-BiL、ALT、AST、ALB、CHE、PTA、INR比较均$P<0.05$;4周时两组间TBiL、D-BiL、PTA比较$P<0.05$;8周时两组间TBiL、ALT、AST、ALB、PTA、INR比较均$P<0.05$。

丙型病毒性肝炎(HCV)。韦新等将HCV患者分为两组各30例,均予聚乙二醇干扰素治疗,治疗组加服清热解毒方(猫人参、车前子、虎杖、郁金、当归、鳖甲等)。治疗48周后,治疗组病毒学应答(ETVR)、持续应答(SVR)与对照组比较均$P<0.05$。两组均出现干扰素不良反应,治疗组在发热、肌肉酸痛及中性粒细胞下降方面均轻于对照组$P<0.05$。

林敏等收集薛博瑜治疗HCV医案,将符合纳入标准的处方用药逐项录入仓公诊籍国医脉案数据记录挖掘系统Medcase V3.2,采用关联规则、聚类分析等方法,确定处方中各药物的使用频次,常用药物组合及组方特点,共纳入146份医案,共计176味药物,常用药物有丹参、地黄、赤芍药、水牛角等26味。关联规则分析发现常用药物搭配:①水牛角、丹参;②地黄、赤芍药;③牡丹皮、丹参、水牛角等,犀角地黄汤为治疗基本方。聚类分析发现药物偏向于清热解毒、活血化瘀,以及兼顾其他兼证。王欣欣等应用SPSS 16.0软件对HCV患者证候要素进行频数统计及Logistic回归分析。结果发现,HCV最常见证候有正虚邪恋型、脾肾阳虚型、湿热中阻型、肝郁脾虚型、肝肾阴虚型、瘀血阻络型等;证候要素有气虚、阳虚、湿、热、气郁、阴虚、血瘀等。

蒋华等检索中国期刊全文数据库、万方医药期刊论文、中文科技期刊全文数据库、Cochrane Library、Pub Med、中国生物医学文献数据库中复方中药治疗HCV的随机对照研究,纳入有11项,共727例患者。Meta分析显示,与对照组比较,治疗组在HCV RNA转阴率($P=0.004,0.05$)、ALT复常率($P=0.000\ 4,0.05$)方面均优于对照组。在改善AST复常率($P=0.09,0.05$)方面治疗组与对照组比较,差异无意义。

肝炎肝硬化。张佳元等将144例代偿期乙型肝炎肝硬化患者分为疏肝理气组、滋阴养血组和模拟剂组,分别予"益气健脾、疏肝理气、软坚通络"和"益气健脾、疏肝理气、软坚通络、滋阴养血"为组方原则的A(黄芪、白术、甘草、柴胡、枳壳、鳖甲等)、B(黄芪、白术、甘草、柴胡、枳壳、鳖甲等)配方颗粒(A方、B方)及模拟剂(C方,主要成分为广藿香和糊精)干预6个月,并分别在干预前及干预3、6个月时检测肝脏硬度。结果显示,干预后三组的肝脏硬度值总体上均呈下降趋势,各组3个时间点比较均$P<0.05$。但A、B方与C方比较无显著差异。A、B两方对男、女及静止期与活动期作用有差异,可为今后运用中医药干预该病及进一步阐释中医"肝藏血、主疏泄"的理论提供一定依据。罗清香等研究比较代偿期与失代偿期乙型肝炎肝硬化患者血清5-HT的水平及其与中医常见病性类证候要素的相关性。结果证实,乙型肝炎肝硬化患者的血清5-HT水平与疾病进展程度有关,初步提示在失代偿期5-HT水平与中医常见病性类证候要素气虚有一定相关性且气虚能在一定程度上反映肝硬化病情程度的轻重。

3. 流行性乙型脑炎(乙脑)

王一战等检索乙脑恢复期中医证治文献,提取医案的中医四诊信息,经数据标准化处理并建立数据库。共纳入文献78篇、医案104例,运用中医传承辅助系统挖掘其用药规律,核心药物为石菖蒲、生地黄、麦冬、白芍药、阿胶、龟板、鳖甲、牡蛎、甘草,核心组合8个,并推演出候选新处方4个。"清热凉血、育阴潜阳"是乙脑恢复期中医遣药组方的主要原则,随证选用开窍、息风、化痰利湿之品。培本祛邪、标本兼顾,为临床治疗提供依据和指导。刘志勇等建立乳鼠乙脑模型,观察柴石退热颗粒(柴胡、黄芩、青蒿、大黄、石膏、金银花等)对其行为学及细胞因子的影响。结果,与模型组比较,柴石退热颗粒预处理能够使乳鼠神经行为学症状明显改善,感染区体积比及含水量也均有不同程度的降低;柴石退热颗粒各剂量组均能降低脑组织 TNF-α 和 IL-1β 的表达,增加 IL-10 的表达($P<0.05$)。

4. 甲型流感

陈丹军等比较截断疗法(第1~7 d以犀角地黄汤合银翘散水煎剂灌胃)和常规疗法(第1~3 d以银翘散水煎剂灌胃,第4~7 d以犀角地黄汤水煎剂灌胃)对流感病毒性肺炎小鼠肺组织炎症反应的作用,并研究截断疗法优于常规疗法的作用机制。结果显示,截断疗法在感染早期即可抑制固有免疫应答所诱发的炎症反应,有效阻止了随后的炎症联反应的发生,截断了疾病的传变。其机制可能与抑制 NLRP3 炎性体的形成、干扰 IL-1B 和 IL-18 的成熟和分泌有关。邓力等研究显示,湿热环境对小鼠病毒感染后免疫识别具有影响,在一定程度上能促进病毒感染后的炎症反应。而新加香薷饮(香薷、厚朴、金银花、连翘、扁豆花等)对湿热环境下小鼠病毒感染后的抗炎效果与对甲流病毒引起的肺炎的治疗效果优于利巴韦林。但其抗流感病毒机制仍不十分明确,有待进一步研究。栗昀等研究以冰香散(藿香、冰片等)挥发油滴鼻预防给药,检测流感病毒模型小鼠体内免疫水平。结果表明,冰香散挥发油能提高灌洗液 s-IgA 和血清 IgA 水平,提高血清 IgG 含量,刺激 CD_4^+、CD_8^+ T 细胞分化与成熟,刺激脾淋巴细胞增殖,刺激细胞因子 IFN-γ、IL-4 分泌。提示冰香散挥发油能够有效地诱导黏膜免疫反应,引起体液免疫和细胞免疫,发挥抗病毒作用,但有关黏膜免疫的机制需进一步研究。

林洁茹等制备燕窝水提物、燕窝水提物人工胃液消化物、燕窝水提物人工肠液消化物。并观察3种燕窝提取物体外抑制 H5N1 禽流感病毒的作用。结果3种燕窝提取物对 H5N1 禽流感假病毒活性均有抑制作用,其强度随燕窝提取物浓度增高而增加,其中人工肠液消化物作用最强,水提取物最弱,但对 VSV-G 假病毒活性均无显著抑制作用。3种燕窝提取物在一定浓度条件下对 H5、H7、H9 抗原血凝反应均有抑制作用,但对 N1 型神经氨酸酶均无抑制作用。提示燕窝提取物抗病毒的作用可能是通过抑制血凝素的活性而实现。

此外,对肺结核的治疗及实验研究、手足口病的治疗与研究已立专条介绍。

张轩等收集北京地区 1970—2004 年间 35 年的气象资料及部分传染病数据资料,并提取其中的天符、太乙天符年(即 1975—1979、1998 年)共 6 年的相应数据资料,从气象变化和传染病流行两方面分别与天符、太乙天符年的运气特点进行吻合性分析,计算出基本符合率达 83.0%。统计 11 种传染病各病六气高发时段的发病数发现,天符、太乙天符年的发病数高于 35 年同期发病数均值的传染病有 7 种,符合率为 64.0%;选取 35 年间任意 6 年平气年与天符、太乙天符 6 年对比发现,11 种传染病中有 6 种传染病的特殊年发病率高于平气年发病率($P<0.05$),符合率为 55.0%;统计死亡数据完整的 9 种传染病在 35 年间的死亡率高发年份发现,天符、太乙天符年约占其中的 40.0%;用选取的 6 年平气年作对比发现,9 种传染病中有 7 种传染病的特殊年死亡率高于平气年死亡率($P<0.05$),符合率为 78.0%。

刘志勇等探讨病毒性脑炎中医证型分布及其动态演变规律,发现病毒性脑炎中侵袭病毒分类,引发柯萨奇病毒所占比例最大(约为51.0%),其次为埃柯病毒(约占28.1%)。前者中医证型以实证为主,而后者因长期消耗,正气本虚,其证型以虚证为主。病毒性脑炎基本病机为邪气炽烈,易于耗气伤津,动风生痰和内陷营血。其发病初起,中医证型易虚易实,中期虚实夹杂,后期以虚证和虚实夹杂证居多。刘领弟等运用回顾性分析方法对345例住院登革热病例临床资料进行流行病学、中医证候学、证候演变规律进行整理和分析。发现登革热具有明显的流行性和季节性,其中医证候演变有其独特的规律,证型分布从多至少依次为瘀毒交结、卫气同病、余邪未净、暑湿伤阳、气不摄血。约5%患者发展为重症。本病的始动因素为温热疫毒,核心病机为邪毒致瘀、毒瘀交结;热、瘀、毒、虚、兼夹湿邪是重要的病理改变。吴凡等将82例流行性腮腺炎患者随机分为两组,均予常规西医治疗,治疗组加服清热解毒方(黄芩、连翘、葛根、黄连、玄参、板蓝根等)。经治7 d,治疗组总有效率为92.7%(38/41),与对照组65.9%(27/41)比较 $P<0.05$;退热时间与肿胀消失时间均明显优于对照组($P<0.05$)。两组患者血清 TNF-α、IL-6 水平显著下降($P<0.05$),而治疗组更显著($P<0.05$)。张超等分别对疟疾小鼠灌胃给予青蒿素(100 mg/kg)和青蒿素、青蒿酸、青蒿乙素和东莨菪内酯联用(每种组分各100 mg/kg),于给药后不同时间点采集血浆,测定药物浓度。结果,与青蒿素单用比较,青蒿素、青蒿乙素、青蒿酸和东莨菪内酯联用组青蒿素的最大血药浓度由924 ng/ml增加到1 065 ng/ml,AUC(0-t)(1 893 h·ng/ml)明显高于青蒿素单用组(661 h·ng/ml),半衰期延长,血浆清除率下降了65.0%。提示青蒿乙素、青蒿酸和东莨菪内酯可显著影响青蒿素的药物动力学行为。

(撰稿:张　玮　审阅:徐列明)

【艾滋病的治疗与研究】

邱荃等认为当今多数医家对人类免疫缺陷病毒感染者(HIV)/AIDS常侵袭肾、脾、肺三脏,而对肝在本病发生发展过程中的作用重视不足。而"肝为将军之官",肝气冲和调畅,不致遏郁,则气血得畅,脏腑阴阳功能协调。反之,肝气虚衰,气血失和,变证迭起,诸病丛生,故"肝为五脏之贼"。虽AIDS发病的机制复杂多样,但将"肝为五脏之贼"作为治疗 HIV/AIDS 的切入点,同时配合疏肝、调肝、补肝等法则,对延长患者的生命,提高生活质量十分重要。其丰富了中医藏象学说对 HIV/AIDS 的认识,且为当今中医学治疗 HIV/AIDS 提供了新的思路。舒发明等以温病学"肾虚伏气"理论为指导,基于"肾虚伏气"病因病机、致病特点及发展变化来认识 AIDS 致病病机特点,提出本病的产生是由于正虚(肾虚为本),"疫毒内伏,逾时而发"的思想观点。进而归纳提出 AIDS 肾虚伏气病机特点:"初即见里证、邪伏于内、逾时而发、自我积聚、渐进加重、缠绵难愈、反复发作",以期为临床 AIDS 辨治及研究提供新的指导理论。

邓碧云等收集417例老年 AIDS 的中医证候信息,采用证素的分析方法(《WF-Ⅲ中医(辅助)诊疗系统》),结果显示,病性证素成立的有气虚、阳虚、阴虚、血虚、湿、痰,病位证素成立的有肾、肺、脾、肝。提示老年 AIDS 的中医证候特点为肾、肺、脾、肝等的气虚、阳虚、阴虚、血虚的脏腑虚损和湿、痰等内生之邪,属虚实夹杂,以虚为主。郭晓辉等探讨并分析了252例 HIV/AIDS 患者中医证型与T淋巴细胞亚群水平的关系,发现常见证型为肺脾气虚(29例)、气阴两虚证(19例)、肺气虚弱证(17例)、脾气亏虚证(13例);T淋巴细胞亚群的统计学分析显示,多组间在 CD_3^+、CD_8^+ T 细胞计数方面比较 $P=0.025$,中医证型在 CD_3^+、CD_8^+ T 细胞数量上由高到低依次是肺气虚弱证、脾气亏虚证、肺脾气虚证、气阴两虚证,多组间在 CD_4^+ 计数方面比较,差异无意义,但发现 CD_4^+ T 细胞数量肺气虚弱证、脾气亏虚证、肺脾气虚证、气阴两虚证次序。提示 AIDS 患者有病位由浅入里,由单个脏腑累及多个脏腑,由气虚到气阴两虚的趋势。

李亮平等采用回顾性研究方法,对 156 例辨证为气血两虚证患者予补气养血的中成药益艾康胶囊常规治疗。符合抗病毒治疗者,在辨证施治同时予抗病毒治疗。出现机会性感染者,予中药和西医常规同时治疗。结果,患者治疗前后的卡氏积分、主要临床症状、体征均有明显的变化($P<0.01$)。T 淋巴细胞亚群检测显示,CD_4^+T 细胞数下降幅度减缓($P<0.05$)。提示中医药综合干预 AIDS,能增强 HIV/AIDS 患者的免疫功能,减少机会性感染,且可达到协同增效的治疗目的。杨玉琪等收集中医药治疗的 HIV/AIDS 患者 5 560 例,对患者治疗初始及治疗后不同时间点的 T 淋巴细胞计数进行观察分析。结果提示,中医药治疗后对 HIV/AIDS 患者降低临床症状体征总积分和升高卡氏积分有明显疗效,患者 CD_4^+T 细胞数随时间的变化而稳定或升高,CD_8^+T 细胞数随时间的变化而稳定或下降,CD_4^+/CD_8^+T 细胞比值随时间的变化而升高($P<0.05$,$P<0.01$)。

李钦等将 120 例 HIV 感染ⅡB 期患者随机分为空白组 30 例,HAART 组 33 例,扶正抗毒丸(黄芪、人参、黄精、白术、灵芝等)+HAART 组 31 例,疗程均为 12 个月。结果提示,扶正抗毒丸+HAART 疗法能较好地减少 HIV 感染ⅡB 期患者氧化应激反应的发生作用和有效抑制核转录因子-κB(NF-κB)含量增加,还能有效增加血浆病毒载量 <100 copy/ml 的患者例数,减少病毒载量波动例数和升高 CD_3^+、CD_4^+T 细胞计数。李氏等又将 437 例 AIDS 患者分为ⅡA 期空白组(拒绝中西药治疗)、ⅡA 期中药组(仅采用扶正抗毒丸或康爱保生丸治疗)、ⅡB 期西药组(只接受 HAART 治疗)、ⅡB 期中西药结合组(根据辨证接受扶正抗毒丸+HAART 或康爱保生丸+HAART 治疗)、Ⅲ期西药组及Ⅲ期中西药结合组(治疗方法分别同ⅡB 期西药组及ⅡB 期中西药结合组)。结果,无论是否接受治疗、接受何种治疗,AIDS 患者发病和死亡人数所占百分比随着时间的推移均呈现逐渐升高的趋势;中西药结合(扶正抗毒丸+HAART 疗法或康爱保生丸+HAART 疗法)能显著降低ⅡB 期死亡患者所占百分比。

金艳涛等将 1 112 例 HIV/AIDS 患者分为中医治疗组 569 例和非中医治疗组 543 例,分别予益艾康胶囊和 HAART。使用世界卫生组织生存质量艾滋病专用量表简表(WHOQOL-HIV BREF)观察两组患者的生存质量,并采用多元线性回归对生存质量影响因素进行分析。结果,中医治疗组患者在生存质量各个领域的得分均高于非中医治疗组($P<0.05$);HARRT 时间与除精神领域外的各个领域呈负相关($P<0.01$);年龄与生理领域、心理领域和独立性领域呈负相关($P<0.01$);CD_4^+T 细胞计数高的患者生理领域得分高($P<0.05$)。此外,金氏等还将 410 例老年艾滋病患者为研究对象,分为中医治疗组 220 例,非中医治疗组 190 例,使用 WHOQOL-HIV BREF 调查患者的生活质量,结果显示,中医药治疗可以改善老年艾滋病患者的生活质量,性别、婚况、HARRT 时间对生活质量有影响。

王莉等对 38 例 HIV/HCV 重叠感染患者予服扶正抗毒胶囊(人参、白术、黄芪、黄精、女贞子、甘草等)治疗 12 月。结果,患者 HIV 病毒载量无显著变化,HCV 病毒载量下降,CD_4^+T 淋巴细胞计数升高,肝功能改善或稳定。

(撰稿:张　玮　审阅:徐列明)

【慢性乙型肝炎的证候学研究】

郭明星等搜集 1 200 例慢性乙型肝炎(CHB)患者的住院信息进行挖掘分析,发现 CHB 患病率男性高于女性,且以 40 岁以下为主;主要症状乏力所占比重最高(65.5%);中医证型以肝郁脾虚证和湿热蕴结证所占比重最大(分别为 53.4% 和 28.3%)。

孙建光等通过借助中医临床信息采集系统记录 150 例 CHB(ALT<2ULN)患者的临床症状、体征,应用数据挖掘技术结合统计学处理对其临床症状、体征提取分析显示,CHB 患者中湿热蕴结型最常见,且其 HBeAg 与 HBVDNA 阳性率最高;肝郁气滞型发病年龄最小、病程最短;男性发病率明显高于女性,各证型性别构成与总体发病率无明显差异。CHB 病因归于"杂气"学说,病位在肝,病机演变有规律性。

石玉琳等从 CHB 的中医病证机制出发,分别从基因、蛋白、代谢及表观遗传学水平阐述了 CHB "病"的分子机制及"证"的生物物质基础,为 CHB 中医精确治疗的发展提供参考。王妍等对 90 例 CHB 湿热中阻证患者于治疗前后以《CHB 患者中医生存质量量表》(TCHB-PRO)测试版量表进行测评。结果显示,TCHB-PRO 量表所反映的病情变化与实验室指标趋势基本一致,随着病情的逐渐好转,肝功能指标的复常,患者的生存质量也逐渐改善。提示该量表可作为 CHB 临床疗效评价的有效手段和工具,有助于中医治疗 CHB 的疗效量化、客观化、规范化。张向磊等收集近 10 年来中国期刊全文数据库(CNKI)中涉及中医药治疗 CHB 的文献,用中医传承辅助平台中集成数据挖掘方法分析方剂中药物的用药规律。共筛选出符合标准的文献 174 篇,治疗 CHB 的方剂记录 225 条,分析得出核心药物组合 30 个、挖掘出新处方共 15 个。刘亚敏等从乙肝后肝硬化病证机制出发,分别从基因、蛋白、代谢及表观遗传学水平阐述了乙肝后肝硬化"病"的分子机制及"证"的生物物质基础。并展望了基于病证结合的中医精准医疗在乙肝后肝硬化个性化治疗上的应用前景。

呼雪庆等收集湿热内蕴证、脾虚湿盛证和肝肾阴虚证各 5 例乙肝后肝硬化患者以及 6 名健康人的血液样本,通过提取 DNA 做 Human Methylation 450K 芯片检测及分析显示,四组之间共有 37 957 个甲基化位点差异有统计学意义($P<0.05$)。与正常组比较,3 个证候各有 57、68 和 94 个差异甲基化位点,主要集中在基因启动子区。其中,HLA-DRB1 和 ADAMTS9,NUDT1 和 YES1,APOA5 和 PRKCZ 等基因的差异甲基化可能分别与湿热内蕴证、脾虚湿盛证和肝肾阴虚证的证候形成有关。提示 DNA 甲基化可能为中医证候分类的生物学依据之一。此外,呼氏等还发现,CHB 和肝硬化异病同证湿热内蕴证特异性差异甲基化位点有 9 个,覆盖 9 个基因;肝郁脾虚证有 30 个,覆盖 20 个基因;肝肾阴虚证有 22 个,覆盖 14 个基因。其中,与正常组相比,湿热内蕴证中 KCTD2 和 NAV1,肝郁脾虚证中 LGR6 和 SH2D4B 及肝肾阴虚证中 CYP2E1、PCSK6、DEXI、HIST1H3B 和 SULT1C2 的差异位点甲基化程度变化较大(Delta Beta>0.15)。提示 CHB 与肝硬化基因甲基化可能与其湿热内蕴证、肝郁脾虚证和肝肾阴虚证的形成有关。郭志忠等收集 294 例乙肝后肝硬化患者的四诊资料,基于信息熵的复杂系统划分方法提取证候要素。结果显示,乙肝后肝硬化患者存在着脾虚、肾气虚、肝阴虚、痰湿、气滞、肝郁、湿热 7 个主要证素,并有 1 个至多个证素存在,其中脾虚、气滞、湿热出现频率较高。提示脾虚、气滞、湿热可能是乙肝后肝硬化的主要病机因素,且信息熵法可以用于乙肝后肝硬化证候要素的提取。

黄敏等认为对证候规范化和客观化的研究,既要遵循中医理论的基本原则,又要充分利用循证医学理念、临床流行病学和系统生物学方法。证候的规范化研究,着眼于从宏观层面评价;证候的客观化研究,着眼于从微观层面探索。两者必须有机结合,互为补充。深入研究 CHB 的证候要素组成和组合规律,从而制定更为科学、合理的辨证分型标准,提高辨证的规范性和准确性,也是在传统中医和现代医学相结合的基础上,更好地评价中药治疗 CHB 的系统效应,以表达和体现中药干预的"差异化定位和作用"。

(撰稿:张　玮　审阅:徐列明)

【肺结核的治疗及实验研究】

肺结核的临床文献报道约 50 篇,治疗多以中西医结合为主。杨红莉等将 60 例阴虚火旺型肺结核患者随机分为对照组和治疗组各 30 例,均予HRZE(H:异烟肼、R:利福平、Z:吡嗪酰胺、E:乙胺丁醇)四联抗痨疗法,治疗组加服百合固金汤加减(百合、生地黄、熟地黄、当归、玄参、麦冬等)。7 d为 1 个疗程。经治 2 个疗程,治疗组有效率为93.3%(28/30),与对照组 73.3%(22/30)比较 $P <$ 0.05,治疗组患者在临床症状、体征改善情况方面明显优于对照组($P < 0.05$)。祁佳等将 50 例老年肺结核患者随机分为两组各 25 例,均予标准化疗方案(2H3R3Z3S3/4H3R3,S:链霉素),治疗组加服黄芪颗粒。并设 20 例健康老年体检者为正常对照组。经治 6 个月后,治疗组 CD_3^+、CD_4^+ T 细胞明显提高,且优于对照组($P < 0.05$)。治疗组痰菌转阴率、肺部病灶总吸收率优于对照组,但无差异性。张军国等将肺结核患者分为两组,均予 2HRZE/4HR 方案,同时予保护胃黏膜、保肝药物以及支持治疗,观察组加服加味葶苈大枣泻肺汤(葶苈子、大枣、桃仁、红花、乳香、没药等)。10 d 为 1 个疗程,观察组有效率 86.7%(39/45),与对照组 68.9%(31/45)比较 $P < 0.05$。

宫玉杰等将难治性肺结核患者分为两组,均予静脉滴注胸腺肽,治疗组加服结核方(知母、丝瓜络、三七、前胡、白芥子、白及等)。经治 2 个月,治疗组总有效率为 91.9%(34/37),与对照组的73.0%(27/37)比较 $P < 0.05$。两组患者外周血 T淋巴细胞亚群 CD_3^+、CD_4^+、CD_8^+、CD_4^+/CD_8^+ 较治疗前均有所变化,而治疗组更显著($P < 0.05$)。董书梅等将 180 例耐药肺结核患者随机分为 A、B、C 组,均予常规化疗,A、B 组分别加用抗痨汤Ⅰ号(玄参、沙参、百部、天冬、熟地、阿胶等)、抗痨汤Ⅱ号(醋龟甲、百部、熟地黄、天冬、北沙参、阿胶等)氧

驱动雾化吸入。经治 8 周,A、B、C 组痰菌转阴率分别为 78.3%(47/60)、81.7%(49/60)、61.7%(36/60),病灶吸收好转率分别为 96.7%(58/60)、100.0%、85.0%(51/60),A、B 组与 C 组比较均 $P < 0.05$。张国良等将 104 例肺结核患者按辨证分为肺阴亏虚(33 例)、阴虚火旺(36 例)、气阴两虚(35 例),通过方差分析比较不同证型患者 CD_{14}^+ 单核细胞白介素-1β(IL-1β)、白介素-1 受体拮抗剂(IL-1Rα)表达水平的差异。研究显示,结核菌刺激能够显著诱导 CD_{14}^+ 单核细胞分泌 IL-1β 和 IL-1Rα,而以肺阴亏虚患者 IL-1β 表达水平最高,随着病机演变,阴虚火旺患者逐渐降低,至气阴两伤阶段,其表达水平最低,提示 IL-1β 表达水平与病机演变密切相关,而且 IL-1β 作为机体抗结核感染免疫的重要指标,也可以作为中医正气损伤的有效生物标识。此外,研究发现气阴两虚患者 IL-Ra 表达水平显著升高,因此推测对于肺痨后期患者,IL-Rα 升高竞争性抑制 IL-1β 介导的抗结核免疫应答,从而导致病情迁延难愈。IL-Rα 不仅可以作为气阴两虚证型的微观辨证标签,也有希望作为未来结核病治疗的分子靶点。

黄颖新等选择 120 例耐多药肺结核(MDR-TB)患者,利用现代基因芯片检测技术,测定分枝杆菌对利福平、异烟肼耐药的基因突变位点,并分析比较其在各中医证候间出现的几率。结果显示,利福平耐药基因突变位点主要集中于 rpoB-531(62.50%)和 rpoB-526(19.17%)2 个位点,其中在rpoB-531 位点上,阴虚火旺、气阴两虚证比肺阴亏虚、阴阳两虚证发生率显著增高;在 rpoB-526 位点上,肺阴亏虚证比阴虚火旺、气阴两虚、阴阳两虚证发生率明显增高。异烟肼耐药基因在 KatG315 基因突变位点上,肺阴亏虚证比阴虚火旺、气阴两虚、阴阳两虚证发生率显著增高;在 inhA 15 基因突变位点上,阴阳两虚证比肺阴亏虚、阴虚火旺、气阴两虚证发生率明显增高。提示 MDR-TB 耐药基因位点 rpoB-526 和/或 KatG 315 突变可作为肺阴亏虚

证的辨证指征,inhA 15 突变作为阴阳两虚证的辨证指征,rpoB-531 突变可作为阴虚火旺证、气阴两虚证的辨证指征。

蒋菁蓉等对 150 例初治继发性肺结核患者采集中医四诊信息及客观化指标,探讨各中医证型与实验室指标的关系。结果显示,初治继发性肺结核以肺阴亏虚证最多,依次为气阴两虚证、阴虚火旺证;肺阴亏虚证病程短于气阴两虚证($P<0.05$);肺阴亏虚证较阴虚火旺证、气阴两虚证 CD_8^+ T 细胞数升高($P<0.05$),阴虚火旺证较肺阴亏虚证、气阴两虚证 IFN-γ 升高($P<0.05$)。

李树义等将昆明种小鼠制备肺结核模型,随机分为模型组、对照组、实验组(百合固金汤合生脉散加减方)各 30 只。于感染第 2 d 始分别予生理盐水、利福平、百合固金汤合生脉散加减方灌胃 3 个月,检测周围血 T 细胞亚群的变化和肺结核结节组织 MIF、TNF-α 蛋白表达变化。结果,与模型组比较,百合固金汤合生脉散加减方组周围血 T 细胞中 CD_3^+、CD_4^+、CD_8^+ 明显提高($P<0.05$);肺结核结节中 MIF、TNF-α 蛋白含量明显降低($P<0.05$)。

(撰稿:张　玮　审阅:徐列明)

【手足口病的临床研究】

张红梅等从中国期刊全文数据库及维普、万方数据资源系统中检索近 20 年关于手足口病(HFMD)的临床研究文献,归纳其证候、证素分布特点及常见证候与症状对应关系,发现普通型 HFMD 症状/体征频次较高的为皮疹、发热和纳差;证候频次较高的是肺脾湿热证、湿热郁蒸证和邪犯肺卫证;证素频次较高的病位是肺、脾、卫分;病性是湿热、热。Logistic 回归分析,肺脾湿热证最可能的症状依次是口流涎、指纹紫;湿热郁蒸证最可能的症状依次是厚苔、壮热、指纹浓滞;邪犯肺卫证最可能的症状依次是是鼻流涕、咳嗽。提示普通型 HFMD 最常见的证候类型是肺脾湿热证、湿热郁蒸证和邪犯肺卫证,病位证素为肺、脾、卫分,病性类证素为湿热、热。

付华等将 120 例患儿随机分为两组,均予常规治疗(抗病毒、清热解毒、抗感染等),治疗组再予蓝芩口服液(板蓝根、黄芩、栀子、黄柏、胖大海)及肠外营养输液。经治 7 d,治疗组血 IgG 水平、体质量增长值显著高于对照组,血 WBC、CK-MB 水平低于对照组,住院时间明显短于对照组(均 $P<0.05$)。祁伯祥等将 62 例重症患儿随机分为两组。均予甘露醇、免疫球蛋白及抗病毒、退热等治疗,观察组加安宫牛黄丸鼻饲给药。治疗 7 d 后,观察组在退热、皮疹消退及住院时间均较对照组明显缩短($P<0.05$),且患儿血清神经细胞特异性烯醇化酶、S-100β 蛋白、TNF-α、IL-6 水平降低值明显大于对照组($P<0.05$)。张选明等将 HFMD 患儿随机分为两组各 40 例,治疗组予服手足口病方(新疆贝母、鱼腥草、白鲜皮、金银花、连翘、黄芩等),对照组予服利巴韦林,另选 20 例健康小儿血清为正常组。经治 5 d,治疗组疱疹消退时间和体温恢复正常时间短于对照组,且治疗组 Th1/Th2 细胞因子 IFN-γ、IL-2、IL-6、IL-10 降低幅度均优于对照组($P<0.05$)。

要冬颖等将 88 例患者随机分为两组,均予利巴韦林气雾剂治疗,实验组予加服蓝芩口服液。结果,实验组患者的退热、疱疹结痂、疱疹消退、初次进食时间均较对照组明显缩短,实验组总有效率 90.9%(40/44),与对照组 70.5%(31/44)比较 $P<0.05$,且实验组患者 EV71 病毒转阴率 92.3%(36/39)、总肠道病毒转阴率 92.7%(38/41)与对照组分别为 61.5%(24/39)、65.9%(27/41)比较均 $P<0.05$。李裕昌等将 EV71 阳性患儿随机分为三组,对照组Ⅰ、对照组Ⅱ分别予服喜炎平、利巴韦林,观察组予服疏风解毒胶囊(虎杖、连翘、板蓝根、柴胡、败酱草、马鞭草等)。经治 5 d,观察组总有效率为 96.0%(48/50),与对照组Ⅰ的 82.0%(41/

50)、对照组Ⅱ的84.0%（42/50）比较 $P<0.05$，且观察组患儿的完全退热时间、疱疹/皮疹开始及完全消退时间均显著低于对照组Ⅰ和对照组Ⅱ（$P<0.05$）。林呼等将 HFMD 患儿随机分为两组，均予常规西药对症治疗，对照组患儿予服利巴韦林含片，治疗组患儿予服中药，初期予清热化湿透疹汤（桑叶、菊花、淡竹叶、白茅根、白豆蔻、茯苓等），后期予清热化湿健脾汤（桑叶、菊花、茯苓、薏苡仁、炙甘草、鸡内金等）。结果，治疗组总有效率95.0%（57/60），与对照组80.0%（48/60）比较 $P<0.05$，且治疗组患儿的发热持续时间、疱疹消退时间均明显低于对照组（$P<0.05$）。

王绚等检索 Cochrane Library、CBM、CNKI、Wanfang 等数据库中关于热毒宁注射液治疗 HFMD 相关的随机对照试验（RCT）文献进行 Meta 分析提示，热毒宁治疗 HFMD 的临床总有效率更高，其退热时间、皮疹消退时间、口腔疱疹或溃疡消退时间及平均住院时间均短于利巴韦林，且热毒宁与利巴韦林联合用药在临床总有效率、退热时间、皮疹消退时间、口腔疱疹或溃疡消退时间、平均住院时间上更有优势。于莹等检索 CNKI、VIP、WAN FANG、CBM 等数据库中自建库至2015年间公开发表过用银翘散治疗 HFMD 的随机或半随机临床对照试验文献，进行方法学质量评价及 Meta 分析显示，总有效率比较危险度（RR）为1.19；症状及体征积分中退热时间、口腔及手足疱疹消退时间的积分比较的 MD 数值分别为－1.10、－2.15；住院时间积分比较 MD 数值为－1.30；不良反应的 RR 数值为0.14。提示银翘散加减方治疗 HFMD 与西药相比，具有较高的临床疗效，且在症状体征改善及不良反应等方面具有显著优越性，但其所纳入的临床研究质量相对偏低，尚需对其进行研究证实。徐景利等检索 Pubmed、Embase、Cochrane library、CBM、CNKI、VIP 及 WAN FANG 等数据库中关于喜炎平联合利巴韦林治疗小儿 HFMD 的随机对照试验，进行 Meta 分析显示，与对照组比较，喜炎平联合利巴韦林治疗小儿 HFMD 能提高临床总有效率，缩短体温恢复正常时间、疱疹消退时间、手足皮疹消退时间及口腔溃疡愈合时间（$P<0.05$）。

黄伟等选取 HFMD 肺脾湿热证、湿热郁蒸证、毒热动风证患者各30例，检测血清炎性细胞因子（IL-6、PCT、CRP）、T 细胞亚群（CD_3^+、CD_4^+、CD_8^+）、NK 细胞等指标并分析其与各证型间的相关性。结果显示，毒热动风证 IL-6、PCT、CRP 水平明显高于肺脾湿热证、湿热郁蒸证，且 CD_3^+、CD_4^+、CD_8^+、NK 细胞各组间比较具有显著差异（$P<0.01$）。提示 HFMD 肺脾湿热证、湿热郁蒸证、毒热动风证在相关炎性细胞因子、促炎标志物 T 细胞亚群等方面不仅与发病有关，且与病情轻重及预后密切相关，能够较为有效地评估病情及判断预后。

（撰稿：张　玮　审阅：徐列明）

［附］ 参　考　文　献

C

陈丹军,董莹莹,任睿芳,等.截断疗法与常规疗法抑制流感病毒性肺炎小鼠肺组织炎症作用的比较[J].北京中医药大学学报,2016,39(5):367

陈少芳,万石川,王章林.HepG 2.2.15 用于中药复方治疗乙型肝炎研究的相关问题探讨[J].中国中西医结合杂志,2016,36(10):1265

D

邓碧云,姜枫,张亚萍,等.基于证素分析的老年艾滋病患者中医证候特点[J].中华中医药杂志,2016,31(1):75

邓力,聂娇,逄蓬,等.新加香薷饮对湿热环境下流感病毒性肺炎小鼠治疗作用的比较研究[J].新中医,2016,48

(2):235

董书梅,赵良义,闫宝环,等.雾化吸入中药组方辅助治疗耐药肺结核的疗效分析[J].世界中西医结合杂志,2016,11(1):60

F

付华,李艳静,邢剑侠,等.蓝芩口服液结合肠外营养治疗小儿手足口病的临床观察[J].中草药,2016,47(10):1750

G

宫玉杰,熊延青.结核方联合胸腺肽对难治性肺结核的疗效及外周血 T 淋巴细胞亚群的影响[J].中医药导报,2016,22(11):70

郭明星,李晓东,盛国光,等.基于临床科研信息共享系统的慢性乙型肝炎中医证候规律研究[J].时珍国医国药,2016,27(7):1775

郭晓辉,张丽,谢世平.艾滋病常见中医证型与 T 淋巴细胞亚群的统计学分析[J].世界中西医结合杂志,2016,11(1):52

郭志忠,魏滨,孙继佳,等.基于信息熵的乙肝后肝硬化证素提取及病机分析[J].世界中医药,2016,11(10):2172

H

呼雪庆,陈健,陈启龙,等.慢性乙型肝炎和肝硬化"异病同证"的全基因组甲基化分析[J].世界科学技术(中医药现代化),2016,18(9):1452

呼雪庆,苏式兵.基于全基因组甲基化的乙肝后肝硬化典型证候生物学基础观察[J].中华中医药杂志,2016,31(5):1868

黄敏,图娅,崔晓兰.慢性乙型肝炎中医证候规范化与客观化研究进展[J].中医研究,2016,29(7):74

黄伟,李芹.手足口病中医证型与血清炎性细胞因子、T 细胞亚群、NK 细胞相关性分析[J].中国中医药信息杂志,2016,23(7):17

黄颖新,潘景芝,汪洋,等.120 例耐多药肺结核中医证候与基因突变的研究[J].中国民族民间医药,2016,25(6):78

J

蒋华,周珉,薛博瑜,等.复方中药治疗慢性丙型肝炎的

Meta 分析[J].中医药导报,2016,22(7):98

蒋菁蓉,高崇勇,张天洪,等.初治继发性肺结核中医证型客观化研究[J].中国中医急症,2016,25(7):1319

金艳涛,马秀霞,吴涛,等.中医药治疗对老年艾滋病患者生活质量的影响[J].中华中医药杂志,2016,31(10):4015

金艳涛,许前磊,蒋自强,等.中医药综合治疗对河南省农村地区 HIV/AIDS 患者生存质量的影响[J].中医杂志,2016,57(7):579

L

李亮平,徐立然.中医药综合干预对艾滋病病毒感染者/艾滋病患者免疫功能和机会性感染的长期影响[J].中医学报,2016,31(1):1

李钦,王莉,金玉才,等.中药联合高效抗反转录病毒疗法对艾滋病患者预后的影响[J].中国中西医结合杂志,2016,36(10):1169

李钦,王莉,马兰.扶正抗毒丸联合 HAART 疗法对 HIV 感染ⅡB 期患者氧化应激反应的影响[J].中国实验方剂学杂志,2016,22(18):144

李树义,鲍承贤,董雪松.百合固金汤合生脉散加减方对肺结核模型大鼠肺组织 MIF、TNF-α 蛋白表达的影响[J].陕西中医,2016,37(2):244

李裕昌,吕波,吴赞开,等.疏风解毒胶囊外泡内服治疗肠道病毒 71 型小儿手足口病疗效观察[J].中国中医急症,2016,25(7):1430

栗昀,赖艳妮,李向阳,等.冰香散挥发油黏膜免疫抗流感病毒效果评价[J].广州中医药大学学报,2016,33(4):535

林呼,温利辉,徐金苑.中西医结合治疗小儿手足口病临床研究[J].世界中医药,2016,11(3):440

林洁茹,张莹,戴卫平,等.燕窝提取物抗 H5N1 禽流感病毒的作用及机理研究[J].广州中医药大学学报,2016,33(5):710

林敏,薛博瑜.基于数据挖掘探讨慢性丙型病毒性肝炎治疗的用药规律[J].中国实验方剂学杂志,2016,22(1):207

刘领弟,刘娇,林路平,等.345 例登革热中医证候学特征及病因病机分析[J].中国中医急症,2016,25(7):1316

刘亚敏,石玉琳,陈健,等.慢性乙型肝炎后肝硬化证候

的生物物质基础研究进展[J].世界科学技术(中医药现代化),2016,18(9):1493

刘志勇,孟毅,常学辉,等.柴石退热颗粒对流行性乙型脑炎模型乳鼠行为学及细胞因子的影响[J].中医学报,2016,31(9):1345

刘志勇,赵丽娜,孟毅,等.病毒性脑炎中医证型分布规律研究[J].辽宁中医杂志,2016,43(3):534

罗清香,薛晓琳,王天芳,等.乙型肝炎肝硬化患者血清五羟色胺水平及其与中医常见病性类证候要素的相关性探讨[J].中华中医药杂志,2016,31(7):2543

Q

祁伯祥,尹红,张晓文,等.安宫牛黄丸治疗重症手足口病31例[J].安徽中医药大学学报,2016,35(3):26

祁佳,张宇锋.黄芪颗粒辅助治疗老年肺结核疗效观察及其对T淋巴细胞亚群的影响[J].西部中医药,2016,29(1):1

邱荃,徐立然,李亮平,等.基于"肝为五脏之贼"论艾滋病的中医病机[J].中医学报,2016,31(4):463

S

申弘,凌琪华,陈逸云,等.中医辨证联合抗病毒治疗对乙型肝炎肝硬化发生率的影响[J].时珍国医国药,2016,27(2):379

石玉琳,刘亚敏,陈健,等.慢性乙型肝炎证候生物物质基础研究进展[J].世界科学技术(中医药现代化),2016,18(9):1522

舒发明,黄英,黄舟,等.从"肾虚伏气"理论探讨艾滋病病机特点[J].中国中医基础医学杂志,2016,22(5):599

孙建光,王伟芹,孙玉莉,等.利用数据挖掘技术分析150例ALT<2倍正常值上限的慢性乙型肝炎中医证候规律[J].中西医结合肝病杂志,2016,26(3):133

孙新锋,韩志毅,张卫,等.中西医结合治疗乙型肝炎病毒相关慢加急性肝衰竭临床观察[J].北京中医药,2016,35(3):195

W

王莉,赵竞,刘彦丽,等.中医药治疗对HIV/HCV重叠感染者病毒载量的影响观察[J].时珍国医国药,2016,27(1):143

王宪波,曾辉.粒细胞/淋巴细胞比值与乙型肝炎相关慢加急性肝衰竭:从预测结局到中医治疗策略的思考[J].中西医结合肝病杂志,2016,26(3):129

王欣欣.慢性丙型病毒性肝炎中医证候要素及辨证分型Logistic回归分析[J].辽宁中医药大学学报,2016,18(6):129

王绚,许静,徐进,等.热毒宁注射液治疗手足口病的系统评价[J].中国实验方剂学杂志,2016,22(19):171

王妍,王俐琼,张玮.中医QOL量表(测试版)对于慢性乙型肝炎湿热中阻证患者应用评价研究[J].中西医结合肝病杂志,2016,26(1):23

王一战,王玉贤,苏芮,等.基于数据挖掘的流行性乙型脑炎恢复期中医用药规律研究[J].中国中医急症,2016,25(10):1859

韦新,冼丽萍,唐盼.清热解毒方联合聚乙二醇干扰素治疗肝胆湿热型慢性丙型肝炎的临床研究[J].中医药导报,2016,22(6):69

吴凡,王金涛.清热解毒方联合西药治疗流行性腮腺炎的临床疗效及对患者TNF-α、IL-6水平的影响[J].陕西中医,2016,37(2):180

X

席奇,杨蒋伟,宋春荣,等.降黄合剂Ⅱ号治疗慢性乙型肝炎轻中度黄疸临床研究[J].四川中医,2016,34(2):78

徐景利,黄超原,梁峥嵘,等.喜炎平联合利巴韦林治疗小儿手足口病疗效的Meta分析[J].中国实验方剂学杂志,2016,22(11):198

许前磊,李青雅,金艳涛,等.后HAART时期中医药防治艾滋病的切入点[J].中国中西医结合杂志,2016,36(9):1128

Y

杨红莉,房岳亭,弓显凤.百合固金汤加减联合抗痨治疗阴虚火旺型肺结核60例[J].河南中医,2016,36(6):1094

杨玉琪,和丽生,瞿广城,等.中医药治疗对艾滋病患者T淋巴细胞水平影响效果的临床观察[J].时珍国医国药,2016,27(8):1918

要冬颖,王乾,王园园,等.手足口病应用利巴韦林气雾剂联合蓝芩口服液治疗的临床效果评价[J].中华中医药学

刊,2016,34(4):867

于莹,张功,黄海量,等.加减银翘散治疗手足口病临床疗效的 Meta 分析[J].中国中医急症,2016,25(4):590

Z

张超,仇峰,李静,等.青蒿乙素、青蒿酸和东莨菪内酯三组分对青蒿素在疟疾小鼠体内药动学行为的影响[J].环球中医药,2016,9(4):394

张国良,王玲玲,詹森林,等.不同中医证型肺结核患者外周血 CD$_{14}^{+}$ 单核细胞 IL-1β、IL-1Rα 表达水平的差异[J].环球中医药,2016,9(10):1170

张红梅,刘凯凯,张国梁,等.基于现代文献分析普通型手足口病证候、证素分布特点及常见证候与症状对应关系[J].北京中医药大学学报,2016,39(10):869

张佳元,王天芳,赵丽红,等.中医药干预对乙型肝炎肝硬化代偿期患者肝脏硬度影响的初步探讨[J].环球中医药,2016,9(11):1353

张军国,王新宏,万月强,等.加味葶苈大枣泻肺汤对肺结核免疫调节及临床疗效研究[J].世界中医药,2016,11(9):1724

张向磊,李勇.基于中医传承辅助平台的中医药治疗慢性乙肝用药规律分析[J].中国中医基础医学杂志,2016,22(9):1245

张向磊,卢立伟,刘阳,等.基于中医传承辅助平台的中医药治疗乙肝肝硬化用药规律分析[J].世界中医药,2016,11(10):2160

张轩,刘忠第,贺娟.北京地区天符、太乙天符年份气象特征及与传染病流行的关联性研究[J].河北中医,2016,38(2):173

张选明,张虹霞,杨百京,等.手足口病方治疗小儿手足口病的疗效及对 Th1/Th2 细胞因子的影响[J].中药药理与临床,2016,32(4):108

邹楠,杨百京,袁洪文,等.五色六味方联合拉米夫定片对慢性乙型肝炎患者外周血 Th17/Treg 平衡的影响[J].中医杂志,2016,57(13):1121

（三）肿　瘤

【概　述】

2016 年，《临床医师癌症杂志》（*A Cancer Journal for Clinicians*）首次刊登了题为《2015 中国癌症统计》的论文（第一作者为全国肿瘤登记中心（简称 NCCR）主任陈万青，通讯作者为中国医学科学院肿瘤医院赫捷）。文章报告了中国最新的癌症发病率、死亡率及生存率情况的预估值，以及主要癌种的变化趋势。从数据上看，肺癌是我国发病率及死亡率最高的癌症种类。男性最常见的五种肿瘤分别是肺癌、胃癌、食管癌、肝癌和结直肠癌。女性最常见的五种肿瘤依次为乳腺癌、肺癌、胃癌、结直肠癌和食管癌，占所有病例的 60%。其中，胰腺癌、结直肠癌、脑及中枢神经系统肿瘤、前列腺癌、膀胱癌、白血病的发病率在男性中有上升趋势，胃癌、食管癌和肝癌发病率则日趋下降。乳腺癌在女性肿瘤中占据 15%，结直肠癌、肺癌、乳腺癌、宫颈癌、子宫癌、甲状腺癌发病率上升，胃癌、食管癌和肝癌发病率下降。

近年来，中医肿瘤界已经制定了中医诊疗路径或诊疗方案，在积极控制恶性肿瘤及其相关并发症等方面显示广阔的前景和疗效优势。在临床实践中，很多肿瘤患者在明确诊断时已属进展期，或难治或复发肿瘤患者现代医学治疗手段非常有限，特别是患者存在的各种痛苦问题现在西医解决措施不利，如癌症相关睡眠障碍、癌症性疲乏、癌症相关抑郁状态、癌症相关性贫血、胃癌手术后胃瘫、乳腺癌手术后上肢淋巴水肿、癌症患者血液中存在的高凝状态、化疗后严重并发症（神经毒性、皮肤损害、骨髓抑制以及免疫重创等）。因此，中医药治疗恶性肿瘤的疗效优势越来越受到医学界与患者及其家属的高度重视。

总结了 2016 年文献以及中医药治疗恶性肿瘤重大事件，除既往报告的一般性临床或基础研究外，最受医学界关注的中医药治疗恶性肿瘤成绩或共识主要有以下三方面：①中医药在姑息治疗中具有广阔应用前景。世界卫生组织对姑息治疗定义是"姑息治疗医学是对那些对治愈性治疗不反应的病人完全的主动的治疗和护理。控制疼痛及患者有关症状，并对心理、社会和精神问题予以重视。其目的是为病人和家属赢得最好的生活质量"。姑息治疗特别强调症状控制、患者支持、提升生活质量等多方面内涵。因此，中医药可贯穿恶性肿瘤姑息治疗的全过程，特别是在早期的中医药参与治疗，稳定期或手术、放化疗后疾病康复等方面，中医药具有潜在研究价值和临床应用前景。②缓和医学是中医药发挥疗效优势的新生长点。2002 年世界卫生组织（WHO）对缓和医学定义为：缓和医学是一门临床学科，通过早期识别、积极评估、控制疼痛和治疗其他痛苦症状，包括躯体、社会心理和宗教的（心灵的）困扰，来预防和缓解身心痛苦，从而改善面临威胁生命疾病的患者和他们家人的生活质量。缓和医学作为一门临床科学，已是多种慢性疾病晚期阶段的主要治疗决策。真正的缓和医疗是一种组合医疗手段，即在医生的带领下，为患者提供综合服务，如医生治疗、护士护理、社工帮助等。缓和医学不仅针对的是患者，同时也针对患者的家属。缓和医学可以给予患者家属相关的培训，帮助其养成正常的心态，与患者共同渡难关。中医药在缓和医学中的应有虽然刚刚起步，但已经显示了良好的应用前景。中医的"情志调理"等治疗法则以及关注"精气神"地养护体现了对肿瘤患者更多精神安慰和人文关怀。③重视肿瘤患者生命长度是中医药治疗恶性肿瘤永恒不变的理念。利用中医药提高患者生命宽度(生存质量)与延长生命长度(生存期)等方面一直是临床关注的热点,也是中医药的优势所在。本年度在中医药治疗领域最瞩目的研究成果是林洪生教授领衔团队的"中医药治疗非小细胞肺癌体系的创建与应用"获国家科技进步二等奖。这是迄今为止,中医药治疗恶性肿瘤第一个国家级别的奖项。该奖项为中医药治疗恶性肿瘤开启了新的航程。

(撰稿:陈信义　审阅:陈仁寿)

【恶性肿瘤的中医辨证研究】

证是对机体在疾病发展过程中某一阶段病理反映的概括,中医学以其独特的理论体系、诊疗方法,在恶性肿瘤诊疗中发挥重要作用。恶性肿瘤证候研究是中医学术研究的重要核心内容。

1. 辨证思路研究

阴阳辨证:缪曦迪等认为"阳化气"不及是肿瘤成因,"阴成形"太过是肿瘤形成结果,"阳化气,阴成形"是肿瘤病因病机及形成的高度概括。欧秀梅等认为肿瘤患者的中医证型虽多属寒热错杂,但其发病基础仍是阴阳失调,具体表现为阳不足而阴成形,肿瘤的治疗原则应以固护阳气为准。王景良等认为恶性肿瘤是全身疾病的局部表现,全身素体阳虚为本,局部阴伏成积为标,治疗要从阳入手,扶阳抑阴,促阳化气,扶正与祛邪相参,温阳与消积并举。周文波等从细胞层面诠释肿瘤的阴与阳,治疗上使肿瘤细胞与人体正常细胞达到相互感应、转化,即"阳密乃要"。胥孜杭等认为人体抑制免疫而促进肿瘤生长的因素属阳,增强免疫而抑制肿瘤生长的部分属阴,两者相互影响、相互转化,共同构成肿瘤的微环境,故治疗上应注意阴阳平衡,既不应

抑阳太过,也不宜扶阴太盛。严灵玲等认为肿瘤患者经过放化疗之后多有低热、盗汗、口干、烦躁失眠等阴虚证表现,此时需要通过养阴来调护正气。

气血辨证:刘清泉认为肺癌发生的基本病机是元气亏虚,临床上多表现为气虚证候,重视元气的研究是恶性肿瘤由医疗向保健和预防转变的需要。谈钰濛等从气机的升降出入失衡来诠释肿瘤病机,认为肿瘤患者多表现为气虚、气滞为基础的血瘀证、痰湿证,治疗方面应重视升清降浊、恢复升降出入的平衡。周立江等认为肿瘤为有形之邪,其病机往往伴随气机失调,多见气机郁结证候,并基于"调畅气机"理论运用柴胡剂治疗。耿良等认为肿瘤的微环境是在气的升降出入中形成和维持的,气机失调可影响微环境的稳定,故肿瘤患者多表现为气滞血瘀证。王祥麒等认为肺癌的形成始于其治节失司,气与血的生成和运行失常,多表现为气滞血瘀、气虚血瘀等证候。梁启军等认为在恶性肿瘤中,血瘀证既是一种病理现象,也是机体的一种应激反应,应辅以活血化瘀治疗。王珂等认为血瘀与肿瘤互为因果,贯穿疾病始终,晚期恶性肿瘤患者以血瘀证多见,与非血瘀证相比更倾向于高凝状态,发生静脉血栓的风险更高。罗玲认为恶性肿瘤晚期,正虚邪实并存,病机复杂,以阴虚血瘀、气滞血瘀等血瘀证候为主。

津液辨证:郑舞等从"怪病多痰作祟"出发,认为肿瘤患者多表现为气虚痰阻、阳虚痰结等证候,强调温阳化痰法的运用。郑锡军等认为痰邪致病广泛,且痰可随气升降,流窜周身,肿瘤尤其是肺癌患者多表现出痰瘀互结证候,治疗上应注重祛瘀与化痰并用。项莲莲等认为痰瘀互结阻滞脑络是肺癌脑转移的主要病机,患者多有痰瘀互阻等证候表现,强调祛痰、通络等治法的运用。刘畅等认为胃癌的病机是以全身正气亏虚为本,局部湿毒痰瘀互结成积为标,临床多有气滞湿阻、痰瘀互结等证候表现。李晨龙等认为痰湿内阻贯穿大肠癌发病的始终,且常伴随化热夹瘀,应注重从痰立论,化痰固

本为治疗大肠癌原则。

从肾辨治:彭涛从"肾主封藏"的角度出发,认为恶性肿瘤均以正气亏虚为内在病机,以肾失封藏为基础的肾虚证候为临床表现,提出补肾填精法不仅扶正固本,还可以抑制肿瘤的生长。刘华等认为肾阴虚是晚期前列腺癌的主要证型,加之内分泌治疗引起的潮热、盗汗等不良反应,致使肾阴虚证候表现进一步加重。张智敏等认为乳腺癌多责之于肝脾,但是经历了多程手术、放化疗后维持治疗的患者,阳虚逐渐成为主要病机,临床上也多表现为肾阳亏虚证,治疗上应重视温肾潜阳。姚勇伟等认为乳腺癌骨转移亦属本虚标实之证,多由于肾气不足,肾虚不能主骨生髓,髓不养骨,久之骨不生不坚,易被癌瘤所侵袭,临床上患者多有肾气亏虚的证候表现,治疗应以益气补肾为主。

从脾胃辨治:罗凌燕等认为,肿瘤是由饮食失节、情志失调、脏腑功能紊乱等因素引起的慢性消耗性疾病,内存正气不足,且就诊患者多处于疾病后期,经过多程放化疗后气正气及脏腑受到了更大的损害,多表现为脾胃虚弱证,治疗上应注重调护脾胃。柴可群等认为手术后尤其是消化系统肿瘤患者,由于正气亏虚,脾气虚弱,多有脾肾两虚证的表现,治疗上应注重健脾补肾,以匡扶正气。张小萍认为肿瘤的发病从潜证到显证是一个极其复杂的过程,与多种因素有关,但主要是机体脾胃气化功能失衡,导致其他脏腑功能失常,治疗上要注重调和脾胃功能。冯正权认为肺癌患者经常有脾胃虚弱的病机及相应的证候表现,应运用培土生金治法治疗肺癌,并且始终要注重固护胃气。淳莉等对126 例肺癌术前患者进行辨证,结果显示肺腺癌以肺脾气虚证为主,肺鳞癌以肺阴虚证为主,且中医证型与手术切除肿瘤组织颜色具有相关性。

从肝辨治:王保芹等认为肺癌发病与其他脏腑尤其是肝的关系密切,肝失疏泄,郁而化火,木火刑金,肺津亏虚,肺气不降,继而出现咳嗽、胸痛、咯血等症状,治疗上应疏肝解郁、通畅气机。袁长津认

为胃癌多因久病情志不遂,肝失疏泄,肝气郁结,引起五脏气血失调,肝郁脾虚证是主要证型,治疗以疏肝健脾为切入点。王涵认为原发性肝癌早期以气滞、血瘀、湿热等邪实为主,而肝失疏泄引起的气机郁滞是主要病机,肝郁脾虚证是常见证型,肝气郁结为主要证候表现,治疗要注重疏肝理气。

2. 证候研究

陆宁等回顾性分析 156 例乳腺癌患者临床资料,发现中医证型可分为肝气郁结证、冲任失调证、燥毒蕴结证、气血双亏兼邪毒内陷证,以肝气郁结证为主。王蕾等对 325 例乳腺癌术后辅助化疗患者癌因性疲劳的中医证候特点分析,发现原发性肝癌患者的不同中医分型之间具有不同的超声表现,且在肝脏血流动力学上具有较为明显的区别。王博偲等对 64 例肝癌患者的症状、体征进行统计分析,结果显示,原发性肝癌的证候分为肝郁脾虚、水热互结、瘀热毒聚、肝郁气滞,而肝转移癌为肝郁脾虚、阳虚水泛、瘀热内结、阴虚毒聚;且均以肝郁脾虚证居多;原发性肝癌中出现黄疸以实热证居多,肝转移癌则以虚热证为主,且出现黄疸的频率高于肝转移癌;原发性肝癌水肿以湿热证居多,肝转移癌则多见虚寒证;原发性肝癌肝郁气滞多见,肝转移癌则少。王彤等归纳总结了 278 例胰腺癌患者常见证型,包括肝胆湿热证、肝郁脾虚证、痰瘀互结证、肝肾阴虚证、脾虚水停证。王冰等探讨常见化疗药物对不同中医证型胃癌患者的化疗敏感性发现,不同证型胃癌患者对化疗药物敏感性有相关性,肝胃不和证最敏感,其次为脾胃虚寒证、痰食瘀阻证,气血亏虚证敏感性最差。尹申等整理 67 例头颈部肿瘤放疗后患者的临床资料,分析其证候演变及预后情况。结果显示,热毒瘀结证患者的卡氏功能评分最低、体力差;痰湿凝聚证、热毒瘀结证患者死亡率高于肝郁脾虚证、气阴两虚证。

(撰稿:王　佳　审阅:陈信义)

【恶性肿瘤的中医减毒增效研究】

中医药在肿瘤综合治疗中,尤其在减低放、化疗毒性,增加疗效方面具有一定优势。

陈清梅等观察西黄丸(牛黄、麝香、乳香、没药)对宫颈癌放疗引起的放射性肠炎的作用及对患者生活质量的影响。将 58 例局部晚期宫颈鳞状细胞癌患者随机分为两组,均予放化疗,观察组加服西黄丸,对照组予蒙脱石散对症治疗。观察组肠镜疗效总有效率为 83.3%(25/30),对照组为 64.3%(18/28),组间比较 $P<0.05$。与对照组比较,观察组腹泻、腹痛、厌食、乏力、失眠等症状评分显著降低($P<0.05$)。韦玮将 95 例脑胶质瘤患者随机分为两组,均予放疗,研究组进行中医辨证(脾肾阳虚证、肝肾阴虚证、气滞血瘀证、阳虚水泛证、肾虚失养证),加用化痰逐瘀消瘤汤,并随证加减。经治 3 个月后,研究组实体瘤缓解率 89.6%(43/48),对照组为 61.7%(29/47),组间比较 $P<0.05$。王国朝将Ⅲ期肺鳞癌患者随机分为两组,均予吉西他滨+顺铂、紫杉醇或多西他赛+顺铂化疗方案。治疗组加用中药(天花粉、百合、丹参、桃仁、杏仁、桔梗等)雾化治疗,治疗组总有效率为 65.0%(26/40),对照组为 42.5%(17/40),组间比较 $P<0.05$。李政将 62 例晚期胃癌合并恶性腹水患者随机分为两组,对照组应用腹腔、静脉化疗及口服化疗药,治疗组在此基础上加服葶苈甘遂逐水饮(葶苈子、甘遂、大枣、茯苓、泽泻、干姜等)。治疗组腹水总引流量为(5 226±1 585)ml,对照组为(4 128±1 238)ml($P<0.01$)。尚瑞国将 60 例中晚期非小细胞肺癌(NSCLC)患者随机分为两组,对照组予多西他赛加顺铂化疗,观察组加服紫龙金片(黄芪、当归、白英、龙葵等),疗程均为 84 d。观察组白细胞减少、血小板减少、恶心乏力等不良反应率为 30.0%(9/30),对照组为 56.7%(17/30),组间比较 $P<0.05$。Han Y 等将 106 例经过常规铂类为基础的化疗后的ⅢB 期或Ⅳ期 NSCLC 患者随机分为两组,均予最佳支持护理。试验组中医辨证后加服固定中药处方(肺气虚证:黄芪、干人参、沙参、山药;脾气虚证:黄芪、白术、党参;肾气虚证:菟丝子、五味子、女贞子;肾阳虚证:补骨脂、川乌、附子、淫羊藿、肉桂;脾阳虚证:肉豆蔻、干姜、白术;肺阴虚证:北沙参、石斛、天花粉;肾阴虚证:生地黄、玄参、五味子、鳖甲;血虚证:阿胶、当归、紫河车、枸杞;血瘀证:莪术、川芎、水蛭;痰凝证:半夏、瓜蒌、浙贝母;气滞证:川楝子、厚朴、郁金、川芎、香附、大腹皮;热毒证:重楼、金荞麦、黄芩;瘀毒证:木鳖子、龙葵、半枝莲),并根据患者病情变化每 2 周调整 1 次处方。3 个月后随访,除 7 人脱落外,与对照组比较,试验组中位无进展生存时间(PFS)率明显升高($P<0.01$)。提示辨证使用中药汤剂可增强晚期 NSCLC 患者的耐受性,可改善患者的生活质量。

张誉华等将 80 例肺癌阴虚热毒证且因服用靶向药物导致皮疹的患者随机分为两组,治疗组予养肺消疹方(沙参、麦冬、天冬、五味子、金银花、野菊花等)内服加外用,对照组于氢化可的松乳膏外涂。经治 14 d,治疗组皮疹分级疗效总有效率 75%(30/40),对照组 55%(22/40),组间比较 $P<0.05$;治疗组皮疹分级程度轻于对照组($P<0.05$);与对照组比较,治疗组生活质量评分(KPS)显著升高($P<0.01$)。高佩等将 60 例非小细胞肺癌气阴两虚、痰瘀毒结证患者随机分为两组,对照组单用纯予埃克替尼,治疗加用肺复康方(百合、赤芍药、丹参、麦冬、桑白皮、瓜蒌皮等)治疗。经治 4 周后,治疗组皮疹发生率为 40.0%(12/30),对照组为 66.7%(20/30),组间比较 $P<0.05$;与对照组比较,治疗组 KPS 升高($P<0.05$)。李阳等将 90 例肺癌因服用肺癌靶向药物出现药物性皮疹的患者随机分为两组,治疗组予自拟清热祛湿解毒中药(金银花、苦参、紫草、威灵仙、黄芩、百部等)外洗,对照组予炉甘石洗剂。经治 15 d,两组皮疹分级疗效总有效率分别为 93.3%(42/45)、66.7%(30/45),组间比较

$P<0.05$。

赵瑞宝等以注射 Lewis 肺癌细胞悬液造模,观察大黄蟅虫丸对 Lewis 肺癌小鼠免疫状态的影响。将小鼠随机分为空白组、模型组、中药(大黄蟅虫丸)组、西药(顺铂)组。灌胃 25 d 后显示,与模型组比较,中药组可提高胸腺指数($P<0.05$);中药组、西药组脾指数均降低,且中药组降低程度显著缓慢于西药组(均 $P<0.05$);与空白组比较,模型组脾脏中 CD_4^+、CD_{25}^+、$Foxp_3^+$ 调节性 T 细胞(Treg)占 CD_4^+ Treg 的比例明显升高($P<0.01$);与模型组比较,中药组、西药组小鼠脾脏中此比例明显下降(均 $P<0.05$)。血清 IL-2 水平:与空白组比较,模型组小鼠血清中 IL-2 水平明显下降($P<0.01$);与模型组比较,中药组小鼠血清中 IL-2 水平升高($P<0.05$)。毕凌等研究肺积方(黄芪、北沙参、天冬、麦冬、茯苓、女贞子等)对吲哚胺-2,3-双加氧酶(IDO)诱导 Lewis 肺癌小鼠模型免疫逃逸的影响。将小鼠随机分为模型组、中药组(肺积方水煎液)、1-甲基-D-色氨酸组、紫杉醇组,均灌胃 26 d。结果与模型组比较,各给药组生存期均延长,Treg 比例均降低(均 $P<0.01$)。提示肺积方可抑制肺癌细胞的增殖,抑制免疫逃逸,改善免疫功能。阙祖俊等观察金复康(生黄芪、北沙参、天冬、麦冬、女贞子、仙灵脾等)冻干粉(JFK)对非小细胞肺癌患者的"伏毒"循环肿瘤细胞(CTC)的清除作用。从肺癌患者外周血中富集并培养 CTC 细胞系,以金复康进行干预。结果,金复康可抑制 CTC 细胞增殖,并呈时间及浓度依赖性(均 $P<0.05$);可抑制 CTC 细胞克隆形成,并呈剂量依赖性(均 $P<0.05$);可诱导 CTC 细胞发生凋亡($P<0.01$),JFK 高浓度组可将 CTC 细胞增殖阻滞在 S 期($P<0.05$)。李萍等观察南方红豆杉水提物联合顺铂对肺癌 A549 细胞增殖的抑制作用和机制。将 A549 细胞随机分为顺铂 12 $\mu g/ml$ 组、顺铂 12 $\mu g/ml$+红豆杉水提物 400 $\mu g/ml$ 组、顺铂 12 $\mu g/ml$+红豆杉水提物 800 $\mu g/ml$ 组、顺铂 12 $\mu g/ml$+红豆杉水提物 1 200 $\mu g/ml$ 组、顺铂 12 $\mu g/ml$+红豆杉水提物 1 600 $\mu g/ml$ 组。药物作用 48 h 后显示,南方红豆杉水提物可增加顺铂对 A549 细胞的抑制作用,且随着药物浓度增加而增加。提示顺铂联和红豆杉可通过下调基因 Bcl-2,Survivin,并上调 Bax 的表达,促进细胞发生凋亡,而发挥抗肿瘤作用。

(撰稿:杨倩宇 贾 玫 审阅:陈信义)

【恶性肿瘤的中成药应用研究】

中成药是以中草药为原料,经制剂加工制成各种不同剂型的中药制品,包括丸、散、膏、丹等多种剂型,是历代医药学家经过医疗实践,创造总结的有效方剂的精华。基于其独特疗效以及携带方便等优势,中成药广泛应用于恶性肿瘤的治疗,包括舒缓患者临床症状,提高肿瘤患者生活质量以及延长生存时间等方面。

配合化疗、放疗,提高疗效。化疗往往导致患者骨髓抑制、胃肠道不良反应,并降低患者的免疫功能,中医学认为此乃化疗药物损伤气血、精津,致五脏六腑功能受损所致。放射治疗是利用放射线治疗肿瘤的一种局部治疗方法,中医学认为放射线是一种火热之毒,易伤阴耗气而损伤人体。李道睿等将 360 例Ⅰ～ⅢA 期非小细胞肺癌术后患者随机分为治疗组 184 例与对照组 176 例。两组ⅠB～ⅢA 期患者术后辅助化疗方案,选择顺铂或卡铂联合长春瑞滨或紫杉醇或吉西他滨,化疗 4 个周期,ⅢA 期及切缘阳性患者术后辅助胸部放疗。治疗组加服益肺清化膏(黄芪、党参、麦冬、川贝母、杏仁、白花蛇舌草等),疗程均为 6 个月,并随访 2 年。治疗组中医证候疗效总有效率 88.0%(103/117),对照组 67.0%(61/91),组间比较 $P<0.01$。与对照组比较,治疗组身体状况、社会家庭状况及功能状况改善明显($P<0.05$ 或 $P<0.01$)。吴越等将 93 例行乳腺癌改良根治术后发生切口溃疡的女性患者随机分为两组,均在切口出现溃疡时用康复新

液(美洲大蠊干燥虫体的提取物)湿敷患处,治疗组在化疗后口服芪胶升白胶囊(大枣、阿胶、淫羊藿、血人参、苦参、黄芪等),对照组口服升白安片。经治 3 周后,治疗组创面愈合显效率为 95.6%(43/45),对照组为 75.0%(36/48),组间比较 $P<0.01$;治疗组愈合时间为(17.8±4.7)d,对照组为(22.7±5.4)d($P<0.01$)。黄晓奇等将 80 例晚期食管癌患者随机分为两组,对照组予雷替曲塞加入氯化钠溶液静脉滴注,治疗组在此基础上口服复方斑蝥胶囊(斑蝥、黄芪、人参、刺五加等),疗程均为 6 周。治疗组临床疗效总有效率为 57.5%(23/40),对照组为 30%(12/40),组间比较 $P<0.05$。胡婕将 46 例中晚期宫颈癌患者随机分为治疗组(23 例)和对照组(23 例)。两组均给予新辅助化疗方案,治疗组在此基础上口服安康欣胶囊(黄芪、人参、丹参、灵芝、山豆根、莪叶等),在肿瘤消退降低至有手术指征时行手术治疗。结果,治疗组有效 13 例,对照组有效 7 例;与对照组比较,治疗组化疗时间显著缩短($P<0.05$);两组肿瘤直径均缩小,以治疗组治更为明显(均 $P<0.05$);与对照组比较,治疗组血清 CD_3^+、CD_4^+、CD_4^+/CD_8^+、NK 细胞活性均升高(均 $P<0.05$)。周永清等将接受过手术治疗的 84 例结直肠癌患者随机分为两组,对照组采用 FOLFIRI 化疗方案(伊立替康＋5-氟尿嘧啶＋亚叶酸钙),治疗组在此基础上口服养正消积胶囊(女贞子、人参、黄芪、白术、半枝莲、茯苓等),疗程均为 84 d。治疗组临床疗效总有效率为 61.9%(26/42),对照组为 85.7%(36/42),组间比较 $P<0.05$。与对照组比较,治疗组 KPS 评分明显升高($P<0.05$)。李路路等将 64 例老年食管鳞癌患者随机分为两组,对照组予单纯放疗,试验组予参一胶囊联合三维适形放疗。试验组近期有效率为 85.3%(29/34),对照组为 53.3%(16/30),组间比较 $P<0.05$。王晓莉等将 116 例放射线肺损伤患者随机分为两组,均予盐酸氨溴索片口服。观察组患者加服复方高山红景天口服液(红景天、黄芪、枸杞子)。观察组临床疗

效总有效率为 89.7%(52/58),对照组为 60.3%(35/58),组间比较 $P<0.05$。治疗 4、8 周后与对照组比较,观察组 TGF-β_1、TNF-α 水平均明显降低,KPS 评分明显升高(均 $P<0.05$)。

配合维持或姑息治疗。维持治疗是指经过合理的初始治疗,病情得到控制以后,进而采取的包括药物、疫苗或抗体等任何持续的治疗措施而防止疾病进展的方法,即肿瘤患者在完成标准周期治疗且疾病得到控制后再接受的延续治疗。主要目的是尽可能地延长疾病有效控制时间。患者对长时间治疗的耐受性是维持治疗的关键。姑息治疗的重要核心是对疼痛和其他痛苦症状进行有效控制,同时依据患者及家属的要求,提供社会心理和精神关怀,尽可能地改善患者的生存质量,而不以病期或其他治疗为出发点。中医药在维持治疗或姑息治疗中均具有优势,并逐渐引起重视。徐舒等将经一线化疗后取得缓解或稳定的 40 例晚期非小细胞肺癌(NSCLC)患者分为两组,A 组继续服用参一胶囊,直至疾病进展或无法耐受,B 组未予特殊治疗。结果,与对照组比较,治疗组 TNF-α、IL-6、SATA3 及 NF-κB 显著升高(均 $P<0.01$)。提示其可抑制炎症信号转导,阻断炎症-癌症正反馈的恶性循环。关荣等将经紫杉醇联合顺铂的一线化疗方案治疗后无疾病进展的 62 例Ⅲb-Ⅳ期 NSCLC 患者随机分为参一胶囊观察组与培美曲塞对照组。经治 2 个周期后,两组临床受益率分别为 78.1%(25/32)、66.7%(20/30),组间比较 $P<0.05$。毕俊芳等将 80 例癌症恶病质患者随机分两组,均予饮食指导及一般营养支持治疗,治疗组加服养正消积胶囊,对照组加服醋酸甲地孕酮片。经治 1 个月,与对照组比较,治疗组 KPS 评分显著升高($P<0.05$)。提示其具有较好的具有较好的抗癌症恶病质疗效。阳国彬等将 86 例癌因性疲乏患者随机分为两组,对照组予单纯化疗,观察组在此基础上予薯蓣丸,疗程均为 21 d。观察组中医证候疗效总有效率为 79.1%(34/43),对照组为 44.2%(19/

43),组间比较 $P<0.05$。两组生活质量提高稳定率分别为88.4%(38/43)、62.8%(27/43),组间比较 $P<0.05$。

(撰稿:李 亚 侯 丽 审阅:陈信义)

【恶性肿瘤的中药注射剂治疗】

中药注射剂治疗恶性肿瘤的疗效体现在改善临床症状和提高生活质量上,是中药治疗肿瘤的优势和研发方向所在。

单味药中药注射剂药味单一,成分清晰,治疗肿瘤机制明确,在临床应用广泛。余蕊等将90例根除术或综合治疗后的NSCLC患者随机分为康莱特注射液静脉滴注组和葡萄糖注射液静脉推注组。经治15 d,总有效率分别为86.7%(39/45)、68.9%(31/45)($P<0.05$)。王玉强等将132例肺癌患者随机分为两组,均予支气管动脉灌注栓塞治疗,治疗组加用康莱特注射液静脉注射。经治9周后,治疗组总有效率为84.4%(54/64),对照组为67.6%(46/68),组间比较 $P<0.05$。杨旭平等通过检索数据库,对纳入的9项随机对照试验的594例患者进行方法学质量评价,结果显示,鸦胆子油乳注射液联合化疗组较单用化疗组能更明显地提高部分缓解率($P<0.01$),并能显著改善患者生活质量($P<0.05$)。郑重将76例接受FOLFOX4化疗方案的晚期结直肠患者随机分为两组,治疗组加用鸦胆子油。经治2个周期后,治疗组客观缓解率为55.3%(21/38),对照组为31.6%(12/38),$P<0.05$。陈州华等将38例肺腺癌恶性胸腔积液患者随机分为两组,对照组单纯予吉非替尼口服,观察组加用鸦胆子油乳胸腔灌注。经治3个月,观察组胸腔积液控制率为84.2%(16/19),对照组为52.6%(10/19),$P<0.05$。附舰等将92例肝癌恶性腹腔积液患者随机分为两组,均在行腹腔热灌注术循环时腹腔注入顺铂,治疗组在术后加用鸦胆子油乳注射液腹腔注入。治疗2个周期,治疗组总有

效率为87.0%(40/46),对照组为52.2%(24/46),组间比较 $P<0.01$。王雪华等将116例NSCLCⅢ、Ⅳ期患者随机分为对照组单纯予吉非替尼口服,观察组加用消癌平注射液静脉滴注。经治28 d后,治疗组总有效率为67.8%(40/59),对照组为40.4%(23/57),组间比较 $P<0.05$。且研究提示,消癌平注射液联合吉非替尼可调控肺癌患者ki67及p53蛋白表达,抑制癌细胞的浸润和转移。张霞等研究发现华蟾素注射液可明显抑制人肝癌肿瘤细胞HepG2增殖,阻滞细胞于G0/G1期。Dong J等将56例行肝动脉栓塞化疗的巨大肝细胞癌患者随机分为华蟾素治疗组与表柔比星对照组,每3个月随访1次。结果,治疗组实体瘤缓解率为48.4%(15/31),对照组为20.0%(5/25);两组疾病控制率分别为80.6%(25/31)、60.0%(15/25),组间比较 $P<0.05$。

与单味药相比,中药复方制剂具有改善服用药品依从性、提高药物疗效、减少不良反应、降低用药费用等优点。何志锋等将78例NSCLCⅢ、Ⅳ期患者随机分为两组,对照组予多西他赛联合卡铂化疗方案,观察组在此基础上予艾迪注射液静脉注射。与对照组比较,观察组生理功能、情感功能、社会功能评分明显升高,疲劳、疼痛及呕吐评分明显降低(均 $P<0.05$)。李幼林等将80例晚期结直肠癌患者随机分为对照组予常规化疗方案,观察组加用艾迪注射液静脉滴注。治疗组疾病控制率为80.0%(32/40),对照组为57.5%(23/40),组间比较 $P<0.05$。李昊等将60例膀胱癌 Ta、T_1 期患者随机分为艾迪注射液组、沙培林组、丝裂霉素组,分别进行膀胱灌注。每周进行1次灌注,连续灌注6次后,每月灌注1次,持续约1年时间。结果,与其他两组比较,艾迪灌注组的端粒酶活性明显下降(均 $P<0.05$)。马金丽等经Meta分析发现,复方苦参注射液联合化疗治疗晚期结直肠癌的总有效率、生活质量改善率及其改善骨髓抑制、胃肠道反应、肝功能损伤、神经毒性等的效果均优于单纯化

疗（$P<0.01$）。陈晟将 120 例晚期 NSCLC 患者随机分为两组，均予 GP 化疗方案进行治疗，观察组加用复方苦参注射液。经治 50 d 后，与对照组比较，观察组的精神活力、躯体活动能力、睡眠质量、食欲改善等评分均明显升高（$P<0.05$）。Wang XQ 等将 370 例 NSCLC Ⅲ～Ⅳ 期患者随机分为两组，实验组 185 例予单剂化疗（吉西他滨，紫杉醇或多西他赛）联合苦参注射液，对照组 185 例予铂基双周期化疗（GP、TP 或 DP）。化疗周期均为 21 或 28 d，连续 2 个周期。结果，实验组的疾病控制率、客观反应率、临床症状、生活质量等方面的改善均优于对照组。Zhao ZQ 等发现复方苦参注射液可提高同步放化疗的局部晚期 NSCLC 患者的免疫功能。Tu HL 等应用苦参注射液联合诱导化疗（Hyper-CVAD 方案）治疗急性白血病，可明显改善患者 CD_3^+、CD_4^+、CD_4^+/CD_8^+ 水平，NK 活性细胞及免疫球蛋白（IgG、IgA、IgM）水平，IL-4、IL-10 水平均显著升高，CD_8^+ 水平降低（均 $P<0.05$）。杨君等应用替吉奥联合康艾注射液治疗Ⅲ B、Ⅳ 期 NSCLC 患者，可以明显降低血清 VEGF 水平，且Ⅲ～Ⅳ 级毒副反应发生率明显低于单纯替吉奥（$P<0.05$）。欧宝权等发现康艾注射液可降低吉西他滨联合顺铂导致的癌因性疲乏及骨髓抑制程度。

（撰稿：董 青 高 雪 审阅：陈信义）

【恶性肿瘤辨治思路及临证经验研究】

对名老中医治疗恶性肿瘤辨治思路及临证经验整理研究，能够为后学者开拓思路，有利于中医药的发展。

赵能江等介绍李佩文临证经验，李氏认为老年肿瘤病机特点为虚实夹杂，虚多实少，久则阴阳两虚。应扶正培本为主，抗癌解毒为辅，避免过度治疗。并且要注重患者心理调摄和饮食调养。林洪生提出"固本清源"的学术思想，认为正气亏虚、毒瘀互结是肿瘤发生的根本病机。治疗上一是匡扶正气，调节机体内环境的平衡即"固本"；二是从源头上控制肿瘤，祛除"毒""瘀"等病理因素即"清源"。庞德湘在辨证论治基础上提出"群段分治"思想，纯中医治疗类的群体分早、中、晚三个阶段：早期治疗以祛邪为主，佐以益气健脾、养阴生津、补益肝肾；中期治宜且攻且补；晚期治以扶正为主，少佐攻邪。中西医结合治疗类的群体分围手术期群体、无瘤生存群体、带瘤生存群体。其中手术前阶段可运用疏肝解郁、和胃宽中、安神定志等，手术后阶段可治以益气健脾养血、行气活血等；辅助化疗阶段以补气生血为主，辅助放疗阶段以养阴生津、清热解毒为主；无瘤康复阶段以扶正散结法为主。吴芬等介绍李平临证经验，李氏认为"元气化生异常，内生瘤毒"是恶性肿瘤形成的根本原因，毒生病络、瘤毒阻络、瘤毒传络是瘤毒的重要特点，且毒生病络是肿瘤生长迁移的基础。治疗应以扶正治疗为主线，不能只着眼于消瘤攻毒，重点强调气血阴阳并补及健脾补肾。并自拟益气养阴解毒方（黄芪、生白术、茯苓、炙鸡内金、北沙参、枸杞子等）联合化疗治疗恶性肿瘤。

许银姬等介绍晁恩祥治疗肺癌临证经验。晁氏认为治疗上扶正重在益气养阴、顾护脾胃，同时兼以补肾填精；祛邪当以解毒散结、调肝理肺为法，特别在手术或放化疗后，更应清余毒，以防止复发。向颜星等介绍曹建雄从脾胃论治肺癌的经验。曹氏认为正虚邪实是肺癌的基本病机，中焦脾胃虚弱是正气不足的基础，其关键是土不生金，可选用理气健脾之法。不仅要温补，而且要重视调畅脾胃气机，健脾不在补而在运。徐鹏翔等介绍王书臣治疗肺癌临证经验。王氏提出肺癌病变局限时，应辨病与辨证相结合，尽早解毒消癥化积，防止毒邪内陷扩散；发生转移时，力求内守正气，平衡阴阳，与邪毒共生；手术切除肿瘤后，当培补元气，清除余邪，防止复发。

郑翔等介绍郭勇辨治大肠癌经验。郭氏主张遵循"四阶段、一盲区、二弱点"理念，辨病结合辨证,扶正结合祛邪,以三根汤(藤梨根、水杨梅根、虎杖根)为基础方进行治疗。王赛等介绍蒋士卿从六经辨证施治,其认为大肠癌属厥阴病,由阴阳气不相顺接所致,临床表现为寒热错杂证,以寒热并用为基本治则,以乌梅丸为基础方进行加减,并重用乌梅。

谭千凤等介绍晋献春经验,晋氏认为胰腺癌的根本是脾阳虚损,治疗根本在于温运脾阳,多选用茵陈四逆汤加减,强调散结宜轻,不宜用三棱、莪术等峻猛之药。张力介绍刘沈林经验,刘氏将胰腺癌辨证为脾运不健、肝胆湿热、中焦气滞、肝脾瘀毒四证,分别治以健脾益气、助运和中,予香砂六君子汤加味;清热化湿、疏泄肝胆,予大柴胡汤加减;疏肝理气、行气止痛,予柴胡疏肝散合芍药甘草汤加减;活血化瘀、解毒散结,多用乳香、没药、五灵脂、延胡索、紫丹参等药。张顺贤等介绍裴正学经验,裴氏认为胰腺癌多由湿热内蕴、腑气郁滞、气滞血瘀引发,治法以疏肝和胃(脾)、清热化湿为基础,自拟胆胰合症方(以柴胡疏肝散、三黄泻心汤、小丹参饮等化裁)加减运用。

李佳殷等介绍林丽珠经验,林氏将食管癌辨证分为:肝郁痰凝证,治以开郁化痰方(柴胡、白芍药、枳壳、法半夏、陈皮、守宫等)加减;血瘀痰结证,治以祛瘀化痰方(土鳖虫、桃仁、丹参、守宫、石上柏、红豆杉等)加减;阴虚内热证,多以一贯煎合益胃汤加减;气虚阳微型,治以益气养血、温阳开结,常以四君子汤为主方加减。史有阳等介绍刘延庆经验,刘氏认为脾胃虚弱、癌毒瘀结贯穿食管癌整个病程,故健脾益气、扶正固本是核心治法,辅以清热解毒、祛瘀消瘤、养阴润胃、顺气化痰,并重视兼证治疗。

张力文等介绍刘伟胜治病经验,刘氏认为卵巢癌全身属虚,局部属实。疾病早期应以攻邪为主,扶正为辅,治以清热解毒、以毒攻毒、破瘀散结、化痰消积为法,配以健脾益气之品;中期应扶正祛邪并重;晚期不能耐受大剂量攻伐之品,当以扶正为主,佐以少量祛邪之品。

(撰稿:田劭丹　审阅:陈信义)

[附] 参 考 文 献

B

毕俊芳,李雪松,边莉,等.养正消积胶囊改善癌症恶病质研究[J].现代中西医结合杂志,2016,25(12):1290

毕凌,金莎,郑展,等.肺积方对 IDO 诱导 Lewis 肺癌小鼠模型免疫逃逸的影响[J].中国中西医结合杂志,2016,36(1):69

C

柴可群,陈嘉斌,徐国暑.基于病证结合论中医辨治肿瘤四则四法[J].中医杂志,2016,57(2):111

陈清梅,李燕,焦丽敏,等.西黄丸防治宫颈癌放疗引起的急性放射性肠炎临床观察[J].中国中医急症,2016,25(2):199

陈晟.晚期非小细胞肺癌应用复方苦参注射液联合 GP 方案治疗的有效性及安全性[J].中华中医药学刊,2016,34(4):969

陈州华,黄立中,龚辉,等.鸦胆子油乳胸腔注射联合吉非替尼治疗肺腺癌恶性胸腔积液的临床研究[J].中药药理与临床,2016,32(4):131

淳莉,段岳琛,姚德蛟,等.肺癌辨证分型与病理标本色象相关性研究[J].云南中医中药杂志,2016,37(9):27

D

Dong J, Zhai XF, Chen Z, et al. Treatment of Huge Hepatocellular Carcinoma Using Cinobufacini Injection in Transarterial Chemoembolization: A Retrospective Study [J]. Evidence-Based Complementary and Alternative Medicine，doi：10.1155/2016/2754542

段秋立.复方斑蝥胶囊治疗非小细胞肺癌的疗效观察[J]中药药理与临床，2016，32(1)：191

F

付芳梅，楚瑞阁，张小萍.张小萍从脾胃气化学说论治肿瘤经验[J].中国民族民间医药，2016，25(9)：51

附舰，闵婕，康艳霞，等.鸦胆子油乳联合顺铂治疗肝癌腹水的疗效观察[J].陕西中医，2016，37(2)：131

G

高佩，王云启.肺复康方联合分子靶向药治疗非小细胞肺癌30例临床观察[J].湖南中医杂志，2016，32(9)：5

耿良，范敬，高启龙，等.中医气化理论在肿瘤防治中的意义[J].中医研究，2016，29(6)：1

关荣，程纬，杜江，等.参一胶囊在晚期非小细胞肺癌维持治疗中的疗效观察[J].世界中医药，2016，11(4)：626

H

Han Y，Wang H，Xua WR，et al. Chinese herbal medicine as maintenance therapy for improving thequality of life for advanced non-small cell lung cancer patients[J]. Complementary Therapies in Medicine，2016，(24)：81

何志锋，刘瑜，吴原波.艾迪注射液联合多西他赛、卡铂化疗方案对非小细胞肺癌的近期疗效[J].中华中医药学刊，2016，34(6)：1459

胡婕.安康欣胶囊辅助新辅助化疗治疗中晚期宫颈癌的临床疗效分析[J].中医药导报，2016，22(12)：35

黄晓奇，王运锋.复方斑蝥胶囊联合雷替曲塞治疗晚期食管癌的疗效观察[J].现代药物与临床，2016，31(7)：1045

L

李晨龙，孟静岩.从痰论治大肠癌的理论依据探讨[J].天津中医药，2016，33(9)：538

李道睿，花宝金，张培彤，等.益肺清化膏辅助治疗非小细胞肺癌术后患者多中心随机对照临床研究[J].中医杂志，2016，57(5)：396

李昊，龚小芳，姚启盛.艾迪注射液对膀胱癌细胞端粒酶活性的影响[J].湖北中医药大学学报，2016，18(3)：30

李佳殷，杨秋晔，林丽珠.林丽珠辨治食管癌经验撷要

[J].辽宁中医杂志，2016，43(10)：2064

李路路，陈剑，张鼎儒，等.参一胶囊联合三维适形放疗治疗老年食管癌34例[J].中国中医药现代远程教育，2016，14(3)：109

李萍，徐金田，舒琦瑾.南方红豆杉水提物联合顺铂对人肺癌A549细胞增殖抑制作用的研究[J].中华中医药学刊，2016，34(2)：339

李阳，邓天好，王云启，等.清热解毒祛湿外洗方对肺癌靶向药物服药者药物性皮疹疗效的临床观察[J].湖南中医杂志，2016，32(9)：70

李幼林，潘江华，童晓春.艾迪注射液联合FOLFIRI方案治疗晚期结直肠癌疗效研究[J].中华中医药学刊，2016，34(6)：1473

李政，李康，王巍.葶苈甘遂逐水饮联合化疗治疗晚期胃癌合并恶性腹水临床观察[J].辽宁中医药大学学报，2016，18(2)：146

梁启军，熊墨年，杨光华，等.肿瘤血瘀证的治疗策略[J].江西中医药，2016，47(6)：17

林洪生."固本清源"治疗肿瘤[J].中国中医基础医学杂志，2016，22(1)：26

刘畅，陈远能，马媛萍，等.湿毒瘀痰与胃癌发病相关的临床和实验研究进展[J].中华中医药学刊，2016，34(10)：2324

刘华，唐宏，郭忠聪.知柏地黄汤加减联合内分泌治疗肾阴虚型晚期前列腺癌临床研究[J].中国中医药信息杂志，2016，23(4)：24

刘林券.浅谈袁长津教授运用健脾疏肝益气方治疗胃癌的经验[J].中医药导报，2016，22(5)：34

刘清泉.元气亏虚是肺癌病机之本[J].中医学报，2016，31(3)：329

陆宁，刘晓东，谢晓娟，等.IA期乳腺癌临床病理特征、中医证型及预后相关因素分析[J].天津中医药大学学报，2016，35(4)：225

罗凌燕，刘建丽，阳辉兵，等.从《脾胃论》浅析恶性肿瘤的中医治疗[J].云南中医中药杂志，2016，37(4)：17

M

马金丽，艾兰·塔拉干，吴涛，等.复方苦参注射液联合化疗治疗晚期结直肠癌效果的系统评价[J].广州中医药大学学报，2016，33(3)：425

缪曦迪，秦雍."阳化气，阴成形"与扶阳抑阴-培元固本

治肿瘤[J].实用中医内科杂志,2016,30(4):50

O

欧宝权,杜联江.康艾注射液在肺癌化疗后癌因性疲乏中的应用效果[J].陕西中医,2016,37(7):846

欧秀梅,王力.从阳化气阴成形浅析肿瘤病机[J].中国中医药现代远程教育,2016,14(11):64

P

庞德湘.恶性肿瘤的"群段"分治思想[J].浙江中医药大学学报,2016,40(10):753

彭涛.从"肾主封藏"论治恶性肿瘤的理论探讨[J].山西中医学院学报,2016,17(3):10

Q

阙祖俊,罗斌,周之毅,等.金复康"扶助正气、清透伏毒"预防肺癌转移的细胞学机制研究[J].上海中医药杂志,2016,50(8):70

S

尚瑞国.紫龙金片联合多西他赛加顺铂方案治疗中晚期非小细胞肺癌临床疗效观察[J].中医临床研究,2016,8(10):45

史有阳,钱亚云.刘延庆治疗食管癌经验辑要[J].江苏中医药,2016,48(1):20

孙倩倩,冯正权.冯正权教授从"脾"论治肺癌临床经验[J].辽宁中医药大学学报,2016,18(10):69

T

Tu HL, LeiB, Meng S, et al. Efficacy of Compound Kushen Injection in Combination with Induction Chemotherapy for Treating Adult Patients Newly Diagnosed with Acute Leukemia[J]. Evidence-Based Complementary and Alternative Medicine, 2016, doi:10.1155/2016/3121402

谈钰濛,周洁.从升降出入论肿瘤[J].天津中医药大学学报,2016,35(1):8

谭千凤,晋献春.晋献春治疗胰腺癌临床经验[J].实用中医药杂志,2016,32(2):173

W

Wang XQ, Liu J, Lin HS, et al. A multicenter ran-domized controlled open-label trial to assess the efficacy of compound kushen injection in combination with single-agent chemotherapy in treatment of elderly patients with advanced non-small cell lung cancer: study protocol for a randomized controlled trial[J]. BioMed Central, 2016, doi 10.1186/ s13063-016-1231-6

王保芹,许燕,王心恒,等.从肝、脾、肾三脏论治肺癌探析[J].辽宁中医药大学学报,2016,18(8):182

王冰,杨宇,臧文巧,等.胃癌不同证型与化疗敏感性研究[J].中华中医药学刊,2016,34(7):1565

王博偲,张宁苏,唐广义,等.原发性肝癌与肝转移癌的中医证候关系探析[J].内蒙古中医药,2016,35(14):4

王国朝.放疗配合中药雾化治疗Ⅲ期肺鳞癌研究[J].光明中医,2016,31(15):2288

王涵.自拟疏肝健脾化瘀散结方治疗肝癌2例[J].内蒙古中医药,2016,35(5):48

王景良,汤继军.从"阳虚阴结"论治恶性肿瘤[J].中医杂志,2016,57(10):887

王珂,薛冬,孙红,等.晚期恶性肿瘤血瘀证与凝血功能及血栓弹力图指标的相关性[J].中医杂志,2016,57(14):1218

王蕾,邬晓敏,吕庆,等.乳腺癌术后辅助化疗患者癌因性疲劳的中医证候特点分析[J].北京中医药,2016,35(7):649

王赛,徐鑫,张孟哲,等.蒋士卿教授从六经之厥阴辨治大肠癌经验[J].中医学报,2016,31(4):467

王彤,吴承玉,杨涛.278例胰腺癌证素特征分析[J].中国实验方剂学杂志,2016,22(12):220

王祥麒,张克克.通调气血法在肺癌辨治中的应用体会[J].中国中医基础医学杂志,2016,22(2):279

王晓莉,王财,陈凡.复方高山红景天口服液联合盐酸氨溴索治疗放射性肺损伤的疗效观察[J].中国实验方剂学杂志,2016,22(18):154

王雪华,陈哲.消癌平注射液联合吉非替尼对肺癌患者Ki67及p53蛋白表达的影响[J].现代中西医结合杂志,2016,25(24):2683

王玉强,路大鹏,郭全合,等.康莱特联合支气管动脉灌注栓塞治疗肺癌的临床研究[J].世界中西医结合杂志,2016,11(1):86

韦玮,曹慧琴.化痰逐瘀消瘤汤联合放疗对原发性脑瘤

的疗效观察[J].陕西中医,2016,37(9):1207

吴芬,张梅,李平.李平治疗恶性肿瘤临证经验[J].中医药临床杂志,2016,28(4):501

吴越,吴永强,洪日,等.芪胶升白胶囊联合康复新液对乳腺癌根治术后创面溃疡的临床疗效[J].中成药,2016,38(5):989

X

向颜星,杨玲,向菊花,等.曹建雄教授从脾胃论治肺癌经验浅析[J].中医药导报,2016,22(11):35

项莲莲,王中奇."痰瘀"理论与肺癌脑转移[J].辽宁中医杂志,2016,43(1):62

胥孜杭,胡洁淼,朱诗国,等.运用中医阴阳理论阐述肿瘤微环境与免疫系统的动态关系[J].陕西中医,2016,37(9):1222

徐鹏翔,崔云,周伟,等.王书臣治疗原发性支气管肺癌经验[J].中医杂志,2016,57(14):1188

徐舒,冯高飞,宋雨鸿.参一胶囊维持治疗对晚期NSCLC患者NF-κb、STAT3影响的回顾性研究[J].中国民族民间医药,2016,25(12):121

许银姬,王辛秋,晁恩祥.国医大师晁恩祥教授治疗肺癌临证经验拾萃[J].新中医,2016,48(8):228

Y

严灵玲,王俊峰.养阴三法在恶性肿瘤中晚期中的应用体会[J].新中医,2016,48(9):196

阳国彬,刘玉芳.薯蓣丸治疗癌因性疲乏的临床观察[J].中国中医药科技,2016,23(2):216

杨君,韩莹,郭晓辉,等.康艾注射液辅助替吉奥治疗晚期非小细胞肺癌疗效及对血清VEGF、p53及抗Survivin抗体表达的影响[J].现代中西医结合杂志,2016,25(18):1970

杨旭平,黄毅岚,沈宏萍.鸦胆子油乳注射剂联合化疗治疗胃癌的系统评价[J].中国实验方剂学杂志,2016,22(4):208

姚勇伟,朱飞叶,刘云霞,等.益气补肾法对裸鼠乳腺癌骨转移的作用及其机制研究[J].中华中医药学刊,2016,34(11):2688

尹申,殷东风,高宏,等.头颈部肿瘤放疗后患者中医证候特点分析[J].辽宁中医药大学学报,2016,18(4):185

余蕊,叶赟,申光富,等.康莱特注射液对非小细胞肺癌的疗效及对T淋巴细胞亚群的影响[J].世界中医药,2016,11(10):1997

袁征,陈晓婷.原发性肝癌超声表现与中医分型的关系[J].中华中医药学刊,2016,34(6):1534

Z

Zhao ZQ, Liao HH, Ju Y.Effect of compound Kushen injection on T-cell subgroups and natural killer cells in patients with locally advanced non-small-cell lung cancer treated with concomitant radiochemotherapy[J]. Journal of Tradition Chinese Medicine, 2016, 36(1):14

张力,祁明浩,王鹂.刘沈林教授辨治胰腺癌经验探析[J].世界中医药,2016,11(10):2057

张力文,李柳宁,何春霞,等.刘伟胜教授治疗卵巢癌的临床经验[J].成都中医药大学学报,2016,39(2):108

张顺贤,蒲朝晖,吕鹏强,等.裴正学教授治疗胰腺癌临床经验[J].亚太传统医药,2016,12(19):87

张霞,陈迎平,祁峰.华蟾素注射液对人肝癌肿瘤细胞HepG2增殖抑制作用观察及其作用机制研究[J].湖北中医药大学学报,2016,18(6):25

张誉华,沈洋,龙麟,等.养阴消疹方治疗肺癌靶向药物相关性皮疹的临床观察[J].中华中医药杂志,2016,31(1):100

张智敏,龙鑫.补肾潜阳法在乳腺癌维持治疗中的应用[J].四川中医,2016,34(9):36

赵能江,楚可新,黄献钟,等.李佩文教授治疗老年肿瘤经验学术思想探讨[J].光明中医,2016,31(1):26

赵瑞宝,曹慧慧,张瑞卿,等.大黄蟅虫丸对Lewis肺癌小鼠免疫状态的影响[J].山西中医学院学报,2016,17(3):13

郑舞,杨金坤.论温阳化痰法抗肿瘤治疗[J].辽宁中医药大学学报,2016,18(5):111

郑锡军,孙宏新.肺癌从痰瘀论治探析[J].中国中医药现代远程教育,2016,14(8):151

郑翔,郭勇.郭勇辨治大肠癌经验[J].江西中医药大学学报,2016,28(3):17

郑重.鸦胆子油对FOLFOX4方案化疗结直肠癌患者细胞免疫功能的影响[J].中国中医药科技,2016,23(6):704

周竞峥,刘勇,付玲.罗玲从阴虚血瘀辨治晚期恶性肿瘤经验举隅[J].山西中医,2016,32(4):4

周立江,殷东风.以"调畅气机"理论为指导运用柴胡剂治疗肿瘤探析[J].天津中医药大学学报,2016,35(3):152

周文波,金迎,许慧玲.用阴阳学说诠释现代恶性肿瘤[J].中华中医药学刊,2016,34(2):466

周永清,陈旭,丁海斌.养正消积胶囊联合 FOLFIRI 方案治疗结直肠癌的临床研究[J].现代药物与临床,2016,31(6):868

学术进展

（四）内　　科

【概　述】

2016 年，公开发表的中医药治疗内科疾病的期刊论文约 12 000 余篇。其中消化系统约占 23.5％、循环系统约占 18.6％、神经系统约占 13.1％、新陈代谢系统约占 12.2％、呼吸系统约占 11.8％、精神系统约占 9.9％。其余依次为泌尿系统、结缔组织免疫系统、内分泌系统、血液系统、中医急症等。在 2016 年国家自然科学基金项目中，内科项目有 152 项，其中呼吸系统 23 项、循环系统 28 项、消化系统 29 项、泌尿系统 15 项、血液系统 2 项、内分泌系统 1 项、新陈代谢系统 21 项、神经系统 13 项、结缔组织免疫系统 10 项、精神系统 10 项。在 2016 年各类基金项目资助立项课题的论文中，内科项目有 800 余篇，内容涵盖了中医临床研究、中西医结合治疗与研究、实验研究及专家经验总结等。

1. 中医急症

文献近 130 余篇，研究主要集中在脓毒症（约占 44.6％），其余依次为休克、急性呼吸窘迫综合征、多器官功能障碍综合征等。各类基金项目资助立项课题科研论文有 9 篇。

黄海燕等将 30 例创伤性休克患者随机分为两组，均予西医常规治疗，治疗组 14 例于休克早期至损伤控制性手术后以参附注射液进行干预，疗程均为 5 d。术后第 2 d，两组血管外肺水指数（EVLWI）均有升高趋势，术后第 3、4、5 d，与对照组比较，治疗组 EVLWI 呈下降趋势，死亡率减少、入住 ICU 时间缩短（均 $P<0.05$）。

王小青等采用小鼠腹腔注射内毒素（LPS）制成感染性休克模型，观察穿心莲内酯对其的影响。将小鼠随机分为正常组、模型组、给药组（穿心莲内酯），均灌胃 72 h。结果，给药组存活率为 80.0％（8/10），模型组为 10.0％（1/10）。与正常组比较，模型组肠含水量显著增加（$P<0.01$），给药组含水量略有增加（$P>0.05$）。与模型组比较，给药组肠道、肺、肾组织、肝脏损伤程度较轻。

2. 呼吸系统

文献约 1 400 余篇，其中慢性阻塞性肺疾病约占 19.4％、哮喘（支气管哮喘、咳嗽变异性哮喘）约占 16.7％、肺炎约占 8.9％，其余为急、慢性支气管炎及慢性咳嗽、上呼吸道感染、支气管扩张、肺间质纤维化、急性肺损伤、胸膜炎、外感发热等疾病。各类基金项目资助立项课题科研论文有 70 余篇。

麦瑞林等将慢性肺心病急性加重期患者随机分成两组各 39 例，均予常规抗感染、平喘、利尿等基础治疗，试验组加服复方丹参滴丸，疗程均为 10 周。两组患者肱动脉血流介导的内皮依赖性舒张功能、血液流变学均有所改善，血清 B 型利钠肽前体、ET-1 水平下降，NO 含量均升高（$P<0.05$）；与对照组比较，试验组各项指标的改善更为显著（均 $P<0.05$）。

梁结柱等将 67 例多重耐药菌（MDRO）肺部感染患者随机分为两组，均予多重耐药细菌药敏结果选择抗生素治疗及对症支持治疗，观察组在此基础上予"肺感 2 方"（黄芩、鱼腥草、金银花、连翘、红花、赤芍药等）随症加减。经治 2 周，观察组总有效率为 91.2％（31/34），对照组为 69.7％（23/33）。两组菌株数分别为 36、34，则细菌清除率分别为

77.8％（28/36）、52.9％（18/34），组间比较 $P<$ 0.05。两组的急性生理与慢性健康评分（APACHE Ⅱ评分）、降钙素原（PCT）均下降，氧和指数均升高，以观察组改善更为明显（均 $P<0.05$）。

有关支气管哮喘、慢性阻塞性肺疾病的治疗及实验研究见专条。

3. 循环系统

文献约 2 200 余篇，其中冠心病约占 25.8％、高血压约占 21.4％、心力衰竭约占 15.6％、心绞痛约占 15.2％，其余为心律失常、动脉粥样硬化、心肌病、心肌缺血、病毒性心肌炎、心肌梗死、心脏神经官能症等。各类基金项目资助立项课题科研论文有 150 余篇。

乔智力等将 80 例行急诊经皮冠状动脉介入（PCI）术的急性心肌梗死患者随机分两组，均予常规阿司匹林、氯吡格雷、阿托伐他汀口服，治疗组在此基础上，加用注射用血塞通（主要成分为三七总皂苷）。经治 2 周后，与对照组比较，治疗组血清中脑钠肽、超敏 C-反应蛋白（hs-CRP）、基质金属蛋白酶 2 及白细胞介素（IL）-6 均明显降低（均 $P<$ 0.05）。提示注射用血塞通可减轻急性心肌梗死患者 PCI 术后的心肌损伤。

江小萍等将 71 例颈动脉内膜中层厚度（CIMT）≥0.9 mm 或（和）有颈动脉粥样硬化斑块的高脂血症患者随机分为血塞通软胶囊治疗组与阿托伐他汀片对照组。经治 12 周，两组核因子-κB（NF-κB）、CIMT 及斑块积分均明显降低（均 $P<$ 0.05）；超氧化物歧化酶（SOD）、谷胱甘肽（GSH）水平均升高（均 $P<0.05$）。

有关心肌缺血实验研究、高血压病的治疗及实验研究见专条。

4. 消化系统

文献约 2 800 余篇，研究主要集中在消化性溃疡（约占 15.1％）、胃炎（约占 14.6％）、结肠炎（约占

9.3％）、便秘（约占 7.3％），其余为肠易激综合征、脂肪肝、功能性消化不良、肝纤维化、肝硬化腹水、胃癌前病变、胆汁返流性胃炎、幽门螺旋杆菌等。各类基金项目资助立项课题科研论文有 180 余篇。

吴震宇等采用碘乙酰胺灌胃法联合夹尾应激法诱导大鼠功能性消化不良（FD）模型，并将大鼠随机分为正常组、模型组及枳实总黄酮苷提取物（AFIF）大、中、小（15、10、5 mg/ml）剂量组，均灌胃 14 d。结果与正常组比较，模型组胃适应性在斜坡期及平台期明显降低；与模型组比较，AFIF 大、中剂量组胃适应性在平台期显著升高；近端胃体纵行平滑肌张力随 AFIF 浓度升高而降低（均 $P<$ 0.05）。提示 AFIF 对 FD 大鼠近端胃适应性具有一定的调节作用，其作用途径可能与降低近端胃体平滑肌张力有关。

李多等采用脱氧胆酸钠与热盐水交替灌胃、结合饥饱失常方法制备慢性萎缩性胃炎（CAG）大鼠模型，将大鼠随机分为空白组、模型组及白术内酯Ⅰ高、中、低（40、20、10 mg/kg）剂量，均灌胃 8 周。结果与空白组比较，模型组热休克蛋白（HSP）70 表达降低，白细胞介素-8（IL-8）含量、NF-κB 及环氧合酶-2（COX-2）蛋白表达增加（均 $P<0.01$）；与模型组比较，白术内酯Ⅰ各剂量组 HSP70 表达升高，IL-8 含量、NF-κB 及 COX-2 蛋白表达降低，以白术内酯Ⅰ高剂量组作用最为显著（均 $P<0.05$）。

有关胃癌前病变、溃疡性结肠炎、脂肪肝、肝纤维化、肝硬化及并发症的治疗与研究等详见专条。

5. 泌尿系统

文献约 700 余篇，其中肾炎约占 24.3％、肾衰约占 16％、肾病综合征约占 10.4％，其余为 IgA 肾病、血尿、尿路感染、高尿酸血症肾病等。各类基金项目资助立项课题科研论文有 80 余篇。

陈薪薪等采用单侧输尿管梗阻（UUO）小鼠模型构建肾纤维化模型，观察白藜芦醇对肾间质纤维

化的影响及可能机制。将小鼠随机分为假手术组，UUO 组，白藜芦醇高、低（40、20 mg/kg）剂量组，氯沙坦组，均灌胃 14 d。结果显示，白藜芦醇可减轻肾组织纤维化的病理损害，使肾组织转化生长因子（TGF-β_1）、Smad2 mRNA 表达降低，Smad7 mRNA 表达升高（$P<0.05$，$P<0.01$），以高剂量组最为显著。提示白藜芦醇可呈剂量相关性下调 TGF-β_1、Smad2 及上调 Smad7 来抑制 TGF-β_1/Smads 信号转导通路，从而发挥抗肾间质纤维化的作用。

张洪长等体外培养人肾近曲小管上皮细胞（HK-2）细胞，随机分为对照组与葛根素不同剂量（25、50、100、200 mg/L）给药组，检测葛根素对 HK2 细胞的影响。结果与对照组比较，葛根素各剂量组 HK2 细胞内 ABCG2 基因及蛋白表达明显升高，以 100 mg/L 葛根素组最为明显（均 $P<0.01$）。提示葛根素能够增加 HK2 细胞内 ABCG2 基因蛋白的表达，可能是其调节痛风患者血尿酸水平的重要分子机制之一。

有关 IgA 肾病、慢性肾功能衰竭的治疗与研究见专条。

6. 血液系统

文献约 170 余篇，其中贫血约占 40.1%、紫癜约占 38.8%，其余为白细胞减少症、骨髓增生异常综合征等。各类基金项目资助立项课题科研论文有 20 余篇。

侯立红采用数据挖掘技术分析刘宝文治疗骨髓增生异常综合征用药特色。对其治疗骨髓增生异常综合征的 24 例（132 诊次）患者病案建立信息数据库。结果显示，常用药物 22 味，核心用药 15 味，分别为陈皮、甘草、黄芪、鸡血藤、熟地黄、党参、半枝莲、白花蛇舌草、山药、红花、黄精、枸杞子、桃仁、桑椹、小蓟、龟板、阿胶。关联分析发现 20 组药对，分别为熟地黄与黄芪、党参与黄芪、鸡血藤与黄芪、鸡血藤与党参、白花蛇舌草与半枝莲、枸杞子与红花、桑椹与山药、党参与枸杞子、鸡血藤与枸杞子、小蓟与桃仁、红花与桃仁、桑椹与小蓟、黄精与桑椹、枸杞子与桑椹、山药与桑椹、熟地黄与桑椹、桃仁与小蓟、红花与小蓟、红花与龟板、黄芪与龟板。

关于再生障碍性贫血、原发免疫性血小板减少症、过敏性紫癜的治疗与研究等见专条。

7. 内分泌系统

文献约 230 余篇，其中甲状腺炎（桥本病）约占 43.9%、肥胖约占 24.8%、甲状腺功能亢进（毒性弥漫性甲状腺肿，Graves）约占 15.7%，其余为特发性水肿、甲状腺功能减退等。各类基金项目资助立项课题科研论文有 15 篇。

张丹等将 280 例甲状腺功能正常的多发小结节性甲状腺肿患者随机分为 A、B、C 3 组，分别予小金丸（麝香、木鳖子、制草乌、枫香脂、乳香等）、优甲乐、安慰剂治疗，疗程均为 6 个月。A、B 组的总有效率分别为 65.8%（79/120）、61.7%（74/120），组间比较 $P>0.05$；A、B 组的不良反应发生率分别为 5.0%（6/120）、26.7%（32/120），组间比较 $P<0.05$。提示与优甲乐比较，小金丸治疗多发小结节性甲状腺肿时不良反应较少，应用更为安全可靠。

章丽琼等将 60 例确诊为桥本氏甲状腺炎患者随机分为两组，均予低碘饮食，治疗组加用黄芪胶囊。经治 12 周，治疗组血清甲状腺过氧化物酶抗体（TPOAb）、甲状腺球蛋白抗体（TgAb）均有明显下降，且与对照组比较均 $P<0.01$。

张毅等采用完全弗氏佐剂（CFA）的猪甲状腺球蛋白（pTG）制成自身免疫甲状腺炎（EAT）模型，将大鼠随机分为正常组、模型组、中药（青黛水煎剂）组。灌胃 42 d 后，与模型组比较，中药组血清 IL-10、干扰素-γ（IFN-γ）水平均显著升高，TPOAb、TgAb 浓度均显著下降（均 $P<0.01$）。提示青黛可能通过调节模型大鼠 TPOAb、IL-10 及 IFN-γ 水平，从而改善桥本氏甲状腺炎。

8. 新陈代谢系统

文献约 1 500 余篇,研究主要集中在糖尿病及并发症(约占 74.2%)、痛风及并发症(约占 12.1%),其余为高尿酸血症、代谢综合征、高脂血症等。各类基金项目资助立项课题科研论文有 120 余篇。

王婧清等将 69 例糖尿病周围神经病变(DPN)患者随机分为两组,均予甲钴胺注射液,治疗组加服芪丹通络颗粒(黄芪、当归、知母、麻黄、制附子、细辛)。经治 30 d,治疗组总有效率为 80%(28/35),对照组为 64.7%(22/34),组间比较 $P < 0.05$。

房树标等以足踝关节注射尿酸钠悬液诱导尿酸钠致痛风性关节炎(GA),将大鼠随机分为模型组,正常组,桂枝芍药知母汤(GT)高、中、低剂量(4、8、16 g/kg)组,秋水仙碱组。灌胃 7 d 后,与正常组比较,模型组关节滑膜组织中 Nod 样受体蛋白(3NLRP3)、凋亡相关斑点样蛋白(ASC),半胱氨酸天冬氨酸酶-1(Caspase-1)、IL-1β、IL-6、肿瘤坏死因子-α(TNF-α)、NF-κB 表达明显升高(均 $P < 0.05$),Caspase-12 表达明显降低(均 $P < 0.05$);与模型组比较,GT 高、中剂量组 NLRP3,ASC 表达均降低,GT 各剂量组 Caspase-1 表达均降低,Caspase-12 表达明显升高,IL-1β、IL-6、TNF-α、NF-κB 表达均明显降低(均 $P < 0.05$)。

有关 2 型糖尿病、糖尿病肾病的治疗与研究见专条。

9. 神经系统

文献约 1 600 余篇,其中中风 303 篇约占 21.8%、头痛约占 10.1%、眩晕约占 8.4%,其余为帕金森病、癫痫、脑卒中后抑郁、面神经麻痹等。各类基金项目资助立项课题科研论文有 70 余篇。

郭宁等将 80 例原发性癫痫风痰闭阻兼血瘀证患者随机分为两组,均予服丙戊酸钠缓释片,治疗组加服抗痫煎剂(石菖蒲、半夏、三七、天麻、钩藤、地龙)。经治 6 个月,治疗组总有效率为 95%(38/

40),对照组为 77.5%(31/40),组间比较 $P < 0.05$;脑电图改善情况有效率分别为 95%(38/40)、75%(30/40),组间比较 $P < 0.05$。

有关偏头痛、帕金森病的治疗与研究见专条。

10. 结缔组织免疫系统

文献约 310 余篇,其中类风湿关节炎约占 29%、强直性脊柱炎约占 18.7%、风湿性关节炎约占 16.8%,其余为重症肌无力、系统性红斑狼疮等。各类基金项目资助立项课题科研论文有 40 余篇。

张莉等筛选符合入选标准的激素抵抗型和敏感型的系统性红斑狼疮(SLE)患者,采集外周血并立即分选出 CD_4^+ T 细胞,随机分为空白组,地塞米松(DXM)组,狼疮定(青蒿、炙鳖甲、升麻、白花蛇舌草、积雪草、干地黄等)(LCD)+DXM 组。处理 24 h 后进行检测,结果,LCD+DXM 组的激素敏感型和抵抗型的 SLE CD_4^+ T 细胞的总凋亡率均明显高于 DXM 组和空白组(均 $P < 0.01$);DXM 组的敏感型 CD_4^+ T 细胞总凋亡率明显高于空白组($P < 0.01$);LCD+DXM 联合处理敏感型 SLE 患者外周血 CD_4^+ T 细胞 24 h 后,CD_4^+ T 细胞内标记 GRα 的 FITC 荧光抗体表达强度明显强于 DXM 组($P < 0.05$),联合处理抵抗型后,CD_4^+ T 细胞内标记 GRα 的 FITC 荧光抗体表达强度明显强于 DXM 组和空白组的荧光强度($P < 0.01$,$P < 0.05$);DXM 组的敏感型和抵抗型 SLE 患者外周血 CD_4^+ T 细胞的标记 GRα 的 FITC 荧光抗体表达强度均低于空白组(均 $P < 0.01$),抵抗型 SLE 患者外周血 CD_4^+ T 细胞内标记 GRα 的 FITC 荧光抗体表达低于敏感型 SLE 患者的 CD_4^+ T 细胞($P < 0.01$)。提示狼疮定可增强 DXM 诱导激素敏感型和抵抗型的 SLE CD_4^+ T 细胞凋亡,其作用可能与其拮抗 DXM 对激素敏感型和激素抵抗型 SLE 患者 CD_4^+ T 细胞胞浆内 GRα 表达的抑制作用相关。

有关类风湿关节炎的治疗与研究见专条。

11. 精神系统

文献约 1 200 余篇,其中抑郁症约占 22.4%、失眠约占 16.2%、痴呆约占 9.8%,其余为焦虑症、阿尔茨海默病、精神分裂症等。各类基金项目资助立项课题科研论文有 30 余篇。

张敏等从阴阳出入与脾胃的关系方面,探析脾郁的内涵,提出失眠的病机以脾郁为本,强调了脾在失眠发病中的重要性。基础治法为健脾开郁,代表方剂归脾汤可使脾气升发,气机调达则阴阳出入协调。

李云等采用复方丹参滴丸(丹参、三七、冰片)干预脂多糖(LPS)注射复制小鼠抑郁样行为模型,分别观察复方丹参滴丸(FDD)高、低剂量(270、135 μg/g)对其的影响。将小鼠随机分为正常组,模型组,FDD 高、低剂量组,盐酸丙咪嗪组。灌胃 10 d 后,与模型组比较,盐酸丙咪嗪组、FDD 高剂量组旷场活动距离显著提高,盐酸丙咪嗪组、FDD 高低剂量组站立次数显著提高;盐酸丙咪嗪组及 FDD 各剂量组血清 IL-6、TNF-α 水平下降,IL-10 水平升高(均 $P<0.05$)。提示 FDD 对 LPS 造抑郁样行为模型小鼠抑郁症状的改善可能与其抗炎免疫作用有关。

有关脑卒中后抑郁、血管性痴呆的治疗与研究见专条。

(撰稿:余小萍　审阅:周永明)

【支气管哮喘的治疗及实验研究】

胡伟林等将 160 例急性发作期支气管哮喘风痰阻肺证患者随机分为两组,均予基础治疗,对照组加用沙美特罗替卡松气雾剂治疗,观察组加用定喘汤(麻黄、白芍药、杏仁、蛇床子、茯苓、薤白等),并加入大剂量炙甘草 20 g。疗程均为 14 d。观察组总有效率为 90.0%(72/80),不良反应发生率为 2.5%(2/80),对照组分别为 77.5%(62/80)、

13.8%(11/80),组间比较 $P<0.05$。与对照组比较,观察组第 1 秒时间肺活量(FEV1)、FEV1/用力肺活量(/FVC)均明显升高,IL-17、IL-23 水平显著降低(均 $P<0.05$)。张松等将 86 例支气管哮喘急性发作期(冷哮)患者随机分为两组各 43 例,对照组给予常规西医治疗,观察组在此基础上加用平喘汤(麻黄、苦杏仁、射干、白芥子、苍耳子、陈皮等),疗程均为 7 d。观察组总有效率为 93.0%(40/43),对照组为 72.1%(31/43),组间比较 $P<0.05$。两组嗜酸性粒细胞(EOS)、IgE 水平均下降、最大呼气流速(PEF)均增加,且以观察组为优(均 $P<0.05$)。张炜等将中重度支气管哮喘患者 100 例随机分为两组。均予常规治疗,治疗组予加服雷公藤多苷片。经治 14 d 后,治疗组总有效率为 92.0%(46/50),对照组为 76.0%(38/50),组间比较 $P<0.05$。两组外周血 Th17 细胞比例均降低,Treg 细胞比例均升高,且以治疗组为优;两组患者 IL-17、IL-23 显著降低,IL-10、TGF-β_1 升高,且以治疗组为优(均 $P<0.05$)。两组 FEV1、FEV1/FVC 均升高,治疗组更为明显(均 $P<0.05$)。

宋红等利用核磁共振技术探讨益肾喘宁汤(熟地黄、山萸肉、山药、泽泻、苦参、牡丹皮等)治疗支气管哮喘肾气虚证的作用机制。采用卵蛋白(OVA)联合游泳力竭法、恐伤肾双因素复合法造模,将大鼠随机分成正常组、模型组(支气管哮喘肾气虚证)、中药组,均灌胃 15 d。结果,与模型组比较,中药组血清中乳酸含量显著升高,脂类(R-CH$_3$)、脂类(R-CH$_2$)、脂类(CH$_2$CH$_2$CO)、脂类(CH$_2$C=C)、脂类(C=CCH$_2$C=C)以及不饱和脂肪酸的含量均降低($P<0.05$)。提示益肾喘宁汤可促进机体的脂类代谢途径,进而改善机体能量缺乏的状态。陈静等采用 OVA-氢氧化铝混悬液致敏,将大鼠随机分为正常对照组、模型组(哮喘 2 周组、哮喘 4 周组、哮喘 8 周组)、丹参组(丹参 2 周组、丹参 4 周组、丹参 8 周组)。结果与正常对照组比较,哮喘 4 周组、哮喘 8 周组肺组织 TGF-β_1、MMP-9 水平逐

渐升高($P<0.05$，$P<0.01$)，与哮喘8周组比较，丹参8周组上述指标均显著降低($P<0.01$)。提示丹参可能通过抑制 TGF-β_1、MMP-9 表达来实现对哮喘气道重建的影响。

（撰稿：吴 欢 审阅：余小萍）

【慢性阻塞性肺疾病的治疗及实验研究】

周棉勇等将 128 例慢性阻塞性肺疾病(COPD)稳定期肺脾气虚证患者随机分为两组，均予常规西医治疗，观察组 65 例加服补肺纳气汤(黄芪、蝉衣、红参、白术、防风、紫河车等)，疗程均为 4 周。观察组总有效率为 90.8%(59/65)，对照组为 71.4%(45/63)，组间比较 $P<0.05$。与对照组比较，观察组临床症状体征如咳嗽、咯痰、喘息、哮鸣及气短积分均下降，肺功能指标 FEV1%、FEV1/FVC 均显著改善(均 $P<0.01$)。李威君将 60 例 COPD 急性加重期(AECOPD)痰热壅肺证患者随机分为两组均予西医常规治疗，治疗组加用温胆汤(茯苓、法半夏、炙甘草、枳实、竹茹、陈皮等)，疗程均为 10 d。治疗组总有效率为 90.0%(27/30)，对照组 83.3%(25/30)，组间比较 $P<0.05$。两组中医证候积分均有明显改善，治疗组改善程度更为明显($P<0.05$)。张玉溪将 64 例 AECOPD 患者随机分为两组，对照组给予常规西药治疗，治疗组在此基础上加用清肺活血之芩丹汤(黄芩、蒲公英、连翘、丹参、桃仁、赤芍药等)。经治 7 d 后，治疗组总有效率为 90.6%(29/32)，对照组为 71.9%(23/32)，组间比较 $P<0.05$。

林美华将 89 例 COPD 脾肺气虚证患者随机分为两组，对照组 44 例给予无创呼吸机联合常规药物治疗，实验组 45 例加用健脾益肺汤(炙黄芪、茯苓、炒白术、炒谷芽、陈皮、桔梗等)。经治 7 d 后，与对照组比较，实验组呼吸肌疲劳评价指标 MIP、MEP 显著升高，且 FEV1% 及 RR 均有改善($P<0.05$)。徐守成将 60 例 COPD 稳定期患者随机分

为两组，对照组 30 例给予西医常规治疗(抗感染、吸氧、祛痰、平喘等)，观察组 30 例在此基础上加用补肺活血汤(黄芪、丹参、川芎、赤芍药、全瓜蒌、紫苏子等)，疗程均为 7 周。与对照组比较，观察组 FVC、FEV1、PaO_2 均显著升高，$PaCO_2$、中医证候积分显著降低(均 $P<0.05$)。柳莹芳将 84 例 COPD 患者随机分为两组，对照组予常规西药加氟替卡松治疗，观察组在此基础上加用参附注射液，疗程均为 7 d。与对照组比较，观察组 FEV1、FVC 及 FEV1/FVC 均升高；血浆 IL-8、TNF-α、CRP、全血比黏度水平、血浆比黏度水平、红细胞压积水平、纤维蛋白原水平均降低(均 $P<0.05$)；急性加重发作次数减少(均 $P<0.05$)。何延忠等将 AE-COPD 痰瘀阻肺证患者随机分为两组各 78 例。均予常规治疗，观察组加用涤浊化痰汤(射干、麻黄、莱菔子、细辛、紫菀、款冬花等)。经治 14 d 后，与对照组比较，观察组气流受限严重程度的肺功能分级降低($P<0.05$)，痰瘀阻肺证、m MRC、CAT 评分均下降，NF-κB、TNF-α、hs-CRP、PaCO2 水平均降低(均 $P<0.01$)；FEV1、FEV1/FVC、PaO2、SaO2、IL-10 均升高(均 $P<0.01$)。

杨晓敏等探讨健脾益肺化痰系列方(健脾益肺方、化痰方、健脾益肺化痰方)对 COPD 气道黏液高分泌状态的影响。采用烟熏法建立 COPD 大鼠模型，随机分为正常组、模型组、健脾益肺方组(党参、茯苓、炙甘草、白术、黄芪、防风)、化痰方组(法半夏、陈皮、桔梗、茯苓、炙甘草)、健脾益肺化痰方组(党参、茯苓、炙甘草、白术、黄芪、防风等)、羧甲司坦组，均灌胃 28 d。结果，与正常组比较，模型组大鼠 IL-13、p STAT6、MUC5AC mRNA 表达增加；与模型组比较，各给药组上述指标均下降(均 $P<0.01$)。系列方组间比较，健脾益肺方组大鼠肺泡灌洗液 IL-13 含量最低，化痰方组最高($P<0.01$)。提示健脾益肺化痰系列方可能通过抑制"IL13-STAT6-MUC5AC"信号通路改善 COPD 大鼠气道黏液高分泌；且健脾益肺方(治本)的抗杯状

细胞化生及抗黏液高分泌的效果优于化痰方(治标)。于鸿等采用"烟熏加气管内滴入脂多糖联合番泻叶灌胃泻下法"及"烟熏加气管内滴入脂多糖联合背部皮下注射琥珀酸氢化可的松"分别制备COPD肺脾气虚证、肺肾两虚证大鼠模型。将大鼠分为正常对照组,肺脾气虚模型组,肺肾两虚模型组,宁肺合剂(党参、黄芪、黄精、桑白皮、紫菀、款冬花等,肺脾气虚证加白术、山药,肺肾气虚型加仙灵脾、补骨脂)低、中、高剂量(1、2、4 g/ml)组。结果,与正常组比较,模型组大鼠血 TNF-α、IL-8 含量均明显升高($P<0.05$),与模型组比较,宁肺合剂三剂量组血 TNF-α、IL-8 含量均下降($P<0.05$),且呈量效关系。王红岗等观察巴卡亭Ⅲ(红豆杉活性成分)对 COPD 模型大鼠气道重塑的影响。以气管内注入脂多糖及被动吸烟法造模,将大鼠随机分为正常组、模型组、强的松组及巴卡亭Ⅲ(红豆杉活性成分)低、中、高剂量(1、2、4 mg/kg)组,均灌胃 30 d。结果,与模型组比较,巴卡亭Ⅲ低、中剂量组肺泡炎症明显减轻;巴卡亭Ⅲ高剂量组肺泡间隔轻度增宽,肺泡炎症不明显;强的松组、巴卡亭Ⅲ高剂量组的细支气管壁厚度、管壁面积、管壁面积/腔周长均减小,IL-8 含量均降低(均 $P<0.05$)。与强的松组比较,巴卡亭Ⅲ高剂量组细支气管壁厚度、管壁面积、管壁面积/腔周长均减小,但无明显差异(均 $P>0.05$),IL-8 含量则降低($P<0.05$)。

(撰稿:吴 欢 审阅:余小萍)

【心肌缺血的实验研究】

陈新宇等采用异丙肾上腺素腹腔注射造模,观察茯苓杏仁甘草汤合橘枳姜汤(茯苓、杏仁、甘草、大枣、橘皮、枳实等)对急性心肌缺血大鼠抗氧化保护及心肌细胞凋亡的影响。将大鼠随机分为正常组,模型组,中药低、高(0.07、0.13 g/ml)剂量组,西药(单硝酸异山梨酯片)组,灌胃 7 d。结果,与模型组比较,各给药组细胞凋亡数量、Bax 蛋白表达均明显减少,Bcl-2 蛋白表达明显增多(均 $P<0.05$),以中药高剂量抑制细胞凋亡作用最为明显(均 $P<0.05$)。唐丹丽等观察痰瘀同治方(瓜蒌、薤白、清半夏、赤芍药、黄连)抗心肌缺血再灌注损伤的作用,采用可逆性冠脉左前降支结扎缺血及再灌注造模,将大鼠随机分为假手术组、模型组、痰瘀同治方组、3-MA 干预组,灌胃 3 周。结果,与假手术组比较,模型大鼠血清 CK,LDH 水平均明显升高(均 $P<0.01$),且再灌注期含量高于缺血期。与模型组比较,3-MA 组再灌注期 CK、LDH 水平降低(均 $P<0.05$),痰瘀同治组再灌注期血清 CK、LDH 及缺血期 CK 水平均下降(均 $P<0.05$);Beclin-1 mRNA、Bcl-2 mRNA 表达升高($P<0.01$)。与 3-MA 组比较,痰瘀同治组 Beclin-1、LC3 mRNA、Bcl-2 mRNA 表达升高明显($P<0.01$)。提示痰瘀同治方在缺血期能够诱导自噬表达、再灌注期可抑制其过度反应,并在各阶段协同抗凋亡途径发挥心肌保护作用。黄正新等观察养心通脉方(生地黄、人参、丹参、桂枝等)对异丙肾上腺素诱导的大鼠心肌缺血损伤模型心肌细胞线粒体呼吸功能的影响。将大鼠随机分为正常组、模型组、养心通脉方组,灌胃 3 d。结果,与模型组比较,养心通脉组心肌细胞线粒体内呼吸控制率(RCR)、二磷酸腺苷磷/氧(ADP/O₂)比值及 ATP 浓度均明显升高(均 $P<0.01$),胆固醇、三酯甘油(TG)和游离脂肪酸(FFAs)水平均明显下降(均 $P<0.01$)。提示该方可减轻线粒体损伤,稳定线粒体膜,对心肌细胞具有保护作用。

刘锷等研究茯苓、桂枝、茯苓与桂枝复方(1:1)对慢性心肌缺血大鼠的治疗作用。以腹腔注射异丙肾上腺素造模,将大鼠随机为正常组、模型组、茯苓组、桂枝组、茯苓桂枝组、心得安组,均灌胃 30 d。结果,与模型组比较,各给药组 ST 段电压均降低;茯苓桂枝组血清中 LDH、CK 和肌酸激酶同工酶(CK-MB)含量显著降低(均 $P<0.01$)。病理组织切片观察显示,与模型组比较,茯苓组、桂枝

组、茯苓桂枝组细胞水肿程度依次降低,肌纤维逐渐排列整齐,其中茯苓桂枝复方组心肌组织更接近于正常组。佟彤等观察参元丹(黄芪、党参、玄参、丹参、地龙、土鳖虫等)对缺血再灌注心肌细胞内质网应激相关因子 Grp78、CHOP 表达的影响。通过离体培养新出生 1～3 d 大鼠心肌细胞,应用三气培养箱制造缺血/再灌注模型,并随机分为正常组、模型组、参元丹组、空白血清组。结果,与模型组比较,参元丹组中,Grp78、CHOP 均有明显下降($P<0.01$,$P<0.05$),空白血清组则无明显变化。提示参元丹可能通过减轻内质网应激减少心肌细胞的凋亡,从而保护心肌细胞。李雪飞等观察橙皮苷抗炎作用对大鼠心肌缺血/再灌注损伤的影响。采用结扎左冠状动脉前降支及再灌注造模,将大鼠随机分为假手术组、模型组、橙皮苷组,灌胃 3 d。结果,与模型组比较,橙皮苷组心肌损伤程度减轻,心肌酶 CK 及 LDH 水平、TNF-α、IL-6 含量及 HMGB1 的表达均降低($P<0.05$)。张卫萍等以相同方法造模,将大鼠随机分为假手术组,模型组,地尔硫卓组,淫羊藿总黄酮高、低(200、100 mg/kg)剂量组。灌胃 4 d 后,结果与模型组比较,各给药组心肌梗死范围明显减少,血清肌钙蛋白(TnI)水平、MDA 含量下降,心肌组织中 SOD、T-AOC 活性增高($P<0.05$,$P<0.01$);淫羊藿总黄酮高、低剂量组梗死区远端心肌组织 SIRT1 蛋白表达、Nrf2 表达均明显提高(均 $P<0.05$)。提示淫羊藿总黄酮能够通过提高机体 SIRT1 与 Nrf2 内源性抗氧化信号传导通路,增加心肌组织的抗过氧化能力,从而抑制心肌急性缺血再灌注过程中氧化应激反应导致的心肌细胞不可逆性伤害。张博方等采用相同方法造模,将大鼠随机分为假手术组、模型组、胡黄连苦苷Ⅱ组。结果,与模型组比较,胡黄连苦苷Ⅱ组 LDH、CK 水平及心肌细胞凋亡率均下降;TLR4、NF-κB、IL-6、TNF-α 蛋白表达水平均降低(均 $P<0.05$)。提示胡黄连苦苷Ⅱ可能通过抑制 TLR4/NF-κB 炎症信号通路来减轻大鼠心肌缺

血损伤。马瑞松等探讨青蒿素对心肌缺血再灌注损伤的影响。将大鼠随机分为假手术组、缺血再灌注组、青蒿素预处理组。结果,与缺血再灌注组比较,青蒿素预处理组中的心肌损伤标记物 CK、LDH、cTnI 和炎症因子 HMGB1、IL-17A、TNF-α、INF-γ、IL-6、p-p38 表达明显降低(均 $P<0.05$)。提示青蒿素可能通过抑制 p38MAPK 通路减轻 I/R 中炎症反应,减轻心肌缺血再灌注损伤。

(撰稿:刘　霖　审阅:余小萍)

【高血压病的治疗及实验研究】

谢平安等探讨了老年原发性高血压与阴火之间的关系。提出其基本病机是脾胃气衰,脾阳升发之力不足,无力助胆气正常运行,少阳初生之气滞于脑府,郁滞产生阴火,从而导致一系列虚实夹杂证候。认为可以从阴火论治,效法李东垣清阴火之甘补法、辛散法、苦泄法辨证施治。郑舒月等介绍了刘燕池运用"五脏同调"治疗高血压的经验。刘氏认为,高血压因多个脏腑功能失调所导致,应抓住病变脏腑,区别心、肺、肝、脾、肾之主次,并考虑风、火、痰湿、瘀等多种病理因素,进行综合调治。其常用基础方为生石决明、珍珠母、杭菊花、薄荷、生地黄、当归、焦山楂、怀牛膝、炒山栀、炒黄芩、柴胡。

江宏等将 120 例高血压病痰湿壅盛证患者随机分为两组,治疗组予柴苓降压汤(柴胡、黄芩、桂枝、茯苓、泽泻、猪苓等),并随证加减,对照组予苯磺酸氨氯地平片。经治 8 周,两组总有效率分别为 93.3%(56/60)、90%(54/60),组间比较 $P<0.05$。在第 4 周时,治疗组中医证候评分改善明显($P<0.05$,$P<0.01$)。王宝爱等将原发性高血压病瘀血内阻证患者 110 例随机分为两组,均予服苯磺酸氨氯地平片,马来酸依那普利片,治疗组加服通脑活心汤(麝香、老葱、川芎、赤芍药、桃仁、红花等)。经治 2 个月,治疗组总有效率为 92.7%(51/55),对

照组为 76.4%(42/55),组间比较 $P<0.05$。与对照组比较,治疗组全血高切、中切、低切黏度、血浆黏度、24 h 舒张压标准差、白天舒张压标准差、白天收缩压标准差以及夜间舒张压标准差均明显降低(均 $P<0.01$)。盛涵恩等将 126 例老年高血压肝肾亏虚兼血瘀证患者随机分为两组,均予贝拉普利降压治疗,治疗组加用补肾活血方(熟地黄、山药、山茱萸、枸杞子、杜仲、牛膝等)。经治 4 周,治疗组总有效率为 95.2%(60/63),对照组为 79.4%(50/63),组间比较 $P<0.05$。与对照组比较,治疗组 NO 水平升高,ET-1、AngⅡ水平、高切全血黏度、血浆黏度、纤维蛋白原水平均降低(均 $P<0.05$)。郝秀珍等将原发性高血压患者 113 例随机分为治疗组与对照组,分别予安宫降压丸(人工牛黄、天麻、冰片、郁金、栀子、珍珠母等)与愈风宁心滴丸。经治 12 周,治疗组与对照组总有效率分别为 93.0%(53/57)、76.8%(43/56),组间比较 $P<0.05$。高丽君等将 62 例难治性高血压患者随机分为两组,均予服氯沙坦钾片、硝苯地平缓释片、氢氯噻嗪片,治疗组加服降压宝蓝片(黄连、生白芍药、白附子、钩藤、粉防己、冬瓜皮)。经治 3 个月,治疗组总有效率为 87.1%(27/31);与对照组 64.5%(20/31)比较 $P<0.05$。吴永刚等将 60 例气虚痰浊型高血压患者随机分为两组,均予服硝苯地平控释片,治疗组加服复方芪麻胶囊。经治 2 个月,治疗组中医症状积分、内皮损伤相关因子水平均较对照组降低(均 $P<0.05$)。

白海侠等探讨脑清通颗粒(决明子、丹参、姜半夏、川芎、水蛭、山楂等)对高血压肝热痰瘀证大鼠血浆中 IL-6 及 TNF-α 含量的影响。采用慢性复合电刺激加高脂饮食造模,将大鼠随机分为模型组、西药组(卡托普利、辛伐他汀、阿司匹林)及脑清通颗粒低、中、高(1、2、4 g/kg)剂量组,均灌胃 21 d。结果与模型组比较,第 2 周后,脑清通颗粒各剂量组血压均明显降低,血浆中 IL-6、TNF-α 含量均下降(均 $P<0.01$)。提示该方降压机制可能与降低血浆中 IL-6 和 TNF-α 的含量有关。杨鲁莹等探讨连黄降浊颗粒(黄连、生大黄、制水蛭、苍术、黄柏、薏苡仁等)对自发性高血压大鼠肾组织 TGF-β_1/Smads 信号传导通路的影响。以右肾切除法造模,并将大鼠随机分为模型组,苯那普利对照组,连黄降浊颗粒高、低剂量(8.1、2.7 g・kg^{-1}・d^{-1})组,灌胃共 8 周。结果,与模型组比较,第 4 周时各给药组肾组织损害明显减轻,mAlb、mAlb/UCr、Scr 均显著降低(均 $P<0.05$),且连黄降浊颗粒高剂量组明显低于苯那普利对照组($P<0.05$)。第 8 周时,与苯那普利对照组比较,连黄降浊颗粒高、低剂量组上述指标均明显降低,且以高剂量组为优($P<0.05$)。各给药组 TGF-β_1、Smad2 的表达均能下调,BMP-7、Smad7 的表达均上调(均 $P<0.05$)。提示连黄降浊颗粒可能通过干预 BMP-7/TGF-β_1/Smads 信号转导通路抑制了 TGF-β_1 在肾组织的表达,而起到治疗作用。王俊岩等探讨滋阴息风方(生代赭石、生龙骨、生牡蛎、炙龟板、牛膝、钩藤等)对自发性高血压大鼠血压及肾脏 JAK/STAT 信号通路的影响。将大鼠随机分为模型组,中药低、高剂量(13.5、54.2 g/kg)组,复方罗布麻组,均灌胃 42 d。结果,与模型组比较,中药高剂量组在第 14 d 末开始出现血压下降,第28 d 末血压下降明显($P<0.01$),且在给药第 28~42 d 期间,血压趋于平稳。各给药组 p-JAK1、p-STAT1 蛋白表达均有不同程度下降($P<0.05$,$P<0.01$)。提示滋阴息风方可能通过抑制 JAK/STAT 信号通路的激活实现降压作用。

(撰稿:严　理　审阅:余小萍)

【胃癌前病变的治疗及实验研究】

杨阔等将 96 例胃癌前病变(PLGC)患者随机分为两组,治疗组中医辨证为气虚夹瘀毒证(32例)及阴虚夹瘀毒证(16 例),分别予胃转安一号冲剂(人参、黄芪、丹参、莪术、厚朴、姜半夏等)及胃转安二号冲剂(太子参、黄精、天花粉、莪术、红花、山慈姑等),对照组予胃复春片。经治 6 个月,治疗组总有效率为 89.6%(43/48),对照组为 77.1%(37/48),组间比较 $P<0.05$。与对照组比较,治疗组的胃脘疼痛、痞闷胀满、嘈杂、肢体倦怠、神疲懒言、潮热盗汗及肠上皮化生、异型增生评分均下降更为明显($P<0.05$)。两组血清 PGI、PGR 水平均有所提高,且治疗组血清 PGI 水平升高更为明显(均 $P<0.05$)。

叶景阳等观察复方蜥蜴散(蜥蜴、鹿角霜、海螵蛸、炒白术、半枝莲等)不同微粒组合剂对 PLGC 大鼠 Wnt 信号通路下游靶蛋白 C-Myc、Cyclin-D1 表达的影响。采用 N-甲基-N'-硝基-N-亚硝基胍(MNNG)配合饥饱失常及情绪刺激综合因素造模,并将大鼠随机分为空白组,模型组,蜥蜴散 80 目、100 目、80+100 目混合组,维酶素组,均灌胃 12 周。结果,与模型组比较,各给药组 C-Myc 蛋白表达的平均光密度值、Cyclin D1 蛋白表达的平均光密度均下降(均 $P<0.05$);与维酶素组比较,复方蜥蜴散各组此指标下降更为明显,并以混合组为最低($P<0.05$)。提示复方蜥蜴散可降低或抑制 PLGC 大鼠胃组织中增殖蛋白 C-Myc 及 Cyclin-D1 的表达,部分逆转其胃黏膜病理变化。其治疗 PLGC 的作用机制,可能通过干预其黏膜增生、分化,促进其细胞凋亡,抑制细胞增殖,恢复其细胞增殖与凋亡之间的平衡,从而阻断胃癌前病变的进程,且对胃黏膜的损害具有一定的修复作用。张德英等以 MNNG 灌胃及自由饮用、乙醇灌胃、饥饱失常综合因素造模,将大鼠随机分为蜥蜴胃康方全方(太子参、黄芪、甘草、石斛、乌梅、蜥蜴等)组、补气药(太子参、黄芪、甘草)组、解毒通络药(半枝莲、蛇莓、蜥蜴、枳壳、三七粉)组、养阴药(石斛、乌梅、炒白芍药)组、维酶素组,均灌胃 12 周。结果,与模型组比较,各给药组阳性区域图像平均光密度(AOD)值均下降,以全方组为最低(均 $P<0.05$)。各拆方组组间比较,补气组最低,解毒通络组次之,

养阴组最高。与维酶素组比较,全方组、补气组、解毒通络组 HIF-1α、VEGF 因子阳性表达率均下低(均 $P<0.05$)。提示蜥蜴胃康基本方及其拆方能部分逆转 PLGC 模型大鼠胃黏膜病理变化,降低 HIF-1α、VEGF 阳性表达,可促进细胞凋亡,抑制细胞过度增殖。张杨等研究欣胃颗粒(黄芪、炒白术、沙参、石斛、三棱、莪术等)及其拆方对 PLGC 的作用机制。采用 MNNG 为主的四因素联合造模,将大鼠分成空白组、模型组、胃复春组、益气组、养阴组、化瘀组、解毒组、益气养阴组、益气化瘀组、益气解毒组、养阴化瘀组、养阴解毒组、化瘀解毒组、益气养阴化瘀组、益气养阴解毒组、益气化瘀解毒组、养阴化瘀解毒组、益气养阴化瘀解毒(欣胃颗粒)组。结果,与模型组比较,各给药组胃黏膜 Wnt-1、β-catenin 表达降低(均 $P<0.05$),上皮异型增生不明显。提示欣胃颗粒可改善 PLGC 大鼠胃黏膜病理状况,下调 Wnt-1 及 β-catenin 的基因表达水平。四法组的干预作用优于三法组、双法组及单法组,表明"法"与"法"之间具有协同增效作用。

(撰稿:刘　霖　审阅:徐列明)

【溃疡性结肠炎的治疗及实验研究】

李博林等认为浊毒是溃疡性结肠炎(UC)的病因病机,浊毒内蕴、壅滞肠间是溃疡形成和慢性炎症持续存在的启动因子和关键因素,根据病程分为发作期和缓解期,常以湿热、气滞、痰浊、热毒、瘀血、脾虚、肾虚等证型相兼为患,故以化浊解毒为基本治法,以佩兰、茵陈、泽泻、苍术、凤尾草、飞扬草等组成基础方并随证加减。颜帅等认为 UC 的发病与"风性善行而数变"等风邪致病特点相吻合,且风药可入肺、脾、肝。根据风邪的特性,在用药时多配伍风药以畅达气机,升发脾阳并疏肝解郁,应灵活选择适宜药味及用量。李京津等根据李东垣的阴火理论,认为脾胃气虚,元气不足,阴火鸱张是

UC 的病理基础;血中伏火,浊瘀酿毒,进入肠道是病机关键。治疗应以补脾胃、泻阴火为主,清热利湿、化瘀解毒为辅,兼及调畅情志、疏肝解郁,以求标本同治。具体用药可选人参、黄芪、甘草等甘温补气,参以柴胡、升麻等风药发散郁火,佐用生地黄、知母等甘寒泻火,并兼用当归、白芍药、木香、厚朴等调气和血,枳壳等或酌情加以牡丹皮、秦皮、马齿苋、白头翁等清热燥湿、凉血解毒。石磊等提出 UC 病机属卫阳郁滞、气滞血瘀,病性为虚实夹杂,且卫阳郁滞为发病关键。运用宣通卫阳、活血化瘀之化瘀通阳法,且以宣通卫阳为重,活血化瘀贯治疗始终。以薤白、蒲黄、五灵脂为基础方并随证加减。刘艳华等介绍任继学辨治 UC 的经验。认为脾肾虚损为发病之本,肠胃积滞为致病之标,瘀血阻络是贯穿始终的病理变化,且存在肝肺失调。治疗宜遵温肾暖脾、祛邪导滞、活血化瘀、调畅气机之法。常用和安散(前胡、桔梗、川芎、木香、青皮、柴胡、当归、甘草、茯苓)加减治疗。张恒钰等介绍张声生治疗 UC 的经验。认为 UC 病机以脾胃虚弱为本,湿热蕴结为标;与脾、肾密切相关。活动期为湿热蕴肠,气血阻滞,大肠传导失司,肠络受伤,血败肉腐,壅滞成脓,内溃成疡,治宜消法(以活人败毒散、白头翁汤、芍药汤、葛根芩连汤加减)、托法(透脓散、托里消毒散为主);缓解期为脓疡溃后,正气亏虚,治宜补法(以八珍汤、六君子汤、参苓白术散、附子理中汤合四神丸、真人养脏汤加减)为主。

赵新芳等将 96 例 UC 患者分为两组,均予服柳氮磺吡啶肠溶片、曲安西龙片,治疗组加用化毒愈肠方(马齿苋、黄连、黄芩、白芍药、当归、肉桂等)内服及灌肠方(金银花、地榆、马尾连、牡丹皮、黄芪)灌肠。经治 8 周,治疗组总有效率为 97.9%(47/48),对照组为 81.3%(39/48),组间比较 $P<0.05$。与对照组比较,治疗组血清 IL-22、IL-23 水平均明显降低(均 $P<0.05$)。

柳越冬等采用 TNBS/乙醇法造模,将大鼠随机分为空白对照组,模型组,补脾益肠丸组,柳氮磺胺吡啶(SASP)组,加味通腑汤(人参、白术、茯苓、延胡索、木香、黄芩、胡黄连等)低、中、高(3.6、10.8、32.4 g·kg^{-1}·d^{-1})剂量组。灌胃 21 d 后,与 SASP 组比较,加味通腑汤高剂量组 IL-1β 含量明显下降,IL-10 含量明显升高(均 $P<0.05$)。加味通腑汤中、低剂量组 IL-1β 含量明显增高,低剂量组 IL-10 含量明显下降(均 $P<0.05$);与补脾益肠丸组比较,加味通腑汤高、中剂量组 IL-1β 含量明显下降($P<0.05$),高剂量组 IL-10 含量明显升高($P<0.05$)。提示加味通腑汤对 UC 大鼠能够下调致炎细胞因子和上调抗炎细胞因子的反应,控制炎症反应,减轻结肠组织黏膜损伤。常孟然等利用家兔结肠黏膜-TNBS/乙醇的免疫复合法造模,将大鼠随机分为正常组、模型组、益气解毒方(黄芪四君子汤合芍药汤加减)组、西药(美沙拉嗪)组,灌胃给药 6 周。与模型组比较,在急性期时,益气解毒组、西药组的 TNF-α 水平均降低,以西药组为优(均 $P<0.05$);在缓解期时,则以益气解毒组为优($P<0.01$)。提示益气解毒方与美沙拉嗪效果相当,益气解毒方抗炎效果稍逊于美沙拉嗪,但在加快溃疡的愈合及黏膜修复增生的速度及抗炎与调节免疫功能上优于美沙拉嗪。程远棚等以 2,4-二硝基氯苯与醋酸联合造模,将大鼠随机分为空白组、模型组、补脾益肠丸组、SASP 组及久泻宁颗粒(党参、茯苓、白术、生白芍药、荷叶等)高、中、低(26.8、13.4、6.7 g/kg)剂量组,灌胃均 14 d。与模型组比较,久泻宁颗粒低、中剂量组 IL-2 水平均升高,TNF-α 水平显著降低(均 $P<0.01$)。与补脾益肠丸组比较,久泻宁中剂量组 IL-2 水平升高,TNF-α 水平降低($P<0.05$,$P<0.01$)。提示久泻宁颗粒能明显调节 UC 大鼠机体免疫功能的异常及较好的修复作用。

(撰稿:刘　芳　审阅:徐列明)

【脂肪肝的治疗及实验研究】

尹天雷等将 210 例非酒精性脂肪肝病患者随

机分为治疗组与对照组,分别予丹夏脂肝方胶囊制剂(丹参、法半夏、柴胡、茯苓、陈皮、香附等)、强肝胶囊口服,疗程均为3个月。观察过程中治疗组脱落7例,完成98例;对照组脱落1例,完成104例。总有效率分别为81.6%(80/98)、62.5%(65/104),组间比较 $P<0.05$。田发勋等将264例非酒精性脂肪肝患者随机分为两组,均予基础治疗,对照组加用复方甘草酸苷片,治疗组再加服安络化纤丸(生地黄、三七、水蛭、僵蚕、地龙、白术等)。经治24周,治疗组总有效率为91.0%(120/132),与对照组69.7%(92/132)比较 $P<0.01$。两组 ALT、AST、GGT、TG水平均明显下降(均 $P<0.01$),以治疗组为优(均 $P<0.05$)。张春梅将90例早期脂肪性肝病患者随机分为两组,均予合理控制饮食、适量运动,干预组予加味甘露消毒饮(山楂、泽泻、叶下珠、决明子、丹参、苍术等)并随证加减,对照组予脂必泰、甘草酸二铵胶囊。经治3个月后,干预组总有效率93.3%(42/45),与对照组73.3%(33/45)比较 $P<0.05$。李木松等将120例非酒精性脂肪肝病患者随机分为两组,治疗组以柴葛调脂汤加减(柴胡、葛根、赤芍药、生大黄、虎杖、丹参等)治疗,对照组予饮食及运动基础疗法,疗程均为24周。治疗过程中治疗组脱落5例,完成55例;对照组脱落4例,完成56例。两组肝脏受控衰减参数、体重指数、肝脏硬度值均有改善,且治疗组优于对照组(均 $P<0.05$)。

苏赵威等采用高糖高脂饲料、慢性束缚应激刺激、饥饱失常法复制单纯型脂肪肝大鼠模型,并随机分为空白对照组、模型组、当归芍药散加味(当归、生白芍药、川芎、泽泻、柴胡、枳实等)组。给药30 d后,与模型组比较,当归芍药散加味组碳化亚二胺、草酸水平有升高趋势,单棕榈酸甘油酯水平有下降趋势,均趋同于空白对照组。行为学指标均有不同改善(均 $P<0.05$)。提示当归芍药散加味对单棕榈酸甘油酯、草酸、碳化二亚胺有反向回归调节的作用,可调控代谢紊乱。冯琴等采用单纯高

脂饮食制备脂肪肝大鼠模型,随机分为正常组、祛湿化瘀方(茵陈、虎杖、田基黄、姜黄、生栀子)组、模型组。灌胃8周后,与模型组比较,祛湿化瘀方组肝组织TG、FFA含量、ALT、AST水平均明显降低($P<0.05$,$P<0.01$)。祛湿化瘀方组与模型组的差异表达基因比较 $P<0.05$,且差异倍数大于2,功能明确、有指定基因名称的差异基因共80个,其中上调基因44个,下调基因36个。80个差异基因涉及27条信号通路(包括甘油酯类代谢、通路脂肪细胞信号通路、胰岛素信号通路及药物代谢信号通路等)的差异有统计学意义(均 $P<0.05$)。提示祛湿化瘀方可调节高脂饮食诱导的脂肪肝大鼠脂肪代谢、糖类代谢、抗脂质过氧化及药物代谢等相关基因表达。贾歌刘畅等以酒精溶液刺激造模,并将大鼠随机分为正常组,模型组,阳性药(复方蛋氨酸胆碱片)组,降脂通络软胶囊(姜黄提取物,主要含姜黄素、脱甲氧基姜黄素、双脱甲氧基姜黄素等)低、中、高(0.5、0.9、1.8 g/kg)剂量组。均灌胃4周后,与模型组比较,阳性药组 ALT 水平呈下降趋势,但无显著性差异;降脂通络软胶囊各剂量组 AST 水平、氧化低密度脂蛋白(OXLDL)水平均下降,GSH、SOD 水平均升高(均 $P<0.01$),其中低剂量组 ALT 水平下降明显,中、高剂量组 HDL 水平均升高($P<0.05$,$P<0.01$)。提示降脂通络软胶囊对酒精性脂肪肝大鼠模型具有较好的防治作用,在改善肝脏脂质沉积方面剂量依赖显著,其机制可能与提高肝组织抗氧化损伤能力有关。

(撰稿:黄 辉 审阅:徐列明)

【肝纤维化的临床与实验研究】

吴永斌等将240例慢性乙型肝炎(CHB)肝纤维化患者随机分为两组,均予恩替卡韦分散片,治疗组加服化瘀软坚汤(茵陈、蒲公英、虎杖、当归、丹参、桃仁等)。经治1年后,两组 ALT、AST、TBiL、GGT、Ⅲ型前胶原肽(PC-Ⅲ)、透明质酸

（HA）、Ⅳ型胶原（Ⅳ-C）、黏连蛋白（LN）、甘胆酸（CG）水平均下降（$P<0.05$，$P<0.01$），TBiL、GGT、PC-Ⅲ水平以治疗组下降更为显著（$P<0.05$，$P<0.01$）。与对照组比较，治疗组肝门静脉内径、脾静脉内径值均下降（$P<0.05$，$P<0.01$）。张瑞凤等将116例CHB肝纤维化患者随机分为两组，单药组予替诺福韦，联合组加用扶正化瘀胶囊（五味子、发酵虫草菌粉、桃仁、绞股蓝、松花粉、丹参等）。经治72周后，两组ALT、AST、TBiL水平均下降，Alb水平均升高（均$P<0.01$）。与单药组比较，联合组HA、Ⅳ-C、Ⅲ型胶原前胶原氨基端肽原（P-Ⅲ-P）及LN水平均显著下降（均$P<0.05$）；腹部超声检测指标门静脉直径、门静脉血流速度、脾脏厚度、门脉血流量、肝脏硬度值（LSM）均降低（均$P<0.05$）。杨年欢等将197例CHB肝纤维化患者随机分为两组，A组予服恩替卡韦联合复方鳖甲软肝片（鳖甲、当归、莪术、三七、赤芍药、冬虫夏草等），B组单服恩替卡韦。治疗96周后，A组肝组织纤维化Metavir分级下降中位时间为72周，B组为96周；两组ALT复常中位时间分别为12、24周，AST复常中位时间分别为24、36周（均$P<0.05$）。

Li Xue-mei等将二甲基亚硝胺（DMN）诱导的肝纤维化大鼠予CGA方（虫草多糖、苦杏仁苷、绞股蓝总皂苷）治疗。将大鼠随机分为正常组、模型组、秋水仙碱组、CGA方组。均灌胃2周后，与模型组比较，CGA方组、秋水仙碱组ALT、AST、TBiL水平，Hyp含量均下降（均$P<0.01$），Alb水平升高（$P<0.05$），且以CGA组改善为优（$P<0.05$）；CGA方组α平滑肌肌动蛋白（α-SMA）、β1（TGF-β1）、转化生长因子β受体Ⅰ（TβRⅠ），磷酸化TβRⅠ、磷酸化TβRⅡ、p-Smad2、p-Smad3、基质金属蛋白酶组织抑制剂1、基质金属蛋白酶组织抑制剂2、基质金属蛋白酶2、基质金属蛋白酶9的水平均显著下降（均$P<0.01$）。提示CGA方的抗肝纤维作用机制与抑制MMP2/9的活化及

TIMP1/2蛋白的表达和TGF-β1/Smads信号通路相关。徐莉英等对刀豆蛋白诱导的肝纤维化小鼠随机分为正常组、模型组、芪参养肝方组（黄芪、鳖甲、丹参、灵芝、赤芍药、五味子等），均灌胃10周后，与模型组比较，芪参养肝方组血清ALT、AST水平与肝组织中Hyp含量及肝组织中α-SMA、TGF-β1、Ⅰ型胶原（ColⅠ）、ColⅢ mRNA表达量及α-SMA、TGF-β1、ColⅠ蛋白表达量均明显下降（均$P<0.05$）。高国媛等对DMN诱导的肝纤维化模型大鼠随机分为模型组、蒸馏水对照组、扶正化瘀组。均灌胃4周，与模型组比较，扶正化瘀组血清ALT、AST水平均显著下降（均$P<0.01$）。经过血清代谢指纹谱鉴定及血清氨基酸、胆汁酸水平定量分析，扶正化瘀组与模型组存在显著差异，扶正化瘀组血清中失调的14种氨基酸和5种胆汁酸水平明显有回归正常水平的趋势。提示扶正化瘀胶囊抗纤维化作用机制可能涉及溶血磷脂胆碱类、氨基酸和胆汁酸代谢过程。Xing Lin等将CCl4诱导的大鼠模型予香风草苷给药5周后，与模型组比较，香风草苷组的血清ALT、AST、肝组织中TNF-α水平均显著下降（均$P<0.05$），肝组织中的胶原相关指标如Hyp、PCⅢ、LN、HA水平均显著降低（均$P<0.05$），PI3K蛋白以及Akt蛋白的磷酸化的表达亦明显降低（均$P<0.05$）。提示香风草苷可能通过抑制ERK/MAPK和PI3K/Akt通路改善肝纤维化。

（撰稿：朱　慧　审阅：徐列明）

【肝硬化及其并发症的治疗与研究】

甘霞等将肝硬化腹水脾肾阳虚证患者104例随机分为两组，均参照《肝硬化腹水的中西医结合诊疗共识意见》标准予限钠、护肝、利尿治疗，对照组加服恩替卡韦片，治疗组再予服加味赤石脂禹余粮汤（赤石脂、禹余粮、制附子、炮姜、党参、黄芪等）。经治4周，治疗组总有效率为88.5%（46/

52)，对照组为 67.3%（35/52），组间比较 $P<0.05$。与对照组比较，治疗组门静脉与脾静脉主干宽度缩短、腹水深度降低（$P<0.05$，$P<0.01$），腹水中乳酸脱氢酶（LDH）和葡萄糖（GLU）水平以及血清腹水白蛋白梯度（SAAG）均明显降低（均 $P<0.01$）。李淑红将 108 例乙肝肝硬化腹水患者随机分为两组，均予西医基础治疗方案（限水、限钠、保肝利尿），观察组予加服健脾活血利水汤（黄芪、党参、白术、丹参、猪苓、茯苓等）。经治 4 周后，观察组总有效率为 92.6%（50/54），对照组为 75.9%（41/54），组间比较 $P<0.05$。两组腹围、门静脉内径均明显缩小，24 h 尿量均明显增加，且观察组改善更为明显（均 $P<0.05$）。脾脏厚度则无明显变化。李亮等将 78 例瘀热互结型晚期病毒性肝炎肝硬化患者随机分为两组，均予常规抗病毒、护肝治疗，观察组加用安络化纤丸（生地黄、三七、水蛭、僵蚕、地龙、白术等）。经治 6 个月，观察组总有效率为 89.5%（34/38），对照组为 57.2%（27/40），组间比较 $P<0.05$。张喜荣等将 100 例慢性肝硬化并发急性上消化道出血患者随机分为两组，对照组予奥曲肽联合奥美拉唑静脉推注，观察组则在垂体后叶素联合奥美拉唑治疗方案的基础上加用参麦注射液静脉滴注、三七粉水溶液胃管注入。两组均连续用药 3 d，并进行为期 12 个月的随访。观察组总有效率为 96%（48/50），对照组为 82%（41/50），组间比较 $P<0.05$。与对照组比较，观察组的止血时间及输血量、住院期间及出院至随访期末的再出血率均显著降低（均 $P<0.05$）。祝峻峰等将 65 例慢性乙型肝炎肝硬化顽固性腹水患者随机分为两组，均予托伐普坦及其他常规西药，治疗组加用"水臌贴"（黄芪、肉桂、砂仁等）外敷于肚脐处（神阙穴），1 次/d，保留 3 h/次。经治 14 d，治疗组总有效率为 81.8%（27/33），对照组为 62.5%（20/32），组间比较 $P<0.05$。两组 24 h 尿量均明显增多，腹围均明显缩小，门静脉血流量、脾静脉血流量均减少，腹水暗区深度均降低，以治疗组改善程度为优（均 $P<0.05$）。

陈治莉等将 90 例肝硬化门脉高压患者随机分为两组，均予普萘洛尔治疗，观察组加服柔肝化纤颗粒（黄芪、薏苡仁、黄精、枸杞、黑枣、鳖甲等）。经治 8 周后，两组血流动力学指标及血清 NO、GLU 水平均明显下降（均 $P<0.05$），且观察组下降幅度更大。

（撰稿：姜　娜　审阅：徐列明）

【IgA 肾病的治疗】

郑文博将 72 例 IgA 肾病患者随机分为两组，均予西医常规治疗，观察组加用八珍汤（人参、茯苓、白术、当归、白芍药、熟地黄等）随证加减。经治 30 d，治疗组总有效率为 86.1%（31/36），对照组为 72.2%（26/36），组间比较 $P<0.05$。与对照组比较，治疗组 24 h 尿蛋白定量、尿红细胞计数均明显降低（均 $P<0.05$）。李雯雯等将 79 例气阴两虚型 IgA 肾病热结咽喉证患者随机分为治疗组与对照组，分别予益气固本调免方（黄芪、丹参、女贞子、旱莲草、白茅根、玄参等）加减、固本通络方加减治疗。经治 2 个月，治疗组总有效率为 84.6%（33/39），对照组为 57.5%（23/40），组间比较 $P<0.05$。与对照组比较，治疗组咽部情况积分、尿红细胞数、24 h 尿蛋白定量均显著降低（均 $P<0.01$）。咽部情况积分与尿红细胞数、24 h 尿蛋白定量呈正相关。夏淋霞等将 77 例 IgA 肾病气阴两虚，湿热兼有表证患者随机分为两组，对照组予参芪地黄汤，治疗组予参芪地黄汤合麻黄连翘赤小豆汤（黄芪、山药、党参、麻黄、桑白皮、炙甘草等），疗程均为 8 周。治疗组临床疗效总有效率为 83.7%（36/43），对照组为 61.8%（21/34），组间比较 $P<0.05$；治疗组证候疗效总有效率为 93%（40/43），对照组为 61.8%（21/34），组间比较 $P<0.01$。与对照组比较，治疗组 24 h 尿蛋白定量、IgA 水平均降低（均 $P<0.05$）。蒋鹏娜将 50 例活动性 IgA 肾病脾肾气虚型患者随机分为两组，均予常规治疗，治疗组加用

加减固冲汤(炒白术、生黄芪、煅龙骨、煅牡蛎、山茱萸、生白芍药等),疗程均为 3 个月。治疗组总有效率为 92.0%(23/25),对照组为 60.0%(15/25),组间比较 $P < 0.05$。与对照组比较,治疗组尿 α1-微球蛋白(α1-MG)、尿视黄醇结合蛋白(RBP)、尿 N-乙酰 β-D 氨基葡萄糖苷酶(NAG)、β2 微球蛋白(β2-MG)含量均明显下降($P < 0.05$, $P < 0.01$)。王宏安将 60 例患者随机分为两组,治疗组予服补肾健脾、解毒利咽中药(生地黄、黄芪、党参、金荞麦、紫荆皮、木蝴蝶等),对照组予洛汀新。经治 3 个月,治疗组中医证候中腰脊酸痛、咽喉肿痛、疲倦乏力、浮肿、纳少、口干积分均较治疗前降低(均 $P < 0.05$),对照组各项症状积分则无明显变化。两组24 h 尿蛋白定量均明显降低($P < 0.01$, $P < 0.05$)。与对照组比较,治疗组 24 h 尿蛋白定量、尿红细胞计数均明显降低($P < 0.05$, $P < 0.01$)。邱菊英等将 150 例患者随机分为两组,均予服雷公藤多苷片,治疗组加服化瘀通络解毒汤(生黄芪、生地黄、丹参、鬼箭羽、赤芍药、地龙等)并随证加减。经治8 周后,治疗组总有效率为 86.7%(65/75),对照组为 76.0%(57/75),组间比较 $P < 0.05$。两组红细胞计数、24 h 尿蛋白定量均明显减少,且以治疗组改善程度为优(均 $P < 0.05$);两组咽喉肿痛、腰脊酸痛、疲倦乏力、浮肿、纳少以及口干等中医证候积分均降低,且治疗组更为显著(均 $P < 0.05$)。杨倩等将 59 例 IgA 肾病脾虚湿阻证患者随机分两组,均予西医常规治疗,治疗组加服健脾祛湿活血方(黄芪、炒白术、防风、土茯苓、石韦、萆薢等)并随症加减。经治 8 周,治疗组总有效率为 93.3%(28/30),对照组为 82.8%(24/29),组间比较 $P < 0.05$。与对照组比较,治疗组尿蛋白定量显著降低($P < 0.05$)。

(撰稿:麻志恒 何立群 审阅:徐列明)

【慢性肾功能衰竭的治疗及实验研究】

徐艳秋等将 73 例慢性肾功能衰竭(CRF)脾虚湿热证患者随机分为两组,均予基础治疗,治疗组在此基础上加用健脾清化方(生黄芪、党参、制大黄、黄连、苍术、草果仁等)治疗,疗程均为 6 个月。治疗组总有效率为 97.3%(36/37),对照组为 75.0%(27/36),组间比较 $P < 0.05$。与对照组比较,治疗组 24 h 尿蛋白定量明显降低,微炎症状态指标CD4$^+$T、hs-CRP 均明显下降(均 $P < 0.05$)。王亿平等将 282 例 CRF 湿热证患者分为两组,均采用西医基础治疗,试验组加用清肾颗粒(白花蛇舌草、黄连、生大黄、薏苡仁、白术、丹参等),疗程均为 12周。试验组总有效率为 79.4%(108/136),对照组为 67.1%(98/146),组间比较 $P < 0.05$。与对照组比较,试验组 24 h 尿蛋白定量、肌酐水平均明显降低,肾小球滤过率估算值明显升高(均 $P < 0.05$)。韩海燕等将 60 例慢性肾脏病 3、4 期脾肾气虚、瘀血阻滞证患者随机分为两组,对照组在西医一体化治疗基础上加用氯沙坦钾,治疗组在对照组基础上再加用肾衰方(黄芪、葫芦巴、熟大黄、王不留行、莪术)。经治 6 个月,治疗组总有效率为 80.0%(24/30),对照组为 36.7%(11/30),组间比较 $P < 0.01$。与对照组比较,治疗组 24 h 尿蛋白定量、血清肌酐(Scr)水平均明显降低,肾小球滤过率明显升高($P < 0.05$, $P < 0.01$)。范志强等将 78 例患者随机分为两组,均给予对症支持、治疗原发病等,治疗组加用赤黄丸(大黄、赤石脂),对照组加用爱西特片口服,疗程均为 2 个月。治疗组总有效率为 79.5%(31/39)、对照组 56.4%(22/39),组间比较 $P < 0.05$。

孙响波等把 CRF 患者随机分为黑地黄丸(熟地黄、苍术、干姜、大枣)组与尿毒清组,疗程均为 6个月。与尿毒清组比较,黑地黄丸组 CD4 细胞百分数升高($P < 0.05$),CD4/CD8 升高($P < 0.01$)。韩阳等将 87 例患者随机分为两组,治疗组予醒脾法(黄芪、炒白术、茯苓、紫苏叶、荷叶、枇杷叶等)随证加减治疗,对照组予包醛氧淀粉胶囊口服。经治6 个月,与对照组比较,治疗组血清 Scr、肾小球滤

过率(GFR)水平及中医症状积分均明显下降(均 $P<0.01$)。

肖靖等采用灌服腺嘌呤法造模,并将大鼠随机分为空白对照组、模型组及开结汤(桂枝、茯苓、枳实、生白芍药、炙甘草)低、中、高(3.1、6.3、12.6 g·kg^{-1}·d^{-1})剂量组、尿毒清组。灌胃 30 d 后,结果与正常组比较,模型组大鼠血清中 BUN、Scr、P 的含量及肾组织中 TGF-β_1、MCP-1 的表达均显著增高;与模型组比较,开结汤各剂量组、尿毒清组上述指标改善明显(均 $P<0.05$)。与尿毒清组比较,开结汤低、中剂量组上述指标均显著改善(均 $P<0.05$)。提示开结汤可能通过抑制 TGF-β_1 及 MCP-1 在肾组织中的表达,减少炎性细胞浸润,从而延缓肾纤维化进程。鲁科达等采用 5/6 肾切除并予低蛋白饮食制作 CRF 营养不良大鼠模型,将大鼠随机分为模型组、对照组(复方 α-酮酸)、消瘀泄浊饮(生黄芪、制大黄、川牛膝、桃仁、地龙、车前草等)组,各给药组均灌胃 4 周。结果,与对照组比较,消瘀泄浊饮组的营养状况明显改善,肾组织病理改变明显减轻,血清瘦素水平明显降低($P<0.05$,$P<0.01$)。提示消瘀泄浊饮在保护 CRF 大鼠肾功能的同时,可能通过下调血清瘦素水平,从而促进大鼠摄食,改善 CRF 大鼠营养不良。钟瑜萍等采用 5/6 肾切除法建立慢性肾功能衰竭模型,将大鼠随机分为正常组、假手术组、模型组、贝那普利组、大黄黄芪不同配伍比例(1:1、1:4、1:6)组。灌胃给药 40 d 后,结果,大黄黄芪各个配伍能明显减低 24 h 尿蛋白定量、血清 Scr、血清尿素氮(BUN)水平,改善慢性肾衰大鼠的肾小管空泡变性和炎性坏死程。与大黄黄芪(1:6)组比较,大黄黄芪(1:1)组血清 Scr 和 BUN 水平降低明显($P<0.05$),肾脏病变改善效果最好。提示大黄黄芪配伍为 1:1 时,增强肾小球的滤过功能,减轻肾脏病变程度的作用最为显著。

(撰稿:麻志恒 何立群 审阅:徐列明)

【再生障碍性贫血的治疗及实验研究】

杨沛华等将 84 例再生障碍性贫血(AA)随机分为两组,均予服环孢菌素 A 胶囊及十一酸睾酮胶丸,中西医结合治疗组加用补肾活血中药(黄芪、鸡血藤、熟地黄、赤芍药、山萸肉、茯苓等)并随证加减。经治 2 个月,治疗组总有效率为 90.5%(29/42),对照组为 69.1%(38/42),组间比较 $P<0.05$。与对照组比较,治疗组 TNF-α、IFN-γ 检测水平恢复时间及贫血药物治疗总时间均明显缩短(均 $P<0.05$)。李文静等将 120 例患者随机分为两组,均予服环孢菌素,观察组予加服补肾养血中药(山药、茯苓、泽泻、熟地黄、山萸肉、牡丹皮等)。经治 3 个月,观察组总有效率为 71.7%(43/60),对照组为 46.7%(28/60),组间比较 $P<0.05$。赵文金等将慢性 AA 患者 58 例随机分为两组,治疗组按辨证分为肾阳虚证、肾阴虚证、阴阳两虚证,分别予服复方黄鼬乌鸡羊肝丸(熟地黄、山药、山茱萸、黄芪、桑椹、西洋参等与山羊肝、乌鸡肉、黄鼬肉共同制成蜜丸)Ⅰ号、Ⅱ号、Ⅲ号,对照组予服环孢菌素 A 及康力龙。经治 30 d,治疗组总有效率为 85%(34/40),对照组为 77.8%(14/18),组间比较 $P<0.05$。

姚金华等以 X 射线+环磷酰胺+氯霉素复合方法造模,将小鼠随机分为正常组,模型组,司坦唑醇片组,黄鼬干粉高、低(18、6 g/kg)剂量组。灌胃 15 d 后,与正常组比较,模型组外周血中 HGB、RBC、WBC、BMNC 及 PLT 数量明显减少;与模型组比较,司坦唑醇片组及黄鼬干粉胶囊高、低剂量组上述指标均明显增加(均 $P<0.05$)。与正常组比较,模型组骨髓 CFU-GM 生成量明显降低,血清中 SICAM-1 含量明显升高(均 $P<0.05$);与模型组比较,司坦唑坦片组及黄鼬干粉胶囊高、低剂量组骨髓 CFU-GM 生成量均明显升高,血清中 SI-CAM-1 含量均明显降低(均 $P<0.05$)。

(撰稿:陈海琳 周永明 审阅:陈信义)

【原发免疫性血小板减少症的治疗】

周婷等介绍黄振翘临证经验,其认为本病以脾肾亏损为本,肝火灼伤血络为标,治疗首先应辨明脏腑病位,分清虚实、气火盛衰,以"治火、治气、治血"为要。治火当分清虚实,实火者常用金银花、连翘、防风、荆芥、板蓝根等;虚火者以知柏地黄丸加减。治气以滋阴补气、调气理气为主,虚证常用太子参、黄芪、党参、甘草、茯苓、白术等,配合阿胶、何首乌、菟丝子、仙灵脾、生地黄、熟地黄等;实证常用白芍药、沙参、柴胡、牡丹皮、牡蛎、紫苏梗等。治血有补血活血、清热凉血、化瘀止血之法,补虚与清火法相结合,并注意活血而不伤血、止血而不滞血。常用水牛角、白茅根、侧柏叶、生槐花、蒲公英、黄芩等清热凉血;三七、牡丹皮、丹参、赤芍药、茜草、小蓟草等化瘀止血;陈阿胶、当归等补血养血。

吴玉霞等将 60 例慢性原发免疫性血小板减少症(ITP)患者随机分为 A、B、C 组,分别予健脾益气摄血配方颗粒(黄芪、党参、茯苓、白术、阿胶、茜草等)、健脾益气摄血配方颗粒联合泼尼松、单纯泼尼松治疗,疗程均为 21 d。结果 A、B、C 三组中医证候疗效总有效率分别为 70.0%(14/20)、75.0%(15/20)、55.0%(11/20),A、B 组优于 C 组($P<0.05$)。A、B、C 三组血小板疗效总有效率分别为 50.0%(10/20)、75.0%(15/20)、45.0%(9/20),以 B 组疗效为优($P<0.05$)。陈钟等将 60 例 ITP 患者随机分为两组,均予泼尼松治疗,观察组加用补肾祛风方(女贞子、墨旱莲、制何首乌、龟板、鳖甲、桑叶等),疗程均为 3 个月。与对照组比较,治疗组血小板膜糖蛋白 GPIIb/IIIa 表达阳性率明显下降($P<0.05$)。严正松等将 100 例 ITP 患者随机分为逍遥颗粒(柴胡、当归、白芍药、炒白术、蜜炙甘草、薄荷)治疗组与泼尼松对照组,疗程均为 12 周。治疗组与对照组总有效率分别为 64%(32/50)、62%(31/50),组间比较 $P>0.05$;但治疗组血小板

计数升高、中医症状方面改善均明显优于对照组($P<0.05$)。孙凤等将 70 例慢性 ITP 患者随机分为两组,均予达那唑,治疗组加服紫茜合剂(党参、黄芪、紫草、茜草、生地黄、旱莲草等)。经治 6 个月,治疗组总有效率为 65.7%(23/35),对照组为 48.6%(17/35)组间比较 $P<0.05$。且治疗组血小板计数升高明显优于对照组($P<0.05$)。

(撰稿:郑丹丹　周永明　审阅:陈信义)

【过敏性紫癜的治疗】

李光杰等认为过敏性紫癜(AP)发病多呈本虚标实,寒热夹杂之证,根本病机在于肺胃不降、卫不敛营,治疗关键在于调理中气,治法以补火燥湿为首,运用清热凉营之药物时应兼顾中气。刘彦平介绍赵建雄治疗 AP 经验。提出脾胃不足是发病之本,卫表不固,腠理不密,风邪外袭,是致病之标,血溢脉外是基本病理变化,血瘀则贯穿整个病程。实证以清热祛风、凉血止血、解毒化瘀为主,辅以利湿;虚证或虚实夹杂之证则补虚或补虚泻实,活血化瘀止血贯穿于病程始终。自拟止血化斑汤(金银花、紫草、茜草、白茅根、旱莲草、藕节等)加减。张妙良等认为火热、血瘀、正虚是 AP 病机的三个中心环节,火热、血瘀贯穿疾病始终。急性期以清泻邪实为主,中后期应兼顾补益正虚,以清热凉血为治则,辅以活血化瘀。自拟清癜汤(生地黄、牡丹皮、赤芍药、紫草、生槐花、藕节炭等)。王丹介绍郭亚雄治疗 AP 经验。认为其病机为湿热稽留血分,血络损伤,血液外溢于肌肤所致。以血分湿热为内因,以新感时邪为外因。以清化湿热为治疗原则,自拟经验方(黄芩、黄柏、牛膝、苍术、茯苓、白术等),并根据湿热偏重、三焦所属、营血深浅及伴随症状等灵活运用。

许毅等将 60 例 AP 患者随机分为两组,治疗组予芪卿消癜汤(黄芪、徐长卿、苍耳子、辛夷、地肤子、白鲜皮等),对照组予常规西药(抗组胺药、维生

素 C、复方芦丁等)治疗。经治 8 周后,两组 IgA、IgE、IgG、IgM 水平均明显下降,且以治疗组下降更为显著(均 $P<0.05$)。郝晶等将 70 例 AP 血热风盛证患者随机分两组,治疗组予服紫癜清颗粒(生地黄、紫草、丹参、赤芍药、茜草),对照组予醋酸泼尼松片。经治 3 个月,两组皮肤紫斑改善时间无显著差异,NK 细胞水平均升高,以治疗组更为显著(均 $P<0.05$)。治疗组血尿、蛋白尿消退时间较对照组明显缩短(均 $P<0.05$)。黄昭前等将 100 例患者随机分为两组,均予常规西医治疗,观察组加服凉血化斑汤(水牛角粉、白花蛇舌草、生地黄、蚤休、白鲜皮、土茯苓等)。经治 1 个月,观察组总有效率为 92%(46/50),对照组为 64%(32/50),组间比较 $P<0.05$。

(撰稿:孙伟玲 周永明 审阅:陈信义)

【2 型糖尿病的治疗及实验研究】

李艳莉将 126 例 2 型糖尿病(T2DM)痰湿证患者随机分为两组,均予合理饮食控制、适当运动及二甲双胍口服,观察组加服柴胡温胆汤(石菖蒲、佩兰、茯苓、柴胡、黄芩、法半夏等)。经治 1 个月后,观察组总有效率为 95.2%(60/63),对照组 81.0%(51/63),组间比较 $P<0.05$。且观察组 FBG、2hPG、HbA$_1$c 水平均较对照组降低(均 $P<0.05$)。刘瑞霞等将 200 例老年 T2DM 脾虚湿盛证患者随机分为两组,均予西医常规及二甲双胍治疗,治疗组加服降糖增敏汤(黄芪、黄连、党参、白术、茯苓、荷叶等)。经治 2 年后,治疗组总有效率为 93.0%(93/100),对照组为 76.0%(76/100),组间比较 $P<0.01$。蔡晟宇等将 60 例 T2DM 气阴两虚兼血瘀痰阻证患者随机分为两组,治疗组口服祛胰抵方(黄芪、西洋参、生地黄、茯苓、苍术、玄参等),对照组口服磷酸川芎嗪片。经治 4 周后,治疗组中医证候疗效为 93.3%(28/30),与对照组 70.0%(21/30)比较 $P<0.05$;且血浆组织因子

(TF)、血液流变学指标、中医证候积分下降均优于对照组($P<0.01$,$P<0.05$)。张德贵等将 140 例 T2DM 早期湿热证患者分为两组,治疗组予清肝利湿方(柴胡、龙胆草、茯苓、半夏、生地黄、玄参等),对照组予二甲双胍缓释片。经治 2 个月后,治疗组总有效率为 91.4%(64/70),与对照组 81.4%(57/70)比较 $P<0.05$;且血脂、BMI、中医证候积分降低均优于对照组($P<0.01$,$P<0.05$)。

杨丽娜等采用高脂高糖饲料加腹腔注射链脲佐菌素(STZ)与精神紧张法诱发 T2DM 大鼠模型,随机分为模型组,二甲双胍组,黄地吉仙汤(黄芪、太子参、生地黄、玄参、石膏、知母等)低、中、高(9.5、19、38 g·kg·d^{-1})剂量组。均灌胃 8 周后,与模型组比较,二甲双胍组、黄地吉仙汤高、中剂量组血糖、HbA$_1$c 水平明显减低($P<0.05$)。且黄地吉仙汤各剂量组降低 HbA1C 的疗效呈量效关系。尹恣强等采用高脂饮食联合 STZ 造模,随机分为模型组,二甲双胍组,锦南复方(苦瓜、枸杞子、南瓜花、金银花等)低、中、高(40、80、160 mg/kg)剂量组。均灌胃 4 周后,与模型组比较,锦南复方各剂量组 FBG、PBG、HbA$_1$c、TC、TG、LDL-C、FINS、FFA、MDA 含量及 IRI 均显著降低;肝糖元水平、体质量、葡萄糖转运体 4(GLUT-4)、胰岛素受体底物 1(IRS-1)显著升高($P<0.05$,$P<0.01$)。锦南复方中、高剂量组血清 HDL-C 水平显著升高($P<0.01$,$P<0.05$)。提示锦南复方能改善 T2DM 大鼠糖脂代谢及胰岛素抵抗,其作用机制可能与上调肝组织中 GLUT-4、IRS-1 蛋白表达有关。李雪等采用高脂高糖饲料加腹腔注射 STZ 法造模,将大鼠分为正常组,模型组,二甲双胍组,芪桑方(黄芪、荷叶、桑叶、桑椹)低、中、高(0.4、0.8、1.6 g·kg^{-1}·d^{-1})剂量组。灌胃给药 30 d 后,与模型组比较,芪桑方各剂量组 FBC、HbA$_1$c、TC、TG、LDL-C 水平均显著降低(均 $P<0.05$),HDL 水平均升高(均 $P<0.05$),并呈一定的量效关系。且芪桑方可降低肝脏中蛋白酪氨酸磷酸酶

1B(PTP1B)的表达($P<0.05$),提示芪桑方可能通过抑制 PTP1B 表达从而改善 T2DM 大鼠的糖脂代谢。

（撰稿：黄陈招　审阅：周永明）

【糖尿病肾病的治疗及实验研究】

黄为钧等提出"伏风致病"假说,糖尿病肾病(DN)缺乏特异性的临床表现,到Ⅲ期仅出现微量白蛋白尿,起病及发展过程较为隐匿,符合伏邪发展过程"隐匿性"的特点;随着病情的加重,部分患者可突然出现大量蛋白尿,常常伴有血压急性升高,甚至表现为肾病综合征,则符合伏邪发病时"爆发性"的特点。认为"肾络伏风"是病情发展的关键因素。其一,肾络风邪内动,导致肾不主藏,精微物质外泄,引起大量蛋白尿,尿中出现大量泡沫。其二,DN病情进展快这一特点,与风邪"善行而数变"的性质相符。其三,肾络伏风内动,易引动肝风,上犯头窍,出现头晕、耳鸣、眼底出血、视物模糊等症状。马雷雷等从现代医学 DN 肾脏病理形成过程为出发点,并结合中医学"积"形成的病因病机探讨两者之间的关联性和相似性。认为肾络瘀痹,毛细血管基底膜增厚;肾积初成,系膜基质增宽,结节性硬化;肾体成积,肾用失司,肾小球硬化,在治疗上主张从"积"论治,初期宜清热养阴,祛瘀通络;中期宜祛瘀化痰,消癥散积;晚期宜缓消肾积,降逆泄浊。

蔡镇将 76 例 DN 患者随机分为两组,均予西医常规治疗,治疗组加用清心莲子饮(石莲子、黄芪、太子参、当归、麦门冬、地骨皮等)。经治 30 d,治疗组总有效率为 86.8%(33/38),对照组为 71.1%(27/38),组间比较 $P<0.05$。米乐等将 60 例 DN 风湿内扰证患者随机分为两组,均予西医常规加安博维治疗,治疗组加用加味黄风汤(黄芪、独活、僵蚕、防风、蝉衣等)。经治 12 周,治疗组总有效率为 86.7%(26/30),对照组为 76.7%(23/30)组

间比较 $P<0.05$。王峥等将Ⅲ～Ⅴ期 DN 患者随机分为两组,均予西医常规治疗,治疗组加服积芎解毒方(黄芪、川芎、积雪草)颗粒剂。经治 8 周,治疗组总有效率为 90%(27/30),对照组为 66.7%(20/30),组间比较 $P<0.05$。杜小静等将 96 例早期 DN 患者随机分为糖肾清宣合剂(炙麻黄、防风、川芎、葛根、黄连、黄柏等)治疗组 47 例与贝那普利对照组 49 例。经治 8 周,总有效率分别为 76.6%(36/47)、57.1%(28/49),组间比较 $P<0.05$。两组 FBG、2hPG、HbA$_1$c、24hUPro、尿微量白蛋白均下降,其中治疗组 24hUPro、尿微量白蛋白下降程度更为显著(均 $P<0.05$)。陈际连等将 60 例早期 DN 气阴两虚夹痰瘀证患者随机分为两组,均予西医常规治疗,治疗组加服复方健胰胶囊(黄芪、山药、丹参、苦丁茶、半夏、葛根等)。经治 4 周,两组 SOD 水平均升高,血管紧张素转化酶(ACE)水平均下降,且治疗组改善程度更为明显(均 $P<0.05$)。张社峰等将 82 例 DN 患者随机分为两组,均予培哚普利等基础治疗,治疗组加用糖肾宁胶囊(蝉蜕、僵蚕粉、牛蒡子、黄芪、杜仲、山茱萸等)。经治 24 周,治疗组总有效率为 85.7%(36/42),对照组为 75.0%(30/40),组间比较 $P<0.05$。两组 FBG、2hPG、HbA$_1$c、24hUPro、hs-CRP 均下降,其中治疗组 24hUPro、hs-CRP 下降程度更为显著(均 $P<0.05$)。

郭倩等以高糖高脂饲料喂养联合腹腔注射 STZ 造模,并将大鼠分为模型组、厄贝沙坦组、化瘀通络中药组(丹参、川芎、地龙、水蛭、全蝎),均灌胃 16 周。结果,与模型组比较,在第 2、4、8、12、16 周,厄贝沙坦组、中药组 24hUPro 水平均降低(均 $P<0.05$),且中药组下降更为明显($P<0.05$);厄贝沙坦组、中药组肾小囊腔开放程度有所改善,基底膜增厚、系膜基质增生有所减轻,阴离子位点数量增加(均 $P<0.05$);肾组织乙酰肝素酶(HPA)蛋白、HPA mRNA、尿足盂蛋白(PCX)明显降低,肾组织 PCX 蛋白、PCX mRNA 表达明显升高($P<$

学术进展

0.05),其中中药组大鼠肾组织 HPA 蛋白明显低于厄贝沙坦组($P<0.05$)。提示化瘀通络中药可减少 DN 尿蛋白,可能通过抑制肾组织 HPA 过表达,减少基底膜阴离子位点丢失,并能上调肾组织 PCX 的表达,减少尿 PCX 排泄,维持肾小球电荷屏障的完整性。杜月光等以高糖高脂饲料喂养联合静脉注射 STZ 复制早期 DN 大鼠模型,分为模型组、缬沙坦组、糖肾方(黄芪、葛根、灵芝、女贞子、大黄、丹参)低、中、高(6.5、13、$26\ \mathrm{g\cdot kg^{-1}\cdot d^{-1}}$)剂量组,均灌胃 12 周。结果,与模型组比较,糖肾方高剂量组血糖显著降低($P<0.05$);各给药组尿白蛋白(U-alb)排泄率不同程度降低,其中糖肾方中、高剂量组及缬沙坦组降低明显($P<0.05$),肌酐清除率(Ccr)有所升高,其中糖肾方高剂量组、缬沙坦组升高明显($P<0.05$);糖肾方各剂量组、缬沙坦组血清 AGE 含量、肾组织糖基化终末产物受体 RAGE-mRNA 表达均明显下降($P<0.05$,$P<0.01$)。提示早期 DN 大鼠存在"气阴两虚、络脉瘀阻"病机,AGE-RAGE 与早期 DN"气阴两虚、络脉瘀阻"的病机可能具有相关性。宋芊等以 STZ 诱导 DN 大鼠模型,并将大鼠分为模型组、冬连胶囊(有效成分为黄连生物碱、麦门冬多糖)低、中、高剂量(1.4、2.7、6.8 g/kg)组、氯沙坦组,均灌胃 8 周。与模型组比较,冬连胶囊各组血糖、HbA1c 及肝、肾功能水平,24hUPro、肾比重以及肾组织、胰腺组织中丙二醛含量具不同程度降低,肾、胰组织中 SOD、GSH 含量均升高($P<0.01$,$P<0.05$)。提示冬连胶囊可能通过调控蛋白非酶糖基化终产物 AGEs-MAPK 信号表达,减轻氧化应激反应,降低血糖及 24hUPro,从而达到保护肾脏及胰腺的作用。

(撰稿:黄陈招　审阅:周永明)

【偏头痛的治疗及实验研究】

邵勇等将 60 例无先兆性偏头痛患者随机分为治疗组与对照组,分别予定痛汤(川芎、白芷、细辛、葛根、炙甘草、全蝎等)、盐酸氟桂利嗪胶囊。经治 15 d,治疗组总有效率为 90.0%(27/30),对照组为 63.3%(19/30),组间比较 $P<0.05$。两组降钙素基因相关肽(CGRP)和 P 物质(SP)含量均不同程度下降,以治疗组更为明显(均 $P<0.05$)。韩芳等将 60 例偏头痛肝郁化热证患者随机分为两组,治疗组予清肝解郁方(柴胡、郁金、黄连、半夏等)免煎颗粒,对照组予天舒胶囊,疗程均为 4 周。通过综合评价,两组头痛 PRO 量表各维度得分均下降,SF-36 生活质量各条目得分均提高,且治疗组提高更为明显(均 $P<0.05$)。与对照组比较,治疗组头痛发作次数减半率下降明显($P<0.05$)。两组肝郁化热证证候总分基本呈下降趋势,而治疗组下降更为明显($P<0.05$,$P<0.01$)。

赵永烈等观察芎芷地龙汤(川芎、白芷、生石膏、地龙、延胡索)对偏头痛模型大鼠脑组织细胞原癌基因 Fos(c-fos)及降钙素基因相关肽(CGRP)蛋白表达的影响。采用皮下注射硝酸甘油造模,将大鼠随机分为生理盐水组、模型组、舒马普坦组、芎芷地龙汤组,均灌胃 3 d。在皮下注射药物后 4 h、6 h 两个时间点取材进行测定。结果,与生理盐水组比较,模型组三叉神经脊束核及水管周围灰质的 c-fos 阳性细胞数、CGRP 阳性细胞数增多,4 h 多于 6 h;与模型组比较,芎芷地龙汤组、舒马普坦组上述指标均减少(均 $P<0.01$)。提示芎芷地龙汤可减少三叉神经脊束核 c-fos 免疫阳性细胞表达,进而减弱三叉神经血管系统的激活,也可减弱中脑导水管周围灰质 c-fos 免疫阳性细胞表达,阻止伤害性信息的进一步传递;并可减少三叉神经脊束核和中脑导水管周围灰质 CGRP 阳性细胞的表达。白方会等采用相同方法造模,观察正天丸(川芎、钩藤、生白芍药、生地黄、当归、桃仁等)对偏头痛模型大鼠三叉神经二级神经元 P2X3 受体表达的影响。将大鼠随机分为对照组、模型组、正天丸组,均灌胃 7 d。结果,与模型组比较,正天丸组大鼠耳红消失时间、挠头结束时间均有所提前($P<$

0.05)。免疫荧光结果显示,三组大鼠三叉神经TCC中均有P2X3受体阳性表达,主要分布在三叉神经脊束核尾部(TNC)和C1、C2颈髓背侧核浅层(Ⅰ、Ⅱ层)。与对照组比较,模型组表达亮度升高,与模型组比较,正天丸组表达亮度降低。与对照组比较,模型组、正天丸组三叉神经TCC中P2X3受体及其mRNA表达水平均升高,与模型组比较,正天丸组上述指标则均降低(均$P<0.05$)。提示正天丸可能通过抑制三叉神经二级神经元P2X3受体表达上调而发挥治疗作用。潘旭鸣等采用利血平复制偏头痛小鼠模型,观察少腹逐瘀汤、补阳还五汤及血府逐瘀汤对小鼠体质量、肛温、痛阈以及脑组织5-羟色胺(5-HT)的影响。将小鼠随机分为空白组、模型组、少腹逐瘀汤组、补阳还五汤组、血府逐瘀汤组,均灌胃10 d。结果,与空白组比较,造模第5、10 d,模型组肛温明显降低($P<0.01$);与模型组比较,造模第5 d少腹逐瘀汤组肛温明显升高($P<0.05$),造模第10 d各给药组肛温均明显升高($P<0.01$,$P<0.05$)。与空白组比较,模型组小鼠痛阈显著降低($P<0.01$);与模型组比较,各给药组痛阈均升高(均$P<0.01$),其中血府逐瘀汤组痛阈升高趋势最为明显。与空白组比较,模型组脑组织5-HT含量明显降低($P<0.01$);与模型组比较,少腹逐瘀汤组此含量显著升高($P<0.05$),其他两组有升高趋势但无显著差异($P>0.05$)。

(撰稿:刘　霖　审阅:周永明)

【帕金森病的治疗及实验研究】

白钰等将108例帕金森病(PD)患者随机分为两组,均予服美多巴(含有左旋多巴与苄丝肼),治疗组加用滋肾柔经汤(天麻、钩藤、石决明、黄柏、杜仲、桑寄生等)。经治12周,治疗组总有效率为87.0%(47/54),对照组为68.5%(37/54),组间比较$P<0.05$。与对照组比较,治疗组中医症状评分、帕金森病非运动症状评价量表(NMS)、汉密尔顿抑郁量表(HAMD)评分均显著降低,帕金森病睡眠量表(PDSS)评分升高(均$P<0.01$)。第6、12周时,治疗组血清APN、UA水平均升高,TNF-α、IL-6水平则显著降低(均$P<0.01$)。黄汝成等将70例肝肾不足型PD患者随机分为两组,均予服美多巴。观察组加用补肾调肝止颤汤(何首乌、熟地黄、生白芍药、甘草、龟甲、当归等),对照组加用安慰剂。经治3个月,观察组总有效率为85.7%(30/35),对照组为57.1%(20/35),组间比较$P<0.05$。与对照组比较,观察组UPDRS、PDSS、HAMD、帕金森病生活质量量表(PDQ-39)、简短精神状态量表(MMSE)、中医证候的评分均下降幅度更大(均$P<0.05$)。游家华等将60例患者随机分两组,均以抗帕金森病西药治疗,治疗组加用舒筋定颤汤(木瓜、鸡血藤、生白芍药、甘草、天麻、葛根等)随证加减。经治3个月,与对照组比较,治疗组统一帕金森病量表(UPDRS)、PDQ-39、HAMD、NMS的评分均下降($P<0.05$)。

赵晓晖等探讨"抗帕颗粒"(熟地黄、山茱萸、红参、生黄芪、丹参、水蛭等)干预对PD模型小鼠黑质纹状体区TH阳性神经元及DA的影响。以1-甲基-4-苯基-1,2,3,6-四氢吡啶(MPTP)腹腔注射造模,将小鼠随机分为正常组、模型组、干预组,各组均灌胃4个月。结果,与模型组比较,干预组TH阳性细胞染色面积及高倍镜下TH阳性细胞数量增加,DA含量增加($P<0.01$)。提示"抗帕颗粒"对PD小鼠多巴胺能神经元的数量、形态及功能具有一定的保护作用。任燕冬等观察拜颤停复方(刺五加、生白芍药、钩藤)组分配比对帕金森病小鼠纹状体内多巴胺的影响。以MPTP诱导建立PD模型,将该复方的3味中药提取物按不同配比(刺五加提取物X1:生白芍药提取物X2:钩藤提取物X3=30.00:34.92:82.50,48.00:19.98:72.19,18:00:44.88:61.88,36.00:29.94:51.56,54.00:15.00:41.25,24:00:39.90:30.94,42.00:24.96:20.63)进行干预,小鼠随机

分为模型组及刺五加、白芍药、钩藤提取物 7 个不同配比干预组,连续干预 20 d。结果,与模型组比较,1、2 组纹状体内 DA 含量升高(均 $P<0.05$),钩藤提取物为影响药效的主因素($P<0.01$)。提示拜颤停复方能增加帕金森病小鼠纹状体 DA 的含量,最优配比为 54.00∶44.88∶82.50。刘军等采用颅内注射乳胞素诱导 PD 肌僵直大鼠模型,随机分为模型组,舒肌汤(毛叶轮环藤、青风藤、防己、厚朴、山梗菜)高、中、低(40、20、10 g·kg^{-1}·d^{-1})剂量组,灌服给药 30 d。结果,与模型组比较,舒肌汤中、低剂量组大鼠纹状体 DA、高香草酸(HVA)、二羟苯乙酸(DOPAC)含量、DA/DOPAC、DA/HVA 值均升高($P<0.05$,$P<0.01$)。与舒肌汤中剂量组比较,高剂量组 DOPAC 含量、DA/DOPAC、DA/HVA 值下降,低剂量组 DOPAC 含量亦降低(均 $P<0.05$)。电镜下,模型组存在神经肌肉接头处肌纤维密集,排列紊乱,突触前膜囊泡和线粒体增多,突触后膜皱褶明显,乙酰胆碱受体增多等超微结构改变,舒肌汤各剂量组上述改变均有不同程度改善。提示舒肌汤可能通过促进 DA 分泌,同时减少神经肌肉接头处乙酰胆碱的释放,调节中枢和外周神经兴奋,从而缓解帕金森病肌僵直。

(撰稿:姜丽莉　审阅:周永明)

【类风湿关节炎的治疗及实验研究】

刘清平等从"伏毒"角度对类风湿关节炎(RA)进行论述,以"伏毒"学说作为理论假说,提出扶正祛毒作为防治 RA 的基本治则。伏毒作为 RA 的病理产物及致病因素,是 RA 发生发展、迁延不愈的一个重要因素,治疗时应避免诱发因素,控制伏毒外发。

何芳将 80 例 RA 患者随机分为两组,均予服甲氨蝶呤、羟氯喹、双氯芬酸钠,观察组加用导痰汤随症加减,经治 3 个月,观察组总有效率为 95.9%(47/49),对照组为 80.6%(25/31),组间比较 $P<0.05$。与对照组比较,观察组治疗后 CD$_3^+$、CD$_8^+$、骨保护因子(OPG)水平显著升高,CD$_4^+$、CD$_4^+$/CD$_8^+$、IL-17 水平均显著降低(均 $P<0.05$)。王志文等将 78 例 RA 寒湿痹阻证患者随机分为治疗组与对照组,分别予服麝香乌龙丸(麝香、制川乌、全蝎、地龙、黑豆)、白芍总苷胶囊。经治 8 周,观察组总有效率为 94.3%(36/38),对照组为 73.0%(27/37),组间比较 $P<0.01$。两组关节压痛数、关节肿胀数、晨僵时间、平均握力、疼痛水平视力对照表数值(VAS)评分均有所改善,且以观察组为优(均 $P<0.05$)。第 3、8 周时两组血沉、CRP 水平均降低,且治疗组血沉下降更为显著(均 $P<0.01$)。两组中医证候积分均降低,且治疗组更为显著(均 $P<0.05$)。贾淑丽等将 136 例 RA 肝肾阴虚证患者随机分为两组,观察组口服五藤祛湿汤(鸡血藤、忍冬藤、海风藤、络石藤、青风藤、独活等)随症加减,对照组口服来氟米特片、甲氨蝶呤片。经治 6 个月,观察组总有效率为 96.9%(63/65),对照组为 71.2%(47/66),组间比较 $P<0.05$。

智恺等通过分离类风湿关节炎患者的滑膜组织制备原代类风湿关节炎成纤维样滑膜细胞(RA-FLS),采用 TNF-α 诱导 RA-FLS 的迁移及黏附,探讨清热活血方(土茯苓、金银花、苍术、黄柏、赤芍药、丹参等)治疗活动期 RA 的机制。设空白组、诱导组(TNF-α 诱导)及清热活血方低、中、高(20、100、500 ng/ml＋TNF-α 诱导)剂量组。结果,与空白组比较,诱导组细胞迁移距离及面积增加、黏附 OD 值增大、PI3K 及 p-Akt 蛋白表达升高(均 $P<0.01$)。与诱导组比较,清热活血方各剂量的 PI3K、p-Akt 蛋白表达均下降,各剂量可抑制细胞的迁移和黏附,且以高剂量最优($P<0.05$,$P<0.01$)。侯玉婷等采用右后足趾皮下注射完全弗氏佐剂致炎法造模,将大鼠随机分为空白组、模型组、醋酸泼尼松组、雷公藤多苷片组及复方黑骨藤(黑骨藤、秦艽乙醇提取物、延胡索乙醇提取物)高、中、

低剂量(67、44、22 mg)组。灌胃 21 d 后,与模型组比较,醋酸泼尼松组、复方黑骨藤各剂量组关节肿胀度均明显减轻、胸腺指数均明显降低($P<$ 0.01,$P<0.05$)。醋酸泼尼松组、雷公藤多苷片组、复方黑骨藤各剂量组 IL-1β、IL-6、TNF-α 水平均不同程度下降,其中复方黑骨藤高、中剂量组与雷公藤多苷片组比较,有显著性差异(均 $P<$ 0.05)。王俊伟等以完全弗氏佐剂造模,将新西兰兔随机分为正常组、模型组、雷公藤多苷片组、复方芪芎颗粒(黄芪、川芎、红花、桃仁、当归、益母草等)组,均灌胃 3 周。结果,与正常组比较,模型组软组织肿胀明显,关节间隙变窄甚至模糊不清,关节面不平整。与模型组比较,各给药组上述病变症状均减轻,且 IL-17、IL-23 水平均明显降低(均 $P<$ 0.01),与雷公藤多苷片组比较,复方芪芎颗粒组此二项指标均降低(均 $P<0.05$)。

(撰稿:徐光耀 审阅:周永明)

【脑卒中后抑郁的治疗与研究】

杨碧等总结李妍怡治疗脑卒中后抑郁(PSD)的经验,认为 PSD 主要病机为阴虚血瘀,治宜养阴清热除烦,和血化瘀解郁,经验方佛手养心汤,以当归、川芎、丹参养血活血,生地黄、玄参、麦冬滋阴清热,远志、夜交藤、炙甘草、浮小麦、大枣、栀子、豆豉养心安神兼除烦,桔梗引诸药上行。

戴晓娟等将 PSD 肝郁气滞、热扰心神证患者 80 例随机分为治疗组与对照组,在常规治疗原发病的基础上,分别服用柴枣解郁汤(柴胡、黄芩、酸枣仁、半夏、生龙骨、生牡蛎等)随症加减与氟哌噻吨美利曲辛片。经治 28 d,治疗组总有效率为 92.5%(37/40),对照组为 80%(32/40),组间比较 $P<0.05$。与对照组比较,治疗组神经功能缺损(NIHSS)评分、汉密顿抑郁量表(HAMD)评分均下降(均 $P<0.05$)。罗玮等将 60 例缺血性脑卒中后轻度认知障碍患者随机分为两组,均予常规治疗,对照组加服尼莫地平片,治疗组再予加味涤痰汤(制半夏、制南星、橘红、炒枳实、竹茹、人参等)口服。经治 3 个月,治疗组总有效率为 86.7%(26/30),对照组为 63.3%(19/30),组间比较 $P<0.05$。两组简明精神状态检查量表(MMSE)评分、日常生活活动能力量表(ADL)评分均升高,NIHSS 评分、中医辨证量表(SDSVD)评分均降低,而治疗组更为显著(均 $P<0.05$)。赵英霖等将 100 例患者随机分为两组,均予常规治疗,干预组加用培元涤痰开郁方(柴胡、黄芩、法半夏、太子参、龙骨、牡蛎等)。经治 28 d,干预组 PSD 发生率为 18.0%(9/50),对照组为 40.0%(20/80),组间比较 $P<0.05$。NIHSS 临床疗效评定,干预组总有效率为 90.0%(45/50),对照组为 72.0%(36/50),组间比较 $P<$ 0.05。与对照组比较,干预组血清 hs-CRP 含量明显降低($P<0.05$)。

喻斌等探讨化瘀开窍解郁(HY)颗粒(丹参、石菖蒲、川芎、柴胡、广郁金、茯神等)对 PSD 大鼠的改善作用及机制。以慢性应激刺激造模,并将大鼠随机分为模型组、帕罗西汀组及 HY 颗粒Ⅰ、Ⅱ、Ⅲ剂量(13.4、26.7、53.4 $g \cdot kg^{-1} \cdot d^{-1}$)组。各给药组均灌胃 21 d 后,与模型组比较,HY 颗粒各剂量组大鼠体质量、糖水用量、大鼠水平及垂直运动次数均显著增加(均 $P<0.05$);总游泳距离及近站台区与远站台区的游泳距离、游泳时间均缩短,近/远站台区游泳距离比、时间比均增加($P<0.05$,$P<0.01$);海马及额叶皮层的 NGF 的表达均显著增加($P<0.05$,$P<0.01$),其中Ⅱ组和Ⅲ组此二脑区 BDNF 的表达均增加(均 $P<0.05$)。提示 HY 颗粒可能通过增加 BDNF 和 NGF 表达量,而促进 PSD 大鼠行为学的改善。赵瑞珍等探讨颐脑解郁方(刺五加、栀子、五味子、郁金)对脑出血后抑郁大鼠的干预作用。尾壳核胶原酶注射结合不可预知慢性应激造模,将大鼠随机分为正常组、模型组、假手术组、颐脑解郁方组、盐酸氟西汀组,均灌胃 6 周。结果,与模型组比较,两给药组蔗糖水摄入量、

水平及直立次数均明显增加,学习或记忆游出时间减少(均 $P<0.05$),颐脑解郁方组记忆错入盲端数减少($P<0.05$)。磁共振波谱技术观察显示,与模型组比较,颐脑解郁方组海马区 NAA/Cr、Cho/Cr 比值均显著升高(均 $P<0.05$)。提示其对神经元的功能具有修复及保护作用。

(撰稿:姜丽莉　审阅:余小萍)

【血管性痴呆的治疗及实验研究】

吴兵兵等将 62 例血管性痴呆(VD)痰瘀阻络证患者随机分为两组,均予控制血压、血脂、血糖,抗血小板聚集等基础治疗,治疗组加用姜黄益智胶囊,对照组加用尼麦角林片,疗程均为 3 个月。治疗组与对照组总有效率分别为 83.9%(26/31)、64.5%(20/31),组间比较 $P<0.01$。

赵欢等基于中医的"精-血-髓一体论"理论,将 120 例 VD 患者随机分为两组,均口服尼莫地平片,治疗组加用当归补血汤(黄芪、当归),对照组加用六味地黄丸,疗程均为 24 周。除脱落 11 例外,两组蒙特利尔认知评估量表(MocA)、日常生活活动能力量表(ADL)评分均升高,与对照组比较,治疗组 MoCA 量表评分中的视结构空间、延迟记忆、注意、抽象思维 4 个亚项评分均明显升高($P<0.01$)。提示以当归补血汤为代表的补气生血法在改善 VD 患者生活能力、认知功能,尤其在改善延迟记忆方面的疗效优于传统补肾填精法。

黄立武采用高脂血症合并永久性双侧颈总动脉结扎术造模,并将大鼠随机分为空白对照组、假手术组、模型组、尼膜同组、益肺宣肺降浊中药组,灌胃 30 d。结果与模型组比较,益肺宣肺降浊中药组、尼膜同组的大鼠穿越平台次数增多,iNOS 活性及 HO-1 蛋白表达均下降(均 $P<0.05$)。胡久略等采用"劳倦过度、房室不节"法、高脂饮食法以及反复性脑缺血再灌注结合降压法复制肾(阳)虚痰瘀型 VD 模型,随机分为正常组、假手术组、模型组、温肾醒脑方组,灌胃 30 d。结果与模型组比较,温肾醒脑方组的逃避潜伏期时间明显缩短,在海马与皮层的 nestin 阳性细胞数均有所增加,bFGF mRNA 维持于较高水平(均 $P<0.05$)。提示温肾醒脑方能促进 VD 大鼠认知功能的改善,可能是通过调节 bFGF 表达,促进神经干细胞的增殖来完成的。武鹏等采用双侧颈总动脉永久性结扎方法造模,随机分为假手术组、模型组、脑康组(何首乌、地龙、黄精、菟丝子、枸杞子、冬虫夏草等)、银杏叶提取物组。经灌胃 4 周后,与模型组比较,脑康胶囊组逃避潜伏期明显缩短,穿越平台次数和平台象限路径百分比明显增加,SOD 活性明显升高,MDA 含量均明显降低(均 $P<0.05$)。脑康组、银杏叶提取物组海马 Bax 蛋白表达明显降低,Bcl-2,Bcl-2/Bax 蛋白表达明显增多;与银杏叶提取物组比较,脑康组 Bax 蛋白表达明显降低,Bcl-2/Bax 明显增加(均 $P<0.05$)。何筑等培养大鼠原代海马神经元,随机分为正常细胞组、缺氧/复氧模型组、正常血清组、脑通汤(黄芪、西洋参、天麻、水蛭、葛根)大、中、小(3.0、1.5、0.8 g/ml)剂量含药血清组。结果缺氧 24 h 时,与正常细胞组比较,模型组的海马神经元活性及存活率明显下降(均 $P<0.05$),与正常血清组及脑通汤各剂量含药血清组无明显差异(均 $P>0.05$)。复氧 2 h 时,与模型组比较,脑通汤各剂量含药血清组上述指标均明显升高(均 $P<0.05$)。与模型组比较,脑通汤各剂量含药血清组海马神经元抗氧化应激相关基因 Nrf2、HO-1、NQO1 的表达均升高(均 $P<0.05$),而大、中剂量组更为明显(均 $P<0.01$)。马克信等采用 2VO 法造模,将大鼠随机分为假手术组,模型组,安理申组,金纳多组,参知健脑胶囊低、中、高(40、120、360 mg/kg)剂量组,均灌胃 8 周。结果与模型组比较,各给药组脑皮层 Glu、GABA 均降低,其中参知健脑胶囊高剂量组的 Glu 及 GABA、安理申组的 GABA 下降幅度更为明显(均 $P<0.05$)。

(撰稿:刘霖　审阅:余小萍)

[附] 参 考 文 献

B

白方会,李慧,姜婷婷,等.正天丸对偏头痛模型大鼠三叉神经二级神经元 P2X3 受体表达的影响研究[J].中国全科医学,2016,19(15):1828

白海侠,严亚锋.脑清通颗粒对高血压肝热痰瘀证大鼠血浆 IL-6、TNF-α 的影响[J].陕西中医,2016,37(1):120

白钰,吕书勤,马晓丽.滋肾柔经汤改善帕金森病肝肾阴虚证的非运动症状[J].中国实验方剂学杂志,2016,22(8):182

C

蔡晟宇,马建,冯兴中.祛胰抵方治疗 2 型糖尿病高凝状态的临床观察[J].中国实验方剂学杂志,2016,22(15):161

蔡镇.莲子清心饮对糖尿病肾病临床疗效及 24 h 尿蛋白定量的影响[J].中医药信息,2016,33(2):66

常孟然,林燕,李文静,等.益气解毒方对急性期与慢性期溃疡性结肠炎大鼠 TNF-α 水平的影响[J].世界中医药,2016,11(4):675

陈际连,陈晓雯,杨升杰,等.复方健胰胶囊治疗早期糖尿病肾病临床研究[J].河南中医,2016,36(7):1187

陈静,赵文娟,李玉卿,等.TGF-β₁、MMP-9 在哮喘大鼠气道重建模型中的表达及丹参的干预作用[J].世界中医药,2016,11(3):479

陈新宇,姜玲,张世鹰,等.茯苓杏仁甘草汤合橘枳姜汤对异丙肾上腺素致急性心肌缺血大鼠的保护作用研究[J].中国中医急症,2016,25(5):753

陈新宇,文凯,蔡虎志,等.茯苓杏仁甘草汤合橘枳姜汤对急性心肌缺血大鼠心肌细胞凋亡的影响[J].湖南中医杂志,2016,32(3):165

陈薪薪,仝欢,陈宇,等.白藜芦醇对小鼠肾纤维化 TGF-β1/Smads 信号转导通路的干预研究[J].中华中医药学刊,2016,34(5):1224

陈治莉,邓杨.柔肝化纤颗粒联合普萘洛尔对肝硬化门脉高压患者血流动力学的影响[J].现代中西医结杂,2016,25(21):2300

陈钟,杨丽娜,杨振江,等.补肾祛风方对免疫性血小板减少症血小板膜糖蛋白表达的影响[J].河南中医,2016,36(5):846

程远棚,阮时宝,苑述刚,等.久泻宁颗粒治疗大鼠急性溃疡性结肠炎的实验研究[J].中华中医药学刊.2016(5):1190

D

戴晓娟,李长聪.柴枣解郁汤治疗中风后抑郁疗效观察[J].四川中医,2016,34(1):143

杜小静,杨悦,滕涛,等."宣开玄府、清热泻浊"法治疗早期糖尿病肾病的临床研究[J].时珍国医国药,2016,27(6):1426

杜月光,高宗磊,柴可夫.早期糖尿病肾病"气阴两虚、络脉瘀阻"病机与 AGE-RAGE 轴相关性研究[J].浙江中医药大学学报,2016,40(2):75

F

范志强,冷伟,李堃瑛,等.赤黄丸治疗慢性肾衰竭临床观察[J].实用中医药杂志,2016,32(9):864

房树标,王永辉,李艳彦,等.基于 NLRP3 炎性体信号通路研究桂枝芍药知母汤治疗痛风性关节炎的作用机制[J].中国实验方剂学杂志,2016,22(9):91

冯琴,唐亚军,李晓飞,等.祛湿化瘀方对脂肪肝大鼠肝脏基因表达谱的调节作用[J].中国中西医结合杂志,2016,36(2):203

G

甘霞,赵新芳,林红,等.加味赤石脂禹余粮汤对脾肾阳虚证肝硬化腹水患者的影响及疗效分析[J].中国实验方剂学杂志,2016,22(6):172

高国媛,郑希元,彭渊,等.扶正化瘀颊囊对二甲基亚硝胺诱导的肝纤维化大鼠血清代谢组学的影响[J].中国中药杂志,2016,41(9):1725

高丽君,崔伟锋,范军铭.降压宝蓝片对难治性高血压肝火亢盛型患者靶器官损害的影响[J].中医研究,2016,29(9):11

郭宁,张永全.豁痰活血法治疗原发性癫痫临床研究[J].中医药临床杂志,2016,28(2):206

郭倩,张肖,刘利飞,等.化瘀通络中药对糖尿病肾病大鼠肾小球电荷屏障的影响[J].中医杂志,2016,57(8):690

H

韩芳,曹克刚,高颖.清肝解郁方对偏头痛患者基于患者报告的结局(PRO)评价量表的临床研究[J].天津中医药,2016,33(9):517

韩芳,曹克刚,高颖.清肝解郁方对偏头痛患者生活质量的影响[J].吉林中医药,2016,36(8):780

韩芳,曹克刚,高颖.清肝解郁方改善偏头痛肝郁化热证患者证候的临床研究[J].中华中医药杂志,2016,31(5):1850

韩海燕,路建饶,王新华.肾衰方改善早中期慢性肾衰竭患者肾功能及纤维化的临床观察[J].中国实验方剂学杂志,2016,22(15):166

韩阳,王建伟,于贺美,等.醒脾法对慢性肾功能衰竭患者生存质量的影响[J].河南中医,2016,36(9):1595

郝晶,王小东,贾春晖,等.凉血活血法对过敏性紫癜NK细胞影响的研究[J].时珍国医国药,2016,27(1):134

郝秀珍,肖延龄,王兴.安宫降压丸治疗肝阳上亢证原发性高血压的临床观察[J].中医药杂志,2016,31(8):3362

何芳.导痰汤加减治疗类风湿关节炎的疗效观察及对患者免疫功能IL-17和OPG水平的影响[J].四川中医,2016,34(8):157

何延忠,周森.涤浊化痰汤治疗急性加重期慢性阻塞性肺疾病痰瘀阻肺证临床观察[J].中国实验方剂学杂志,2016,22(19):135

何筑,况时祥,张树森,等.脑通汤含药血清对缺氧/复氧大鼠海马神经元抗氧化应激相关指标的影响[J].中国老年学杂志,2016,36(3):526

侯立红.基于数据挖掘刘宝文教授治疗骨髓增生异常综合征用药特色分析[J].辽宁中医药大学学报,2016,18(11):147

侯玉婷,黎霞,张宏等.复方黑骨藤抗类风湿关节炎作用及机制的研究[J].四川师范大学学报(自然科学版),2016,39(1):123

胡久略,张瓅方,郅琳,等.温肾醒脑方对血管性痴呆大鼠认知功能和神经干细胞增殖的影响[J].辽宁中医杂志,2016,43(8):1741

胡伟林,赵珊珊,涂明利,等.大剂量甘草组方治疗风痰阻肺型支气管哮喘急性发作的临床研究[J].中国中医急症,2016,25(7):1278

黄海燕,莫绮君.参附注射液对创伤性休克患者血管外肺水的影响[J].新中医,2016,48(2):91

黄立武,陈妃,雷裕军,等.益肺宣肺降浊方对血管性痴呆大鼠脑内iNOS及HO-1的影响[J].辽宁中医杂志,2016,43(12):2642

黄汝成,金远林,赵贝贝,等.自拟补肾调肝止颤汤治疗肝肾不足型帕金森病临床研究[J].世界中医药,2016,11(8):1492

黄为钧,赵进喜,王世东,等.基于"伏邪学说"试论糖尿病肾病的发病机制[J].中华中医药杂志,2016,31(11):4428

黄昭前,姚红霞,林丽娥.中西医结合治疗过敏性紫癜的临床效果观察[J].中华中医药学刊,2016,34(7):1676

黄正新,黄献平,袁肇凯.养心通脉方对大鼠心肌缺血损伤模型心肌细胞线粒体功能的影响[J].湖南中医药大学学报,2016,36(7):25

J

贾歌刘畅,王亚,马致洁,等.降脂通络软胶囊对大鼠酒精性脂肪肝的干预作用研究[J].药物评价研究,2016,39(4):1

贾淑丽,薛愧玲,赵新爱.五藤祛湿汤治疗类风湿关节炎肝肾阴虚证临床研究[J].中医学报,2016,31(6):882

江宏,钱林超,周然宓,等.柴苓降压汤治疗高血压病痰湿壅盛证疗效观察[J].江西中医药,2016,47(4):39

江小萍,曾凡鹏,刘首明,等.三七总皂苷对血脂异常动脉粥样硬化病人血管内皮功能及单核细胞NF-κB表达的影响[J].中西医结合心脑血管病杂志,2016,14(7):682

蒋鹏娜,高永祥,隋淑梅.加减固冲汤治疗脾肾气虚型IgA肾病的临床疗效观察[J].中国中医基础医学杂志,2016,22(4):574

L

Li Xuemei, Peng Jinghua, Sun Zhaolin, et al. Chinese medicine CGA formula ameliorates DMN-induced liver fibrosis in rats via inhibiting MMP2/9, TIMP1/2 and the

TGF-beta/Smad signaling pathways[J].Acta Pharmacol Sin,2016,37(6):783

李博林,刘启泉,王志坤,等.从浊毒论治溃疡性结肠炎证治规律探讨[J].四川中医,2016,34(12):31

李多,于永强,高会斌,等.白术内酯Ⅰ对慢性萎缩性胃炎大鼠胃黏膜保护作用[J].河北中医药学报,2016,31(3):5

李光杰,李威威,李明.浅谈过敏性紫癜的辨证论治[J].中医临床研究,2016,8(20):98

李京津,宋平.阴火理论与溃疡性结肠炎相关性探讨[J].山东中医杂志,2016,35(2):91

李亮,白净.安络化纤丸对瘀热互结型晚期病毒性肝炎肝硬化的疗效分析[J].中西医结合肝病杂志,2016,26(3):153

李木松,石荣亚.柴葛调脂汤治疗非酒精性脂肪性肝病患者的临床疗效[J].中医临床研究,2016,8(6):73

李淑红,刘华一,唐艳萍.健脾活血利水汤治疗乙肝肝硬化腹水的疗效及安全性[J].现代中西医结合杂志,2016,25(9):944

李威君.温胆汤加减治疗慢性阻塞性肺病急性加重期临床疗效观察[J].中医临床研究,2016,8(4):92

李文静,孙宇,赵田华,等.补肾养血方联合环孢素治疗再生障碍性贫血临床观察[J].辽宁中医药大学学报,2016,18(10):176

李雯雯,黄迪,沈沛成,等.益气固本调免方治疗气阴两虚型IgA肾病热结咽喉证[J].中国实验方剂学杂志,2016,22(1):166

李雪,薄海美,田春雨,等.芪桑方对2型糖尿病大鼠血糖、血脂及蛋白酪氨酸磷酸酶1B表达的影响[J].河北联合大学学报,2016,18(1):62

李雪飞,江洪,胡笑容,等.橙皮苷减轻大鼠心肌缺血/再灌注损伤所致的炎症反应[J].武汉大学学报(医学版),2016,37(3):390

李艳莉.柴胡温胆汤治疗痰湿型2型糖尿病63例临床观察[J].中国民族民间医药,2016,25(6):95

李云,苟小军,周明眉,等.复方丹参滴丸对LPS造抑郁样行为模型小鼠的抗抑郁作用实验研究[J].上海中医药杂志,2016,50(3):83

梁结柱,罗胜,冼宙宁,等."肺感2方"治疗多重耐药菌肺部感染临床研究[J].中医学报,2016,31(5):642

林美华.健脾益肺汤对肺脾气虚型慢性阻塞性肺疾病临床疗效观察[J].北方药学,2016,13(1):25

刘锷,黄芳,薛大权,等.茯苓-桂枝药对对慢性心肌缺血大鼠的影响[J].湖北中医药大学学报,2016,18(2):5

刘清平,李楠,林昌松,等.从伏毒论治类风湿关节炎[J].中华中医药杂志,2016,31(4):1168

刘瑞霞,曾建平,崔德芝,等.降糖增敏汤治疗老年2型糖尿病胰岛素抵抗临床研究[J].山东中医药大学学报,2016,40(5):439

刘彦平,赵健雄.赵健雄治疗过敏性紫癜经验介绍[J].新中医,2016,48(9):174

刘艳华,任宝崴,初洪波,等.任继学教授辨治大瘕泄(溃疡性结肠炎)的四维病机理论[J].中国中医药现代远程教育,2016,14(12):70

刘永芳,陈帮明,胡修全,等.通络保肾方治疗IgA肾病的临床研究[J].中国中西医结合肾病杂志,2016,17(11):991

柳莹芳.参附注射液对慢性阻塞性肺疾病患者血液流变学及C反应蛋白的影响[J].世界中医药,2016,11(8):1520

柳越冬,陶弘武.加味通腑汤对溃疡性结肠炎大鼠IL-1β和IL-10影响的研究[J].辽宁中医杂志,2016,43(8):1761

鲁科达,张冰冰,何灵芝,等.消瘀泄浊饮对慢性肾衰竭营养不良大鼠瘦素以及残肾组织的影响[J].中华中医药学刊,2016,34(1):136

罗玮,刘玲.加味涤痰汤治疗缺血性脑卒中后轻度认知障碍临床观察[J].陕西中医,2016,37(2):149

M

马克信,韩振蕴,马大勇,等.参知健脑胶囊对拟血管性痴呆大鼠模型皮层和海马中Glu和GABA的影响[J].辽宁中医杂志,2016,43(11):2421

马雷雷,周静威,刘玉宁,等.基于糖尿病肾脏病病理探讨从"积"论治糖尿病肾脏病[J].中华中医药学刊,2016,34(11):2634

马瑞松,江洪,李元红,等.青蒿素对大鼠心肌缺血再灌注损伤的影响及其作用机制探讨[J].海南医学,2016,27(11):1734

麦瑞林,程芬,叶观生,等.复方丹参滴丸对慢性肺心病

急性加重期患者内皮功能、pro-BNP 及血液流变学的影响[J].中西医结合研究,2016,8(1):5

米乐,张史昭,张培培.加味黄风汤为主治疗风湿内扰型糖尿病肾病 30 例临床观察[J].浙江中医杂志,2016,51(8):579

P

潘旭鸣,黄益麒,鲍晓东.3 种活血化瘀方对利血平致偏头痛模型小鼠的影响[J].甘肃中医药大学学报,2016,33(4):11

Q

乔智力,高凤敏,徐彪,等.注射用血塞通对 PCI 术后急性心肌梗死病人炎症因子、基质金属蛋白酶的影响[J].中西医结合心脑血管病杂志,2016,14(20):2394

邱菊英,张开礼.化瘀通络解毒汤治疗 IgA 肾病临床观察[J].现代中医临床,2016,23(4):24

R

任燕冬,井月娥,张淑香,等.拜颤停复方对帕金森病小鼠模型多巴胺的影响[J].中国中西医结合杂志,2016,36(1):94

S

邵勇,曹丽平,陈之虎,等.定痛汤对无先兆性偏头痛病人血 CGRP、SP 的影响及临床疗效分析[J].中西医结合心脑血管病杂志,2016,14(18):2101

盛涵恩,王红玲.补肾活血方对老年高血压肝肾亏虚兼血瘀证患者血管内皮功能的影响[J].河南中医,2016,36(8):1407

石磊,施丽婕.化瘀通阳法治疗轻中度溃疡性结肠炎经验[J].环球中医药,2016,9(9):1101

宋红,郑小伟,王颖,等.基于核磁共振技术的益肾喘宁汤对支气管哮喘肾气虚证模型大鼠血清代谢组学的影响[J].中医杂志,2016,57(11):962

宋芹,相田园,刘建梅,等.冬连胶囊调控 AGE-MAPK 通路对糖尿病肾病大鼠肾脏、胰腺保护作用的研究[J].中医药信息,2016,33(2):29

苏赵威,苗宇船,何丽清,等.当归芍药散加味治疗非酒精性脂肪肝代谢组学研究[J].世界中西医结合杂志,2016,11(2):177

孙凤,倪虹,郝晶.紫茜合剂治疗慢性原发免疫性血小板减少症的临床观察[J].中医药信息,2016,33(1):95

孙响波,于妮娜,张法荣.黑地黄丸对慢性肾功能衰竭患者"微炎症"的影响及干预机制研究[J].时珍国医国药,2016,27(11):2678

T

田发勋,于彦如,师会杰,等.安络化纤丸治疗非酒精性脂肪性肝炎的疗效观察[J].中西医结合肝病杂志,2016,26(1):45

佟彤,刘红旭,尚菊菊,等.参元丹对缺血再灌注心肌细胞内质网应激相关因子 GRP78、CHOP 表达的影响[J].世界中医药,2016,11(3):407

W

王宝爱,黄少君.通脑活心汤对原发性高血压瘀血内阻证患者血压变异性的影响[J].中国实验方剂学杂志,2016,22(12):195

王丹,郭亚雄.郭亚雄运用清法治疗过敏性紫癜经验化湿热[J].陕西中医,2016,37(10):1396

王红岗,鲁明霞.红豆杉成分巴卡亭Ⅲ对慢性阻塞性肺病大鼠气道重塑的影响[J].浙江中医药大学学报,2016,40(5):400

王宏安,王银萍,张守琳.补肾健脾、解毒利咽中药治疗 IgA 肾病 29 例临床观察[J].中医杂志,2016,57(5):413

王靖清,刘艳,于世家.芪丹通络颗粒对糖尿病周围神经病变患者神经传导速度及 MDA、SOD、TAOC 的影响[J].中国生化药物杂志,2016,36(3):93

王俊伟,陈利锋,王华松,等.复方芪芎颗粒治疗类风湿性关节炎的实验研究[J].华南国防医学杂志,2016,30(3):145

王俊岩,张林,贾连群,等.滋阴息风方对自发性高血压大鼠肾脏 JAK/STAT 信号通路的影响[J].北京中医药大学学报,2016,39(1):30

王梅.中药结肠透析高位序贯疗法对不同时期的慢性肾衰的疗效分析[J].世界中西医结合杂志,2016,11(2):235

王小青,王剑,赵诗云,等.穿心莲内酯对小鼠早期感染性休克的影响[J].实用中西医结合临床,2016,16(8):76

王亿平,王东,李传平,等.清热化湿祛瘀法对慢性肾衰竭湿热证患者多中心随机对照的临床研究[J].北京中医药大学学报,2016,39(9):774

王永辉,房树标,李艳彦,等.基于Toll-MyD88信号通路研究桂枝芍药知母汤治疗痛风性关节炎的作用机制[J].中国实验方剂学杂志,2016,22(21):121

王峥,张翥.积芎解毒方延缓糖尿病肾病发展及影响炎症因子水平的研究[J].中药药理与临床,2016,32(3):164

王志文,任晨晖,袁强,等.麝香乌龙丸治疗寒湿痹阻型类风湿关节炎的临床疗效[J].中成药,2016,38(9):1910

吴兵兵,周德生,廖端芳,等.姜黄益智胶囊治疗血管性痴呆临床研究[J].河北中医,2016,38(10):1479

吴永斌,王修锋.化瘀软坚汤联合恩替卡韦分散片治疗慢性乙型肝炎肝纤维化120例疗效观察[J].湖南中医杂志,2016,32(8):70

吴永刚,王清海,靳利利,等.复方芪麻胶囊对气虚痰浊型高血压患者血管内皮损伤相关因子的影响[J].辽宁中医杂志,2016,43(1):86

吴玉霞,袁忠,马西虎,等.从脾论治慢性原发性免疫性血小板减少症临床疗效观察[J].世界中医药,2016,11(9):1782

吴震宇,张声生,卢小芳,等.枳实总黄酮苷提取物对功能性消化不良大鼠近端胃适应性的影响[J].中国中西医结合消化杂志,2016,24(3):188

武鹏,罗远带,甄丽芳,等.脑康胶囊对血管性痴呆大鼠行为学及海马区凋亡基因的影响[J].中国实验方剂学杂志,2016,22(9):111

X

Xing Lin, Faicheng Bai, Jinlan Nie, et al. Didymin Alleviates Hepatic Fibrosis Through Inhibiting ERK and PI3K/Akt Pathways via Regulation of Raf Kinase Inhibitor Protein[J]. Cellular Physiology and Biochemistry, 2016, 40(6):1422

夏淋霞,杨雪军,吴中平.麻黄连翘赤小豆汤合参芪地黄汤治疗IgA肾病临床观察[J].新中医,2016,48(11):43

肖靖,崔瑞琴,周小平.开结汤对腺嘌呤所致慢性肾衰竭模型大鼠TGF-β1、MCP-1表达的影响[J].长春中医药大学学报,2016,32(6):1119

谢平安,刘湘玲,吕士超,等.从阴火论治老年原发性高血压[J].山东中医杂志,2016,35(5):381

徐莉英,高月求,周振华.芪参养肝方抗肝纤维化的实验研究[J].现代中西医结合杂志,2016,25(6):593

徐守成,李晓红.补肺活血汤治疗稳定期慢性阻塞性肺疾病临床研究[J].中医学报,2016,31(3):340

徐艳秋,杨超茅,顾向晨,等.慢性肾衰竭早期从脾论治的临床疗效分析[J].中国中西医结合肾病杂志,2016,17(6):502

许毅,龙思敏,李艳,等.芪卿消癜汤对过敏性紫癜患者免疫球蛋白和补体水平影响的临床研究[J].上海中医药杂志,2016,50(7):56

Y

严正松,陈丹,胡慧瑾,等.逍遥颗粒治疗免疫性血小板减少性紫癜50例临床观察[J].浙江中医杂志,2016,51(5):359

颜帅,王晓鹏,乐音子,等.风药论治溃疡性结肠炎的认识与探析[J].中国中医基础医学杂志,2016,22(9):1249

杨碧,樊省安,董玲,等.李妍怡主任医师运用佛手养心汤治疗中风后抑郁经验撷菁[J].中医研究,2016,29(1):32

杨阔,刘华一,王秀娟,等.胃转安方治疗胃癌前病变患者临床观察及胃蛋白酶原(PG)的影响[J].中华中医药学刊,2016,34(10):2464

杨丽娜,罗志红,栾晓文,等.黄地吉仙汤对2型糖尿病大鼠FBG及HbA1c影响的实验研究[J].天津中医药大学学报,2016,35(11):23

杨鲁莹,郭兆安,马娉娉,等.连黄降浊颗粒对自发性高血压大鼠肾组织TGF-β1/smads信号传导通路的影响[J].中国中西医结合肾病杂志,2016,17(7):582

杨年欢,袁国盛,周宇辰,等.恩替卡韦联合复方鳖甲软肝片治疗慢性乙型肝炎肝纤维化96周的临床疗效[J].南方医科大学学报,2016,36(6):775

杨沛华,赖小航,杨若愚.补肾活血法结合西药治疗再生障碍性贫血42例[J].光明中医,2016,31(13):1942

杨倩,孟欢欢,宋利强,等.健脾祛湿活血方加减治疗IgA肾病蛋白尿临床观察[J].四川中医,2016,34(4):75

杨晓敏,刘娟,赵娜妹,等.健脾益肺化痰方通过抑制IL-13信号通路改善COPD大鼠气道黏液高分泌[J].中华中医药学刊,2016,34(8):1904

姚金华,马骏,杜志荣,等.黄鼬干粉胶囊对再生障碍性

二、临床各科

贫血模型小鼠造血功能的影响[J].西部中医药,2016,29(2):12

叶景阳,朱西杰,王儒,等.复方蜥蜴散不同微粒组合剂胃癌前病变模型大鼠Wnt信号通路下游C-Myc、Cyclin-D1蛋白表达的影响[J].时珍国医国药,2016,27(7):1572

尹天雷,朱沛,刘天舒,等.丹夏脂肝方治疗非酒精性脂肪性肝病的病证结合临床研究[J].世界中医药,2016,11(6):958

尹忞强,沈彦强,时行,等.锦南复方对2型糖尿病大鼠胰岛素抵抗及相关蛋白表达的影响[J].中药材,2016,39(6):1403

游佳华,娄艳芳,姚建景,等.舒筋定颤汤治疗帕金森病非运动症状的临床疗效观察[J].四川中医,2016,34(10):132

于鸿,计忠宇.宁肺合剂对慢性阻塞性肺疾病大鼠血TNF-α和IL-8的影响[J].四川中医,2016,34(1):56

喻斌,张臻年,黄仕文,等.化瘀开窍解郁颗粒对脑卒中后抑郁大鼠的保护作用[J].中国老年学杂志,2016,36(23):5772

Z

张博方,郭鑫,陈静,等.胡黄连苦苷Ⅱ在心肌缺血再灌注损伤中的保护作用及机制[J].临床心血管病杂志,2016,32(9):952

张春梅.加味甘露消毒饮治疗早期脂肪性肝病临床研究[J].实用中医药杂志,2016,32(9):860

张丹,马瑞,林从尧.小金丸治疗多发小结节性甲状腺肿临床观察[J].现代中西医结合杂志,2016,25(3):309

张德贵,崔晓燕,宋学芳,等.泻肝利湿方治疗湿热型2型糖尿病早期临床观察[J].山西中医,2016,32(2):43

张德英,侯卓成,李卫强.蜥蜴胃康基本方及其拆方对胃癌前病变模型大鼠HIF-1α、VEGF表达影响的实验研究[J].时珍国医国药,2016,27(6):1292

张恒钰,周强,王跃旗,等.从"内痈"分期论治溃疡性结肠炎经验[J].北京中医药,2016,35(7):671

张洪长,张莹,律广富,等.葛根素对人肾近曲小管上皮细胞ABCG2表达影响[J].上海中医药杂志,2016,50(3):74

张莉,孙静,沈洁,等.狼疮定对SLE CD4+ T细胞凋亡及其GRα表达的作用[J].浙江中医药大学学报,2016,40(6):423

张妙良,蔡玲玲,张妙瑞,等.从火热论治过敏性紫癜经验[J].环球中医药,2016,9(11):1392

张敏,纪立金,黄俊山.从脾郁角度探析失眠从中焦论治[J].中华中医药杂志,2016,31(10):3914

张瑞凤,毕东敏,游忠岚.扶正化瘀颊囊联合替诺福韦治疗乙肝肝纤维化的疗效观察[J].第三军医大学学报,2016,38(21):2363

张社峰,杨辰华.辛味通玄对糖尿病肾病24h尿微量白蛋白及超敏C反应蛋白的影响[J].中医药临床杂志,2016,28(3):366

张松,张蓉映,李小波,等.平喘汤治疗支气管哮喘(冷哮)急性发作期临床观察[J].新中医,2016,48(1):32

张炜,崔曼丽,邬磊,等.雷公藤多苷片治疗支气管哮喘的临床研究[J].现代药物与临床,2016,31(1):79

张卫萍,邓杨阳,任建勋,等.淫羊藿总黄酮对大鼠心肌急性缺血再灌注损伤氧化应激干预机制的研究[J].中国中药杂志,2016,41(18):3400

张喜荣,黄孝静.中西医结合治疗慢性肝硬化并发急性上消化道出血的疗效分析[J].现代中西医结合杂志,2016,25(10):1074

张杨,沈文娟.欣胃颗粒对胃癌前病变大鼠Wnt信号通路作用机制的研究[J].中医药学报,2016,44(4):18

张毅,张敏.青黛对实验性自身免疫甲状腺炎大鼠TGAb、TPOAb的影响[J].上海中医药杂志,2016,50(9):77

张玉溪.芩丹汤对慢性阻塞性肺疾病急性加重期患者血清炎性因子及血浆纤维蛋白原的影响[J].中国实验方剂学杂志,2016,22(12):172

章丽琼,陆灏,徐佩英.黄芪胶囊对桥本氏甲状腺炎患者自身免疫性抗体的影响[J].世界中医药,2016,11(7):1279

赵欢,杨东东,郭强,等.基于"精-血-髓一体论"观察当归补血汤治疗血管性痴呆临床研究[J].陕西中医,2016,37(10):1314

赵瑞珍,唐启盛,田青,等.颐脑解郁方对脑出血后抑郁大鼠核磁共振波谱的干预作用[J].中国科学(生命科学),2016,46(8):959

赵文金,赵多明,赵哲章.复方黄鼬乌鸡羊肝丸治疗慢性再生障碍性贫血疗效观察[J].西部中医药,2016,29(7):4

赵晓晖,朱玉萍,杨娟,等."抗帕颗粒"对帕金森病模型鼠的神经保护作用[J].脑与神经疾病杂志,2016,24(5):265

学术进展

赵新芳,甘霞,林红,等.化毒愈肠方内服和灌肠治疗溃疡性结肠炎的疗效及对血清 IL-22 和 IL-23 的影响[J].中国实验方剂学杂志,2016,22(4):178

赵英霖,杨朝燕.培元涤痰开郁方干预中风后抑郁的临床研究[J].辽宁中医杂志 2016,43(12):2552

赵永烈,王玉来,岳广欣.芎芷地龙汤对偏头痛模型大鼠脑组织 c-fos 和 CGRP 蛋白表达的影响[J].中西医结合心脑血管病杂志,2016,14(9):957

郑舒月,牛晓雨,成西,等.刘燕池教授从"五脏同调"治疗高血压病的临证经验[J].环球中医药,2016,9(10):1256

郑文博.八珍汤加减治疗 IgA 肾病的临床疗效观察[J].中国中医基础医学杂志,2016,22(3):391

智恺,刘春芳,曹炜等.清热活血方对肿瘤坏死因子 α 诱导的类风湿关节炎成纤维样滑膜细胞迁移和黏附的影响[J].中医杂志,2016,57(20):1777

钟瑜萍,李海燕,宫仁豪,等.大黄黄芪不同配伍比例对慢性肾衰竭大鼠 24hUPQ、Scr、BUN 及肾脏形态学的影响[J].中药药理与临床,2016,32(4):63

周棉勇,何江,管慧,等.补肺纳气汤治疗慢性阻塞性肺疾病稳定期肺脾气虚证疗效观察[J].内蒙古中医药,2016,35(5):34

周婷,许毅,黄振翘.黄振翘治疗特发性血小板减少性紫癜临床经验[J].上海中医药杂志,2016,50(3):21

祝峻峰,王灵台."水臌贴"敷脐联合托伐普坦等治疗慢性乙型肝炎肝硬化顽固性腹水的临床研究[J].上海中医药杂志,2016,50(4):37

二、临床各科

（五）妇　　科

【概　述】

2016 年,在国内主要中医刊物上发表的中医、中西医结合妇产科论文 2 300 多篇,内容涵盖月经病、带下病、产后病、杂病及名医经验、药效学研究等。

2016 年 10 月,中国中医药信息研究会妇科分会在北京成立,马堃当选首届主任委员。11 月,在重庆举办第 16 次全国中医妇科学术年会暨第二届青年论坛暨中医妇科治疗疑难病临证经验研讨会,对中医妇科学的多发病、疑难病进行了学术交流。11 月 4 日,中华中医药学会中医妇科分会主任委员罗颂平率领中医妇科专家团队在重庆中医院举行大型义诊活动。12 月,第一批全国 11 家妇科流派传承工作室通过国家中医药管理局专家验收。

在国家大力发展中医药政策的支持下,中医药传承备受重视。从本年度发表的文献来看,对妇科相关古籍、名老中医临证经验的研究呈增多趋势。伴随着国家二胎政策的开放,对女性(尤其是高龄女性)生育能力的评估、卵巢储备功能的改善等成为临床热点问题。同时有大量文献着眼于中医药干预妇科疾病的动物实验研究。郜洁等认为目前中医妇科病证结合动物模型存在研究病种和证候集中、造模因素叠加且逻辑关系证据不足、模型评价体系不健全等问题,提出应基于优势病种广泛开展、把握中医证候的动态变化、构建证候模型体系、完善诊断依据、验证模型、规范模型制作标准等中医妇科病证结合动物模型的研究思路。

1. 古籍相关研究

韩新波等对《备急千金要方》中 21 首助孕方剂进行整理,研究其用药特点及规律,包括补泻同施,实则泻之,不避峻药;虚则补之,攻不伤正;男女异治,随证加减;合和有道,调剂有方。曾斌等研究仲景在妇人病中的用酒经验,包括用酒煎药(下瘀血汤、红蓝花酒)、酒水合煎(芎归胶艾汤)、用酒送服(当归芍药散、当归散、白术散、土瓜根散、肾气丸)、用酒浸洗药(抵当汤、大承气汤)等。

郭姗姗等研究认为,《傅青主女科》带下病的辨证大多与肝经相关,认为"湿热留于肝经,因肝气之郁也",提出调肝是治疗带下病的重要大法,在治疗带下病方剂中,大多加有柔肝、清肝的药物,如白芍药、柴胡、栀子等。王莉君等从月经、带下、妊娠、产后、妇科癥瘕等五大类痛证及其他痛证六个方面总结《妇科心法要诀》中妇科痛证的治疗经验。刘伟等总结了《陈素庵妇科补解·安胎门》的学术特点:十月之胎以十经之血养之,妊娠妇女安胎当按月预养其经血;安胎用药强调补气养血药中佐以顺气凉血之品;安胎用方之十方以补胎汤为基础加减运用。

张明明等总结《竹林寺女科证治》治疗常见月经病的特色。"调经病篇"根据月经周期异常分成数十证型,可概括为月经先期、月经后期、月经先后不定期等。其病因病机为阴盛阳衰、痰多气虚之月经后期;脾胃虚弱、气血不足之月经先期;脾土不盛之月经先后不定期。治疗上谨遵疏肝气、健脾胃、调气血、固冲任等法则。治疗月经病的特色是肝脾为主论、善调气血及喜用四物汤等。

2. 名医治疗经验

谷灿灿等总结朱南孙治疗妇科血证的经验,以通涩清养,祛瘀为先;动静结合,寒热并用;滋肾养阴,调理冲任;制方善用药对,配伍严谨。黄彩梅等总结朱南孙治疗不孕症的经验,提出"审动静之偏向而使之复于平衡"的临床治疗原则,擅长根据冲任虚实,辨证治疗不孕症。在调理冲任时,对邪留冲任者,贵在通。对肾气不足,天癸未充,脾气虚弱,化源不足等虚损者,贵在盛。

张路等介绍了曾敬光辨治月经病的经验,提出病机为冲任损伤,以冲任不固、失调、不盛、阻滞4证统帅月经不调诸症。孙宇博等总结庞玉琴治疗月经病的经验,主张循经辨证和八纲辨证,多从热、瘀、虚论治,遣方用药多清热祛湿、补血活血、行气止血之品。治疗崩漏多以逐瘀止痛通用方加味(益母草、藕节、云茯苓、墨旱莲、枳壳、贯众炭等)。

侯莉娟等总结丁象宸治疗带下病的经验,以从肝论治、调理气机为治疗原则。提出和肝不宜伐肝,和肝之余勿忘健脾,配合中药外洗、熏洗、针刺、艾灸等多种治法。治疗以肝为主,兼顾脾虚、肾虚,达到标本兼治的目的。葛蓓芬总结陈学奇治疗带下病的经验。主要特点为正虚邪实,补虚为要;湿热为盛,祛邪为先;湿阻瘀滞,湿瘀并治;内外结合,标本兼治。

张翠珍总结蔡连香运用精血理论治疗不孕症的经验,以补肾为先,兼调补肝脾,补肾常结合月经不同时期肾中阴阳的消长转化规律及胞宫藏泻特点,用药侧重点有所不同;以养精血为先,兼重气血调畅,临证有益气养血、益气活血、行气活血、养血活血等治法,同时注意心理疏导,在用药时常配合疏肝理气之品;注重冲任的调理,根据病因的不同,有滋冲任、强冲任、调冲任之别。徐莲薇等总结李祥云治疗不孕症的经验。认为"肾虚血瘀"是不孕症的主要病机,且与肝脾功能失调关系密切。临证以"补肾祛瘀"法为主辨证施治。韩凤娟等介绍王秀霞治疗肾虚血瘀型不孕症的经验。强调补肾活血的基础上运用中药周期疗法,自拟益肾方加减(淫羊藿、鹿角霜、巴戟天、覆盆子、益智仁、仙茅)治疗。

毕丽娟介绍了蔡小荪以分期类方、化瘀为要法治疗子宫内膜异位症的经验。认为本病病机为血瘀内停,治疗期间应紧扣活血化瘀大法,同时顺应月经周期,分期酌情采用内异Ⅰ方、内异Ⅱ方、内异Ⅲ方治疗。韩亚光等总结龙江韩氏妇科诊治子宫内膜异位症经验。韩氏从肝肾论治,从整体和局部出发,采用疏肝活血祛瘀止痛法,创立内异止痛汤(三棱、莪术、丹参、鳖甲、桃仁、白芍药等)加减运用。

王静等总结尤昭玲治疗宫腔粘连经验。尤氏治疗重视分经期与非经期,经期宜清宜消宜攻,用内炎方(金银花、连翘、大青叶、夏枯草、香附、乌药等);非经期宜补宜润宜养,养脾补肾,脾肾同治。主张内外同治,外治用自制外敷包(乳香、没药、土贝母、土茯苓、土鳖虫、九香虫等)。同时重视药膳调养,创暖巢煲、着床煲、增泡糊、养膜糊等用于临床。王红介绍尤氏治疗胞宫假腔经验。认为此病是一种胞宫损伤性疾病,是剖宫产后的远期并发症,以阴道不规则出血、经期延长为主要症状。应用中西医理论,将这种病证命名为"胞宫假腔",病机为气虚不摄、热瘀互结。自拟尤氏四花汤(党参、黄芪、白术、连翘、乌贼骨、金银花)治疗。

朱传伟等总结朱鸿铭运用调补冲任法治疗妇科病的经验。朱氏认为经带胎产疾病皆由冲任二脉不足或失调所致。冲任虚证分为冲任虚寒和冲任虚损证。冲任虚寒证治以补益冲任,温暖脾肾;冲任虚损证治以补冲任、益肝肾、健脾固涩为主,均以龙水汤(生地黄、熟地黄、续断、桑寄生、杜仲、枸杞子等)为基础方加减。冲任实证分为冲任气滞、冲气上逆、冲任伏热、湿注冲任、冲任瘀阻证,分别予不同方药灵活辨治。冯怡慧等通过3例医案,分析张玉珍教授运用毓麟珠异病同治的经验。张氏常以该方异病同治,用以调经、种子,体现了她"肾脾肝三脏同调"的学术思想。刘丽等总结韩延华对女性生理方面的中医学术思想以及治疗经验。韩氏从脏腑、经络方面阐述了肝与冲任二脉之间的联系,首次提出"肝主冲任"的假说。临床上从疏肝解郁、调肝补肾、疏肝活血、疏肝健脾四方面调理冲任。

张智华等总结了梅国强应用花类中药治疗妇科疾病的经验。把花药按解郁(玫瑰花、绿萼梅、合欢花)、清热(金银花、菊花、野菊花、木槿花)、活血(红花、月季花)、止血(蒲黄、槐花、鸡冠花)、和胃(旋覆花、厚朴花)、其他功用(辛夷花、葛花、扁豆花)共六大类进行归纳。

3. 妇科常见病动物模型与细胞模型的研究

妇科病、证动物模型的设计与应用在近年有较多的文献报道。模拟临床病理与证候特点的动物模型,是验证中药药效学与作用模式的重要手段。

(1)去卵巢大鼠模型研究 雌性去势模型是模拟绝经后发生骨质疏松的病理改变。

刘爽等切除双侧卵巢复制骨质疏松症(OP)大鼠模型,观察补肾复方(淫羊藿、补骨脂、制首乌、女贞子)对去卵巢大鼠骨质疏松症骨生物力学、骨微结构、骨钙素(BGP)和抗酒石酸盐酸性磷酸酶(TRACP)的影响。结果发现,补肾复方可能通过降低 OP 模型大鼠血清 TRACP、BGP 含量,提高骨生物力学性能和改善骨结构退行性改变,达到治疗骨质疏松症的作用。赵丽丽等以同样的方法诱导骨质疏松大鼠模型,观察补土益水汤对其的影响。研究发现,补土益水汤(党参、淫羊藿、黄精、补骨脂、续断、骨碎补等)可显著降低血清 ALP、TRACP、BGP 含量,降低 PYD/Cr 比值,增加骨密度。杨岩冰等采用去卵巢 3 个月制备绝经后骨质疏松大鼠模型,观察补骨脂-淫羊藿药对对大鼠血清中 IL-10、肿瘤坏死因子-α(TNF-α)水平的影响。曾英等将 72 只 8 月龄 SD 雌鼠随机分为假手术组、模型组、戊酸雌二醇组、壮骨止痛胶囊(淫羊藿、补骨脂、女贞子、枸杞子、骨碎补、狗脊)高、中、低(1.28、0.64、0.32 g/kg)剂量组。除假手术组外,其余 5 组去卵巢复制绝经后骨质疏松动物模型。

术后 1 周开始给药,连续给药 18 周后取双侧股骨进行指标检测。结果发现,壮骨止痛胶囊通过抑制去卵巢雌鼠骨组织 Th17 细胞数量和功能活动,增加骨组织 Treg 细胞数量并增强其活动而调节骨组织 Treg/Th17 平衡,该调节作用可能部分通过提高去卵巢雌鼠体内 E_2 水平而实现。

唐雨晴等以双侧卵巢切除法建立大鼠围绝经期模型,观察补肾活血方(熟地黄、淫羊藿、丹参)对去卵巢大鼠子宫 ER 及 Cyclin B 表达的影响。研究发现,补肾活血方具有雌激素样作用,但作用强度弱于雌激素,对正常大鼠子宫组织无显著影响。黎波等采用华法令加注射维生素 D_3 制备血管钙化模型,观察右归饮对去卵巢模型大鼠血管钙化谷氨酸 NMDA 受体 mRNA 表达的影响。结果发现,右归饮可抑制去卵巢血管钙化的形成,可能与提高雌二醇水平以及上调 NR1 以及 NR2a、NR2b mRNA 表达有关。吴晓芳等采用双侧去卵巢法造模,观察纤体降脂 I 号(补骨脂、女贞子等)对去卵巢大鼠下丘脑瘦素信号传导通路的影响。结果认为,纤体降脂 I 号可能通过增加下丘脑瘦素长形受体(OB-Rb)的表达,抑制神经肽 Y(NPY)的合成与分泌,促进 α-促黑激素(α-MSH)的合成,减少摄食,增加能量消耗,抑制脂肪形成。

(2)卵巢功能减退大鼠模型研究 黄雪君等采用性周期规律的雌性 SD 大鼠置于特制的束缚制动筒内,固定身体使之不能随意活动,制动应激 1 次/d,连续 15 d 建立卵巢早衰大鼠模型,每天阴道图片观察大鼠动情周期变化,造模成功后分为模型对照组、补佳乐组、调经促孕丸组及护卵颗粒(熟地黄、菟丝子、当归、丹参、党参、柴胡等)高、中、低剂量组,另取 10 只作为空白对照组,连续给药 4 周。研究发现,护卵颗粒可以提高卵巢功能减退模型大鼠水平活动和垂直活动,增加 E_2、PROG 及 NA 的分泌,增加卵巢指数,促进卵巢功能减退大鼠的卵泡生长,恢复受损卵巢的内分泌功能。金毓莉等采用雷公藤多苷药液灌胃制作卵巢储备功能下降大鼠模型,观察育肾助孕方(熟地黄、山萸肉、醋龟甲、茯苓、鹿角霜、淫羊藿等)对模型大鼠卵巢组织形态和性激素的影响。结果发现,育肾助孕方可调节性激素水平,促进卵泡生长和分泌,抑制卵泡闭锁,从而改善卵巢储备功能。

(3) 多囊卵巢综合征(PCOS)大鼠模型研究 张翌蕾等探讨补肾化瘀方(女贞子、墨旱莲、菟丝子)对 PCOS 大鼠内分泌水平的影响。选取 120 只 6 周龄雌性 SD 大鼠,设立空白对照组 20 只,余 100 只采用来曲唑溶液灌胃,并喂以高脂高糖饲料建立 PCOS 大鼠模型,成模大鼠随机分为模型对照组、二甲双胍组、补肾化瘀方高、中、低浓度组,分别予相应药物进行干预,14 d 后采用 ELISA 法测定大鼠血清雌醇(E$_1$)、双氢睾酮(DHT)、促性腺激素释放激素(GnRH)、胰岛素(INS)水平,HE 染色观察各组大鼠卵巢形态学变化。

雒芙蓉等分别在来曲唑和脱氢表雄酮造模基础上加用高脂乳剂,建立动物模型,结合血清性激素、大鼠处死时体重增加幅度及脏器指数改变进行模型验证,选用免疫组织化学法检测大鼠模型卵巢组织卵泡颗粒细胞中 Ki-67 的表达,探讨子宫内膜生存素 Ki-67 在肥胖 PCOS 大鼠模型卵巢颗粒细胞中的表达。结果发现,Ki-67 在 PCOS 大鼠模型卵巢的卵泡颗粒细胞中表达降低可能是 PCOS 发生发展的重要原因,且 Ki-67 在肥胖 PCOS 大鼠模型卵巢卵泡颗粒细胞中表达降低更明显。

(4) 薄型子宫内膜模型研究 李楠等将 SD 大鼠随机分为空白对照组、模型组、西药组和中药组。除空白对照组以外,其余 3 组均采用阻断卵巢动脉的方法建立"缺血性损伤"薄型子宫内膜模型,造模成功后空白对照组和模型组予生理盐水灌胃,西药组予小剂量阿司匹林灌胃,中药组灌服补肾中药复方(紫河车、菟丝子、枸杞子等),连续灌胃 15 d 后处死。结果显示,补肾中药复方在增加薄型子宫内膜厚度改善其组织形态中发挥着与小剂量阿司匹林相似且较优的效应。

(5) 胚泡着床障碍模型研究 李海霞等观察益气血补肝肾方(炙甘草、党参、当归等)对胚胎着床障碍小鼠子宫内膜整合素 β3 表达的影响,探讨其改善胚胎着床的分子基础。将 90 只雌鼠随机分为正常组、模型组和治疗组(益气血补肝肾方),在妊娠第 4 d(Pd4)采用米非司酮诱导模型组和治疗组小鼠胚胎着床障碍,12 h 后处死小鼠(20 只/组),剖腹取小鼠子宫,小心刮取子宫内膜,采用 Real-time PCR 和 Western Blot 方法分别在 mRNA 和蛋白水平上检测整合素 β3 在各组小鼠子宫内膜中的表达情况。其余小鼠(10 只/组)于 Pd4 剖腹取小鼠子宫,固定于体积分数 2.5% 戊二醛溶液中,行扫描电镜观察。结果显示,益气血补肝肾方可上调子宫内膜中整合素 β3 的表达,对胞饮突在 Pd4 小鼠子宫内膜中的表达有正调节作用。

王磊等采用 Q-PCR 技术和免疫组化方法检测小鼠子宫内膜 HOXa-10 基因及蛋白的表达;同时制备 HE 切片以观察各组小鼠子宫内膜形态结构的变化,统计分析各组间妊娠率、平均着床胚泡数及着床率等指标的变化。结果显示,安坤种子丸可能通过提高雌鼠子宫内膜上 HOXa-10 基因及蛋白的表达,一定程度上改善着床障碍小鼠子宫内膜容受性,促进胚泡着床。胡树名等研究发现,安坤种子丸可以通过提高胚泡着床障碍小鼠血清 E$_2$、P 水平,一定程度上改善着床障碍小鼠子宫内膜容受性,促进胚泡着床。

(6) 肝郁模型研究 吴丽敏等观察逍遥散对慢性应激致肝郁证模型小鼠卵泡发育障碍的作用。将雌性 ICR 小鼠随机分为正常组、模型组和逍遥散组,采用慢性不可预见应激复制肝郁证小鼠模型,促性腺激素促排方法观察排卵数,苏木精-伊红染色法观察各级卵泡发育情况,酶联免疫吸附试验检测卵泡内分泌雌二醇、孕酮功能。结果显示,与正常组比较,模型组小鼠排卵数、正常次级卵泡和窦卵泡数、血浆雌二醇和血清孕酮水平显著减少($P < 0.05$),闭锁次级卵泡和窦卵泡数显著增加

（$P<0.05$）；逍遥散组上述指标较模型组显著逆转（$P<0.05$）。

殷一红等将 24 只雌性 SD 大鼠随机分为正常对照组、"怒"模型组、疏肝降肺汤（柴胡、香附、白芍药等）组。采用夹尾间接激怒法建立"怒"大鼠模型。疏肝降肺汤组予相应中药灌胃，正常组及模型组给予等量生理盐水灌胃，共计 4 周。观察疏肝降肺法对"激怒"伤模型大鼠海马区神经递质活性及子宫-卵巢雌激素受体-β（ER-β）的影响。结果与正常组比较，模型组大鼠海马区甲肾上腺素（NE）、多巴胺（DA）、五羟色胺（5-HT）含量均增加（$P<0.01$）；与模型组比较，疏肝降肺汤组大鼠海马区 NE、DA、5-HT 含量均减少（$P<0.01$）；疏肝降肺汤组大鼠对 ER-β 积分光密度增加有一定改善作用（$P>0.05$）。

（7）细胞模型研究　窦圣姗等取原代培养的小鼠颗粒细胞，分别予不同浓度的多柔比星（DOXO）和去氧乙烯环己烯（VCD）诱发细胞毒性；设定高、中、低（16.7、8.35、4.18 mg/ml）剂量坤泰胶囊（熟地黄、黄连、白芍药、阿胶、黄芩、茯苓等）组及空白对照组，药物干预后用四甲基偶氮唑盐比色法（MTT 法）测定各组小鼠卵巢颗粒细胞的存活率。结果显示，和颜坤泰胶囊对 DOXO 和 VCD 所诱发的生殖毒性均有明显的保护作用。

刘新玉等制备减味寿胎丸提取物、菟丝子总提物的含药血清，研究其对正常人早孕细胞滋养层细胞（CTB）细胞增殖、分化潜能及凋亡的影响。结果显示，菟丝子总提物高、低浓度的含药血清均可增加细胞的增殖活性，且呈明显的剂量依赖性。10% 含药血清培养细胞 24、48 h 后，处于 S 期的细胞明显增多，阻滞在 G2-M 期细胞减少，表明含药血清可诱导细胞处于 DNA 合成期及有丝分裂期，促进细胞增殖，降低细胞凋亡的发生率。

（撰稿：曹　蕾　彭晋婷　巫海旺　林炜娴　杨利林　冯怡慧　审阅：罗颂平）

【月经过少的治疗】

范欢欢等用傅氏序贯调周治疗 40 例患者，经后期滋阴益肾、养血和血，药用生地黄、熟地黄、天门冬、麦门冬、玄参、阿胶等；经前期温肾助阳、养血活血，药用续断、枸杞子、菟丝子、补骨脂、肉苁蓉、当归等；经期方，养血益气、活血通经，药用当归、丹参、牛膝、益母草、炒蒲黄、炒五灵脂等。治疗 3 个月经周期，总有效率为 92.5%（37/40）。沈雨倩采用归芍地黄汤加味（当归、白芍药、熟地黄、山药、山茱萸、牡丹皮等）治疗 35 例患者，对照组予雌孕激素序贯疗法治疗，3 个周期后，治疗组愈显率为 85.7%（30/35），优于对照组 65.7%（23/35）（$P<0.05$）。季晓黎等以补益调经合剂（党参、黄芪、熟地黄、白芍药、当归、川芎等）治疗 54 例患者，对照组口服四物合剂。经治 3 个月经周期，治疗组总有效率为 87.0%（47/54），优于对照组 70.4%（38/54）（$P<0.05$）。

张利等采用育肾调冲法治疗 32 例卵巢储备功能下降月经过少患者，经后期采用补肾填精、健脾益气法（党参、黄芪、云茯苓、生地黄、路路通、降香等），经前期采用补肾助阳法（云茯苓、生地黄、仙茅、淫羊藿、巴戟天、鹿角霜等），经期采用活血调冲法（党参、黄芪、炒当归、川芎、白芍药、生地黄等）。治疗 6 个月经周期，总有效率为 87.5%（28/32），治疗后 FSH 值较治疗前明显下降（$P<0.05$）。何惠娟以归肾丸加减（杜仲、枸杞子、山药、山萸肉、当归、熟地黄等）治疗肾虚型月经过少患者 38 例，对照组口服补佳乐。经治 3 个月，治疗组总有效率为 94.7%（36/38），优于对照组 50.0%（15/30）（$P<0.05$）。

程红等将 70 例人工流产后月经过少患者随机分成中药组（养精通络汤：菟丝子、熟地黄、山药、山茱萸、白芍药、太子参等）、西药组（雌孕激素周期治疗）及中西医结合组，治疗 2 个月经周期。结果，中西医结合组临床疗效及行经时间、子宫内膜厚度改善程度均明显优于中药组和西药组（$P<0.05$）；中药组治疗前后性激素水平无明显变化（$P>0.05$），而中西医结合组和西药组卵泡刺激素显著降低（$P<0.05$）；黄体生成素、雌二醇、孕酮均显著升高（$P<0.05$），但两组治疗前后差异均无统计学意义（$P>0.05$）。张莹等将68例人工流产术后月经过少患者随机分为两组，中药组36例服用补肾养血中药复方（杜仲、山萸肉、枸杞子、熟地黄、当归、山药等），西药组32例服用雌孕激素。治疗3个月经周期，结果两组总有效率分别为91.7%（33/36）、90.6%（29/32），无显著差异（$P>0.05$）；中药组在中医证候改善、FSH/LH降低、子宫内膜厚度改善方面均优于西药组（均$P<0.01$）。

周丽娟等68例将宫腔粘连分离术后月经过少患者随机分为两组，对照组采用雌孕激素周期疗法，观察组于术后第2 d服用益肾养血调膜汤（阿胶、菟丝子、覆盆子、枸杞子、桑椹子、熟地黄等）。治疗3个月经周期后，两组子宫内膜厚度均较治疗前改善（$P<0.05$），观察组优于对照组，但统计学比较无意义（$P>0.05$）；月经恢复疗效方面，两组轻、中度均有较明显的疗效，两组重度的治疗有效率明显降低；两组的总有效率比较差异无统计学意义（$P>0.05$）；观察组宫腔粘连恢复明显优于对照组（$P<0.05$）。

（撰稿：冯怡慧　审阅：罗颂平）

【痛经的治疗及实验研究】

冯林娜等总结蔡小荪的治疗经验。蔡氏认为痛经乃虚实夹杂之证，治疗强调"求因为主，止痛为辅"，主张辨证辨病相结合；原发性痛经以辨证为主，虚实为要；继发性痛经以辨病为先，随证加减；处方用药独具特色，轻清醇灵。张琛等总结天津哈氏妇科的治疗经验。哈氏认为其病因病机着眼于"不通"，临床上以"四通"为治疗大法，结合证候的虚实寒热，或温而通之，或清而通之，或补而通之，或行而通之。

庄玉静采用活血化瘀法治疗44例患者，经前期药用炒当归、枸杞子、仙茅、仙灵脾、炒白术等，经期药用炒当归、赤芍药、泽兰、延胡索、生山楂、益母草等；经后期药用炒当归、赤白芍、菟丝子、枸杞子、五灵脂、生地黄等；对照组予桂枝茯苓胶囊。治疗3个月经周期，治疗组总有效率为97.7%（43/44），优于对照组77.3%（34/44）（$P<0.05$）。刘博雯等采用加减温经膏（吴茱萸、麦冬、当归、芍药、川芎、党参等）治疗寒凝血瘀型痛经患者30例，治疗1个月，总有效率为96.7%（29/30）。

马素敏以痛经方（当归、柴胡、桃仁、红花、川芎、牡丹皮等）内服联合痛经贴（乌药、柴胡、川楝子、香附、莪术等）外敷治疗54例患者，对照组口服布洛芬。治疗3个月经周期，治疗组有效率为96.3%（52/54），优于对照组83.3%（45/54）（$P<0.05$）；两组疼痛评分比较，治疗组亦优于对照组（$P<0.05$）。黄群等将109例原发性痛经寒凝血瘀证患者随机分为两组，治疗组关元穴贴痛经贴膏（川芎、当归、白芍药、肉桂、细辛、乳香等），对照组内服布洛芬缓释胶囊，连续治疗3个月经周期。结果治疗组有效率为96.4%（54/56），优于对照组66.0%（35/53）（$P<0.01$），治疗组痛经症状评分低于对照组（$P<0.01$），6个月、9个月、12个月后复发率治疗组低于对照组（$P<0.01$）。徐冬艳将60例患者随机分为两组，治疗组予痛经贴（肉桂、吴茱萸、没药、延胡索、小茴香）敷神阙、关元、气海穴，对照组口服布洛芬。经治3个月经周期，治疗组总有效率为90.0%（27/30），优于对照组总有效率60.0%（18/30）（$P<0.05$）。张小梅采用痛经散（当归、吴茱萸、乳香、没药、肉桂、细辛等）外敷神阙穴配合内服五加生化胶囊治疗80例虚寒夹瘀型原发性痛经患者，于行经前5 d开始口服，7 d为1个疗程，连用3个月经周期。结果，治疗后痛经症状积分较治疗前有明显改善（$P<0.01$）。

蒋雪霞等将 66 例寒凝血瘀型原发性痛经患者随机分为两组,治疗组采用痛经方(当归、川芎、吴茱萸、小茴香、桂枝、炒蒲黄等)结合砭石治疗,砭石疗法:在需刮痧部位涂抹适量刮痧油,先刮拭背舒膈俞至次髎穴,宜用刮板角部从上向下刮拭,一次到位,中间不要停顿,出痧为度。再刮拭腹部正中线中极穴,用刮板角部自上而下刮拭,出痧为度。然后刮下肢内侧血海穴至地机穴,遇关节部位不可强力重刮,由上至下,中间不宜停顿,一次刮完,至皮肤发红、皮下紫色痧斑痧痕形成为止,经前 5～7 d 进行 1 次砭石疗法;对照组口服布洛芬缓释胶囊。治疗 3 个月经周期,治疗组总有效率为 93.5%(29/31),优于对照组 76.7%(23/30)($P<0.05$)。

仲云熙等研究发现,在大鼠急性痛经模型中,桂枝茯苓胶囊中原型成分丹皮酚(PA)表现出明显的抑制疼痛、抑制子宫内膜增生、促进 SOD、NO、MDA 水平正常化的作用,与模型组相比具有统计学差异($P<0.05$);芍药苷(PAE)存在与 PA 相似的作用,但是效果相对较弱。在大鼠足趾肿胀模型中,PA 表现出明显的抑制肿胀与抑制相关炎症因子生成的作用($P<0.05$)。

(撰稿:高飞霞　审阅:罗颂平)

【瘢痕子宫妊娠的治疗】

胡琼等将 80 例患者随机分为两组,均行超声介入引导孕囊注射甲氨蝶呤,观察组加服桂枝茯苓胶囊。结果,观察组总有效率为 82.5%(33/40),高于对照组 62.5%(25/40)($P<0.05$);甲氨蝶呤总剂量明显少于对照组($P<0.05$),住院时间与血清 β-HCG 水平恢复时间较对照组明显缩短(均 $P<0.05$),不良反应发生率明显低于对照组($P<0.05$)。

曹金竹等采用杀胚消癥方(天花粉、紫草、夏枯草、三棱、香附、桃仁等)联合甲氨蝶呤治疗 40 例患者,对照组单纯予甲氨蝶呤。经治 7 d,实验组临床治愈率为 92.5%(37/40),不良反应发生率为 2.5%(1/40),均优于对照组 75.0%(30/40)、17.5%(7/40)(均 $P<0.05$);实验组血 β-HCG 恢复正常时间、包块消失时间、阴道出血持续时间均明显短于对照组($P<0.05$)。

于萍等将 80 例患者随机分为两组,均采用米非司酮、甲氨蝶呤治疗,观察组加服宫外孕Ⅱ号方(败酱草、夏枯草、天花粉、桃仁、丹参、赤芍药等)。经治 7 d,观察组一次性杀胚成功率为 90.2%(37/41),远高于对照组 46.2%(18/39)($P<0.05$),月经恢复时间明显短于对照组($P<0.05$)。

陈卫忠将 62 例患者随机分为两组,对照组采用米非司酮、甲氨蝶呤治疗,连用 3 d,观察组在治疗后第 4 d 加服活血化瘀、消癥杀胚中药(蜈蚣、炙甘草、桃仁、赤芍药、香附、三棱等)。结果,观察组血 β-HCG 含量及孕囊直径改善情况优于对照组($P<0.05$);观察组有效率为 83.9%(26/31),不良反应发生率为 12.9%(4/31),均高于对照组 64.5%(20/31)、32.3%(10/31)($P<0.05$)。童桔英等将 62 例患者随机分为两组,均口服米非司酮、甲氨蝶呤,治疗组加用宫外孕Ⅱ号方加味(丹参、赤芍药、桃仁、三棱、莪术、蜈蚣等)。经治 7 d,治疗组血 β-HCG 下降时间明显短于对照组($P<0.05$)。

(撰稿:杜　鑫　审阅:罗颂平)

【复发性流产血瘀型的治疗与研究】

邹纯纯等总结叶平运用补肾活血法治疗子宫动脉血流阻力偏高的复发性流产(RSA)的经验。叶氏认为本病的病机为肾精不足,肝郁血瘀,治疗上以补肾益精、疏肝活血为主,根据经期和非经期分别标本兼治,随证加减,疗效显著。马旭等总结李淑萍关于 RSA 血栓前状态的治疗经验,李氏认为本病中医辨证属肾虚血瘀,治疗上以补肾活血法为基本治法,从补肾活血化瘀、补肾活血益气、补肾活血健脾、补肾活血清热四个方面进行治疗。

贺晓霞等从 RSA 血栓前状态的西医病理过程

及中医病机变化,探讨抗凝剂叠加补肾化瘀中药对复发性流产血栓前状态的作用机制。认为运用抗凝剂叠加补肾化瘀中药对复发性流产血栓前状态的干预,不仅可有效改善胎盘微循环状态,避免再次流产的发生,还对中医辨证论治在 RSA 血栓前状态临床中的应用具有积极意义。李鹤梅等应用聚类分析、频数分析、因子分析等数据挖掘技术分析中药治疗反复自然流产的用药规律,结果,研究共纳入 221 篇文献,256 首方剂,165 种中药,总用药 2691 频次;高频药物 24 种,出现 1 972 频次,占总药物频次的 73.28%,说明治疗反复自然流产所用中药较集中。所用药物归纳为 8 个因子,有补益药、理血药、清热药、理气药、利水渗湿药、固涩药,占总用药频次的 88.25%。

罗纳新观察滋养肝肾、活血祛瘀法干预滑胎患者血栓前状态的临床效果。将 60 例滑胎患者随机分为两组,治疗组口服固肾活血安胎丸(当归、白术、茯苓、桑寄生、续断、蒲黄等),对照组注射低分子肝素钙,治疗 3 周。结果,治疗组总有效率为 86.7%(26/30),对照组为 83.3%(25/30),差异无显著性意义($P>0.05$)。治疗后除血浆凝血酶原时间、血小板计数项外,治疗组血浆黏度、抗凝血酶Ⅲ、血浆蛋白 C 含量、血浆纤维蛋白原、活化部分凝血酶时间、D-二聚体等指标改善均较对照组显著($P<0.05$);治疗组症状积分、β-HCG 改善均较对照组显著($P<0.05$)。

陈茶荣等采用暖宫化瘀汤(人参、菟丝子、阿胶、醋炒艾叶、当归、川芎等)联合西药治疗血瘀型先兆流产患者 68 例,对照组采用西医常规治疗。治疗 5~10 d,观察组有效率为 91.2%(62/68),优于对照组 70.6%(48/68)($P<0.05$)。周立采用丹参注射液联合寿胎丸治疗复发性流产 30 例,对照组仅予寿胎丸,10 d 为 1 个疗程,治疗 1~2 个疗程后,治疗组有效率为 93.3%(28/30),优于对照组 73.3%(22/30)($P<0.05$)。

徐晓庆将 63 例不明原因 RSA 患者随机分为

两组,对照组 32 例予传统黄体支持保胎方法,治疗组 31 例在对照组基础上予补肾固冲方(山茱萸、生地黄、熟地黄、菟丝子、杜仲、续断等)联合注射用低分子量肝素钠治疗,用至孕 10~14 周。结果,治疗组治疗后 HCG、P 及 E$_2$ 与孕周相符例数与治疗前比较,血小板计数(PLT)、凝血功能及血液流变学指标与治疗前比较,均 $P<0.05$;治疗组治疗后 PLT、活化部分凝血活酶时间(APTT)、纤维蛋白原(FIB)、血浆黏度、全血黏度(高)切及全血黏度(低)切均较对照组改善($P<0.05$);两组足月胎儿成活率比较,治疗组高于对照组($P<0.05$)。

(撰稿:丘维钰　审阅:罗颂平)

【妊娠期肝内胆汁淤积症的治疗】

单腾飞等将 96 例患者随机分为两组,均予西药常规治疗,观察组加服化湿利胆汤(茵陈、金钱草、黄芩、栀子、柴胡、砂仁等)。治疗 20 d,观察组总有效率为 91.7%(44/48),优于对照组 79.2%(38/48)($P<0.05$);两组治疗后瘙痒程度均明显减轻,血清总胆红素(TB)、胆汁酸(TBA)、谷氨酸氨基转移酶(ALT)、天门冬氨酸氨基转移酶(AST)含量均显著下降,且观察组较对照组明显($P<0.05$)。吴菲等将 100 例患者随机分为两组,均予相同西医治疗,治疗组再予柴胡疏肝散加味。经治 7 d,治疗组总有效率为 94.0%(47/50),优于对照组 72.0%(36/50)($P<0.05$);血清 TBA、ALT 及 AST 水平均低于对照组(均 $P<0.01$)。田辉等将 78 例患者随机分为两组,均予西医常规治疗,治疗组联合内服抗胆瘀汤(茵陈、柴胡、黄芩、白术、党参、黄芪等),治疗 14 d。结果,治疗组总有效率为 92.3%(36/39),明显高于对照组 76.9%(30/39)($P<0.05$);瘙痒症候评分、肝功能指标改善程度治疗组均优于对照组($P<0.05$);治疗组产妇平均孕周长于对照组,阴道分娩率、新生儿 Apagar 评分高于对照组,剖宫产率以及新生儿胎儿窘迫、早产、窒

息、产后出血发生率均低于对照组(均 $P<0.05$)。

王新艳等将 80 例患者分成两组,观察组以茵栀黄口服液联合熊去氧胆酸、思美泰治疗,对照组仅用熊去氧胆酸和思美泰治疗。治疗 7 d,两组血清 TBA、ALT、AST、TB 较治疗前均明显下降($P<0.05\sim0.01$),且观察组各项指标均明显低于对照组($P<0.05\sim0.01$);观察组总有效率高于对照组($P<0.05$),早产、胎儿窘迫的发生率、剖宫产率、产后出血等均显著低于对照组($P<0.05\sim0.01$)。魏方方以加味茵陈汤(茵陈、炒栀子、炒牡丹皮、制大黄、地肤子、白术等)联合熊去氧胆酸治疗 30 例患者,对照组仅服熊去氧胆酸。经治 14 d,观察组总有效率为 83.3%(25/30),显著高于对照组 66.7%(20/30)($P<0.05$);妊娠结局与围生儿状况亦优于对照组($P<0.05$);治疗组瘙痒症状评分、TBA、CG、ALT 及 AST 等肝功能指标均明显低于对照组($P<0.05$)。陈展等以熊去氧胆酸联合莲黄汤(莲房、白术、牡丹皮、炒栀子、黄芪、苎麻根等)治疗 30 例患者,对照组仅予熊去氧胆酸,经治 8 周,治疗组总有效率为 86.7%(26/30),优于对照组 60.0%(18/30)($P<0.05$)。

陶承静等 82 例湿热型妊娠期肝内胆汁淤积症患者随机分为两组,均予西医常规治疗,观察组加服清淤利胆汤(黄芪、茵陈、金钱草、续断、白术、生地黄等)。经治 14 d,观察组总有效率为 95.1%(39/41),优于对照组 75.6%(31/41)($P<0.05$)。治疗后两组中医症状皮肤瘙痒、黄疸、心烦、面色萎黄评分均较治疗前下降($P<0.05$),TBA、ALT 值均较治疗前下降($P<0.05$),且观察组较对照组更显著($P<0.05$)。

(撰稿:丘维钰　审阅:罗颂平)

【妊娠期糖尿病的治疗及实验研究】

孟红娟等将 60 例气阴两虚证患者随机分为两组,均予饮食及运动疗法治疗,治疗组加服黄芪四君子汤(黄芪、太子参、石斛、白术、茯苓、女贞子等),至有分娩先兆时停服。结果,治疗 1 个月时,两组空腹血糖(FPG)、餐后 2 h 血糖(2hPG)、糖化血红蛋白(HbA$_1$c)、总胆固醇(TC)、三酯甘油(TG)水平均较治疗前降低($P<0.05$),且治疗组优于对照组($P<0.05$);治疗组总有效率为 93.3%(28/30),高于对照组 73.3%(22/30)($P<0.05$)。渠媛等将 120 例肝肾亏虚妊娠期糖尿病患者随机分为两组,均予饮食控制联合胰岛素治疗,观察组加服六味地黄汤加减,7 d 为 1 个疗程,治疗至分娩结束。结果,观察组有效率为 93.3%(56/60),高于对照组 83.3%(50/60)($P<0.05$);两组 FPG、2hPG 含量均较治疗前下降($P<0.05$),且观察组下降程度更为明显($P<0.05$);观察组孕妇的妊娠期高血压疾病的发病率和剖宫产率高于对照组($P<0.05$),新生儿的早产儿、巨大儿、胎儿窘迫和新生儿窒息的发病率高于对照组($P<0.05$)。许晓英等将 278 例脾肾阳虚型妊娠期糖尿病患者随机分为两组,均采用规范的糖尿病医学营养治疗方法,并由专人指导运动方式,观察组同时服用补肾健脾汤(黄芪、党参、淮山药、葛根、陈皮、升麻等)。治疗 14 d,两组 FPG、1 hPG、2hPG、中医证候评分、羊水指数评分、血糖达标比较,差异均有统计学意义(均 $P<0.05$);剖宫产率、妊娠期高血压发生率、低体质量儿发生率、新生儿低血糖发生率观察组均低于对照组($P<0.05$)。

袁杨将 82 例患者随机分为两组,对照组实施健康教育、饮食控制和运动锻炼,研究组在此基础上加用泰山磐石散合玉液汤(党参、黄芪、炒白术、山药、续断、葛根等)。经治 7 d,两组 FPG、2hPG、HbA$_1$c 及 BMI 均较治疗前降低($P<0.05$),且研究组优于对照组($P<0.05$);研究组出现子痫前期、羊水过多、产褥期感染早产并发症的发生率及巨大儿、婴儿窒息发生率均显著低于对照组($P<0.05$)。向华等将 86 例患者随机分为两组,对照组采用胰岛素泵进行治疗,治疗组此基础上加服玉女煎。经

治 2 周,治疗组总有效率为 93.0%(40/43),优于对照组 67.4%(29/43)($P<0.05$);两组治疗后 FPG、2hPG、HbA$_1$c、TC、TG、LDL-C 均显著降低($P<0.05$),HDL-C 显著升高($P<0.05$),且治疗组均优于对照组(均 $P<0.05$);治疗组孕妇剖宫产、羊水异常、胎膜早破发生率以及新生儿窒息、胎儿窘迫、早产发生率均显著低于对照组(均 $P<0.05$)。叶惠萍等将 100 例患者随机分为两组,对照组予饮食运动疗法,治疗组在其基础上加服四君子汤。治疗 4 周,两组空腹胰岛素及 C 肽、HOMA-β 水平均较治疗前升高($P<0.05$);治疗组餐后 2 h 胰岛素水平较治疗前升高,且优于对照组($P<0.05$);治疗后两组餐后 2 h 胰岛素水平、HOMA-β 比较,差异有统计学意义($P<0.05$);2 组治疗后 FMN 及 HbA$_1$c、HOMA-IR 较治疗前明显下降($P<0.05$);2 组治疗后 HOMA-IR 比较,差异有统计学意义($P<0.05$);治疗组并发症率为 6.0%(3/50),明显低于对照组 28.0%(14/50)。

黄长盛等研究发现,菟丝子联合胰岛素可改善患者的糖脂代谢,缩短血糖达标时间,减少胰岛素用量,改善母儿结局,具有较高的临床价值。实验还发现,菟丝子总提物及菟丝子多糖均能提高大鼠血清 P、E$_2$ 水平($P<0.01$),降低 TNF-α 水平、提高 IL-10 水平,提高子宫、卵巢指数及总胎数,降低流产率。通过提高血清 E$_2$、P 水平,纠正妊娠期糖尿病造成的母体 Th$_1$/Th$_2$ 炎症细胞因子的失衡,从而改善妊娠结局。

(撰稿:丘 敏 审阅:罗颂平)

【产后抑郁症的治疗及实验研究】

李宝华等总结胡思荣的治疗经验。使用柴胡加龙骨牡蛎汤作为基本方,伴有喜悲伤欲哭者,合用甘麦大枣汤;焦虑明显而有热象者,合用百合地黄汤,或再加知母,成为百合知母汤、百合地黄汤、柴胡加龙骨牡蛎汤三方合方。若咽喉部症状明显,呈异物感者,使用柴胡加龙骨牡蛎汤合半夏厚朴汤。焦虑如狂、小腹胀满,表现为下焦蓄血证者,一般先用桃核承气汤,病情缓解后,再用柴胡加龙骨牡蛎汤合桂枝茯苓丸调理。罗晓庆等总结王忠民的治疗经验,产褥期抑郁症治疗上以补肾养精为主,分别采用补肾养精佐以疏肝活血,补肾养精兼以宁心安神,补肾养精施以益气健脾法。吴玉珊等总结谢萍的治疗经验,提出"多虚多瘀"为产后抑郁的基本病机,以"补虚化瘀"为治疗大法,治以益气养血、宁心安神,其中以大补气血为重,随症施治。

许爱玲对 200 例患者中医证候症状进行统计分析,发现中医证候主要包括心脾两虚证、气虚血瘀证、血瘀血虚证、肝气郁结证、痰热瘀结证、脾肾两虚证;孕检次数、分娩方式、母婴同室、母乳喂养及新生儿先天畸形是造成产妇产后抑郁症发病的危险因素。提出产后抑郁症与生物、心理社会及产科因素等诸多因素相关,不同患者发病病机不同,中医证候病症亦不同;应严格做好产前检查,提高对抑郁症高危人群的早期筛选,降低产后抑郁症的发生。

韩长月采用益气养血方颗粒剂(炙黄芪、当归、炒白术、茯苓、杜仲、丹参等)治疗 100 例患者,对照组口服益母草颗粒剂。经治 10 d,观察组产后抑郁筛查量表(PDSS)平均分明显低于对照组,且观察组发病率明显低于对照组($P<0.05$)。王桂花等将 100 例患者随机分为两组,均口服黛力新片,治疗组加服产后抑郁症愈汤(党参、茯苓、当归、柴胡、薄荷、百合等)。14 d 为 1 个疗程,连续服用 2 个疗程。结果,治疗组总有效率为 96.0%(48/50),明显高于对照组 74.0%(37/50)($P<0.05$);两组用爱丁堡产后抑郁量表(EPDS)评分均较治疗前显著降低($P<0.05$),且治疗组降幅更大($P<0.05$)。杨莉将 82 例患者随机分为两组,均口服盐酸帕罗西汀片、盐酸阿米替林片,治疗组加服平肝解郁汤加减(当归、白芍药、柴胡、郁金、黄精、大黄等)。治疗 3 个月后,治疗组有效率为 97.6%(40/41),优于对照

组为 82.9%（34/41）（$P<0.05$）。郗军采用疏肝理气解郁汤（柴胡、枳壳、香附、青皮、佛手、白芍药等）联合心理治疗 31 例患者，对照组予单纯心理干预。经治 6 周，治疗组总有效率为 96.8%（30/31），优于对照组 83.3%（25/30）。

刘艳丽采用乌灵胶囊联合西酞普兰治疗 42 例患者，对照组仅口服西酞普兰。经治 6 周，治疗组总有效率为 95.2%（40/42），明显高于对照组 76.2%（32/42）（$P<0.05$）；两组治疗后 2、4、6 周时汉密尔顿抑郁量表（HAMD）评分均呈逐渐下降趋势（$P<0.05$）；治疗组治疗后 2、4、6 周时 HAMD、副反应量表（TESS）评分均低于同期对照组（$P<0.05$）。

褚静等将 97 例患者随机分为两组，均口服帕罗西汀，试验组加服参归养血片（人参、黄芪、白术、五味子、当归、川芎等），疗程 6 周。结果，试验组总有效率为 95.9%，优于对照组 81.3%（$P<0.05$）；试验组与对照组 CRP、E_2、FSH、LH 水平比较，差异有统计学意义（$P<0.05$）；实验组药物不良反应发生率为 6.1%（3/49），明显低于对照组 14.6%（7/48）（$P<0.05$）。王丹等将 60 例心脾两虚证产后抑郁症患者随机分为两组，治疗组口服参芪解郁颗粒（黄芪、党参、当归），安慰剂组口服淀粉糊精颗粒，疗程 6 周。结果，治疗组在治疗 1、2、4、6 周时 EPDS 减分率均优于对照组（$P<0.05$）；两组 E_2 水平均较治疗前提高，且治疗组优于安慰剂组（$P<0.05$）；血清 P 水平较治疗前降低（$P<0.05$），但两组间比较差异无统计学意义（$P>0.05$）。

吴如燕等将 BALB/c 子代雄鼠分为正常子代组（CTL-F1），产后抑郁子代组（PPD-F1），产后抑郁子代给予生理盐水组（Veh）、产后抑郁子代给予越鞠甘麦大枣汤组（YG）。结果表明，PPD-F1 悬尾不动时间显著长于 CTL-F1，但单位体重摄食量较后者显著降低；与 Veh 相比，给予越鞠甘麦大枣汤可使 PPD-F1 不动时间显著缩短，且摄食量显著增加。

钱玮等将 70 只大鼠随机分为正常组、模型组、柴郁温胆汤（柴胡、郁金、半夏、淡竹茹、枳实、茯苓等）组、化痰组、调气血组、养心脾组、马普替林组 7 组，观察柴郁温胆汤及其拆方对产后抑郁模型大鼠血清生化指标的影响。结果，正常组与模型组在铜、锌、皮质醇、环磷酸腺苷水平上比较差异有统计学意义（$P<0.05$）；与模型组比较，其他各组锌、皮质醇水平均提高，柴郁温胆汤组和调气血组铜水平降低，环磷酸腺苷水平提高，马普替林组铜、皮质醇水平降低，锌、环磷酸腺苷水平提高（$P<0.05$）；正常组小鼠血清钙、无机磷（P）、磷酸酶（ALP）、尿肌酐（Cr）水平明显高于模型组（$P<0.05$），和模型组比较，其他各组血清钙、P、ALP、Cr 水平均提高（$P<0.05$）。

崔艳超等将 50 只雌性 SD 大鼠随机分为正常组、假手术组、模型组、归脾汤组、氟西汀组。结果表明，造模 1 周和 4 周后，模型组、归脾汤组、氟西汀组血清促肾上腺皮质激素释放激素（CRH）、促肾上腺皮质激素（ACTH）、皮质醇（COR）水平均较正常组、假手术组显著升高（$P<0.05$，$P<0.01$）；归脾汤组和氟西汀组较模型组显著降低（$P<0.05$，$P<0.01$）；模型组、归脾汤组、氟西汀组前额叶皮质和海马 5-HT 含量均较正常组、假手术组显著降低（$P<0.05$，$P<0.01$）；归脾汤组和氟西汀组较模型组明显增加（$P<0.05$，$P<0.01$）。

（撰稿：陈思韵　审阅：罗颂平）

【产后子宫复旧不全的治疗】

刘贤莲将 134 例患者随机分为两组，均予缩宫素静脉滴注，观察组加用养血化瘀方（全当归、川芎、炮姜、重楼、益母草、生山楂等）。结果，观察组有效率为 98.5%（66/67），优于对照组 89.6%（60/67）（$P<0.05$）；观察组临床症状消失时间及用药时间明显短于对照组，子宫复旧评分优于对照组（均 $P<0.05$）。朱红将 100 例患者随机分为两组，均予

缩宫素和常规抗炎药进行治疗,研究组加用五加生化胶囊(刺五加浸膏、当归、干姜等)。7 d 为 1 个疗程,治疗 2～3 个疗程,研究组显效率为 94.0%(47/50),优于对照组 82.0%(41/50)($P<0.01$);治疗后两组宫缩疼痛 VAS 评分均较治疗前降低,且研究组改善程度更加明显($P<0.05$)。翟瑶将 88 例患者随机分为两组,均予缩宫素治疗,观察组加用养血复宫方(益母草、当归、党参、生山楂、五灵脂、刘寄奴等)。经治 7 d,观察组总有效率为 95.5%(42/44),明显高于对照组 79.5%(35/44)($P<0.05$);子宫压痛、腰腹重坠及恶露异常等症状消失时间明显短于对照组($P<0.05$)。牛蕊芳等用生化汤加味联合缩宫素治疗 40 例患者,对照组行单纯缩宫素治疗。经治 1 周,观察组总有效率为 95.0%(38/40),优于对照组 80.0%(32/80)($P<0.05$);治疗后两组患者全血黏度低、中、高切变指标及血浆黏度均较治疗前降低($P<0.05$),且观察组较对照组更低($P<0.05$)。姜雪采用缩宫素联合复方益母草胶囊治疗 91 例患者,对照组仅予缩宫素治疗。治疗 10 d,观察组产后出血发生率、术后出血量、子宫 B 超三径之和均小于对照组,恶露持续时间、腹痛持续时间短于对照组($P<0.05$);观察组临床疗效为 91.2%(83/91),优于对照组 77.2%(71/92)($P<0.05$)。

蔡宇萍采用芪七复宫汤加减(黄芪、党参、莲房、川断、炒枳壳、五灵脂等)治疗 50 例气虚血瘀型患者,对照组口服产复康颗粒。经治 7 d,治疗组总有效率为 96.0%(48/50),优于对照组 78.0%(39/50)($P<0.05$);治疗组平均止血时间明显短于对照组($P<0.05$)。李燕采用产妇安合剂(当归、川芎、红花、桃仁、甘草、炮姜等)治疗 100 例患者,服至恶露结束后 1 周,对照组不服用任何药物。结果,观察组子宫复旧时间短于对照组($P<0.01$),子宫复旧不良发生率、产褥期并发症发生率均低于对照组(均 $P<0.05$)。

(撰稿:余庆英　审阅:罗颂平)

【高泌乳素血症的治疗】

刘翠华等以调肝补肾方(制香附、当归、土茯苓、生麦芽、制半夏、郁金等)联合溴隐亭治疗 60 例患者,对照组仅予溴隐亭,疗程 12 周。结果,观察组有效率为 90.0%(54/60),优于对照组 75.0%(45/60)($P<0.05$);两组患者中医证候疗效比较,观察组有效率为 93.3%(56/60),优于对照组 80.0%(48/60)($P<0.05$);两组患者治疗后血清泌乳素水平均明显降低($P<0.001$),观察组月经不调、腰腿酸胀、乳房疼痛、泌乳、毛发增多发生率较对照组低($P<0.05$)。张钟元等以助孕方(熟地黄、女贞子、山药、柴胡、制香附、当归等)联合甲磺酸溴隐亭治疗 49 例高泌乳素血症性不孕患者,对照组 33 例仅予甲磺酸溴隐亭片。经治 3 个月,治疗组总有效率为 91.8%(45/49),优于对照组 84.8%(28/33)($P>0.05$);两组治疗后 PRL、E_2、FSH、LH、P 均较治疗前改善($P<0.05$);两组间 E_2、FSH、LH、P 比较,差异均有统计学意义($P<0.05$);两组治疗后典型双相体温例数均升高($P<0.05$),且治疗组高于对照组($P<0.05$);治疗组流产率低于对照组($P<0.05$)。李顺景以健脾活血汤(党参、白术、茯苓、干姜、黄连、红花等)联合甲磺酸溴隐停片治疗 40 例患者,对照组仅予甲磺酸溴隐停片。经治 12 周,治疗组血清中 PRL 值明显低于对照组,治疗组中闭经、溢乳、不孕的治愈率及有效率较对照组有显著提高($P<0.05$)。

李省江等以补肾疏肝汤(熟地黄、山茱萸、仙茅、淫羊藿、山药、柴胡等)治疗 54 例患者,对照组予甲磺酸溴隐亭片。经治 3 个月,两组总有效率无显著差异,但妊娠率 81.3%(26/32)、57.1%(6/14)比较 $P<0.05$;两组治疗后血清 PRL 水平较治疗前下降,E_2、FSH、LH 水平较治疗前提高,组间比较差异无统计学意义($P>0.05$);对照组不良反应发生率高于治疗组($P<0.05$)。严小丽将 83 例患

者随机分为两组,均口服甲磺酸溴隐亭片,观察组联合中医辨证用药。10 d 为 1 个疗程,治疗 9 个疗程后,观察组总有效率为 90.8%(38/42),优于对照组 68.3%(28/41)($P<0.05$);治疗 1 月、2 月、3 月后,两组 PRL 水平均降低($P<0.05$),且观察组低于对照组($P<0.05$)。

张娜以归肾丸加减方(柴胡、白芍药、山药、菟丝子、熟地黄、山茱萸等)治疗肝郁肾虚型高泌乳素血症患者 30 例,对照组予甲磺酸溴隐亭片,连续治疗 3 个月,若发现怀孕则停药,治疗结束后随访 6 个月。结果,治疗组有效率为 86.7%(26/30),优于对照组 80.0%(24/30)($P<0.05$)。朱江华等将 80 例肝郁型高泌乳素血症患者随机分为两组,对照组予溴隐亭,观察组采用调经抑乳汤(柴胡、当归、茯苓、牡丹皮、川芎、白芍药等)合溴隐亭治疗。3 个月经周期后,观察组总有效率为 92.5%(37/40),不良反应发生率为 12.5%(5/40),显著优于对照组 75.0%(30/40)、22.5%(9/40)($P<0.05$)。钱艳青等以消乳饮(柴胡、蒲公英、白术、茯苓、白芍药、白蒺藜等)治疗 48 例患者,对照组予溴隐停,连续治疗 3 个月。结果,两组总有效率比较,无显著差异($P>0.05$);治疗后两组血清 PRL、FSH、E_2 均较治疗前改善($P<0.05$);治疗组未发生不良反应,对照组不良反应发生率为 23.4%(11/47),组间比较 $P<0.05$;复发率治疗组为 4.7%(2/43),低于对照组 20.9%(9/43)($P<0.05$)。

刘福珍等将 102 例患者随机中药组(逍遥丸加减改汤剂)、西药组(溴隐亭)、中西药结合组,治疗 3 个月。结果,三组总有效率两两比较,差异无统计学意义($P>0.05$);停药 6 个月后,中药组、中西药组复发率均低于西药组($P<0.05$);治疗后 3 组 PRL 水平均较治疗前改善($P<0.05$),中西药组改善最显著($P<0.05$),西药组次之($P<0.05$);中药组 E_2、LH 水平均较治疗前改善($P<0.05$),中西药组 E_2、LH、P、FSH 水平均较治疗前改善($P<0.05$);月经稀少改善率、不孕改善率,中西药组均

优于中药组、西医组(均 $P<0.05$)。

(撰稿:丘　敏　审阅:罗颂平)

【子宫内膜异位症的治疗及实验研究】

邓娟等探讨 244 例子宫内膜异位症(EMS)患者中医证型分布规律,发现以肾虚瘀结证、气虚血瘀证、气滞血瘀证、寒凝瘀滞证、痰瘀互结证为主,其中又以气滞血瘀证为多,提示"血瘀"在 EMS 的本质地位;并探讨了 144 例 EMS 患者中医证型分布与手术分期规律,发现患者上述五种证型与手术分期间无明显相关性,手术期级别高低与痛经具有一定的相关性。

曹迎九等将 88 例 EMS 术后患者随机分为两组,对照组术后行"基本治疗＋孕三烯酮胶囊",治疗组在对照组基础上加散结镇痛胶囊(三七、薏苡仁、龙血竭、浙贝母),连续服用 3 个月。结果,治疗组总有效率为 95.5%(42/44),优于对照组 81.8%(36/44)($P<0.05$);两组血清 CA125 及 CRP 水平均较术前显著降低,且治疗组低于对照组($P<0.05$)。陈婕等将术后联合促性腺激素释放激素激动剂(GnRH-α)治疗的 EMS 患者 84 例随机分为两组,中药组予育阴潜阳方反向添加,西药组予替勃龙反向添加。结果,干预 4、8 周,两组血清 E_2 升高($P<0.05$),中药组低于西药组($P<0.05$);干预 8 周,两组血清 CA125、改良 Kupperman 评分降低($P<0.05$),且中药组降低效果优于西药组($P<0.05$);干预 8 周,西药组骨密度下降($P<0.05$),且低于中药组($P<0.05$)。朱利等观察滋肾宁心汤(熟地黄、山茱萸、龟板、山药、五味子、酸枣仁等)治疗 EMS 术后患者应用 GnRH-a 致类绝经期症状的临床疗效。将 90 例患者随机分为三组,对照组予 GnRH-a、研究 1 组予 GnRH-a 加坤泰胶囊、研究 2 组予 GnRH-a 加滋肾宁心汤。结果,研究 1、2 组中医临床症状体征积分均较治疗前明显下降,3 组患者绝经症状评分均较治疗前显著升高,按对照

组、研究 1 组、研究 2 组的顺序依次呈下降趋势(均 $P < 0.05$);对照组治疗期间出现类绝经期症状,研究 1 组、2 组治疗期间出现的类绝经期症状发生例数明显低于对照组。

付棟将 102 例患者随机分为两组,均采用西药治疗,治疗组加服补肾调经汤(鸡血藤、熟地黄、淮牛膝、川楝子、桑寄生、淮山药等)。经治 3 个月,治疗组血清内 IgG、IgA 与 C_3 水平明显优于对照组($P < 0.05$);治疗组的不良反应发生率为 5.9%(3/51),明显少于对照组 25.5%(13/51)($P < 0.05$);治疗组患者在接受联合治疗后,胸腺明显减少,子宫缩小,已基本接近正常值,且卵巢缩小幅度也比较明显,与对照组相比差异显著($P < 0.05$)。田珲等采用醋酸亮丙瑞林加用益肾消癥散结方(菟丝子、续断、巴戟天、鹿角胶、红参、黄芪等)治疗 EMS 术后患者 36 例,对照组仅予醋酸亮丙瑞林。治疗 6 个月,观察组总有效率为 94.4%(34/36),优于对照组 75.0%(27/36)($P < 0.05$);治疗后两组激素水平有不同程度降低,观察组降低幅度更明显($P < 0.05$);观察组潮热、汗出、外阴干涩、乏力倦怠、失眠等围绝经期症状的发生率明显低于对照组($P < 0.05$)。王曼丽等采用内异消方(菟丝子、三棱、党参、白芍药、浙贝母、桃仁等)联合保守手术及戈舍瑞林治疗 50 例患者,对照组仅予保守手术联合戈舍瑞林治疗。3 个月后,观察组总有效率为 96.0%(48/50),总受孕率为 44.0%(22/50),复发率为 12.0%(6/50),优于对照组 78.0%(39/50)、26.0%(13/50)、22.0%(11/50)(均 $P < 0.05$)。胡兴焕等将 170 例患者随机分为两组,均行单纯腹腔镜手术治疗,观察组 85 例加用温肾活血中药(肉苁蓉、当归、熟地黄、葫芦巴、丹参、莪术等)。治疗 3 个月经周期,两组痛经、经血紫暗、形寒肢冷、月经量少、性交痛、非经期下腹痛及神疲乏力积分均显著低于治疗前($P < 0.05$),且观察组各项积分均显著低于对照组($P < 0.05$);两组性激素、IL-2、IL-4、INF-γ、氧化应激指标及 MCP-1 水平均明显改善($P < 0.05$),且观察组均显著优于对照组($P < 0.05$);观察组近期总有效率显著高于对照组($P < 0.05$),术后复发率显著低于对照组($P < 0.05$)。

杜文霞等研究发现,消癥饮(黄芪、薏苡仁、败酱草、丹参、茯苓、牡丹皮等)能显著改善 EMS 患者疼痛,提高生活质量,降低血清 CA125、CA199、基质金属蛋白酶(MMP-3,MMP-9)、血管内皮生长因子(VEGF)、TNF-α 水平。庄梦斐等研究发现,清热化瘀中药(红藤、生蒲黄、生牡蛎、延胡索、牡丹皮、桃仁等)可以降低大鼠血清和腹腔液中血管生成和炎症相关因子的水平,抑制异位内膜中血管内皮生长因子受体 2(VEGFR2)和 COX-2 的表达,影响血管生成和腹腔炎性环境,从而抑制异位内膜的生长,使其萎缩。

魏江平等将 40 只造模成功的自体移植 EMS 模型大鼠随机分成对照组、丹那唑组、益胃汤(沙参、麦冬、生地黄、玉竹)高、中、低(27.0、13.5、6.75 g/kg)剂量组,并取 8 只建立假手术组,连续干预 4 周。结果,与假手术组比较,模型对照组大鼠子宫内膜纤维组织增生,内膜呈乳头状增生,腺体呈囊性扩张明显,可见腺体及内膜间质浸及肌层,内膜间质变小,IL-10/INF- 显著升高($P < 0.05$);与模型对照组比较,益胃汤各给药组大鼠子宫内膜病理形态学均显著改善,血清 INF-γ 显著增高($P < 0.05$),IL-4/INF-γ 和 IL-10/INF-γ 比值均明显变小($P < 0.05$)。周华等将造模成功后的 SD 雌性大鼠随机分为模型组、西药组(胃丹那唑混悬液)、消瘤方(炙鳖甲、鹿角片、水蛭、地鳖虫、王不留行、莪术等)高、低剂量组,另设正常组、假手术组为对照,连续给药 4 周。结果,模型组异位内膜组织生长良好,中药高剂量与西药组异位内膜组织萎缩,而各组在位子宫内膜组织肉眼观察无明显变化;与模型组比较,中药高剂量组和西药组在位、异位内膜细胞中 Wnt7a、β-catenin 蛋白的表达水平下降($P < 0.05$),且均优于中药低剂量组($P < 0.05$)。

朱小琳等将40只自体移植造模成功的SD大鼠随机分为模型组、内异止痛汤(三棱、莪术、丹参、鳖甲、桃仁、白芍药等)高、低剂量组、达那唑组以及假手术组。结果,NF-κB p65、VEGF在EMS异位内膜组织中高表达,在非EMs正常内膜组织中呈低表达,EMS在位内膜表达居中;内异止痛汤高、低剂量组和达那唑组异位病灶较模型组体积明显减小($P<0.05$);内异止痛汤较模型组能下调异位内膜组织中NF-κB p65和VEGF蛋白表达($P<0.05$)。梁江红等研究发现丹参酮ⅡA能有效抑制大鼠子宫异位内膜生长,其作用机制可能与其祛瘀、活血调经的药性及下调异位子宫内膜组织上VEGF蛋白及VEGF mRNA表达,抑制移植的子宫内膜组织血管新生,降低IL-2、E_2分泌,减轻血管内皮炎症反应造成的组织纤维化增生有关。

(撰稿:李元琪　刘　方　审阅:罗颂平)

【子宫腺肌病的治疗】

杨培丽等以少腹逐瘀汤(五灵脂、赤芍药、小茴香、干姜、延胡索、丹参等)联合孕三烯酮胶囊治疗48例患者,对照组仅予孕三烯酮胶囊。治疗3个月,治疗组能够显著降低子宫腺肌病痛经患者血清CA125、TNF-α、IL-8水平,缓解痛经症状,改善中医证候,与对照组比较P均<0.05。韩凤英采用痛经Ⅰ号方(炮姜、土鳖虫、川牛膝、怀牛膝、牡丹皮、鸡血藤等)联合孕三烯酮胶囊治疗46例,对照组仅予孕三烯酮胶囊。治疗3个月,治疗组总有效率为82.6%(38/46)、子宫缩小率为89.1%(41/46),均高于对照组56.5%(26/46)、67.4%(31/46)(均$P<0.05$)。罗健等采用丹黄祛瘀胶囊(黄芪、丹参、山药、鸡血藤、党参、土茯苓等)联合西药治疗31例患者,对照组仅予西药,8周为1个疗程,连续观察3个疗程。结果,治疗组总有效率为93.6%(29/31),高于对照组71.0%(22/31)($P<0.05$);两组血

清CA125、LH、FSH、全血高切黏度、全血低切黏度、纤维蛋白原水平均较治疗前下降($P<0.05$),且治疗组低于对照组($P<0.05$)。孔翠萍将124例患者随机分为两组,均予米非司酮,观察组加服止痛化癥胶囊。治疗3个月,观察组无痛经发生率为95.2%(59/62),高于对照组66.1%(41/62)($P<0.05$);观察组治疗后子宫体积较对照组小($P<0.05$)。张洪波将64例患者随机分为两组,均予曲普瑞林肌肉注射,连续治疗3次后停止用药,治疗组加服止痛化癥胶囊(党参、炙黄芪、芡实、白术、当归、肉桂等),连续治疗24周。结果,治疗组总有效率为96.9(31/32),复发率为3.1%(1/32),均优于对照组81.3%(26/32)、18.8%(6/32)($P<0.05$);治疗组血清CA125水平、子宫体积以及痛经评分均显著优于对照组($P<0.05$)。王霞将88例患者随机分为两组,均在月经周期第3～5 d放置左炔诺孕酮宫内节育环(曼月乐),治疗组加服助阳化瘀消癥汤(紫石英、石见穿、鹿角霜、五灵脂、山药、茯苓等)。6个月后,治疗组痛经改善程度、月经量评分、中医证候总积分均优于对照组($P<0.05$)。

李能霞等将120例患者随机分为三组,对照组A予达菲林,对照组B予达菲林联合曼月乐,观察组予达菲林加曼月乐联合葛根二仙汤(葛根、菟丝子、钩藤、石决明、巴戟天、仙茅等)。治疗3个月经周期,各组治疗后均闭经,但痛经程度明显减轻,子宫体积明显缩小,子宫内膜厚度变薄,与治疗前比较差异有统计学意义($P<0.05$);治疗6个月经周期,对照组A子宫体积增大,月经量增多,痛经程度增加,观察组与对照组A比较,差异有统计学意义($P<0.05$);治疗12个月经周期,对照组A子宫体积增大,子宫内膜厚度增加,月经量增多,痛经程度增加,观察组与对照组A比较,差异有统计学意义($P<0.05$)。

费春香等将76例患者随机分为两组,均口服散结镇痛胶囊,治疗组加服宫瘤消胶囊(牡蛎、香

附、土鳖虫、三棱、莪术、白花蛇舌草等),连续治疗6个月。结果,治疗组总有效率为94.7%(36/38),优于对照组76.3(29/38)($P<0.05$);治疗1、3、6个月后两组月经量均有所减少,同一时间段组间比较治疗组月经量减少更为明显(均$P<0.05$);患者经治疗后痛经有所缓解,子宫大小均明显缩小(P均<0.05),且治疗组更为明显($P<0.05$)。吴青燕根据患者经期情况采用经期和非经期中医综合疗法(二期疗法)治疗。经期行气止痛、活血化瘀(延胡索、蒲黄、白芍药、柴胡、枳壳、炒川楝子等),非经期化瘀散结、清热解毒、利湿消癥(生牡蛎、浙贝母、玄参、蒲黄、蒲公英、连翘等),同时配合妇安宁栓直肠给药。治疗3个月,有效率为86.0%(43/50)。

李改非以化瘀凉血方(柴胡、党参、桂枝、黄芩、党参、当归等)治疗32例,对照组予妈富隆。治疗3个月,实验组患者月经不调、痛经、中医证候等指标改善情况均优于对照组($P<0.05$);对比两组患者的子宫体积、CA125数值变化情况,实验组更具优势($P<0.05$)。刘洁等以加味清热调血汤(当归、川芎、白芍药、生地黄、黄连、香附等)治疗50例湿热瘀阻型子宫腺肌病,治疗3个月经周期,总有效率为96.0%(48/50)。

(撰稿:杜 鑫 审阅:罗颂平)

【中医药辅助 IVF-ET 的应用】

谭惠予等对近20年关于辅助生殖技术失败女性患者中医证候的相关文献进行总结分析,发现证候分布按照出现频率的高低依次为肾虚＞肝郁＞血瘀＞湿热＞脾虚＞痰湿,总结得出不孕症的中医证候以肾虚、肝郁为主,临床应以补肾疏肝为主,方能提高受孕率。

苗晓平等将120例拟再次行IVF-ET(体外受精-胚胎移植)的不孕症患者随机分为两组,对照组采用单纯辅助生殖技术,试验组在此基础上加用中药治疗。卵泡期,予八珍汤;黄体期,予调经助孕胶囊(巴戟天、白芍药、川牛膝、川芎、香附、当归等);月经期,予潮舒煎(当归、川芎、赤芍药、红花、丹参、泽兰等)。结果,试验组胚胎种植率为27.8%(37/133),妊娠率为48.9%(22/45),早期流产率为9.1%(2/22),优于对照组15.2%(22/145)、40.4%(19/47)、26.3%(5/19)(均$P<0.05$)。吴丽敏等将580例行IVF-ET助孕标准的不孕症患者随机分为两组,均予常规西药黄体支持,研究组加服滋肾育胎丸(菟丝子、桑寄生、续断、阿胶、白术、杜仲等)。结果,研究组和对照组临床妊娠率分别为58.1%(209/360)和47.3%(104/220)($P<0.05$);着床率分别为33.1%(266/803)和25.8%(127/493)($P<0.01$);早期先兆流产发生率分别为15.8%(33/209)和25.5%(28/104)($P<0.05$);流产发生率分别为9.1%(19/209)和13.5%(14/104)($P>0.05$);抱婴回家率分别为51.7%(187/360)和40.5%(89/220)($P<0.01$)。周阁等将90例拟行人工周期冻融胚胎移植患者随机分为两组,对照组于胚胎移植当月行单纯西药治疗,观察组在此基础上加服固肾安胎方(黄芪、党参、桑寄生、菟丝子、生地黄、续断等)至移植后第2周。结果,观察组A型子宫内膜比率、临床妊娠率分别为75.6%(34/45)、48.9%(22/45),均显著高于对照组48.9%(22/45)、31.1%(14/45)(均$P<0.05$);治疗后两组子宫内膜下血流搏动指数(PI)、阻力指数(RI)均较治疗前明显下降,且观察组低于对照组($P<0.05$);观察组戊酸雌二醇用药时间显著短于对照组($P<0.05$)。王美霞等将134例行IVF-ET术后患者随机分为两组,均予黄体酮注射液联合内服戊酸雌二醇片,治疗组加服益肾固冲安胎方(菟丝子、白芍药、桑寄生、续断、党参、山药等)。结果,治疗组术后临床妊娠率为59.7%(40/67),明显高于对照组32.8%(22/67)($P<0.05$);治疗组持续妊娠率为87.5%(35/40),明显高于对照组68.2%(15/22),但差异无统计学意义($P>0.05$)。陈秀芳等选取45例不明原因反复体外受精-胚胎移植胚胎术后着床或早期妊娠失败条件患者,按月经周期予中药周期疗法系列方药序贯口服,随症加减,治疗3～6个月经周期后择期再次行 IVF-ET

术,观察助孕效果。结果,胚胎种植率为46.7％,妊娠率为42.2％。

（撰稿：陈思韵　审阅：罗颂平）

［附］参考文献

B

毕丽娟.蔡小荪以分期类方、化瘀为要法治疗子宫内膜异位症经验撷英[J].上海中医药杂志,2016,50(3):1

C

蔡宇萍,王靖,陈颖异,等.芪七复宫汤治疗产后子宫复旧不全50例临床观察[J].浙江中医杂志,2016,51(8):583

曹金竹,张凝颖.杀胚消癥方联合甲氨蝶呤治疗剖宫产瘢痕妊娠临床研究[J].亚太传统医药,2016,12(13):135

曹迎九,王倩,黄劲松,等.散结镇痛胶囊对子宫内膜异位症术后血清癌胚抗原125及C反应蛋白水平的影响[J].河北中医,2016,38(9):1326

陈茶荣,王水明.自拟暖宫化瘀汤联合西药治疗血瘀型先兆流产68例[J].江西中医药大学学报,2016,28(2):48

陈婕,谈勇.中药育阴潜阳方干预子宫内膜异位症腹腔镜术后联合促性腺激素释放激动剂治疗的临床研究[J].中华中医药杂志,2016,31(4):1516

陈卫忠.化瘀消癥法联合西药治疗剖宫产瘢痕妊娠31例[J].中国中医药现代远程教育,2016,14(2):104

陈秀芳,何秀容,廖湘萍.中药周期疗法助孕 IVF-ET 术胚胎着床或早期妊娠失败45例临床体会[J].中国民族民间医药,2016,25(15):107

陈展,余晓晓,梁海娜,等.莲黄汤治疗妊娠肝内胆汁淤积症30例疗效观察[J].浙江中医杂志,2016,51(11):839

程红,钮缓缓,蓝晓颖,等.和血汤和养精通络汤序贯治疗联合雌孕激素周期治疗人工流产后月经过少30例[J].安徽中医药大学学报,2016,35(4):21

褚静,王立芹,张寒,等.帕罗西汀联合参归养血片治疗产后抑郁症的临床研究[J].中国临床药理学杂志,2016,32(16):1471

崔艳超,唐启盛.归脾汤对产后抑郁模型大鼠 HPA 轴相关激素及 5-羟色胺的影响研究[J].北京中医药,2016,35(2):122

D

邓娟,马瑞芬.244例子宫内膜异位症中医证型分布规律研究[J].浙江中西医结合杂志,2016,26(4):388

邓娟,马瑞芬.144例子宫内膜异位症患者中医证型分布与手术分期规律研究[J].浙江中医杂志,2016,51(9):629

窦圣姗,张婷,张飞,等.和颜坤泰胶囊对小鼠卵巢颗粒细胞的毒性保护作用[J].上海中医药大学学报,2016,30(5):79

杜文霞,曹俊红,邱方.消癥饮治疗子宫内膜异位症临床观察及机制探讨[J].中国实验方剂学杂志,2016,22(19):126

F

范欢欢,张磊,傅友丰.傅氏调周治疗功能性月经过少40例疗效观察[J].河北中医,2016,38(2):214

费春香,吴江平,吴瑛,等.宫瘤消胶囊联合散结镇痛胶囊对子宫腺肌病患者月经量、痛经的影响[J].现代中西医结合杂志,2015,24(35):3929

冯林娜,付金荣,沈宇凤,等.蔡小荪教授辨治痛经探微[J].上海中医药大学学报,2016,30(5):1

冯怡慧,赵颖.张玉珍教授运用毓麟珠异病同治妇科病验案举隅[J].新中医,2016,48(5):277

付楝.补肾调经汤内服对子宫内膜异位症体液免疫及异位子宫内膜的影响[J].陕西中医,2016,37(8):1051

G

郜洁,谢蓝,巫海旺,等.中医妇科病证结合动物模型研究思路[J].中医杂志,2016,57(4):299

葛蓓芬,陈学奇.陈学奇治疗带下病经验[J].浙江中西医结合杂志,2016,26(9):781

谷灿灿,张亚楠,蔡颖超,等.朱南孙治疗妇科血证经验浅析[J].江苏中医药,2016,48(1):17

郭姗珊,徐莲薇.《傅青主女科》从肝论治带下病发微[J].中医杂志,2016,57(7):618

H

韩凤娟,董应男,王秀霞.王秀霞教授治疗肾虚血瘀型不孕症的临床经验[J].中医药信息,2016,33(2):56

韩凤英.采用中西医结合治疗子宫腺肌病的疗效观察[J].实用中西医结合临床,2016,16(8):27

韩新波,徐慧军,刘啸风.《备急千金要方》助孕方药探析[J].江苏中医药,2016,48(8):70

韩亚光,朱小琳,张雪芝,等.龙江韩氏妇科诊治子宫内膜异位症经验[J].长春中医药大学学报,2016,32(2):302

韩长月.益气养血方预防产褥期抑郁症100例[J].中国中医药现代远程教育,2016,14(14):90

何惠娟.归肾丸加减治疗肾虚型月经过少病38例临床观察[J].光明中医,2016,31(6):801

贺晓霞,王若光.抗凝剂叠加补肾化瘀中药对复发性流产血栓前状态干预机制探讨[J].北京中医药,2016,35(8):754

侯莉娟,姚艳丽,马永剑.丁象宸从肝论治带下病经验撷菁[J].河南中医,2016,36(7):1136

胡琼.超声介入引导孕囊内注射甲氨蝶呤联合桂枝茯苓胶囊治疗子宫瘢痕妊娠的研究[J].现代中西医结合杂志,2016,25(11):1210

胡树名,王磊,田莉,等.安坤种子丸对胚泡着床障碍小鼠血清雌、孕激素的影响[J].新中医,2016,48(8):296

胡兴焕,邹伟.腹腔镜手术联合温肾活血中药治疗子宫内膜异位症疗效及对血清 Th1/Th2、氧化应激水平的影响[J].现代中西医结合杂志,2016,25(29):3208

黄彩梅,胡国华,谷灿灿.朱南孙从调理冲任治疗不孕症经验[J].辽宁中医杂志,2016,43(3):478

黄群,林辉,王南苏,等.痛经贴治疗原发性痛经寒凝血瘀证临床观察[J].光明中医,2016,31(2):174

黄雪君,孙冬梅,陈玉兴,等.护卵颗粒对重复制动应激致卵巢功能减退模型大鼠的影响[J].世界中医药,2016,11(3):502

黄长盛,谭婷婷,邢聘婷.菟丝子对妊娠期糖尿病患者糖脂代谢影响的临床研究[J].现代中西医结合杂志,2016,25(20):2199

黄长盛,邢娉婷,周汝云,等.菟丝子及菟丝子多糖对妊娠期糖尿病大鼠 Th1/Th2 炎症因子及妊娠结局的影响[J].江西中医药,2016,47(6):37

J

李晓黎,邓林雯.补益调经合剂治疗108例肾虚血亏型月经过少临床疗效观察[J].时珍国医国药,2016,27(2):395

姜雪.复方益母草胶囊促进产后子宫复旧的疗效观察[J].北方药学,2016,13(10):56

蒋雪霞,陈红,邓选碧,等.痛经方结合砭石疗法治疗寒凝血瘀型原发性痛经的临床研究[J].中医临床研究,2016,8(14):63

金毓莉,张婷婷,许华云,等.育肾助孕方对雷公藤多苷致卵巢储备下降大鼠卵巢形态和性激素的影响[J].中国中医药信息杂志,2016,23(6):56

K

孔翠萍.止痛化症胶囊联合米非司酮治疗子宫腺肌症的临床疗效观察[J].海峡药学,2016,28(2):177

L

黎波,刘凯,何虹材,等.右归饮对去卵巢血管钙化大鼠谷氨酸 NMDA 受体 mRNA 表达的影响[J].中医药信息,2016,33(5):34

李宝华,李志焕,马阳春.胡思荣应用经方治疗初产妇产后抑郁经验[J].河南中医,2016,36(11):1883

李改非.化瘀凉血方治疗子宫腺肌病32例临床研究[J].中医临床研究,2016,8(18):143

李海霞,夏正明,张金玉,等.益气血补肝肾方对胚胎着床障碍小鼠子宫内膜整合素 β3 和胞饮突表达的影响[J].广州中医药大学学报,2016,33(5):688

李鹤梅,石民彦.利用聚类分析挖掘中药治疗反复自然流产的用药规律[J].山西中医学院学报,2016,17(2):6

李楠,陈梅,李翡,等.补肾中药复方对缺血性损伤大鼠薄型子宫内膜厚度及组织病理学的影响[J].陕西中医,2016,37(10):1425

李能霞,王国俊,翟建霞,等.达菲林加曼月乐联合葛根二仙汤治疗子宫腺肌病临床研究[J].新中医,2016,48(8):167

李省江,李锐凌.补肾疏肝汤治疗女性高泌乳素血症54例临床研究[J].河北中医,2016,38(4):519

李顺景.健脾活血汤联合西药治疗高泌乳素血症40例[J].中医研究,2016,29(8):24

李燕.产妇安合剂促进产后子宫复旧临床研究[J].新中医,2016,48(3):145

梁江红,罗蕊丽,冷小飞.丹参酮ⅡA对子宫内膜异位症大鼠的治疗作用[J].中国中医急症,2016,25(4):612

刘博雯,李兴亚,耿敏,等.加减温经膏治疗寒凝血瘀型痛经30例临床研究[J].亚太传统医药,2016,12(18):133

刘翠华.调肝补肾方联合溴隐亭治疗高泌乳素血症临床研究[J].中医学报,2016,31(7):1039

刘福珍,刘清青.逍遥散加减汤治疗高泌乳素血症临床研究[J].新中医,2016,48(6):153

刘洁,兰翠萍,蔡美穗,等.加味清热调血汤治疗子宫腺肌病50例[J].光明中医,2016,31(19):2810

刘丽,白椿宇,李世大,等.韩延华中医妇科学术思想总结[J].辽宁中医杂志,2016,43(4):710

刘爽,毕聪聪,孙伟明.补肾复方对去卵巢骨质疏松模型大鼠骨生物力学、骨微结构和骨代谢相关指标的影响[J].辽宁中医杂志,2016,43(10):2192

刘伟,丁青.《陈素庵妇科补解·安胎门》学术特点浅析[J].湖南中医杂志,2016,32(9):137

刘贤莲,杨蕾.中西医结合治疗产后子宫复旧不全67例[J].河南中医,2016,36(1):135

刘新玉,罗颂平.减味寿胎丸及其君药菟丝子提取物对人早孕滋养层细胞影响的实验研究[J].吉林中医药,2016,36(4):382

刘艳丽.中西药结合治疗产后抑郁症[J].吉林中医药,2016,36(2):157

罗健,郑灵芝.丹黄祛瘀胶囊联合西药治疗子宫腺肌病临床观察[J].新中医,2016,48(3):149

罗纳新.滋养肝肾活血祛瘀法干预滑胎患者血栓前状态临床研究[J].新中医,2016,48(1):134

罗晓庆,王明闯.王忠民主任医师补肾养精为主论治产褥期抑郁症经验[J].中医研究,2016,29(1):39

雒芙蓉,徐晓娟,姚莉娟,等.Ki-67在肥胖PCOS大鼠模型卵巢颗粒细胞中的表达研究[J].辽宁中医杂志,2016,43(6):1306

M

马素敏.痛经方内服联合痛经贴外敷治疗气滞血瘀型原发性痛经临床研究[J].中医药临床杂志,2016,28(11):1591

马旭,李淑萍.李淑萍教授治疗复发性流产血栓前状态的临床经验[J].浙江中医药大学学报,2016,40(1):44

孟红娟,贺漪,高雪梅.黄芪四君子汤为主治疗气阴两虚证妊娠期糖尿病的有效性研究[J].陕西中医,2016,37(8):1023

米海霞,马大正.马大正教授应用经方治疗妇科疾病验案举隅[J].甘肃中医药大学学报,2016,33(2):25

苗晓平,王祖龙,张琦,等.中药周期辨证疗法对再次体外受精-胚胎移植(IVF-ET)患者妊娠结局的影响[J].中国民族民间医药,2016,25(1):80

N

牛蕊芳,张静,等.生化汤加味联合缩宫素治疗产后子宫复旧不良临床观察[J].新中医,2016,48(9):103

Q

钱玮,申院生.柴郁温胆汤及其拆方对产后抑郁模型大鼠血清生化指标的影响[J].吉林中医药,2016,36(9):933

钱艳清.消乳饮治疗高泌乳素血症48例疗效观察[J].新中医,2016,48(7):165

渠媛,康文艳,武淑霞,等.六味地黄汤加减结合胰岛素治疗妊娠期糖尿病的临床观察[J].世界中医药,2016,11(7):1275

S

单腾飞,汪萍,张艳.化湿利胆汤联合西药治疗妊娠期肝内胆汁淤积症48例疗效观察[J].中国中医药科技,2016,23(6):706

沈雨倩.归芍地黄汤加味治疗月经过少35例临床观察[J].湖南中医杂志,2016,32(7):64

孙宇博,陈天翼.庞玉琴治疗月经病经验[J].河南中医,2016,36(7):1139

T

谭惠予,王学乾,梁路,等.辅助生殖技术失败女性患者中医证候分析[J].亚太传统医药,2016,12(19):55

唐雨晴,张东伟,孙雪娇,等.补肾活血方对去卵巢大鼠子宫 ER 及 CyclinB 表达影响的实验研究[J].北京中医药大学学报,2016,39(4):281

陶承静,赵灏.清淤利胆汤联合西药治疗湿热型妊娠期肝内胆汁淤积症疗效观察[J].新中医,2016,48(5):172

田晖,孙杨.益肾消癥散结方对子宫内膜异位症术后患者 E₂、FSH、LH 的影响[J].辽宁中医药大学学报,2016,18(3):581

田辉,雷莹娟,葛静.熊去氧胆酸联合抗胆瘀汤治疗妊娠期肝内胆汁淤积症的临床疗效及对妊娠结局的影响[J].中医药导报,2016,22(5):86

童桔英,王红卫.中西医结合早期终止剖宫产疤痕妊娠35 例[J].浙江中医杂志,2016,51(6):452

W

王丹,李小黎,赵瑞珍,等.参芪解郁方对产后抑郁症患者雌、孕激素及 EPDS 评分的影响[J].北京中医药,2016,35(1):29

王桂花,刘洪峰,李燕梅.产后抑郁痊愈汤联合黛力新治疗产后抑郁临床观察[J].中西医结合研究,2016,8(4):191

王红.尤昭玲诊疗胞宫假腔经验介绍[J].世界中西医结合杂志,2016,11(9):1204

王静,谈珍瑜,尤昭玲.尤昭玲治疗宫腔粘连经验[J].湖南中医杂志,2016,32(1):24

王磊,田莉,杜敏.安坤种子丸对胚泡着床障碍小鼠子宫内膜 HOXa-10 表达的影响[J].西部中医药,2016,29(3):21

王莉君,袁久林.《妇科心法要诀》痛证研究[J].中华中医药学刊,2016,34(9):2168

王曼丽,王韦.内异消方联合保守手术及戈舍瑞林治疗子宫内膜异位症疗效研究[J].中华中医药学刊,2016,34(6):1354

王美霞,滕依丽.益肾固冲安胎方联合西药对体外受精-胚胎移植术后妊娠结局的影响[J].新中医,2016,48(1):121

王霞.助阳化瘀消癥汤配合曼月乐治疗子宫腺肌症疗效观察[J].山西中医,2016,32(7):27

王新艳,邱明娟,芦婷,等.茵栀黄口服液联合熊去氧胆酸和思美泰治疗妊娠期肝内胆汁淤积症的疗效观察[J].南京中医药大学学报,2016,32(6):595

魏方方.自拟加味茵陈汤联合熊去氧胆酸治疗妊娠期肝内胆汁淤积症[J].实用中西医结合临床,2016,16(9):28

魏江平,陈欢,任香怡,等.益胃汤对子宫内膜异位症模型大鼠 Th₁/Th₂ 漂移的影响[J].成都中医药大学学报,2016,39(3):16

吴菲,向华,阳丽.柴胡疏肝散加味干预妊娠期肝内胆汁淤积症临床疗效分析[J].中医药导报,2016,22(8):83

吴丽敏,韩辉,胡美红,等.黄体期添加滋肾育胎丸对体外受精-胚胎移植周期胚胎着床和妊娠结局的影响[J].中医药临床杂志,2016,28(2):209

吴丽敏,韩辉,童先宏,等.逍遥散对慢性应激肝郁证模型小鼠卵泡发育障碍的影响[J].安徽中医药大学学报,2016,35(1):58

吴青燕.中医综合疗法(二期疗法)治疗子宫腺肌病50 例[J].中医研究,2016,29(3):40

吴如燕,张海楼,薛文达,等.越鞠甘麦大枣汤快速治疗产后抑郁子代抑郁症的探索[J].中国实验方剂学杂志,2016,22(6):130

吴晓芳,甘国兴,胡德志,等.纤体降脂Ⅰ号对去卵巢大鼠下丘脑瘦素信号传导通路的调节作用[J].中华中医药学刊,2016,34(9):2241

吴玉珊,谢萍,张月,等.谢萍运用补虚化瘀法论治产后抑郁经验[J].四川中医,2016,34(2):5

X

向华,田辉,欧阳蜜霞.玉女煎联合胰岛素泵短期强化干预对妊娠期糖尿病患者血糖及妊娠结局的影响[J].中医药导报,2016,22(7):81

徐冬艳.痛经贴治疗寒凝血瘀型原发性痛经疗效观察[J].山西中医,2016,32(11):44

徐莲薇,刘慧聪.李祥云运用补肾活血法治疗不同原因之不孕症探讨[J].江苏中医药,2016,48(3):17

徐晓庆.补肾固冲方联合注射用低分子量肝素钠治疗不明原因复发性流产临床观察[J].河北中医,2016,38(8):1158

许爱玲.产后抑郁症的中医证候分布规律及相关因素

分析[J].西部中医药,2016,29(6):33

许晓英,任红红,杨琳,等.中医药治疗妊娠期糖尿病173例[J].西部中医药,2016,29(8):92

Y

严小丽.中医辨证联合西药治疗女性高泌乳素血症疗效观察[J].新中医,2016,48(5):179

杨莉.平肝解郁汤联合心理调节和西药治疗产后抑郁症41例[J].中医研究,2016,29(8):30

杨培丽,祝鑫瑜,章新根.自拟少腹逐瘀汤联合西药治疗子宫腺肌病痛经疗效及对血清CA125、TNF-α、IL-8水平影响[J].现代中西医结合杂志,2016,25(29):3233

杨岩冰,曾英,李劲平,等.补骨脂-淫羊藿药对去卵巢骨质疏松型大鼠血清IL-10、TNF-α水平的影响[J].湖南中医杂志,2016,32(3):159

叶惠萍,俞丽君.四君子汤辅助治疗妊娠期糖尿病临床观察[J].新中医,2016,48(6):89

殷一红,王小云,阳少辉.疏肝降肺法对"激怒"伤模型大鼠海马区神经递质及子宫、卵巢ER-β的影响[J].浙江中西医结合杂志,2016,26(9):795

于萍,胡碧华,吕柳眉.中西医结合治疗瘢痕子宫切口妊娠41例临床观察[J].中国民族民间医药,2016,(11):103

袁杨.中西医结合治疗妊娠期糖尿病41例[J].河南中医,2016,36(7):1251

Z

曾斌,刘国伟,李大鹏,等.仲景妇人病用酒浅论[J].中国民族民间医药,2016,25(15):75

曾英,李伟娟,章文娟,等.壮骨止痛胶囊对去卵巢骨质疏松大鼠骨组织Treg/Th17平衡的调节作用[J].北京中医药大学学报,2016,39(7):555

翟瑶.缩宫素联合养血复宫方用于产后子宫复旧不全疗效观察[J].现代中西医结合杂志,2016,25(20):2240

张琛,闫颖.哈氏妇科治疗痛经经验[J].湖南中医杂志,2016,32(9):40

张翠珍,蔡连香.蔡连香运用精血理论治疗不孕症经验[J].中医杂志,2016,57(21):1815

张洪波.止痛化癥胶囊联合曲普瑞林治疗子宫腺肌病的疗效及安全性探讨[J].陕西中医,2016,37(1):19

张利,黄素英.育肾调冲法治疗卵巢储备功能下降月经过少32例[J].云南中医学院学报,2016,39(1):89

张路,朱鸿秋,韩姣姣,等.曾敬光先生辨治月经病经验总结[J].国医论坛,2016,31(1):39

张明明,王凤兰,陆雪秋,等.《竹林寺女科证治》月经病之周期异常初探[J].中国中医药图书情报杂志,2016,40(4):568

张娜.归肾丸加减方治疗肝郁肾虚型高泌乳素血症30例[J].中医研究,2016,29(7):22

张小梅.痛经散外敷配合五加生化胶囊内服治疗虚寒夹瘀型原发性痛经的临床观察[J].时珍国医国药,2016,27(7):1675

张翌蕾,潘文,汪永娟,等.补肾化瘀方对PCOS大鼠血清激素水平的影响[J].西部中医药,2016,29(2):5

张莹,邓娟.补肾养血法治疗人工流产术后月经过少疗效观察[J].北京中医药,2016,35(2):157

张智华,邢颖,刘松林,等.梅国强应用花类中药治疗妇科疾病的经验[J].湖北中医药大学学报,2016,18(1):107

张钟元,苏军领.助孕方联合甲磺酸溴隐亭治疗高泌乳素血症性不孕临床观察[J].河北中医,2016,38(5):706

赵丽丽,秦文艳,朱竟赫,等.补土益水汤对去卵巢大鼠骨质疏松影响[J].辽宁中医药大学学报,2016,18(3):20

郅军.疏肝理气解郁汤联合心理干预治疗传染性疾病产妇产后抑郁症的临床观察[J].湖北中医杂志,2016,38(4):5

仲云熙,金孝亮,谷世寅,等.基于抗炎活性的桂枝茯苓胶囊抗痛经作用机制研究[J].中国临床药理学与治疗学,2016,21(10):1095

周阁,谈勇.固肾安胎方在冻融胚胎移植技术中的疗效分析[J].四川中医,2016,34(2):85

周华,齐聪,杨碧蓉,等.消瘤方对子宫内膜异位症模型大鼠子宫内膜细胞Wnt通路的影响[J].上海中医药大学学报,2016,30(4):61

周立.复方丹参注射液联合寿胎丸治疗复发性流产临床观察[J].中医药临床杂志,2016,28(1):60

周丽娟,潘丽贞.益肾养血调膜汤治疗宫腔粘连术后月经过少34例[J].江西中医药,2016,47(5):56

朱传伟,朱正阳,朱文平,等.朱鸿铭调补冲任法治疗妇科病经验[J].山东中医杂志,2016,35(1):53

朱红.五加生化胶囊联合缩宫素治疗产后子宫复旧不

全 50 例[J].河南中医,2016, 36(9):1623

朱江华,高修安.调经抑乳汤治疗肝郁型高泌乳素血症的效果观察[J].海峡药学,2016, 28(6):194

朱利,成臣,罗梅,等."滋肾宁心汤"对子宫内膜异位症术后患者应用 GnRH-a 致类绝经期症状的影响[J].江苏中医药,2016, 48(10):86

朱小琳,韩亚光,杨丽丽,等.内异止痛汤对 SD 大鼠子宫内膜异位症模型在位及异位内膜 NFκBp65、VEGF 干预机制的研究[J].中医学报,2016, 31(2):228

庄梦斐,张婷婷,孙兆贵,等.清热化瘀法对子宫内膜异位症大鼠血管生成和炎症相关因子表达的影响[J].中华中医药杂志,2016, 31(5):1595

庄玉静.中医活血化瘀法治疗痛经的临床有效性研究[J].海峡药学,2016, 28(8):122

邹纯纯,叶平.叶平运用补肾活血法治疗子宫动脉血流阻力偏高的复发性流产经验总结[J].黑龙江中医药,2016, 45(2):28

（六）儿　　科

【概　述】

2016年,有关中医儿科方面发表的学术论文1 600余篇,内容涉及基础理论、临床治疗、名医经验、实验研究和预防保健等方面。较好地体现了中医药在危急重症、传染病、新生儿疾病及重大公共卫生事件的广泛参与(重症手足口病、重症急性肺动脉高压、重症肺炎、呼吸衰竭、肝衰竭、重症胰腺炎、感染性休克等)、优势传统项目的日臻成熟(如名医经验的广泛出现)、涉猎领域更加广阔(在传统中医治疗范畴的同时,增加了很多边缘学科的研究和西医难治性疾病的研究)、中医诊疗指南的广泛出现等。

1. 急重症、传染病及新生儿疾病的治疗

急重症的中医治疗继续彰显良好的态势,重点在新生儿疾病治疗手段更为丰富(如音乐、外治、抚触等)以及危重症(新生儿硬肿症、巨细胞病毒肝炎、败血症、病毒性脑炎、肺炎合并心衰、高热惊厥、格林巴利综合征等)、急性传染病(重症手足口病、传染性单核细胞增多症、川崎病、猩红热等)的治疗。

（1）新生儿缺氧缺血性脑病　孔令莉等以音乐疗法(听音乐4次/d, 20 min/次)治疗114例,与对照组均予高压氧联合肌内注射单唾液酸四己糖神经节苷脂,疗程1个月。结果,治疗组总有效率为92.1%(105/114),显著高于对照组69.3%(79/114)($P<0.05$)。

（2）新生儿高胆红素血症　彭田红等以中药(栀子、鸡内金、大黄、枳壳、党参、茵陈蒿等)药浴配

合五行音乐治疗组42例,设常规新生儿黄疸干预组对照。结果,治疗组血胆红素水平显著低于对照组($P<0.05$);治疗组护理满意度、护理问题数显著优于对照组($P<0.05$)。

（3）新生儿硬肿症　张月珍等以防风、艾叶、胡椒、干姜熏洗配合按摩治疗35例,对照组均予传统暖箱复温。结果,治疗组总有效率为94.3%(33/35),优于对照组68.6%(24/35)($P<0.05$);治疗组并发症发生率明显低于对照组($P<0.05$)。

（4）新生儿麻痹性肠梗阻　李波文以顺气汤(木香、枳壳、大黄、砂仁)治疗40例,设西甲硅油乳剂对照。经治3 d,治疗组有效率95.0%(38/40),高于对照组80.0%(32/40)($P<0.05$)。

（5）婴儿巨细胞病毒肝炎　豆玉凤等以凉血退黄汤(茵陈蒿、茜草、金钱草、板蓝根、紫草、白芍药等)治疗40例,与对照组均给予更昔洛韦治疗。经治21 d,治疗组总有效率为95.0%(38/40),优于对照组72.5%(29/40)($P<0.05$);治疗组血清TBIL、ATL、AST、TNF-α及IL-6水平较对照组下降更明显($P<0.05$)。

（6）新生儿败血症　朱银燕用茵陈、栀子、大黄、金银花、黄芩治疗31例,与对照组均予常规西医治疗,疗程5 d。结果,治疗组总有效率为87.1%(27/31),高于对照组63.3%(19/30)($P<0.05$);治疗组体温改善、神经系统症状改善及住院时间均明显优于对照组($P<0.05$);血清PCT、CRP及HNP1-3水平较对照组下降更明显($P<0.05$)。

（7）新生儿肺炎　姜万里自拟方(金银花、连翘、丹参、红花、五味子、桔梗等)治疗45例,与对照组均予西医常规治疗,疗程5 d。结果,治疗组总有效率和症状体征消失时间、住院时间均短于对照组

($P<0.05$)。

(8) 川崎病　李开等以中医卫气营血辨证(发病初期方选银翘散加减,中期方选清瘟败毒饮加减,恢复期方选竹叶石膏汤合青蒿鳖甲汤加减)治疗 38 例,与对照组均予常规西药治疗,疗程 4 周。结果,治疗组退热、皮疹消退、黏膜充血消失、淋巴缩小时间均显著短于对照组($P<0.05$);发热、咽充血、皮肤斑疹评分显著低于对照组($P<0.05$);两组治疗后 PLT、PCT、WBC 显著下降,Hb 显著上升,均优于治疗前($P<0.05$),两组组间比较无显著差异($P>0.05$);治疗组白介素-调节性 B 淋巴细胞比例、IL-35、IL-12、TNF-α 改善情况优于对照组($P<0.05$)。

(9) 传染性单核细胞增多症　闫永彬以四妙清瘟败毒饮(石膏、知母、水牛角、黄芩、生地黄、赤芍药等)治疗本病热毒炽盛 58 例,与对照组均予更昔洛韦治疗,疗程 14 d。结果,治疗组白细胞计数、异型淋巴细胞比率、肝功能中谷丙转氨酶、外周血 CD_4^+、CD_8^+、CD_4^+/CD_8^+ T 细胞亚群及平均住院时间均较对照组明显缩短($P<0.05$,$P<0.01$);体温恢复正常、咽峡炎痊愈、淋巴结缩小、肝脾回缩至正常时间及症状和体征总积分均较对照组恢复时间短,且症状和总积分较治疗前明显下降($P<0.05$,$P<0.01$);治疗组整体有效率明显高于对照组($P<0.01$)。

(10) 麻疹合并肺炎　于成文以透疹汤(桔梗、黄芩、芦根、葛根、金银花、蝉蜕等)治疗 54 例,与对照组均予常规西医治疗,疗程 7 d。结果,治疗组总有效率显著优于对照组($P<0.05$)。黄新造等以热毒宁注射液(金银花、栀子、青蒿)治疗 46 例,与对照组均予常规西医治疗,疗程 2 周。结果,治疗组退热、咳嗽与咯痰缓解、白细胞水平恢复、血液生化指标恢复、皮疹完全结痂、肺部啰音消失、X 线胸片影消失及住院时间均短于对照组($P<0.05$);治疗组优于对照($P<0.05$)。

(11) 流行性腮腺炎　李黎等以六合丹(生大黄、黄柏、薄荷、白芷、乌梅、白及)外敷治疗 40 例,设青黛散外敷治疗对照。治疗 3～5 d 后,治疗组治疗平均天数短于对照组($P<0.05$),腮腺肿大及睾丸肿大总有效率优于对照组($P<0.05$)。

(12) 小儿高热惊厥　帅云飞等以羚羊角粉治疗 30 例,与对照组均予常规降温、止痉等处理。结果,治疗组总有效率 96.7%(29/30),明显高于对照组 53.3%(16/30)($P<0.05$);治疗组 IQ 值明显高于对照组($P<0.05$)。张静敏等以防风散(钩藤、淡竹叶、防风、蝉蜕、白芍、甘草)治疗 40 例,与对照组均予常规西医治疗。经治 30 d,治疗组治疗后第 1 年呼吸道感染例次、发热例次和惊厥例次显著少于对照组,第 2 年其疗效仍持续稳定提高($P<0.01$)。

(13) 小儿肺炎合并心衰　闫仲超以综合治疗(参麦注射液静脉滴注、西药常规治疗+鼻塞式持续气道正压通气治疗)100 例,设单用西药常规治疗、西药常规+鼻塞式持续气道正压通气治疗对照。结果,综合治疗疗效较好,单用西药常规治疗疗效最差($P<0.01$)。

(14) 小儿脓毒症　张林桃用自拟方(石膏、知母、连翘、金银花、黄芩、栀子等)治疗 53 例,与对照组均予常规西药治疗。经治 7 d,治疗组总有效率显著高于对照组($P<0.05$);治疗组 APACHE Ⅱ 评分、IL-6 和 TNF-α 水平显著低于对照组($P<0.05$)。

(15) 脑积水　阮贵基等以"三位一体疗法"(梗阻性脑积水以脑康灵胶囊,交通性脑积水以脑康灵胶囊、桂苓脑路通颗粒,外部性脑积水脑康灵胶囊、鹿茸脑窍通颗粒、外敷丹红益脑膏;另配合针灸、推拿)治疗 60 例。经治 3 个月,治疗组总体疗效高于对照组($P<0.05$);治疗组临床症状与体征明显好转,在 CT 或 MRI 方面也有良好的改善。

(16) 病毒性脑炎　张海霞以喜炎平静滴治疗 41 例,与对照组均予阿糖腺苷静脉滴注,疗程 7 d。结果,治疗组总有效率高于对照组($P<0.05$);治疗组发热、头痛、呕吐、惊厥及意识障碍等症状的消失时间均短于对照组($P<0.05$);两组治疗后 IL-1、

IL-6 及 TNF-α 水平均较治疗前下降($P<0.05$),且治疗组均低于对照组($P<0.05$)。

2. 常见病、多发病的治疗

(1) 肺系疾病的治疗　仍是本年度研究的重点。对小儿外感发热、毛细支气管炎、咳嗽变异性哮喘、哮喘等进行了深入的研究,出现多个多中心、大样本的研究。治法研究更注重临床(如食积发热的治疗,支气管炎的温肺、养阴、宁肝、益肺活血治疗,支原体肺炎的清肺止痉活血治疗,复感儿的扶阳建中治疗),治疗手段不断丰富(如外感发热、哮喘等的治疗),这些从支气管哮喘专条中均可窥探其不同视点与切入点。①小儿外感发热:李旭敏等以小柴胡汤加减治疗 100 例,与对照组均予常规对症治疗,疗程 1~3 d。结果,治疗组总有效率为 96.0%(96/100),高于对照组 83.0%(83/100)($P<0.05$)。李涛等以小柴胡加石膏汤合升降散加减治疗本病少阳阳明合病 33 例,设布洛芬混悬液治疗对照。经治 3 d,治疗组发热、头痛、多汗、鼻塞等症状消失、住院时间均短于对照组($P<0.05$);治疗组总有效率、不良反应发生率均明显优于对照组(均 $P<0.05$)。②小儿食积发热:李建光以健儿药丸(巴豆霜、郁金、甘草、使君子仁、雄黄、蜂蜡等)治疗 94 例,与对照组均予对症支持并调整饮食结构。经治 3 d,治疗组总有效率为 94.7%(89/94),高于对照组 77.4%(72/93)($P<0.05$);治疗组体温恢复正常时间低于对照组($P<0.05$)。③小儿反复呼吸道感染:崔二旗等以玉屏风散合金水六君煎加减(熟地黄、炙黄芪、炒白术、防风、陈皮、法半夏等)治疗本病脾肾两虚证 58 例,设细菌溶解产物胶囊对照,疗程 3 个月。结果,治疗组治愈率、有效率及证候评分均优于对照组($P<0.05$,$P<0.01$);1 年内治疗组呼吸道感染发作次数、每次发病持续的时间、病情程度均优于对照组($P<0.01$);治疗后治疗组 CD_3^+、CD_4^+ 和 CD_4^+/CD_8^+ 均高于对照组,CD_8^+ 低于对照组,IgG、IgA、IgM 水平高于对照组($P<$

0.01)。马爱萍以益气活血运脾方(炙黄芪、党参、炒白术、杏仁、防风、紫菀等)治疗 68 例,设匹多莫德对照,疗程 1 个月。结果,治疗组临床疗效、中医证候评分、症状的改善时间均优于对照($P<0.05$);机体免疫力、T 细胞亚群、血清免疫球蛋白水平均优于对照组($P<0.05$)。④喉源性咳嗽:朱明馨等以肃肺利咽汤(蝉蜕、僵蚕、荆芥、薄荷、杏仁、桔梗等)治疗本病风邪犯肺证 30 例,设头孢克肟干混悬、开瑞坦口服对照组,疗程 10 d。结果,治疗组在临床综合疗效及改善咳嗽、咽痒、咽干等临床主要症状及咽充血、咽后壁淋巴滤泡增生等咽部体征等方面均明显优于对照组($P<0.05$)。⑤支气管炎:孙克明等以四逆散合半夏厚朴汤加减治疗本病肝火犯肺证 40 例,与对照组均予抗生素、化痰药物治疗,疗程 1 周。结果,治疗组临床症状、X 线胸片等改善、消失时间和有效率显著优于对照组($P<0.05$);治疗组血清炎性因子 hs-CRP、IL-6、TNF-α 水平显著低于对照组($P<0.05$)。⑥咳嗽变异性哮喘:张晶洁等以加味芎蝎散(川芎、全蝎、细辛、桃仁、半夏、荜茇等)治疗 30 例,设孟鲁司特钠对照组。经治 1 月,治疗组总有效率、治疗后症状总积分、咳嗽缓解次数、咳嗽程度均优于对照组($P<0.05$)。张印等以滋阴清热饮(北沙参、麦冬、芦根、紫菀、款冬花、知母等)治疗本病阴虚内热证 60 例,治疗 14 d 后,咳嗽、咽痛、喉痒等症状均有好转;外周血 IL-13、IL-17 水平均明显下降($P<0.05$)。⑦支气管肺炎:及晶晶以温肺纳气法(紫苏子、肉桂、制半夏、厚朴、麻黄、射干等)治疗本病正虚邪恋证 30 例,与对照组细菌感染者或者细菌病毒合并感染者均予静滴美洛西林舒巴坦,疗程 7 d。结果,两组主症积分显著降低,且治疗组愈显率显著高于对照组($P<0.05$)。⑧支原体肺炎:刘鉴以清肺止痉活血方(炙麻黄、杏仁、蝉蜕、僵蚕、生石膏、前胡等)治疗本病痰热闭肺证 41 例,与对照组均予阿奇霉素治疗,疗程 3 周,治疗组 CRP、ESR 及中医临床症状积分、总有效率高于对照组($P<0.05$)。姜之炎等以

清肺通络法(风热闭肺证予清肺通络汤,选用桑白皮、地骨皮、桃仁、杏仁、苏子、葶苈子等;痰热闭肺证予清肺涤痰汤,选用炙麻黄、杏仁、生石膏、黄芩、百部、苏子等)治疗40例,与对照组均予西医常规治疗。经治10 d,两组愈显率、中医证候疗效愈显率明显优于对照组($P<0.05$,$P<0.01$);两组发热、咳嗽、痰壅、气喘及肺部体征评分均较治疗前明显降低($P<0.01$),且治疗组优于对照组($P<0.01$)。⑨病毒性肺炎:张文献以清肺祛瘀汤(石膏、侧柏叶、地龙干、北杏、黄芩、苏子等)治疗50例,与对照组均予利巴韦林注射液,经治10 d,治疗组总有效率和体温恢复正常时间明显短于对照组($P<0.05$)。

(2)脾系疾病的治疗　消化系统疾病的研究颇多突破,脾系急、重症的研究逐步涉猎,较多便秘、肠系膜淋巴炎的治疗都很具特色,从辨证、治法、用药、给药途径等各个方面进行突破。①功能性消化不良:胡灵敏等以健脾调中散(黄芪、茯苓、炒白术、陈皮、枳实、木香等)治疗45例,设口服多潘立酮对照。经治1月,治疗组总有效率和腹痛、腹胀、食少早饱、恶心呕吐临床症状改善显著优于对照($P<0.05$);胃动素、生长抑素水平和胃泌素水平显著优于对照组($P<0.05$)。②疳证:符彬以健胃消积汤(炒山楂、谷芽、莱菔子、鸡内金、山药、党参等)联合捏脊治疗60例,设立健胃消食口服液对照。经治2周,治疗组有效率、及治疗后7 d和14 d的主要症状、体征积分均低于对照组($P<0.01$);治疗后两组血浆胃动素和胃泌素水平均较治疗前升高,且治疗组优于对照组($P<0.01$)。③小儿功能性腹痛:杜春春等以姜芍温中颗粒(高良姜、白芍药、吴茱萸、乌药、小茴香、香附等)治疗40例,设元胡止痛颗粒对照。经治7 d,治疗组总有效率为92.5%(37/40),优于对照组83.3%(25/30)($P<0.05$)。陈红梅等以陈氏罨脐散(葱青、淡豆豉、玄明粉、车前草、砂仁、冰片等)敷脐治疗52例,设口服双歧三联活菌胶囊、硫糖铝咀嚼片、多潘立酮等作为对照。疗程5 d,治疗1～3个疗程后,治疗组

总有效率为92.3%(48/52),优于对照组48.0%(24/50)($P<0.05$)。④小儿肠系膜淋巴结炎:柳晓莉等分证(湿热壅结者消瘰丸合香连丸加减,饮食积滞者香砂平胃散或保和丸加减,脾虚气滞者香连丸或参苓白术散和消瘰丸加减)配合超短波治疗120例,对照组予抗生素治疗。治疗7～15 d,治疗组总有效率、随访半年后复发率明显低于对照组($P<0.05$)。袁海红等以沉瀣汤(川芎、黄芩、黄柏、薄荷、滑石、槟榔等)治疗64例,设阿洛西林钠治疗对照,治疗7 d,治疗组总有效率98.4%(63/64),优于对照组70.3%(45/64)($P<0.05$)。⑤婴幼儿腹泻:刘国华等以葛根土木方(葛根、土茯苓、木棉花、布渣叶、火炭母、防风等)治疗48例,与对照组均予常规西医治疗,治疗3 d。结果,治疗组退热、止泻及电解质恢复正常时间和总有效率优于对照组($P<0.05$)。陈华春以温阳健脾法(人参、白术、制附子、山药、茯苓、莲肉等)治疗小儿慢性腹泻40例,设常规西药治疗对照。经治7 d,治疗组有效率、临床症状改善情况优于对照组($P<0.05$)。贾国华等以豆诃贴(煨肉豆蔻、熟诃子、肉桂、吴茱萸、升麻)敷脐治疗脾肾阳虚泄泻108例,设丁桂儿脐贴贴敷对照。结果,治疗组治疗24、48、72 h后总有效率和大便、肠鸣音次数较治疗前均明显降低($P<0.05$)。⑥儿童肠易激综合征:赵腾飞等自拟舒肝健脾汤(党参、白术、茯苓、白芍药、陈皮、防风等)联合思连康治疗31例,设单用上述两药作为对照。经治8周,治疗组总有效率93.6%(29/31),优于舒肝健脾对照组66.7%(18/27)、思连康对照组65.5%(19/29)($P<0.05$)。⑦便秘:周永茂等以小柴胡汤加减治疗30例,设口服双歧杆菌对照。治疗2周,治疗组总有效率93.3%(28/30),优于对照组46.7%(14/30)($P<0.01$)。郝宏文等以枳术增液汤(枳实、白术、玄参、麦冬、地黄、火麻仁等)治疗本病脾虚津亏证30例,设口服妈咪爱对照。治疗14 d,治疗组临床疗效和主症、次症积分均优于对照组($P<0.01$,$P<0.05$)。

有关"厌食的治疗"详见专条。

（3）**心系疾病的治疗** 重点研究了病毒性心肌炎、心律失常的治疗。①心律失常：陈晓婷等以温阳通脉饮（桂枝、淫羊藿、制附子、麻黄、细辛、生地黄等）为主维持治疗儿童Ⅲ度房室传导阻滞，疗效肯定。②病毒性心肌炎：覃艳以小柴胡汤加减联合黄芪注射液治疗54例，与对照组均予西医常规治疗。治疗3周，治疗组疗效明显优于对照组（$P<0.05$）；胸闷、胸痛、心悸、乏力、心律失常及ST-T改变以及心电图比较，均优于对照组（$P<0.05$）；治疗组心肌酶谱指标较对照组下降更明显（$P<0.05$）。唐其民等以桂枝龙牡汤治疗本病心阳不振证40例，与对照组均予果糖二磷酸钠、维生素C等治疗。经治1个月，治疗组总有效率、心电图疗效总有效率均显著高于对照（均$P<0.05$）；治疗组中医证候评分、cTnI及CK-MB水平显著低于对照组（均$P<0.05$）。

（4）**肾系疾病的治疗** 肾病综合征（治疗方案逐步规范、注重药物影响、中西医结合治疗、研究难治性肾病）、紫癜性肾炎（综合治疗手段，治法多样化，适应临床等）、血尿和遗尿等仍是本年度研究的重点。①小儿紫癜性肾炎：谢晓书以补脾益气凉血方（牡丹皮、生地黄、白茅根、白花蛇舌草、积雪草、茜草等）治疗本病30例，与对照组均予雷公藤多甙片口服，疗程3个月。结果，治疗组总有效率96.7%（29/30），优于对照组83.3%（25/30）（$P<0.05$）；IL-18、IL-6、TNF-α、IL-10水平显著优于治疗前及对照组治疗后（$P<0.05$）。②小儿急性肾炎：张景祖以清热利湿化瘀汤（桑白皮、金银花、连翘、赤小豆、白茅根、泽泻等）治疗38例，设青霉素钠静滴、双氢克尿塞口服对照。经治20 d，治疗组总有效率89.5%（34/38），优于对照组63.3%（19/30）（$P<0.05$）；治疗组Scr、BUN、24 h尿蛋白定量改善优于对照组（$P<0.05$，$P<0.01$）。③肾病综合征：石文远分期辨证（早期滋阴降火方，药用党参、茯苓、白术、北沙参、玉竹、麦冬等；中期益肾健

脾方，药用党参、茯苓、白术、熟地黄、肉桂、山药等；后期益气健脾方，药用党参、茯苓、白术、干姜、附片、厚朴等）治疗100例，与对照组均予常规西医治疗。经治6个月，治疗组临床疗效、不良反应发生率明显优于对照组（$P<0.05$）；两组治疗后尿蛋白定量、血浆白蛋白及胆固醇指标均优于治疗前，且治疗组优于对照组（$P<0.05$）。常英丽等以益气利水中药（黄芪、茯苓、桂枝、防风、党参、白术等）治疗52例，与对照组均予常规西医治疗。经治6个月，治疗组复发率、感染率及6个月时泼尼松常用剂量小于对照组（$P<0.05$）；两组TC、TG、ALB和CD_4、CD_8、CD_4/CD_8、CD_3与IgM、IgG、IgA水平均持续改善（均$P<0.05$），且治疗组优于对照组（均$P<0.05$）。④遗尿：王天峰自拟止遗方（通草、生地黄、竹叶、升麻、黄连、肉桂等）辨治本病心肾不交证60例，与对照组均口服索利那新。治疗1月，治疗组临床疗效、中医证候评分和用药安全性、不良反应发生率、3个月内的复发率均优于对照组（$P<0.05$）；ADH水平显著高于对照组（$P<0.05$）。陈边防等以益肾缩泉汤（黄芪、菟丝子、枸杞子、覆盆子、山茱萸、桑螵蛸等）联合骶管注射治疗40例，设口服阿托品对照。经治1个月，治疗组总有效率为97.5%（39/40），优于对照组63.3%（19/30）（$P<0.05$）；治疗组遗尿症状、症状证候积分、遗尿次数较对照组下降更明显（$P<0.05$）。

（5）**神经系疾病的治疗** 本年度的研究更加广泛，儿童注意缺陷多动综合征（多个大样本、多中心的研究）、小儿多发性抽动症（分期、分证论治，详见专条）的研究取得了较大的进展。对小儿孤独症、自闭症、焦虑症等进行了研究。①孤独症：孙宇博等综合治疗本病60例，口服静帅康胶囊，脾肾亏虚加聪脑益智胶囊，同时配合针刺加穴位注射，对照组均予康复治疗。治疗3个月，治疗组疗效优于治疗前和对照组。②自闭症：江晓宇等以引火汤（熟地黄、巴戟天、天冬、麦冬、茯苓、五味子等）治疗30例，对照组均予行为治疗、结构化教育等干预训

练。治疗 45 d，治疗组总有效率为 86.7%（26/30），优于对照组 63.3%（19/30）（$P<0.05$）；治疗组 CARS 得分低于对照组（$P<0.05$）。③焦虑症：冯璐等自拟方（党参、柴胡、龙骨、牡蛎、酸枣仁、半夏等）治疗混合性焦虑抑郁障碍，与对照组均予微量生物电导入刺激。经治 4 周，治疗组总有效率、SAS 量表评分、SDS 量表评分方面均优于对照组（$P<0.05$）。④脑瘫：胡春维等以综合康复（运动治疗、作业治疗、言语治疗、引导式教育、感觉统合训练、中医推拿按摩、经络导平治疗等）联合单唾液酸四己糖神经节苷脂注射液治疗 62 例，设单用康复治疗对照。结果，治疗组总有效率经儿心量表、GMFM 评估总有效率明显高于对照组（$P<0.05$）。王喜喜等以中药（海桐皮、鸡血藤、透骨草、伸筋草、川续断、怀牛膝等）塌渍结合蜡疗治疗本病跖屈肌痉挛 30 例，设中药药浴（前方）结合蜡疗对照，两组均针刺、推拿、物理疗法、作业疗法等，20 d 为 1 个疗程。经治 3 个疗程，治疗组总有效率明显高于对照组（$P<0.05$），在降低肌张力、增大足背屈角度、改善肢体痉挛和运动、提高综合功能方面明显优于对照组（$P<0.05$）。⑤婴儿睡眠障碍：张涛等以猪苓阿胶汤（猪苓、茯苓、泽泻、阿胶、滑石、黄连等）治疗 42 例，设口服龙牡壮骨颗粒对照。经治 2 周，治疗组总有效率 88.1%（37/42），优于对照组 76.3%（29/38）（$P<0.05$）。

（6）血液系统疾病的治疗　本年度研究较为丰富，除优势的缺铁性贫血、粒细胞减少的中医治疗，对慢性血小板减少性紫癜、再生障碍性贫血的治疗都具有一定的深度。①缺铁性贫血：干艳慧等以益气参芪归胶膏（炙黄芪、阿胶、党参、白术、冰糖、当归等）治疗 32 例，对照组予葡萄糖酸亚铁糖浆。经治 6 周，治疗组总有效率明显优于对照组（$P<0.05$）；两组治疗后 Hb、SF、MCV、MCH、MCHC 均较治疗前明显升高（$P<0.05$），且治疗组优于对照组（$P<0.05$）。②感染相关性粒细胞减少症：周永茂等以归脾汤加减治疗 30 例，对照组均予

常规西医治疗。1 周后，治疗组总有效率为 96.7%（29/30），显著高于对照组 63.3%（19/30）（$P<0.05$）；两组治疗后第 4 d、第 7 d，治疗组中性粒细胞值均升高、CD_4^+、CD_4^+/CD_8^+ 均升高，CD_8^+ 下降，且显著优于对照组（$P<0.01$）。杨映以益气补阴法（黄芪、阿胶、太子参、白术、熟地黄、麦冬等）治疗 50 例，对照组均予常规西药治疗。结果，治疗组总有效率和治疗后白细胞、中性粒细胞计数均优于对照组（$P<0.05$）。③再生障碍性贫血：陈鲜琳等以补肾活血通络方 26 例，对照组均予免疫抑制剂治疗，疗程 6 个月。结果，治疗组总有效率明显优于对照组（$P<0.05$）；治疗组治疗后血红蛋白水平、白细胞计数、血小板计数和 IFN-γmRNA、IL-4 mRNA 相对表达量及外周血淋巴细胞亚群恢复正常时间优于对照组（$P<0.05$）。

（7）耳鼻喉、眼系疾病的治疗　眼耳鼻喉系疾病的研究日益成熟，内治、外用等综合疗法形成规模，更有不少不同治疗法则在慢性鼻、鼻窦、腺样体疾病中的运用，可见专条。①疱疹性咽峡炎：胡心怡等以清热泻脾散（栀子、玄参、灯芯草、生石膏、生地黄、薏苡仁等）内服、徐氏金不换口疮散（胡黄连、甘草、青黛、白及、冰片、海螵蛸等）外敷治疗本病心脾积热证 30 例，设利巴韦林气雾剂外用联合蒲地蓝口服液口服对照，经治 6 d，治疗组临床痊愈率和疱疹消退、非正常进食水及发热的天数均优于对照组（$P<0.05$）。②口疮：赵浩堂等以小儿化毒散（人工牛黄、珍珠、雄黄、大黄、黄连、天花粉等）治疗 78 例，设口腔喷雾剂局部喷涂对照。治疗 6 d，治疗组总有效率 94.9%（74/78），优于对照组 75.6%（59/78）（$P<0.05$）；治疗组止痛时间、治愈时间更短（$P<0.05$）。③流涎：赵丽红以桂香膏（肉桂、木香）涌泉贴敷治疗 40 例，与对照组均口服健儿清解液与参苓白术颗粒。治疗 10 d，治疗组总有效率优于对照（$P<0.05$）；治疗组治疗后 TDS 分级为 Ⅰ 级、Ⅱ 级的患儿例数显著多于对照组（$P<0.05$）。④鼻窦炎：高志妹等以通窍鼻炎方（荆芥、苍耳子、防风、辛

夷、石菖蒲、黄芩等)治疗急性鼻窦炎53例,与对照组均予生理盐水鼻腔冲洗。治疗10 d,治疗组总有效率显著高于对照组(P<0.05);治疗组鼻塞、流涕、咳嗽、头疼等症状改善起始时间及超敏C反应蛋白、白细胞计数、中性粒细胞百分比水平降低情况均优于对照组(P<0.05)。隋爱佳等以路黄汤(路路通、黄芪、麦芽、辛夷、白芷、苍耳子等)治疗慢性鼻窦炎55例,与对照组均予氯雷他定治疗。治疗14 d,治疗组总有效率为92.7%(51/55),优于对照组63.6%(35/55)(P<0.05)。

(8) 其他 ①矮小症:洪建英分证(肾虚证以补肾地黄丸加减,脾虚证以参苓白术散加减,肝肾阴虚证以加味六味地黄丸加减)治疗特发性儿童矮小症38例,与对照组均予赖氨酸锌颗粒,治疗3个月后,治疗组总有效率为89.5%(34/38),优于对照组46.7%(14/30)(P<0.01)。干艳慧等以补肾地黄汤(益智仁、怀牛膝、白术、茯苓、熟地黄、山茱萸等)治疗儿童锌缺乏致身材矮小伴智力低下45例,与对照组均予葡萄糖酸锌治疗。结果,两组治疗后血清锌水平、身高及体重和患儿IQ值、操作分数、语言分数较治疗前改善(P<0.05)。②肥胖症:周芳等以防风通圣散治疗本病高胰岛素血症31例,与对照组均予运动加饮食干预,疗程3个月。结果,治疗组临床总有效率和体质指数与腰围下降均优于对照组(P<0.05);两组治疗后空腹血糖及空腹胰岛素均较治疗前下降(P<0.05),治疗后两组FBG水平相当(P>0.05),而治疗组FINS、IR和IS水平优于对照组(均P<0.05)。③湿疹:韩冬梅等以滑竹温胆汤(陈皮、半夏、茯苓、竹茹、枳实、薏苡仁等)治疗45例,设立口服盐酸西替利嗪滴糖浆对照,疗程4周。结果,治疗组总有效率、复发率均优于对照组(均P<0.05)。谢云芳等以脐疗(首乌、胡麻、苦参、威灵仙、刺蒺藜、荆芥等)结合中药(生侧柏叶、千里光)外洗治疗30例,设立常规西药治疗对照。经治7～14 d,治疗组总有效率为93.3%(28/30),优于对照组83.3%(25/30)(P<

0.05)。④脓疱疹:韦丽荣以中药药浴(金银花、野菊花、蒲公英、茵陈、秦艽)治疗40例,设立新霉素外搽对照。治疗4 d后,治疗组临床总有效率为100%,显著高于对照组88.2%(30/34),且治愈时间显著低于对照组(P<0.05)。⑤阑尾脓肿:吴忠等以红藤解毒汤(红藤、败酱草、蒲公英、牡丹皮、赤芍药、白芍药等)治疗40例,与对照组均予头孢美唑联合替硝唑抗感染治疗,疗程2周。结果,治疗组总有效率和临床症状、体征消退时间及所需住院时间优于对照组(P<0.05);治疗组白细胞计数、C-反应蛋白水平恢复正常时间优于对照组(P<0.05)。

回顾一年来中医儿科的临床研究仍有较大的突破空间,传统治疗的多样性、中医治疗的临证应用和中医儿科基础理论研究,有待进一步提高。

(撰稿:高修安　审阅:朱锦善)

【儿童上气道咳嗽综合征的治疗】

常向辉辨证治疗(外感风热、肺气失宣者,苍耳子散合桑菊饮加减,药用苍耳子、菊花、辛夷、天花粉、桑叶、薄荷等;痰热内蕴、肺失宣降者,苍耳子散合泻白散加减,药用苍耳子、辛夷、炒黄芩、桑白皮、地骨皮、天花粉等)治疗鼻后滴漏综合征引起的慢性咳嗽40例,12 d为1个疗程。经治2个疗程,总有效率为95.0%(38/40)。

孙娜等以桑皮止咳方(蜜桑白皮、地骨皮、杏仁、紫苏子、白前、桔梗等)治疗50例,设口服开瑞坦、鼻腔喷入辅舒良对照,两组均根据感染状况给予相应的抗感染治疗,疗程两周。结果,治疗组临床症状积分优于治疗前(P<0.05),更优于对照组(P<0.05);治疗组总有效率为94.0%(47/50),明显优于对照组82.0%(41/50)(P<0.05)。杨昆等以新制苍耳子散(苍耳子、辛夷、白芷、黄芩、杏仁、陈皮等)治疗本病痰热壅肺证40例,治疗1周,总有效率为95.0%(38/40);治疗后中医症状积分明

显减低（$P<0.05$，0.01）。贾建营等以二陈汤化裁治疗本病 30 例，设孟鲁司特钠咀嚼片、酮替芬口服对照，经治 28 d，治疗组总有效率为 90.0%（27/30），优于对照组 76.7%（23/30）（$P<0.05$）。

梁乐兰等以清肺利咽通窍法（桑白皮、法半夏、黄芩、射干、款冬花、白前等）联合鼻朗治疗鼻源性小儿上气道咳嗽肺热证 40 例，设布地奈德混悬液高压泵雾化吸入对照，疗程 1 个月。结果，两组治疗后咳嗽症状积分明显改善，且治疗组咳嗽积分低于对照组（$P<0.05$）；治疗组总有效率为 95.0%（38/40），优于对照组 77.5%（31/40）（$P<0.05$）。杨文青等以通窍鼻炎颗粒（细辛、苍耳子、黄芪、防风、白术等）治疗本病 43 例，与对照组均予布地奈德混悬液雾化吸入和孟鲁司特钠口服。经治 14 d，治疗组总有效率为 95.4%（41/43），优于对照组 81.4%（35/43）（$P<0.05$）；治疗组咳嗽评分显著降低且降低程度优于对照组（$P<0.05$）；治疗后两组血清 IL-27 和 IFN-γ 水平显著升高，IL-4 和 TNF-α 水平显著下降（$P<0.05$），且治疗组优于对照组（$P<0.05$）。朱璐卡等以小儿清肺化痰泡腾片（麻黄、杏仁、石膏、葶苈子、炒苏子、前胡等）治疗本病 43 例，与对照组均予美敏伪麻溶液口服治疗。治疗 7 d，治疗组咳嗽症状积分平均值明显低于对照组（$P<0.01$）；治疗组总有效率为 90.7%（39/43），优于对照组 74.4%（32/43）（$P<0.05$）。

（撰稿：刘　瑜　高修安　审阅：朱锦善）

【小儿支气管哮喘的治疗】

项李娥等分期治疗支气管哮喘 30 例，急性期予温肺止咳平喘方（炙麻黄、桂枝、法半夏、干姜、北细辛、炒苦杏仁等），缓解期予健脾补肺化痰方（炙黄芪、太子参、茯苓、陈皮、白扁豆、炒白术等），设氟替卡松吸入对照，治疗 6 个月。结果，两组发作期治疗前 ECP、IgE 相当（$P>0.05$），治疗后显著优于治疗前（$P<0.01$）。唐露以小儿定喘口服液（麻黄、鱼腥草、石膏、紫苏子、杏仁、甘草等）联合甲泼尼龙治疗重症支气管哮喘 43 例，与对照组均予甲泼尼龙琥珀酸钠静脉滴注。经治 2 周，治疗组总有效率为 95.3%（41/43），优于对照组 81.4%（35/43）（$P<0.05$）；治疗后两组 FEV$_1$、PEF、FVC 和 FEV$_1$/FVC 均较治疗前升高（均 $P<0.05$），PO$_2$、SPO$_2$ 均升高，PCO$_2$ 及 TNF-α、IL-8、IgE 水平均下降（均 $P<0.05$），且治疗组显著优于对照组（$P<0.05$）；治疗组喘憋消失、肺部哮鸣音消失时间短于对照组（$P<0.05$）。陈婕好将 76 例住院接受治疗的支气管哮喘患儿随机分为两组，均予复方异丙托溴铵、布地奈德混悬液雾化吸入和抗过敏、抗感染等常规治疗，治疗组加用穴位按摩、中药（杏仁、桔梗、炙甘草、黄芪、桑白皮、桃仁等）口服以及心理干预。结果，治疗组有效率为 97.4%（37/38），优于对照组 78.9%（30/38）（$P<0.05$）；两组治疗后 ACT 评分、FEV$_1$ 及 PEF 均较治疗前好转，且治疗组优于对照组（$P<0.05$）；治疗组焦虑、抑郁、内向性激惹、外向性激惹评分明显低于对照组（$P<0.05$）。龚大伟以射干麻黄汤治疗发作期 62 例，与对照组均口服特布他林。经治 2 周，治疗组总有效率为 98.4%（61/62），优于对照组 72.5%（29/40）（$P<0.05$）。骆俊等以止咳平喘汤（桑白皮、黄芩、浙贝母、瓜蒌、陈皮、半夏等）治疗 85 例轻度或中度急性发作的患儿，与对照组均予常规西药治疗。经治 15 d，治疗组总有效率为 97.7%（83/85），优于对照组 92.5%（74/80）（$P<0.05$）；治疗后两组 IL-6、IL-8、TNF-α 水平均明显下降，IL-12、PEF、FEV$_1$、FEV$_1$/FVC 均明显上升（均 $P<0.05$），且治疗组优于对照组（$P<0.05$）。杨颖等以加味芎蝎散加减（川芎、全蝎、细辛、荜茇、半夏、白前等）治疗儿童轻度急性发作期哮喘 35 例，与对照组均予布地奈德吸入。经治 3 d，治疗组有效率为 97.1%（34/35），优于对照组 77.1%（27/35）（$P<0.05$）。陈倩等以平喘方加减（炙麻黄、白果、杏仁、苦参、全蝎）治疗本病发作期风痰哮证 60 例，与对照组均予布

地奈德吸入。经治 24 d,治疗组总有效率为 91.7%(55/60),显著高于对照组 76.7%(46/60)($P<0.05$);治疗组临床症状消失时间明显短于对照组($P<0.05$);治疗前两组 FVC、FEV_1、PEFR 相当($P>0.05$);治疗后均显著改善(均 $P<0.05$),且治疗组优于对照组(均 $P<0.05$)。多红英等以小柴胡汤加味治疗儿童哮喘急性轻中度发作 63 例,与对照组均予布地奈德和硫酸特布他林雾化吸入。经治 1 周,治疗组总有效率、临床控制及显效率均明显高于对照组(均 $P<0.05$),临床症状及体征消失时间明显短于对照组($P<0.05$);治疗后两组 IL-4、IFN-γ 水平均较治疗前明显改善(均 $P<0.05$),且治疗组优于对照组($P<0.05$)。关楚翘等以龙温胆汤(煅龙骨、煅牡蛎、牛蒡子、清半夏、白芍药、茯苓等)治疗小儿急性发作期支气管哮喘 50 例,与对照组均予喘可治注射液治疗。经治 7 d,治疗组总有效率为 98.0%(49/50),高于对照组 78.0%(39/50)($P<0.05$);两组 IgG、IgM、IgE 水平及治疗组 IL-4、IL-8 水平均优于治疗前($P<0.05$),且治疗组优于对照组($P<0.05$);两组 FEV_1%、PEF% 均较治疗前升高,且治疗组肺功能改善较明显(均 $P<0.05$)。王海岩等以防哮 I 号方(太子参、黄芪、五味子、女贞子、山药、玉竹等)治疗儿童持续期哮喘 55 例,设孟鲁司特钠咀嚼片对照。经治 4 周,治疗组有效率为 89.1%(49/55),与对照组 85.2%(46/54)相当($P>0.05$);治疗组愈显率为 70.9%(39/55),明显优于对照组 51.9%(28/54)($P<0.05$);治疗组各项中医证候复常率均优于对照组($P<0.05$)。

杨红新等以定喘汤加减保留灌肠联合局部敷贴妥洛特罗贴剂治疗儿童哮喘发作期 60 例,设静脉给药及泵吸万托林和普米克令舒治疗对照。经治 1 周,治疗组有效率为 95.0%(57/60),高于对照组 75.0%(45/60)($P<0.05$);治疗组治疗后肺功能各项指标均明显优于对照组(均 $P<0.05$),哮喘发作次数明显少于对照组($P<0.05$)。王玉以益气活

血贴(黄芪、延胡索、当归、白芥子、细辛、麻黄)和穴位(前两天定喘、肺俞、膻中,第 3、4 d 脾俞、神阙、足三里,第 5 d 肾俞、膏肓、厥阴俞)敷贴治疗小儿急性哮喘 55 例,与对照组均予常规治疗以及布地奈德混悬液雾化吸入。经治 5 d,治疗组有效率为 92.7%(51/55),中医证候疗效为 96.4%(53/55),优于对照组 80.0%(44/55)、74.6%(41/55)(均 $P<0.05$);喘息、咳嗽、哮鸣音症状体征消退时间优于对照组($P<0.05$);治疗前两组患儿肺功能情况比较无明显差异,治疗后均较治疗前明显改善,且治疗组更加明显($P<0.05$)。

袁雪晶等以固本防哮饮(炙黄芪、党参、白术、茯苓、煅牡蛎、蝉蜕等)联合定喘膏(白芥子、延胡索、甘遂、细辛、肉桂)敷贴治疗本病缓解期 132 例,设普米克都保吸入剂对照,疗程 12 个月。结果,治疗 6 个月和 12 个月时,两组哮喘发作次数、呼吸道感染次数均较治疗前显著减少($P<0.01$),其中 12 个月时呼吸道感染次数治疗组显著低于对照组($P<0.05$);两组对中医证候疗效指标均有明显改善,治疗组在改善鼻痒喷嚏、流涕、咳嗽、出汗、大便、舌象等症状和总症状积分方面优于对照组($P<0.01$,$P<0.05$);治疗组总有效率为 93.1%(121/130),优于对照组 82.3%(107/130)($P<0.05$)。陈郑宇等以固本防哮饮配合捏脊疗法治疗本病缓解期肺脾气虚证 60 例,设立布地奈德吸入对照,经治 6 个月,治疗组总有效率为 88.3%(53/60),优于对照组 73.3%(44/60)($P<0.05$);治疗后治疗组 FEV_1、FEV_1% 和 FEV_1/FVC 均明显高于治疗前和对照组治疗后($P<0.05$);治疗组治疗后 IL-5、IL-4、γ-IFN 含量均优于治疗前和对照组治疗后($P<0.05$);治疗组治疗后 CD_3^+、CD_4^+、CD_4^+/CD_8^+ 细胞均显著升高($P<0.05$),且均显著高于对照组($P<0.05$),CD_8^+ 显著低于对照组($P<0.05$)。

(撰稿:高修安 刘 瑜 审阅:朱锦善)

【小儿重症肺炎的治疗】

徐时芬自拟方(鱼腥草、前胡、黄芩、白前、款冬花、桑白皮等)治疗 38 例患儿,与对照组均予西药常规治疗。经治 5 d,治疗组总有效率 97.4%(37/38),优于对照组 81.6%(31/38)($P<0.05$);治疗组高热、咳嗽、肺部啰音、心率异常、呼吸异常以及腹胀的消失时间均短于对照组($P<0.05$);两组最大呼气中段流量、峰流速、最大吸气压、最大呼气压均优于治疗前($P<0.05$),且治疗组优于对照组($P<0.05$);两组 TNF-α、IL-6 水平均较治疗前下降($P<0.05$),且治疗组 TNF-α 和 IL-6 水平均低于对照组($P<0.05$)。程瑞蓉以麻杏石甘汤联合支气管肺泡灌洗治疗 45 例,与对照组均予常规抗感染、氧疗、镇静、止咳化痰、强心等和支气管肺泡灌洗疗法。经治 7 d,治疗组有效率为 95.5%(43/45),优于对照组 79.5%(35/44)($P<0.05$);治疗组咳嗽咳痰、发热、呼吸困难及肺部湿啰音消失时间均较对照组明显缩短($P<0.05$)。刘国华等自拟清热平喘汤(金银花、麻黄、苦杏仁、厚朴、陈皮、柴胡等)治疗本病风热闭肺证 48 例,与对照组均予西药常规治疗。经治 7 d,治疗组总有效率为 83.3%(40/48),高于对照组 60.4%(29/48)($P<0.05$);两组症状、体征、舌象、脉象积分与治疗前比较均降低,且治疗组优于对照组(均 $P<0.05$);两组血清 IL-6、IL-8、TNF-α 均低于治疗前,且治疗组低于对照组(均 $P<0.05$);两组 CD$_4^+$、CD$_8^+$ 细胞均高于治疗前,且治疗组高于对照组(均 $P<0.05$)。

马爱萍以柴胡白虎汤加减(川柴胡、生石膏、天花粉、生粳米、青子芩、知母等)治疗 50 例,与对照组均予西药常规治疗。经治 7 d,治疗组总有效率为 92.0%(46/50),与对照组 90.0%(45/50)相当;治疗组 WBC、呼吸频率、PaO$_2$、PaO/FiO 均低于对照组($P<0.05$);治疗组退热、啰音消失、X 线片恢复正常时间均较对照组短($P<0.05$);治疗组治疗第 3 d、7 d TNF-α、IL-6、CRP 水平较治疗前增高程度低于对照组,第 12 d 较对照组下降显著($P<0.05$)。

赵志勇等以热毒宁注射液(青蒿、金银花、栀子)治疗 50 例,与对照组均予常规西药治疗和加用大剂量丙种球蛋白静脉滴注。经治 5 d,治疗组愈显率明显高于对照组($P<0.05$);治疗组体温恢复正常、咳嗽消失、呼吸困难消失及肺部啰音消失时间均明显短于对照组(均 $P<0.05$);两组治疗后 hs-CRP 水平均较治疗前明显降低(均 $P<0.05$),IL-2、CD$_4^+$、CD$_4^+$/CD$_8^+$ 均较治疗前明显升高(均 $P<0.05$),且治疗组改善情况明显优于对照组(均 $P<0.05$);两组不良反应发生率比较无显著差异($P>0.05$)。

王文杰等以芪冬颐心口服液(人参、黄芪、麦冬、紫石英、丹参、桂枝等)治疗本病合并心力衰竭 38 例,与对照组均予西药强心、利尿、抗感染、止咳祛痰等对症治疗。经治 7 d,治疗组肺啰音消失、心衰纠正、憋喘消失、平均住院时间均优于对照组($P<0.05$);左心室射血分数、缩短分数、心脏舒张早期心室充盈速度/舒张晚期心室充盈速度改善效果均优于对照组(均 $P<0.05$);血清氨基 N 末端 B 型利钠肽前体、心肌酶谱显著低于对照组($P<0.05$)。

(撰稿:刘　瑜　高修安　审阅:朱锦善)

【小儿变应性鼻炎的治疗】

赵毅等以养阴益气汤(生黄芪、黄精、女贞子、旱莲草、防风、玄参等)治疗小儿过敏性鼻炎 50 例,设孟鲁司特钠对照,疗程 4 周。结果,治疗组与对照组总有效率分别为 94.0%(47/50)、86.0%(43/50),组间比较差异无统计学意义($P>0.05$);治疗组复发率为 40.4%(19/47),明显低于对照组 95.3%(41/43)($P<0.05$)。宁云红等以玉屏风颗粒阶梯式治疗(第 1 周内舒拿喷鼻剂,玉屏风颗粒联合桂

枝、辛夷、白芷、当归、黄芩、乌梅免煎颗粒;第2周玉屏风颗粒联合辛夷、桂枝、当归、茯苓、党参、陈皮、薏苡仁免煎颗粒,缓解期予玉屏风颗粒)本病40例,设辛芩颗粒口服联合喷鼻剂外用对照,疗程2周。结果,治疗组总有效率为92.5%(37/40),高于对照组75.0%(30/40)(P<0.01);6个月后,治疗组总有效率95.0%(38/40),明显优于对照组47.5%(19/40)(P<0.05)。

王桂玲等以鼻敏汤(蜜麻黄、炒苍耳子、紫苏叶、大枣、炙甘草、淡附片等)内服联合经络按摩(沿着小儿背部足太阳膀胱经、督脉经循行路线反复推、摩)治疗本病38例,设丙酸倍氯米松气雾剂外用联合鼻渊通窍颗粒口服对照,治疗20 d。结果,治疗组总有效率为89.5%(34/38),高于对照组70.0%(21/30)(P<0.05);两组治疗后发作次数与症状积分均优于治疗前(P<0.05),且治疗组优于对照组(P<0.05)。金瑛以玉屏风颗粒治疗本病64例,与对照组均予冬病夏治贴(白芥子、皂角刺、延胡索、肉桂、甘遂、细辛)穴位(大椎、定喘、肾俞、脾俞、肺俞)敷贴,每年头伏、中伏、末伏各敷贴1次,疗程3年。结果,治疗组总有效率为90.6%(58/64),明显优于对照组79.7%(51/64)(P<0.05)。钟小文等以无痛蜂疗法(把蜜蜂从蜂疗盒中夹出,将蜂针刺入患儿已选定的穴位上,即点即出)辨证选穴(肺气虚寒选肺俞、足三里;脾气虚弱选脾俞、足三里;肾阳不足选关元、肾俞;肺经蕴热选大椎、孔最等)治疗本病45例,设氯雷他定对照,疗程4周。结果,治疗组总有效率为71.1%(32/45),与对照组80.0%(36/45)比较,差异无统计学意义(P>0.05);治疗组治疗前后血清IgG、IgE、IgA、IL-4组内比较及两组治疗后组间比较均占优(P<0.05)。叶兰等以刘氏小儿推拿联合鼻部五部操作法(顺时针方向按揉山根穴;一手往左推山根,另一手往右推左侧鼻翼,两手交替扳动鼻软骨;左手拇指顺时针、右手拇指逆时针相对按揉迎香;用左手拇指顺时针、右手拇指逆时针按揉鼻通穴;两手大拇指指腹桡侧自从两侧鼻根沿鼻泪管推

至两侧迎香)治疗本病30例,设单用刘氏小儿推拿治疗对照,6 d为1个疗程,共治疗4个疗程。结果,治疗组总有效率为96.7%(29/30),与对照组90.0%(27/30)相当;两组治疗后鼻痒、喷嚏、流涕、鼻塞等主要症状均得到改善(P<0.05),且治疗组在鼻塞、流涕方面优于对照组(P<0.05)。

(撰稿:刘 瑜 高修安 审阅:朱锦善)

【小儿厌食的治疗】

夏玮以增食汤(太子参、淮山药、柴胡、前胡、藿香、荷叶等)治疗本病90例,设妈咪爱、赖氨酸B₁₂口服对照,治疗14 d,治疗组总有效率为95.6%(86/90),优于对照组78.3%(/4730)(P<0.05)。邹翠红等以小儿厌食颗粒(人参、山药、焦白术、焦山楂、槟榔、干姜等)治疗本病40例,与对照组均予新硒宝口服,疗程4周。结果,治疗组总有效率为95.0%(38/40),优于对照组63.2%(24/38)(P<0.05);治疗后3、6个月,两组体质量均较治疗前明显增加(P<0.05),且治疗组优于对照组(P<0.01)。王颖等以健脾消积颗粒(焦山楂、神曲、炒麦芽、槟榔、三棱、莪术等)治疗本病脾失健运证80例,设小儿消食片对照,疗程2周。结果,治疗组总有效率为88.8%(71/80),优于对照组75.0%(60/80)(P<0.05)。豆玉凤等以健脾消积汤(黄芪、太子参、白术、茯苓、薏苡仁、山楂等)治疗本病45例。经治14 d,治疗组总有效率为93.3%(42/45),优于对照组75.6%(34/45)(P<0.05);治疗后血清锌水平升高,优于治疗前及对照组(P<0.05)。陈子英等以平胃散加减(苍术、藿香、神曲、麦芽、厚朴、砂仁等)治疗本病60例,设口服甘草锌颗粒对照,疗程24 d。结果,治疗组总有效率为93.3%(56/60),优于对照组70.0%(42/60)(P<0.05)。李金等以健宝灵颗粒(银耳、山药、茯苓、山楂等)治疗本病脾胃不和证62例,设多潘立酮片对照,疗程8周。结果,治疗组总有效率为88.7%(55/62),优于对照组

73.8%(45/61)(P<0.05);两组治疗后体质量稍有增加,但同组治疗前后及治疗后两组相当(P>0.05);治疗后两组进食量、血锌、血红蛋白含量均显著升高(P<0.05,P<0.01),且治疗组改善程度显著高于对照组(P<0.05);对照组不良反应发生率为3.3%(2/61),治疗组未出现不良反应。陈利玲等以健脾丸治疗本病65例,设口服乳酶生、吗丁啉对照,疗程4周。结果,治疗组总有效率为89.2%(58/65),优于对照组69.2%(45/65)(P<0.05)。张雪荣等以龙牡壮骨颗粒治疗本病脾胃虚弱证49例,结果,总有效率为98.0%(48/49)。孔海钢以小儿消食颗粒(炒山楂、神曲、鸡内金、炒麦芽、陈皮、槟榔等)治疗本病53例,设立大山楂颗粒对照,用药4周。结果,治疗组总有效率为96.2%(51/53),高于对照组83.0%(44/53)(P<0.05);治疗1、2、4周后,两组胃排空时间均较治疗前缩短(P<0.05),治疗组各时间均优于对照组(P<0.05);治疗后两组胃窦胃泌素分泌均较治疗前增多(P<0.05),血清胃泌素分泌均较治疗前减少(P<0.05),且治疗组优于对照组(P<0.05)。周书兰等以四逆散合六君子汤加减治疗小儿厌食症120例,经治2周,总有效率为91.7%(110/120)。

张宝莉自拟方(炒山药、鸡内金、莱菔子、茯苓、小茴香、太子参等)治疗本病脾胃不和证48例,与对照均口服酪酸梭菌二联活菌散,疗程4周。结果,治疗组总有效率为100%,优于对照组81.3%(39/48)(P<0.05)。刘亚兰以滋阴疏肝法(北沙参、麦冬、乌梅、郁金、生龙骨、生牡蛎等)联合口服双歧杆菌三联活菌肠溶胶囊治疗本病36例,设中西医单用对照,疗程4周。结果,治疗组总有效率明显优于对照组(P<0.05);三组临床症状总积分治疗后均优于治疗前(P<0.05,P<0.01),且治疗组明显优于对照组(P<0.05)。苏婵等以儿宝颗粒(太子参、北沙参、炒白扁豆、炒白芍、茯苓等)联合锌硒宝治疗本病35例,设单用儿宝颗粒对照,疗程4周。结果,治疗组总有效率为94.3%(33/35),优

于对照组68.6%(24/35)(P<0.01);两组治疗后微量元素锌、硒、铁和血红蛋白比治疗前均有上升,且治疗组明显高于对照组(P<0.01)。张旭松等用七味白术散(葛根、党参、白术、茯苓、藿香叶、炙甘草等)治疗本病35例,与对照组均予双歧杆菌三联活菌散治疗,疗程8周。结果,两组血清GAS和MOT水平较前明显上升(P<0.05,P<0.01),且治疗组上升值大于对照组(P<0.05);治疗组总有效率为94.3%(33/35),高于对照组77.1%(27/35)(P<0.05)。

吴俊生以厌食运脾膏(黄芪、当归、苍术、龙骨、莪术、藿香等)敷贴神阙治疗本病60例,与对照组均口服锌硒宝片,20 d为1个疗程,每2个疗程停用2周,持续6个疗程。结果,治疗后两组血清锌浓度、食量和体质量均显著升高,治疗组明显高于对照组(P<0.05);治疗组有效率为95.0%(57/60),优于对照组78.3%(47/60)(P<0.05)。金小千等以助胃膏(木香、干姜、炙甘草、山药、莲子、白术等)结合推拿(先运八卦、清补脾、推天河水、推大指四指横纹、平肝、捏脊;其次行穴位点按)治疗本病脾胃虚弱证47例,设口服健胃消食口服液对照,疗程2周。结果,治疗组总有效率为87.2%(41/47),高于对照组70.2%(33/47)(P<0.05);治疗组在改善患儿体重、血清中微量元素、血红蛋白、NPY水平优于对照组(P<0.05)。朱曼迪等以外治三联疗法(神阙到中脘温灸、捏脊法每、三棱针点刺四缝)联合口服甘草锌颗粒治疗本病30例,对照组仅口服甘草锌颗粒,疗程4周。结果,治疗组总有效率为93.3%(28/30),高于对照组73.3%(22/30)(P<0.05);治疗组主症评分、次症评分及尿淀粉酶量均优于对照组(P<0.05)。程春颖以加减不换金正气散合捏脊治疗本病40例,与对照组均予双歧杆菌乳杆菌三联活菌片口服,疗程3周。结果,治疗组总有效率为100%,优于对照组75.0%(30/40)(P<0.05)。彭文静等以藿朴夏苓汤(藿香、厚朴、半夏、茯苓、薏苡仁、白蔻仁等)加减配合刺四缝治

疗本病脾胃湿热证54例,疗程4周。结果,总有效率为96.3%(52/54);主证食欲、食量、腹胀,次证舌苔质、肢体困重、二便均优于治疗前($P<0.05$)。侯江婷等醒脾养儿颗粒(毛大丁草、一点红、蜘蛛香、山栀茶)配合捏脊、饮食行为指导治疗本病脾胃气虚证87例,疗程2周。结果,总有效率为96.6%(84/87)。宋辰斐等以双董氏指压法治疗本病肝旺脾虚证50例,与对照组均予健胃消食口服液治疗,疗程3周。结果,治疗组总有效率为94.0%(47/50),优于对照组80.0%(40/50)($P<0.01$);治疗组厌食症状和肝旺证候的改善较明显($P<0.05$),脾虚证候的改善与对照组相当($P>0.05$)。

(撰稿:高修安 刘 瑜 审阅:朱锦善)

【儿童过敏性紫癜的治疗】

王金菊等以紫癜颗粒(玄参、牡丹皮、蝉衣、僵蚕、半枝莲、白花蛇舌草等)治疗45例患儿,设口服维生素C、芦丁片、钙剂和扑尔敏对照,疗程4周。结果,治疗组有效率为77.8%(35/45),优于对照组57.8%(26/45)($P<0.05$);治疗组尿常规异常例数明显减少,优于对照组($P<0.05$);尿微量白蛋白、NAG、GAL明显偏低,优于对照组($P<0.05$)。丁利忠等以解毒化浊汤(紫草、黄芩、牡丹皮、白鲜皮、丹参、鸡血藤等)治疗80例,与对照组均予常规西药治疗。经治14 d,治疗组总有效率为93.8%(75/80),优于对照组78.8%(63/80)($P<0.05$)。石艳红等以凉血化瘀解毒法(青黛、红条紫草、牡丹皮、赤芍药、侧柏叶、白茅根等)治疗30例,与对照组均予常规西药治疗。经治2周,治疗组总有效率为96.7%(29/30),优于对照组73.3%(22/30)($P<0.05$);治疗组皮肤紫癜消退、关节肿痛缓解时间均短于对照组($P<0.05$)。马丁妮等以祛湿化斑颗粒(黄柏、炒苍术、藿香、薏苡仁、石膏、栀子等)治疗40例,与对照组均予地氯雷他定糖浆和复方芦丁片口服。经治2个月,治疗组总有效率为95.0%

(38/40),优于对照组80.0%(32/40)($P<0.05$);治疗组皮肤紫癜消退时间优于对照组($P<0.05$);治疗组肾脏损害发生率为2.5%(1/40),低于对照组15.0%(6/40)($P<0.05$);3个月随访期中治疗组复发率为8.3%(2/24),低于对照组33.3%(6/18)($P<0.05$)。雷颖以凉血祛风方(甘草、黄柏、赤芍药、苦参、生地黄、牛膝等)治疗30例,与对照组均予西药常规治疗。经治4周,治疗组总有效率为96.7%(29/30),优于对照组73.3%(22/30)($P<0.05$);治疗后治疗组皮肤水肿、恶风、肌肉酸痛、咽痛、痒感等临床症状均较对照组有明显降低($P<0.05$)。

马艳辉等以羚黄凉血颗粒(羚羊角粉、生地黄、牡丹皮、麦冬、三七粉、地肤子等)治疗本病血热妄行证50例,与对照组均予基础西医治疗。经治4周,治疗组总有效率为98.0%(49/50),高于对照组78.4%(40/51)($P<0.05$);治疗组复发1例,低于对照组的10例($P<0.05$);治疗后,两组CD_3^+、CD_4^+、CD_4^+/CD_8^+均上升,CD_8^+水平降低,且治疗组优于对照组($P<0.05$);治疗组总复发率、皮疹复发率、腹痛复发率、尿异常复发率均低于对照组(均$P<0.05$)。郑辉等以清热凉血方(黄芩、生地黄、牡丹皮、赤芍药、茜草、地榆等)治疗本病热盛迫血证35例,与对照组均予常规西药对症治疗。经治2周,治疗组总有效率为94.3%(33/35),优于对照组77.2%(27/35)($P<0.05$);治疗组紫癜、腹痛、关节肿痛、消化道症状及水肿消退时间均短于对照组($P<0.05$)。杜红霞等以泻黄散(藿香、栀子、防风、石膏、甘草、紫草等)治疗本病脾胃积热证30例,与对照组均予常规西药治疗并另设健康对照。治疗2周,急性期:对照组、治疗组IL-6均显著高于健康对照组,IL-12水平均低于正常对照组($P<0.05$)。2周后:治疗组IL-6、IL-12与健康对照组无显著差异($P>0.05$),对照组IL-12与健康对照组比较无显著差异($P>0.05$),但IL-6水平有差异($P<0.05$);治疗组总有效率为96.7%(29/30),优于对照组86.7%

(26/30)(P<0.05)。6个月后:治疗组复发率3.5%(1/29),优于对照组15.4%(4/26)(P<0.05)。

王天峰从肾虚瘀热(生地黄、牡丹皮、山药、龟板、女贞子、旱莲草等)治疗34例,与对照组均予糖皮质激素等治疗。经治8周,在治疗4周后两组中医症候积分均明显优于治疗前(P<0.05),且治疗组改善程度更显著;治疗组总有效率为97.1%(33/34),优于对照组63.6%(21/33)(P<0.05)。

雷亚星等以不同温度的中药熏蒸(红花、丹参、川芎、赤芍药、防风、艾叶等)治疗60例,随机分为A、B、C三组,熏蒸温度分别设定39～40℃,41～42℃,43～44℃,1次/d,共7d。结果,B组临床痊愈率高于A组,B组与C组的临床痊愈率无明显差异,但C组患儿中30%无法耐受高温,41～42℃为最佳熏蒸温度。

费文君等以鬼针草总黄酮治疗本病,设健康与空白对照组。结果,治疗组治疗前IL-8、TNF-a及NO水平均明显高于对照组(P<0.05),治疗组治疗后IL-8、TNF-a及NO水平均明显降低(P<0.05,P<0.01)。

(撰稿:刘　瑜　高修安　审阅:朱锦善)

【小儿癫痫的治疗】

曹建梅等采用豁痰熄风、镇惊开窍法治疗30例患儿,以定痫散(全蝎、蜈蚣、鹿角片、白僵蚕、白芍药、胆南星等)及琥珀粉,按5:1比例混匀,1～2g/次,3次/d;羚羊角粉0.3～0.6g/次,2次/d;合中药辨证治疗基本方(石菖蒲、郁金、远志、明天麻、钩藤、法半夏等)。就诊时若未口服抗癫痫西药者,纯中药治疗;已口服抗癫痫西药者,继续原有治疗,加用中药治疗,病情稳定3～6个月后,西药减量至纯中药治疗。治疗12个月,有效率为93.3%(28/30);所有患儿治疗后症状积分较治疗前降低(P<0.05)。

刘克伟等以化浊解毒调肝汤(田基黄、虎杖、茵陈、黄连、黄柏)治疗54例,与对照组均予奥卡西平,疗程24周。结果,治疗组发作频率低于对照组(P<0.05);治疗组总有效率为96.3%(52/54),明显优于对照组79.6%(43/54)(P<0.05)。迟彩霞等以定痫汤(姜半夏、白术、菊花、云茯苓、钩藤、竹茹等)治疗小儿难治性癫痫34例,与对照组均予左乙拉西坦,疗程6个月。结果,治疗组癫痫发作次数较对照组少(P<0.05),总有效率为94.1%(32/34),高于对照组79.4%(27/34)(P<0.05)。

王林淦等以伊莱西胺(胡椒碱衍生物)治疗本病77例,与对照组均予抗癫痫西药治疗,疗程1年。结果,治疗后试验组总有效率为65.0%(50/77),高于对照组30.0%(9/30)(P<0.01);治疗组治疗0.5年和1年NES水平较治疗前明显下降,且治疗1年NES水平低于治疗0.5年(P<0.05,P<0.01),对照组各时间点及与试验之间比较无显著差异(P>0.05);治疗组治疗1年时EEG明显优于治疗前(P<0.05),对照组治疗前后EEG比较无显著差异(P>0.05)。

徐娟玉等以冰片(0.01g/kg)辅助治疗难治性癫痫11例,常规服用丙戊酸钠口服液,疗程7d。结果,用冰片治疗后血液丙戊酸钠浓度无明显提高(P>0.05),治疗后脑脊液丙戊酸钠浓度有明显提高(P<0.05),脑脊液丙戊酸钠浓度与血液丙戊酸钠浓度比值较治疗前均有明显提高(P<0.05)。5例出现恶心、干呕等症状,调整剂量后,未再出现上述不良反应;其余6例未见不良反应,11例肝、肾功能及血常规均在正常范围内。

(撰稿:刘　瑜　高修安　审阅:朱锦善)

【小儿多发性抽动症的治疗】

杨昆等总结胡天成的治疗经验,以银翘马勃散加减(连翘、牛蒡子、金银花、射干、马勃,兼夹鼻塞、吸鼻者,加苍耳子、辛夷、白芷;喉间痰黏滞者,加瓜蒌皮、前胡;喉核肿痛者,加板蓝根;秽语、口吃、吐唾沫者,加石菖蒲、郁金;苔白黄腻者,加藿香、郁金;肝气郁结,气结痰凝,痰气互阻,咽中不适发声者,合法半夏、厚朴、茯苓、紫苏叶、生姜、大枣;若湿邪困于上焦,清阳郁阻,肺气不宣者,合射干、枇杷叶、郁金、通草、淡豆豉治疗本病,疗效肯定。牛磊等总结张凤泰的治疗经验,采用奔豚汤(甘草、川芎、当归、半夏、黄芩、葛根等)治疗本病,颇有疗效。

张美菁等以银翘散加减(金银花、连翘、牛蒡子、薄荷、桔梗、枳壳等,眨眼频繁者加菊花、青葙子;合并鼻炎者加辛夷、苍耳子、白芷;大便干结难行者加生大黄;心情抑郁不舒加浮小麦、大枣;咽部红肿明显者加金果榄、射干、玄参)治疗小儿多发性抽动症风热证 62 例。治疗 8 周,总有效率为 67.7%(42/62);治疗后运动性抽动、发声性抽动、功能受损积分、中医证候积分均较治疗前明显减少($P<0.05$);眨眼、皱鼻子、甩四肢、吸鼻声、清嗓子等症状较治疗前明显减少($P<0.05$),摇头、喉中异声等症状较治疗前有减少趋势($P>0.05$)。胡兰以银翘散治疗 32 例,与对照组均予氟哌啶醇口服。经治 3 个月,治疗组总有效率为 93.8%(30/32),明显高于对照组 73.3%(22/30)($P<0.05$);治疗后治疗组运动性抽动评分、发生性抽动评分明显低于对照组($P<0.05$)。

李金惠以金童颗粒(天麻、熟地、龙胆草、龟板、钩藤、僵蚕等)治疗小儿抽动障碍肾阴亏损、肝风内动证 120 例,与对照组均予硫必利片。经治 6 周,治疗组与对照组的疾病疗效总有效率分别为 78.8%(89/113)、72.7%(80/110),证候疗效总有效率分别为 93.8%(106/113)、97.3%(107/110),两组比较无显著差异($P>0.05$);两组治疗 2、4、6 周时与本组治疗前耶鲁综合抽动严重程度量表评分均明显降低($P<0.05$),而两组间各时间点比较无显著差异($P>0.05$)。单馨慧等以强志散加减(人参、巴戟天、远志、茯苓、山药、大枣等)治疗 45 例,设氟哌啶醇对照组,疗程 3 个月。结果,治疗组总有效率为 93.3%(42/45),优于对照组 75.6%

(34/45)($P<0.05$);两组治疗后抽动症状总积分、运动性抽动积分及发声性抽动积分均低于治疗前($P<0.05$),但治疗后组间比较无显著差异($P>0.05$)。王翠霞等以滋阴潜阳、熄风止搐法(生地黄、郁金、白芍药、钩藤、僵蚕、石菖蒲等)治疗 36 例,设硫必利口服对照组。结果,治疗组有效率为 83.3%(30/36),优于对照组 55.0%(11/20)($P<0.05$)。

潘鸿等以缓肝理脾汤加减(桂枝、党参、白术、茯苓、陈皮、山药等)结合耳穴压豆、推拿治疗本病脾虚肝亢证 30 例,设口服泰必利对照组,疗程 8 周。结果,治疗组总有效率为 93.3%(28/30),优于对照组 86.7%(26/30)($P<0.05$);两组治疗后第 4、8 周 YGTSS 评分均优于治疗前($P<0.05$),但组间比较无显著差异($P>0.05$);治疗组 TESS 评分明显低于对照($P<0.05$)。张宝莉等耳穴埋豆(心、神门、脑干、皮质下、肝、脾、肾)治疗 26 例,1 次/3 d,两侧耳穴交替,1 个疗程 8 次,治疗 3 个疗程,与对照组均予安神化痰法(菖蒲、珍珠母、茯苓、远志、郁金、钩藤等)内服,连续服用 3 个月。结果,治疗组总有效率高于对照组。

(撰稿:高修安 刘 瑜 审阅:朱锦善)

【女童中枢性性早熟的治疗】

刘嘉芬等以滋阴降火法(生地黄、山药、茯苓、泽泻、牡丹皮、山茱萸等)治疗 31 例,疗程 6 个月。结果,治疗 1 个月后,E_2 水平下降($P<0.05$),LH、FSH 水平无明显影响($P>0.05$);卵巢容积较前明显减少($P<0.05$),子宫容积无明显改善($P>0.05$)。治疗 6 个月后,E_2 与治疗前无明显差异($P<0.05$),LH、FSH 水平则均较治疗前升高($P<0.05$),卵巢容积、子宫容积均较治疗前无明显改善($P>0.05$)。治疗 1 个月疗效较佳,总有效率为 90.3%(28/31);治疗 6 个月后,总效率降至 80.7%(25/31)。刘晓芳以化痰泻火抗早颗粒(茯苓、生地黄、知母、牡丹皮、生山楂、炒枳壳等)治疗 30 例,与对照组均达菲林肌肉注射(1 次/4 周,治疗 17.7±5.3 个月)。结果,与治疗前比较,两组治疗后身高和预测成年身高显著增加($P<0.05$),治疗组身高增加值显著大于对照组($P<0.05$);两组成年终身高、靶身高、剩余生长能力、身高增净值、初潮年龄和月经间期比较无显著差异($P>0.05$)。甘冬梅用大补阴丸治疗 45 例,与对照组均予醋酸曲普瑞林,疗程 1 年。结果,两组治疗后子宫、卵巢大小、骨龄指数及性激素水平均较治疗前显著下降($P<0.05$),且治疗组下降幅度优于对照组($P<0.01$);治疗组总有效率为 88.9%(40/45),优于对照组 71.1%(32/45)($P<0.05$);治疗组生长速率(4.93±1.94)cm/年,优于对照组(7.15±1.75)cm/年($P<0.01$)。张庆梅等以滋肾疏肝泻火方(黄柏、知母、牡丹皮、生地黄、龟板、白芍药等)治疗本病阴虚火旺证 37 例,设大补阴丸对照。经治 6 个月,治疗组总有效率为 94.6%(35/37),显著高于对照组 73.0%(27/37)($P<0.05$);两组治疗后中医证候积分均显著下降($P<0.01$),治疗组下降更明显($P<0.01$);两组骨龄相对实际年龄的增加值均显著改善($P<0.01$),治疗组改善情况更明显($P<0.01$);两组 FSH、LH、E_2 水平均显著改善($P<0.05$,$P<0.01$),卵巢及子宫容积均显著缩小(均 $P<0.01$),治疗组更明显($P<0.05$,$P<0.01$)。

车艳玲等以栀早颗粒(栀子、郁金、柴胡、白芍药、浙贝母、夏枯草等)治疗特发性中枢性性早熟肝郁痰结证 60 例,治疗 3 个月后,性激素六项水平除孕酮外,余 5 项均较治疗前下降($P<0.01$);治疗 6 个月后,性激素六项水平均较治疗前下降($P<$ 0.01)。治疗 3 个月后孕酮水平与治疗前比较无显著差异($P>0.05$),治疗 6 个月后优于治疗前($P<0.01$)。成丽君以早熟 2 号(牡丹皮、山栀、黄柏、黄芩、白芍药、柴胡等)治疗本病肝郁化火证 520 例,其中中枢性性早熟 245 例,外周性性早熟组 154 例,不完全性中枢性性早熟组 121 例,治疗 6 个月。结果,除中枢性性早熟组乳房大小、阴道分泌物、阴毛、乳房胀痛治疗前后无显著差异外,三组治疗后症状积分均较治疗前明显缓解($P<0.05$);治疗后三组子宫、卵巢容积均无明显缩小($P>0.05$);中枢性组治疗后 FSH、LH、E_2 下降,但差异不显著($P>0.05$),外周性组与不完全性中枢性组 FSH、LH 略有下降,差异不显著($P>0.05$),E_2 下降明显($P<0.05$);各组治疗后骨龄指数均有所下降,BA 增长低于 CA 的增长,但较治疗前无显著差异($P>0.05$);中枢性组有效率为 70.6%(173/245),外周性组、不完全性中枢性组分别为 89.6%(138/154)、81.8%(99/121)($P<0.05$)。赵鋆等以早熟方(茯苓、制半夏、甘草、山慈姑、知母、黄柏等)治疗本病痰热互结证 70 例,设抗早 2 号(茯苓、制半夏、甘草、山慈姑、生麦芽、柴胡等)对照。经治 3 个月,治疗组总有效率为 95.7%(67/70),与对照组 100% 无显著差异($P>0.05$);两组治疗后乳核直径均较治疗前明显缩小($P<0.05$),组间比较无显著差异($P>0.05$);两组子宫、卵巢容积治疗前后自身、治疗后组间比较无显著差异($P>0.05$);两组治疗后 LH、E_2、中医证候评分优于治疗前($P<0.05$);但组间比较无差异($P>0.05$)。

(撰稿:高修安 刘 瑜 审阅:朱锦善)

[附] 参 考 文 献

C

曹建梅,汪受传.豁痰熄风、镇惊开窍法治疗小儿癫痫 30 例[J].河南中医,2016,36(4):621

常向辉.中医治疗鼻后滴漏综合征引起儿童慢性咳嗽 40 例[J].光明中医,2016,31(5):673

常英丽,常克,周太光.益气利水中药治疗儿童原发性肾病综合征临床研究[J].河南中医,2016,36(2):267

车艳玲,李晶,马艳春,等.栀早颗粒对肝郁痰结型ICPP女童性激素六项的影响[J].中医药学报,2016,44(3):134

陈边防,王东雁,丁俊,等.益肾缩泉汤联合骶管注射治疗小儿遗尿临床观察[J].新中医,2016,48(11):137

陈红梅,陈燊,林洁琪,等.陈氏罨脐散治疗小儿功能性再发性腹痛的临床研究[J].中国中医药现代远程教育,2016,14(14):65

陈华春.温阳健脾法治疗小儿慢性腹泻临床观察[J].深圳中西医结合杂志,2016,26(7):56

陈婕妤.中西医结合治疗儿童支气管哮喘38例[J].河南中医,2016,36(7):1223

陈利玲.健脾丸治疗小儿厌食症的临床疗效分析[J].光明中医,2016,38(2):1851

陈倩,刘莹.平喘方加减配合普米克令舒雾化吸入治疗小儿哮喘发作期风痰哮证的临床效果评价[J].现代中西医结合杂志,2016,25(26):2908

陈鲜琳,毛选教.补肾活血通络方联合免疫抑制剂治疗儿童再生障碍性贫血临床观察及对免疫因子的影响研究[J].中医儿科杂志,2016,12(4):38

陈晓婷,刘虹.温阳通脉法为主维持治疗儿童Ⅲ度房室传导阻滞1例体会[J].四川中医,2016,34(2):109

陈郑宇,周璟.固本防哮饮配合捏脊疗法治疗哮喘缓解期肺脾气虚证患儿肺功能及免疫指标的影响[J].中医药导报,2016,22(4):7

陈子英,方黎明.平胃散加减治疗小儿厌食症60例[J].浙江中医杂志,2016,51(11):820

成丽君,董勤.早熟2号治疗女童性早熟临床观察[J].浙江中西医结合杂志,2016,26(8):753

程春颖.中西医结合治疗小儿厌食症40例疗效观察[J].湖南中医杂志,2016,32(5):73

程瑞蓉.麻杏石甘汤联合支气管肺泡灌洗治疗婴幼儿重症肺炎临床研究[J].河南中医,2016,36(2):198

迟彩霞,李晓明.左乙拉西坦联合定痫汤治疗小儿难治性癫痫68例的临床疗效观察[J].中医临床研究,2016,8(12):31

崔二旗,马苗林,冯斌.玉屏风散合金水六君煎加减治疗小儿反复呼吸道感染脾肾两虚证临床研究[J].河南中医,2016,36(8):1410

D

丁利忠,孙丽平,冯晓纯.解毒化瘀汤治疗小儿过敏性紫癜80例临床疗效观察[J].光明中医,2016,31(1):81

豆玉凤,史艳平.健脾消积汤治疗小儿厌食症临床研究[J].陕西中医,2016,37(7):812

豆玉凤,史艳平.凉血退黄汤治疗婴儿巨细胞病毒肝炎疗效观察[J].陕西中医,2016,37(10):1305

杜春春,姜丹丹,曹宏.姜芍温中颗粒治疗小儿功能性腹痛40例临床观察[J].湖南中医杂志,2016,32(6):70

杜红霞,杨昆,王飞.泻黄散对小儿脾胃积热型过敏性紫癜Th1/Th2的影响[J].四川中医,2016,34(2):92

多红英,王继春.小柴胡汤加味联合雾化吸入治疗儿童哮喘急性轻中度发作疗效观察[J].现代中西医结合杂志,2016,25(32):3594

F

费文君,袁丽萍,鹿玲.鬼针草总黄酮对过敏性紫癜患儿血清IgA1诱导血管内皮细胞损伤的保护作用[J].中国中西医结合杂志,2016,36(2):183

冯璐,张新艳,赵刚.中医药配合微量生物电导入刺激治疗儿童混合性焦虑抑郁障碍观察[J].中华中医药学刊,2016,34(8):1978

符彬.健胃消积汤联合捏脊治疗小儿食积临床研究[J].中医学报,2016,31(6):896

G

甘冬梅.大补阴丸联合促性腺激素释放激素拮抗剂治疗女童中枢性性早熟的临床研究[J].中医儿科杂志,2016,12(1):30

干艳慧,干冬梅.益气参芪归胶膏治疗缺铁性贫血患儿疗效观察[J].中国中医药科技,2016,23(3):360

干艳慧,干冬梅.补肾地黄汤联合葡萄糖酸锌治疗儿童锌缺乏致身材矮小伴智力低下临床观察[J].新中医,2016,48(6):165

高志妹,陈磊.通窍鼻炎方联合鼻腔冲洗治疗小儿急性鼻窦炎53例[J].陕西中医,2016,37(9):1219

龚大伟.中西医结合治疗小儿哮喘62例[J].中医儿科杂志,2016,12(1):27

关楚翘,吴东亮.从龙温胆汤联合喘可治注射液治疗小儿急性发作期支气管哮喘疗效及对免疫功能的影响[J].现代中西医结合杂志,2016,25(20):2218

H

韩冬梅,王有鹏.滑竹温胆汤治疗婴幼儿湿疹临床疗效观察[J].中国中医基础医学杂志,2016,22(4):561

郝宏文,王青青,方琼杰,等.枳术增液汤治疗小儿脾虚津亏型功能性便秘临床观察[J].北京中医药,2016,35(2):160

洪建英.辨证治疗特发性儿童矮小症38例[J].浙江中医杂志,2016,51(6):437

侯江婷,樊霞.中医综合疗法治疗脾胃气虚型小儿厌食症87例[J].内蒙古中医药,2016,35(2):14

胡春维,魏玉珊,杜亚梅,等.综合康复联合单唾液酸四己糖神经节苷脂注射液治疗早产脑瘫儿的疗效观察[J].中国中西医结合杂志,2016,36(7):888

胡兰.中西医结合治疗小儿多发性抽动症的临床研究[J].四川中医,2016,34(10):128

胡灵敏,周亚敏,梁小平,等.健脾调中散对功能性消化不良患儿的临床疗效及胃肠动力作用研究[J].中国临床药理学杂志,2016,32(2):111

胡心怡,李冰,陈红娟,等.徐氏验方内服外敷治疗心脾积热型小儿疱疹性口炎的临床研究[J].上海中医药杂志,2016,50(5):51

J

及晶晶.温肺纳气法治疗正虚邪恋型小儿肺炎喘嗽病的临床研究[J].光明中医,2016,31(19):2812

贾国华,邢国献,吕占平,等.豆诃贴治疗小儿脾肾阳虚泄泻的临床研究[J].河北中医,2016,38(1):39

贾建营,赵海云.二陈汤化裁治疗儿童上气道咳嗽综合征30例疗效观察[J].中医临床研究,2016,8(4):102

江晓宇,蔡在欣,张作美,等.引火汤加味结合干预训练治疗儿童自闭症的疗效观察[J].中华中医药杂志,2016,31(10):4322

姜万里.中西医结合治疗新生儿肺炎的疗效观察[J].中国中医药科技,2016,23(1):9221

姜之炎,肖臻,姜永红,等.清肺通络法治疗小儿支原体肺炎的临床疗效评价[J].上海中医药大学学报,2016,

30(5):17

金小千,袁学雅,柴铁劬.助胃膏结合推拿治疗脾胃虚弱型小儿厌食症的临床观察[J].中国实验方剂学杂志,2016,22(24):172

金瑛.玉屏风颗粒联合冬病夏治治疗小儿过敏性鼻炎临床观察[J].中国中医药科技,2016,23(1):114

K

孔海钢.小儿消食颗粒对小儿厌食症患者胃肠动力及胃泌素分泌的影响[J].新中医,2016,48(7):192

孔令莉,卢璐.音乐疗法对幼儿缺氧缺血性脑病恢复期听力影响的疗效观察[J].中国中西医结合儿科学,2016,8(1):34

L

雷亚星,王妍炜,张蕾.中药熏蒸治疗小儿过敏性紫癜最佳温度研究[J].中国儿科杂志,2016,12(1):72

雷颖.凉血祛风方治疗小儿过敏性紫癜30例临床观察[J].中国民族民间医药,2016,25(5):119

李波文.顺气汤治疗新生儿功能性肠淤胀的疗效研究[J].内蒙古中医药,2016,35(2):21

李建光.健儿药丸治疗小儿食积发热的效果观察[J].中医临床研究,2016,8(19):114

李金,章成伟.健宝灵颗粒治疗小儿脾胃不和型厌食症62例临床观察[J].中医儿科杂志,2016,38(2):50

李金惠,马融,胡思源,等.金童颗粒治疗肾阴亏损、肝风内动证小儿抽动障碍患者随机双盲对照试验[J].中医杂志,2016,57(10):860

李开,鄢素琪.中医卫气营血辨证联合丙种球蛋白治疗儿童川崎病的临床研究[J].中华中医药学刊,2016,34(10):2527

李黎,邱生林,岳晓燕.六合丹外敷治疗流行性腮腺炎患儿腮腺及睾丸肿大的疗效观察及护理[J].河北中医,2016,38(1):113

李涛,周立,梁方琪,等.小柴胡加石膏汤合升降散化裁治小儿发热(少阳阳明合病)临床观察[J].四川中医,2016,34(8):183

李旭敏,史圣华.小柴胡汤加减治疗小儿外感发热的临床观察[J].内蒙古中医药,2016,35(4):12

梁乐兰,王孟清.清肺利咽通窍法联合鼻朗治疗鼻源性

小儿上气道咳嗽的临床研究[J].中医药导报,2016,22(1):84

刘国华,文洁珍.自拟清热平喘汤对小儿重症病毒性肺炎(风热闭肺证)免疫功能、炎症因子和中医证候积分的影响[J].中国中医急症,2016,25(10):1952

刘国华,文洁珍.葛根土木方治疗小儿秋季腹泻48例临床观察[J].新中医,2016,48(7):196

刘嘉芬,马书鸽,郑小红,等.滋阴降火法治疗女童中枢性性早熟31例疗效观察[J].新中医,2016,48(10):124

刘鉴.清肺止痉活血方联合阿奇霉素治疗小儿支原体肺炎痰热闭肺证的疗效观察[J].陕西中医,2016,37(8):1035

刘克伟,张东华,熊建兵.化浊解毒调肝汤联合奥卡西平治疗小儿癫痫临床分析[J].实用中医药杂志,2016,32(5):469

刘晓芳,叶进.抗早颗粒对性早熟女童初潮年龄和成年终身高的影响[J].安徽中医药大学学报,2016,35(2):17

刘亚兰.滋阴疏肝法联合西药治疗小儿厌食症36例[J].中国中医药科技,2016,23(4):484

柳晓莉,徐向利,杨涛,等.中医辨证分型配合超短波治疗小儿肠系膜淋巴结炎120例[J].内蒙古中医药,2016,35(3):59

骆俊,徐春燕,赵凯.自拟止咳平喘汤治疗儿童支气管哮喘85例临床观察及对血清炎症因子、肺功能的影响[J].中医儿科杂志,2016,12(6):38

M

马爱萍.柴胡白虎汤加减治疗儿童重症肺炎的临床疗效分析[J].中国中医急症,2016,25(7):1408

马爱萍.益气活血运脾方对反复呼吸道感染患儿免疫功能的影响[J].长春中医药大学学报,2016,32(3):589

马丁妮,潘月丽.祛湿化斑颗粒治疗儿童单纯型过敏性紫癜[J].吉林中医药,2016,36(11):1114

马艳辉,张广舫,王艳艳,等.羚黄凉血颗粒治疗儿童过敏性紫癜血热妄行证的临床观察[J].陕西中医,2016,37(9):1174

N

宁云红,王仁忠.玉屏风颗粒阶梯式治疗小儿变应性鼻炎40例临床观察[J].辽宁中医杂志,2016,43(5):1000

牛磊,张凤春.张凤泰运用奔豚汤治疗多发性抽动症经验[J].中医药临床杂志,2016,28(7):943

P

潘鸿,王洪峰,李静,等.中医综合疗法治疗脾虚肝亢型小儿抽动症的临床研究[J].世界中西医结合杂志,2016,11(4):454

彭田红,简伟丽,朱带娣.中药药浴配合五行音乐对新生儿黄疸疗效的影响[J].四川中医,2016,34(6):170

彭文静,向希雄.藿朴夏苓汤加减配合刺四缝治疗小儿厌食症(脾胃湿热证)的临床观察[J].湖北中医杂志,2016,38(2):14

R

阮贵基,宋虎杰,闫炳苍,等."三位一体疗法"治疗小儿脑积水60例[J].时珍国医国药,2016,27(9):2181

S

单馨慧,阎兆君.强志散加减治疗多发性抽动症的临床观察[J].广西中医药,2016,36(4):20

石文远.分期中医辨证联合西药治疗小儿原发性肾病综合征100例[J].中国中医药现代远程教育,2016,14(17):76

石艳红,肖达民,张春红.等.凉血化瘀解毒法治疗小儿过敏性紫癜30例临床观察[J].湖南中医杂志,2016,32(9):68

帅云飞,兰春.羚羊角粉治疗小儿高热惊厥脑损伤临床研究[J].河南中医,2016,36(3):456

宋辰斐,潘燕君,夏以琳.董氏指压法治疗肝旺脾虚型小儿厌食症[J].吉林中医药,2016,36(2):166

苏婵,邵莉,胡国华.儿宝颗粒联合锌硒宝治疗小儿厌食症临床疗效观察[J].中国中西医结合消化杂志,2016,24(8):639

隋爱佳,程燕.路黄汤治疗小儿慢性鼻炎55例疗效观察[J].湖南中医杂志,2016,32(6):74

孙克明,刘宪勇,郑慧敏,等.四逆散合半夏厚朴汤加减辨治肝火犯肺型小儿咳嗽的临床研究[J].中医药导报,2016,22(8):77

孙娜,白晓红,刘芳.桑皮止咳方治疗小儿上气道咳嗽综合征的临床研究[J].中华中医药学刊,2016,34(4):885

学术进展

孙宇博,宋虎杰,冯涛珍,等.综合治疗童年孤独症 60 例临床分析[J].辽宁中医杂志,2016,43(10):2105

T

覃艳.小柴胡汤联合黄芪注射液治疗儿童病毒性心肌炎 54 例[J].环球中医药,2016,9(8):1015

唐露.小儿定喘口服液联合甲泼尼龙治疗重症支气管哮喘的临床研究[J].现代药物与临床,2016,31(10):1563

唐其民,陈丁丁,詹加.桂枝龙牡汤联合西药治疗心阳不振型小儿心肌炎的临床疗效及 cTnI、CK-MB 变化分析[J].陕西中医,2016,37(11):1510

W

王翠霞,张慧娟,徐涛.滋阴潜阳、熄风止搐法治疗儿童抽动症 36 例[J].河南中医,2016,36(10):1790

王桂玲,吴蕙,王媛媛,等.鼻敏汤联合经络按摩治疗儿童过敏性鼻炎疗效观察[J].中国中西医结合儿科学,2016,8(3):280

王海岩,王有鹏.防哮 I 号方治疗儿童持续期哮喘临床研究[J].中医学报,2016,31(2):186

王金菊,李玉,周晓莉,等.清热凉血解毒法对小儿过敏性紫癜患者肾损害的预防研究[J].世界中西医结合杂志,2016,11(1):97

王林淦,翟琼香,汤志鸿,等.伊莱西胺联合西药治疗对癫痫患儿血清神经元特异性烯醇化酶的影响研究[J].中国中西医结合杂志,2016,36(8):912

王天峰.从肾虚瘀热论治小儿过敏性紫癜 34 例临床观察[J].四川中医,2016,34(6):173

王天峰.自拟止遗方辨治心肾不交型小儿遗尿 60 例[J].环球中医药,2016,9(8):1007

王文杰,朱洪峰,王建龙.芪冬颐心口服液辅助治疗小儿重症肺炎合并心力衰竭疗效观察[J].药学研究,2016,35(8):488

王喜喜,刘波,唐强,等.中药塌渍结合蜡疗治疗痉挛型脑瘫患儿跖屈肌痉挛 30 例疗效观察[J].康复学报,2016,26(2):33

王颖,李建来.健脾消积颗粒治疗小儿厌食症脾失健运证 80 例临床观察[J].中国中西医结合消化杂志,2016,24(4):297

王玉.益气活血贴联合雾化吸入布地奈德治疗小儿急性哮喘的效果分析[J].陕西中医,2016,37(10):1301

韦丽荣,黄秋.中药药浴对新生儿脓疱疹的临床疗效及护理效果观察[J].中医临床研究,2016,8(26):124

吴俊生.厌食运脾膏联合小剂量锌制剂治疗小儿缺锌性厌食症临床研究[J].中医学报,2016,31(11):1803

吴忠,周蓓,刘小群.红藤解毒汤联合西药治疗小儿阑尾脓肿的临床研究[J].辽宁中医杂志,2016,43(9):1917

X

夏玮.固本祛实法治疗小儿厌食症 90 例临床观察[J].中医儿科杂志,2016,12(3):47

项李娥,尚莉丽.中药序贯疗法对支气管哮喘儿童哮喘控制测试、嗜酸性粒细胞阳离子蛋白、免疫球蛋白 E(IgE)的影响[J].中医儿科杂志,2016,12(5):26

谢晓书,苑书华.补脾益气凉血方治疗小儿紫癜性肾炎的疗效及对机体免疫指标的影响[J].陕西中医,2016,37(4):414

谢云芳,邱根祥,徐忠良.脐疗结合中药外洗治疗小儿湿疹 30 例[J].浙江中医杂志,2016,51(8):585

徐娟玉,朱乐婷,俞雅珍,等.冰片对小儿难治性癫痫血清和脑脊液丙戊酸钠浓度的影响[J].中国中西医结合杂志,2016,36(9):138

徐时芬.中西医结合治疗小儿重症肺炎临床观察[J].新中医,2016,48(11):130

Y

闫永彬,孙晓旭,张慧娟.四妙清瘟败毒饮治疗儿童热毒炽盛型传染性单核细胞增多症临床研究[J].中医学报,2016,31(4):599

闫仲超.综合疗法治疗小儿肺炎合并心衰 100 例临床疗效观察[J].中医临床研究,2016,8(17):98

杨红新,唐敏,付秀英.定喘汤保留灌肠联合局部敷贴治疗儿童哮喘疗效观察[J].现代中西医结合杂志,2016,25(8):840

杨昆,黄芹,孟小露.新制苍耳子散治疗小儿上气道咳嗽综合征 40 例[J].广西中医药,2016,39(2):48

杨昆,周富雍,孙香娟,等.胡天成教授运用银翘马勃散加减治疗发声性抽动经验[J].中医儿科杂志,2016,12(3):17

杨文青,余加林.通窍鼻炎颗粒联合布地奈德和孟鲁司

特钠治疗儿童上气道咳嗽综合征的临床研究[J].现代药物与临床,2016,31(7):995

杨颖,徐荣谦.加味芎蝎散加减联合吸入用布地奈德混悬液雾化吸入治疗儿童轻度急性发作期哮喘35例[J].中医研究,2016,29(7):12

杨映.中西医结合治疗小儿感染相关性粒细胞减少症临床观察[J].新中医,2016,48(1):150

叶兰,李江山,李铁浪,等.鼻部五步操作法治疗小儿过敏性鼻炎30例疗效观察[J].湖南中医杂志,2016,32(2):97

于成文.中西医结合治疗小儿麻疹合并肺炎临床分析[J].光明中医,2016,31(15):2253

袁海红,李树奇.沉瀣汤治疗小儿肠系膜淋巴结炎疗效观察[J].山西中医,2016,32(4):44

袁雪晶,孙轶秋,王素梅,等.固本防哮饮联合定喘敷贴膏治疗儿童哮喘缓解期疗效评价[J].世界中医药,2016,11(9):1654

Z

张宝莉.安神化痰法配合耳穴埋豆治疗小儿多动症疗效观察[J].中国中西医结合儿科学,2016,8(4):447

张宝莉.中西医结合治疗脾胃不和型小儿厌食症48例观察[J].实用中医药杂志,2016,32(7):684

张海霞.中西医结合治疗小儿病毒性脑炎临床观察[J].新中医,2016,48(8):195

张晶洁,徐荣谦,李静,等.加味芎蝎散治疗儿童咳嗽变异型哮喘临床研究[J].山东中医杂志,2016,35(9):794

张景祖.清热利湿化瘀汤治疗小儿急性肾炎随机平行对照研究[J].实用中医内科杂志,2016,30(9):1

张静敏,梁文旺,洪金玲,等.防风散对小儿高热惊厥预防效果研究[J].辽宁中医杂志,2016,43(9):1897

张林桃.中西医结合治疗小儿脓毒症的临床观察及对肾功能的影响[J].中医儿科杂志,2016,12(1):583

张美菁,马融.银翘散加减治疗风热型小儿多发性抽动症临床观察[J].四川中医,2016,34(2):131

张庆梅,尚清,马彩云,等.滋肾疏肝泻火方对特发中枢性性早熟女童第二性征和生长发育的影响[J].南京中医药大学学报,2016,32(6):524

张涛,张炜.猪苓阿胶汤治疗婴儿睡眠障碍42例的临床体会[J].中国中医药现代远程教育,2016,14(15):83

张文献.清肺祛瘀汤与利巴韦林对呼吸道合胞病毒性肺炎患儿治疗效果的对比分析[J].中医临床研究,2016,8(5):74

张旭松,张秀萍.双歧杆菌三联活菌散联合七味白术散治疗儿童厌食症的疗效及对食欲调节因子的影响[J].中国中西医结合消化杂志,2016,51(11):219

张雪荣,邓丽华,陈庆梅,等.龙牡壮骨颗粒治疗小儿厌食症(脾胃虚弱)的临床研究[J].世界中医药,2016,11(7):1245

张印,李绍旦,刘毅,等.滋阴清热饮对阴虚内热型咳嗽变异性哮喘患儿外周血IL-13、IL-17水平的影响[J].北京中医药,2016,35(5):462

张月珍,杜善淑,李鼎.中药熏洗配合按摩治疗新生儿硬肿症的护理效果观察[J].内蒙古中医药,2016,35(4):86

赵浩堂,张璇,陈庆梅,等.小儿化毒散治疗小儿口腔溃疡78例的疗效观察[J].世界中医药,2016,11(4):653

赵丽红.中药内服外敷治疗流涎患儿40例[J].西部中医药,2016,29(6):120

赵腾飞,王莲,孟凡冰,等.自拟舒肝健脾汤联合思连康治疗儿童肠易激综合征31例临床观察[J].中医儿科杂志,2016,12(5):58

赵毅,郑军.养阴益气汤治疗小儿过敏性鼻炎的临床观察[J].实用中西医结合临床,2016,16(6):16

赵鋆,陈伟斌,林洁,等.早熟方治疗痰热型女童性早熟140例临床研究[J].世界中医药,2016,11(1):65

赵志勇,韩晶,李贤伟,等.热毒宁注射液联合大剂量丙种球蛋白治疗小儿急性重症病毒性肺炎疗效观察[J].现代中西医结合杂志,2016,25(29):3264

郑辉,梁卫青.清热凉血方辅助治疗热盛迫血型过敏性紫癜35例临床观察[J].中医儿科杂志,2016,12(1):46

钟小文,王淑平,王冬香,等.无痛蜂疗法治疗儿童变应性鼻炎45例临床观察[J].湖南中医杂志,2016,32(10):105

周芳,侯春光,徐芝芳,等.防风通圣散治疗肥胖儿童高胰岛素血症的临床研究[J].中国中医药科技,2016,23(4):388

周书兰,张杰,李娟.四逆散合六君子汤加减治疗小儿厌食120例总结[J].湖南中医杂志,2016,32(3):73

周永茂,何德根,高梅,等.归脾汤加减治疗感染相关性中性粒细胞减少症30例临床观察[J].中医儿科杂志,2016,

12(4):42

周永茂,王信芳.小柴胡汤辨证加减治疗小儿功能性便秘疗效观察[J].山西中医,2016,32(3):34

朱璐卡,龚俊华,施云龙,等.小儿清肺化痰泡腾片联合美敏伪麻溶液治疗上气道咳嗽综合征43例疗效观察[J].中医儿科杂志,2016,12(4):28

朱曼迪,张少卿.外治三联疗法治疗小儿厌食疗效观察[J].中国中西医结合儿科学,2016,8(4):441

朱明馨,金凤,杨丹枫.肃肺利咽汤治疗儿童喉源性咳嗽风邪犯肺证30例[J].辽宁中医杂志,2016,43(8):1657

朱银燕.中西医结合治疗新生儿败血症临床观察[J].中国中医急症,2016,25(6):1258

邹翠红,沈胜章.小儿厌食颗粒联合新硒宝治疗小儿厌食症40例临床观察[J].中医儿科杂志,2016,12(3):49

（七）外　科

【概　述】

2016 年,外科文献约 3 000 篇,以临床报道为主,实验研究集中于慢性皮肤溃疡、乳腺增生病、前列腺增生、糖尿病足、急性胰腺炎及烧烫伤等。治疗方法主要有中药内服、外用和手术疗法等。

1. 疮疡

临床治疗文献以褥疮、慢性皮肤溃疡居多,其次为丹毒、窦瘘等疾病。

陈溉等将 120 例 ICU 收治且有压疮的患者随机分为 3 组,均予控制血糖、营养支持等常规基础治疗,基础组予基础护理及换药;对照组加用表皮生长因子、重组人表皮生长因子衍生物均匀外涂于压疮创面,换药 1 次/5 d;实验组加用生皮散油纱(孩儿茶、大象皮、琥珀、制没药、炉甘石、珍珠等),换药 1 次/2 d。10 d 为 1 个疗程,治疗 2～4 个疗程,实验组平均每处压疮治疗费用、平均换药次数以及每例压疮更换床单的次数与对照组比较具有优势($P<0.05$)。平均愈合时间与基础组比较差异明显($P<0.05$)。

郭宪伟将 65 例下肢丹毒患者随机分为两组,均予头孢硫脒抗感染治疗,治疗组加服桃红四物汤合五味消毒饮加减。结果,治疗组治愈率为 97.0%(32/33),高于对照组 62.5%(20/32)($P<0.01$);治疗组皮肤红肿、疼痛、体温、白细胞计数的恢复时间短于对照组($P<0.05$)。

有关慢性皮肤溃疡的治疗与研究详见专条。

2. 皮肤病

皮肤病相关文献居中医外科之首,主要集中于湿疹、银屑病、带状疱疹、荨麻疹、痤疮、黄褐斑、白癜风等,还可见特应性皮炎、脂溢性皮炎、脱发、天疱疮、手足癣、风瘙痒症等的临床报道。

王双勋将 89 例带状疱疹后遗神经痛患者随机分为两组,治疗组 49 例口服补阳还五汤配合刺血拔罐,对照组 40 例口服布洛芬、维生素 B_1、维生素 B_{12}。治疗 12 周后,治疗组有效率为 87.8%(43/49),高于对照组 70.0%(28/40)($P<0.05$);两组疼痛视觉模拟评分(VAS)和睡眠质量评分(QS)均较治疗前明显下降,且治疗组优于对照组($P<0.05$)。

陈雪燕将 71 例头皮脂溢性皮炎患者随机分为两组,治疗组采用自制香柏波(香附、侧柏叶等)洗头,对照组使用 2% 酮康唑洗剂(采乐)洗头,10 ml/次,3 次/周。治疗 4 周,治疗组愈显率为 41.7%(15/36),显著高于对照组 17.1%(6/35)($P<0.05$)。

黄晶等将特应性皮炎患者 120 例随机分为两组各 60 例,治疗组外擦复方榴莲皮软膏,2 次/d;对照组外擦 0.1% 糠酸莫米松乳膏,2 次/d,连续用药 4 周。结果,治疗 2 周、4 周时两组患者靶皮损角质层含水量、皮肤 pH 值、皮肤失水量 TEWL 均比治疗前好转($P<0.01$),且治疗组优于对照组($P<0.05$,$P<0.01$)。

有关痤疮、黄褐斑、荨麻疹、湿疹、银屑病的治疗与研究详见专条。

3. 乳腺病

临床研究以乳腺癌、乳腺增生病、急性乳腺炎、粉刺性乳痈为主,实验研究主要集中在乳腺增生病的报道。

吴越将 215 例肝郁气滞型乳腺增生症患者随机分为两组,治疗组 106 例内服柴胡疏肝散合甘麦大枣汤加减,对照组 109 例内服柴胡疏肝散。治疗 3 个月后,两组患者乳腺疼痛较治疗前改善,乳腺肿块较前缩小,汉密尔顿焦虑量表 HAMA 和抑郁量表 HAMD 评分均显著低于治疗前,且治疗组优于对照组($P<0.01$);两组均脱落 3 例,治疗组总有效率为 95.1%(98/103),优于对照组 86.8%(92/106)($P<0.01$)。

何帆等对中医药或中西医结合治疗浆细胞性乳腺炎进行 Meta 分析,评价其疗效及不良反应。共纳入 10 项随机对照试验,803 例患者。中医药组或中西医结合组与西医组比较总有效率,结果显示,中医药组或中西医结合组总有效率高于西医组,OR=3.73,95%CI(2.56,5.41),$P<0.01$。

有关急性乳腺炎的治疗与研究详见专条。

4. 肛肠病

临床研究主要集中在痔疮、肛周脓肿、肛瘘、肛裂、肛肠手术后创面愈合等。

郭海燕将 156 例陈旧性肛裂患者随机分为两组,均予内括约肌切除治疗,对照组 77 例术后以高锰酸钾坐浴熏洗,观察组 79 例术后以清热燥湿方(甘草、五倍子、三七、珍珠、牛黄、冰片等)坐浴熏洗,均用至创面愈合。结果,观察组有效率为 96.2%(76/79),显著高于对照组 85.7(66/77)($P<0.05$);治疗组 VAS 评分明显低于对照组($P<0.05$),创面愈合时间明显短于对照组($P<0.05$)。术后 10 d,两组患者的肛门变形、肛门失禁、创面感染、术后发热、创缘水肿和排尿障碍评分均较术前 1 d 显著降低(均 $P<0.05$),生存质量评分及肛门静息压均优于治疗前(均 $P<0.05$),且观察组均优于对照组(均 $P<0.05$)。

曹剑收集将 80 例高位复杂性肛瘘患者随机分成两组各 40 例,对照组采用常规方案治疗,研究组采用切开挂线对口引流术治疗。结果,研究组总有效率为 97.5%(39/40),显著高于对照组 77.5%(31/40)($P<0.05$);研究组手术前后的相关肛肠动力学指标均无明显变化($P>0.05$),对照组术后相关肛肠动力学指标均明显低于术前和研究组术后($P<0.05$)。

有关混合痔的治疗与研究详见专条。

5. 男性泌尿性疾病

以慢性前列腺增生、前列腺炎以及男性不育的临床研究为主。

施斌将 88 例良性前列腺增生症患者随机分为两组各 44 例。对照组口服非那雄胺片,治疗组加服前列舒通胶囊。经治 8 周,治疗组总有效率为 95.5%(42/44),优于对照组 88.6%(39/44)($P<0.05$)。治疗后两组患者前列腺症状评分、前列腺体积、膀胱残余尿量均较治疗前明显降低,而最大尿流率均较治疗前增高($P<0.05$)。

郁超将 80 例原发性早泄患者随机分为两组各 40 例,均予系统脱敏行为心理疗法,治疗组加服养心疏肝汤(茯神、远志、酸枣仁、生龙骨、生牡蛎、磁石等)。治疗 2 个月,两组各有 36 例纳入分析,治疗组总有效率为 72.2%(26/36),高于对照组 61.1%(22/36)($P<0.05$);两组治疗后早泄程度、焦虑程度、性生活满意度(CIPE-Q6、CIPE-Q7)积分及阴道内射精潜伏时间(IELT)均较治疗前改善($P<0.05$),且治疗组优于对照组。

有关慢性前列腺炎、男子精子弱少症的治疗与研究详见专条。

6. 周围血管疾病

临床及实验研究以糖尿病足、下肢慢性溃疡为主,也有下肢深静脉血栓形成、血栓闭塞性脉管炎、下肢动脉粥样硬化闭塞症等的报道。

车永琦将 96 例下肢慢性溃疡患者随机分为两组,对照组采取清创换药治疗,实验组加点刺放血疗法结合益气活血汤(黄芪、薏苡仁、党参、当归、赤芍药、红花等)及生肌长皮膏治疗,治疗 2 周,实验组有效率为 97.9%(47/48),高于对照组 85.4%(41/48);

二、临床各科

创面愈合时间实验组明显短于对照组($P<0.05$)。

郭海军将82例外科术后深静脉血栓形成患者随机分为两组各41例。对照组予抗凝、溶栓等常规治疗,观察组加服四妙勇安汤加味(金银花、玄参、当归、生甘草、芍药、川牛膝等),治疗14 d后,观察组患肢肿胀总有效率明显高于对照组,总体治疗有效率和治愈率均明显高于对照组(均$P<0.05$);治疗30 d和60 d后,观察组治愈率均明显高于对照组($P<0.05$)。

张欣等将60只Wistar大鼠随机分为6组,空白组、模型组(0.9%氯化钠注射液灌胃)、西药组(前列地尔干乳剂腹腔注射,西洛他唑片灌胃)及芪黄疽愈方低、中、高(黄芪、黄精、红花、鬼箭羽、土鳖虫、鸡血藤等)剂量组,每组各10只。应用高脂饲料喂饲及隐动脉内膜损伤的方法制作大鼠ASO模型。除空白组外,其余5组均高脂饲料喂养,并在实验开始时在大鼠右下肢肌肉注射维生素D_3注射液。结果,模型组血总胆固醇(TC)、三酰甘油(TG)、低密度脂蛋白胆固醇(LDL-C)及极低密度脂蛋白胆固醇(VLDL-C)均较空白组升高($P<0.01$),高密度脂蛋白胆固醇(HDL-C)降低($P<0.01$)。芪黄疽愈方低剂量组仅TG较模型组降低($P<0.01$),芪黄疽愈方中剂量组仅TC、TG较模型组降低($P<0.01$),芪黄疽愈方高剂量组、西药组的TC、TG、LDL-C及VLDL-C均较模型组降低($P<0.01$),HDL-C升高($P<0.01$)。芪黄疽愈方高剂量组的HDL-C高于西药组($P<0.01$)。

有关糖尿病足的研究与治疗详见专条。

7. 其他外科疾病

有关急重症性胰腺炎、胆囊炎、阑尾炎、肠梗阻、外伤的临床报道较多,也有蛇咬伤、脓毒症、各类术后处理等报道。实验研究则集中在急性胰腺炎和烧烫伤方面。

张海峰将96例老年腹腔镜胆囊切除术后综合征患者随机分为两组,对照组术后进行常规西药治疗,观察组加服疏肝利胆汤(柴胡、白芍药、枳实、延胡索、茵陈、金钱草等),治疗8周,两组治疗后胁肋胀痛、呃逆嗳气、恶心纳差、腹泻和身目黄染评分均较治疗前明显下降(均$P<0.05$),观察组评分明显低于对照组(均$P<0.05$)。观察组临床总有效率为93.8%(43/48),明显高于对照组70.8%(34/48)($P<0.05$),观察组平均住院时间明显短于对照组($P<0.05$)。

胡英兴等将108例阑尾脓肿患者随机分为3组,均予常规抗生素治疗,A组加服大黄牡丹汤,B组加大黄牡丹汤保留灌肠,C组加服大黄牡丹汤+保留灌肠,均用药12 d。结果,C组治疗总有效率为91.7%(33/36),优于A组63.9%(23/36)、B组75.0%(27/36)($P<0.05$);C组C反应蛋白水平低于A组、B组($P<0.05$);C组患者症状、体征消失时间及平均治愈时间显著低于A组和B组($P<0.05$)。

张纪兰等将72例急性粘连性肠梗阻患者随机分为中西医组和西医组,均予胃肠减压、抗感染等基础治疗,中西医组加奥曲肽联合四磨汤治疗,西医组单纯奥曲肽治疗,两组用药直至肛门恢复排便、排气或中转手术时停用。治疗5 d后,两组血清内毒素(ET)和前降钙素(PCT)水平均较前下降($P<0.05$,$P<0.01$),且中西医组下降值大于西医组($P<0.05$);同时中西医组临床总有效率为94.4%(34/36),高于西医组77.8%(28/36)($P<0.05$)。

林影影等将240只SPF级ICR雌性小鼠按体重随机分为模型组、空白组、样品1组(超临界CO_2萃取蛋黄油)、样品2组(乙醇提取蛋黄油)、样品3组(超临界CO_2+乙醇提取蛋黄油)和样品4组(干馏蛋黄油)各40只,采用热砝码复制小鼠浅II度烫伤模型,连续治疗15 d。结果,与模型组比较,第5 d所有受试组动物创面愈合率均显著提高($P<0.01$),第10 d样品3、4组创面愈合率明显提高($P<0.05$),第15 d样品1组仍明显提高创面愈合率作用($P<0.05$);与模型组比较,第5 d时样品

2 组转录生长因子 β1（TGF-β1）水平显著下降（$P<0.01$）；与模型组比较，第 15 d 时样品 1 组 TGF-β1 水平显著降低（$P<0.05$）；与模型组相比，给药第 5 d，样品 2、3 组实验动物 IL-6 水平明显下降（$P<0.05$）；第 10 d 时，各受试药物 IL-6 水平明显下降（$P<0.05$）；第 15 d 时，各受试物组 IL-6 水平呈下降趋势，但无统计学差异（$P>0.05$）。

有关重症胰腺炎的治疗与研究详见专条。

（撰稿：陈红风　王　冰　审阅：李　斌）

【痤疮的治疗及实验研究】

贾淑琳等总结禤国维运用滋阴清热法治疗阴虚火旺型痤疮的经验。禤氏认为痤疮病因在于素体肾阴不足、肾之阴阳失调和天癸相火过旺，导致肺胃血热，上熏面部而成。治以滋肾泻火、清肺解毒，以消痤汤加减（知母、黄柏、女贞子、生地黄、鱼腥草、旱莲草等）。东方等总结了田素琴治疗痤疮的经验。田氏认为痤疮与肺关系密切，提出"祛邪为主，内外合治，标本兼顾"原则，分肺经风热、痰瘀血热证辨治。灵活组方，遣药配伍，不拘泥于一方一法，注重病位传变、药物归经。强调大肠与痤疮关系密切，擅用清肺润肺、佐以小量润肠通便药（枇杷叶、苦杏仁、大黄等），使浊气下行，通过大便排出体外，肺气得以宣降。

顾炜等将 129 例寻常型痤疮患者随机分为两组，治疗组口服消痤汤（金银花、连翘、蒲公英、野菊花、当归、生地黄等）配合水调散（黄柏、煅石膏）外用，对照组口服清热暗疮胶囊配合克林霉素磷酸酯溶液外用。经治 4 周，治疗组总有效率为 90.8%（59/65），明显高于对照组 73.4%（47/64）（$P<0.05$）；治疗组皮损开始减少时间及皮损减小至稳定时间明显快于对照组（$P<0.05$）。沈芳等将 120 例寻常型痤疮患者随机分为两组，治疗组口服清热解毒颗粒（白花蛇舌草、马齿苋、蒲公英、黄芩、野菊花、连翘等），对照组口服美满霉素。经治 1 个月，

治疗组总有效率为 83.3%（50/60），复发率为 12.0%（3/25），均优于对照组 61.7%（37/60）、41.2%（7/17）（均 $P<0.05$）；两组均能改善痤疮皮损，且治疗组优于对照组（$P<0.05$）。王艳雨等将 70 例寻常型痤疮患者随机分为治疗组和对照组，均内服枇杷清肺饮加减（枇杷叶、黄芩、黄连、桑白皮、金银花、连翘等），治疗组配合中药（连翘、黄柏、丹参、马齿苋）面膜外用。治疗 6 周，治疗组总有效率为 88.6%（31/35），与对照组 74.3%（26/35）比较 $P<0.05$。李宗超等将 96 例寻常型痤疮患者随机分为两组，治疗组口服枇杷清肺饮，对照组口服消痤丸，经治 8 周，治疗组有效率为 95.8%（46/48），与对照组 79.2%（38/48）比较 $P<0.05$，且治疗组血清睾酮水平降低幅度大于对照组（$P<0.05$）。邱慧娟等将 60 例痤疮患者随机分为两组，治疗组口服除湿清热方（白花蛇舌草、夏枯草、地骨皮、生地黄、泽泻、生山楂等），对照组口服丹参酮胶囊，疗程 4 周。结果，治疗组在治疗 2 周后、治疗 4 周后、停药 2 周后的病情分级评分均优于对照组（均 $P<0.05$）。麦丽霞等将 150 例寻常型痤疮中重度患者随机分为三组，均口服强力霉素片、维生素 B_6 片，治疗组加用消银颗粒（生地黄、牡丹皮、赤芍药、当归、金银花、玄参等）、超脉冲 CO_2 激光治疗，对照 1 组单加消银颗粒，对照 2 组单加超脉冲 CO_2 激光，疗程 6 周。结果，治疗组总有效率为 80.0%（40/50），高于对照 1 组 60.0%（30/50）、对照 2 组 54.0%（27/50）（均 $P<0.05$）。周萍等将寻常型痤疮湿热夹瘀证患者随机分为中药组（清热解毒化瘀汤：蒲公英、鱼腥草、苦参、地肤子、白鲜皮、白花蛇舌草等）、西药组（异维 A 酸软胶囊）以及联合组（清热解毒化瘀汤＋异维 A 酸软胶囊），疗程 28 d。结果，联合组总有效率为 93.3%（42/45），明显高于中药组 80.0%（36/45）、西药组 77.8%（35/45）（均 $P<0.05$）；联合组皮损数量、复发率均明显低于中药组、西药组（均 $P<0.05$）。

贾丽梅等观察丹连消痤面膜（丹参、黄芩、金银

花、天花粉、大黄、黄柏等)对兔耳痤疮的改善作用。将36只雄性兔随机分为正常对照组(生理盐水)、模型对照组(生理盐水)、阳性药对照组(克痤隐酮凝胶外涂)、丹连消痤面膜高、中、低(0.34、0.67、1.34 g/kg)剂量组。结果,模型组兔耳表面粗糙,可见粉刺、丘疹,且光镜下组织学改变与人类痤疮相似;给药2周后,阳性药对照组及丹连消痤面膜各剂量组可见粉刺、丘疹消退;光镜可见各组兔耳不同程度上皮变薄,皮脂腺、毛囊开口及腔内上皮增生减轻等改变;模型组毛囊面积与皮脂腺直径均大于正常组($P<0.05$);阳性药对照组和丹连消痤面膜高剂量组毛囊面积、皮脂腺直径相近;丹连消痤面膜中剂量组效果优于其他治疗组($P<0.01$)。

(撰稿:茅婧怡 李 斌 审阅:陈红风)

【黄褐斑的治疗与研究】

姜玉等收集历代本草中有关黄褐斑治疗的药物,总结此类药物具有取类比象。发现,其以性温味甘、辛,归经以肺、脾、胃、肝、心经为主的特点,药物功效包括益水清火、平补脏腑、逐瘀生新、宣肺发表、引药入阳明、芳香开郁、运湿化浊、以毒攻毒。李燕红研究发现,当代岭南中医治疗黄褐斑多使用当归、茯苓、白芍药、柴胡等25味中药;辨证分型以气滞血瘀、肝肾阴虚、肝气郁结以及脾虚湿蕴为主;外用药物以白芷、白芍药、桃仁、当归为主;针灸治疗以体针为主。

常忠莲等从肺论治黄褐斑,采用麻杏石甘汤合二陈汤加减治疗34例患者,对照组予维生素EC颗粒,14 d为1个疗程,治疗6个疗程。结果,治疗组总有效率为82.4%(28/34),与对照组50.0%(17/34)比较$P<0.01$;两组治疗后色斑面积均较治疗前显著缩小($P<0.01$),评分显著降低($P<0.01$),且治疗组均优于对照组(均$P<0.01$)。刘元君等将80例患者随机分为两组,治疗组口服滋肾化瘀方(熟地黄、山茱萸、山药、炒白术、白茯苓、柴

胡等),对照组口服维生素C,治疗3个月后,治疗组总有效率为82.5%(33/40),与对照组55.0%(22/40)比较$P<0.05$。

谢洪霞等将126例女性黄褐斑患者随机分为两组,均服还原型谷胱甘肽片、复方维生素C钠咀嚼片、维生素E软胶囊以及氢醌乳膏外涂,观察组加服调冲消斑汤(柴胡、香附、白芷、红花、玫瑰花、菊花等)。经治12周,观察组临床有效率为92.1%(58/63),中医证候有效率为90.5%(57/63),与对照组77.8%(49/63)、71.4%(45/63)比较均$P<0.05$;治疗后观察组皮损情况、皮肤病生活质量指数(DLQI)和肝郁气滞证评分均低于对照组($P<0.01$);雌激素(E_2)、MDA、LPO(脂质过氧化物)水平低于对照组,孕激素(P)、SOD水平高于对照组($P<0.01$)。杨广智等将66例肝脾不和型黄褐斑患者随机分为两组,治疗组予大光斑低能量Q-1064激光联合逍遥丸治疗,对照组予维生素C片、维生素E胶丸,经治6个月,治疗组总有效率为90.9%(30/33),与对照组48.5%(16/33)比较$P<0.05$。两组治疗后黑素含量明显减少,且治疗组优于对照组($P<0.05$)。

贺倩倩等研究祛斑汤(柴胡、当归、菟丝子、益母草、川芎、丹参等)对HaCat细胞、黑素细胞的抑制作用及对SCF/C-kit蛋白表达水平的影响,探讨SCF/C-kit信号通路与黄褐斑发病机制的相关性。结果发现,祛斑汤呈浓度依赖性抑制Hacat细胞/黑素细胞增殖,15 mg/ml时对Hacat细胞的抑制效应达到峰值($P<0.01$),25 mg/ml时对黑素细胞的抑制效应达到峰值($P<0.01$);祛斑汤抑制Hacat细胞SCF蛋白的表达和黑素细胞C-kit受体蛋白的表达,并下调UVB对HaCat细胞、黑素细胞SCF、C-kit蛋白表达的促进作用。

(撰稿:郭冬婕 李 斌 审阅:陈红风)

【湿疹的治疗及实验研究】

付中学等总结黄尧洲治疗湿疹的经验。黄氏

提出重镇安神为根本,清热利湿辅其治,凉血止血贯其中,祛风止痒莫放松的治疗方法。在治疗过程中,药少而精,性平味淡,很少用到重浊厚味或较大的处方,且表里同治,标本兼顾,在临床上效果颇佳。临床遣方用药以龙牡二妙汤加减(生龙骨、煅牡蛎、炒苍术、黄柏、黄芩炭、地榆炭等)为主。

李萍等将61例成人慢性湿疹患者随机分为两组,均内服抗敏1号方加减(蛇床子、白鲜皮、蝉衣、地肤子、防风、荆芥等),治疗组配合大枫子膏外涂,对照组配合冰黄肤乐软膏外涂。经治4周,治疗组总有效率为100%,与对照组87.1%(27/31)比较无显著性差异($P>0.05$);治疗第1、2、3、4周两组患者皮损面积、红斑/丘疹、瘙痒各项评分组间比较,无显著性差异($P>0.05$);两组患者的粗糙/角化/脱屑程度比较从第2周开始具有显著性差异($P<0.05$);浸润/苔藓样变、睡眠影响方面比较从第3周开始出现显著性差异($P<0.05$)。章斌等将68例慢性湿疹患者随机分为两组,治疗组予蜈倍汤(蜈蚣粉、五倍子、地肤子、白鲜皮、桃仁)溻渍治疗,对照组予5%水杨酸软膏联合樟脑软膏外涂。经治4周,治疗组总有效率为93.3%(28/30),与对照组74.2%(23/31)比较$P<0.05$;治疗后两组患者皮损面积、红斑/丘疹、角化/脱屑、浸润/肥厚/苔藓样变、瘙痒、睡眠影响评分均较治疗前均降低($P<0.05$),且治疗组低于对照组($P<0.05$);治疗后两组患者症状总积分均较治疗前显著降低($P<0.05$),治疗组在第3、4周明显低于对照组($P<0.05$)。唐苏为等将80例血虚风燥型慢性湿疹患者随机分为两组,均口服依巴斯汀片联合曲安奈德乳膏涂抹,观察组加用中药慢湿煎剂(生地黄、牡丹皮、茯苓、泽泻、当归、白芍药等)内服,疗程4周。结果,观察组总有效率为95.0%(38/40),与对照组80.0%(32/40)比较$P<0.05$;观察组不良反应发生率及复发率均显著低于对照组(均$P<0.05$);治疗后两组湿疹面积及严重程度指数(EASI)、皮肤瘙痒视觉模拟评分(VAS)及DLQI评分均较治疗前

明显降低(均$P<0.05$),且观察组显著低于对照组($P<0.05$)。

隆红艳等采用2,4-二硝基氯苯(DNCB)建立豚鼠变应性接触性湿疹模型,将60只豚鼠随机分为空白组、模型组、止痒乳膏(黄柏、赤芍药、苍术、羊蹄、百部、紫草等)大、中、小剂量组、阳性对照组(青鹏软膏),观察止痒乳膏对模型动物皮损及组织形态学的影响,治疗2周。结果,与模型组比较,止痒乳膏大、中、小剂量组皮损症状评分及炎性细胞计数明显降低,各治疗组的疗效指数均大于40%;与模型组比,止痒乳膏各组右耳肿胀值显著降低,且大剂量组与青鹏软膏组比较有显著性差异;病理组织学检查显示,止痒乳膏各组可不同程度使表皮完整性及角质松解程度减轻、真皮层炎性细胞浸润减少,且以上各指标均显示出良好的量效关系,随剂量增加作用增强。李江萍等研究发现,消痒洗剂(蛇床子、苦参)高、中、低(体积浓度分别为40%、20%、10%)剂量组能显著减轻过敏接触性皮炎(ACD)小鼠模型的耳肿胀度($P<0.01$),降低血清白介素-1β(IL-1β)、白介素-8(IL-8)($P<0.01$)等炎症因子的水平;能显著减轻迟发性变态反应(DTH)小鼠模型的耳肿胀度(高、中剂量组$P<0.01$,低剂量组无差异);而所有剂量组均能够减轻DTH小鼠模型血清IL-1β、IL-8($P<0.01$)的水平;消痒洗剂高、中剂量组能提高磷酸组胺对豚鼠的致痒阈($P<0.05$);消痒洗剂各剂量组均能显著抑制二甲苯所致小鼠耳廓肿胀($P<0.01$)。

(撰稿:华圣元 李 斌 审阅:陈红风)

【银屑病的治疗及实验研究】

牛蔚露等通过分析钟以泽104张治疗银屑病的处方发现,银屑病的病因围绕毒、热、瘀等因素,治疗以清热解毒为主、活血祛瘀为辅,兼顾补阴和补气血等治法,同时根据症状加减使用止血、芳化、安神等药物;治疗中高频药以清热药为主

（27.43％），其次是补阴药（21.07％），活血化瘀药居于第 3 位（14.67％）。共计使用中药 91 种，共计 1 234 药次，平均每张处方用药 12 味；同时配合中药外洗及少量西药使用综合治疗。

谭城以理法之象推演银屑病等红斑鳞屑性皮肤病"火炎土焦"病机，并治以自拟"坎离方"（生地黄、知母、栀子、北沙参、麦冬、百合等）以泻火滋阴、甘寒调候，则燥土得润，化泄生金，五行流通，皮损得除。郝平生等应用同位素相对标记与绝对定量技术（iTRAQ）对寻常型银屑病血热证、湿热证患者与健康人差异且共有蛋白进行分析，探求两证之间差异性表达蛋白，从蛋白质组学角度揭示两证之间差异。结果发现，寻常型银屑病血热证与湿热证血清中存在表达差异性蛋白质，如糖蛋白类、脂蛋白类、免疫类等。

向延卫等将 60 例寻常型银屑病血热证患者，随机分为治疗组（30 例）和对照组（30 例），并设正常组（10 例），治疗组及对照组分别口服芩珠凉血方（黄芩、珍珠母、丹参、紫草、灵磁石等）及阿维 A，疗程 1 个月。结果，两组临床疗效比较，差异无统计学意义（$P > 0.05$）；治疗后两组银屑病面积严重程度指数（PASI）积分均较治疗前降低（$P < 0.01$）；治疗前两组皮损免疫组化检测 STAT$_3$、RORγT、血清 IL-17、IL-23 均高于正常组（均 $P < 0.01$），治疗后上述指标均降低（均 $P < 0.05$）。

徐文俊等分析白疕血热证患者外周血中 TH17 相关因子的表达水平与临床表现（PASI 评分、中医主要症状评分和 HE 病理切片中表皮厚度）的相关性。结果显示，寻常型银屑病血热证与 TH17 分泌的主要细胞因子 IL-17a 病理变化呈正相关，与表皮厚度不存在相关性；IL-17a 异常升高可能是重要的致病因素之一，而且 TH17 细胞及 IL-17a 可能是潜在的治疗新靶点。

王丹等探讨寻常型银屑病患者外周 CD$_4^+$T 淋巴细胞与皮损组织中 miR-155、RORγt 及 IL-17 的基因表达与 Th17 型细胞因子 IL-17、IL-6、IL-23 的血浆含量及其相关性，观察中药竹黄颗粒的干预作用。结果显示，患者 CD$_4^+$T 细胞中 miR-155、RORγt 及 IL-17 mRNA 基因表达较正常人显著上调（$P < 0.05$）；IL-17、IL-6 及 IL-23 的血浆含量显著高于正常对照（$P < 0.05$）；皮损、皮损周围组织、正常皮肤组织之间 miR-155、RORγt 及 IL-17 mRNA 基因表达水平有统计学显著差异（$P < 0.05$），皮损＞皮损周围组织＞正常皮肤组织；患者 CD$_4^+$T 细胞中 miR-155 表达、IL-17 血浆水平与 PASI 指数均呈正相关（$P < 0.05$）；患者 CD$_4^+$T 细胞中 miR-155 表达水平与 RORγt、IL-17 mRNA 表达水平及 IL-17 血浆含量均呈正相关（$P < 0.05$）。竹黄颗粒（淡竹叶、栀子、黄芩、黄柏、生石膏、生地黄）观察组较对照组 PASI 指数下降明显，miR-155、IL-17 mRNA 基因表达及 IL-17 血浆水平显著下调（$P < 0.05$）。研究认为寻常型银屑病患者 miR-155、Th17 细胞型细胞因子高表达可能与本病发病有关，其有望成为银屑病早期诊断的潜在标记物和治疗靶点；中药竹黄颗粒剂治疗寻常型银屑病疗效显著，可能是通过调节目的基因 miR-155、IL-17 的表达而发挥作用机制。

姜春燕等应用 PubChem 数据库检索养血解毒药（当归、鸡血藤、槐花、土茯苓）对应的靶蛋白，以"Psoriasis"为关键词，在 PubMed gene 数据库中检索银屑病的相关基因；然后将上述数据集导入分子网络分析平台，分别构建中药靶蛋白和银屑病相关基因的分子网络及生物学通路；再通过网络映射、比较，可视化呈现养血药对、解毒药对及它们的组合干预银屑病的作用靶点和分子网络机制。研究发现养血解毒药对（当归-鸡血藤、槐花-土茯苓）组合针对核因子-κB、细胞外信号调节激酶 1/2、泛素和 26s 蛋白酶体分子靶点，以及通过调控芳香烃受体信号通路、雄激素信号通路、内皮型一氧化氮合酶信号通路和磷脂酰肌醇-3 激酶/丝氨酸-苏氨酸蛋白激酶信号通路对银屑病发挥协同效应。

郝平生等将 32 只豚鼠随机分为 4 组，空白组、模型组、甲氨喋呤组(MTX灌胃)、加味凉血消风散组(水牛角、生地黄、牡丹皮、僵蚕、白花蛇舌草等)。除空白组外,以5%心得安诱导法建立豚鼠银屑病样模型,连续造模2周后,空白组、模型组蒸馏水灌胃。治疗2周后,剪去豚鼠左耳耳廓组织,观察皮损中TNFR1的表达及细胞凋亡情况。结果,模型组与空白组比较,细胞凋亡指数、TNFR1的表达均升高($P<0.05$);MTX组、加味凉血消风散组细胞凋亡指数及TNFR1表达均显著低于模型组($P<0.05$)。刘丽娟等研究发现,由褟国维经验方"银屑灵片"经正交实验优化而来的PSORI-CM01方(赤芍药、土茯苓、肿节风、莪术等)可显著减少豚鼠银屑病样模型的耳廓皮肤厚度,降低银屑病豚鼠的病理评分($P<0.01$);降低大鼠血瘀证模型的全血(高、中、低切)黏度、血浆黏度及红细胞压积。

冯萍等研究发现,丹槐银屑浓缩丸(槐花、丹参、黄连、鸡血藤、茈草、生地黄等)在不影响动物肝功能的情况下,可降低实验性PV家兔耳病变组织VEGF的过度表达,阻断VEGF与其受体结合,抑制病变组织皮下血管新生与重建,并具有与阳性阿维A类似的抑制T细胞增殖的作用,可抑制T细胞介导的皮损局部炎症反应,进而降低真皮乳头微血管的异常增生,减轻寻常型银屑病对皮肤组织的破坏。

(撰稿:王玲玲　李　斌　审阅:陈红风)

【慢性荨麻疹的治疗及实验研究】

马卉等研究发现,慢性荨麻疹患者的偏颇体质主要以阳虚质、特禀质、气虚质为主,体质类型分布与性别、年龄、饮食偏嗜、性格、体型相关,与吸烟、饮酒、睡眠无明显相关性。肖月园等对568例患者进行电话回访,分析其中临床治愈的198例患者的中医证候、用方体会及远期疗效。结果,中医证候以风热、风寒、肺卫不固、血虚、脾肾阳虚、上热下寒6型最多见;应用方剂荆防方42次、麻黄方22次、玉屏风散42次、四物消风饮20次、真武汤23次、半夏泻心汤12次、乌梅丸6次等。停药6个月后复发率约为15.2%(30/198)。认为慢性荨麻疹中医证候复杂,需辨证分型论治,多证合并需多方合用治疗,治疗过程中需要及时调方换药。

刘爱民等采用中医辨证配合依巴斯汀治疗105例患者,并进行随访疗效观察。治疗方法:风湿热蕴肤证,药用浮萍、防风、蝉蜕、黄芩、茵陈、栀子等;血虚风恋证,方用荆防四物汤;营卫不和证,用桂枝汤加白鲜皮、地肤子等。结果,105例患者治愈停药后的时间为2.5~86.4个月,平均(41.04±19.56)个月;复发23例,复发率21.9%;复发率随着治愈停药时间的延长而呈逐渐上升趋势,治愈停药后60个月复发率26.7%;单纯中医巩固治疗具有减少复发的作用。吕文勇将144例气虚血热型患者随机分为两组,研究组口服西药氯雷他定片联合荆防四物汤(生地黄、荆芥、防风、当归、川芎、银柴胡等),对照组仅服氯雷他定片。治疗2周,研究组总有效率为86.1%(62/72),与对照组61.1%(44/72)比较$P<0.05$;在为期3个月的随访中,研究组复发率为13.9%(10/72),与对照组26.4%(19/72)比较$P<0.05$。治疗后两组患者中医症状积分均较治疗前显著降低,且研究组明显优于对照组($P<0.05$);研究组皮疹、瘙痒及刺麻感等临床症状缓解时间均显著短于对照组($P<0.05$)。

周策等将89例血虚风燥型慢性荨麻疹患者随机分为两组,治疗组45例以刺络放血疗法(曲池、血海、三阴交、足三里、膈俞、风池)联合内服消风散加减方(水牛角、生地黄、鸡血藤、丹参、刺蒺藜、乌梢蛇等),对照组44例仅内服消风散加减方。治疗4周,治疗组总显效率为80.0%(36/45),治疗结束后两个月内的复发率为37.5%(9/24),与对照组70.5%(31/44)、53.8%(7/13)比较$P<0.05$;且治疗组在瘙痒、风团、心烦易怒、不易入睡方面的治疗效果优于对照组($P<0.01$,$P<0.05$)。黄彦等将60例患者随机分为两组,治疗组口服息敏颗粒(黄

芪、生白术、紫苏、牡丹皮、乌梅、珍珠)结合中药(甘遂、白芥子、麻黄、细辛重量比例按1:1:1:1研粉后加入生姜汁调成膏状)穴位(双侧肺、脾、肾俞及神阙)敷贴,对照组仅内服息敏颗粒。治疗2个月,治疗组总有效率为83.3%(25/30),与对照组63.3%(19/30)比较 $P<0.05$。

实验研究方面,惠爱武等研究发现抗敏丸(金银花、连翘、荆芥、防风、苍术、厚朴等)可显著减少大鼠腹腔肥大细胞脱颗粒,显著升高血清干扰素-γ(IFN-γ)含量,降低血清白细胞介素-4(IL-4)、免疫球蛋白E(IgE)含量。

(撰稿:赵淮波 李 斌 审阅:陈红风)

【急性乳腺炎的治疗与研究】

赵虹等采用温通法(熟地黄、麻黄、白芥子、姜炭、路路通、鹿角片等)治疗285例患者,对照组63例予静滴青霉素,成脓者均配合穿刺抽脓。经治7 d,未成脓病例中,治疗组治愈率为96.9%(219/226),有效率为100%,均优于对照组60.4%(29/48)、81.3%(39/48)(均 $P<0.05$);成脓期病例中,观察组治愈率为79.7%(47/59),有效率为100%,均优于对照组66.7%(10/15)、80.0%(12/15)(均 $P<0.05$)。

高莉等将200例患者随机分为两组,均予硫酸镁湿热敷、抗生素、理疗、肿块周围封闭注射等常规治疗,治疗组加服消结止痛汤(柴胡、芍药、陈皮、半夏、延胡索、川楝子等)。结果,治疗组总有效率为98.0%(98/100),高于对照组88.0%(88/100)($P<0.05$);治疗组临床症状改善时间明显短于对照组($P<0.05$)。朱雪琼等将100例患者随机分为两组,均予消肿解毒膏(乳香、没药、大黄、当归、牡丹皮、野菊花等)外敷、乳腺治疗仪治疗及乳房按摩,治疗组加用瓜蒌牛蒡汤合阳和汤(瓜蒌皮、牛蒡子、金银花、熟地黄、干姜、王不留行等)加减,对照组加用青霉素静滴。经治7 d,治疗组有效率为98.0%

(49/50),与对照组82.0%(41/50)比较 $P<0.05$。毕广东将112例患者随机分为两组,均行手法排乳治疗,治疗组配合天黄消痈散(天花粉、王不留行、金银花、赤芍药、紫花地丁、蒲公英等)外敷。经治10 d,治疗组有效率为96.4%(54/56)优于对照组78.6%(21/56)($P<0.05$);治疗组24 h内通乳率为96.4%(54/56)、24 h内乳房胀痛消除率为92.9%(52/56),均优于对照组44.6%(25/56)、51.8%(29/56)(均 $P<0.05$)。袁秋英等将133例患者随机分为两组,均服头孢地尼胶囊,观察组67例加服中药(柴胡、黄芩、王不留行、蒲公英、路路通、炮山甲等)及金黄膏外用。经治1周,治疗组临床有效率为95.5%(64/67),优于对照组60.6%(40/66)($P<0.05$)。

孙倩等采用瓜蒌连翘汤加减(全瓜蒌、连翘、牛蒡子、漏芦、荷叶、桔梗等)联合针刺通乳穴及阿是穴治疗110例患者,对照组103例予头孢硫脒注射液静滴及硫酸镁外敷。经治7 d,治疗组有效率为93.6%(81/110),优于对照组86.4%(71/103)($P<0.05$)。韦媛媛等采用中低周波配合推拿(清理乳头、按摩乳晕、乳房肿块按摩)治疗80例患者。治疗10 d,总有效率为100%。黄羚等将108例患者随机分为两组,均予抗生素静滴,观察组加用经验方(榔榆、凤仙透骨草)外敷。治疗14 d,观察组有效率为92.6%(43/54),优于对照组77.8%(36/54)($P<0.05$);同时将患者分为热毒炽盛证、气滞热壅证、正虚毒恋证,发现热毒炽盛证有效率优于其余两证($P<0.05$)。

(撰稿:仲芜沅 陈红风 审阅:李 斌)

【混合痔的治疗与研究】

吴晓志将245例混合痔患者随机分为两组,均行自动痔疮套扎术加外痔切除,对照组120例联合1/5 000高锰酸钾温水坐浴,实验组125例联合中药内服(麻子仁、红花、川芎、枳壳、黄柏、牡丹皮等)

外洗(苦参、荆芥、红花、败酱草、黄柏、槐花等),2次/d。结果,组总有效率无明显差异,对照组创面愈合时间明显长于治疗组($P<0.05$);对照组肛门疼痛人数(84 例,70.0%)高于实验组(53 例、42.4%)($P<0.05$)。王彬彬将 120 例患者随机分为两组,均予外剥内扎术,治疗组术后换药予黄连膏纱(黄连、当归、黄柏、生地黄、姜黄)条引流,对照组予凡士林纱条引流。结果,术后第 7 d 的疼痛、水肿评分治疗组明显优于对照组($P<0.01$),创面愈合时间明显短于对照组($P<0.01$)。

王跃振将 80 例结缔组织型环状混合痔患者随机分为两组,均采用改良 PPH 术治疗,观察组配合中药(生大黄、苦参、黄柏、地榆炭、五倍子、冰片等)熏洗。结果,观察组愈合时间明显短对照组($P<0.05$),疼痛、水肿、皮赘及肛门狭窄等并发症的发生率低于对照组($P<0.05$)。

尚威将 120 例环状混合痔患者随机分为两组,均行吻合器痔上黏膜环切术,观察组术后予痔漏熏洗方(延胡索、乳香、没药、苍术、赤芍药、生地黄等)熏洗。治疗 1 周后,观察组便秘型粪便的比例、排便障碍 VAS 评分明显低于对照组($P<0.05$);治疗 1 个月后,观察组活动状态 KPS 评分及生活质量 QLQ-30C 评分均明显高于对照组($P<0.05$)。张强等采用内扎外切术及内套外缝术两联疗法治疗环状混合痔(CMH)患者 40 例,并与传统内扎外切对比。结果,两组总有效率均为 100%;治疗组住院时间短于对照组,伤口出血、疼痛情况优于对照组(均 $P<0.05$)。

魏照洲等将 100 例环状混合痔术后肛缘水肿患者随机分为两组,治疗组予消痔散(苦参、五倍子、黄柏、连翘、槐花、苏木等)坐浴配合 TDP 神灯照射,对照组口服地奥司明片。经治 7 d,治疗组总有效率为 97.8%(45/46),与对照组 85.7%(42/49)比较 $P<0.05$;治疗组水肿积分低于对照组($P<0.05$)。

黄蓓将 68 例混合痔急性期患者随机分为两组,均口服地奥司明片,实验组配合中药熏洗(黄芪、当归、大黄、黄柏、苦参、蒲公英等)。连续治疗 14 d,实验组总有效率为 97.1%(33/34),高于对照组 88.2%(30/34)($P<0.05$);治疗后实验组疼痛、便血、水肿评分较对照组更低($P<0.05$)。

洪寅雯等将 90 例产后混合痔水肿患者随机分为两组,观察组予化瘀通络方(大黄、黄柏、苦参、当归、红花、乳香等)坐浴熏洗,对照组采用 1/5 000 高锰酸钾溶液坐浴熏洗。治疗 10 d,观察组总有效率为 100%,高于对照组 88.9%(40/45)($P<0.05$);观察组第 3 d、7 d 疼痛评分,第 3 d、7 d、10 d 水肿评分均低于对照组($P<0.05$)。

冯月宁等将 125 例静脉曲张型混合痔患者随机分为两组,对照组 57 例予消痔灵注射液,观察组 68 例予芍倍注射液(乌梅、五倍子、赤芍药)。结果,观察组有效率为 95.6%(65/68),明显优于对照组 80.7%(46/57)($P<0.01$);两组在术后第 3、7 d 痔核黏膜变化情况、术后 24 h 疼痛变化比较,差异均有统计学意义($P<0.01$)。

(撰稿:周 悦 陈红风 审阅:李 斌)

【慢性前列腺炎的治疗及实验研究】

吕心朋等总结崔云的治疗经验,认为此病的病机为肝郁阻络,提出疏肝通络法的治则,自拟疏肝通络方(柴胡、白芍药、赤芍药、川芎、威灵仙、茯苓等)随证加减,疗效显著。金珊等采用双石通淋胶囊(黄柏、粉萆薢、败酱草、青黛、滑石、车前子等)治疗 2 025 例患者,疗程 6 周。结果,治疗总有效率为 84.4%(1 710/2 025),前列腺液检查中的白细胞、红细胞较治疗前明显减少,卵磷脂体明显增多(均 $P<0.05$)。曹彦等将 198 例患者随机分为两组,治疗组 132 例予傅青主五淋散合清心莲子饮(石莲子、党参、黄芪、赤茯苓、炙甘草、麦冬等),对照组 66 例予前列倍喜胶囊,疗程 4 周。结果,NIH-CPSI 评分(疼痛或不适感、排尿异常、生活质量、症

状尺度评分)比较,治疗组均优于对照组($P<0.01$)。何晓峰等将 70 例患者随机分为红鹿合剂组(红藤、鹿衔草、黄柏、白花蛇舌草、红花、当归)和前列欣胶囊对照组,疗程 6 周。结果,两组疗效相同($P>0.05$)。张素珍等采用癃闭泰(败酱草、蒲公英、土茯苓、鸡血藤、延胡索、黄柏)结肠灌洗治疗 79 例患者,治疗 12 周,总有效率为 89.9%(71/79)。

孙洪福等将 50 只雄性大鼠分为肝郁型慢性非细菌性前列腺炎(CNP)模型组、前列腺蛋白制备组、空白组。除空白组外,先采用弗氏免疫佐剂法制备 CNP 模型,观察肿瘤坏死因子-α(TNF-α)、白介素-8(IL-8)变化;然后对 CNP 模型组采用束缚法制备肝郁型 CNP 模型,观察 TNF-α、IL-8 变化。结果,正常饲养的 CNP 模型组 TNF-α、IL-8 浓度较空白组明显升高($P<0.05$);肝郁型 CNP 模型组 TNF-α、IL-8 浓度明显高于正常饲养的 CNP 模型组($P<0.05$)。提示弗氏免疫佐剂法结合束缚法能够制备肝郁型 CNP 模型,肝郁能够加重 CNP 炎性改变。王琳琳等将 60 只 CNP 小鼠随机分为正常组、模型组、阳性组(前列康片)和马鞭草总苷高、中、低(0.2、0.1、0.05 g/kg)剂量组,观察马鞭草总苷对小鼠 CNP 的影响。结果,与模型组比较,各给药组小鼠前列腺组织白细胞数减少、卵磷脂小体密度升高,阳性组和马鞭草总苷高、中剂量组小鼠病理形态明显改善,多集中于 0、Ⅰ级;阳性组和马鞭草总苷高、中剂量组小鼠耳廓肿胀度降低、肉芽肿净质量减少;各给药组小鼠 20 min 内扭体次数减少,阳性组和马鞭草总苷高剂量组小鼠扭体反应潜伏期延长、痛阈值提高,差异均有统计学意义(均 $P<0.05$,$P<0.01$)。

(撰稿:张玉柱 陈红风 审阅:李 斌)

【男子少弱精子症的治疗及实验研究】

刘东阳等总结韩延华的治疗经验。认为少弱精子症的发生不仅与肾虚有着密切的关系,也常累及肝与脾,肾、肝、脾三脏生理上相互资助,病理上相互影响是导致少弱精子症的重要因素。临床以补肾、健脾、疏肝为用药原则,自拟生精种玉汤(熟地黄、枸杞子、山药、鳖甲、仙灵脾、杜仲等),同时联合西药克罗米芬,疗效显著。陆良喜等总结史宏的治疗经验。认为弱少精子症病位在精室,肾虚是贯穿始末的基本病机。以滋补肝肾、健脾益肾、润肺补肾、清热祛湿、活血化瘀为法,创有红黄仙子饮(红花、黄芪、仙灵脾、覆盆子、车前子、菟丝子等)、参术仙子饮(人参、白术、茯苓、甘草、淮山、仙灵脾等)、乌黄仙子饮(制首乌、黄芪、黄精、熟地黄、仙灵脾、锁阳等)、丹七仙子饮(丹参、田七、三棱、莪术、红花、王不留行等)等经验方,并运用"阶梯疗法"治疗复杂性少弱精子症,临床疗效显著。

王云等将 226 例患者随机分为两组,治疗组口服五子二参汤(熟地黄、生地黄、枸杞子、麦冬、玄参、丹参等)治疗,对照组口服五子衍宗丸。治疗 3 个月后,治疗组有效率为 79.8%(91/114),优于对照组 60.7%(68/112)($P<0.05$)。施慧等采用益肾除湿丸(龟板、生地黄、牡丹皮、苍术、山药、豆蔻等)治疗 63 例肾虚湿浊型弱精子症患者。治疗 3 个月,总有效率为 75.4%(46/61)。沈炳香等将 117 例患者随机分为两组,治疗组口服生精 A 号汤(黄芪、仙灵脾、何首乌、桑椹子、枸杞子、菟丝子等),对照组注射用绒促性素,疗程 3 个月。结果,治疗组显愈率为 89.2%(58/65),优于对照组 42.3%(22/52)($P<0.05$)。

耿强等将 120 例患者随机分为加味天雄散全方组(附子、丹参、刺五加、肉苁蓉、枸杞子、菟丝子等)、补肾组(附子、丹参、刺五加、肉苁蓉、枸杞子、菟丝子等)、健脾组(附子、丹参、刺五加、黄芪、白术、桂枝等)、弱精症组(不接受药物干预)4 组,连续治疗 3 个月,并设精液检查正常者 30 例。结果,治疗前后对比,各组 A 级精子和 A+B 级精子百分率均上升($P<0.01$);全方组与另 3 组治疗后相比,A 级精子和 A+B 级精子百分率改善更明显($P<$

0.05）；与正常组比较，弱精组患者精子 ERK 蛋白表达明显升高，全方组 ERK 蛋白表达较补肾组降低更为明显；与正常组比较，弱精组患者精子 p38 表达及 pp38 明显升高，全方组 p38 表达及 pp38 较补肾组降低更为明显。

宾彬等将 60 只大鼠随机分为模型组、黄精赞育胶囊（黄精、肉苁蓉、仙灵脾、紫河车、党参、当归等）组、强精煎（菟丝子、枸杞子、紫河车、神曲、黄芪、益母草等）组、空白组 4 组，观察强精煎对奥硝唑诱导的少弱精子症大鼠附睾精子氧化应激的保护作用。结果，与空白组比较，模型组精子浓度及活动率、附睾 SOD、谷胱甘肽过氧化物酶（GSH-Px）活力明显降低，MDA 浓度及一氧化氮合酶（NOS）活力显著升高；与模型组比较，强精煎组及黄精赞育胶囊组精子浓度及活动率、SOD 及 GSH-Px 活性升高，MDA 含量、NOS 活性降低。模型组生精上皮破损显著、紊乱，精子产量锐减，强精煎组及黄精赞育胶囊组生精上皮受损轻、生精产量接近空白组。李莉等研究发现，五子衍宗丸能明显提高少弱精子症大鼠精子质量，降低少弱精子症模型大鼠的各级生精细胞凋亡，其机制可能与抑制大鼠精子线粒体通透性转换孔（MPTP）开放有关。

（撰稿：张玉柱　陈红风　审阅：李　斌）

【重症胰腺炎的治疗及实验研究】

甄威等将 80 例患者随机分为两组，观察组在对照组常规治疗的基础上加用通腑清胰汤（桃仁、大黄、大枣、川芎、蒲公英、枳实等）。经治 7 d，观察组总有效率为 95.0%（38/40），高于对照组 75.0%（30/40）（P＜0.05）；两组治疗后血淀粉酶、白细胞计数、胃肠功能评分与治疗前比较均改善（均 P＜0.05），且观察组改善优于对照组（P＜0.05）；观察组治疗后首次排便时间、体温恢复时间、腹痛改善时间均短于对照组（均 P＜0.05）。孟宪萌等将 74 例患者随机分为两组，均予常规西医治疗，实验组

加用香黄散（大黄、黄柏、芒硝、木香、冰片、栀子等）经中药透皮技术给予神阙、足三里穴位敷贴加神灯照射 30 min。治疗 2 周，治疗组腹胀腹痛消失时间、肠鸣音恢复时间、排气时间、住院时间均早于对照组（P＜0.05）；临床疗效治疗组 64.9%（24/37），优于对照组 43.2%（16/37）（P＜0.01）。刘建平将 86 例患者随机分为两组，治疗组在对照组常规治疗基础上加用清胰汤（柴胡、白芍药、生大黄、黄芩、胡黄连、木香等）并以芒硝 800 g 腹部外敷。7～10 d 后，治疗组临床总有效率为 95.3%（41/43），与对照组 79.1%（34/43）比较 P＜0.05。陈中朝等将 140 例 SAP 患者随机分为两组，均予 250 μg 生长抑素静脉滴注，后将 3 mg 生长抑素加入 50 ml 0.9% 的氯化钠溶液中，速度 250 μg/h 持续泵入，观察组加用 20 ml 复方丹参注射液加入 250 ml 0.9% 的氯化钠溶液，连用 7 d。结果，观察组总有效率为 91.4%（64/70），显著高于对照组 68.6%（48/70）（P＜0.05）；治疗后观察组血清中血小板活化因子（PAT）水平显著低于对照组（P＜0.05），CD_4^+、CD_4^+/CD_8^+ 显著高于对照组，CD_8^+ 显著低于对照组（均 P＜0.05）。

宋贺超等将 48 只雄性大鼠随机分为正常对照组、大黄素对照组、二甲亚砜（DMSO）对照组、模型组、大黄素提前干预组、大黄素造模后干预组，观察大黄素对 SAP 大鼠肠系膜肥大细胞脱颗粒的干预作用。结果发现，大黄素提前干预和造模后干预均能减轻 SAP 大鼠胰腺病理变化，胰腺水肿、腺泡细胞坏死、炎症及出血评分均显著低于模型组；与模型组比较，大黄素提前干预和造模后干预血清淀粉酶水平降低，但差异无统计学意义（P＞0.05）；甲苯胺蓝染色显示模型组肠系膜血管周围出现密集的肥大细胞，部分肥大细胞呈脱颗粒状态；与模型组肥大细胞脱颗粒率比较，大黄素提前组和造模后干预组均显著降低（P＜0.05），大黄素提前干预组、大黄素模型后干预组间差异无统计学意义（P＞0.05）。吴燕丽等将 100 只大鼠随机均分为正常

组、模型组、血红素加氧酶-1(HO-1)诱导组(造模后5 min静脉注射牛血晶素75 μg/kg)、环氧合酶-2(COX-2)抑制组和丹参酮ⅡA组5组,后4组传统牛磺胆酸钠法造模,正常组及模型组予等体积生理盐水灌胃。处死后取右肺下叶活检。结果,正常组大鼠的肺组织为正常生理表现;模型组大鼠肺间质充血明显伴多量以淋巴细胞为主的炎细胞浸润、肺泡隔明显增厚、部分肺泡代偿性扩张;HO-1诱导组、COX-2抑制组大鼠肺间质轻度充血、肺泡隔轻度增厚、偶见局灶性炎细胞,淋巴细胞为主;丹参酮ⅡA组大鼠的肺间质充血、肺泡隔增厚、增厚范围及炎细胞浸润较模型组减轻。

刘龙飞等将50只SD大鼠随机分为假手术组(AF组)、丹参处理假手术组(SI-AF组)、重症急性胰腺炎组(SAP组)、丹参处理重症急性胰腺炎组(SI-SAP组)以及空白组。前两组仅开腹后轻轻翻动十二指肠以及胰腺;SAP相关两组则避开胰腺组织靠近胰腺管两侧行穿刺术注入0.1 ml/100 g牛磺胆酸钠造模。结果,空白组、AF组、SI-AF组结肠肌间丛以及结肠黏膜下丛ACH表达,无显著差异($P>0.05$);3组同处ACH均显著高于SAP组($P>0.05$);与SAP组比较,SI-SAP组结肠肌间丛以及结肠黏膜下丛ACH表达较高($P<0.05$);空白组、AF组、SI-AF组同处的VIP、NOS表达低显著低于SAP组($P>0.05$);与SAP组比较,SI-SAP组的同处VIP、NOS表达较低($P<0.05$)。

(撰稿:殷玉莲 陈红风 审阅:李 斌)

【糖尿病足的治疗及实验研究】

支海鸶等将80例患者随机分为两组,均行控制血糖、血压及血脂、足部护理等常规治疗,治疗组加用复脉汤(醋没药、醋乳香、丹参、附子、细辛、丁香等)足浴。经治3周,治疗组总有效率为92.5%(37/40),优于对照组64.3%(27/42)($P<0.05$);治疗后两组踝肱指数均提高,且治疗组优于对照组

($P<0.05$)。陶宝英将68例患者随机分为两组,均予中药(黄芪桂枝五物汤)足浴后常规换药,观察组加敷湿润烧伤膏(麻油、蜂蜡),疗程28 d。结果,观察组与对照组第14 d、第21 d、第28 d创面愈合面积比较,差异均有统计学意义(均$P<0.05$);观察组平均换药次数、平均创面愈合时间亦明显少于对照组($P<0.05$)。巴元明等将150例患者随机分为两组,均予降糖、降压、降脂、抗菌等基础治疗,治疗组加用天楼解毒消肿散(重楼、拳参、制天南星、山柰、樟脑)适量直接涂抹于溃疡处,对照组加用如意金黄散适量涂抹患处或用凡士林调和后摊于纱布上贴患处。治疗28 d,治疗组总有效率为91%(91/100),优于对照组72.0%(36/72)($P<0.05$);两组治疗后病灶范围、肿势、发热、疼痛、成脓性质、腐肉生成积分及临床症状总积分均较本组治疗前下降,溃疡面积亦明显下降($P<0.05$),且治疗组优于对照组($P<0.05$)。

刘娜等将100例已溃型糖尿病足患者分为湿瘀阻络、气阴不足证,湿瘀壅盛、气阴两伤证,湿瘀留恋、气阴两亏证,研究发现三证之间WBC、NLR、RBC、Hb、PLT、CRP、Fib、D-Ⅱ比较有统计学差异($P<0.05$),其中,WBC、NLR、PLT、CRP、Fib、D-Ⅱ的结果按照由高到低的顺序依次为:湿瘀壅盛、气阴两伤证,湿瘀阻络、气阴不足证,湿瘀留恋、气阴两亏型证。李怀将60例糖尿病足溃疡患者随机分为两组,治疗组外涂五黄生肌膏(大黄、黄芩、黄连、生蒲黄、生黄芪等),对照组予愈邦(纳米银)抗菌敷料治疗。经治28 d,治疗组总有效率为96.7%(29/30),优于对照组83.3%(25/30)($P<0.05$)。王艳富等将90例未溃期糖尿病足患者随机分为两组,治疗组予中药(细辛、川芎、牛膝、白芷、桂枝、草乌等)浸浴,对照组予安慰剂药粉浸浴。治疗14 d,治疗组总有效率为93.0%(40/43),优于对照组59.1%(26/44)($P<0.01$)。郑琪等将120例糖尿病足溃疡湿热毒盛证患者随机分为两组,治疗组局部外用复方黄柏液,对照组外用康复

新液。经治 28 d,治疗组总有效率为 83.3%(50/60),优于对照组 71.6%(43/60)($P<0.05$)。治疗组和对照组的血清超敏 C 反应蛋白、TNF-α 和 IL-6 水平降低,两组的晚期糖基化终末化产物(AGEs)呈下降趋势,且组间比较 $P<0.05$,认为 AGEs 与炎性因子呈正相关。杨婷等将 180 例糖尿病足溃疡患者随机分为两组,并依据溃疡类型分为筋疽组、脱疽组。对照组使用常规换药技术,治疗组使用奚氏中医外科技术 SOP 方案:脱疽组内服软坚清脉方(海藻、牡蛎、蒲黄、豨莶草、土山漆、垂盆草),筋疽组内服陈兰花方(茵陈、泽兰、黄芩、一枝黄花)。外治使用奚氏中药塌渍术、奚氏中药化腐清创术(筋疽采用清筋术,脱疽采用蚕食术)、奚氏中药敷贴术、奚氏中药封包术以及奚氏缠缚术。治疗 84 d,脱疽治疗组总显效率为 66.7%(32/48),优于对照组 39.2%(20/51)($P<0.01$);筋疽总显效率为 76.2%(32/42),优于对照组 46.2%(18/39)($P<0.05$)。

实验研究方面,陈炜等将 48 只小鼠随机分为阳性组(重组人表皮生长因子)、实验组(天然植物抗菌液)、阴性组(50%酒精)和正常组(正常动物足溃疡,50%酒精),研究天然植物抗菌液对小鼠糖尿病足溃疡的治疗作用。结果发现,正常组愈合效果明显优于糖尿病各组;阳性组和实验组的愈合效果也明显好于阴性组,它们均能够加速上皮组织增生,有利于肉芽组织的形成和再上皮化,促进糖尿病足溃疡的愈合。冯文哲等取 60 只 SD 大鼠分为模型组(凡士林)、五谷麒麟膏组(五谷虫、血麒麟、紫草、蛋黄油)、京万红膏组,在实验第 7 d、第 14 d 后检测肉芽组织中表皮生长因子(EGF)、TGF-β$_1$、胶原蛋白 I(Collagen-I)的表达。结果发现,五谷麒麟膏组在第 7、10、14 d 大鼠皮肤创伤的愈合率均优于模型组和京万红膏组($P<0.05$);第 14 d,五谷麒麟膏组肉芽组织中 EGF、TGF-β1、Collagen-I 含量高于京万红膏组和模型组($P<0.05$)。

(撰稿:林晓茹　陈红风　审阅:李　斌)

【经方在外科疾病治疗中的应用】

李玉玲将 82 例血栓性浅静脉炎患者随机分为两组,治疗组予四妙勇安汤加味,对照组口服穿王消炎片。15 d 后,治疗组治愈率为 52.4%(22/42)、总有效率为 100%,均优于对照组 25.0%(10/40)、90.0%(36/40)($P<0.05$);治疗组 TNF-α 水平低于对照组,IL-10 水平高于对照组(均 $P<0.05$)。

黄远峰等将 120 例慢性前列腺炎患者随机分为两组,治疗组予参苓白术散加减,对照组予左氧氟沙星。经治 28 d,治疗组总有效率为 93.3%(56/60),高于对照组 78.3%(47/60)($P<0.05$)。崔宏亮等将 66 例湿热下注型慢性前列腺炎患者随机分为两组,观察组予龙胆泻肝汤加减,对照组予盐酸莫西沙星片和盐酸特拉唑嗪片。治疗 30 d 后,观察组总有效率为 97.0%(32/33),高于对照组 78.8%(26/33)($P<0.05$)。

王怡冰等将 140 例慢性荨麻疹患者随机分为两组,治疗组予加味除湿胃苓汤口服,对照组予地氯雷他定片。经治 8 周,治疗组有效率为 91.4%(64/70),高于对照组 68.6%(48/70)($P<0.01$)。李太峰等将 63 例寒冷性荨麻疹患者随机分为两组,治疗组 32 例予阳和汤加味,对照组 31 例予温补祛风中药。经治 4 周,治疗组痊愈率、总有效率分别为 50.0%(16/32)、100%,均高于对照组 29.0%(9/31)、74.2%(23/31)($P<0.05$);停药 2 周、3 个月后,治疗组痊愈率、总有效率均高于对照组($P<0.05$)。马林等将 84 例血虚风燥型风瘙痒患者随机分为两组,实验组予四物汤加减,对照组予润燥止痒胶囊。经治 8 周,实验组总有效率为 90.5%(38/42),明显高于对照组 73.8%(31/42)($P<0.05$)。谢菁等将 92 例痤疮患者随机分为两组,对照组口服丹参酮胶囊,治疗组予柴胡桂枝干姜汤合当归芍药散。经治 8 周,治疗组

总有效率为 97.8%（45/46），高于对照组 87.0%（40/46）（$P<0.01$）。

尹学永等将 116 例结节性红斑患者随机分为两组，对照组予尼美舒利分散片治疗，治疗组予加味五神汤（金银花、紫花地丁、茯苓、牛膝、车前子、薏苡仁等）内服外敷。14 d 后，治疗组总有效率为 93.1%（54/58），优于对照组 75.9%（44/58）（$P<0.05$）。

李建民等采用大柴胡汤和茵陈蒿汤加减治疗 52 例胆管结石患者，对照组 38 例予熊去氧胆酸治疗，1 个月后，观察组总有效率 96.2%（50/52），高于对照组 73.7%（28/38）（$P<0.05$）。

（撰稿：仇闻群　陈红风　审阅：李　斌）

［附］参考文献

B

巴元明，尹红，姚杰，等.天楼解毒消肿散外用治疗糖尿病足 100 例临床观察[J].中医杂志，2016，57(6):496

毕广东.天黄消痈散联合手法排乳治疗哺乳期急性乳腺炎 56 例[J].河南中医，2016，36(1):103

宾彬，陆海旺，王杰，等.强精煎对奥硝唑所致少弱精子症大鼠抗氧化作用实验研究[J].中国中医基础医学杂志，2016，22(4):484

C

曹剑.切开挂线对口引流术治疗 40 例高位复杂性肛瘘的临床效果观察[J].实用中西医结合临床，2016，16(3):28

曹彦，孙美芳.傅青主五淋散、清心莲子饮治疗慢性前列腺炎临床观察[J].中华男科学杂志，2016，22(12):1140

常忠莲，常中飞，韦薇，等.从肺论治黄褐斑临床观察[J].中华中医药杂志，2016，31(7):2867

车永琦.点刺放血疗法联合益气活血汤及生肌长皮膏治疗下肢慢性溃疡临床观察[J].中医药临床杂志，2016，28(8):1138

陈溉，郭寒，毛林.自拟生皮散油纱在 ICU 重症患者压疮中的多中心应用研究[J].四川中医，2016，34(8):147

陈炜，喻凯，王禹，等.天然植物抗菌液对小鼠糖尿病足溃疡治疗作用的研究[J].成都中医药大学学报，2016，39(2):27

陈雪燕，蔡玲玲，张历元，等.香柏波治疗头部脂溢性皮炎 71 例临床观察[J].中医临床研究，2016，8(9):62

陈中朝，丁孟德，胡琦嵘，等.复方丹参注射液联合生长抑素对急性重症胰腺炎患者血清 RAF 水平和 T 淋巴细胞水平的影响[J].中国生化药物杂志，2016，2(36):139

崔宏亮.龙胆泻肝汤加减治疗湿热下注型慢性前列腺炎的临床疗效[J].云南中医中药杂志，2016，37(6):34

D

东方，张燚，展昭新.田素琴从肺与大肠辨治痤疮[J].实用中医内科杂志，2016，30(5):11

F

冯萍，黄萍，吴胜英.丹槐银屑浓缩丸治疗家兔寻常型银屑病的机制研究[J].实用药物与临床，2016，19(10):1224

冯文哲，石鹏，雷彪，等.五谷麒麟膏促进 SD 大鼠创伤模型愈合的实验研究[J].陕西中医药大学学报，2016，39(5):98

冯月宁，王爱兵，佟琳，等.芍倍注射液与消痔灵治疗混合痔的临床研究[J].中国中医基础医学杂志，2016，22(10):1369

付中学，曲韵.黄尧洲治疗湿疹经验[J].世界中西医结合杂志，2016，11(2):161

G

高莉，赖娟娟.消结止痛汤辅助治疗产褥期急性乳腺炎 100 例[J].河南中医，2016，36(8):1467

耿强，郭军，王福，等.加味天雄散对弱精子症患者精子 P38MAPK/ERK 信号通路的影响[J].中国中医基础医学杂志，2016，22(6):788

顾炜，张小卿，吴景东.消痤汤联合水调散治疗寻常痤疮临床报道[J].辽宁中医药大学学报，2016，18(5):148

郭海军,张爱平,闫丽娅,等.四妙勇安汤加味治疗外科术后深静脉血栓形成疗效观察[J].现代中西医结合杂志,2016,25(21):2326

郭海燕.清热燥湿加内括约肌切除治疗陈旧性肛裂的研究[J].现代中西医结合杂志,2016,25(10):1061

郭宪伟.桃红四物汤合五味消毒饮加减联合抗生素治疗下肢丹毒的疗效观察[J].实用中西医结合临床,2016,16(1):35

H

郝平生,杨川,张婧,等.寻常型银屑病湿热证与血热证的差异血清蛋白质组学表达初探[J].中华中医药杂志,2016,31(2):428

郝平生,张婧,严晓萍,等.加味凉血消风散对豚鼠银屑病样皮损细胞凋亡和 TNFR1 的影响[J].中华中医药杂志,2016,31(11):4681

何帆,曾家耀,王宇坤.中医药或中西医结合治疗浆细胞性乳腺炎的 Meta 分析[J].湖南中医杂志,2016,32(9):150

何晓锋,郁超,曹宏文,等.红鹿合剂治疗慢性前列腺炎的临床验证[J].中成药,2016,38(6):1434

贺倩倩,李耀耀,曹毅,等.祛斑汤对 HaCat 细胞、黑素细胞 SCF/C-kit 信号途径的调控研究[J].中华中医药学刊,2016,34(8):1862

洪寅雯,周玉珍,孙薛亮.化瘀通络方治疗产后混合痔水肿 45 例[J].江西中医药,2016,47(8):60

胡英兴,胡望景,吴斌斌.大黄牡丹汤不同给药途径治疗阑尾脓肿的临床疗效观察[J].中国中医药科技,2016,23(1):62

黄蓓.地奥司明片联合中药熏洗对混合痔急性期患者疼痛评分及疗效的影响研究[J].辽宁中医药大学学报,2016,18(8):219

黄晶,杨玉峰,陈宝清,等.复方榴莲皮软膏对 120 例特应性皮炎皮肤屏障功能修复的临床研究[J].黑龙江中医药,2016,45(2):24

黄羚,秦田雨,时晶,等.赵飞白经验方外治急性乳腺炎临床观察[J].河南中医,2016,36(1):126

黄彦,梁承志,欧柏生,等."护卫固表"法联合穴位敷贴治疗慢性荨麻疹 30 例[J].中医外治杂志,2016,25(3):14

黄远峰,陈非凡.参苓白术散加减治疗慢性前列腺炎疗效观察[J].新中医,2016,48(2):74

惠爱武,赵岗,董银兰.抗敏丸治疗荨麻疹作用机制的实验研究[J].陕西中医,2016,37(4):509

J

贾丽梅,陈雨佳.丹连消痤面膜对兔耳痤疮抗角化作用的实验研究[J].中国中医药科技,2016,23(5):533

贾淑琳,范瑞强,禤国维,等.国医大师禤国维教授滋阴清热法治疗痤疮理论探讨[J].南京中医药大学学报,2016,32(3):207

姜春燕,王莒生,杨静,等.养血解毒药对组合治疗银屑病的分子机制预测[J].中国中西医结合皮肤性病学杂志,2016,15(1):1

姜玉,蔡玲玲,翟烨,等.从历代本草看黄褐斑药物选择[J].环球中医药,2016,9(12):1487

金珊,何锦华,姜华,等.双石通淋胶囊治疗慢性前列腺炎的临床观察[J].陕西中医,2016,37(2):216

L

李怀.陈文伯教授经验方五黄生肌膏治疗消渴病脱疽(糖尿病足溃疡)的疗效观察[J].临床医药文献杂志,2016,3(12):2400

李建民,李美,段菊峰.大柴胡汤合茵陈蒿汤加减治疗胆管结石疗效观察[J].内蒙古中医药,2016,35(5):13

李江萍,蒋玲,李玲.消痒洗剂对急、慢性湿疹动物模型的药效研究[J].贵州科学,2016,34(6):46

李莉,戴宁,那莎,等.五子衍宗丸对实验性少弱精子症大鼠的保护作用与机制研究[J].中华男科学杂志,2016,22(9):827

李萍,林婷婷,王善纬.大枫子膏治疗成人慢性湿疹疗效观察[J].辽宁中医药大学学报,2016,18(4):5

李太峰.阳和汤加味治疗寒冷性荨麻疹 32 例观察[J].实用中医药杂志,2016,32(7):658

李燕红.岭南中医治疗黄褐斑经验研究与分析[J].中国美容医学,2016,25(8):90

李玉玲,刘明,王彬.四妙勇安汤加味治疗血栓性浅静脉炎 82 例[J].山东中医杂志,2016,35(3):226

李宗超,叶伟.枇杷清肺饮治疗寻常痤疮的疗效观察及对性激素水平的影响[J].中华中医药杂志,2016,31(2):731

林影影,邹俊波,何宜航,等.不同提取工艺蛋黄油对小鼠烫伤治疗作用研究[J].亚太传统医药,2016,12(22):12

刘爱民,王庆兴,张步鑫,等.105例慢性荨麻疹治愈患者远期疗效随访报告[J].中国中西医结合皮肤性病学杂志,2016,15(4):215

刘东阳,韩延华.韩延华治疗少弱精子症经验拾萃[J].世界中西医结合杂志,2016,11(1):14

刘建平,边锦.清胰汤联合中药外敷治疗急性胰腺炎临床观察[J].四川中医,2016,34(8):109

刘丽娟,赵瑞芝,卢传坚.PSORI-CM01方对银屑病样豚鼠模型的影响及其对大鼠活血作用研究[J].中国现代应用药学,2016,33(3):280

刘龙飞,何俊君.丹参在重症急性胰腺炎大鼠结肠壁神经丛ACH、VIP、NOS表达与胃肠动力关系研究[J].辽宁中医杂志,2016,43(7):1498

刘娜,温学红,朱朝军,等.糖尿病足的中医辨证分型临床检测指标的差异分析[J].云南中医中药杂志,2016,37(5):22

刘元君,王玮丽,吴怡.滋肾化瘀方治疗黄褐斑40例观察[J].实用中医药杂志,2016,32(3):206

隆红艳,吴柳,朱维娜,等.止痒乳膏对豚鼠变应性接触性湿疹模型皮损及组织形态学的影响[J].中成药,2016,38(10):2256

陆良喜,王文杰,陆杰,等.史宏中医辨治少弱精子症经验[J].中国中医基础医学杂志,2016,22(10):1412

吕文勇.益气滋阴祛风泻火法治疗气虚血热型荨麻疹临床观察[J].四川中医,2016,34(5):152

吕心朋,崔云,江大为,等.崔云运用疏肝通络法治疗慢性前列腺炎经验撷菁[J].中华中医药杂志,2016,31(8):3132

M

马卉,屈双擎,王丽新,等.150例慢性荨麻疹患者中医体质类型分析[J].中华中医药杂志,2016,31(11):4860

马林,杨敏,孔连委,等.四物汤加减治疗血虚风燥型风瘙痒症的临床观察[J].黑龙江中医药,2016,45(1):29

麦丽霞,杨广智,张婷.消银颗粒联合超脉冲CO_2激光治疗中重度痤疮的临床观察[J].辽宁中医杂志,2016,43(6):1252

孟宪萌,陈维,于年海.香黄散经中药透皮治疗急性重症胰腺炎的临床观察[J].中国中西医结合消化杂志,2016,24(7):558

N

牛蔚露,崔伟锋,黄莺,等.从104张处方谈钟以泽教授治疗银屑病的用药规律及特点[J].中华中医药学刊,2016,34(12):2893

Q

邱慧娟,王晖,孙明翠,等.除湿清热方治疗痤疮的临床应用[J].中医临床研究,2016,8(28):70

S

尚威,刘力佳,方静,等.中药熏洗治疗环状混合痔吻合器术后排便障碍疗效观察[J].现代中西医结合杂志,2016,25(13):1420

沈炳香,许甜甜,李向阳,等.生精A号治疗少弱精子症临床疗效观察[J].中成药,2016,38(6):1432

沈芳,谢韶琼,姜文成,等.清热解毒颗粒治疗寻常型痤疮临床观察[J].陕西中医,2016,37(9):1172

施斌,陈昆,张志明,等.前列舒通胶囊联合非那雄胺治疗良性前列腺增生症的疗效观察[J].现代药物与临床,2016,31(4):500

施慧,欧阳虹,施璐郗,等.益肾除湿丸治疗肾虚湿浊型弱精子症临床研究[J].云南中医中药杂志,2016,37(5):32

宋贺超,刘瑞霞,王红,等.大黄素对重症急性胰腺炎大鼠肠系膜肥大细胞脱颗粒的干预研究[J].北京中医药,2016,35(1):9

孙洪福,刘燕,颜培正,等.肝郁型CNP大鼠模型的建立及免疫学的初步研究[J].中华中医药杂志,2016,31(3):1074

孙倩,王艳阳.针刺联合瓜蒌连翘汤治疗早期急性乳腺炎110例[J].中医研究,2016,29(4):57

T

谭城.从理法之象探讨银屑病等红斑鳞屑性皮肤病"火炎土焦"病机[J].时珍国医国药,2016,27(12):2955

唐苏为,谢韶琼,宋勋,等.中药慢湿煎剂治疗血虚风燥型湿疹的疗效评价[J].现代中西医结合杂志,2016,25(12):1255

陶宝英.中药足浴联合湿润烧伤膏外敷治疗早期糖尿病足的疗效观察[J].护士进修杂志,2016,31(21):1985

W

王彬彬,尚锦秀.黄连膏换药促进混合痔术后创面愈合的临床疗效观察[J].中西医结合研究,2016,8(3):121

王丹,杨志波,谌莉媚.寻常型银屑病 miR-155 与 Th17 型细胞因子相关及竹黄颗粒对其的干预作用[J].江西中医药大学学报,2016,28(6):17

王琳琳,王灿,苗明三.马鞭草总苷对小鼠慢性非细菌性前列腺炎的影响及其抗炎、镇痛作用研究[J].中国药房,2016,27(19):2608

王双勋.补阳还五汤联合刺血拔罐治疗带状疱疹后遗神经痛[J].吉林中医药,2016,36(8):844

王艳富,马朝阳,丁琳,等.中药浸浴防治未溃期糖尿病足临床观察[J].湖北中医药大学学报,2016,18(16):67

王艳雨,芦源.中药面膜联合中药内服治疗肺经风热型痤疮临床观察[J].辽宁中医药大学学报,2016,18(9):135

王怡冰,李喜顺,朱新朋.加味除湿胃苓汤治疗慢性荨麻疹70例[J].中医研究,2016,29(5):18

王跃振,刘异,马恒军,等.中药熏洗结合改良 PPH 术治疗结缔组织型环状混合痔的临床观察[J].中国中医药科技,2016,23(2):198

王云,邱新建,王杨,等.五子二参汤治疗少弱精子症的临床研究[J].中国现代医学杂志,2016,26(24):139

韦媛媛,郭钦源,来玉芹.中低周波配合推拿治疗急性乳腺炎疗效观察[J].实用中医药杂志,2016,32(12):1218

魏照洲,范艺缤,邓文斌,等.消痔散坐浴配合 TDP 照射治疗环状混合痔术后肛缘水肿疗效观察[J].实用中医药杂志,2016,32(6):601

吴晓志,罗国富.自动痔疮套扎术加外痔切除联合中药内服外洗治疗混合痔疗效观察[J].四川中医,2016,34(10):153

吴燕丽,龚静,刘芳.丹参酮ⅡA 对重症胰腺炎肺损伤大鼠的保护作用研究[J].中国中医急症,2016,25(10):1870

吴越,吴永强,高秀飞,等.柴胡疏肝散合甘麦大枣汤加减治疗乳腺增生症的临床疗效研究[J].浙江中医药大学学报,2016,40(6):434

X

向延卫,范斌,徐蓉,等.芩珠凉血方对银屑病血热证患者血清 IL-17、IL-23 及皮损中相关转录因子的影响[J].南京中医药大学学报,2016,32(4):326

肖月园,王刚.临床治愈198例慢性荨麻疹的中医证候、用方体会及远期疗效分析[J].中国中西医结合皮肤性病学杂志,2016,15(6):340

谢洪霞,何梅,朱颜俊,等.调冲消斑汤治疗女性黄褐斑临床研究[J].中医学报,2016,31(9):1405

谢菁,王鼎,王力.柴胡桂枝干姜汤合当归芍药散治疗痤疮46例临床观察[J].湖南中医杂志,2016,32(7):77

徐文俊,毛常亮,冯仁洋,等.寻常型银屑病(白疕)血热证与 TH17 相关细胞因子病理变化的相关性分析[J].中医药导报,2016,22(21):18

Y

杨广智,麦丽霞,聂宝顺,等.Q-1064 激光联合逍遥丸治疗肝脾不和型黄褐斑的疗效研究[J].辽宁中医杂志,2016,43(7):1427

杨婷,邱祥,柳国斌.奚氏中医外科技术治疗糖尿病足溃疡180例临床疗效观察[J].天津中医药大学学报,2016,35(5):298

尹学永,王志文,刘冬梅,等.加味五神汤治疗湿热型结节性红斑58例疗效观察[J].内蒙古中医药,2016,35(4):26

郁超,何晓锋,曹宏文,等.养心疏肝汤联合系统脱敏行为心理疗法治疗原发性早泄的随机对照研究[J].上海中医药杂志,2016,50(8):46

袁秋英,曾一.中西医结合治疗早期急性乳腺炎133例临床观察[J].医疗装备,2016,29(3):154

Z

张海峰.中西医结合治疗老年腹腔镜胆囊切除术后综合征的临床观察[J].中医药学报,2016,44(5):102

张纪兰,罗斌.奥曲肽联合四磨汤对急性粘连性肠梗阻患者肠黏膜通透性的影响及疗效观察[J].新中医,2016,48(3):72

张强,丁敏,陆金根."整体观"指导下环状混合痔的手术疗效观察[J].上海中医药大学学报,2016,30(3):39

张素珍,皮志宏.癃闭泰结肠灌洗治疗慢性前列腺炎的临床疗效观察[J].时珍国医国药,2016,27(7):1676

张欣,刘远,葛建立,等.芪黄疽愈方对肢体动脉硬化闭塞症大鼠血脂水平的影响[J].河北中医,2016,38(5):725

章斌,李萍,杨新伟,等.蜈倍汤中药渍渍治疗慢性湿疹的临床疗效观察[J].上海中医药大学学报,2016,30(5):34

赵虹,蔡李芬,方芦炜,等.温通法治疗急性乳腺炎 348例[J].江西中医药大学学报,2016,28(4):49

甄威,许多,姜春梅,等.通腑清胰汤治疗急性重症胰腺炎临床研究[J].中国中医急症,2016,25(1):8

郑琪,李友山,冀凌云.复方黄柏液促进糖尿病足溃疡愈合其中 AGEs 与炎性因子的相关性[J].中国实验方剂学杂志,2016,22(24):167

支海莺,黄建平.复脉汤足浴治疗 0 级糖尿病足 40 例临床观察[J].中国中医药科技,2016,23(1):85

周策,张福蓉,王栩芮,等.刺络放血疗法联合消风散治疗血虚风燥型慢性荨麻疹的临床观察[J].中华中医药杂志,2016,31(4):1496

周萍,江琼,曾志华,等.中西药联合治疗寻常痤疮湿热夹瘀证的临床观察[J].中成药,2016,38(2):262

朱雪琼,林希,林祥,等.瓜蒌牛蒡汤合阳和汤加减治疗哺乳期急性乳腺炎早期临床观察[J].新中医,2016,48(11):125

学术进展

（八）骨伤科

【概　述】

2016年，公开发表中医骨伤科学术论文约2 500篇，内容包括临床治疗、基础研究、名医经验等方面。骨质疏松症、膝骨关节炎、颈椎病、腰椎间盘突出症、股骨粗隆间骨折、桡骨近端骨折、股骨头坏死等骨伤科常见疾病仍是本年度的研究热点，脊髓神经损伤、骨髓瘤、肌筋膜炎等疾病的研究值得关注，针刀作为中医微创疗法治疗骨伤科疾病取得的进展令人瞩目。

1. 基础研究

本年度比较重要的学术进展是中药复方及主要成分干预骨质疏松症、关节炎的机制研究。任辉等利用激素诱导性骨质疏松（OP）大鼠模型，研究补肾中药龟板对OP的治疗作用。发现龟板可以明显增加OP大鼠模型腰椎骨密度、骨矿物质含量、骨表面积、骨小梁数量、骨小梁厚度、压缩强度（$P<0.05$，$P<0.01$），明显减少OP大鼠模型腰椎骨小梁间距、I型前胶原N端肽（PINP）和β-I型胶原羟基肽（β-CTX）水平、Cathepsin K（CTSK）mRNA表达水平（$P<0.05$，$P<0.01$）。认为龟板可能通过降低骨转换有效改善激素诱导性骨质疏松，CTSK可能是龟板改善激素性骨质疏松大鼠骨量、骨微细结构、骨生物力学和骨代谢的作用靶点之一，为深入研究中医"肾主骨"理论提供了基础实验数据支持。刘喜德等利用胶原诱导性关节炎（CIA）大鼠，研究温化蠲痹方（防风、威灵仙、蜈蚣、白芥子、全蝎、白芷等）对大鼠外周血单核细胞DNA甲基化转移酶（DNMTs）表达的影响，研究发现，与正常组比较，模型组大鼠外周血单核细胞DNMT1、DNMT3a及DNMT3b表达明显降低（$P<0.01$）；与模型组比较，中药各剂量组及MTX组DNMT1、DNMT3a及DNMT3b表达水平明显升高（$P<0.01$），各组间比较$P>0.05$。提示温化蠲痹方通过上调DNMTs表达，调节CIA大鼠甲基化状态可能是其治疗胶原诱导性关节炎作用机制之一。彭孝武等利用佐剂性关节炎大鼠研究清络通痹方（雷公藤、青风藤、生地黄、僵蚕、三七）治疗类风湿关节炎的机制。结果发现，与单核细胞比较，破骨样细胞分化过程中存在明显差异表达的miRNAs共211个，其中表达上调88个，表达下调123个；RT-PCR验证结果与芯片检测结果表达趋势一致。RT-PCR结果显示，清络通痹方干预后miR-140-5p表达明显上调，生物信息学分析结果显示：miR-140-5p靶基因显著富集在肌动蛋白细胞骨架的调节、Ras信号通路、cAMP信号通路和Rap1信号通路等信号通路上。郑红霞等利用胶原诱导性关节炎小鼠研究薏苡仁酯对外周血中Foxp3+、CD_4^+、CD_{25}^+调节性T细胞的影响。研究发现，与正常组比较，造模对照组关节炎指数明显升高（$P<0.01$），薏苡仁酯组较造模对照组关节炎指数明显下降（$P<0.01$）；与正常组比较，造模对照组Foxp3+、CD_4^+、CD_{25}^+调节性T细胞水平均明显下降（$P<0.01$）；薏苡仁酯组较造模对照组用药后Foxp3+、CD_4^+、CD_{25}^+调节性T细胞水平明显升高（$P<0.01$）。王腾腾等利用TNF转基因（TNF-Tg）小鼠研究二陈加桃红四物汤（半夏、橘红、茯苓、熟地黄、当归、白芍药等）对类风湿关节炎的影响。研究发现，与对照组比较，模型组踝关节炎症组织明显增加（$P<0.05$），下肢淋巴管功能下

降,收缩频率降低($P<0.05$);二陈加桃红四物汤给药可以维持 TNF-Tg 小鼠踝关节骨量,保护下肢淋巴管功能,缓解关节炎症。上述各项研究从免疫学、基因组学、淋巴与微循环等方面对中医药防治"痹证"的机制研究有了创新性探索。

2. 临床研究

临床研究充分体现了中医骨伤学科的特色,发挥了中西医结合的优势。有关在颈椎病、腰椎间盘突出症、股骨粗隆间骨折、膝骨关节炎、筋膜炎的治疗与研究以及针刀治疗在骨伤科疾病上的应用等已设有专题介绍。此外,王春成等观察乌头、半夏配方在上肢骨折合并臂丛神经损伤患者术后骨愈合中的作用及用药安全性,将患者随机分为两组,联合组 48 例以常规手术治疗联合乌头、半夏配伍煎液外敷患处,对照组 49 例予以常规手术治疗。结果,两组骨折愈合率及术后并发症发生率比较 $P>0.05$;联合组骨折愈合时间显著短于对照组($P<0.05$)。治疗 2、4、8 周时,联合组 BMD 水平均显著高于对照组($P<0.05$);肘关节功能评分(Neer 评分、Mayo 评分)优良率及臂丛神经功能优良率亦显著高于对照组($P<0.05$);联合组用药后虽无严重肝、肾、心功能障碍发生,但出现肝功能指标异常波动者 2 例,无肾功能指标及心功能异常报道。表明乌头、半夏配伍外敷,对促进上肢骨折合并臂丛神经损伤患者术后骨愈合及臂丛神经损伤恢复有利,且用药安全,临床可将其作为一种可行性治疗方案。晏梅等将 272 例肱骨干闭合性骨折患者随机分为两组,均予传统西医治疗方法复位后,夹板固定或肩肱石膏固定,治疗组加服祛瘀接骨饮(穿山甲、血竭、乳香、没药、木香、酒大黄等)及外敷长骨接骨散(当归、赤芍药、酒大黄、透骨草、羌活、续断等)。结果,治疗组患者全部在 6 周内愈合,较对照组缩短了骨折愈合时间,提高了治愈率;治疗组总有效率为 98.5%(134/136),与对照组 63.2%(86/136)比较 $P<0.01$;且骨痂形成、X 线评分明

显优于对照组($P<0.05$)。罗贤红等观察温阳补肾法对骨质疏松骨折患者恢复期血清骨钙素、PDGF、sVCAM-1 与 IGF-1 水平的影响。将 60 例骨质疏松骨折恢复期患者随机分为两组,均予常规治疗,实验组加服温阳补肾中药(补骨脂、骨碎补、菟丝子、玄参、细辛、淫羊藿等)。治疗 1 个月后,实验组患者血清 BGP、PDGF、IGF-1、BMD 水平较高,sVCAM-1 水平较低,与对照组比较均 $P<0.05$。认为温阳补肾法能够显著升高骨质疏松骨折患者恢复期血清骨钙素、PDGF 与 IGF-1 水平,降低血清 sVCAM-1 水平,增加骨密度。刘光勇等将 74 例 OP 患者随机分为两组,均静脉滴注伊班膦酸钠注射液,口服碳酸钙 D_3 片;治疗组加服仙灵骨葆胶囊(丹参、补骨脂、淫羊藿、续断、知母、生地黄等)。治疗 12 个月后,治疗组总有效率为 89.2%(33/37),优于对照组 78.4%(29/37)($P<0.05$);两组患者血磷、碱性磷酸酶均显著降低,血钙升高($P<0.05$),治疗组改善程度更显著($P<0.05$);两组患者腰椎 L2~L4 骨密度、股骨颈骨密度和骨钙素均显著升高($P<0.05$);且治疗组升高更明显($P<0.05$)。吴瑞锋等观察六味地黄丸对 70 例肾阴虚型 OP 老年患者的疗效及其对骨钙素、骨密度的影响,将患者随机分为两组,均予服阿仑膦酸钠,观察组加用六味地黄丸,28 d 为 1 个疗程。经治 6 个疗程,与治疗前及对照组治疗后比较,观察组生活质量量表(SF-36)中 8 个维度评分均明显提高($P<0.01$);两组患者治疗后第 1~4 腰椎(L1~L4)、股骨颈和总髋部的骨密度均升高($P<0.05$),t 值均显著高于治疗前($P<0.05$),且观察组更显著($P<0.05$);两组患者外周血清骨钙素的浓度均较治疗前上调($P<0.05$),观察组上调的趋势较对照组明显($P<0.05$)。提示六味地黄丸可能通过提高骨密度及合成骨钙素来改善肾阴虚型 OP 患者的生活质量。

吴佳莹等对全国 19 家三级甲等综合医院 HIS 数据库中 9 731 例 OP 住院患者诊断信息及医嘱信

息采用频数和关联分析显示,西药仍是治疗的主要药物,除在1种中药加3种西药的组合中,西药使用频率前五位皆为"骨化三醇加碳酸钙加鲑降钙素"的固定模式外,二磷酸盐为使用频率最多;治疗OP的高频中草药,活血化瘀剂占64.4%,使用频数最高的20种中药中,活血化瘀剂占到13种,联合用药的所有组合模式中,频数分布最高的前五位均有活血化瘀剂,补肾、健脾、活血化瘀方法从基础和临床上证实治疗OP具有较高疗效。于潼等对159例股骨头坏死患者进行中医体质辨识及证候分型,观察不同证候间中医体质分布的差异。研究发现,中医体质辨识:48例阳虚质(30.2%)、34例湿热质(21.4%)、25例血瘀质(15.7%)。中医证候分型以痰瘀阻络证居多,共70例(44.0%),其次为肝肾亏虚证63例(39.6%),气滞血瘀证26例(16.4%)。3种中医证候的中医体质分布差异均有统计学意义,痰瘀阻络证以湿热质和阳虚质为主要体质;气滞血瘀证以血瘀质及气郁质为多;肝肾亏虚型中以阳虚质和阴虚质占主要比例。表明股骨头坏死不同中医证候间中医体质分布存在差异,中医证候的形成受体质影响而存在倾向性。

3. 专家经验总结

刘献祥介绍了陈可冀院士辨治骨性关节炎的学术思想,对骨性关节炎的核心病机与治疗理念进行探讨。骨性关节炎以关节软骨退变为原发、骨质增生为继发的病理特点,关节软骨退变临床表现为痿,骨质增生临床表现为痹,本痿标痹为骨性关节炎的核心病机。骨性关节炎的治疗理念,应本着整体观念和病证结合的原则,客观辨证地分析。从本治痿,从标治痹;急则治痹痛,祛风湿,止痹痛;缓则治痿证,补肝肾,益气血;久则痿痹同治,补肝肾,益气血,祛风湿,止痹痛。其运用独活寄生汤内服,洗腿方熏洗,整骨麻药外涂,结合膝关节炎治疗仪家庭理疗,逐渐形成了以本痿标痹为核心病机的辨治骨性关节炎之新理念。俞秋纬等介绍了国医大师

石仰山"以气为主、以血为先"理论在创伤骨科中的应用经验。石老强调"气血兼顾,以气为主,以血为先"的原则。其中"以气为主"是常法,"以血为先"是变法。"以气为主"包括理气、补气、健脾气、温肾气等,这些治法需贯穿创伤治疗的全程;"以血为先"包括活血化瘀、破血逐瘀等,这些治法可在前期或择期适当应用以治标,但其为变法,不可长期过度使用。创伤的不同时期,气血的虚实之证是不同的,创伤初期,气滞者多,气虚者少;血瘀者多,血虚者少。但需要注意的是,即使损伤之初,气滞之时,亦已有耗气之趋向。而进入创伤中后期,病情渐由实转虚,或虚中夹实,纵有实候可言,亦多为宿瘀,而气血则多呈虚象。创伤后的实证阶段较短,虚证阶段则为时较长。故理伤取攻逐之法为其变,不可久用;而补益之法方为其本,需贯彻始终。补法的应用是多样的,或先攻后补,或先补后攻,或攻前预补,但万变不离其宗,总以温补脾肾为主。石老秉承家学、寻求创新,推崇"十三科一理贯之"的学术思想,为中医骨伤学科的临床、科研与教学工作的发展与创新作出了不可磨灭的贡献。

(撰稿:施 杞 徐 浩 审阅:王拥军)

【颈椎病的治疗及实验研究】

鲍建敏等调查颈椎病患者的中医体质类型的分布特点及其与颈椎病的相关性。研究发现,颈椎病患者以偏颇体质为主,与阳虚体质具正相关关系。

李瑞奇等运用关联规则和熵聚类算法,对河南省洛阳正骨医院门诊117张颈椎病处方的用药规律分析发现,共使用166味中药中频次20以上的有13味,排前3位的是川芎、丹参、白芍药;药对出现频次高低排序前3位是川芎-丹参、川芎-白芍药、川芎-白芷;基于熵层次聚类治疗颈椎病的新处方主要有:黄芪-白芷-天麻、白芍药-木瓜-酸枣仁、

紫菀-川芎-丹参、威灵仙-木瓜-藁本、威灵仙-藁本-天麻、当归-白芷-藁本、黄芪-川牛膝-狗脊等。

周宗波等将 106 例患者随机分为两组,均采用常规治疗,观察组结合桂枝葛根汤加减(桂枝、葛根、生姜、芍药、大枣、炙甘草等)治疗。经治 4 周,两组 BA 和 LVA 的 Vs、Vm 治疗后明显增加($P<0.05$);观察组高于对照组($P<0.05$);两组血浆 ET-1 水平、VAS 评分均较治疗前明显降低($P<0.05$);NO 水平、ADL 评分、手指麻木评分均较治疗前明显增加($P<0.05$),且治疗组均优于对照组(均 $P<0.05$);观察组总有效率为 93.9%(46/49),与对照组 75.5%(37/49)比较 $P<0.05$。

黄振俊等采用葛根汤加减配合"五步手法"治疗神经根型颈椎病 66 例,对照组仅予葛根汤加减。经治 7 d,观察组有效率为 86.4%(57/66),与对照组 68.2%(45/66)比较 $P<0.05$。两组患者相关功能评分和机体疼痛评分明显改善,且观察组更著($P<0.05$)。

胡松峰等采用麻桂饮(麻黄、桂枝、当归、葛根、炙甘草、陈皮)联合"易颈经"治疗颈型颈椎病 40 例,对照组服用塞来昔布胶囊。经治 2 周,治疗组总有效率为 95.0%(38/40),与对照组 80.0%(32/40)比较 $P<0.05$;两组 VAS、NDI 评分较治疗前降低($P<0.05$),且治疗组更著($P<0.01$)。

宣守松等采用脊柱微调手法结合八段锦功法治疗颈型颈椎病 40 例,对照 1 组、2 组分别采用脊柱微调手法、八段锦功法治疗。经治 20 次,对患者 PRI、VAS、PPI 及综合评分中,观察组与对照 1 组、2 组比较均 $P<0.05$,观察组疗效均优于对照组。

小针刀是近年发展起来的一种新的治疗方法,应用针(针身)和手术刀(刀头),通过针刺手法,起到切割、剥离作用。林卓鹏等采用小针刀配合温胆汤治疗椎动脉型颈椎病 40 例,对照组采用常规电针针刺。经治 2 周,治疗组总有效率为 95.0%(38/40),优于对照组 80.0%(32/40);各项症状总评分

优于对照组($P<0.05$)。邓光明等采用小针刀结合整脊手法治疗神经根型颈椎病 40 例,与针灸治疗组对照。经治 5 d,治疗组总有效率达 92.5%(37/40),与对照组 82.5%(33/40)比较 $P<0.05$。周忠良等采用针刀联合端提旋转手法治疗神经根型颈椎病 41 例,对照组单纯采用旋提手法。经治 2 周,两组患者症状体征积分均较治疗前明显下降($P<0.05$),且治疗组更著($P<0.05$);治疗组总有效率为 97.6%(40/41),与对照组 92.3%(36/39)比较 $P<0.01$。目前小针刀技术没有统一的操作规范,其治疗颈椎病的研究样本量不足,且难以对疗效进行量化、客观化评价,期待大样本 RCT 实验对其临床安全性和有效性进行进一步验证。

付本升等采用颈椎前路射频热凝联合臭氧消融椎间盘、椎旁阻滞以及针刀松解椎旁软组织等"立体微创"治疗 45 例颈椎病患者,对照组应用药物保守治疗,5~7 d 治疗 1 次,2 次为 1 个疗程。平均随访(12.7±5.8)个月,两组 VAS、SF-36 分值均较术前明显改善(均 $P<0.05$)。立体微创组末次随访治疗优良率达 97.8%(44/45),与药物治疗组 75.0%(33/44)比较 $P<0.01$。

于杰等观察了中医综合疗法治疗神经根型颈椎病的远期疗效,观察组采用了旋提手法+颈痛颗粒(三七、川芎、延胡索、白芍药、威灵仙、葛根等)+颈椎康复操,对照组接受颈椎牵引+双氯芬酸钠缓释片+佩戴颈围治疗,疗程 2 周。结果,治疗组愈显率为 53.6%(126/236),有效率为 96.2%(226/235),均优于对照组 12.9%(20/232)、79.3%(184/232)(均 $P<0.05$);治疗组 6 个月后复发率明显低于对照组($P<0.05$)。3 年随访中有 174 人接受非手术治疗,5 人接受手术治疗;5 年随访中有 193 人接受非手术治疗,8 人接受手术治疗。

王晓东等采用旋提手法治疗椎动脉型颈椎病患者 30 例,隔天 1 次,每次 15~30 min,对照组接受颈椎牵引疗法治疗,1 次/d,20 min/次。经治 2 周,试验组总有效率为 96.7%(29/30),对照组

83.3%（25/30）；试验组治疗第 7、14 d，对照组治疗第 14 d 眩晕功能状态积分、眩晕心理功能积分、眩晕总积分明显降低（$P<0.05$），且试验组治疗第 7、14 d 眩晕总积分和第 14 d 眩晕功能状态积分低于同观察时间对照组积分（$P<0.05$，$P<0.01$）。

楚云杰等采用仰卧位定点牵伸法治疗神经根型颈椎病 30 例，对照 1 组和 2 组分别采用颈椎牵引、常规推拿治疗。治疗 12 次后，治疗组总有效率为 83.3%（25/30），优于对照 1 组和 2 组的 60.0%（18/30）、73.3%（22/30）（均 $P<0.05$）。郑宇等采用可调式颈椎固定牵引器个体化牵引结合中药（羌活、独活、白藓皮、红花、蛇床子等）湿热敷治疗椎动脉型颈椎病患者 180 例，治疗 14 d 后，颅外段左右椎动脉（VA）和基底动脉（BA）的收缩期峰值血流速度（Vp）和平均血流速度（Vm）均高于治疗前，收缩期搏动指数（PI）和阻力指数（RI）均低于治疗前；痊愈 139 例，有效 36 例，无效 5 例。

樊成虎等探讨黄芪总苷对大鼠退变颈椎间盘内白细胞介素-1β（IL-1β）、肿瘤坏死因子-α（TNF-α）含量的影响。研究发现，退变椎间盘不但释放大量的细胞因子，还可加速椎间盘的退变，黄芪总苷能降低退变颈椎间盘中细胞因子的含量，具有减弱炎性反应和减缓椎间盘退变的作用，且存在量效关系。

（撰稿：崔学军　审阅：王拥军）

【腰椎间盘突出症的治疗与研究】

梁浩东等对刘军治疗腰椎间盘突出症（LIDP）的 149 个中药处方进行分析，发现使用频率较高的中药有牛膝、杜仲、狗脊、徐长卿、独活、薏苡仁等。药物的四气分布主要为温、平；五味分布主要为苦、甘、辛；归经分布主要为肝、脾、肾经。刘军治疗本病多用补虚药、祛风湿药、活血化瘀药，以补益肝肾、祛风湿、活血化瘀为主要治法。高春鹏等总结姜宏益气活血治疗 LIDP 的经验。提出对本病的辨证应抓住"虚""瘀"二字，治疗上以补其虚、化其瘀为原则；以气为主，以血为先；兼顾脾肾，独重瘀邪。治疗上法随机变，倡益气活血；衷中参西，化裁古方；知犯何逆，随证治之；中西合参，三期分治。

范志勇等基于"骨错缝、筋出槽"理论及其与 LIDP 病理实质的相关性分析，归纳总结林氏正骨推拿治疗本病的操作要领及核心技术规范。首先针对髓核的移动方向及骨错缝，采用垫枕背伸按压手法。其次，在手法操作时恰当运用快扳法和慢扳法。临床诊断主要依据问诊、望诊、触诊来完成。临床治疗时，应根据椎间盘突出部位及方向的不同选择相应的手法，包括弹拨手法和垫枕背伸按压法、坐位定点旋转扳法、立体定位斜扳法、提拉旋转斜扳法、下肢后伸定点按压法以及垫枕背伸按压法。

李亚军等探讨近 10 年发表的文献中治疗 LIDP 的中药用药规律。研究发现，治疗药物主要有祛风除湿药（伸筋草、桑寄生、独活、透骨草、羌活、威灵仙）、活血化瘀药（红花、牛膝、川芎、没药、乳香）、行气药（香附）、补益药（当归、熟地黄）、温阳药（肉桂）。总结治疗用药以祛风除湿、活血化瘀类为主，配合补血、补阴、温阳、行气之品，从而达到祛邪与扶正兼顾的治疗效果。

胡君等探讨 LIDP 中医辨证分型与磁共振 Pfirrmann 标准分级的相关性。结果，Kendall 等级相关检验显示 LIDP 中医辨证分型与 Pfirrmann 标准分级呈正相关（$P<0.01$）；LIDP 中医证型的不同也对应着不同程度的腰椎间盘退变：Pfirrmann I 级诊断接近于气滞血瘀证椎间盘退变程度，Pfirrmann II、III 级诊断接近于湿热痰滞证和风寒湿滞证椎间盘退变程度，Pfirrmann IV、V 级诊断接近于肝肾亏虚证椎间盘退变程度。

镇水清等采用马钱子风湿丸（马钱子、独活、秦艽、防风、木瓜、肉桂等）结合针刀松解术治疗腰椎间盘突出症 60 例，并与电针治疗组作对照。经治

18 d,治疗组有效率为95.0%(57/60),高于对照组85.0%(51/60)($P<0.05$);JOA评分和ODI变化比较,观察组均优于对照组(均$P<0.05$)。胡国良采用小针刀配合骨康宁3号方(延胡索、独活、威灵仙、牛蒡子、防风、肉桂等)湿敷治疗腰椎间盘突出症126例,对照组仅予中药湿敷。经治2个月,治疗组总有效率为96.0%(121/126),高于对照组72.2%(91/126)($P<0.05$);两组治疗后VAS评分均有明显减少,且研究组更明显($P<0.05$)。赵玉石采用射频臭氧重叠疗法配合身痛逐瘀汤熏蒸治疗40例患者,对照1组采用单纯的射频配合中药,对照2组采用单纯的臭氧配合中药治疗。结果,按改良Macnab法评定观察组优良率92.5%(37/40),优于对照1组80.0%(32/40)、对照2组72.5%(29/40);治疗后腰痛VAS评分组间无明显差异,腿痛VAS评分观察组低于对照1、2组,而JOA评分观察组高于对照1、2组(均$P<0.05$);中药熏蒸治疗后,患者腰痛几乎全部缓解,且半年内无复发情况发生。石可松等采用段层套管丹参肠线栓针刀微创植入术配合身痛逐瘀汤(桃仁、红花、川芎、当归、牛膝、羌活等)治疗49例患者,对照组单纯段层套管丹参肠线栓针刀微创植入术治疗。经治4周,治疗组优良率为79.6%(39/49),优于对照组61.2%(30/49)($P<0.05$)。

汤勇等采用微创介入联合激光针刀治疗腰椎间盘突出症60例,并与单纯针刀组与微创介入组对照,2次/周。治疗4周,联合组JOA疗效治愈率和ODI指数疗效优良率均明显高于激光针刀组和微创介入组(均$P<0.05$);三组治疗后VAS疼痛评分均较治疗前明显降低(均$P<0.05$),且联合组评分均明显低于其余两组(均$P<0.05$)。

李伟等采用针刀整体松解术配合手法治疗治疗60例患者,1次/周,共治3次;对照组采用电针治疗,1次/d,6次为1个疗程,每个疗程后休息1 d,共治3个疗程。结果,治疗组总有效率为95.0%(57/60),明显高于对照组86.7%(52/60)(P

<0.05);两组治疗后患者VAS评分指数均明显降低($P<0.01$),治疗组改善更明显($P<0.05$);治疗后两组6-K-PGF1α均呈升高趋势($P<0.05$),治疗组升高更明显($P<0.05$)。

阳静波采用C臂机下针刀钩活术治疗脱出型腰椎间盘突出症40例,对照组采用椎旁注射治疗,1次/周,连续治疗3次为1个疗程。两组治疗后JOA评分、腰椎功能均优于治疗前,且治疗组明显优于对照组($P<0.05$)。胡迪等采用中医牵引配合正骨手法治疗50例患者,对照组仅予中医正骨手法。连续10次作为1个周期,两组患者均取得一定临床疗效,但试验组患者疗效和疼痛缓解情况更显著($P<0.05$)。

孙建兵采用踩跷法治疗60例患者,取俯卧位,胸部和大腿部各垫枕头两只,使腹部离床面10 cm左右。医者双手抓住固定踩跷器的不锈钢扶手,踩踏时调节好自身的体重和控制踩踏的力量,踩踏时以一足掌前部着力于相应突出的腰椎间盘的所在棘突和棘突旁2~3cm处,足跟提起,运用膝关节的一屈一伸,对腰部进行一压一松的连续刺激。足掌前部勿离开患者的腰部,另一足放于床边。踩踏力量和次数要适可而止,以患者能耐受为度,踩跷结束后休息10 min后方可下床。1次/d,15 min/次,10次为1疗程。对照组采用针刺法治疗。结果,观察组总有效率为90.0%(54/60),高于对照组75.0%(45/60)($P<0.01$)。

周运峰等采用颤压"腰五线"治疗30例患者,具体:①以揉法放松整个腰背部,施术3~5 min。②按揉"腰五线",即腰中线(督脉悬枢穴至腰俞穴连线)、左右腰第一侧线(膀胱经三焦俞至关元俞)和左右腰第二侧线(膀胱经肓门穴至秩边穴)。③颤压"腰五线",用单手或双手的掌部作用于腰中线,双手中指重叠颤压作用于腰部两侧第一、二侧线,强力地静止性用力,产生快速的震颤动作,由上到下进行颤压5~8 min。④掌压腰骶局部,结束治疗,对照组采用常规推拿方法,1次/d,连续治疗7

次。结果,两组 VAS 评分均较治疗前明显下降($P<0.01$),腰椎 JOA 评分均较治疗前提高($P<0.01$),且治疗组优于对照组($P<0.05$);治疗组有效率为 97.7%(29/30),优于对照组 73.3%(22/30)($P<0.05$)。

(撰稿:刘 利 审阅:王拥军)

【膝骨关节炎的治疗及实验研究】

王培民等提出以控制膝骨关节炎(KOA)顽固性疼痛为核心的诊疗理念和以截断扭转、寒温并用为指导思想的治法体系,即强调疾病病机在复杂不清的情况下,通过遏制住主要症状以截断病情进一步发展的手段和有选择性地配伍使用寒热两性中药,达到攻补兼施、相反相成目的的方法。王强等对 602 例患者的症状进行系统聚类分析,评估患者证候分型情况,同时采用国际公认的视觉模拟评分法进行评分,评定患者膝关节的疼痛程度。对患者不同状态下膝关节疼痛与各证候分型的 VAS 评分数值的相关性进行分析,发现以单一证候血瘀为主的实证和以肾虚寒凝型为主的虚实夹杂症与疼痛程度相关性较高,而以气虚亏虚型为主的虚证的临床表现越明显,其疼痛的程度反而就越不明显。陈元川等对 183 例 KOA 患者进行回顾性研究,采用 WOMAC 量表积分的前后差值改变情况来进行评定"石氏伤科膝骨关节炎特色诊疗方案"对比传统膝骨关节炎诊疗方案的临床有效性。结果发现,"石氏伤科膝骨关节炎特色诊疗方案"组 WOMAC 评分差值在疼痛积分、功能积分以及总分上都明显优于传统治疗组,而在僵硬积分上两组的差异不明显。

何海军等将 120 例患者随机分为两组,均予玻璃酸钠关节腔注射法,治疗组同时予针刀治疗。经治 3 个月,治疗组 VAS 评分低于对照组($P<0.01$),HSS 总体评分高于对照组($P<0.01$);疼痛、功能及关节活动度评分治疗组均高于对照组

($P<0.05$)。吴洋等采用蠲痹颗粒(附片、川芎、黄芪、细辛、桂枝、麻黄)治疗 36 例寒湿痹阻型 KOA 患者,对照组予附桂骨痛颗粒。治疗 4 周,试验组总有效率为 91.4%(32/35),优于对照组 81.3%(26/32)($P<0.05$);两组治疗不同时期症状及体征总积分比较,试验组优于对照组($P<0.05$)。李楠等采用双氯芬酸钠缓释胶囊与骨痹方(桂枝、茯苓、丹皮、白芍药、桃仁、姜黄等)治疗 45 例患者,对照组仅内服双氯芬酸钠缓释胶囊。结果,与对照组比较,治疗 2、4、8 周时试验组有效率较高($P<0.05$,$P<0.01$);治疗 4、8 周后各项指标均明显优于对照组($P<0.05$,$P<0.01$)。李云涛等将 118 例 KOA 患者随机分为两组,均采用玻璃酸钠注射治疗,观察组加用海桐伸筋透骨汤(海桐皮、乳香、伸筋草、没药、透骨草、当归等)热敷。经治疗程 5 周,观察组总有效率为 94.9%(56/59),明显高于对照组 74.6%(44/59)($P<0.05$);两组治疗后 VAS 评分、Lequesne 指数各项评分以及总积分变化均明显降低,且观察组更明显($P<0.05$)。

王翔等采用针刀松解术治疗膝骨关节炎 115例,对照组予针灸治疗。经治 2 周,针刀组总体疗效优于针灸组;WOMAC 各项评分针刀组均优于针灸组(均 $P<0.05$)。李辉等采用针刀结合导引治疗膝骨关节炎 33 例,与单纯针刀治疗、单纯导引治疗对照。结果,治疗 2、4、8、16 后,针刀导引组 VAS 距离小于针刀组、导引组($P<0.01$);时间因素和分组因素存在交互效应($P<0.01$);治疗 16 周后,针刀导引组疗效优于针刀组和导引组(均 $P<0.01$)。李皎等采用枝川疗法(用低浓度激素在压痛点或硬结点作扇形注射)结合小针刀治疗膝关节炎 60 例,治疗 2 周,总有效率为 98.3%(59/60)。李炳奇等采用射频针刀结合医用臭氧治疗膝关节骨性关节炎 38 例,1 次/周,治疗 2 周,总有效率为 89.5%(34/38)。

宋永周等观察姜黄素对骨关节炎患者软骨细胞氧化应激和基质金属蛋白酶-13(MMP-13)、白细

胞介素-6(IL-6)分泌的影响。研究发现,关节炎软骨细胞经姜黄素干预后,SOD、MDA、MMP-13、IL-6 均有显著性变化;与正常软骨细胞组比较,关节炎软骨细胞组核因子 E_2 相关因子 2(Nrf2)mRNA 及其蛋白表达水平下调,细胞核内 Nrf2 活性增强;经姜黄素干预后关节炎软骨细胞 Nrf2 mRNA 及其蛋白表达水平上调,细胞核内 Nrf2 活性明显增强。

段超等研究人参皂苷 Rg1 对兔膝关节早期骨性关节炎软骨细胞增殖的影响。将人参皂苷按照 Rg1 低、中、高(5、10、20 mg/kg)剂量灌胃给兔膝骨性关节炎早期模型进行干预,正常组和模型组以生理盐水灌胃做对照。取材后采用 PCR 技术检测 P21、CyclinD1 mRNA 表达,Western-blot 技术检测相应蛋白的表达以及用 PCNA 法检测软骨细胞增殖活性,发现人参皂苷 Rg1 可有效提高软骨细胞 G1 期调节蛋白 CyclinD1 的表达,并抑制 P21 表达,从而促进软骨细胞增殖,对软骨组织的修复有着积极作用。王欢等探讨不同造模时间下大鼠滑膜组织中的 Toll 样受体(TLRs)和核因子-κB(NF-κB)在 OA 病程中的内在联系,研究其表达特点及变化规律。利用 Hulth 法建立 2、4、6 周膝的 OA 动物模型,假手术组及空白组做对照,对干预组提取滑膜样本,并对样本进行形态学观察和实时 PCR 法检测各组滑膜组织中 TLR_2、TLR_4 及 NF-KB 的表达。发现 OA 病程时间与 TLR_2、TLR_4 和 NF-κB 的表达之间存在显著的相关性,三者是造成 OA 发生的重要影响因子。

(撰稿:梁倩倩 刘 洋 审阅:王拥军)

【股骨粗隆间骨折的治疗与研究】

近年来,手术治疗股骨粗隆间骨折(ITF)已逐渐成为共识。ITF 是指发生在股骨颈基底部至股骨粗隆水平以上的骨折。Liporacecopre 等的研究结果表明,有 90％以上的 ITF 发生于 65 岁以上的老年人。随着年龄的增长,老年患者身体机能的退化和骨质疏松,髋部的骨折常常造成高龄患者残废甚至死亡,长期卧床后病死率高达 15％～20％。由于老年患者大多合并有内科系统疾病,单纯保守治疗易发生心、脑、肺疾患及褥疮等并发症。因此对于老年患者 ITF 主张采用手术治疗,缩短老年患者卧床时间,纠正骨折短缩及移位,提高骨折愈合后肢体功能恢复。

杨小海等采用亚洲型股骨近端防旋髓内钉(PFNA-Ⅱ)内固定治疗 65 例老年 ITF 患者,观察骨折愈合、并发症及髋关节功能恢复情况。结果,随访 10～24 月内,所有患者均骨折愈合,愈合时间 10～14 周,未出现切口感染和螺旋刀片切割等情况,Harris 评分中优 31 例、良 23 例、可 8 例、差 3 例。王春生等采用闭合复位股骨近端防旋髓内钉(PFNA)内固定治疗 45 例老年股骨粗隆间骨折,术后采用 Harris 评分进行评定。结果,所有患者 8～12 周内均达到骨性愈合,无骨折不愈合、髓内钉断裂、感染、下肢深静脉血栓形成、肺栓塞等并发症,其中优 28 例、良 12 例、可 5 例。认为闭合复位后 PFNA 是治疗各种类型老年股骨粗隆间骨折的理想方法之一。

目前对于 PFNA 的使用日益增多,综合比较与其他类型内固定方法和器具,在手术时间、愈合情况及术后功能恢复方面均有一定的优势。李明等将 95 例患者分为 PFNA 与 InterTan 组,记录两组患者手术时间、术中出血量、术中透视次数,术后随访统计患者骨折愈合时间、髋关节功能评分(Harris 评分)、髋关节功能优良率、术后并发症情况等,比较 PFNA 与联合拉力交锁髓内钉(InterTan)治疗不稳定性转子间骨折的临床效果。结果,两组患者均获得 1 年以上随访,随访时间(16.1±5.9)个月,两组在术中出血量、术中透视次数、骨折愈合时间、术后优良率、并发症率等方面差异均无统计学意义($P > 0.05$);PFNA 组患者手术时间短于 InterTan 组,InterTan 组患者术后末次随访 Harris 评分高于 PFNA 组患者($P<0.05$)。因此，PFNA 和 InterTan 均适用不稳定性转子间骨折，术中出血量均较少，并发症率低；PFNA 手术时间较短，但其稳定性较差；InterTan 手术时间较长，但稳定性高，术后髋关节功能评分优于 PFNA。费国芳等比较 PFNA（57 例）固定和股骨近端解剖锁定接骨板（ALP）（65 例）治疗老年不稳定性股骨粗隆间骨折。结果发现，PFNA 组患者在部分负重、完全负重时间和骨折愈合时间均比 ALP 组短（$P<0.05$）；术后 6 个月 PFNA 组 Harris 评分高于 ALP 组患者（$P<0.001$），有 1 例出现患侧下肢短缩，1 例发生螺钉从股骨头切出，进而进行人工关节置换术治疗；ALP 组 3 例发生骨延迟愈合，取出螺钉后另行植骨治疗，2 例发生钢板断裂，其中 1 例行关节置换术、1 例以动力髁螺钉固定。两组患者的并发症发生率比较，差异无统计学意义（$P>0.05$）。因此，与 ALP 固定相比，PFNA 固定治疗老年不稳定性股骨粗隆间骨折，患者可以更早地下地负重互动，获得更快的骨折愈合和更好的髋关节功能，两者安全性相当。

梁勇将 220 例高龄股骨粗隆间骨折患者随机分为两组，均予 PFNA 固定治疗，观察组遵循中医骨伤三期辨证原则，在骨折早期针对性活血化瘀、消肿止痛，予红花油涂抹，丹参、桃仁煎汤口服；中期手术结束至术后 30 d 补肾壮骨，予虎骨、胶原等大骨汤促进新骨愈合；后期调理肝肾、适当活动筋骨。经治疗，观察组总有效率为 89.1%（98/110），并发症发生率为 5.5%（6/110），疗效均优于对照组 64.5%（71/110）、20.0%（22/110）（均 $P<0.05$）。苏小强将 120 例患者随机分为两组，均行 PFNA 固定，观察组加服益气补血方（黄芪、党参、白术、当归、丹参、赤芍药等）辅助治疗 12 周。结果，观察组在骨折愈合时间和下地活动时间均短于对照组，术后随访 Harris 评分高于对照组，术后并发症发生率显著低于对照组（均 $P<0.05$）；两组术后 VAS 评分、术后炎症指标水平均低于术前（$P<0.05$），且观察组各

指标改善情况均优于对照组（均 $P<0.05$）。

李满峰等将 500 例髋部骨折手术患者随机分为两组，均予常规西医治疗，治疗组加用身痛逐瘀汤（桃仁、当归、川芎、五灵脂、秦艽、香附等），疗程 7 d。结果，术后治疗组下肢深静脉血栓发生率明显低于对照组（$P<0.05$），两组患者治疗后凝血酶原时间，DD 二聚体及血液流变学指标水平均较治疗前明显降低（$P<0.05$），且治疗组降低更明显（$P<0.05$）。朱金华等采用益气养阴通脉汤（黄芪、川牛膝、鸡血藤、红花、全当归、党参）治疗 55 例老年髋部骨折术后下肢深静脉血栓（DVT）患者，对照组 57 例术后予低分子肝素钙注射液治疗。经治 10 d，两组患者在患肢周径差值（患肢与健肢在膝上及膝下 10 cm 测量周径的差值）差异无统计学意义，术后第 5、10 d 的 D-二聚体变化有显著差异（$P<0.05$）；术后 10 d 发生下肢深静脉血栓例数两组分别为 2、3 例，组间比较 $P>0.05$。提示益气养阴通脉汤对老年髋部骨折术后下肢深静脉血栓形成具有良好的预防作用，与低分子肝素钙疗效相当，但不良反应更小。刘青春将 75 例患者随机分为两组，均在常规抗凝的治疗上加用静脉泵，观察组在泵下放置中药（黄芩、生大黄、三棱、莪术、黄柏、白芷等）外敷散剂。治疗 10~14 d 后，观察组患者下肢深静脉血栓发生率明显低于对照组（$P<0.05$）。

PFNA 固定治疗股骨粗隆间骨折具有术中出血量少、手术创伤小等特点，但术后隐性失血量多，这一观点已被广泛接受并引起足够的重视。王喜波认为，不能忽视 PFNA 作为微创手术不能充分暴露髋部肌肉，也不能对软组织进行彻底止血，术后血液大量进入组织间隙导致隐性失血。而髋部手术下肢深静脉血栓的预防已作为常规抗凝治疗的一种，抗凝药物改变了凝血酶的活性，在预防血栓的同时，也会增加出血风险。因此，术后隐性失血时间可能超过 1 周，需要密切观察患者病情及监测血常规变化，必要时输异体浓缩红细胞。邓海峰

等观察当归补血汤治疗 PFNA 术后隐形失血的疗效。将 86 例 PFNA 术后患者随机分为两组，均予奥美拉唑及低分子肝素钙抗凝，观察组 46 例加服当归补血汤（黄芪、当归、白芍药、党参、茯苓、白术等）。经治 7 d，观察组血红蛋白水平明显高于对照组（$P<0.05$），发热、面色萎黄、心悸、头晕眼花等症状积分明显低于对照组（$P<0.05$）。

（撰稿：莫　文　姚若愚　审阅：王拥军）

【筋膜炎的治疗】

陶熙等在患处外敷何氏风湿痹痛散（当归、川芎、羌活、独活、草乌、乳香等）治疗背肌筋膜炎患者 99 例，对照组则外贴奇正消痛贴膏配合口服洛芬待因片。经治 1 周，治疗组治愈率为 68.7%（68/99），总有效率为 91.9%（91/99），均优于对照组 33.3%（33/99）、80.8%（80/99）（均 $P<0.05$）。

许华群采用蜡疗联合桥式运动治疗腰肌筋膜炎患者 80 例，对照组采用布洛芬片治疗。经治 14 d，治疗组总有效率为 95.0%（76/80），对照组为 98.8%（79/80），组间比较无显著差异；治疗后 6 个月随访，治疗组总有效率为 97.5%（78/80），优于对照组 70.0%（56/80）（$P<0.01$）；两组 VAS 评分及腰部活动度治疗前后组内比较及治疗 6 个月后组间比较均 $P<0.01$，$P<0.05$。

寇吉友等采用梅花针叩刺联合化湿解凝汤（附子、干姜、桂枝、羌活、白芥子、僵蚕等）治疗寒湿凝滞型腰背肌筋膜炎患者 54 例，对照组口服布洛芬缓释胶囊，经治 30 d，治疗组总有效率为 96.3%（52/54），优于对照组 88.9%（48/54）（$P<0.05$）；两组治 VAS 评分均低于治疗前（$P<0.05$），且治疗组更明显（$P<0.05$）。

徐晖等采用祛风散寒中药（独活、秦艽、防风、细辛、川芎、当归等）联合通络活血胶囊治疗腰背肌筋膜炎患者 36 例，对照组仅予祛风散寒中药进行干预。结果，观察组有效率为 97.2%（35/36），明显

高于对照组 26.2%（11/42）（$P<0.05$）；观察组在治疗 2 周、4 周、1 个月、3 个月后腰背疼痛评分均低于对照组，尤以治疗 3 个月后的差异最为显著（$P<0.05$）。

孙武等采用手法松解联合盐酸乙哌立松片口服治疗腰背肌筋膜炎患者 30 例，对照组口服芬必得布洛芬缓释胶囊加盐酸乙哌立松片，疗程 3 周。结果，两组患者 VAS 评分和 ODI 评分均较治疗前降低，且观察组低于对照组；ODI 改善率评价疗效，观察组优于对照组（$P<0.01$）；治疗结束至症状复发的时间，观察组晚于对照组（$P<0.01$）。

彭力田等采用中药定向导入治疗腰背肌筋膜炎患者 40 例，取俯卧位，露出疼痛部位，在腰背部摊一层纱布，再摊涂一层调成糊状的药物（乳香、没药、独活、制川乌等），研末均匀调敷，约 0.5 cm，再用 TPD 灯在药物上方 30~50 cm 处烘烤，30 min/次；对照组采用 LGT-2800 系列干扰电治疗仪电疗，疗程 10 d。结果，治疗组总有效率为 90.0%（36/40），高于对照组 72.5%（29/40）（$P<0.05$）；VAS 评分两组治疗前后组内及治疗后组间比较，均有显著差异（$P<0.05$）。

李志远等采用四物四藤汤（熟地黄、当归、川芎、白芍药、鸡血藤、宽筋藤等）内服外洗（4 剂为 1 个治疗周期，4 个治疗周期为 1 个疗程）结合冲击波（1 次/周，4 次为 1 个疗程）治疗足底筋膜炎患者 50 例。结果，治疗后第 1 周、第 2 周、第 1 个月各节点 VAS 评分均较治疗前均有减少（$P<0.05$），且以前两周减少更为明显；总有效率为 94.0%（47/50），患者满意度为 96.0%（48/50）。

李延红等将 124 例足底筋膜炎患者随机分为两组，均予体外冲击波疗法，2 次/周，治疗组、对照组在此基础上分别外用活络止痛软膏、双氯芬酸二乙胺乳胶剂涂抹。经治 2 周，两组患者疼痛积分均较治疗前好转（$P<0.05$），两组间临床疗效和疼痛积分比较差异无统计学意义。

（撰稿：李晓锋　审阅：王拥军）

【针刀治疗在骨伤科疾病中的应用】

黄勇等采用独活寄生丸联合小针刀治疗腰三横突综合征60例,与小针刀组52例对照。结果,两组患者在术后1、3周内JOA评分均优于术前($P<0.05$),但两组组间比较无统计学意义;术后6周及3个月,治疗组JOA评分改善明显优于对照组($P<0.05$);治疗3个月后治疗组优良率为96.7%(58/60),与对照组82.7%(43/52)比较$P<0.05$。应明军等采用超微针刀治疗颈肩综合征30例,对照组采用针灸治疗。治疗1个月,治疗组总有效率为93.3%(28/30),高于对照组80.0%(24/30)($P<0.05$);两组患者VAS评分均较治疗前下降,且超微针刀组更明显($P<0.05$)。任树军等采用小针刀治疗枕大神经卡压综合征63例,与封闭疗法治疗对照。治疗2~4次,治疗组总有效率为98.4%(62/63),优于对照组83.9%(47/56)($P<0.01$)。

任氏等采用局部封闭配合针刀治疗痰湿阻滞型膝关节滑膜皱襞综合征48例,并与局部封闭治疗组对照。治疗1个月,针刀组优良率为91.7%(44/48),高于封闭组78.0%(39/50)($P<0.05$);治疗前后VAS疼痛评分、Lysholm膝关节功能评分比较,针刀组均优于封闭组(均$P<0.05$)。

余红超等采用清热除痹颗粒(黄芪、土茯苓、茯苓皮、薏苡仁、当归、地龙等)结合针刀整体松解治疗湿热型滑膜炎30例,对照组采用单纯针刀整体松解治疗。经治14 d后,治疗组总有效率为93.3%(28/30),高于对照组83.3%(25/30)($P<0.05$)。高龙等采用针刀配合黄芪注射液局部注射治疗肱骨外上髁炎48例,对照组单纯小针刀治疗。结果,治疗组有效率为97.9%(47/48),治疗结束后3个月随访复发率为2.2%(1/46),优于对照组86.7%(39/45)、11.1%(5/45)(均$P<0.05$)。

倪广宝等采用"C"形针刀松解术配合功能锻炼治疗肩周炎患者39例,对照组仅功能锻炼治疗。经治21 d,治疗组总有效率为94.9%(37/39),高于对照组76.9%(30/39)($P<0.05$);治疗组疼痛评分明显低于对照组($P<0.01$);肩关节活动度改善情况优于对照组($P<0.01$)。

张启锋等采用套管定位针刀微创治疗弹响指133例(145指),术中先将套管凹槽卡入肥厚腱鞘的远侧,再向近侧沿肌腱走行方向以小针刀铲割松解。结果,手术时间8~25 min,平均9.8 min。术后6个月复查,总有效率为95.2%(138/145)。

董泽顺等采用常规治疗联合小针刀疗法治疗急性严重闭合性软组织损伤230例,对照组仅常规治疗,治疗期1个月,随访3个月。结果,治疗组疼痛VAS评分、伤肢肿胀度、伤肢功能活动改善均优于对照组(均$P<0.01$);治疗痊愈率为84.8%(195/230),高于对照组42.1%(85/202)($P<0.01$)。

王运增采用小针刀结合上肢洗剂治疗腕管综合症30例,对照组采用封闭和非甾体类西药口服。经治1周,治疗组有效率为93.3%(28/30),高于对照组73.3%(22/30)($P<0.05$);两组疼痛VAS评分均较治疗前下降($P<0.05$),且治疗组更显著($P<0.05$)。

(撰稿:程少丹 张 洋 胡志俊 审阅:王拥军)

［附］ 参 考 文 献

B

鲍建敏,林晓洁,陈务华,等.颈椎病患者中医体质类型分布及相关性研究[J].中国医学创新,2016,13(13):90

C

陈元川,庞坚,石印玉,等."石氏伤科膝骨关节炎特色诊疗方案"的临床优效性研究[J].中国中医骨伤科杂志,

2016，24(6)：9

楚云杰，张文远，吴运明.仰卧位定点牵伸法治疗神经根型颈椎病[J].长春中医药大学学报，2016，32(3)：574

D

邓光明，毕建平.小针刀结合整脊手法治疗80例神经根型颈椎病的临床观察[J].中国民间疗法，2016，24(3)：30

邓海峰，胡思斌，郑继会.当归补血汤治疗股骨粗隆间骨折术后隐性失血的疗效观察[J].现代中西医结合杂志，2016，25(13)：1432

董泽顺，蒋武平，陈妙娟.小针刀疗法治疗急性严重闭合性软组织损伤临床观察[J].新中医，2016，48(1)：98

段超，彭锐，熊勇，等.人参皂苷Rg1对兔膝早期骨性关节炎软骨细胞增殖影响的体内实验研究[J].湖北中医药大学学报，2016，18(1)：19

F

樊成虎，王玉泉，兰晓飞，等.基于脊髓型颈椎病发病机制研究黄芪总苷对大鼠模型椎间盘中相关因子表达的影响[J].甘肃中医药大学学报，2016，33(4)：15

范志勇，郭汝松，李振宝，等.基于"骨错缝、筋出槽"理论探讨林氏正骨推拿治疗腰椎间盘突出症的核心技术规范[J].上海中医药杂志，2016，50(9)：11

费国芳，费红良，王金法.两种内固定方法治疗老年不稳定性股骨转子间骨折的对比研究[J].中医正骨，2016，28(5)：9

付本升，乔晋琳，崔洪鹏，等."立体微创"治疗神经根型颈椎病[J].世界中医药，2016，11(6)：979

G

高春鹏，俞鹏飞，刘锦涛，等.姜宏教授益气活血法治疗椎间盘突出症经验介绍[J].新中医，2016，48(5)：224

高龙，梁晶亮，杨利学.针刀配合黄芪注射液局部注射治疗肱骨外上髁炎的临床观察[J].现代中医药，2016，36(6)：45

H

何海军，王荣田，陈志伟，等.膝骨关节炎"从筋论治"的临床研究[J].北京中医药，2016，35(5)：451

胡迪，任睿双.中医牵引配合正骨手法治疗腰椎间盘突

出症[J].吉林中医药，2016，36(9)：959

胡国良.小针刀配合中药湿敷治疗腰椎间盘突出症126例观察[J].实用中医药杂志，2016，32(8)：760

胡君，查云飞.腰椎间盘突出症中医辨证分型与MRIP-firrmann标准分级对照研究[J].湖北中医药大学学报，2016，18(4)：91

胡松峰，夏炳江，金斌，等.麻桂饮联合易颈经治疗颈型颈椎病40例临床观察[J].浙江中医杂志，2016，51(6)：438

黄勇，周英杰，杨晓姣，等.独活寄生丸联合小针刀治疗腰三横突综合症临床观察[J].世界中西医结合杂志，2016，11(6)：836

黄振俊，黄静宜.葛根汤加减配合五步手法治疗神经根型颈椎病66例[J].河南中医，2016，36(10)：1700

K

寇吉友，赵欣瑞，卫彦.梅花针叩刺联合化湿解凝汤治疗寒湿凝滞型腰背肌筋膜炎临床观察[J].河北中医，2016，38(8)：1237

L

李炳奇，王平，冯荣，等.射频针刀结合医用臭氧治疗膝关节骨性关节炎38例[J].中国中医骨伤科杂志，2016，24(4)：57

李辉，周承扬，王中华.针刀结合导引治疗膝骨关节炎的临床研究[J].中医正骨，2016，28(4)：1

李皎，刘楠，范琴，等.枝川疗法结合小针刀治疗膝关节炎60例疗效观察[J].云南中医中药杂志，2016，37(1)：54

李满峰，施定娥.身痛逐瘀汤预防下肢骨折围手术期深静脉血栓形成疗效观察[J].现代中西医结合杂志，2016，25(23)：2564

李明，袁伟，程少文.股骨近端防旋髓内钉与联合拉力交锁髓内钉治疗不稳定性转子间骨折的比较[J].中国中医骨伤科杂志，2016，24(7)：33

李楠，林昌松，杨织杼，等.骨痹方治疗膝骨关节炎的临床研究[J].时珍国医国药，2016，27(1)：120

李瑞奇，王昭，杜志谦，等.基于中医传承辅助系统的治疗颈椎病方剂用药规律分析[J].中医药导报，2016，22(1)：10

李伟，裴久国，莫锐芳，等.针刀整体松解术配合手法治疗对腰椎间盘突出症患者血清6-酮-前列腺素F1α的影响

［J］.湖北中医药大学学报,2016,18(3):44

李亚军,李骥征,侯刚,等.2002—2012 年中药治疗腰椎间盘突出症用药规律探讨［J］.北京中医药,2016,35(9):874

李延红,石耀武,张宏蕾.活络止痛软膏联合体外冲击波治疗足底筋膜炎 62 例［J］.西部中医药,2016,29(7):105

李云涛,刘爱峰,金鸿宾.海桐伸筋透骨汤治疗膝骨性关节炎的临床疗效观察［J］.天津中医药,2016,33(11):665

李志远,吴泽莉,黄熙谋.中药内服外洗结合冲击波治疗足底筋膜炎的临床疗效［J］.广州医药,2016,47(6):64

梁浩东,潘碧琦,潘建科,等.刘军教授治疗腰椎间盘突出症的用药规律研究［J］.中国中医急症,2016,25(11):2042

梁勇.中西医结合治疗高龄股骨粗隆间骨折临床研究［J］.亚太传统医药,2016,12(15):125

林卓鹏,李少芳,黄振伟,等.小针刀配合温胆汤治疗椎动脉型颈椎病临床观察［J］.中国实用医药,2016,11(29):190

刘光勇,易泽洪,杨国奇,等.仙灵骨葆胶囊联合伊班膦酸钠注射液和碳酸钙 D_3 治疗老年骨质疏松的临床研究［J］.现代药物与临床,2016,31(7):1067

刘青春.中药外敷配合静脉泵预防下肢骨折术后深静脉血栓形成的临床观察［J］.中医临床研究,2016,8(20):96

刘喜德,冯莹莹,蔡龙,等.温化蠲痹方对胶原诱导性关节炎大鼠外周血单核细胞 DNA 甲基化转移酶表达的影响［J］.中国中西医结合杂志,2016,36(10):1219

刘献祥.基于陈可冀学术思想之骨性关节炎研究［J］.康复学报,2016,26(1):2

罗贤红,李雄,王蓉辉.温阳补肾法对骨质疏松骨折患者恢复期血清骨钙素、PDGF、sVCAM-1 与 IGF-1 水平影响研究［J］.辽宁中医杂志,2016,43(4):768

N

倪广宝,胡琼,焦群茹,等."C"形针刀松解术配合功能锻炼治疗肩周炎疗效观察［J］.亚太传统医药,2016,12(21):111

P

彭力田,周昭辉,陈希龙,等.中药定向导入治疗腰背肌筋膜炎 40 例临床观察［J］.湖南中医杂志,2016,32(5):89

彭孝武,周玲玲,朱亚梅,等.清络通痹方对佐剂性关节炎大鼠破骨细胞分化相关 miRNA 表达的影响［J］.中国中西医结合杂志,2016,36(10):1213

R

任辉,张志达,梁德,等.龟板改善激素性骨质疏松大鼠骨量、骨微细结构、骨生物力学和骨代谢的机制探讨［J］.中华中医药杂志,2016,31(5):1858

任树军,任明辉,王埔琦,等.局部封闭配合针刀治疗痰湿阻滞型膝关节滑膜皱襞综合征 48 例［J］.中国中医骨伤科杂志,2016,24(12):38

任树军,张乐鑫,王埔琦,等.针刀治疗枕大神经卡压综合征临床疗效的回顾［J］.中国中医骨伤科杂志,2016,24(7):69

S

石可松,潘贵超.段层套管丹参肠线栓针刀微创植入术配合中药治疗腰椎间盘突出症［J］.吉林中医药,2016,36(6):633

宋永周,童九辉,李明,等.姜黄素对骨关节炎软骨细胞氧化应激和基质金属蛋白酶 13、白细胞介素-6 分泌的影响［J］.河北中医,2016,38(9):1344

苏小强.自拟益气补血方辅助股骨近端髓内钉内固定术治疗高龄股骨粗隆间骨折疗效观察［J］.现代中西医结合杂志,2016,25(28):3128

孙建兵.踩跷法治疗腰椎间盘突出症疗效观察［J］.实用中医药杂志,2016,32(8):817

孙武,朱立国,高景华,等.手法松解联合盐酸乙哌立松片口服治疗腰背肌筋膜炎的临床研究［J］.中医正骨,2016,28(9):23

T

汤勇,张远洋,徐应乐,等.微创介入联合激光针刀治疗腰椎间盘突出症疗效观察［J］.现代中西医结合杂志,2016,25(7):699

陶熙,贺前松,于顺龙.何氏风湿痹痛散治疗背肌筋膜炎 99 例［J］.西南国防医药,2016,26(2):189

W

王春成,李明哲,彭晓松.乌头、半夏配方促进上肢骨折

合并臂丛神经损伤患者术后骨愈合的作用及可行性分析[J].辽宁中医杂志,2016,43(10):2123

王春生,石清坡,桑继亮,等.闭合复位 PFNA 内固定治疗老年股骨转子间骨折 45 例[J].中国中医骨伤科杂志,2016,24(9):54

王欢,王庆甫,石鑫超,等.TLRs 与 NF-kB 在大鼠骨关节炎滑膜中的表达及意义[J].中国中医骨伤科杂志,2016,24(6):4

王培民,邢润麟.以痛为枢、截断扭转诊治膝骨关节炎理论研究[J].南京中医药大学学报,2016,32(6):501

王强,陈元川,庞坚,等.膝骨关节炎证候分型与疼痛程度的相关性分析[J].中国中医骨伤科杂志,2016,24(5):9

王腾腾,赵永见,陈岩,等.二陈加桃红四物汤改善类风湿关节炎的机理研究[J].世界科学技术(中医药现代化),2016,18(11):1874

王喜波.PFNA 治疗粗隆间骨折患者隐性失血量分析[J].浙江中西医结合杂志,2016,26(7):669

王翔,刘顺怡,石瑛,等.针刀松解术治疗膝骨关节炎的临床观察[J].中国骨伤,2016,(4):345

王晓东,朱立国,于杰,等.旋提手法治疗椎动脉型颈椎病患者 30 例临床观察[J].中医杂志,2016,57(13):1129

王运增.小针刀结合上肢洗剂治疗腕管综合征疗效观察[J].新中医,2016,48(2):126

吴佳莹,谢雁鸣,刘艳,等.基于 HIS 真实世界骨质疏松症 9731 例合并疾病及联合用药分析[J].中医药临床杂志,2016,28(9):1201

吴瑞锋,马胜利,于乐.六味地黄丸对肾阴虚型骨质疏松老年患者骨钙素及骨密度的影响[J].世界中医药,2016,11(10):2043

吴洋,吴生元,郑闪闪,等.蠲痹颗粒治疗寒湿痹阻型膝骨关节炎的临床观察[J].云南中医中药杂志,2016,37(8):43

X

徐晖,司娜,李琳,等.祛风散寒联合活血通络中药治疗腰背肌筋膜炎的疗效及预后分析[J].中华中医药学刊,2016,34(8):1933

许华群.蜡疗联合桥式运动治疗腰肌筋膜炎 80 例临床观察[J].湖南中医杂志,2016,32(5):91

宣守松,陶善平,何天峰,等.脊柱微调手法结合八段锦功法防治颈型颈椎病临床观察[J].四川中医,2016,34(6):188

Y

晏梅,赵淑婷,李建强,等.祛瘀接骨饮联合长骨接骨散治疗肱骨骨折的疗效观察[J].世界中医药,2016,11(10):2016

阳静波.C 臂机可视下针刀钩活术治疗脱出型腰椎间盘突出症疗效观察[J].实用中医药杂志,2016,32(1):67

杨小海,徐峰,尹自飞,等.亚洲型股骨近端防旋髓内钉内固定治疗老年股骨转子间骨折[J].中医正骨,2016,28(5):58

应明军,吕志灵.超微针刀治疗颈肩综合征的疗效观察[J].中医正骨,2016,28(4):22

于杰,朱立国,洪毅,等.中医综合疗法治疗神经根型颈椎病的疗效评价与长期随访[J].中国中医骨伤科杂志,2016,24(9):11

于潼,谢利民,张振南.成人非创伤性股骨头坏死中医证候与中医体质关系研究[J].中华中医药杂志,2016,31(1):339

余红超,王爱玲,董博,等.清热除痹颗粒结合针刀治疗湿热型滑膜炎临床研究[J].现代中医药,2016,36(5):45

俞秋纬,汤伟忠,邱德华,等.国医大师石仰山"以气为主、以血为先"理论在创伤骨科中的应用经验[J].上海中医药杂志,2016,50(1):5

Z

张启锋,杨将,奚胜华.套管定位针刀微创治疗弹响指的疗效观察[J].中国骨伤,2016,29(7):648

赵玉石.射频臭氧重叠疗法配合中药熏蒸治疗腰椎间盘突出症的临床观察[J].中国中医急症,2016,25(10):1997

镇水清,镇兰芳,镇万雄,等.马钱子风湿丸结合针刀松解术治疗腰椎间盘突出症临床研究[J].湖北中医药大学学报,2016,18(3):36

郑红霞,章伟明,周红娟,等.薏苡仁酯对胶原诱导性关节炎小鼠 Foxp3＋CD$_4^+$CD$_{25}^+$调节性 T 细胞影响的研究[J].中国中西医结合杂志,2016,36(3):348

郑宇,党建军,程宏毅,等.可调式颈椎固定牵引器个体化牵引结合中药湿热敷治疗椎动脉型颈椎病[J].中医正

学术进展

骨,2016,28(7):53

周运峰,郜文菊,许辉,等.颤压"腰五线"治疗腰椎间盘突出症临床研究[J].中医学报,2016,31(4):609

周忠良,苏国宏,郑保主,等.针刀联合端提旋转手法治疗神经根型颈椎病的病例对照研究[J].中国骨伤,2016,29(9):820

周宗波,陆志夫,朱华亮.桂枝葛根汤加减对颈椎病患者血流动力学、血管内皮功能及疗效的影响分析[J].中华中医药学刊,2016,34(11):2662

朱金华,周国柱,江萍.益气养阴通脉汤预防老年髋部骨折术后 DVT 的疗效观察[J].光明中医,2016,31(12):1744

（九）五　官　科

【概　述】

2016年，公开发表的五官科论文约1 500篇。其中，眼科约占41%，主要集中于视网膜病、内眼病、角膜病、视神经病及外眼病的治疗及实验研究；耳科约占10%，多集中于耳聋、中耳炎等的治疗及实验研究；鼻科约占21%，多集中于变应性鼻炎、鼻窦炎等的治疗及实验研究；咽喉科约占11%，多集中于咽炎、嗓音病等的治疗与研究；口腔科约占17%，多集中于口腔黏膜及齿龈疾病等的治疗及实验研究。本年度五官科撰写条目所引用文献110篇，基金项目占60.9%（67/110），其中国家级基金项目25篇。

1. 眼科疾病

（1）视网膜病　李雪丽等以先天性视网膜色素变性（RP）的RCS大鼠作为动物模型，从形态及功能两个方面观察补肾益精方（BSYJ，唐由之治疗RP经验方，由制首乌、黄精、枸杞子、菟丝子等组成）对RCS大鼠视网膜变性损伤的保护作用。视网膜电图显示，治疗28 d时，BSYJ组明视ERG，暗视ERG以及Ops波幅均较蒸馏水组有明显改善（$P<0.05$，$P<0.01$）。病理学检查显示，与SD大鼠相比，随着观察时间延长，RCS大鼠视网膜外核层逐渐变薄，外核层细胞数减少。与蒸馏水组比较，BSYJ组在7、14、28 d观察时间点视网膜形态改善，外核层细胞核数目明显增加（$P<0.05$，$P<0.01$）。提示BSYJ方对RCS大鼠视网膜变性损伤具有一定的保护作用，可延缓病情的发展。

彭清华等研究益气养阴、活血利水中药复方复明片（黄芪、茯苓、生地黄、车前子、地龙、赤芍药等）对兔实验性视网膜脱离后视网膜组织中ATP含量的影响。于造模后7、21 d分别观察各组视网膜复位情况，取材后观察视网膜组织中ATP含量。结果与模型组比较，西药组和复明片组ATP含量明显升高（$P<0.01$）。至术后第3周，复明片组ATP含量已与正常组无明显差异（$P>0.05$）。提示复明片可改善视网膜脱离后视网膜组织的能量代谢，有助于视功能的恢复。

秦伟等观察补肾活血中药对体外晚期糖基化终末产物（AGEs）及缺氧条件下视网膜Müller细胞活力的影响。结果显示，AGEs及缺氧条件可导致体外纯化培养的大鼠视网膜Müller细胞细胞膜稳定性下降，通透性增加，细胞活力降低，补肾活血中药含药血清可提高AGEs及缺氧条件下视网膜Müller细胞活力，这可能是补肾活血中药防治糖尿病性视网膜病变（DR）的机制之一。

DR的治疗及实验研究见专条。

胡敏娜等研究表明，一定剂量的滋阴明目丸（熟地黄、黄精、枸杞子、菟丝子、山茱萸、山药等）可以抑制SD大鼠视网膜光损伤的视细胞凋亡，对光损伤后大鼠的视细胞具有一定的保护作用。宗霞等研究探讨"日钟阴阳方"（日钟补阴方：归芍地黄汤加减，由当归、赤芍药、白芍药、山药、山茱萸、炒丹皮等组成；日钟补阳方：健固汤加减，由党参、杜仲、川断、紫河车、鹿角霜、炒白术等组成）对不同光环境下幼兔眼球发育的干预作用。结果显示，经中药干预LED灯中药组幼兔血清和视网膜多巴胺含量较LED灯组明显增加，表明中药干预可能逆转了LED灯对多巴胺分泌的抑制，对幼兔视网膜发育有一定程度的保护作用。其机制可能是根据"阴阳日钟法"组方,顺应了自然节律,抑制了视网膜中多巴胺合成的减少,从而起到对视网膜的保护作用。高娜等研究表明,人参皂苷可抑制对低氧诱导的人视网膜色素上皮细胞(ARPE-19)的增殖及血管内皮生长因子(VEGF)的表达($P < 0.05$)。杨婷等研究表明,补虚化瘀法(八珍颗粒:四君子汤合四物汤)有助于形觉剥夺性近视豚鼠视网膜 mf ERG 反应密度、峰时及其功能的恢复。对豚鼠形觉剥夺性近视的视网膜感光细胞有一定的保护作用,其可能通过清除氧自由基、抑制细胞凋亡、改善视网膜血管血液流变的途径,保护视网膜神经细胞(RGCs),从而保护视功能。

(2)内眼病　汪伟等将 36 例已行抗青光眼手术且眼压已控制的原发性青光眼患者随机分为两组,均予卡替洛尔滴眼液控制眼压,治疗组加服补肾活血中药 6 个月,观察用药前后视力、眼压、视野、视神经视网膜扫描、视觉电生理(VEP)等指标的变化。结果,治疗组和对照组用药前后视力、眼压无明显变化。与用药前比较,治疗组用药后视野平均光敏感度(MS)、平均缺损(MD)、丢失方差(LV)、平均视网膜神经纤维(RNFL)厚度、图形视觉诱发电位(LP100,AP100)差异均 $P < 0.05$;对照组用药前后各指标无显著性差异。提示补肾活血中药可改善原发性青光眼术后眼压已控制患者的视野、图形视觉诱发电位及视网膜神经纤维层厚度等指标,从而保护青光眼患者视神经和视功能。

秦伟等研究表明,缺氧条件下视网膜 Müller 细胞谷氨酸(Glu)摄取功能较正常状态下明显下降($P < 0.05$);经通窍活血中药复方(石菖蒲、川芎、当归、丹参、郁金、桔梗)含药血清干预后缺氧条件下 Müller 细胞 Glu 摄取功能明显升高($P < 0.05$)。提示通窍活血中药复方含药血清可明显改善缺氧条件下 Müller 细胞 Glu 摄取功能,可能是其对青光眼患者视神经保护的药物干预途径之一。

尹连荣等采用烙闭大鼠双眼上巩膜静法制备高眼压大鼠模型,以黄芪(20 g/kg)灌服干预 4 周后,采用激光共聚焦显微镜定量分析不同组大鼠的 RGC 数目及凋亡率的差异。结果表明,黄芪可通过抑制高眼压大鼠视网膜 RGCs 凋亡发挥神经保护作用,与降眼压药物联合应用可提高其保护作用。

葡萄膜炎的治疗及实验研究见专条。

(3)角膜病　单疱病毒性角膜炎(HSK)的文献报道较集中,杨海昊等研究现代临床中药治疗病毒性角膜炎的组方用药规律。检索近 30 年 CBM、CNKI、VIP、Wanfang data 国内中文数据库中中药治疗 HSK 的相关临床文献,筛选符合纳入标准的处方,运用中医传承辅助系统进行药物频次及关联规则分析,提取高频药物及高关联度的药物组合。结果,纳入的 361 首方剂中共涉及 191 种药物,提取常用药物有 56 种,常用核心药物组合 20 个(支持度 15%,置信度 0.75)及 4 个核心药物。揭示核心药物为黄芩、柴胡、甘草、栀子,主要治法为清热解毒、疏风明目。

沈志华等建立 Balb/C 小鼠右眼角膜碱烧伤动物模型,观察密蒙花对小鼠碱烧伤角膜新生血管(Cor NV)内皮生长因子表达的影响,探讨其可能的作用机制。结果表明,碱烧伤后角膜可见新生血管长入。以密蒙花干预后可减少角膜新生血管生成,其作用机制可能是通过减少 VEGF 的表达,并上调 Fas/Fas L 表达,促进 Cor NV 内皮细胞的凋亡而实现。

(4)视神经病　范迪柳等将 SD 大鼠行视神经钳夹法造模(右眼)后,予远志皂苷元干预。与对照组比较,远志皂苷元组视网膜 RGCs 凋亡数量明显减少($P < 0.05$),视网膜 Bax 基因和蛋白的表达显著降低($P < 0.05$),Bcl-2 基因和蛋白表达显著升高($P < 0.05$)。提示远志皂苷元对大鼠视网膜和 RGCs 组织 Bax、Bcl-2 基因和蛋白表达有调控作用,而对视神经损伤起到保护作用。

徐照等以血府逐瘀汤干预外伤性视神经损伤(TON)大鼠模型,观测不同时间节点视网膜 RGCs

数量和形态,视网膜轴突生长抑制因子-A(Nogo-A)、生长相关性蛋白-43(GAP-43)偶联蛋白组的表达变化。结果表明,血府逐瘀汤原方能够增强损伤视网膜组织中 GAP-43 蛋白的表达,抑制损伤相关因子 Nogo-A 表达,提高 RGCs 的存活率,对外伤性视神经损伤大鼠有治疗作用。

(5)外眼病 毕宏生等阐述近视发病的病因病机,提出青少年视力低下"肾阳亏虚、经气失达、神光拘敛"的病机理论,并探讨了"温肾益精、宣导经气、发越神光"治疗近视的理论依据及临床应用,从而为临床诊治该病提供新的思路与方法。

张亚利等探讨平目方(黄芪、淫羊藿、丹参、白芥子等)及其拆方含药血清对 Graves 眼病(GO,又称甲状腺相关性眼病眼)眶前脂肪细胞 Caspase-3、Caspase-8 和 Caspase-9 蛋白表达的影响,探讨其可能的作用机制。研究表明,平目方及拆方可能通过抑制前脂肪细胞增殖,诱导 Caspase-3、Caspase-8 和 Caspase-9 活化,促进脂肪细胞凋亡,减少眼眶脂肪细胞积聚,而发挥治疗 GO 的作用。其中以平目汤(全方)组最为显著,益气+温阳组其次。陈继东等检索 CNKI 及 VIP、Wanfang 等中文数据库中中药方治疗 GO 的相关文献。共纳入 18 项随机对照试验(RCTs),1 096 例受试者。Meta 分析显示,与西医治疗比较,中药方联合西医治疗可以显著提高有效率,改善突眼度($P<0.01$),降低 CAS 评分($P<0.05$)。提示中药方是治疗甲状腺相关眼病的有效方法,且安全性好,然尚需设计合理、执行严格、多中心大样本且随访时间足够的 RCTs 进一步验证。

过敏性结膜炎的治疗、干眼症的治疗及实验研究见专条。

2. 耳科疾病

(1)耳鸣耳聋 雷剑波等将 90 例神经性耳聋患者患者随机分为两组,对照组采用常规治疗,观察组予复聪汤Ⅰ号(桃仁、穿山甲、红花、川芎、黄

芪、莱菔子等)内服及复聪剂Ⅱ号(冰片、茯苓、桂圆、麝香)外耳道滴用。经治 20 d,观察组与对照组有效率分别为 88.9%(40/45)、71.1%(32/45),组间比较 $P<0.05$。与对照组比较,观察组治疗后血清 NO、连接蛋白 26(Connexin26)、连接蛋白 30(Con-nexin30)水平及简易精神状态量表(MMSE)、日常生活活动能力 Barthel 指数(MBI)评分升高,焦虑自评量表(SAS)、抑郁自评量表(SDS)评分及血液黏度指标、红细胞压积显著降低($P<0.05$)。

吕宇等检索 VIP、CNKI、Wanfang 和 Pubmed 等数据库中有关银杏达莫治疗突发性聋的相关临床文献,初检出 110 篇文献,最终只有 7 篇 RCTs 文献被纳入。Meta 分析显示,与对照组相比,银杏达莫可明显改善突发性聋患者的听力水平。

宣伟军等观察 C57BL/6J 小鼠老年性听力下降现象并研究中药复方健耳剂(葛根、丹参、黄芪、骨碎补、女贞子、菟丝子)对老年性聋小鼠的保护作用及其可能机制。结果显示,C57BL/6J 小鼠在出生后 7 个月表现出明显的高频性老年性聋症状。每日饮用高剂量健耳剂可明显降低小鼠耳蜗、听皮层、肝脏组织中丙二醛含量($P<0.01$),显著延缓老年性聋的发生和发展。其机制可能与其所含中药的抗氧化效应有关。

(2)中耳炎 分泌性中耳炎的治疗已立专条。赵桂芝等以二甲苯致小鼠耳肿胀急性炎症模型,研究艾叶油对小鼠耳肿胀急性炎症模型的抗炎作用。结果显示,艾叶挥发油低、高(10、20 ml/kg)剂量组对模型小鼠耳肿胀均有显著的抑制作用($P<0.01$),以低剂量组更为明显。

3. 鼻科疾病

(1)萎缩性鼻炎 张艳红等将 85 例萎缩性鼻炎患者随机分为两组,均予复方薄荷油外用滴鼻,治疗组 49 例予服清热滋阴中药汤剂(黄芪、茯苓、

白术、当归、玄参、麦冬等)，对照组予服维生素 AD 胶囊、复合维生素 B 片。经治 3 周，治疗组总有效率 91.8%(45/49)，与对照组 75.0%(27/36)比较 $P=0.033$。治疗组起效时间较对照组慢；停药后的复发率略低于对照组，但无显著差异($P>0.05$)性。

(2)干燥性鼻炎　张洁瑕等将 120 例燥邪伤肺型患者，随机分为实验组和对照组，分别予全蝎软膏(全蝎、蜈蚣、冰片及凡士林)、红霉素眼药膏鼻腔外用。经治 2 周，实验组总有效率为 83.3%(50/60)，与对照组 63.3%(38/60)比较 $P<0.05$。

变应性鼻炎、鼻窦炎的治疗及实验研究见专条。

4. 咽喉科疾病

(1)咽喉炎　慢性咽炎的治疗见专条。周海哲介绍国医大师张学文辨治咽喉疾病的经验。将咽喉疾病分为外邪侵袭型、痰气交结型、肺肾阴虚型、脾胃热盛型、脾虚浮火上炎于咽型，以疏风清热、解毒利咽，理气解郁、化痰利咽，滋养阴液、润燥利咽，清泄热毒、利咽消肿，健脾益气、清火利咽为主要治法，灵活配伍，随证应用。

(2)慢性扁桃体炎　曲汝鹏等在"十一五"国家中医重点专科耳鼻咽喉科各单位门诊患者中筛选符合入选条件的 148 例患者，采用中医烙法治疗，1 次/3 d，10 次为 1 个疗程。经治后临床痊愈 56 例，总有效率 93.9%(139/148)，患者的临床症状、体征各项积分较治疗前明显降低($P<0.05$)。

(3)嗓音病　王亚琴等将 96 例早期声带小结患者随机分为两组，治疗组予服小金丸 4 周，配合庆大霉素＋地塞米松雾化吸入治疗 2 周，对照组予服黄氏响声丸 4 周。经治后，治疗组与对照组总有效率分别为 85.4%(41/48)、70.8%(34/48)，组间比较 $P<0.05$。

王丽华等将 180 例慢喉喑(慢性喉炎、声带小结、声带息肉)患者随机分为两组，治疗组予服夏枯草开音合剂(三棱、莪术、桃仁、红花、葛根、山楂

等)，20 ml/次，2 次/d，同时予服颜色药量均似于金嗓散结丸安慰剂，60 粒/次，2 次/d；对照组予服金嗓散结丸，同时予服颜色药量均似于夏枯草开音合剂安慰剂。经治 1 个月，治疗组与对照组总有效率分别为 85.6%(77/90)、72.2%(65/90)，组间比较 $P<0.05$。治疗组评分为 4.66 ± 2.98，对照组评分为 6.86 ± 3.26，组间比较 $P<0.05$。

5. 口腔科疾病

(1)口腔黏膜疾病　杨续艳等报道 40 例糜烂型口腔扁平苔藓患者，予服清藓饮(白鲜皮、皂角刺、僵蚕、百合、连翘、白芍药等)，1 剂/d，早、晚餐后各 1 次。设空白对照组 40 例为健康志愿者，不服药。连续 8 周后，总有效率为 87.5%(35/40)。患者外周血中 IFN-γ 表达水平明显上升，而 IL-10 明显下降($P<0.01$)。提示清藓饮的疗效机制可能在于调整了患者体内 Th1/Th2 漂移，从而起到对机体的免疫调节作用。

谭劲等从毒瘀痰虚等方面探讨了口腔黏膜下纤维化(OSF)的中医病因病机，提示 OSF 致病与邪毒外侵、痰瘀互结、正气虚弱密切相关，临床采取扶正祛邪、祛瘀化痰法相结合，可改善患者临床症状，阻止疾病进一步发展。复发性口腔溃疡的治疗与研究见专条。

(2)齿龈疾病　李海燕等将 82 例慢性牙周炎患者随机分为两组，均予龈上洁治、龈下刮治和根面平整等常规牙周基础治疗，治疗组予干黄茶乳剂(干姜、黄连、儿茶)注满牙周袋内，对照组予等量复方碘甘油液，1 次/周。经治 6 周，两组患者龈沟液中 TNF-α、IL-6 水平均明显下降，IL-10 水平明显升高($P<0.05$ 或 $P<0.01$)，且治疗组更显著($P<0.05$)。治疗组临床总有效率为 95.1%(39/41)，与对照组 75.6%(31/41)比较 $P<0.05$。

王芬等将 300 例菌斑性牙龈炎患者随机分为两组，均予洁治、刮治、冲洗、抛光、体积分数 1%～3%过氧化氢液冲洗龈沟，碘制剂沟内上药等，治疗

组加服清胃散及金银花浸泡液含漱,对照组加用体积分数 0.1％氯已定含漱。经治 2 周后,治疗组治愈率为 96.7％(145/150),与对照组 94.7％(142/150)比较 $P>0.05$;随访半年,治疗组复发率为 2.1％(3/146),与对照组 12.0％(15/147)比较 $P<0.05$。两组患者牙菌斑指数、牙龈指数均降低,以治疗组更为显著($P<0.05$)。

(撰稿:张应文　审阅:熊大经)

【糖尿病性视网膜病变的治疗及实验研究】

杨婧等介绍雷晓琴治疗 DR 经验,将 DR 辨证为阴虚血瘀,气血两虚、脉络瘀阻,气阴两虚、痰瘀互结,阴阳两虚、痰瘀蕴结四证,分别予桃红四物汤合通络驻景丸(熟地黄、菟丝子、车前子、蒲黄、三七、墨旱莲等)加减,补阳还五汤合六君子汤加减,通络驻景丸合生脉散、二陈汤加减,通络驻景丸合金匮肾气丸、温胆汤加减,获得较好疗效。

孙榕等将 120 例 DR 患者随机分为增殖期组、对照 1 组、非增殖期组、对照 2 组,增殖期组与非增殖期组均予服化瘀明目汤(黄芪、黄精、丹参、三七、石斛、沙参等)。经治 6 个月,增殖期组总有效率为 53.3％(16/30),对照 1 组为 50.0％(15/30),组间比较 $P>0.05$;非增殖期组总有效率为 83.3％(25/30),对照 2 组为 56.7％(17/30),组间比较 $P<0.05$。周立娜将 60 例 DR 患者随机分为益气明目汤(党参、黄芪、怀山药、熟地黄、生地黄、丹参等)治疗组与和血明目片对照组,疗程均为 45 d。治疗组总有效率为 93.6％(28/30),与对照组 76.7％(23/30)比较 $P<0.05$。汪宇等将 64 例 DR 患者随机分为两组,均予服格列齐特缓解片,治疗组加服滋阴活血方(山药、麦冬、西洋参、黄芪、生地黄、知母等)随症加减。经治 8 周,治疗组总有效率为 88.9％(32/36),与对照组 68.6％(24/35)比较 $P<0.05$。柴键将 96 例 DR 患者随机分为丹红化瘀口服液

(丹参、当归、川芎、桃仁、红花、柴胡等)治疗组(A组)、密蒙花治疗组(B 组)、胰岛素治疗组(C 组)。经治 15 周,A、B、C 组总有效率分别为 87.5％(28/32)、78.1％(25/32)、75％(24/32),组间比较 $P<0.05$。与 B、C 组比较,A 组视力明显上升;眼底微血管病变和黄斑水肿程度评分及视网膜总循环时间均明显下降(均 $P<0.05$)。孙晓艳将 35 例(68 只眼)非增殖性糖尿病视网膜病变(NPDR)患者随机分为治疗组和对照组,分别予服化瘀明目合剂(枸杞子、制何首乌、三七、炒蒲黄、丹参、红花等)、羟苯磺酸钙胶囊。经治 12 周,与对照组比较,治疗组视力、眼底病变改善明显(均 $P<0.05$);两组中医证候积分均显著降低,治疗组更为明显(均 $P<0.05$)。王林将 262 例 DR 患者随机分为两组,均予服降糖药或注射胰岛素控制血糖,实验组予服复方血栓通胶囊(三七、黄芪、丹参、玄参),对照组予服复方丹参滴丸,疗程均为 3 个月。实验组总有效率为 91.6％(120/131),与对照组 80.2％(105/131)比较 $P<0.05$。杨芳等将 80 例瘀热阻络证NPDR 患者随机分为两组,均予服羟苯磺酸钙胶囊及糖尿病基础治疗,治疗组加用凉血散瘀汤(生地黄、丹皮、赤芍药、夏枯草、天花粉、玄参等)加减,疗程均为 12 周。两组患者全血黏度高切值、低切值及血浆黏度水平均显著降低,治疗组更为明显(均 $P<0.05$)。安晓飞等将 140 例早期 DR 患者随机分为两组,均予西医基础治疗(控制血糖、血压等),治疗组予六味地黄丸联合银杏叶片,对照组予六味地黄丸安慰剂加银杏叶片安慰剂,疗程均为 24 个月。除共脱落 17 例外,治疗组 DR 新增率为 3.1％(2/64),与对照组 18.6％(11/59)比较 $P<0.05$。治疗组 DR 患病率 6.3％(4/64),与对照组 5.1％(3/59)比较 $P<0.05$。马红霞等将 40 例患者在常规降糖治疗的基础上联合复方血栓通胶囊口服治疗,设 40 例健康者作为对照组。经治 3 个月,与治疗前比较,治疗组治疗后视网膜振荡电位(OPs)波幅提高,降低 OPs 潜伏期,视网膜中央动脉(CRA)

的峰值血流速度、舒张末期血流速度、平均血流速度（MV）值均提高，CRA 的阻力指数、搏动指数值及视网膜中央静脉最大血流速度、最低血流速度及 MV 值均降低（$P<0.01$，$P<0.05$）。

刘亮采用链脲佐菌素（STZ）腹腔注射制作糖尿病（DM）大鼠模型，随机分为 DM 组、生理盐水组、葛根芩连汤组。灌胃 6 周后，与 DM 组及生理盐水组比较，葛根芩连汤组空腹血糖、TG 均明显降低，HDL-C 明显升高（均 $P<0.05$）；视网膜蛋白激酶 B（PKB）表达明显增加，视网膜细胞水肿程度减轻，各种视网膜病变程度明显减轻，凋亡相关蛋白 C-myc 明显减少（均 $P<0.05$）。提示该方可减轻视网膜超微结构的损害，延缓糖尿病视网膜病变的进程。梅茜钰等以腹腔注射 STZ 造模，将小鼠随机分为模型组及夏枯草提取物（PV）高、低（200、100 mg/kg）剂量，另设正常组作对照。灌胃 1 个月后，与正常组比较，模型组视网膜中伊文氏蓝渗漏值、血清中 IL-1β、TNF-α 含量均明显升高，视网膜组织中 Iba-1 蛋白表达明显上调，视网膜组织中 Phospho-p65 蛋白含量显著增加，胞核中 p65 蛋白的表达显著上调（$P<0.01$，$P<0.05$）。与模型组比较，PV 高、低剂量组视网膜中伊文氏蓝渗漏值、Iba-1 表达均显著降低（均 $P<0.01$），高、低剂量组血清中 IL-1β、TNF-α 含量明显降低，磷酸化 p65 蛋白表达、胞核中 p65 蛋白表达亦明显降低（$P<0.05$，$P<0.01$）。提示 PV 可能通过抑制 NF-κB 信号通路从而缓解视网膜的炎性损伤。李静文等以相同方法造模，将大鼠随机分为正常组，DM 模型组，铁皮石斛多糖（PDC）高、中、低剂量（300、200、100 mg·kg^{-1}·d^{-1}）组，均灌胃 8 周。结果与正常组比较，模型组视网膜内 IL-6、TNF-α、VEGF 的蛋白表达均增加，血清 IL-6、TNF-α 含量增加（均 $P<0.05$）；与模型组比较，PDC 各剂量组视网膜内 IL-6、TNF-α 的蛋白表达明显降低，血清 IL-6、TNF-α 含量降低（均 $P<0.05$）。赵建梅等以高糖高脂喂养合 STZ 腹腔注射造模，将大鼠随机

分为正常组，模型组，羟苯磺酸钙组，红芪多糖高、中、低（150、100、50 mg/kg）剂量组，灌胃 5 周后，与正常组比较，模型组 NF-κB 蛋白表达增加，而各给药组此蛋白表达均降低。

（撰稿：王素羽　审阅：熊大经）

【干眼症的治疗及实验研究】

廉海红将 60 例（120 只眼）干眼症阴虚阳亢证患者随机分为两组，均予玻璃酸钠滴眼液滴眼，观察组加服平肝育阴清热方（生石膏、生石决明、白蒺藜、钩藤、白菊花、黄芩等）及熊胆胶囊。经治 8 周，观察组总有效率为 76.7%（46/60），对照组为 56.7%（34/60），组间比较 $P<0.05$。与对照组比较，观察组泪液分泌量（SIt）增加、泪膜破裂时间（BUT）延长、角膜荧光素染色减少（$P<0.01$）。易礼兵等将 36 例（72 只眼）干眼症肝肾阴虚证患者随机分为两组，治疗组予明目地黄方（麦门冬、熟地黄、山药、山茱萸、泽泻、牡丹皮等）合生脉散随症加减，对照组予羟糖甘滴眼液滴眼。经治 30 d，治疗组总有效率为 97.2%（35/36），与对照组 66.7%（24/36）比较 $P<0.05$。李点等将 120 例干眼症患者随机分为养阴润目丸（生地黄、当归、枸杞子、沙参、白芍药、石斛）治疗组与新泪然滴眼液对照组。经治 20 d，治疗组与对照组总有效率分别为 86.7%（52/60）、63.3%（38/60），组间比较 $P<0.05$。左韬等将 200 例干眼症气阴两虚证患者随机分为两组，均予玻璃酸钠眼液滴眼，治疗组加服杞参膏（熟地黄、山药、山萸肉、牡丹皮、泽泻、茯苓等）。经治 4 周，除失访 8 例外，治疗组总有效率为 96.9%（94/97），与对照组 76.8%（73/95）比较 $P<0.01$。陈亚娟等将 60 例水液缺乏型围绝经期女性干眼肝肾不足证患者随机分为两组，均予玻璃酸钠滴眼液治疗，治疗组加用韦氏杞菊甘露方（枸杞子、菊花、石斛、北沙参、麦冬、玉竹等）熏蒸。经治 14 d，两组 BUT 均延长，以治疗组为优，与对照组比较，治疗组

角膜荧光素染色评分下降(均 $P < 0.01$)。

姜开运等采用维生素 A 完全缺乏饲料喂养来亨鸡制作干眼症模型,观察五味子治疗维生素 A 缺乏型干眼症的疗效及对角膜组织中 IL-6、TNF-α 表达的影响。将来亨鸡随机分为正常组,模型组,维生素 A 组,五味子高、中、低(10、5、2.5 g/kg)剂量组。均灌胃 4 周后,与模型组比较,各治疗组 SIt 显著升高,BUT 延长,角膜组织中 IL-6、TNF-α 表达均降低(均 $P < 0.05$);维生素 A 组,五味子高、中剂量组泪腺细胞凋亡数减少(均 $P < 0.05$)。提示五味子可能通过抑制泪腺细胞凋亡,而提高泪液基础分泌量,维持泪膜稳定性;并可抑制 IL-6 和 TNF-α 蛋白表达,减轻炎症反应。叶鳞泓等以雄兔行双侧睾丸切除术,结扎输精管及精索静脉,制作去势雄兔模型。并将去势雄兔随机分为对照组(仅行双侧睾丸切除术)、槲寄生组(槲寄生滴眼液)、生理盐水组(生理盐水滴眼液)。治疗 4 周,与生理盐水组比较,槲寄生组 SIt、泪液蛋白含量增加(均 $P < 0.05$)。提示槲寄生滴眼液可通过维持泪液蛋白成分而改善干眼症状。

(撰稿:王素羽　审阅:熊大经)

【葡萄膜炎的治疗及实验研究】

翁文庆等认为葡萄膜炎的病因病机以脏腑失调为本,其中肾、肝、脾三脏以虚证为多见,六腑中与胆、小肠、胃、大肠和三焦关系密切,多表现为实证;火热、湿毒、血瘀为标。治疗时急则治其标,偏重于祛除风邪、清热解毒;缓解期时,耗气伤阴,甚至阴损及阳,虚证更为明显,应祛湿清热补虚兼顾。

李艳等将前部葡萄膜炎患者 48 例(67 只眼)随机分为两组,均予复方托吡卡胺滴眼液等,治疗组加用清肝明目方(龙胆草、栀子、黄芩、柴胡、生地、山药等)随症加减煎服 28 d,必要时延长 14 d,停用后滴眼液点眼维持 3 个月以上。治疗组治愈率为 85.7%(30/35),对照组为 62.5%(20/32),组间比较 $P < 0.05$。与对照组比较,治疗组 C-反应性蛋白(CRP)显著下降($P < 0.05$)。

许卓再等选择 10 名处于急性炎症期的 HLA-B27 相关前葡萄膜炎患者,均予常规药物治疗 4 周,在炎症缓解期,抽取外周血,经过分离和培养得到单个核细胞。将单个核细胞随机分为 4 组,分别用磷酸盐缓冲液(PBS)、细菌脂多糖(LPS)、LPS+红芪多糖(HPS)、HPS 处理各组单个核细胞,将 PBS 组作为对照组,在各组处理 4、8、12、24 h 后进行检测。与 PBS 组比较,LPS 组细胞培养上清液中各时点的 TNF-α、IL-10 含量均明显升高(均 $P < 0.05$);与 LPS 组比较,HPS+LPS 组细胞培养上清液中各时点的 TNF-α 含量及前 2 个时点的 IL-10 含量均升高(均 $P < 0.05$);与 PBS 比较,HPS 组细胞培养上清液中此二指标均无明显差异(均 $P > 0.05$)。提示红芪多糖促进 LPS 刺激后的单个核细胞分泌 TNF-α 和 IL-10,红芪多糖作为免疫调节剂参与炎症反应的过程。

易妙等观察祛风活血丸(熟地黄、当归、川芎、柴胡、黄芩、菊花等)对实验性自身免疫性葡萄膜炎大鼠血清 Fas、FasL 水平的影响。以右后足垫中部皮下注射由含 IRBP 的 PBS 溶液、单纯 PBS 溶液及完全弗氏佐剂混合而成的乳剂造模,将大鼠随机分为空白组,模型组,熊胆开明片组,祛风活血丸低、中、高剂量(2、3、4 g·kg^{-1}·d^{-1})组。灌胃 28 d,与模型组比较,熊胆开明片组,祛风活血丸中、高剂量组各时间点的 Fas、FasL 水平均下降(均 $P < 0.05$);且祛风活血丸中、高剂量组更为明显(均 $P < 0.05$)。提示祛风活血丸可通过调整 Fas/FasL 系统的平衡性,从而促进活化的淋巴细胞迅速凋亡,降低炎症反应的程度。郭俊国等探讨六锐胶囊(诃子、红花、巴夏嘎、木香、安息香、人工麝香)对葡萄膜炎大鼠血清 SOD、MDA 及神经营养素-3(NT-3)的影响。采用光感受器间维生素 A 类结合蛋白造模,随机分为空白组,模型组,六锐胶囊低、中、高(0.2、0.4、0.6 g/ml)剂量组。灌胃

12 d,与模型组比较,六锐胶囊各剂量组的 SOD 活性、NT-3 含量均升高,MDA 含量均下降,且呈量效关系(均 $P < 0.05$)。提示六锐胶囊具有抗氧化和视神经保护作用。

(撰稿:王素羽　鲍健欣　审阅:熊大经)

【过敏性结膜炎的治疗】

包银兰等将 60 例过敏性结膜炎肝郁气滞证患者(120 只眼)随机分为两组,均予局部点色甘酸钠滴眼液,观察组加服逍遥散加味方(当归、白芍药、柴胡、茯苓、白术、薄荷等)。经治 2 周,两组临床症状积分及体征指标积分均下降,且观察组更明显(均 $P < 0.05$)。与对照组比较,观察组角膜荧光素染色(FL)阳性率减少、泪液分泌增多、泪膜破裂时间(BUT)延长(均 $P < 0.05$)。赵亚飞等将 122 例患者随机分为两组,治疗组口服川椒方(地肤子、蛇床子、荆芥、防风、牛蒡子、川椒等)颗粒剂及西替利嗪安慰剂,对照组口服西替利嗪胶囊及川椒方颗粒剂安慰剂。经治 2 周后,除共脱落 20 例外,与对照组比较,治疗组眼痒评分、流泪评分均明显下降;结膜充血、水肿评分,分泌物评分均下降(均 $P < 0.05$)。薛玛将 100 例患者随机分为两组,均予局部点萘敏维滴眼液,治疗组加服防风祛敏汤(黄芪、党参、白术、荆芥、防风、蝉蜕等)并随症加减。经治 3 周,治疗组总有效率为 92.0%(46/50),与对照组 76.0%(38/50)比较 $P < 0.01$。徐蕴将 84 例患者随机分为两组,均予富马酸依美斯汀滴眼液,治疗组加用四物消风散(生地黄、当归、荆芥、防风、赤芍药、川芎等)口服联合外洗治疗,疗程均为 7 d。治疗组总有效率为 95.2%(40/42),与对照组 81.0%(34/42)比较 $P < 0.05$。王琦妙等将 308 例(616 只眼)急性结膜炎患者随机分为治疗组 110 例(220只眼)、对照组 108 例(216 只眼)、中药组 90 例(180只眼)。对照组用左氧氟沙星眼液滴眼;治疗组在对照组基础上,加用清热明目方(黄芩、鱼腥草、薄荷、连翘、秦皮等)超声雾化法熏眼;中药组单用清热明目方超声雾化法熏眼。经治 1 周,治疗组总有效率为 98.2%(216/220),对照组为 88.0%(190/216),中药组为 88.9%(160/180),组间比较 $P < 0.05$。

(撰稿:王素羽　鲍健欣　审阅:熊大经)

【分泌性中耳炎的治疗】

孙伟将 66 例患者随机分为两组,对照组予以常规治疗,研究组予服二陈汤合三拗汤加减(早期清热疏风:石菖蒲、白芥子、法半夏、茯苓、枳壳、僵蚕等,中期健脾化痰:陈皮、法半夏、白芥子、茯苓、桔梗、石菖蒲等,后期温肾涤痰:炙附子、薏苡仁、枸杞子、生甘草、熟地黄、茯苓等)。研究组总有效率为 90.9%(30/33),与对照组 63.6%(21/33)比较 $P < 0.05$。钟振波等将 84 例患者随机分为观察组与对照组,分别予祛痰开窍汤(石菖蒲、白芷、通草、蝉蜕)与常规西药(鼻内滴注盐酸羟甲唑啉,口服阿奇霉素)治疗,疗程均为 14 d。观察组总有效率为 95.5%(42/44),与对照组 82.5%(33/40)比较 $P < 0.05$。

王雪峰等将 72 例患者随机分为两组,均予服头孢拉定胶囊及泼尼松片,研究组加用小青龙汤随证加减,疗程均为 4 周。研究组总有效率为 93.6(44/47),对照组为 72.7%(32/44),组间比较 $P < 0.05$。与对照组比较,研究组鼓室声导抗图 A 图耳数增加,听阈有所改善(均 $P < 0.05$)。刘鲜妮等将 73 例(104 耳)患者随机分为两组,均予常规治疗(呋喃西林麻黄素滴鼻液滴鼻,口服头孢克洛胶囊、标准桃金娘油肠溶胶囊、泼尼松片、氯雷他定片),治疗组加用半夏厚朴汤。经治 7 d,治疗组总有效率为 94.6(35/37),与对照组 77.8%(28/36)比较 $P < 0.05$。张东晓将 86 例患者随机分为两组,均予糖皮质激素联合头孢类抗生素治疗,观察组加用宣窍化湿汤(白芷、石菖蒲、蝉蜕、茯苓皮、桂枝、辛夷

等)随症加减。经治 14 d,观察组总有效率 88.4%(38/43),对照组为 69.8%(30/43),组间比较 $P<$ 0.05。与对照组比较,观察组血清 IL-6、IL-8 水平均升高;鼓室抗导图、纯音测听均明显改善(均 $P<$ 0.01)。王丽超等将 80 例急性患者随机分为两组,均予 1‰呋麻滴鼻液滴鼻,治疗组加用耳塞通窍汤(柴胡、菊花、蔓荆子、蝉蜕、地龙干、白术等),对照组加用头孢克肟、桉柠蒎肠溶软胶囊、强的松。经治 4 周,治疗组总有效率 87.5%(35/40),与对照组 77.5%(31/40)比较 $P<0.05$。

(撰稿:鲍健欣　审阅:熊大经)

【变应性鼻炎的治疗及实验研究】

罗恬等将 86 变应性鼻炎(AR)患者随机分为苓桂术甘汤加减观察组与西替利嗪对照组,疗程均为 30 d。总有效率分别为 90.7%(39/43)、60.5%(26/43),组间比较 $P<0.05$。两组患者血清 IgE、CRP、IL-4 水平均明显降低,且观察组更为明显(均 $P<0.05$)。唐洪等将 130 例 AR 肺肾气虚证患者随机分成益气温阳汤加味(防风、地龙、制附片、桂枝、白术、黄芪等)治疗组与依巴斯汀片对照组,疗程均为 14 d。除治疗组脱落 6 例,对照组脱落 8 例外,总有效率分别为 94.9%(56/59)、91.2%(52/57),组间比较 $P<0.05$。胡海慈等将 100 例 AR 肺脾气虚证患者随机分为两组,治疗组以温肺健脾益气法予服止鼽汤加减(黄芪、生白术、防风、丝瓜络、白芷、辛荑等),对照组予服左西替利嗪及辅舒良喷鼻。经治 12 周,总有效率分别为 92%(46/50)、74%(37/50),组间比较 $P<0.05$。与对照组比较,治疗组患者症状、体征积分下降,伴随症状明显改善(均 $P<0.05$)。王仁忠等将 60 例 AR 肺经伏热证患者随机分为清热通阳汤(辛夷、黄芩、栀子、桑白皮、地骨皮、茜草等)治疗组与苍耳子鼻炎滴丸对照组,疗程均为 2 周。总有效率分别为 96.7%(29/30)、90.0%(27/30),组间比较 $P<0.05$。

袁卫玲等从季节气候变化、过敏性体质及脏腑对外界环境适应能力三方面探讨了过敏性鼻炎季节易感性的发病机制。指出春季和秋季是过敏性鼻炎的高发季节,此与脏腑功能失调对外界环境适应能力改变密切相关。春季,肝发生适应性调节,其疏泄功能处于主导地位。若肝疏泄失司,气机不调,经络气血失于调和,则精血津液输布异常,亦影响血脉上濡于鼻,致鼻腔失于通利,出现鼻塞、鼻痒和流涕等症状;肝调节情志失常,容易引发过敏性鼻炎患者焦虑、烦躁和抑郁等不良情绪。秋季,肺发生适应性调节,其肃降功能处于主导地位,卫气保护肌表抗御外邪能力降低。初秋时节,燥邪主令犯肺,肺津、肺络受损,可见鼻干、鼻痒和喷嚏频作;深秋时节,亦易感受外来冷风异气的侵袭,诱发过敏性鼻炎。此外,肝升肺降,升降协同,对全身气机起重要调节作用。肝失条达,则气机升降失常,又可累及影响肺调节鼻窍的功能,进而引发过敏性鼻炎的发作。

韦党军等将 86 例 AR 患者随机分为清肺止涕汤(辛夷花、白芷、薄荷、菊花、蝉蜕、黄芩等)治疗组与辛芩颗粒对照组。经治 1 个月,两组患者 IL-12 水平均升高、IL-13 水平均下降,以治疗组改善更为明显(均 $P<0.05$)。蔡纪堂等将 103 例 AR 虚寒证患者随机分为补阳疗嚏汤(黄芪、干姜、党参、白术、鹿角霜、巴戟天等)治疗组和左西替利嗪对照组(中、重度患者加用糠酸莫米松鼻喷雾剂喷鼻),疗程均为 4 周。结果补阳疗嚏汤治疗虚寒型变应性鼻炎能够显著改善患者鼻部症状,减少发作次数、缩短发作时间。张东晓将 128 例 AR 外邪犯肺证患者随机分为两组,均予布地奈德比喷雾剂、氯雷他定片治疗,观察组加服鼻炎灵丸(苍耳子、白芷、辛夷、细辛、黄芩、川贝母)。经治 10 d,两组患者血清中 IL-4、干扰素-γ 水平均显著降低($P<0.01$),观察组更为明显(均 $P<0.05$)。

续艳等将豚鼠随机分为正常组,模型组,鼻炎康组,氯雷他定组,温润辛金培本中药复方(生黄芪、桂枝、防风、辛夷、炒白术、干姜等）高、中、低（3.04、1.52、0.76 g/kg）剂量组。除正常组外，以10% 2,4-甲苯二异氰酸酯（TDI）橄榄油溶液双侧鼻孔滴鼻方法造模后，连续给药 14 d。结果，与模型组比较，温润辛金培本中药复方中、高剂量组行为学评分明显降低，温润辛金培本中药复方各剂量组血清 IgE、IL-6 水平均明显降低（$P<0.05$，$P<0.01$），温润辛金培本中药复方中、高剂量组鼻黏膜嗜酸性粒细胞（EOS）浸润明显减轻（均 $P<0.05$）。张丽艳等将 SD 大鼠随机分为空白组、模型组、补气助阳汤（炙麻黄、白术、防风、荆芥穗、黄芪、桂枝等）组，除空白组外，以卵清蛋白（OVA）腹腔注射进行致敏、局部鼻黏膜激发方法造模后，均灌胃11 d。结果，与模型组比较，补气助阳汤组鼻黏膜 TNF-α、核转录因子-κB（NF-κB）含量显著降低（均 $P<0.01$）。姚玉婷等将 SD 大鼠随机分为空白组，模型组，鼻敏感方（黄芪、干姜、桂枝、麻黄、五味子、乌梅等）大、中、小（按成人服用剂量比例 10、5、2.5倍）剂量组，阳性药（氯雷他定水溶液）组，以 OVA 为致敏原建立大鼠 AR 模型后，均灌胃 28 d。结果，与模型组比较，鼻敏感方各剂量组及阳性药组鼻痒、喷嚏、清涕等症状明显减轻（$P<0.05$，$P<0.01$）；血清 IL-17 水平显著升高、IL-10 水平显著降低（$P<0.01$）；鼻敏感方大、中剂量组及阳性药组鼻黏膜炎性反应程度显著减轻（$P<0.05$，$P<0.01$）。南丽红等将大鼠随机分为正常组，模型组，布地奈德组，醒鼻凝胶剂（冰片、蝉蜕等）高、中、低剂量（27.5、13.9、6.9 mg/kg）组，除正常对照组外，以 OVA 加氢氧化铝腹腔注射法造模后，均灌胃 11 d。结果，与模型组比较，醒鼻凝胶剂高剂量组鼻黏膜组织中 NF-κB mRNA、NF-κB p65 蛋白的表达明显减少，血清中 IL-5、粒细胞-巨噬细胞集落刺激因子（GM-CSF）、趋化因子（CCL-1）的含量均明显降低（均 $P<0.01$）。提示醒鼻凝胶剂可能通过抑制 NF-κB 的活化与核移位，减弱 IL-5、GM-CSF、CCL-1 的表达，从而减轻鼻道的炎性反应达到治疗

作用。徐慧贤等将 SD 大鼠 40 只随机分成 4 组，分别是正常组、模型组、苓桂术甘汤组和氯雷他定组。模型组、苓桂术甘汤组和氯雷他定组采用 OVA 腹腔注射加滴鼻法进行致敏，正常组用生理盐水代替 OVA。用药第 5、10 d 观察动物的症状评分、细胞因子和鼻黏膜细胞学的变化。结果，模型组、苓桂术甘汤组和氯雷他定组在用药前症状评分较正常组显著升高（$P<0.05$）；给药第 10 d，苓桂术甘汤组、氯雷他定组与模型组比较，其症状评分、血清细胞因子水平、鼻黏膜细胞计数显著改善，差异均有统计学意义（$P<0.05$）；苓桂术甘汤组与氯雷他定组比较差异无统计学意义（$P>0.05$）。表明苓桂术甘汤可改善过敏性鼻炎的症状，其机制可能与升高白细胞介素-2（IL-2）水平，降低血清 IL-4 水平，减少组织中嗜酸细胞、肥大细胞释放有关。

（撰稿：鲍健欣　审阅：熊大经）

【鼻窦炎的治疗及实验研究】

高志妹等将 106 例急性鼻窦炎患儿随机分为两组，均予生理盐水鼻腔冲洗，治疗组加服通窍鼻炎方（荆芥、苍耳子、防风、辛夷、石菖蒲、黄芩等）。经治 10 d，治疗组总有效率为 94.3%（50/53），对照组为 75.5%（40/53），组间比较 $P<0.05$。与对照组比较，治疗组炎性因子 hs-CRP、WBC、NEUT 水平明显降低（均 $P<0.05$）。杜经纬等将 84 例慢性鼻窦炎（CRS）患者随机分为两组，均予采用克拉霉素胶囊治疗，治疗组 44 例加用鼻窦炎口服液（荆芥、辛夷、苍耳子、薄荷、白芷、柴胡等），疗程均为20 d。治疗组总有效率为 90.9%（40/44），与对照组 72.5%（29/40）比较 $P<0.05$。郭东明等将 118例 CRS 患者随机分为鼻复康液（苍耳子、辛夷、黄芪、黄芩、防风、荆芥等）观察组与辛夷鼻炎丸对照组，疗程均为 3 个月。总有效率分别为 94.9%（56/59）、81.4%（48/59），组间比较 $P<0.05$。刘静等将 76 例 CRS 患儿随机分为两组，均予辅舒良喷雾

剂喷鼻,治疗组加服香菊胶囊(化香树果序、辛夷、夏枯草、防风、黄芪、野菊花等)。经治 4 周,治疗组总有效率为 97.4%(37/38),与对照组 89.5%(34/38)比较 $P<0.05$。任应化将 182 例 CRS 患儿随机分为两组,均予西药常规治疗(罗红霉素分散片、标准桃金娘油肠溶胶囊口服,丙酸氟替卡松鼻喷雾剂喷鼻),治疗组加服清渊汤(金银花、黄芩、鱼腥草、甘草、桔梗、白芷等)。经治 40 d,治疗组总有效率为 94.5%(86/91),与对照组 79.1%(72/91)比较 $P<0.01$。李良波等将 100 慢性鼻-鼻窦炎患儿随机分为两组,对照组采用目前西医常规治疗(口服抗生素、黏液溶解促排剂,鼻用糖皮质激素喷鼻),治疗组在此基础上加服清窦灵合剂(辛夷、苍耳子、白芷、黄芩、黄芪、白术等),疗程均为 4 周并随访 6 个月以上。治疗后 1 个月治疗组总有效率为 94.0%(47/50),对照组为 82.0%(41/50);治疗后 3 个月总有效率分别为 88.0(44/50)、76.0%(38/50),治疗后 6 个月,总有效率分别为 82.0%(41/50)、66.0%(33/50),组间比较 $P<0.05$。

张岳等将家兔随机分为正常组、假手术组、模型组、克拉霉素片组、补肺益脾通窍汤(党参、黄芪、山药、桔梗、辛夷花、荆芥等)组、针氧组,除正常组外,其余家兔采用窦口不完全堵塞+窦腔留置棉絮造模法造模成功后,均处理 14 d。结果,与模型组比较,克拉霉素片组、补肺益脾通窍汤组及针氧组 NF-κB p65 的表达均降低,以补肺益脾通窍汤组最为明显(均 $P<0.01$)。提示补肺益脾通窍汤可通过抑制 NF-κB p65 的激活,终止炎症介质的转录,减少炎症介质释放,限制炎症反应,提高机体免疫力,减轻鼻黏膜炎症反应,达到治疗 CRS 的作用。

(撰稿:鲍健欣　审阅:熊大经)

【慢性咽炎的治疗与研究】

谢兴笔将 60 例寒凝痰结证慢性咽炎(CP)患者随机分为两组,观察组予加味半夏散剂及汤剂(半夏、桂枝、炙甘草、桔梗),对照组患者口服克拉霉素片。经治 10 d,观察组总有效率为 90.0%(27/30),与对照组 76.7%(23/30)比较 $P<0.05$。王梅将 110 例虚火上冲证 CP 患者随机分为两组,观察组予潜阳封髓丹(黑附片、砂仁、炙甘草、龟板、黄柏)加减治疗,对照组予庆大霉素+地塞米松雾化吸入。经治 2 周,观察组总有效率为 91.1%(51/56),与对照组 81.5%(44/54)比较 $P<0.05$。雷剑波等将 106 例阴虚肺燥证 CP 患者随机分为两组,均予常规西药治疗,观察组加用养阴利咽饮联合玉液散(生地黄、南沙参、北沙参、石斛、玄参、麦冬等)吹喉。经治 3 周,观察组总有效率为 94.1%(48/51),与对照组 78.0%(39/50)比较 $P<0.05$。两组治疗后症状总积分及血清 TNF-α、IL-6、CRP 及 IL-2 水平均较治疗前显著改善(P 均 <0.05),且观察组改善更明显($P<0.05$)。李士科等将 98 例 CP 患者随机分为两组,治疗组予甘草泻心汤加减(生甘草、炙甘草、黄芩、清半夏、黄连、党参等),对照组予胖大海含化片加吗丁啉。经治 14 d,治疗组总有效率为 87.8%(43/49),与对照组 65.3%(32/49)比较 $P<0.05$。张艳艳等将 100 例患者随机分为两组,对照组予服复方草珊瑚含片、慢严舒柠清喉利咽颗粒,治疗组予服健脾疏肝汤(黄芪、党参、山药、炒白芍药、茯苓、白术等)随症加减。经治 1 个月后,治疗组总有效率为 92.0%(46/50),与对照组 64.0%(32/50)比较 $P<0.05$。梁祖文将 140 例患者随机分为两组,观察组予利咽汤(金银花、板蓝根、玄参、牛蒡子、黄芩、连翘等),对照组予金嗓利咽丸。经治 14 周,观察组总有效率为 97.1%(68/70),与对照组 82.9%(58/70)比较 $P<0.05$。

刘元献等采用氨水喷咽部及注射松节油造模,将新西兰兔随机分为模型组、空白组、布地奈德组、天竺雾化剂(天竺黄、瓜蒌皮、木香、两面针、千年健、僵蚕等)组、自然恢复组。各治疗组均局部喷雾 10 d。结果,与自然恢复组比较,天竺雾化剂组、布地奈德组精神状态逐渐好转,饮水量增多,自发活动增多,搔抓口部活动减少,口腔分泌物减少,食量增加(均$P<0.01$);咽部黏膜病变恢复较好,黏膜上皮增生、腺体分泌不明显($P<0.05$)。提示提示天竺雾化剂可抑制炎症反应,减轻黏膜充血,减少炎症细胞浸润及黏液分泌。

(撰稿:鲍健欣 审阅:熊大经)

【复发性口腔溃疡的治疗与研究】

陈会娟等提出复发性口腔溃疡(ROU)的核心病机为"郁热",阳热郁而不得越,阴火伏而遇时发是其发病的重要机制;六经"热不得越"(《伤寒论》),三阳郁热,三阴伏火,太阳风寒束表,阳明壅热在里,少阳枢机不利,以至蚀于太阴,留于少阴,伏于厥阴是其病机变化。太阳郁热,可用麻黄汤之法(麻黄、升麻、当归、知母、黄芩、萎蕤等);阳明郁热,可用泻黄散之法(藿香、山栀、石膏、甘草、防风、茵陈等);少阳郁热,可用小柴胡汤、四逆散之法(柴胡、黄芩、半夏、白芍药、大黄、枳壳等);太阴郁热,可用泻心汤之法(甘草、黄芩、半夏、大枣、黄连、干姜等);少阴郁热,可用六一散、导赤散之法(生地黄、木通、生甘草、竹叶、滑石等);厥阴郁热,可用乌梅丸之法(乌梅、细辛、干姜、黄连、附子、当归等)。胡凤林等介绍梅国强治疗ROU经验,认为该病主要病因为饮食不节,嗜食辛辣肥甘,或素体阴虚、劳伤过度等,主要病机为虚火内灼、痰湿内蕴、瘀血内阻,治以滋阴清火、化痰活血为法,自拟口疮溃疡基本方(银柴胡、南沙参、北沙参、胡黄连、地骨皮、海蛤粉等),临证时佐以利湿解毒、清热通络、扶正敛疮等法。吕静静等应用中医传承辅助平台软件,构建中医药治疗ROU方剂数据库,采用软件集成的数据挖掘方法,对方剂数据库进行四气、五味、归经分布,频次统计、证型分布、组方规律、新方分析。通过CNKI收录的158首治疗ROU的方剂分析显示,以清热解毒、清心凉血、补益气血、温补脾肾、疏肝解郁为主,药性多偏于寒或温,药味甘苦,中医证

型可分为脾胃热盛证、阴虚火旺证、心火上炎证、气血两虚证、脾肾阳虚证、脾虚湿困证、肝郁蕴热证、气血瘀滞证等。

段淑红等将ROU患者随机分为两组,治疗组按辨证分成胃火上炎证予白虎汤、心火亢盛证予清心泻火汤(川黄连、生地黄、木通、金银花、蒲公英、天花粉等)、脾胃虚弱证予健脾调胃汤(党参、黄芪、代赭石、白术、山药、当归等)、阴虚火旺证予知柏地黄汤,对照组予复合维生素B口服,疗程均为3周。随访1年后,治疗组总有效率为98.2%(55/56),与对照组85.0%(34/40)比较$P<0.05$。姜本军将ROU患者随机分为两组,均予复方氯己定含漱液漱口,左旋咪唑、维生素C、维生素B_2口服,观察组加服参黄五味汤(玄参、生黄芪、五味子、金银花、醋乳香、薄荷等)漱口液,疗程均为7 d。随访6个月后,治疗组总有效率为94.0%(47/50),与对照组80.0%(40/50)比较$P<0.05$。朱晓茹将ROU患者随机分为菊甘漱口液(野菊花、生甘草、诃子、硼砂)治疗组与复方氯己定含漱液对照组,疗程均为5 d。治疗组总有效率为92.0%(92/100),与对照组79.0%(79/100)比较$P<0.01$。石杨将ROU患者随机分为两组,均予康复新液含漱,治疗组加服温清饮(黄芩、黄连、黄柏、栀子、川芎、当归等)随症加减,疗程均为7 d。治疗组总有效率为93.3%(28/30),与对照组73.3%(22/30)比较$P<0.05$。杨红明等将ROU患者随机分为两组,治疗组予服沙冬肉桂汤(肉桂、川断、南沙参、麦冬、山药、茯苓等),对照组予服康复新液及复合维生素B片,均治疗至口腔溃疡痊愈停药。治疗组总有效率为87.5%(35/40),与对照组70.0%(28/40)比较$P<0.05$。史原华等将RUO湿热内蕴兼阴虚火旺证患者分为两组,治疗组予口疮清汤剂(生地黄、知母、滑石、茵陈、黄芩、广藿香等),对照组予西地碘含片。经治5 d后,治疗组总有效率为93.3%(28/30),与对照组73.3%(22/30)比较$P<0.05$。李明伟等将ROU患者随机分为复方竹叶石膏颗粒(淡

竹叶、生石膏、人参、麦冬、清半夏、半枝莲等)治疗组与口炎清颗粒对照组,服用 7 d 或 14 d。治疗组短期疗效及停药 6 个月时总有效率分别为 87.8%(43/49)、91.8%(45/49),与对照组 70.8%(34/48)、77.1%(37/48)比较均 $P<0.05$。两组患者平均溃疡期缩短、视觉模拟疼痛(VAS)评分均显著降低、总间歇时间均延长、总溃疡数均减少,以治疗组更为明显(均 $P<0.05$)。孟海锋将 ROU 患者随机分为两组,对照组予服白芍总苷胶囊、转移因子胶囊及地喹氯铵含片,实验组予服口糜消配方颗粒(黄芪、当归、薄荷、石斛、黄芩、知母等),疗程均为 3 个月。实验组总有效率为 95.0%(38/40),对照

组为 85.0%(34/40),组间比较 $P<0.05$。与对照组比较,实验组疼痛消失及溃疡愈合时间缩短,复发间隔时间延长;疼痛积分(自发疼痛、烧灼感以及激惹痛评分)显著下降;溃疡及充血面积显著缩小(均 $P<0.05$)。吴红生等将 ROU 患者随机分为两组,均予大蒜素胶囊,观察组加服众生丸(蒲公英、紫花地丁、黄芩、赤芍药等)。经治 5 d,观察组总有效率为 96.0%(48/50),与对照组 80.0%(40/50)比较 $P<0.05$。两组患者 T 细胞亚群水平(CD_3、CD_4、CD_8 及 CD_4/CD_8)均升高,以观察组为优(均 $P<0.05$)。

(撰稿:鲍健欣　审阅:熊大经)

[附] 参 考 文 献

A

安晓飞,赵越,余江毅.六味地黄丸联合银杏叶片防治 2 型糖尿病早期视网膜病变临床观察[J].中国中西医结合杂志,2016,36(6):674

B

包银兰,李成武,王颖,等.中西医结合治疗肝郁气滞型过敏性结膜炎疗效观察[J].北京中医药,2016,35(10):974

毕宏生,田庆梅,宋继科,等.近视的中医辨证理论及治法探讨[J].山东中医杂志,2016,35(10):854

C

蔡纪堂,王俊杰,王慧敏,等.补阳疗嚏汤治疗虚寒型变应性鼻炎[J].中医研究,2016,29(8):16

柴键.丹红化瘀口服液和密蒙花对糖尿病视网膜病变的防治效果比较[J].河北医药,2016,38(7):1034

陈会娟,毕伟博,崔红生.复发性口腔溃疡的郁热病机与六经辨证探析[J].中华中医药杂志,2016,31(8):2989

陈继东,赵勇,裴迅,等.中药方治疗甲状腺相关眼病的 Meta 分析[J].时珍国医国药,2016,27(2):505

陈榕榕,郑泽宇.丁春教授分期论治慢性鼻窦炎的经验

[J].福建中医药,2016,47(3):28

陈亚娟,廖良,闫晓玲,等.韦氏杞菊甘露方熏蒸治疗女性围绝经期干眼的临床研究[J].中国中医眼科杂志,2016,26(4):243

D

杜经纬,冯俊,彭涛,等.鼻窦炎口服液对 CRS 患者炎症因子及鼻腔 Lund-kennedy 评分的影响[J].陕西中医,2016,37(8):968

段淑红,王蕾,白瑞.辨证分型治疗复发性口腔溃疡 56 例疗效观察[J].辽宁中医杂志,2016,43(11):2305

F

范迪柳,张建军.远志皂苷元干预对大鼠视神经损伤的影响及机制研究[J].中华中医药学刊,2016,34(2):476

G

高娜,亢泽峰.人参皂苷对低氧诱导 ARPE-19 细胞表达 VEGF 的影响[J].中国中医眼科杂志,2016,26(5):291

高志妹,陈磊.通窍鼻炎方联合鼻腔冲洗治疗小儿急性鼻窦炎 53 例[J].陕西中医,2016,37(9):1219

郭东明,郭亚荣.鼻复康液治疗慢性鼻窦炎 118 例[J].

西部中医药,2016,29(8):88

郭俊国,赵晴,王兴荣,等.六锐胶囊对葡萄膜炎大鼠血清 SOD、MDA 和 NT-3 含量的影响[J].眼科新进展,2016,36(4):334

H

胡凤林,尚东,张夏维,等.梅国强教授治疗复发性口腔溃疡经验[J].浙江中医药大学学报,2016,40(8):602

胡海慈,任璐璐,孙麦青.温肺健脾益气法治疗变应性鼻炎临床研究[J].中医学报,2016,31(2):279

胡敏娜,罗萍,颜家朝,等.滋阴明目丸对大鼠视网膜光损后细胞凋亡的影响[J].中国中医眼科杂志,2016,26(4):1

J

姜本军.参黄五味汤含漱治疗复发性口腔溃疡的疗效分析[J].中国中医药科技,2016,23(2):240

姜开运,牛爽,李珂.五味子治疗维生素 A 缺乏型干眼症疗效及作用机制[J].辽宁中医药大学学报,2016,18(7):33

L

雷剑波,荣堃,杨丽,等.复聪汤对神经性耳聋患者血清 NO、Connexin26、Connexin30 水平表达的影响[J].中医学报,2016,31(9):1387

雷剑波,荣堃,杨丽,等.养阴利咽饮联合玉液散吹喉治疗阴虚肺燥型慢性咽炎效果及对血清炎症因子水平的影响[J].现代中西医结合杂志,2016,25(27):3041

李点.养阴润目丸治疗干眼症的临床观察[J].南京中医药大学学报,2016,32(4):386

李海燕,林洋洋,徐丹,等.干黄茶乳剂对慢性牙周炎患者龈沟液中 TNF-α、IL-6 和 IL-10 水平的影响及疗效观察[J].世界中医药,2016,11(2):259

李静文,李国文,秦瑜,等.铁皮石斛多糖对糖尿病大鼠视网膜炎症因子表达干预的研究[J].中国中医眼科杂志,2016,26(1):7

李良波,龚成,廖勇,等.清窦灵合剂治疗儿童慢性鼻-鼻窦炎临床研究[J].南京中医药大学学报,2016,32(1):29

李明伟,路军章,杜岩,等.复方竹叶石膏颗粒治疗复发性口腔溃疡 49 例疗效观察[J].中医杂志,2016,57

(22):1939

李士科,王刚,冯艳.甘草泻心汤加减治疗肺阴虚痰瘀结滞型咽炎的临床分析[J].中医临床研究,2016,8(15):17

李雪丽,唐由之,范吉平,等.补肾益精方对 RCS 大鼠视网膜变性损伤的保护作用研究[J].中国中医眼科杂志,2016,26(3):144

李艳,梁海英,张荣,等.中西医结合治疗前部葡萄膜炎的疗效观察及其对 C-反应蛋白的影响[J].四川中医,2016,34(8):207

廉海红.平肝育阴清热法治疗干眼症疗效观察[J].中华中医药学刊,2016,36(5):1259

梁祖文.利咽汤治疗慢性咽炎 70 例的临床效果评价[J].北方药学,2016,13(12):104

刘静,朱佳.香菊胶囊治疗儿童慢性鼻窦炎的临床效果观察[J].光明中医,2016,31(2):233

刘亮.葛根芩连汤对糖尿病大鼠早期视网膜病变影响的实验研究[J].天津中医药,2016,33(7):425

刘鲜妮,张瑞永,蔺晓玲.半夏厚朴汤治疗分泌性中耳炎的临床观察[J].陕西中医,2016,37(5):598

刘元献,李许娜,吴新风,等.天竺雾化剂对慢性咽炎动物模型的行为学及病理形态学影响[J].中国中西医结合耳鼻咽喉科杂志,2016,24(3):164

罗恬,王乃平.苓桂术甘汤治疗变应性鼻炎临床研究[J].中医学报,2016,31(8):1206

吕静静,王彦刚,王树则,等.基于中医传承辅助系统的复发性口腔溃疡治疗方剂的组方用药规律分析[J].中国实验方剂学杂志,2016,22(5):231

吕宇,魏旭东.银杏达莫治疗突发性聋的系统评价和 Meta 分析[J].中国中西医结合耳鼻咽喉科杂志,2016,24(3):208

M

马红霞,刘静,刘光辉.复方血栓通胶囊对非增殖性糖尿病视网膜病变患者视网膜微循环的影响[J].中华中医药杂志,2016,31(4):1490

梅茜钰,袁瑗,周玲玉,等.夏枯草对 STZ 诱导的小鼠糖尿病视网膜病的改善作用[J].上海中医药大学学报,2016,30(5):51

孟海锋.口糜消配方颗粒治疗复发性口腔溃疡 40 例临床观察[J].新中医,2016,48(5):200

N

南丽红,向青,徐伟,等.醒鼻凝胶剂对变应性鼻炎豚鼠核转录因子-κB信号通路的影响[J].中华中医药杂志,2016,31(2):441

P

彭清华,刘娉,彭俊,等.益气养阴活血利水中药复方对兔视网膜脱离后视网膜组织中ATP含量的影响[J].湖南中医药大学学报,2016,36(7):28

Q

秦伟,谢学军,李志英,等.补肾活血中药复方对AGEs及缺氧状态下体外纯化培养视网膜Müller细胞活力的影响[J].中国中医眼科杂志,2016,26(4):1

秦伟,杨宇琦,翟楠,等.通窍活血方对体外培养的视网膜Müller细胞缺氧状态下谷氨酸摄取功能的影响[J].江苏中医药,2016,48(1):77

曲汝鹏,孙海波,冷辉,等.中医烙法治疗慢性扁桃体炎的多中心临床研究[J].辽宁中医杂志,2016,43(4):780

R

任应化.清渊汤联合西药常规治疗儿童慢性鼻窦炎91例[J].中医研究,2016,29(6):22

S

沈志华,左志琴,刘军.密蒙花对小鼠碱烧伤角膜新生血管内皮生长因子表达的影响[J].中国中医眼科杂志,2016,26(3):161

石杨.温清饮加味治疗复发性口腔溃疡30例疗效观察[J].中国医药科学,2016,6(23):80

史原华,周青.口疮清治疗复发性口腔溃疡30例临床观察[J].中国民族民间医药,2016,25(24):107

孙榕,回世祥.化瘀明目汤治疗不同时期糖尿病视网膜病变疗效对比观察及其对VEGF的影响[J].世界中医药,2016,11(1):75

孙伟.二陈汤三拗汤治疗分泌性中耳炎的临床效果观察[J].中医临床研究,2016,8(4):104

孙晓艳,何慧琴.化瘀明目合剂治疗非增殖性糖尿病视网膜病变的临床研究[J].安徽中医药大学学报,2016,35(5):45

T

谭劲,吴丹,刘寻,等.从虚瘀痰毒探讨口腔黏膜下纤维化的发病机制[J].湖南中医药大学学报,2016,36(3):38

唐洪,邓世明,刘铁陵,等.从肺肾论治变应性鼻炎临床观察[J].山西中医,2016,23(7):13

W

汪伟,李妍,刘红佶,等.补肾活血中药对原发性青光眼术后视神经保护作用的临床研究[J].北京中医药大学学报,2016,39(2):132

汪宇,胡迎春.滋阴活血法对糖尿病视网膜病变患者血清D-二聚体及纤维蛋白原水平的影响[J].中医药导报,2016,22(17):98

王芬,牛兵.清胃散联合金银花浸泡液治疗菌斑性牙龈炎临床研究[J].中医学报,2016,31(8):1216

王丽超,吕琨,黄潭荣,等.耳塞通窍汤治疗急性分泌性中耳炎的临床观察[J].中国中西医结合耳鼻咽喉科杂志,2016,24(3):220

王丽华,郭裕,胡蓉,等.夏枯草开音合剂治疗慢喉喑多中心临床规范化研究[J].中国中西医结合耳鼻咽喉科杂志,2016,24(4):298

王林.复方血栓通胶囊治疗糖尿病性视网膜病变临床分析[J].海峡药学,2016,28(9):186

王梅.潜阳封髓丹加减治疗慢性咽炎虚火上冲证临床观察[J].四川中医,2016,34(10):158

王琦妙,金明,项占梅.清热明目方经超声雾化法治疗急性结膜炎的临床观察[J].天津中医药,2016,33(10):588

王仁忠,孟伟,张家奎.清热通阳汤治疗肺经伏热型变应性鼻炎30例临床观察[J].湖南中医杂志,2016,32(1):51

王雪峰,付宁,赖晓敏,等.小青龙汤加减治疗分泌性中耳炎疗效观察[J].新中医,2016,48(4):164

王亚琴,任飞燕.小金丸联合雾化吸入治疗早期声带小结48例疗效观察[J].湖南中医杂志,2016,32(9):74

韦党军,蒋里明,李岗.清肺止涕汤治疗变应性鼻炎临床观察[J].山西中医,2016,32(8):45

翁文庆,冯燕兵,朱洁云,等.浅谈葡萄膜炎病因病机特点及治法[J].浙江中医杂志,2016,51(9):690

吴红生,李雄,刘亮方,等.众生丸治疗复发性口腔溃疡的临床效果[J].中国医药导报,2016,13(31):120

X

谢兴笔.半夏散及汤加味治疗寒凝痰结型慢性咽炎疗效观察[J].亚太传统医药,2016,12(7):146

徐慧贤,阮岩,孟瑜,等.苓桂术甘汤对鼻超敏大鼠的抗过敏作用及机制研究[J].广州中医药大学学报,2016,33(4):531

徐蕴.四物消风散口服联合外洗为主治疗过敏性结膜炎42例[J].浙江中医杂志,2016,51(12):891

徐照,曾琳,王凤洲,等.血府逐瘀汤对外伤性视神经损伤模型大鼠Nogo-A、GAP-43偶联蛋白组表达的影响[J].江苏中医药,2016,48(9):79

许卓再,于晋懿,毛矗,等.红芪多糖对HLA-B27相关前葡萄膜炎TNF-α和IL-10的影响[J].中国中医眼科杂志,2016,26(3):154

续艳,孔德明,楚慧伦,等.温润辛金培本中药复方对变应性鼻炎豚鼠的影响[J].北京中医药大学学报,2016,39(10):833

宣伟军,唐俊波,陈壮,等.中药复方健耳剂对C57BL/6J小鼠老年性聋的防护效应[J].中国中西医结合杂志,2016,36(10):1247

薛玙.自拟防风祛敏汤治疗过敏性结膜炎的疗效观察[J].世界最新医学信息文摘,2016,16(50):137

Y

杨芳,杨艳蓓,方毅,等.凉血散瘀汤加减对非增殖期糖尿病视网膜病变患者血液流变学及疗效分析[J].糖尿病新世界,2016,19(19):37

杨海昊,汤继芹,于莹,等.中药治疗病毒性角膜炎组方用药规律分析[J].吉林中医药,2016,36(8):808

杨红明,陈齐鸣."沙冬肉桂汤"治疗复发性口腔溃疡40例临床观察[J].江苏中医药,2016,48(5):48

杨婧,刘欢.雷晓琴治疗糖尿病视网膜病变临床经验[J].现代中医药,2016,36(2):3

杨婷,莫亚,陈莉苹,等.补虚化瘀法对豚鼠形觉剥夺性近视模型多焦视网膜电图的影响[J].环球中医药,2016,9(1):15

杨续艳,王玲姝,谢梁振,等.清薜饮对糜烂型口腔扁平苔藓患者外周血IFN-γ和IL-10表达的影响研究[J].中医药学报,2016,44(5):64

姚玉婷,严道南.鼻敏感方对变应性鼻炎模型大鼠血清IL-17及IL-10含量的影响[J].中华中医药杂志,2016,31(3):1041

叶鳞泓,叶蕾,唐丽媛,等.槲寄生滴眼液治疗去势雄兔干眼症实验研究[J].眼科新进展,2016,36(10):912

易礼兵,张玉龙,喻娜娜.明目地黄方合生脉散治疗肝肾阴虚型干眼症临床观察[J].河北中医,2016,38(8):1169

易妙,喻京生,龙辉.祛风活血丸对EAU大鼠模型Fas/FasL表达的影响[J].中国中医眼科杂志,2016,26(4):226

尹连荣,高健生.黄芪对高眼压大鼠视网膜神经节细胞的保护作用[J].北京中医药大学学报,2016,39(10):828

袁卫玲,刘丹,李媛媛,等.过敏性鼻炎季节易感性发病机制的理论探讨[J].中华中医药杂志,2016,31(1):78

Z

张东晓.鼻炎灵丸对变应性鼻炎患者Th1/Th2细胞因子的影响[J].中医学报,2016,31(5):746

张东晓.宣窍化湿汤治疗分泌性中耳炎43例[J].河南中医,2016,36(12):2193

张洁瑕,周凌.全蝎软膏治疗燥邪伤肺型鼻槁120例临床观察[J].中国中西医结合耳鼻咽喉科杂志,2016,24(2):131

张丽艳,孙海波.补气助阳汤对变应性鼻炎模型大鼠TNF-α、NF-kB影响随机平行对照研究[J].实用中医内科杂志,2016,30(12):95

张亚利,王亚琼,李红.平目方及其拆方含药血清对Graves眼病眼眶前脂肪细胞Caspase-3、Caspase-8和Caspase-9蛋白表达的影响[J].中华中医药学刊,2016,34(1):79

张艳红,靳明慧.益气清热滋阴法治疗萎缩性鼻炎49例临床研究[J].江苏中医药,2016,48(6):41

张艳艳,沈强,熊高云.健脾疏肝汤治疗慢性咽炎疗效观察[J].浙江中西医结合杂志,2016,26(9):846

张岳,唐年亚.补肺益脾通窍汤对慢性鼻窦炎家兔模型NF-κB p65的影响[J].中医研究,2016,29(1):65

赵桂芝,王绪平,俞忠明,等.艾叶挥发油对耳肿胀急性炎症模型小鼠的抗炎作用研究[J].浙江中医杂志,2016,51(4):288

赵建梅,刘莹.红芪多糖对糖尿病大鼠早期视网膜中核转录因子-κB影响随机平行对照研究[J].实用中医内科杂志,2016,30(4):77

赵亚飞,徐黄杰,宋剑涛,等.川椒方治疗过敏性结膜炎的双盲随机对照研究[J].时珍国医国药,2016,27(12):2936

钟振波,黄武.祛痰开窍汤治疗分泌性中耳炎临床观察[J].新中医,2016,48(1):109

周海哲.国医大师张学文诊疗咽喉病经验探析[J].上海中医药杂志,2016,50(2):1

周丽娜.益气明目汤治疗糖尿病性视网膜病变的临床研究[J].糖尿病新世界,2016,5:39

朱晓茹,臧晓霞,刘冰,等.菊甘漱口液治疗复发性阿弗他溃疡疗效观察[J].山西中医,2016,32(5):43

宗霞,王育良."日钟阴阳方"对不同光环境下兔眼球发育的干预作用研究[J].江苏中医药,2016,48(5):76

左韬,赵磊,张祝强,等.杞参膏治疗气阴两虚型干眼症临床观察[J].辽宁中医杂志,2016,43(3):548

（十）针　　灸

【概　述】

2016 年，在公开学术刊物上发表与针灸有关的研究论文 5 000 余篇，主要包括经络、腧穴、刺法灸法、针灸治疗、针灸作用机理、针刺镇痛与麻醉等。

1. 经络

经络研究涉及经络文献研究、经络生物学基础研究和基于经络理论的治疗学研究，注重利用经络基础研究指导临床治疗。

张柳青基于《黄帝内经》探讨经络，认为经络信息网络调控系统通过经气调控心血管脏腑生理功能，心血管脏腑共振调控系统通过共振调控的方式，保障人脑及脏腑组织器官的血液供给以维持正常生理功能。杨尊求等提出督脉有四支循行路线，其第四支与任脉所行之身前正中线同。

张舒婷等发现，激光针灸刺激肺经原穴太渊穴会引起正常人手太阴肺经循行线温度升高，并认为经络确实是人体固有的某种"组织"和功能，经脉线上相关组织具有良好的导热性。朱小香等发现，同时电子灸神阙和命门，可以提高任督二脉的红外辐射轨迹显现率，促进任督二脉阴阳交感、气血循环。

常成成等提出"孙络-微血管"概念，认为"孙络-微血管"是作为维持脉络末端营卫交会生化的基本功能单位，当其发生病变时可引发营卫交会生化异常，孙络损伤不通，会成为多种脉络病变的重要因素且贯穿脉络病变的始终。提出从保护"孙络-微血管"角度切入治疗心系疾病及其他脉络病变。侯骁丹等认为，手太阴应为多气少血之经，而足太阴脾应为多血少气之经。临床应用中当充分考虑经络气血多少特点，合理选用经络腧穴治疗相应疾病。史万里等通过人体试验得出，经络催眠法可缓解心理疲劳，改善飞行人员心理疲劳状况。杨贞等观察 1 个月相周期中不同时间胃经经络值的变化规律，得出胃经经络值上半月增加，下半月减少，且增加和减少并非匀速，该变化与《内经》月相与气血相关性的描述一致，提出在临床上应当参考月相盈亏变化，评判人体经络气血盛衰，评估病情（虚实），拟定更为合理的治疗方案。

2. 腧穴

腧穴定位研究、腧穴临床配伍与应用是本年度腧穴研究热点。腧穴治疗效应与机制研究、腧穴敏化以及穴位形态结构和生物物理特性研究依然是腧穴研究的主要内容。

周惠芬等提出"个体化骨性标志方程法"：上髎横距、次髎横距与髂距呈直线相关关系，回归方程分别为 $y = 2.384 + 0.182x$，$y = 2.198 + 0.136x$，下髎横距与髂骶距呈直线相关关系，回归方程为 $y = 2.239 + 0.068x$，所有平均纵距与髂骶距呈直线相关关系，回归方程分别为 $y = 0.373 + 0.105x$，$y = 0.765 + 0.067x$，$y = 0.796 + 0.042x$，既能起到类似骨度分寸的个体化作用，又能在大数据支撑下通过方程计算，达到精准取穴目的。陈艳焦等提出骨度、骨度折量分寸、同身寸三者间，是基准寸度、相对寸度、简便寸度的关系。认为骨度是古代人体测量学的基准寸度，是腧穴定位的重要依据。骨度折量分寸是根据人体各部位相对稳定的比例关系，将骨度应用于不同性别、年龄、体型腧穴定位的寸度。同身寸是为了临床取穴简便，依据人体测量学短骨与长骨或相同部位间的比例关系对骨度与骨度折量分寸应用进行的简化寸度,在取穴时需要注意任何同身寸都有其部位适用性,不能用一个同身寸量取非适用部位的穴位。谢丁一提出"阿是之法"是腧穴精准定位之法,认为"阿是之法"是《黄帝内经》穴法的继承与发展,临床上使用"阿是之法"取穴能够提高疗效。针对特殊穴位定位,杜鑫将"宁失其穴,勿失其经"理论应用于临床针刺委中穴,系统阐述避开委中穴而选取委中穴上2寸("委中上",同身寸)的原因和依据。刘海涛等通过动物解剖实验,确定大鼠"肺俞""心俞"穴定位,认为应当采用体表标志法结合骨度分寸进行穴位定位。

蔡荣林等提出基于"靶向趋同"假说开展俞募配穴协同效应及中枢整合机制研究的新思路。杨志新等提出相对穴作为一种新的配穴方法,阴阳或阴阳表里相配,在调理阴阳方面可以"从阴引阳,从阳引阴",起到阴阳同调、阴阳相济之妙用。陈震益等总结赖新生提出"通元针法"的新针灸治疗体系,即以水沟、印堂、百会、大椎等督脉经穴及心俞、膈俞(四花)为主作为通督养神要穴,辅以五脏背俞穴养脏腑神气及通督醒窍;腹部腧穴则以天枢穴为引导上下阴阳之气的要穴,联合气海、关元、归来等任脉及腹部募穴,以达疏调气机、引气归元之功。

黄琰提出"调神四穴",即百会、神庭逆经斜刺,印堂顺经斜刺,承浆直刺,进针深度透皮即可,用于治疗多动症、中风、不寐、癫痫、痴呆、头痛及郁证。邵素菊等整理了邵经明临床运用大椎穴经验,大椎穴用于治疗哮喘、头痛、腿屈奇痛、感冒、狂病。

刘成林等通过对穴位区和非穴位区微量元素分布进行同步辐射 X 射线荧光分析,再将微量元素分布与中医理论中的穴位分布进行比较,得出穴位区中 Ca、Fe 和 Zn 元素相对含量增加,且 Ca 在穴位区聚集比较明显;各种元素在穴位区分布均匀性不如非穴位区,以 Fe 元素分布均匀性变化为最大;此外在一些区域元素趋于集中,其分布与中医理论中的穴位分布有一定相似性。向娟等通过临床试验得出,艾灸足三里穴可调节机体内源性保护因子及蛋白的表达,保护胃黏膜,认为孤束核是艾灸足三里穴产生胃黏膜保护效应信号传导通路中的重要调节部位。李迎红发现,健康人体身柱穴与其周围穴位的微循环血流灌注量存在差异性,身柱穴皮肤微循环血流旺盛,可能是身柱穴临床取得良好疗效的重要因素,建议临床治疗时多选用身柱穴。

陈日新等从循证评价、基础研究与理论构建 3 个方面再次论述"腧穴敏化状态说",认为腧穴的本质属性具有功能状态之别,即"静息"与"敏化"两种状态,而不仅仅是固定部位之别。于宏君等认为敏化状态下腧穴具有传递物质能量以及信息调控等重要作用,并具有生物学特性。

关于腧穴与功效的关系。李翠英等提出"穴性-功效-主治轴"的腧穴描述模式。阮勤提出五行音乐与针刺五腧穴五行属性相结合,用于治疗疾病。2015 年研究的一个亮点是用中药理论来认识腧穴功能与配伍,对此黄炳祥提出不可将穴性与药性等同,照搬药性理论将失去针灸理论的特色。应追溯本源,分别从机体状态、刺激方式、脏腑经络及气血流注角度分析影响穴性的若干因素。

3. 刺法灸法

刺法灸法效应基础、影响刺法灸法疗效因素研究以及刺法灸法临床经验与应用是本年度研究热点,针对刺法灸法疗效影响因素研究较以往更为深入。

薛昊等认为,雷火神针在传热上具有集中区域和渗透力强的特性,热传递速率和深度较清艾条有明显优势。陈栋等通过临床试验得出,灵龟八法开穴灸结合足三里、肾俞温和灸组能提高阳虚证模型大鼠血清 IgA、IgM、IgG 水平。

谢天琪阐释了不同情况下针刺顺序的重要性与规律性,认为腧穴针刺顺序是否精当,直接对临床针刺疗效产生影响。罗芳丽等提出针灸在临床应用中应对针刺疗程、留针时间及灸量等方面予以关注,力求做到中病即止,并在"中病即止"原则指导下,把握有效刺激量,提高针灸疗效。王珑等提出复式补泻之"烧山火"手法操作的三个技术要点:先浅后深、三进三退;慢提紧按、紧闭插针;细细搓之。

郭勇军等提出调平人迎寸口脉、稳定阴阳平衡是其他疗法有效治疗的前提和基础,人迎寸口脉针法与其他针法及用药配合使用,能增强其他针灸或药物的治疗效果。嘉士健等提出在补泻理论指导下进行穴位埋线,可使机体动态生理平衡尽快恢复。李灵灵等提出腰圈理论,即由命门、肾俞、气海俞、腰宜、腰眼、秩边等穴构成一个腰圈,主治腰部疾患,挑络疗法治疗络脉不通所致疾病具有较好的疗效,尤其对络脉痹阻所致腰痛效果明显。孟锋等提出,长针透刺方向"四变说"以及决定透刺方向的"四因说",有利于针灸临床正确应用长针透刺。陈立早等提出在临床中针刺五脏俞将传统的斜刺法改为直刺法,针感更强、操作更方便、安全、有效。

翟春涛等提出,灸治热证符合传统中医的反佐治法,且灸法治疗热病可以起到引热外达、活血化瘀、清化湿热和抑阴扶阳的作用。但要正确把握灸法及灸量、穴位的选取及灸治顺序,做到辨证施灸。罗菊芬等认为,艾灸涌泉具有温煦固摄元阳的作用,可奏温补肾阳、引龙雷之火下行之效,对于上盛下虚等火不归元之候其效尤佳。周洁等推导出"君、臣、佐、使"的灸药组方模式,将灸和经络穴位作为方药中的元素,进行遣药组方,使灸药发挥相须、相使等作用。王磊等发现,艾灸及平板运动均可改善外周动脉疾病患者下肢经皮氧分压及运动能力。

王子臣等认为,芒针深刺腰夹脊穴产生肢体放电感时,与针体刺激腰脊神经根有关,按芒针操作原则(缓慢进针、小幅捻转、忌提插)深刺腰夹脊穴是安全的。韩丽等基于最小二乘法对艾烟浓度检测中光学浓度和 PM10 质量浓度进行数据拟合,对今后艾烟实验的建立起到指导作用。

4. 临床治疗

本年度发表针灸临床治疗的文献有 4 370 余篇。与去年相比,除肿瘤、内分泌、外科疾病篇幅略微增多,其他疾病文献量均有所减少,疾病谱分布与往年类似,涉及疾病分布比例也大致相近。

文献分布情况:骨伤疾病最多 970 余篇(主要有腰椎间盘突出、颈椎病、关节炎、肩周炎等)、神经系统疾病 610 余篇(主要有中风、面瘫、头痛、眩晕、神经痛等)、消化系统疾病 580 余篇(主要有胃炎、肠炎、便秘、肝炎等)、外科疾病 350 余篇(主要有术后、带状疱疹、损伤、痤疮、乳腺增生等)、五官科疾病 260 余篇(主要有耳鸣、过敏性鼻炎等)、妇科疾病 240 余篇(主要有痛经、卵巢病等);循环系统 200 余篇(关于动脉的文献 60 余篇、高血压的文献 50 余篇)、呼吸系统疾 180 余篇(以哮喘、咳嗽为主)、内分泌系统 170 余篇(病种以糖尿病文献最多 80 余篇,其次肥胖近 50 篇)、泌尿生殖系统 170 余篇(病种有尿潴留、尿失禁等)、儿科 140 余篇(病种有脑瘫、哮喘等)、精神神志 140 余篇(其中失眠 128 篇)、肿瘤 100 余篇、针灸治疗急症 80 余篇、针灸临床经验 20 余篇、血液系统近 20 篇、传染病 10 余篇。

5. 实验研究

针灸实验研究文献有 410 余篇,涉及神经、心血管、内分泌、呼吸、消化、生殖及骨骼系统等领域。

神经系统方面。陈付艳等研究证明调节脂筏胆固醇含量可能是"三焦"针法(膻中、中脘、气海及双侧血海、足三里)改善快速老化痴呆 SAMP10 鼠痴呆状况的机制之一。程红亮等发现电针血管性痴呆大鼠井穴(中冲、涌泉)可能通过增加海马 CA1 区 CREB 表达保护神经元,改善大鼠学习记忆能力。王昊等发现,一定浓度范围内艾燃烧生成物能治疗性提高载脂蛋白E基因敲除小鼠（ApoE$^{-/-}$）大脑内神经递质5羟色胺和γ-氨基丁酸含量。

心血管系统方面。董献文等证实，海马网络theta振荡参与了电针对异常心血管活动的双向调整作用。黄畅等认为，艾灸和艾烟通过调节机体血清氧化应激指标丙二醛、超氧化物歧化酶水平发挥抗氧化作用，保护血管内皮改善动脉粥样硬化。哈略等发现，艾灸及艾烟可明显降低动脉粥样硬化小鼠血清中黏附分子和单核趋化分子水平，改善动脉粥样硬化过程中的炎性反应。

内分泌系统方面。贺凤娥等研究表明，电针（足三里、三阴交和梁门穴）能明显改善糖尿病胃轻瘫大鼠胃肠功能症状，促进胃排空，其疗效可能与电针刺激能提高血清INS水平、降低胃窦组织CCK含量有关。刘霞等发现，电针通过改善胰岛素抵抗，抑制NPY和AGRP神经元表达，控制体质量增长。

其他方面。张慧等认为，艾灸治疗克罗恩病与其改善结肠黏膜组织炎性反应，下调结肠黏膜HO-1和MCP-3蛋白表达相关。李戎等认为，MMP-3/TIMP-3水平变化与上皮细胞-间充质细胞转分化（EMT）病理进程紧密关联，艾灸与化纤V号方可能与通过调控EMT过程中MMP-3/TIMP-3 mRN表达及MMP-3蛋白表达这一关键环节，阻逆EMT进程、阻抑肺纤维化发展，其中艾灸疗法稍优。彭志华等研究发现针灸关元、血海、三阴交、太冲联合中药通孕方通过抑制sICAM-1蛋白表达治疗动物输卵管炎性阻塞性不孕症模型。童秀冰等电针颈椎病大鼠模型颈夹脊和手三里后发现，软骨细胞中PI3K、P-Akt、Bcl-2蛋白含量表达上升且幅度大，但Bax表达受到抑制。朱乃甫等发现，温度对透皮吸收的影响规律符合指数方程$\ln S = a + b/T$；但以正常体温为界明显分成两段，分别进行拟合更符合规律，高温透皮吸收远远高于低温，在合理温度范围内，提高温度，透过率大大增加。

6. 针刺镇痛与针刺麻醉

王虎等研究发现电针镇痛效应可能与下丘脑中阿片肽降解酶氨基肽酶N与中性肽链内切酶含量有关。刘盈君等指出，电针对完全弗氏佐剂诱导的慢性炎性痛有良好镇痛效应，其作用机制可能与其上调患侧背根神经节Mas相关G蛋白偶联受体C表达和患侧脊髓背角牛肾上腺髓质22肽含量相关。蒋秋燕等研究发现5-羟色胺及2A受体参与电针穴位镇痛机制。李志元等认为，隔药灸可能是治疗慢性炎性内脏痛发挥镇痛作用的重要中枢机制。郭烨等提出日常咖啡因摄入对针刺镇痛可能产生影响，其机制与腺苷及其受体相关。

何淑莹等发现，背腧穴（双侧大肠俞、关元俞、小肠俞）各穴位皮下分别注入1‰利多卡因0.5 ml用于分娩镇痛效果良好，且对于分娩方式和新生儿无不良影响。李竹梅发现，耳穴（交感、三焦、神门、皮质下）压豆护理对腹部术后疼痛有较好止痛作用。刘薇文发现，肛肠病术后患者予耳穴埋豆治疗，有助于其疼痛程度的减轻和巩固临床疗效。李晓声提出，经皮穴位电刺激复合腰硬联合麻醉在下肢骨科手术中有较好镇痛效果，可减少镇痛药物用量，且不良反应发生率较低。莫镇豪等发现，热敏灸加耳穴压豆治疗术后自控镇痛尿潴留效果确切，可有效改善尿潴留症状。李阳阳等认为，全髋关节置换术围手术期应用腕踝针，术后镇痛效果及近期髋关节功能恢复较好，可减少术后镇痛药物用量及恶心呕吐发生率。于川等提出，运用刺络放血法可治疗各种疼痛。韦彩素等通过临床试验得出香薰推拿结合改良水针镇痛可有效缓解产妇疼痛，降低剖宫产率。郁慧杰等发现针药复合（电针神庭穴、印堂穴联合盐酸右美托咪定镇痛镇静，效果欠佳时均加用盐酸吗啡注射液）的镇痛方式能减少传统镇痛药物用量及部分不良反应发生。

7. 文献与老中医学术经验总结

文献的梳理与总结、以文献为依据的考证以及老中医经验总结是研究热点。

邢家铭等认为，敦煌石室医学卷子《灸经图》和《新集备急灸经》中记载的灸疗点为腧穴学研究提供了重要实物依据。吕中茜等认为，明代杨继洲在《针灸大成》中关于晕针的3个方面（不良气候可导致晕针、晕针急救穴及穴位配伍、出现晕针现象不应起针）论述是对晕针传统认识的一次革新与完善。

张永臣等认为，天星十二穴配伍机制严谨、少而精，为腧穴配伍之典范，对重症、急症、常见病、疑难杂病有较好的疗效。李金明等考证《灵枢·经筋》中的治则为"治在燔针劫刺，以知为数，以痛为腧"。汤志刚等认为，敦煌《灸经图》是早于或与《内经》同期的重要针灸流派，四天庭是同名四穴组这一奇葩沿革的始祖，是历史上最早的头针、枕骨疗法，具有醒脑、补脑、通脑、通利全身及治未病、抗衰老作用。李丽等认为，马王堆出土医书《足臂十一脉灸经》中"牧牧"当读作"默默"，义为静默不语。

曹徵良等指出，湖湘针推学派"针调五经"治疗月经病重在治本调经，治本大法主要有补肾、扶脾、疏肝、调理冲任。彭学征提出，葛钦甫发明的葛氏掌针法对急性运动系统损伤和内外各科急性病证有佳效。

8. 小结

在公开学术刊物上发表的针灸相关学术论文数，从2013—2014年呈大幅上涨，到2015、2016年呈现逐步递减的趋势，反映了针灸在临床研究与机制研究方面均发生了由量到精的转变。本年度针灸在临床研究与机制研究方面都取得了一定进展，国内针灸临床研究论文仍以经验总结和临床报道为主，缺少大样本多中心临床试验研究，机制研究未有大的突破，研究方法亟待与国际通行规则接轨。基础研究成果向临床转化与应用有待进一步加强。

2016年国务院发布的《中医药发展战略规划纲要（2016—2030年）》明确了未来十五年我国中医药发展方向和工作重点，其中提出着力推进中医药创新，开展经穴特异性及针灸治疗机理研究，以及常见病、多发病、慢性病的中医药防治研究。

（撰稿：陈艳焦　徐玉东　王　宇
杨永清　审阅：黄龙祥）

【同功穴的研究】

曹方等通过分析1958—2015年针灸治疗牙痛的82篇相关文献，发现现代文献治疗牙痛"同功穴"主要为合谷、下关、颊车穴，所属经脉主要为足阳明胃经和手阳明大肠经，所在部位主要是头颈和四肢，特定穴位类别主要为五腧穴和原穴。

史灵心等通过分析1958—2015年针灸治疗腹痛的50篇相关文献，发现现代文献针灸治疗腹痛"同功穴"主要为足三里、天枢、内关、中脘穴，所属经脉主要为足阳明胃经、任脉，主要部位是下肢部，特定穴类别为五腧穴和募穴。选取主治功效相同或相近的"同功穴"，使腧穴配伍产生协同增效作用，可起到增强针灸治疗的临床疗效。

张琼帅等通过分析27部现代针灸教材，发现主治腰痛的"同功穴"共有105个，出现频次最多的穴位为环跳、腰阳关、大肠俞、昆仑、居髎、肾俞等，经脉以足太阳膀胱经、督脉、足少阴肾经和足厥阴肝经为主，部位以背腰部、下肢为主。一级谱中的40个"同功穴"全部存在于《腧穴主治·国家标准》中，一致率为100%。同时，一级谱中的腧穴与临床研究也基本一致。

于宏君等通过分析2006—2016年针灸治疗痛经的相关文献128篇，发现治疗痛经的"同功穴"有49个，主要穴位为三阴交、关元、中极，所属经脉主要为足太阳膀胱经和任脉，所在部位主要是胸腹部和腰背部。

朱宇生等分析30部现代针灸教材发现主治下肢痿痹的"同功穴"共53个，腧穴总频次为400次，犊鼻 30 次（占总频次 7.5%）、梁丘 29 次（占总频次 7.3%）、膝关 28 次（占总频次 7.0%），经脉以足太阳膀胱经及足少阳胆经穴位为主，部位以下肢部为主。规律与国家标准《腧穴主治》基本一致。

王鹤然等分析 30 部现代针灸教材发现主治耳聋耳鸣的"同功穴"共 72 个，出现频次 30 次（占 100%）的为听宫、上关、外关和三阳络，所属经脉以足少阳胆经、手少阳三焦经为主，所在部位以头面部为主。将教材中出现频次超过 27 次（93.3%）以上的 19 个腧穴纳入一级谱，其中有 15 个"同功穴"与国家标准《腧穴主治》大部分吻合。

徐小茹等总结分析主治月经病的 9 个频次较高的"同功穴"（三阴交、中极、关元、次髎、血海、阴谷等），发现其以具有特殊治疗作用特定穴和局部取穴为主，腧穴选取以足少阴肾经、足厥阴肝经、任脉和足太阳膀胱经为主，腧穴所在部位以下肢部和腹部为主。

（撰稿：程怀锦　蒯乐　审阅：黄龙祥）

【得气的研究】

刘菲等将 527 例健康志愿者分为平和质、气虚质、阳虚质、阴虚质、痰湿质、湿热质等类型。选取左侧足三里穴，进针后进行捻转、提插，行平补平泻手法，共针刺 10 min。针感强度采用视觉模拟评分（VAS）进行评估。结果，"胀"感出现率最高（占受试者总数 90.3%），其次是"酸"感（占受试者总数 45.9%）。在平和质人群中，循经感传的出现率比气虚质、阳虚质、血瘀质及气郁质出现率高（$P<0.05$）；体会到的"酸"感强度较气虚质、阳虚质、阴虚质、痰湿质、湿热质、气郁质人群更大（$P<0.05$）；酸、麻、重、胀、钝痛 5 种针感在各体质人群中出现率差异均无统计学意义。

赵正恩等将健康青年随机分为浅层组、中层组和深层组各 10 人。三组分别在足三里直刺进针 0.5、1 和 1.5 寸，捻转 30 s 后观察是否得气及得气感觉。结果显示，针刺足三里各层次均可得气，得气点针感以感觉胀、酸为主；中层组在紧和松的针下手感时得气更强。

张贵锋等将原发性高血压患者随机分为针刺得气组、假针刺不得气对照组和药物对照组各 60 例。针刺得气组针刺右侧内关、太冲穴，得气后均匀捻转，留针 30 min，1 次/d，连续 14 d。假针刺对照组在相同穴位施以针尖不透过皮肤的假针刺。药物对照组口服苯磺酸左旋氨氯地平片。治疗后，针刺得气组总有效率为 77.4%（43/57），药物对照组为 85.0%（51/60），组间比较 $P>0.05$，均高于假针刺对照组 8.9%（5/56）（$P<0.01$）；针刺得气组、药物对照组胰岛素敏感指数（ISI）水平显著上升，TNF-α 水平显著降低，TG、TC、LDL 水平均显著下降，组间比较 $P>0.05$，假针刺对照组治疗前后相关指标无显著变化。

张贵锋等将健康志愿者随机分成针刺组 40 人和假针刺组 30 人。针刺组取右侧外关穴，假针刺组在相同穴位施以针尖不透过皮肤的假针刺，采用 Block 方法设计刺激程序，运用功能性磁共振成像技术收集脑中枢反应信号。根据针刺感觉量表评价的结果，将图像数据分为针刺得气感组与无感觉对照组，再进行处理和分析。结果，针刺组中 29 人、假针刺组中 1 人有酸麻胀重得气感；针刺得气激活的脑功能区有双侧额上回、额下回、缘上回，左侧额中回、中央前回、颞中回，右侧额中回、顶下小叶、中央前回、颞上回、颞中回和颞下回。提示针刺得气感能特异性的激活正常人脑功能区，针刺得气效应与脑中枢密切相关。

史宇等采集 16 名健康志愿者在正常状态及针刺右委中穴得气状态下静息态功能磁共振成像技术数据进行分析。结果显示，针刺委中穴产生明显的酸痛、酸感、压感、麻木等得气感觉。针刺得气状态下在默认模式网络（前额叶、后扣带回、角回），疼痛矩阵（第二躯体感觉区、岛叶、前扣带回、额叶、顶叶）产生广泛的功能连接降低，另外苍白球、豆状核、尾状核、左小脑后叶也出现功能连接降低,而后扣带回与右小脑扁桃体、左脑海马旁回区、丘脑、辅助运动区功能连接增强($P<0.05$)。

邓杰尹等通过临床试验总结了针刺得气感及其传导规律,认为得气的感觉主要分为酸痛感、酸麻感、重胀感、痒麻感;针刺得气感呈现出不同的传导模式,即限于穴位局部不传导、沿经络线向穴位邻近部位传导、沿经络线向穴位远端部位传导;针刺得气感向邻近和远端传导的出现率与机体机能状态、刺激方式、刺激强度等因素密切相关。

(撰稿:程怀锦 蒯乐 审阅:黄龙祥)

【针灸治疗哮喘的临床与实验研究】

1. 临床研究

李丽等将支气管哮喘患者随机分为两组,治疗组采用七排针刺结合平衡针法(即选双侧大杼、风门、肺俞、厥阴俞、心俞、督俞等穴)及肺病穴、胸痛穴,先针平衡针穴:肺病穴(刺中正中神经)和胸痛穴(刺中前臂背侧皮神经或骨间背侧神经),均向上斜刺进针 $30\sim50$ cm,出现较强的酸、胀、麻等针感为宜;再针刺膀胱经腧穴:首刺肺俞,先左后右,再刺大杼、风门、厥阴俞、心俞、督俞、膈俞,形成七排针刺。据虚则补其气,实则泻的原则,留针 30 min,1 次/d。西药组采用沙美特罗替卡松气雾剂,2 次/d。均以 1 个月为 1 个疗程,休息 4 d 后行下 1 个疗程。5 个疗程后,针刺组总有效率 84.0%(21/25),西药组为 76.0%(19/25),组间比较 $P<0.05$。

李艳丽等将患者随机分成两组,均予常规(平喘、止咳、化痰、抗炎、抗过敏等)治疗,观察组再予喘可治注射液穴位注射(主穴选足三里、曲池、肺俞穴中任一穴,配大椎穴),4 ml/次(主穴和配穴各 2 ml),2 次/d。共治疗 1 个月,观察组总有效率为 93.9%(46/49),与对照组 77.6%(38/49)比较 $P<0.05$。

张树君等对寒热错杂型哮喘患儿皮下注射尘螨疫苗安脱达 SQDerp 后,用宣肺平喘方(麻黄、黄芩、栀子、苏子、杏仁、清半夏等)穴位敷贴,治疗 2 周后显效率 94.0%(47/50),血清 IgA、IgG、IgM 均明显升高,IgE 表达水平明显降低。

冯奕超将支气管哮喘慢性缓解期患者随机分为两组,西药组用沙美特罗加丙酸氟替卡松吸入,中药艾灸组灸大椎、风门、肺俞穴,患者每日早饭后口服补中益气丸,睡前口服桂附地黄丸。均以 1 个月为 1 个疗程。3 个疗程结束后 1 年,中药艾灸治疗组总有效率 96.7%(29/30),与西药组 76.7%(23/30)比较 $P<0.05$。

2. 实验研究

虞跃跃等将 SPF 级雄性 SD 大鼠随机分为 7 组各 10 只,空白组(简称 A 组):未予任何处理。哮喘模型组(简称 B 组):制作大鼠哮喘模型,不针刺。空白针刺对照组(简称 C 组):不造模,隔日在针刺高台上放置 20 min,不针刺。哮喘模型针刺对照组(简称 D 组):造模后,隔日在针刺高台上放置 20 min,不针刺。哮喘模型针刺组(简称 E 组):自造模之日起,进行针刺干预。针刺取穴为大椎、肺俞(双)、风门(双)。将大鼠置于高台上进行针刺,平补平泻,留针 20 min/次,每隔 5 min 行针 1 次(以 200 次/min 捻转速度捻针 20 次为行针 1 次),隔日 1 次,共针 7 次。哮喘模型假针刺组(简称 F 组):自造模之日起,穴位同针刺组,针刺时只刺入皮下,不留针,隔日针刺 1 次,共 7 次。空白针刺组(简称 G 组):不造模,仅给予针刺,针刺方法同 E 组。结果,免疫组化示 A、C、G、E 组 c-fos 蛋白表达呈阴性;B、D、F 组呈弱阳性;Western blot 检测示 B 组 c-fos 蛋白表达较 A、E 组升高($P<0.01$);E 组低于 D、F 组($P<0.05$,$P<0.01$)。虞氏等还将 SPF 级雄性 SD 大鼠随机分为 4 组各 10 只。空白组:未予任何处理。哮喘模型组:按照大鼠哮喘模型制备方法造模。哮喘模型针刺组:针刺处理同 E 组。哮喘模型针刺对照组:自造模之日起,雾化

吸入 PD98059，1 mg/kg。结果显示，空白组、哮喘模型针刺组和哮喘模型阻断剂组的肺组织细胞核中 pp38MAPK 蛋白表达呈阴性，而哮喘模型组的肺组织细胞核表达呈阳性；Western Blot 检测示哮喘模型组 pp38MAPK 蛋白表达较空白组、哮喘模型针刺组及哮喘模型阻断剂组升高（$P < 0.05$），而哮喘模型针刺组、哮喘模型阻断剂组与空白组无差异（$P > 0.05$）。

李双等将 SPF 级雄性 SD 大鼠随机分为空白对照组、哮喘模型组和针刺干预组各 10 只。造模后，选穴大椎、肺俞（双）、风门（双）进行针刺干预后雾化吸入 1% 的卵白蛋白溶液，治疗 7 次后进行样本采集，观察大鼠肺组织的病理改变以及 VEGF 的表达情况，结果显示，针刺可以有效改善支气管哮喘大鼠肺组织病理改变，针刺干预组大鼠肺组织、血清及肺泡灌洗液 VEGF 的表达均较哮喘模型组降低（$P = 0.003$，$P = 0.000$，$P = 0.001$）。

张永萍等将 α-细辛脑原位凝胶植入大鼠"膻中""肾俞"穴，结果显示原位凝胶穴位注射后在大鼠体内存留时间为 25 d，随着时间推移在注射部位逐渐减少，并能促进大鼠痰液的排出，对哮喘模型大鼠有一定的治疗作用。

（撰稿：宋立新　徐玉东　王　宇

杨永清　审阅：张　仁）

【针灸治疗心肌缺血的实验研究】

方继良等将手术放置蛋白缩窄环于冠脉前降支近段法制备的 11 头慢性心肌缺血猪模型随机分为实验组 6 头和对照组 5 头。于造模 4 周后分别在"内关"穴和"足三里"穴埋针。在埋针 2 周前后，分别两次电针刺激各组对应穴位 20 min。与本组造模前比较，造模后两组 Q 电压绝对值均增加（$P < 0.05$，$P < 0.01$），心率比较 $P > 0.05$；与本组电针干预前比较，实验组 ST-T 时间延长（$P < 0.05$）；与对照组同期比较，实验组电针前 Q 电压绝对值减少（$P < 0.05$），电针后 ST-T 时间延长（$P < 0.05$），心率差异 $P > 0.05$。

臧安缘等将 SPF 级 SD 大鼠随机分为空白组、模型组、葛根素对照组、皂苷素 Rb1 组、皂苷素 Rb1＋电针组各 10 只。空白组、模型组分别给予等量的生理盐水，其余各组均腹腔注射给药（1 ml/100 g 体质量）。皂苷素 Rb1＋电针组每日给予电针内关穴刺激。连续给药 5 d，1 次/d。结果末次给药及电针刺激后，与模型组相比，皂苷素 Rb1 组和皂苷素 Rb1＋电针组（15 mg/kg）均能显著增强心脏表面血流微循环（$P < 0.05$）；显著降低血清中 LDH、CK 的活性及 MDA 的含量，升高血清中 SOD 的活性（$P < 0.05$）；同时与 Rb1 组相比，Rb1＋电针组具有一定的增强作用（$P < 0.05$）。

谢俊等将 Wistar 雄性大鼠随机分为正常组、模型组、防治组（标本配穴防治组）、白藜芦醇组、尼克酰胺组各 10 只。以 ISO 制作心肌缺血（MI）模型，防治组在造模前取双"内关"、双"足三里""关元"穴接 HANS-200 型电针仪预处理 10 min，白藜芦醇组和尼克酰胺组分别在造模前予白藜芦醇溶液和尼克酰胺溶液灌胃。21 d 后，与模型组比较，防治组和白藜芦醇组心电图 S-T 段和血清 CK-MB、LDH 值均明显下降（$P < 0.05$），心肌 SIRT1 蛋白表达显著上升；尼克酰胺组心电图 S-T 段和血清 CK-MB、LDH 值显著升高（$P < 0.05$），SIRT1 蛋白表达明显下降（$P < 0.05$）。成泽东等将雄性 SD 大鼠随机分成正常组、模型组、内关组、列缺组、非经非穴组各 10 只，除正常组外其余 4 组均采用皮下注射 ISO 造模成功后，内关组、列缺组、非经非穴组分别电针大鼠双侧"内关穴""列缺穴"以及非经非穴（神阙穴与天枢穴连线中点）。留针 20 min，1 次/d，共 7 d。末次治疗后取材观察，与模型组比较，内关组心肌纤维排列整齐、结构完整、细胞间质炎细胞浸润不明显，血清 SOD 水平明显升高（$P < 0.01$），心肌组织中 CK-MB 含量明显降低（$P < 0.01$）、TLR4 蛋白表达显著减弱（$P < 0.01$）。而列

缺组、非经非穴组与模型组之间比较以上各指标均 $P>0.05$。

王华等将 Wistar 雄性大鼠随机分为正常组、模型组、内关电针组(内关组)及标本配穴电针组(配穴组)各 12 只。模型组、内关组和配穴组大鼠以 ISO 制备心肌缺血模型;正常组注射等量 0.9% NaCl 溶液。造模后,内关组针刺双侧"内关",配穴组针刺"关元""足三里""内关",配穴组同侧穴位组成一对电极,内关组及配穴组单穴在穴位旁开处另皮下浅刺一针,作为辅助电极,连接韩氏电针治疗仪,通电 10 min,1 次/d;正常组、模型组大鼠只抓取固定,1 次/d。21 d 后,与模型组比较,内关组、配穴组大鼠血清 CK-MB、VCAM-1、ET-1 均明显降低(均 $P<0.01$);心肌细胞凋亡指数下降(均 $P<0.01$),且配穴组低于内关组($P<0.05$);内关组、配穴组心肌细胞 miRNA-133 表达增加(均 $P<0.01$),miRNA-208、miRNA-1、miRNA-499 表达降低(均 $P<0.01$);且配穴组更明显($P<0.01$,$P<0.05$)。王氏等还观察了电针内关、足三里、关元标本配穴改善心肌缺血的腧穴配伍效应,发现标本配穴可改善慢性心肌缺血大鼠心率、ST 段电压变化,减轻心肌组织病理损伤,效果明显优于单取内关者。

成泽东等将基因敲除(ASIC3$^{-/-}$)小鼠随机分为空白组、模型组、内关组、列缺组、非经非穴组各 6 只。造模后,内关组电针双侧"内关"穴,列缺组电针双侧"列缺"穴,非经非穴组电针天枢穴与神阙穴连线中点,留针 20 min,1 次/d。7 d 后,造模后各组小鼠Ⅱ导联心电图 ST 段明显抬高($P<0.05$)。HE 染色结果显示,模型组、列缺组、非经非穴组与空白组比较有不同程度的心肌细胞缺血区;与模型组比较,内关组有明显改善。与模型组比较,内关组可明显抑制 SOD 的下降($P<0.01$);CLC-2、CLCA 蛋白表达显著降低($P<0.01$)。

苏妆等将 52 只 ASIC3$^{-/-}$ 小鼠随机分为空白组、模型组、电针内关穴组、电针列缺穴组、电针足三里穴组、电针非经非穴组。造模后,电针治疗组选"内关",30°斜刺 1～2 mm,接 G6805-A 型电针仪,疏密波频率 4 Hz/20 Hz,强度 2 mA,留针 20 min,1 次/d。针刺干预 7 d 后,与模型组比较,除非经非穴组的 clc3、clca1 基因外,其余各组 ASIC3$^{-/-}$ 小鼠心肌组织 clc2、clc3、clca1、cftr 的基因表达量均显著降低($P<0.05$);与内关组比较,列缺组、足三里组、非经非穴组上述基因表达水平的比较 $P<0.05$。

张晓露等将小鼠随机分为空白组、模型组、内关组、列缺组、足三里组和非经非穴组张各 6 只。造模后,针刺各相应穴位,接电针仪,持续 20 min,1 次/d。7 d 后,与模型组相比,内关组、列缺组和足三里组小鼠 ST 段幅值均有所回落,内向整流钾离子通道相关蛋白表达量则均显著回升($P<0.05$),其中内关组优于列缺组及足三里组($P<0.05$),列缺组优于足三里组($P<0.05$)。张氏等还发现电针内关穴、列缺穴和足三里穴均可提升心肌缺血小鼠心肌细胞瞬时外向钾离子通道相关蛋白 Kv1.4、Kv4.2、Kv4.3 及 KCh IP2 的表达,且内关穴的针刺效应优于列缺穴和足三里穴。

卞镝等将雄性大鼠随机分为空白组、模型组、非经非穴组、内关组、列缺组各 12 只。除空白组外,余组皮下注射 ISO 造模。内关组、列缺组、非经非穴组大鼠分别给予相应穴位的疏密波电针,20 min/次,1 次/d。连续治疗 7 d 后,与模型组比较,内关组和列缺组 Nav 1.5 和 PTKs 蛋白表达水平明显增加(均 $P<0.01$),PTPs 的蛋白表达明显下调(均 $P<0.01$),而内关组更显著($P<0.05$)。

李佳等将 SD 大鼠随机分为正常组、模型组、对照组和电针组各 10 只,除正常组正常饲养外,其余组采用颈背部皮下注射 ISO 制备大鼠左心室心肌肥厚模型,电针组取内关穴通电 20 min,1 次/d,共 14 d。对照组选取非穴位,内关穴外侧旁开 5 mm,干预方法与电针组相同。结果,与模型组及对照组比较,电针组 ST 段抬高幅度、HWI、

LVWI、心肌组织 Raf-1 及 p-ERK 1/2 蛋白表达降低（$P < 0.05$）。

王华等将 70 只鼠 Wistar 雄性大鼠随机分为正常组、模型组、LY294002 组、IGF-1 组、内关组、标本配穴组、标本配穴＋LY294002 组，采用 ISO 注射大鼠腹部皮下的方法制作心肌缺血模型（2 mg/kg，共 14 d）；所有针刺组在造模前进行电针针刺预处理，10 min/次，共治疗 21 d。与模型组比较，IGF-1 组、内关组及标本配穴组心肌线粒体损伤明显改善，而 Bcl-2 蛋白表达增加（$P < 0.01$），Bax 蛋白表达相应减少（$P < 0.01$，$P < 0.05$），并且标本配穴组心肌线粒体损伤改善程度和 Bcl-2 蛋白表达增加、Bax 蛋白表达减少与内关组比较 $P < 0.01$，$P < 0.05$。王氏等还发现标本配穴可改善慢性心肌缺血大鼠心率、ST 段电压变化，减轻心肌组织病理损伤，效果明显优于单取内关者；在 PI3K、AktmRNA 表达方面，与正常组比较，造模后各组 PI3K mRNA 表达升高（$P < 0.01$，$P < 0.05$），IGF-1 组与标本配穴组升高最明显（均 $P < 0.01$）；LY294002 组 和 标 本 配 穴 ＋ LY294002 组 AktmRNA 表达降低（均 $P < 0.01$，$P < 0.05$），余组 AktmRNA 表达均升高（$P < 0.01$，$P < 0.05$，IGF-1 组与标本配穴组 Akt mRNA 表达升高更明显（均 $P < 0.01$）。

王洁等将 80 只 SD 大鼠随机选取 15 只作为伪手术组，其余大鼠采用冠状动脉左前降支结扎方法复制心肌缺血大鼠模型，随机分为模型组、神门组、神门＋心俞组和神门＋支正组各 15 只。后三组分别取各组对应双侧穴进行电针，刺激 15 min/次，1 次/d。7 d 后，与模型组比较，各电针组大鼠海马 BDNF mRNA 和 TrkB mRNA 表达量升高（$P < 0.05$，$P < 0.01$）；神门＋心俞组和神门＋支正组海马 BDNF、TrkB 免疫反应阳性神经元数和 BDNF mRNA、TrkB mRNA 表达高于神门组（$P < 0.01$，$P < 0.05$）。

王松子等将 SD 大鼠随机分为正常组、模型 1 组（心肌缺血模型组）、模型 2 组（心肌缺血合并慢性应激抑郁模型组）、电针治疗 1 组（电针治疗心肌缺血组）和电针治疗 2 组（电针治疗心肌缺血合并慢性应激抑郁组）各 10 只。以多点皮下注射 ISO 及大鼠强制束缚加游泳建立心肌缺血和慢性应激抑郁模型。电针治疗 1 组和 2 组接受电针双侧"内关"，20 min/次，1 次/d。7 d 后，发现电针治疗可使超声心动图左心室舒张末期内径（LVIDd）降低，E/A 值升高，促肾上腺皮质激素释放激素（CRH）蛋白，血清皮质醇（CORT）和促肾上腺皮质激素（ACTH）含量降低。王氏等还将 C57BL/6 与 ASIC3$^{-/-}$ 小鼠随机分为对照组和电针组各 10 只，以多点皮下注射 ISO 法建立心肌缺血模型，实验第 3 d，电针组电针双侧内关穴，20 min/次。7 d 后，与造模后比较，两种小鼠电针组 ST 段和 T 波降低（$P < 0.01$）；与 ASIC3$^{-/-}$ 小鼠比较，C57BL/6 小鼠 ST 段和 T 波降低更加明显。

崔帅等将 SD 大鼠随机分为伪手术组、模型组和电针心经组各 10 只，以冠状动脉左前降支结扎法复制大鼠急性心肌缺血模型。电针心经组予电针刺激大鼠心经神门-通里经脉段，20 min/次。比较模型复制前 5 min，结扎后即刻，电针后 1、3、5、15 min 的心电图、交感神经和迷走神经放电频率。结果与模型组比较，电针心经组大鼠各时相心率、心电图 J 点电压、交感神经放电频率均显著降低（$P < 0.01$），迷走神经放电频率显著升高（$P < 0.01$）。

陈伟等将雄性 Wistar 大鼠随机分为正常组、模型组、内关-间使组、三阴交-地机组各 12 只。结扎冠状动脉左前降支复制心肌缺血（MI）模型。电针 3 d 后，两电针组 ECG-J 点高度接近基线水平，与模型组比较 $P < 0.05$；同时，内关-间使组 HRV 的 HF 明显增高（$P < 0.01$），LF/HF 值明显降低（$P < 0.05$）；电针 1 d 和 3 d 后，两电针组血清 CK-MB、LDH 1 及 ET 含量均显著降低（均 $P < 0.01$）；电针 3 d 后，内关-间使组疑核的 c-fos 阳性

细胞数显著增多（$P<0.01$），ChAT、VAChT 表达无明显变化（$P>0.05$），内关-间使组疑核 c-fos 阳性细胞表达数量明显多于三阴交-地机组（$P<0.05$）。

刘亚利等将雄性 Wistar 大鼠随机分为空白对照组、假手术组、模型组、经穴低频电针治疗组（经穴 A 组）、经穴高频电针治疗组（经穴 B 组）各 10 只/组。冠脉结扎造模后，经穴 A 组和 B 组分别接受频率各为 2 Hz 和 100 Hz 的"内关"电针刺激，20 min/次，1 次/d。治疗 3 d 后，各穴区皮肤血流灌注量不同程度升高，其中经穴 A 组"内关""郄门""天泉"双侧穴区均以治疗后即刻血流灌注量更接近空白对照组；经穴 B 组左侧 3 个穴位均以治疗后 30 min 更接近空白对照组，而右侧 3 个穴位均以治疗后 60 min 更接近空白对照组。该实验还发现，心肌缺血损伤时，相关经脉穴位皮肤温度均升高；电针治疗后，各穴区温度不同程度下降，近端"天泉""郄穴"最接近正常态相同穴区温度。电针治疗结束即刻，经穴 A 组双侧"内关"、双侧"郄门"、左侧"天泉"体表温度较经穴 B 组更接近空白对照组；电针治疗结束 30 min 时，经穴 B 组双侧内关、郄门更接近空白对照组；电针治疗结束 60 min 时，经穴 B 组双侧"内关"、右侧"郄门"、右侧"天泉"更接近空白对照组。

刘毅等将 Wistar 大鼠随机分为正常组、假手术组、缺血再灌注组和电针预处理组各 20 只。采用推管法结扎冠脉造模，其中电针预处理组在心肌缺血模型制备再灌注前予电针双侧内关，1 次/d，30 min/次，共针刺 10 d，末次电针后 24 h 行缺血再灌注术。结果，与正常组、假手术组比较，心肌缺血组血清中 VEGF 含量减少（$P<0.05$）；与心肌缺血组比较，针刺预处理组血清中 VEGF 含量升高（$P<0.05$）；与心肌缺血组比较，针刺预处理组心肌 TRPC1 的表达明显增加（$P<0.05$），而且心肌细胞内钙离子浓度明显降低（$P<0.05$）。

（撰稿：王　静　审阅：黄龙祥）

【艾灸治疗动脉粥样硬化的实验研究】

杨佳等将小鼠分为 4 组各 15 只，其中模型组、艾灸膻中组及氯吡格雷干预组（阳性组）均选用动脉硬化模型 ApoE$^{-/-}$ 小鼠高脂喂养；正常组选用 C57BL/6 小鼠普通饮食喂养作为对照。正常组和模型组小鼠采用固定器固定小鼠头、尾、四肢部位，不予任何处理，20 min/d；艾灸膻中组小鼠采用固定器固定后，暴露胸部"膻中"穴，点燃特制艾条放置小鼠腹部下方，使灸火透过固定器底部小孔传至小鼠"膻中"穴，20 min/d；阳性药组小鼠予服氯吡格雷。结果与模型组相比，艾灸组血浆 PAI-I、黏附因子 VWF 的含量显著降低（均 $P<0.05$），血浆中 6-Keto-PGFIa 的含量显著提高（$P<0.05$），艾灸血浆中血浆 t-PA、TXB 的含量提高，但均无统计学意义。

哈略等将高脂饮食喂养的 ApoE$^{-/-}$ 小鼠作为动脉粥样硬化模型随机分为 3 组各 16 只，并将 16 只同龄相同遗传背景的 C57BL/6 小鼠作为空白对照组。空白组、模型组小鼠每天常规抓取、固定，并放置假艾灸装置。艾灸组小鼠每天抓取固定，并艾灸"膻中"穴，干预 20 min/d。药物组小鼠辛伐他汀灌胃。所有干预均 6 d/周。14 周后与模型组相比，艾灸组、药物组小鼠主动脉内 TNF-α、MMP-9 含量明显降低（$P<0.05$），艾灸组、药物组之间无明显差异；药物组 IL-10 呈升高趋势，但无统计学意义；艾灸组及药物组主动脉病变明显减轻。

刘耀萌等将 51 只 8 周龄 ApoE$^{-/-}$ 小鼠随机分为模型组、艾烟组、艾灸组各 17 只，20 只同月龄 C57BL/6 小鼠作为空白对照。艾灸柱灸治小鼠"关元"穴，艾烟组小鼠暴露于 $10\sim15$ mg/m^3 艾烟环境；正常组、模型组小鼠常规抓取、束缚于正常环境。所有动物干预 20 min/d，6 d/周，连续干预 12 周。结果与模型组比较，艾灸组、艾烟组血清中 TNF-α、hs-CRP、vWF 含量显著降低（$P<0.01$）。

艾灸组与艾烟组之间无显著差异。

黄畅等将 8 周龄 ApoE[-/-] 小鼠随机分为模型组（n=6）、假艾灸组（n=6）、香烟组（n=8）、艾烟组（n=9）、艾灸组（n=9），13 只同龄 C57BL/6 小鼠作为正常对照，正常组与模型组小鼠暴露于玻璃缸中，艾灸与假艾灸组均对小鼠关元穴进行艾灸，假艾灸组艾条不点燃，艾烟组小鼠暴露于 10～15 mg/m³ 的艾烟环境，香烟组小鼠暴露于 10～15 mg/m³ 的香烟环境，各组小鼠干预 20 min/d，6 d/周，连续干预 12 周。结果，艾灸组及艾烟组血清 MDA 含量较模型组显著降低（P<0.05），且艾灸组显著低于假艾灸组（P<0.05），艾烟组显著低于香烟组（P<0.05）；艾灸组及艾烟组血清 SOD 含量较模型组显著升高（P<0.05），艾灸组显著高于假艾灸组（P<0.05），艾烟组显著高于香烟组（P<0.05）。

（撰稿：张晓艳 赵 玲 审阅：黄龙祥）

【针灸治疗消化不良的临床与实验研究】

1. 临床研究

张冰等将肝郁脾虚型患者随机分为两组各 150 例，治疗组用灵龟八法开穴（取灵龟八法即时穴为主穴，相配的八脉交会穴为客穴，均为双侧。主客相配为：内关-公孙，外关-足临泣，后溪-申脉，列缺-照海，平补平泻，留针 30 min）结合腹针（中脘、下脘针刺深刺地部为君臣穴，气海、关元针刺中刺人部为佐穴，双侧天枢针刺浅刺天部为使穴。以轻、缓手法为主，针刺 1 次/d，6 次为 1 个疗程，疗程间休息 1 d）及 TDP 照射，对照组予服多潘立酮，疗程同治疗组。经治 3 个疗程后，治疗组总有效率为 94.7%（142/150），对照组总有效率为 84.7%（127/150），组间比较 P<0.01。

姜宁等将患者随机分为两组，实验组采用 SNM-FP03 神经电刺激仪刺激内关、足三里；对照组采用 YM-W 型胃动力治疗仪（家用型）刺激胃

窦、胃体体表投影处。连续治疗 14 d，实验组总体有效率为 83.3%（25/30），对照组为 90.0%（27/30），组间比较 P>0.05。

许建军等将患者被随机分成穴位敷贴治疗组 60 例，将莱菔子、焦山楂、焦神曲、焦麦芽、佛手、干姜按比例研磨调制成深褐色药丸，压扁贴于中脘穴，6 h 后揭下。安慰剂贴敷对照组 30 例，将淀粉、蜂蜜、红墨水、蓝墨水按比例制成相应大小颜色药丸。分别在中脘穴给予贴敷治疗。两组均隔日贴 1 次，3 次/周，2 周为 1 疗程。结果，治疗组治疗后 1、2 周、治疗结束 4 周后尼平消化不良指数与治疗前比较均有显著降低（P<0.01），对照组与治疗前比较 P=0.110。

2. 实验研究

邹燃等将 SD 大鼠随机分为空白组、模型组、电针组各 10 只。采用夹尾刺激法配合隔日进食制备功能性消化不良大鼠模型。造模成功后，电针组即开始治疗，模型组和空白对照组均不接受治疗。穴位选取大鼠"足三里"穴和"太冲"穴，进针后不行手法，接韩氏电针仪，30 min/次，1 次/d，共 14 d。空白组、模型组进行与电针组相同的束缚固定。治疗期间，三组均予以普通饲料，自由进食饮水。结果，显示电针治疗可调节功能性消化不良模型大鼠血清胃动素的表达，加速胃排空，改善功能性消化不良症状。

姜开妍等将雌性 Wistar 大鼠随机分为 4 组各 12 只，应用慢性不可预见性温和应激法建立抑郁型功能性消化不良大鼠模型。造模第 15 d 始，电针组选"肝俞""足三里"穴，采用 6805D 型电针仪干预，15 min/次，1 次/d。非穴组给予距尾尖 1/3、2/3 处电针刺激。14 d 后，模型组和非穴组大鼠体质量、蔗糖偏好率、行为学评分、小肠推进率、海马 BDNF 表达明显下降（P<0.01），胃内残留率和外侧缰核 βCa MKⅡ表达明显升高（P<0.01）；与模型组比较，电针组大鼠体质量、蔗糖偏好率、行为学

评分、小肠推进率、海马 BDNF 表达明显升高（$P<0.01$），胃内残留率和外侧缰核 βCa MKⅡ 表达明显降低（$P<0.01$）；与非穴组比较，电针组大鼠外侧缰核 βCa MKⅡ 表达量显著降低、海马组织 BDNF 表达量显著增加（$P<0.01$）。

张可等将 SPF 级 Wister 大鼠分为空白组、模型组、电针组和假针刺组各 12 只，建立夹尾法伴辅助刺激肝郁型功能性消化不良大鼠模型。电针组选取"足三里""肝俞"穴刺激，20 min/次，1 次/d。假针刺组在距尾尖 1/5、2/5 处电针刺激。结果，与模型组比较电针组 γ-氨基丁酸的表达明显升高（$P<0.01$）且尿液代谢组中柠檬酸、琥珀酸、苯丙氨酸、α-酮戊二酸、天门冬氨酸、肉豆蔻酸的峰面积有上升的趋势（$P<0.05$），假针刺组无明显差异。

（撰稿：许 吉 审阅：张 仁）

【针灸治疗面神经麻痹的临床与实验研究】

1. 临床研究

吕靖志等对患者采用分期治疗，在急性期采用浅刺挂针法，取患侧面部阳白、太阳、地仓等穴，过皮即止，辅以患侧风池，对侧合谷；恢复期采用患侧面部八个方向透刺（阳白透攒竹、阳白透丝竹空、太阳透下关、人中透地仓、地仓透颧髎、颧髎透下关、颊车透下关）以调动患侧面部肌肉活性，疏通经络，活血化瘀，辅以患侧风池，对侧合谷，在透刺针柄连接电针仪增强刺激，采用平补平泻，留针 30 min，1 次/d，6 d 为 1 个疗程，休息 1 d，总有效率 96.6%（344/356）。

范文峰等将患者随机分为两组各 30 例，所选穴位相同，主穴：患侧太阳、攒竹、合谷（双）等，配穴：患侧四白、迎香、阳陵泉（双）等。注射维生素 B_1、B_{12} 注射液，氢溴酸加兰他敏注射液。治疗组在此基础上，予鼠神经生长因子肌肉注射，1 次/d。治疗 24 d 后，两组的面神经功能评分均明显改善

（$P<0.05$），且治疗组更优（$P<0.05$）。治疗后 7、14、24 d 时，疗效组间比较 $P<0.05$。

赵钧等将患者分为两组，对照组采用普通针刺法，取阳白、攒竹、颊车、承浆提捏进针，太阳、完骨、翳风等舒张进针，轻捻行针。观察组按面肌瘫痪部位情况，局部近取透穴刺法的原则选取阳白透鱼腰、四白透迎香、地仓透颊车、承浆透地仓，快速进针至皮下 5 mm。再退至皮下，使针尖与面部皮肤呈 15° 角向透穴的方向缓刺，不可穿透皮肤，平补平泻。二组均留针 30 min，留针期间不行针。结果，对照组总有效率 73.3%（22/30），治疗组 87.7%（26/30），组间比较 $P<0.05$。

2. 实验研究

吕善广等将大鼠随机分为粗针平刺组、基础西药组、空白对照组和假手术组各 15 只。除假手术组外，其余组大鼠在缺血性面瘫模型基础上简化改良；假手术组大鼠仅在血管附近软组织稍作钝性剥离。各组大鼠均于造模后第 1 d 开始治疗。粗针平刺组：沿督脉经向下平刺直至针根部，留针 4 h，1 次/d。基础西药组：腹腔注射强的松、维生素 B_{12}。空白对照组和假手术组：不做任何处理。在治疗后第 3、7、14 d 采用 ELISA 法检测血清 NO 含量，RIA 法检测 ET 含量。治疗后第 3 d，粗针平刺组、基础西药组血清 NO 含量明显增多，较空白对照组显著升高（$P<0.05$）；治疗后第 7 d，粗针平刺组与基础西药组血清 NO 含量均逐渐减少，与治疗后第 3 d 比较 $P<0.05$；治疗后第 14 d，各组大鼠血清 NO 含量最终基本处于同一水平；治疗后第 3 d，各组缺血性面瘫模型大鼠血清 ET 含量较假手术组均升高（$P<0.05$），且粗针平刺组和基础西药组血清中 ET 含量水平明显低于空白对照组（$P<0.05$），随着治疗时间延长，粗针平刺组和基础西药组血清 ET 含量逐渐减少，与治疗后第 3 d 比较 $P>0.05$；治疗后第 14 d，4 组大鼠血清 ET 含量基本处于同一水平（$P>0.05$）。

王俊等将雄性大鼠随机分为空白对照组、面瘫模型组、粗针平刺组各 8 只。空白对照组除不用持针器夹持露出的面神经外，其余造模操作同面瘫模型组；面瘫模型组建立周围性面瘫模型。粗针平刺组造模成功后进行粗针（取神道穴，手持针快速破皮，然后约成 10°进针，沿督脉经向下平刺直至针根部，操作者不使用提插捻转等，留针 4 h。1 次/d）干预。造模成功后模型组参照 Simone10 分法评分为（4.3±1.2）分。而粗针组治疗 14 d 后，评分从（4.1±1.1）分回升至（9.6±1.5）分，$P<0.05$，与面瘫模型组（6.0±1.3）分比较 $P<0.05$。大鼠全基因表达谱检测显示在被检测的 29 214 个基因中，面瘫模型组和正常对照组相比，显著改变 1.5 倍的差异表达基因有 1 301 个（4.4%）；粗针组和面瘫模型组相比，显著改变 1.5 倍的差异表达基因有 615 个（2.1%）。利用韦恩图对上述差异表达基因进行描述和分析，发现 183 个粗针神道穴平刺治疗面瘫特异性表达基因。

（撰稿：梅泰中　邓宏勇　审阅：张　仁）

【针灸治疗中风后失语症】

刘玲玲等将缺血性脑卒中后运动性失语患者随机分为两组各 30 例，均予控制血压、血糖、抗凝、降纤、改善脑微循环、促进脑细胞代谢等基础常规治疗，加用调神通络法（头针选穴：顶中线、顶斜 1 线、顶斜 2 线、顶旁线；体针选穴：双侧风池，患侧外关、曲池、臂臑、涌泉、足三里等，每穴行针时间 30 s，病灶侧及对侧头针可交替使用。体针采用平补平泻。1 次/d，连续治疗 5 d/周，休息 2 d）。观察组在此基础上加用梅花针叩刺。刺激区：①双侧焦氏语言一区；②取病灶相应的头皮投影区。反复叩刺，以皮肤潮红，微微充血为度；1 次/d，连续治疗 5 d/周，休息 2 d。经治 2 周后比较，观察组梅花针叩刺焦氏言语一区和病灶头皮投影区，结合调神通络针法，能更有效的使失语症状得到改善。

王涛然等将患者随机分为两组各 30 例，均采用 Schue ll 刺激疗法进行语言康复训练。治疗组加舌针治疗，上廉泉必取。金津、玉液组合或者聚泉、海泉组合，交替使用，强刺激不留针。针刺上廉泉时，患者取仰卧位，选用 3 寸毫针，以向舌根方呈 45～60°角，单手快速进针法进针斜刺 1～1.5 寸，针刺得气后行捻转泻法，针感以眼角微微湿润为度，然后将针退至浅层，留针 20 min。5 次/周，10 次为 1 个疗程。4 周后以《汉语失语症检查法》为标准判定疗效。结果，治疗组总有效率 90.0%（27/30），与对照组 76.7%（23/30）比较 $P<0.05$。

吴宏等将患者随机分为 3 组各 30 例。在基础治疗上，单纯康复对照组实施康复训练（口型发音训练、应答训练、手势训练、语言交流训练、命名练习、口语交流训练等）及辅助使用语言障碍诊治仪。1 次/d，10 次为 1 个疗程。单纯针刺对照组选取哑门、廉泉、通里（双）、风池（双）四主穴进行针刺，并随症取穴。留针 20 min 后取出，头皮针保留。刺激区不同，进针深度不同，一般为 0.5～1.5 寸，接 G6805-2 型电针仪，1 次/d，10 次为 1 个疗程。针刺康复组采用言语康复训练配合太极针法。其中太极针法以后天八卦，先定戊己中央土位，取玄膺穴（巧舌之后）土分戊己，中气左旋，则为己土，中气右转，则为戊土，故点刺金津、玉液穴，以舌咽平面取卦，八卦既定，取穴大迎、颊车、风池、风府穴，针刺时针尖均朝向舌根，天部取百会穴，地部取廉泉穴，以太极螺旋飞针法进针，使针尖冲进皮下或肌层，进针后，右手拇、食指尖顺连捏住针柄下半部，中指黏在针体末端，沿皮将针体快速随推，顺势旋转，留针 30 min/次，取针后点刺金津、玉液。1 次/d，10 次为 1 个疗程。2 个疗程后 10 d，康复针刺组及单纯针刺对照组的总有效率高于单纯康复对照组，波士顿失语症严重程度分级标准（BDAE）失语症严重程度分级标准评分优于单纯康复对照组（$P<0.05$），康复针刺组及单纯针刺对照组比较 $P>0.05$；治疗后 20 d，康复针刺组总有效率高于其他两组，BDAE 严重程度比较 $P<0.05$，单纯针刺组总有效率、BDAE 严重程度与单纯康复对照组比较 $P<0.05$。

张小罗等将患者随机分为三组，A 组采用眼针配合语言功能训练，B 组采用单纯眼针，C 组采用单纯语言功能训练。眼针参照《中华眼针》取心区、肝区、脾区、肾区、上焦区、下焦区，毫针沿皮刺入，得气后不施手法，留针 30 min。1 次/d，7 次为 1 个疗程，连续治疗 3 个疗程，疗程间休息 1 d。语言功能训练采用 Schue ll 刺激法，主要包括口腔发音器官的训练、口语表达训练、理解训练、阅读理解训练、书写训练，每次语言功能训练时间为 30 min。1 次/d，7 次为 1 个疗程，连续治疗 3 个疗程，疗程间休息 1 d。结果，三组患者各项语言功能评分、AQ 评分及 CFCP 评分与同组治疗前比较 $P<0.01$、$P<0.05$；A、B、C 三组总有效率分别为 95.0%（19/20）、80.0%（16/20）、85.0%（17/20）（$P<0.05$）。

（撰稿：安广青　翟国华　审阅：张　仁）

【针灸治疗糖尿病周围神经病变的临床与实验研究】

任那等将糖尿病周围神经病变的患者随机分为两组各 25 例，均在西药控制血糖基础上予木丹颗粒口服，治疗组加针刺取曲池、手三里、外关、合谷、足三里、三阴交等穴直刺，采用平补平泻手法，留针 30 min 后出针。均以 2 周为 1 个疗程。2 个疗程后，与对照组比较，治疗组 MNSI 评分降低（$P<0.05$），神经传导速度加快（$P<0.05$），总有效率明显提高（$P<0.05$）。

路玫等将患者随机分为两组，均予基础治疗，针刺组在此基础上针刺膈俞、胃脘下俞、肝俞、脾俞、肾俞、足三里等穴；西药组静脉滴注硫辛酸、前列地尔。1 次/d，10 d 为 1 个疗程，疗程间休息 2 d。经治 3 个疗程后，两组糖尿病周围神经病变积分均降低（均 $P<0.05$），且针刺组更优（$P<$

0.05）；两组正中神经、腓总神经各感觉神经传导速度（SNCV）及运动神经传导速度（MNCV）均较治疗前提高（均 $P<0.05$）；两组间腓总神经 SNCV 及 MNCV 比较，针刺组优于西药组（均 $P<0.05$）；两组间正中神经 MNCV 比较 $P<0.05$；正中神经 SNCV 比较 $P>0.05$；针刺组总有效率为 83.9%（26/31），与西药组 62.1%（18/29）比较 $P<0.05$。

李洁等将患者随机分为两组，均予控制血糖并口服甲钴胺，观察组在此基础上，应用声学经络共振疗法，即选择十二经络的合穴，通过低频声波刺激改善其循经微循环。十二经合穴的共振频率分别为：阴陵泉（29.14 Hz）、足三里（58.27 Hz）、曲泉（36.71 Hz）、阳陵泉（73.42 Hz）、尺泽（32.70 Hz）、曲池（65.41 Hz）、阴包（49.00 Hz）、委中（98.00 Hz）、少海（43.65 Hz）、小海（87.31 Hz）、曲泽（55.00 Hz）、天井（110.00 Hz）。将这些频率应用 COOLEDIT 2.1 软件制作成低频声波，用 5 寸有源低音炮播放，置于患者对应经络附近。穴位按病变发生部位的经络归属来选择。治疗 2 次/d，30 min/次。1 个月后，观察组的总有效率 94.6%（52/55），与对照组 67.3%（37/55），比较 $P<0.01$；且在下肢体表温度及神经传导速度的改善方面优于对照组（$P<0.05$）。

史绪博等将雄性 Wistar 大鼠随机分为正常组、模型组、针刺组、弥可保组各 10 只。造模后，弥可保组按 50 μg/kg 隔日注射甲钴胺注射液于下肢肌肉，左右腿交替注射；针刺组取双侧"太溪""昆仑""解溪"穴，针刺，1 次/d，配合大鼠足趾端放血，1 次/2 d；正常组和模型组捆绑固定 1 次/2 d，30 min/次。治疗 8 周后，与正常组比较，各组大鼠坐骨神经传导速度均减慢（$P<0.01$）；与模型组比较，各治疗组大鼠坐骨神经传导速度均有提高（$P<0.05$）。

（撰稿：安广青　翟国华　审阅：黄龙祥）

【针灸治疗强直性脊柱炎】

秦晓光等将强直性脊柱炎患者随机分为两组

各 34 例,均以大椎及命门为主穴,据症状选用 3～6 个配穴(水沟、外关、后溪、风市、中渎、阳陵泉等)。观察组采用通督热针法(向下斜刺,配合押手逐渐加压,待气至后右手拇指用力向前捻按 9 次,候针下沉紧,针尖拉着有感应的部位重插轻提 9 次,拇指再向前连续捻按 9 次,使患者自觉针下有热感并向下传导,守气 1 min),对照组采用捻转补法针刺治疗。1 次/d,7 次为 1 个疗程。3 个月后,观察组总有效率为 91.2%(31/34),与对照组 79.4%(27/34)比较 P＜0.05。

赵俊龙将患者随机分为两组各 60 例,对照组口服柳氮磺胺吡啶片,治疗组针刺督脉穴(命门、筋缩、灵台、身柱、腰阳关、脊中等)和华佗夹脊穴(第 1 胸椎到第 5 腰椎),1 次/d,10 次为 1 个疗程。3 个疗程后,两组患者的病情指标比较 P＜0.05。

陶江涛等将患者分为两组,治疗组施以督灸,2 h/次,1 次/7 d,4 次为 1 疗程,对照组予服柳氮磺吡啶肠溶片等。结果,治疗组总有效率 85.5%(47/55),与对照组为 66.1%(37/56)比较 P＜0.05;治疗后 6 个月随访,治疗组总有效率 58.2%(41/55),与对照组 35.7%(19/56)比较 P＜0.05。

郭浪涛等将患者随机分为两组各 30 例,治疗组采用"盘龙灸"(从上到下、左右交错针刺第 1 胸椎棘突到第 5 腰椎棘突的夹脊穴,行补法后加以艾炷并从其下端点燃),30 min/次,1 次/d;对照组予服布洛芬缓释片。连续治疗 40 d,随访 1 个月。结果显示,治疗组临床症状改善的有效率优于对照组(P＜0.05)。

周世杰等以叩刺放血华佗夹脊穴(受累脊柱节段华佗夹脊穴走罐后,以梅花针重叩刺夹脊穴并行闪罐),选用 6～7 穴,2 次/周;以狗脊、杜仲、肉桂、淫羊藿、三七、当归等制成火龙液,并制成药纱布,治疗时选受累脊柱节段督脉,敷上温度适宜的湿热毛巾,再于其上铺药纱布并撒 95% 酒精,点燃—熄灭反复 20 次,2 次/周。以 3 周为 1 疗程,连续 4 疗程,结果,总体有效率为 95.7%(88/92)。

董甜甜等对患者给予督灸(1 次/4 周)配合大椎穴点刺放血法(1 次/周)进行治疗,3 个月为 1 个疗程。结果综合临床疗效中,总有效率为 18.4%(7/38),症状疗效中,总有效率为 92.1%(36/38),扩胸试验、指地试验、Schober 试验、晨僵时间、20 m 步行时间、ESR、CRP 及主要临床症状积分均有非常明显改善(P＜0.01)。

薛斌等将患者随机分为两组,均予服中药汤剂(狗脊、苍术、炒黄柏、牛膝、薏苡仁、忍冬藤等),治疗组加针刺疗法,主穴取华佗夹脊穴;辅穴取委中、大杼、悬钟、环跳、阳陵泉等穴,如病变广泛可取疼痛比较敏感部位的阿是穴。斜刺,得气后,留针 30 min。1 次/d。12 周后,治疗组 ASAS20(2001 年国际 ASAS 工作组提出的疗效评价标准)疗效为 76.9%(20/26),与对照组 57.1%(8/14)比较 P＜0.05;治疗组 ASAS40(2001 年国际 ASAS 工作组提出的疗效评价标准)疗效为 34.6%(9/26),与对照组 21.4%(3/14)比较无显著差异。

王英杰等将早期强直性脊柱炎髋关节病变患者随机分为两组各 40 例,治疗组采用浮针治疗,即以指下感觉为局限性紧硬、条索、结节状即为肌筋膜触发点(MTrP)。定位后在 MTrP 上或下 5～6 cm 处进行皮肤消毒,针尖指向 MTrP,然后使用进针器快速进针至皮下浅筋膜层,待针体完全进入皮下后,右手持针座和管座施以扫散手法,患者局部疼痛明显减轻或局部结节、条索、紧张感改善或消失则停止行针。扫散完毕后退出针芯,把软套管留于皮下,用胶布固定于皮肤,留管 5 h 后拔出。3 次 1 个疗程,隔天治疗,或视患者病情延到 1～2 周 1 次;同时联合补肾强督治尪汤(熟地、骨碎补、川断、淫羊藿、桂枝、赤芍等)。对照组口服吲哚美辛肠溶片、柳氮磺胺吡啶片。24 周后,两组治疗前后髋关节功能评分、BASDAI、BASFI 及 ESR、CRP 等指标均有改善,且治疗组优于对照组(P＜0.05)。

侯桂红等将急性期患者随机分为两组各 40 例,均予常规治疗及护理,治疗组同时予耳穴埋豆

（取病变部位颈椎、胸椎、腰骶椎相对应穴及肝、肾为主穴，以脾、神门、交感、肾上腺等为配穴，按压3～5次/d，20～30秒/穴，左右耳交替按压）及情志护理。观察20 d后，治疗组疼痛改善程度及临床疗效均优于对照组（$P<0.05$）。

游玉权等将活动期患者随机分为两组各45例，均予服柳氮磺吡啶等常规药物，治疗组在此基础上予以骶髂关节针刀松解术。治疗1周后，治疗组患者的脊柱痛评分、夜间痛评分和BASDAI、BASFI、BASMI明显低于对照组（$P<0.05$）；24周后，治疗组脊柱痛评分、夜间痛评分和BASFI与对照组比较（$P<0.05$），BASDAI、BASMI组间比较 $P>0.05$。在治疗过程中，两组C-反应蛋白、红细胞沉降率较治疗前均有明显下降，但两者同期比较 $P>0.05$。

赫军等采用内服独活寄生汤加味（独活、桑寄生、白芍药、牛膝、党参、茯苓等）、中药薰蒸（内服方药渣加羌活、白芷、艾叶、黑老虎、川乌、草乌等），1次/d，7 d为1疗程，疗程间隔1 d；同时采用痛点埋针（压痛点埋针，留针12 h，隔1次/d，7次为1疗程）和功能锻炼。治疗90 d后，36例患者中临床缓解6例、显效15例、有效13例。

（撰写：王　静　审阅：张　仁）

【针灸治疗失眠】

1. 针刺疗法

（1）处方配穴一般情况　针灸治疗失眠的取穴一般为辨病取穴组方，或辨病与辨证结合取穴组方。

总体来看，辨病处方中高频用穴为：百会、神门、安眠、神庭、四神聪、印堂。此外针刺处方中可见配合四肢肘膝关节以下的特定穴，如三阴交、太溪、复溜、照海、阳陵泉、足三里等。此外，还有选取背俞穴、华佗夹脊作为配穴使用。

辨证配穴一般选用多个腧穴，有以下几种情况：心脾两虚型可配心俞、脾俞、太白、公孙、三阴交、足三里等；阴虚火旺型可配太溪、太冲、大陵、照海，以及劳宫、三阴交、涌泉、丘墟；肝郁化火型可配合谷、太冲、行间、丘墟、大陵、风池等；心虚胆怯型可配膻中、丘墟、心俞、胆俞；痰热内扰型可配冲阳、丘墟、合谷、丰隆、内庭、中脘等；心肾不交型可配太溪、劳宫、照海等。

（2）治法处方　从临床研究结果来看，上述治法处方治疗失眠均有满意的疗效。文献报道中涉及的治法处方有以下几个：①宁心安神五脏配穴针法，穴取安眠、神门、四神聪、膈俞、肺俞、心俞等。②调任通督针法，主穴：百会、神门、气海、关元、神庭；配穴：三阴交、阳陵泉、足三里、太冲。③调督安神针法的取穴诸家报道有所不同，其一为百会、神庭、印堂、神门、安眠、三阴交；其二为百会、神庭、四神聪、安眠、神门、太冲等；其三为百会、神庭、安眠、神门、太冲、太溪等。④通任调督针法，主穴：百会透后顶，气海透关元。配穴：心脾两虚型加足三里、内关、阴陵泉，针用补法；阴虚火旺型加太溪、太冲、三阴交，针用补法；肝郁化火型加合谷、太冲、行间，针用泻法。⑤醒脑调神针刺法，主穴：内关、人中（或印堂）、三阴交、四神聪、神庭、百会等。配穴：心脾两虚加脾俞、心俞；心胆气虚加膻中、丘墟；肝郁化火加风池、太冲；痰热内扰加丰隆、内庭；阴虚火旺加太溪、太冲。⑥补阴泻阳针刺法：百会、神门（双侧）、三阴交（双侧）、申脉（双侧）、照海（双侧）。

（3）择时施治　贾宁等依据子午对冲理论治疗失眠，疗效优于普通针刺组。子午对冲取穴为双侧丘墟、少府、阳池、太白，同侧丘墟、太白同组加电针，同侧少府、阳池同组加电针。

姚俊红等采用灵龟八法治疗失眠，运用谢锡亮《子午流注取穴推算盘》辅助取穴，经过临床对照观察证实，灵龟八法针法配合辨证取穴是一种治疗心脾两虚型不寐的有效方法。

（4）腧穴疗效研究　周国容观察了四神聪针刺治疗原发性失眠症的临床疗效。结果显示，针刺四神聪在总体疗效（PSQI）、次要结局指标 HAMD 评分、SAS 评分等方面的改善优于西药对照组。

2. 电针疗法

王飞宇对比了电针与普通针刺治疗失眠的疗效，结果显示，电针疗法对治疗失眠症疗效显著。蔡灵波等研究了头穴电针不同波形对原发性失眠症的临床疗效，结果提示，头穴电针对原发性失眠症的临床疗效较好，特别是运用疏波进行治疗疗效尤为突出。

3. 腹针疗法

陈红等采用腹针十字坐标经典穴针刺治疗失眠，腹针十字坐标经典穴治疗主穴：纵行—中脘、下脘、神阙、气海、关元；横行—大横、天枢、神阙、天枢、大横。配穴为：心脾两虚及阴虚火旺型配商曲（左右）、气穴（左右）；胃腑不和及肝火上扰型配左右上风湿点。经对照研究发现，腹针"十字坐标经典穴组"治疗组疗效优于普通针刺对照组，与中药对照组相近。

袁智先等以调气扶阳腹针合并耳穴疗法治疗失眠，取穴以任脉为基础，在任脉旁行 0.5 寸两条旁线，共 12 针。结果表明，调气扶阳腹针与耳穴法联合使用有协调增效作用，对改善患者的生活质量有很大作用。

4. 头针、眼针、脐针疗法

杨丽娟采用头体针加中药治疗失眠疗效满意，头针疗法选用陕西头针，选穴伏象头、伏脏上焦、思维、信号、记忆。

罗本华等观察了脐内环针组、失眠穴方针组、失眠穴方结合脐内环针组和西药组治疗失眠症的疗效差异及方法优选。脐内环针组取脐内环穴，针后不找针感，局部予以诱导调气以使局部产生温热感为宜。失眠穴方组取穴为神门、支沟、足三里、三阴交、百会、四神聪。经疗效比较发现，失眠穴方结合脐内环针刺组疗效最好（$P<0.01$）。

5. 灸法

夏丽娜选取心俞、肾俞，配穴百会、涌泉、神门、太溪，采用赵氏雷火灸之雀啄法、温和灸两种方法，总有效率 91.70%（55/60）。阿九会采用艾条温和灸涌泉、中药涌泉穴穴位敷贴治疗失眠患者 40 例，总有效率 92.5%（37/40），明显优于中药失眠贴治疗组（$P<0.01$）。张玉峰等观察透灸联合西药治疗失眠的临床疗效，取百会、四神聪、膈俞、心俞、脾俞、肝俞等穴透灸，结果表明，透灸联合阿普唑仑片能够显著提高失眠患者的睡眠质量和睡眠效率。

此外，王瑜等采用穴位埋线结合药线点灸治疗失眠症，药线点灸主穴取百会、四神聪、安眠（双）；配穴根据辨证取相关经脉的原穴。莫太敏在针刺得气后用艾灸箱放在患者的下丹田处施灸，取得较好疗效。

6. 耳穴疗法

耳穴疗法是治疗失眠的一种常用方法，多采用耳穴贴压法，少量文献报道采用耳穴埋置揿针。耳穴疗法有时单独使用，但更多的是与其他疗法联合应用。常用的耳穴为耳神门、心、脾、肾、肝、皮质下、内分泌、交感、枕、垂前等，一般选用 5～8 个耳穴。

7. 穴位注射

王声豪等选取双侧安眠穴，以天麻素注射液进行穴位注射治疗失眠，有效率为 96.7%（58/60）。雷蕊等采用弥可保注射液穴位注射治疗失眠，取穴以辨证为依据（同针刺治疗），选取 2 个穴位，0.5 ml/穴。研究显示其疗效可优于西药对照组。

8. 穴位埋线

罗景等采用羊肠线穴位埋线配合认知行为疗

法治疗失眠症,主穴:心俞、肝俞、脾俞、肾俞、安眠。肝郁化火者加太冲;痰热内扰者加丰隆;阴虚火旺者加三阴交;心脾两虚者加阴陵泉;心虚胆怯者加胆俞。疗效优于西药对照组($P<0.05$)。马燕等选取曲池、丰隆、肾俞、肝俞、脾俞、心俞穴,采用羊肠线微创穴位埋线治疗痰热内扰型不寐,结果提示,对于痰热内扰型不寐,微创穴位埋线疗效与口服艾司唑仑片近似,优于针刺法,在改善症状及维持疗效方面有一定优势。王凤春等采用穴位埋线结合口服六味地黄丸和交泰丸治疗心肾不交型失眠。埋线取穴:①心俞、肾俞。②照海、通里。结果显示,穴位埋线结合中药治疗可延长心肾不交型失眠症患者的睡眠时间,疗效优于单纯中药治疗。陈燕等取穴神门、内关、安眠、足三里、血海、三阴交等,采用穴位埋线联合耳穴埋豆治疗顽固性失眠,疗效优于常规体针治疗。

9. 穴位敷贴

杨跃涛采用交泰丸膏穴位贴敷双侧涌泉、内关、心俞、肾俞,治疗心肾不交型失眠,疗效优于西药对照组($P<0.01$)。

史华伟等探讨了暑伏、三九节气穴位贴敷对失眠患者睡眠质量的影响,结果,患者 PSQI 总分以及各项评分均较治疗前明显改善($P<0.05$),表明其对患者的睡眠质量有较好的改善作用。

10. 其他

梁秀莉等采用五脏俞募配穴拔罐为主治疗失眠症,拔罐取穴:心俞、脾俞、肝俞、肺俞、肾俞(均双侧),巨阙、章门(双)、期门(双)、京门(双)。配穴:足三里(双)。背部穴位走罐,腹部及肢体部穴位拔罐。结果,其疗效明显优于常规取穴对照组($P<0.05$)。高静等采用温胆汤加减联合胆经五输穴放血治疗胆郁痰扰型失眠,结果,其疗效优于西药对照($P<0.05$)。

(撰稿:纪 军 审阅:张 仁)

【针灸治疗乳腺增生】

克日阿且等将患者随机分为两组各 32 例,对照组予服乳癖消片,治疗组采用疏肝解郁散结方配合针刺(沿膻中穴向患侧部乳房进针,自乳根穴向上刺入乳房底部 0.8~1.0 寸,沿肋间隙向外平刺屋翳、期门穴,采用提插捻转手法针刺期门、丰隆穴,得气后留针 30 min,2 次/周)。经治 2 个月后,治疗组的疗效及在改善机体免疫和内分泌功能方面优于对照组($P<0.05$)。

王慧等将患者随机分为两组各 80 例,均于月经周期的黄体期始治疗。对照组予服乳康舒胶囊,治疗组采用电针,取膻中、屋翳(双)、乳根(双)、期门(双)、丰隆(双)、三阴交(双)穴。其中膻中和一侧期门(左右两侧期门交替选用)为一组穴位、双侧丰隆为一组穴位,分别接通电针仪,留针 20 min。隔日 1 次。1 个月经周期治疗 15 次为 1 个疗程。结果,治疗组总有效率为 83.3%(61/73),与对照组 83.5%(66/79)比较 $P>0.05$;两组 VAS 评分及影像学评分与同组治疗前比较 $P<0.01$、$P<0.05$,组间比较 $P>0.05$;两组催乳素及雌二醇/孕酮与同组治疗前及组间比较均 $P>0.05$。

郭军萍将患者随机分为两组,对照组予服乳核散结片,观察组采用艾条温灸(选两组穴位交替施灸:A 组为大椎、肩井、天宗、太溪、三阴交;B 组为阿是穴及膻中、屋翳、合谷、太冲、丰隆等。于经期 15 d 开始,至月经来潮,1 次/d,20~30 min/次)并服消癖汤(制香附、王不留行、全瓜蒌、白芍药、柴胡、浙贝母等)。连续治疗 3 个月经周期,观察组治疗总有效率为 90.0%(36/40),与对照组 75.5%(31/40)比较 $P<0.05$。

陈淑琪等采用"中医体质分类与判定"自评表,辨识女大学生乳腺增生患者中医体质类型,按不同的体质选穴,平和质取肩井(双),气虚质取肩井(双)、足三里(双),阳虚质取肩井(双)、命门,阴虚质取肩井（双）、涌泉（双），痰湿质取肩井（双）、脾俞（双），湿热质取肩井（双）、胆俞（双），血瘀质取肩井（双）、膈俞（双），气郁质取肩井（双）、肝俞（双），特禀质取肩井（双）、肾俞（双）。以艾灸肩井穴为主，若对艾灸不适应者，改用点按或针刺相应配穴。结果，9 种体质乳房肿块前后变化不大（$P>0.05$）；乳房疼痛评价和伴随症状中痰湿质、气虚质、血瘀质、气郁质、阳虚质有较好疗效（$P<0.05$），其他体质无统计学意义。

张笑兴等将患者随机分为两组。常规组口服小金丸并心理疏导，刮痧拔罐组在此基础上，采用刮痧拔罐法（选璇玑、膻中、肩井、库房、天宗、大椎等穴）。仰卧位时：①刮拭任脉从璇玑至膻中。②从乳房四周向乳头方向依次轻刮，如库房至膺窗、膻中至神封、乳根至乳中、天溪至天池，遇到乳房结块或疼痛处用刮痧板按揉 3～5 遍。③刮肩井顺着斜方肌走向由内向外刮拭。④拔罐选双肩井、膻中、双库房、阿是穴。俯卧位时：①刮拭督脉陶道至神道。②以督脉为中线依次从第 1 至第 7 胸椎沿肋骨走向由内向外刮拭。③由上向下刮拭天宗及腋下的阿是穴。④拔罐选大椎、双天宗、神道、腋下阿是穴。2 次/周，仰卧位与俯卧位交换实施，经期暂停，10 次为 1 个疗程）。结果，刮痧拔罐组的总有效率为 88.1％（37/42），与常规组 65.8％（25/38）比较 $P<0.01$；刮痧拔罐组的 VAS 评分显著降低（$P<0.01$）；常规组有降低趋势（$P>0.05$）组间比较 $P<0.05$；刮痧拔罐组在生理领域的评分显著提高（$P<0.05$），改善 WHOQOL-BREF 生理领域评分作用优于常规组（$P<0.05$）。

宋奎云将患者随机分两组，均予服乳宁片，治疗组加穴位敷贴，选穴：阿是穴（乳腺增生疼痛、肿块部位）、膻中、天宗、双侧屋翳、足三里、三阴交。于月经干净后开始贴敷，10 h/次，隔日 1 次，经期停用，连续贴敷 3 个月经周期后评定疗效。停药后痊愈病人随访 3 个月经周期。结果，治疗组总有效率为 95.7％（44/46），与对照组 82.6％（38/46）比较

$P<0.05$。

唐新等观察中药配合耳穴贴压（肝、肾、乳腺、神门、内分泌、皮质下）治疗乳腺增生的不同证型的临床疗效。结果显示，该法治疗三种证型均有效，患者的乳房疼痛评分明显降低，疼痛平均时间明显缩短，肿块明显缩小，且肝郁气滞型与冲任失调型的总有效率均高于痰瘀凝结型（$P<0.05$）。

陈冬等观察浮针疗法治疗乳腺增生病疼痛的疗效，于上臂肱二头肌肌腹中央进针，若疼痛无改善或改善不显，则于患侧乳头与结节连线上，距乳房外缘约 4 cm 处进针，进行扫散。在经前（7±3）天开始治疗，隔日 1 次，治疗 3 次，经期停止治疗。同时设置夏枯草组、维生素 E 组进行作对照。结果，治疗后三组乳腺增生病疼痛均较治疗前有明显改善（$P<0.01$）；浮针组在乳腺增生病疼痛的改善方面优于夏枯草组、维生素 E 组（$P<0.01$），且在随访 1 月内保持较好疗效（$P<0.01$）；夏枯草组在乳腺增生病疼痛的改善方面优于维生素 E 组（$P<0.05$）。

（撰稿：纪　军　审阅：张　仁）

【针灸治疗卵巢疾病的临床与实验研究】

1. 临床研究

王琳琳等将多囊卵巢综合征（PCOS）患者随机分为两组各 24 例。辨证取穴组主穴取关元及双侧足三里、三阴交、肾俞、次髎。肾阳虚配气海、中极、命门穴；肾阴虚配双侧太溪、照海；脾虚配中脘及双侧手三里、脾俞、天枢；挟湿配双侧丰隆、阴陵泉；肝郁配双侧阳陵泉、太冲、内关、合谷；血瘀配双侧上髎、血海、肝俞。并根据月经周期，卵泡期配双侧太溪、照海，补法为主；排卵期配双侧太冲、血海、内关，泻法为主；黄体期配气海及双侧血海。留针 30 min，针刺后手法刺激要求有酸麻胀痛感。激痛点取穴组：穴位选择由神经支配卵巢的腹部和腿部

刺激点及神经支配卵巢无关的手部及头部刺激点，共两组穴位交替使用，每组穴位连续 2 次。第 1 组激痛点穴位（中极、气海及双侧归来，双侧三阴交、阴陵泉，百会，双侧合谷），毫针插入后平补平泻手法，中极、气海、归来、三阴交、阴陵泉使用低频 2 Hz，脉冲长度 0.3 ms 的电针刺激，其他穴位每隔 10 min 行针 1 次。第 2 组激痛点穴位（中极、气海及双侧天枢、归来，双侧三阴交、太冲，百会及双侧内关），天枢、归来、三阴交、太冲使用电针刺激，余穴使用手法刺激得气，操作同第一组。2 次/周，每次间隔 2～4 d，月经期停止治疗。治疗 16 周后两组患者 LH/FSH 值、T 值均显著下降（$P<0.05$），且辨证取穴组更显著（$P<0.05$）。

苏敏等将卵巢储备功能下降患者随机分为两组，对照组 30 例予温冲汤合内部丸方加减（山药、紫石英、菟丝子、沙蒺藜、肉苁蓉、桑螵蛸等）；治疗组 32 例在对照组基础上加针灸治疗，取穴分两组：第 1 组为关元、气海及双侧公孙、足三里、三阴交、太溪穴；第 2 组为命门及双侧上髎、次髎、中髎、肾俞、肝俞穴，两组交替使用。关元、气海次髎、肾俞行温针灸，其他穴位采用普通针刺。留针 30 min，1 次/2 d。治疗 3 个月后，两组 FSH、FSH/LH、E_2 组间比较 $P<0.01$，随访期临床症状评分、愈显率比较 $P<0.05$。

谭桂云等将 60 例肾虚肝郁型卵巢功能低下患者随机分为两组各 30 例，均予服补肾调肝合剂（菟丝子、枸杞子、女贞子、淫羊藿、熟地黄、山茱萸等）及穴位敷贴，包括神阙穴外敷陈术健脾膏（神曲、白术、山楂、莱菔子、茯苓、陈皮等）和下腹部局部外敷双柏散瘀膏（黄柏、侧柏叶、大黄、三棱、莪术），每晚睡前敷贴，6～8 h 后撤去。针药组加用针刺治疗，选百会、水沟、天枢、关元、气海、中极等穴，百会平刺 0.5 寸，水沟向上斜刺 0.3 寸，其余穴位直刺 0.5 寸，提插至局部出现酸麻胀痛，留针 20 min，2 次/周，经期不避。两组均配合穴位敷贴。观察 6 月后，针药组有效率 90.0%（27/30）；妊娠率 23.3%（7/30）；平均疗程 3.31 月；单纯中药组有效 56.7%（17/30）；妊娠率 3.3%（1/30），平均疗程 5.25 月。组间比较分别为 $P<0.05$、$P<0.01$。

2. 实验研究

林莺等将 PCOS-IR 模型大鼠随机分为模型对照组、针刺组、二甲双胍组各 6 只，并设空白对照组 6 只。针刺组予针刺关元、三阴交或肝俞、脾俞、肾俞穴，1 次/d，两组穴位轮替使用；二甲双胍组予二甲双胍溶液灌胃。连续治疗 20 d 后，针刺组血清 T、LH、PRL 水平明显降低，FSH、E_2、P 水平明显升高（$P<0.05$，$P<0.01$）；针刺组及二甲双胍组大鼠体重增加速度明显减慢、肥胖指数（Lee's 指数）、血清 FINS 含量及 HOMA-IR、总胆固醇水平、低密度脂蛋白均显著降低（$P<0.01$），糖耐量曲线下面积明显减少（$P<0.05$，$P<0.01$）。

孔素平等将 SD 大鼠随机分为正常对照组 20 只和复制模型组 60 只。复制模型组用慢性不可预见性应激方法建立卵巢早衰模型，随机分为模型对照组、针刺组和己烯雌酚组各 20 例。正常对照组和模型对照组不做任何干预，己烯雌酚组每日定时予以己烯雌酚灌胃，针刺组每日定时针刺大鼠"关元"及双侧"太溪""三阴交""太冲"等穴，"关元""太溪"采用补法，太冲泻法，留针 30 min。治疗 30 d 后检测大鼠血清 ELISA。结果，与正常对照组相比，模型对照组血清 E_2 含量下降，模型对照组、针刺组、己烯雌酚组血清 FSH、LH 含量升高（$P<0.01$）。与模型对照组比较，针刺组和己烯雌酚组大鼠血清 E_2 水平升高 FSH、LH 含量下降（$P<0.01$）。

（撰稿：汪　乔　赵　玲　审阅：张　仁）

【基于现代文献的腧穴配伍规律】

张海华等发现，治疗颈型颈椎病多选用阳经，其中以胆经为主；穴位以颈夹脊最常用；配伍则以风池配其他局部腧穴最常见；临床重视交会穴的使用,并与其他特定穴配伍。

孟醒等研究消化性溃疡的选穴规律。结果显示,常用穴为中脘、足三里、胃俞、脾俞、内关;其中中脘、足三里为主穴,按不同证型配相应穴位,如脾胃虚寒配胃俞、脾俞、内关穴,气滞血瘀配胃俞、脾俞、内关、膈俞穴,肝郁气滞配胃俞、脾俞、期门穴,肝气犯胃配内关、太冲穴,脾胃虚弱配胃俞、脾俞穴,胃寒证配胃俞、脾俞、内关、公孙穴,胃阴不足配胃俞、脾俞、内关、三阴交穴,痰湿壅滞配胃俞、脾俞、内关、阴陵泉、肝俞;同时根据不同症状配穴,其中泛酸配胃俞、脾俞、内关、太冲穴,腹胀配胃俞、内关、天枢、公孙穴,胃痛配胃俞、内关、梁丘、公孙穴,乏力配胃俞、脾俞、内关、气海、公孙穴。

林志鑫等发现,治疗胆结石常用经脉为胆经、肝经、膀胱经等;常用穴位为阳陵泉、日月穴,其次为期门、胆俞、太冲等穴;配伍以日月配期门穴为最多,其次为阳陵泉配日月穴、日月配胆俞穴。

陈恋等研究泄泻用穴规律,发现常用经脉为胃经;常用选穴部位为下肢和胸腹部;常用特定穴为五输穴、募穴和背俞穴;常用穴为天枢、足三里、中脘、大肠俞、脾俞、关元等穴;常用对穴配伍为足三里-天枢、中脘-天枢、大肠俞-天枢、脾俞-天枢、足三里-中脘;常用三穴配伍为中脘-天枢-足三里、足三里-天枢-神阙、足三里-天枢-脾俞;临床遵循局部取穴、远端取穴、辨证取穴的原则。

张洁等发现,治疗慢性盆腔炎常用经脉为任脉、膀胱经、脾经;常用取穴部位为胸腹、下肢和背部;其中最常用的穴位为三阴交;最常用的配伍为关元配三阴交;其选穴符合病因病机特点,重视取局部穴、循经穴和特定穴,特别重视交会穴配穴、局部配穴和俞募配穴。

张荣利等分析围绝经期综合征的临床选穴规律。结果显示,常用穴为三阴交、关元、肾俞;常用经脉为膀胱经、任脉、脾经;关联规则分析显示,三阴交与关元相配是最常用的组合;聚类分析显示,

涉及的腧穴中可分为三阴交-关元、五脏俞、远近配穴等三大类。

潘鸿等探究糖尿病周围神经病变的取穴规律,发现常用穴位为足三里、三阴交、曲池、阳陵泉、合谷、肾俞等,并得到常用穴位组合19个,其中前5位分别是足三里-三阴交、曲池-足三里、阳陵泉-足三里、合谷-足三里、曲池-三阴交。王艳艳等研究则发现,该病治疗选穴中足三里、三阴交、曲池为核心配伍,膀胱经、胃经、脾经、大肠经为拓展选穴以及配穴。

张琪等研究申脉穴及其常见配伍的病症谱,该穴多与照海、百会、三阴交、后溪等穴位配伍,主要用于治疗神经系统、运动系统疾病,最常见的是失眠、腰扭伤、足内翻、重症肌无力、脑血管病及其后遗症等。

（撰稿：张馥晴　刘立公　审阅：黄龙祥）

【针灸疗效评价的研究】

贺君等对近20年来国内针刺随机对照报告质量进行评价,指出由于临床试验报告的统一标准(CONSORT)与针刺临床试验干预措施报告标准(STRICTA)指南在中国开始得到执行,中国的随机对照试验报告质量得到了提高。

于川等对于脑卒中后吞咽困难,徐华等对于脑卒中后平衡功能障碍,李洪亮等对于中风后痉挛,张勇等对于中风后足内翻,范建华等对于小儿脑性瘫痪,尹洪娜等对于帕金森病,魏歆然等对于原发性失眠,田鸿芳等对于失眠症伴抑郁焦虑,陈新宇等对于面瘫,陈新宇等对于支气管哮喘,蒋文杰等对于慢性胃炎,李培雯对于慢性疲劳综合征,陈霞等对于成人单纯性肥胖,郑启艳对于2型糖尿病,刘吉琴等对于2型糖尿病周围神经病变者腓神经的传导速度,李敬瑜等对于化疗后白细胞减少症,黄超原等对于腰椎间盘突出症,陈国庆等对于腱鞘炎,吴源荣等对于原发性痛经,罗玺等对于卵巢早

衰,张姝媗等对于小儿疳积,陈梁等对针刺复合颈丛麻醉在甲状腺手术中应用等,均予以评价。上述研究多运用计算机检索,从数据库中获得相关资料,按照制定的标准进行筛选后,对资料运用 Rev-Man5 统计软件进行 Meta 分析。研究结果均显示,针灸治疗上述疾病有一定的疗效,且较安全,但纳入资料存在一定缺陷:纳入质量不高,多中心的完全随机研究不多,样本较小,存在一定的偏倚,因此当慎重对待评价结果,并需高质量、大样本、多中心的随机对照加以证实。

张圣宏等通过 Excel 进行管理与统计,发现针灸治疗放化疗导致骨髓抑制疗效评价方法多样,内容以白细胞水平为主,但评价内容不全面,且描述差异大,缺乏科学性及严谨性。黎波等通过研究针灸治疗原发性抑郁症的文献,证实多水平统计模型方法可评价针灸疗效及干预层次,支持针灸疗效的高质量证据充分,较 Meta 分析结果更为准确。黎氏等又在全国 31 省具有针灸专业背景的高级职称医师中,实施具有描述性的学术专业问卷调查,进行累积 Meta 分析及其结果的时间趋势检验,采用模糊综合评判技术分析专家意见,结果表明,应用基于累积 Meta 分析和模糊综合评判技术的方法,适用于评价低质量证据支持的针灸疗效及干预层次。

吴海燕等提出,用生命质量作为评价指标,可以方便、快捷的用来评价针灸的疗效,适用于针灸临床。蔡娟等提出,针灸治疗慢性荨麻疹的临床文献评定方法主要有两类:一是通过对治疗前后症状体征的变化来评定疗效,其分为定性描述和定量描述两种情况,存在症状体征观察项目参差不齐、症状积分标准不统一、疗效指数划分范围的标准不统一等缺点;二是采用生活质量量表来评定疗效,目前使用较少,因此亟需制定一个客观、可量化并体现针灸整体调节优势的疗效评定方法。张鼎等认为,针灸治疗压力性尿失禁的文献生存质量评价应当成为临床评价的重要指标,应建立临床症状与生存质量相结合的疗效评价标准,正确运用合适的量表,建立起相应有的评价体系。

张奇文等认为,针灸临床研究中除关注统计学差异之外,更要注重临床最小意义变化值,其与针灸临床特点较为相符,且具有客观的量化标准,适用性广,将其纳入针灸临床疗效评价体系,可真实反映针灸临床疗效,改善评价中的不足与缺陷。

宋伟庆等提出,针刺治疗失眠的疗效可用脉图参数的变化来进行评价,其优点:①可随时测知患者的针刺疗效,并预测其前景,进而调整治疗方案,避免病情的耽误;②有利于节约医疗资源,更大程度的减轻患者痛苦;③具有客观性、准确性,避免医生和患者的主观感觉干扰;④检测为无创伤性。

周新尧等认为,针灸治疗原发性干燥综合征的临床研究存在试验设计欠合理、疗效评价体系非国际公认等问题,建议对照组设置中可应用安慰针对照,而疗效评价应采用更为客观的量表,如数字化模拟评分、干燥综合征患者报告指数、干燥综合征疾病活动指数等。

鞠露等对国外近 10 年随机对照试验安慰针刺进行分析,发现针刺与安慰针刺均有效,针刺优于及不优于安慰针各占 37.9%,说明安慰针刺设计需综合疾病的主要症状、可操作性、安全性、盲法实现、特异效应等多因素。寇任重等对国内外针刺治疗抑郁症文献进行对比和分析,发现国内研究重视针灸辨证,其针灸干预方式及生物学效应指标更丰富,而国外文献在随机对照研究的质量评分上占优势,基线评估及效应评价体系方面更全面,且更重视诊疗参数的量化设计,国内外的这些差异不利于循证研究评价,今后需进一步提高整体研究质量,参照统一标准设计与报道,并重视临床试验注册,融合国内外研究成果,提升整体研究水平,形成世界研究模式,激发针灸临床研究新的发展动力。

(撰稿:张馥晴　刘立公　审阅:黄龙祥)

学术进展

[附] 参 考 文 献

B

卞镝,田辉,隋月皎,等.电针内关对缺血性心肌损伤大鼠钠离子通道相关蛋白的影响[J].中国针灸,2016,36(1):64

C

蔡灵波,谢丽华.头穴电针不同波形治疗原发性失眠症临床观察[J].深圳中西医结合杂志,2016,26(1):60

蔡荣林,申国明,王浩.俞募配穴的理论基础及协同效应机制探讨与思考[J].中华中医药杂志,2016,31(5):1555

蔡娟,张欣,纪军.针灸治疗慢性荨麻疹疗效评定方法探析[J].针灸临床杂志,2016,32(11):62

曹方,李铁,哈丽娟,等.基于现代文献的针灸治疗牙痛的同功穴规律分析[J].辽宁中医杂志,2016,43(4):681

曹徵良,王琼,章薇.湖湘针推学派"针调五经"论治月经病[J].山东中医杂志,2016,35(5):431

常成成,魏聪,吴以岭.脉络学说"孙络-微血管"概念及其临床指导意义[J].中医杂志,2016,57(1):7

陈冬,夏有兵,凌立君,等.浮针疗法对乳腺增生病疼痛的疗效观察[J].南京中医药大学学报,2016,32(2):134

陈栋,陈邦国,杜鹏,等.灵龟八法开穴灸对阳虚大鼠血清免疫球蛋白影响的实验研究[J].湖北中医杂志,2016,38(12):18

陈付艳,聂坤,于建春,等.针刺对SAMP10鼠大脑皮层脂筏磷脂组成及胆固醇含量的影响[J].上海针灸杂志,2016,35(2):210

陈国庆,胡安华,李匀博,等.针灸治疗腱鞘炎的Meta分析[J].针灸临床杂志,2016,32(9):74

陈红,陈小刚,张婷婷,等.腹针十字坐标经典穴组治疗老年失眠症临床观察[J].四川中医,2016,34(1):200

陈立早,王井泉,王丽菊,等.直刺五脏俞的操作方法及应用体会[J].上海针灸杂志,2016,35(3):370

陈恋,梁永林.针灸治疗泄泻用穴规律文献分析[J].甘肃中医药大学学报,2016,33(4):76

陈梁,曹彦俊,李涛,等.针刺复合颈丛麻醉在甲状腺手术中应用的Meta分析[J].上海针灸杂志,2016,35(2):235

陈日新,谢丁一.再论"腧穴敏化状态说"[J].安徽中医药大学学报,2016,35(3):50

陈淑琪,邹楚冰,邵瑛.温和灸干预异体质女大学生乳腺增生疗效观察[J].上海针灸杂志,2016,35(8):958

陈伟,陈淑萍,李成文,等.大鼠疑核-迷走神经介导针刺内关-间使改善心肌缺血机制的研究[J].针刺研究,2016,41(3):189

陈霞,黄伟,邓杰,等.针刺治疗成人单纯性肥胖效果的Meta分析[J].针灸临床杂志,2016,32(9):64

陈新宇,舒华,吴治谚,等.热敏灸治疗支气管哮喘临床疗效的系统评价[J].针灸临床杂志,2016,32(5):51

陈新宇,吴治谚,张世鹰,等.热敏灸治疗面瘫临床疗效的系统评价[J].针灸临床杂志,2016,32(10):61

陈艳焦,徐玉东,刘佳缘,等.骨度、骨度折量分寸与同身寸及其关系的研究[J].上海针灸杂志,2016,35(4):452

陈燕,勾俊杰,兰俊,等.穴位埋线联合耳穴埋豆治疗顽固性失眠疗效观察[J].中西医结合心脑血管病杂志,2016,14(9):1049

陈月娥,刘继洪.耳穴疗法治疗体质偏颇失眠患者临床观察[J].辽宁中医杂志,2016,43(5):1053

陈震益,王继红,李晓喆,等.赖氏"通元针法"之通督养神立法分析[J].中华中医药学刊,2016,34(6):1333

成泽东,陈以国,李晓梅,等.电针内关穴对急性心肌缺血小鼠心肌组织氯离子通道蛋白表达的影响[J].针刺研究,2016,41(5):423

成泽东,俞耸在,陈以国.循经针刺对心肌缺血大鼠心肌组织Toll样受体4蛋白的调控作用[J].北京中医药大学学报,2016,39(2):173

程红亮,蔡荣林,殷红彪,等.电针井穴对血管性痴呆大鼠行为学及海马CA1区CREB表达的影响[J].中医药临床杂志,2016,28(8):1105

崔帅,许静,王洁,等.电针心经腧穴对急性心肌缺血大鼠自主神经活动的影响[J].针刺研究,2016,41(6):515

D

邓杰尹,牛文民.关于针刺"气至"的研究[J].陕西中医药大学学报,2016,39(3):20

董甜甜,庞亚铮,孙春全,等.督灸配合点刺放血法治疗强直性脊柱炎 38 例临床观察[J].辽宁中医杂志,2016,43(11):2377

董献文,徐颖.海马网络 theta 振荡参与电针调整异常心血管活动的研究[J].上海针灸杂志,2016,35(4):466

杜鑫."宁失其穴,勿失其经"在委中穴临床针刺中的应用[J].天津中医药,2016,33(7):406

E

阿九会.艾灸配合失眠贴治疗失眠症 40 例[J].光明中医,2016,31(14):2086

F

范建华,潘小霞,陈明明,等.针刺治疗小儿脑性瘫痪的临床随机对照试验文献质量评价[J].针灸临床杂志,2016,32(2):76

范文峰,龚士平,邓波.鼠神经生长因子联合穴位注射治疗特发性面神经麻痹临床疗效分析[J].神经损伤与功能重建,2016,11(5):407

方继良,周晟芳,刘欢,等.内关穴埋针疗法对慢性心肌缺血模型猪心电图改变的影响[J].中国中西医结合杂志,2016,36(12):1470

冯奕超.中药配合艾灸治疗支气管哮喘缓解期临床研究[J].中医临床研究,2016,8(15):24

G

高静,庞敏.温胆汤联合胆经五输穴放血治疗胆郁痰扰型失眠随机平行对照研究[J].辽宁中医药大学学报,2016,18(5):134

高淑芳,罗昱君.耳穴埋植揿针干预原发性失眠的临床观察[J].中医药导报,2016,22(2):94

勾明会,刘爱霞,尹平,等.调督安神针刺法对原发性失眠患者生活质量的影响[J].四川中医,2016,34(5):173

郭军萍.针灸配合消癖汤治疗乳腺增生 40 例临床观察[J].中国民族民间医药,2016,25(4):96

郭浪涛,张豪斌,郑通,等.盘龙灸治疗强直性脊柱炎的临床研究[J].陕西中医药大学学报,2016,39(6):105

郭烨,余曙光,胡丽萍.咖啡因影响针刺镇痛疗效的机制研究[J].云南中医中药杂志,2016,37(5):79

郭勇军,吕子山,王悠悠,等.浅谈人迎寸口脉针法的应用与体会[J].新中医,2016,48(11):194

H

哈略,刘耀萌,于梦芸,等.艾灸及艾烟对 APOE 基因敲除小鼠血清促炎因子的干预研究[J].世界中医药,2016,11(4):703

哈略,赵百孝.艾灸对动脉粥样硬化小鼠炎性反应因子及 MMP-9 的实验研究[J].世界中医药,2016,11(8):1389

韩丽,赵迁,刘平,等.基于最小二乘法对艾烟浓度的光学浓度和 PM10 质量浓度的数据拟合[J].世界中医药,2016,11(8):1424

何淑莹,贾小文.背腧穴皮下注射利多卡因进行分娩镇痛的临床观察[J].西部中医药,2016,29(8):128

贺凤娥,万全茎,林亚平,等.电针对糖尿病性胃轻瘫模型大鼠 INS 水平和 CCK 含量的影响[J].上海针灸杂志,2016,35(1):81

贺君,陆丽明,廖穆熙.基于 CONSORT 与 STRICTA 对近 20 年国内针刺随机对照报告质量影响评价[J].河北中医,2016,38(6):811

赫军,诸葛天谕,李冬冬,等.四联疗法治疗强直性脊柱炎[J].中医正骨,2016,28(6):50

侯桂红,王爱红,苗金丽.耳穴埋豆联合情志护理对强直性脊柱炎急性期患者疼痛的影响[J].风湿病与关节炎,2016,5(2):14

侯骁丹,尹涛,孙睿睿,等.浅谈太阴经的气血分布多少[J].湖南中医杂志,2016,32(12):125

侯艳丽,欧阳颀,祁婷婷,等.补阴泻阳针刺法联合高压电位疗法治疗失眠的临床疗效及对睡眠质量的影响[J].河北中医,2016,38(9):1392

黄炳祥,许金森.穴性探究及其临床应用[J].辽宁中医杂志,2016,43(9):1975

黄畅,崔莹雪,刘钧天,等.艾灸及艾烟对载脂蛋白 E 基因敲除小鼠血清 MDA、SOD 水平的影响[J].世界中医药,2016,11(8):1407

黄超原,卢洋,孙术宁,等.热敏灸治疗腰椎间盘突出症疗效与安全性的 Meta 分析[J].针刺研究,2016,41(3):255

黄琰."调神四穴"的理论探索与临床应用[J].河南中医,2016,36(4):573

J

嘉士健,陈娟.试论穴位埋线的补与泻[J].河南中医,

2016,36(2):340

贾宁,杨嘉恩,朱光耀,等.子午对冲电针法治疗心脾两虚型失眠疗效观察[J].世界中西医结合杂志,2016,11(9):1255

姜开妍,李海波,张可,等.电针肝俞、足三里对抑郁型功能性消化不良大鼠脑肠相互作用的研究[J].中国中医药信息杂志,2016,23(3):62

姜宁,姚芳,范一宏,等.SNM-FP03神经电刺激仪治疗功能性消化不良临床试验研究[J].浙江中医药大学学报,2016,40(5):405

蒋秋燕,王美丽,李丽,等.电针穴位对分娩大鼠镇痛效应及5-HTmRNA与蛋白表达的影响[J].中国中医基础医学杂志,2016,22(10):1376

蒋文杰,曹莲瑛,李璟,等.针灸治疗慢性胃炎的Meta分析[J].上海针灸杂志,2016,35(7):886

鞠露,吴晓亮,徐大可,等.国外近十年随机对照试验安慰针刺运用分析[J].中国针灸,2016,36(2):203

K

克日阿且,谢小华.疏肝解郁散结方配合针刺治疗乳腺增生的疗效及对血清E₂、P及PRL的影响[J].中医药导报,2016,22(15):68

孔素平,王元耕,李明月,等.补肾疏肝针刺法对卵巢早衰模型大鼠性激素的影响[J].世界中西医结合杂志,2016,11(1):114

寇任重,蒋钰,徐天成,等.国内外针刺治疗抑郁症临床研究文献的对比研究和思考[J].中国针灸,2016,36(9):999

L

雷蕊,高振华,赵晓咏,等.弥可保注射液穴位注射治疗不寐的疗效观察[J].新疆中医药,2016,34(3):38

黎波,杜元灏,骆雄飞.基于多水平统计模型评价针灸治疗原发性抑郁症的疗效及干预层次[J].中医杂志,2016,57(7):570

黎波,杜元灏,潘玥,等.基于累积Meta分析和模糊综合评判技术评价针灸疗效及干预层次的研究:突发性耳聋[J].中国针灸,2016,36(7):773

李翠英,李金香,曹泽标,等.构建穴性-功效-主治轴的初步探讨[J].中国中医药信息杂志,2016,23(10):7

李洪亮,薛智慧,陈果,等.针刺配合康复疗法治疗中风后痉挛的系统评价[J].上海针灸杂志,2016,35(5):612

李佳,吴松,唐宏图,等.电针内关穴对心肌肥厚大鼠Raf、ERK1/2及p-ERK1/2表达的影响[J].中国中西医结合杂志,2016,36(11):1335

李洁,张波,郭雁冰,等.应用红外热成像技术评价声学经络共振疗法对糖尿病周围神经病变患者的影响[J].针灸临床杂志,2016,32(10):48

李金明,傅幸,傅文录.考《灵枢》之燔针[J].河南中医,2016,36(9):1502

李敬瑜,李萍,万光升,等.灸法治疗化疗后白细胞减少症的Meta分析[J].针灸临床杂志,2016,32(6):66

李丽,王育林.《足臂十一脉灸经》"牧牧"考[J].吉林中医药,2016,36(4):421

李丽,王祖红,栾莎,等.七排针刺结合平衡针法治疗支气管哮喘持续期60例临床观察[J].云南中医学院学报,2016,39(3):57

李灵灵,陈守强.挑络疗法中"腰圈"应用体会[J].亚太传统医药,2016,12(11):80

李培雯,孙颖.近10年针灸治疗慢性疲劳综合征的系统评价[J].针灸临床杂志,2016,32(8):70

李俏梅,段红梅,刘文文.耳穴埋豆治疗失眠的临床观察[J].中医临床研究,2016,8(2):37

李戎,赵荣光,彭彩钰,等.从上皮细胞-间充质细胞转分化(EMT)理论视角探索其EMT-MMP-3/TIMP-3环节对艾灸及化纤V号方改良方干预下的大鼠肺纤维化的影响[J].时珍国医国药,2016,27(5):1260

李双,韩君萍,杨金华,等.针刺对支气管哮喘大鼠VEGF表达的影响[J].时珍国医国药,2016,27(12):3057

李铁,王富春,曹方,等.基于"三维+时态"的腧穴配伍选穴思路探析[J].世界中医药,2016,11(2):189

李晓声.经皮穴位电刺激复合腰硬联合麻醉在下肢骨科手术中镇静镇痛应用观察[J].辽宁中医药大学学报,2016,18(2):193

李彦欣,傅俊媚.四逆散结合调任通督针法治疗肝郁脾虚型失眠疗效观察[J].四川中医,2016,34(4):90

李艳丽,李军利,孟鹏飞.喘可治注射液穴位注射治疗支气管哮喘急性发作49例[J].中医临床研究,2016,8(16):93

李艳霞,陈莉秋,张春侠,等.经筋刺法联合本体感觉神

学术进展

经肌肉促进疗法治疗周围性面瘫 62 例[J].蚌埠医学院学报,2016,41(10):1334

李阳阳,李文龙,张海龙,等.腕踝针在全髋关节置换术围手术期镇痛效果的临床观察[J].中医药导报,2016,22(19):55

李迎红,李敏,刘崴,等.从皮肤微循环血流灌注量看身柱穴特异性[J].上海针灸杂志,2016,35(2):199

李志元,黄燕,杨延婷,等.隔药灸对慢性炎性内脏痛大鼠下丘脑 SP、5-HT 及 c-Fos 的影响[J].世界科学技术(中医药现代化),2016,18(3):395

李竹梅.耳穴埋豆对腹部术后疼痛的护理观察[J].光明中医,2016,31(12):1815

李左芹.耳穴贴压配合护理治疗失眠的疗效观察[J].云南中医中药杂志,2016,37(8):97

梁秀莉.五脏俞募配穴治疗失眠症 36 例[J].辽宁中医杂志,2016,43(1):136

林莺,纪峰,黄黎珊,等.针刺对多囊卵巢综合征胰岛素抵抗模型大鼠生殖内分泌及代谢的影响[J].广西中医药大学学报,2016,19(2):1

林莺,许金榜,黄鸣清,等.一种适宜针刺研究的多囊卵巢综合征胰岛素抵抗模型的研制[J].中国中医基础医学杂志,2016,22(3):398

林志鑫,吴艳华.针灸治疗胆结石取穴及配穴规律分析[J].针灸临床杂志,2016,32(4):53

刘成林,王晓华,王飞,等.穴位的微量元素分布研究[J].中国中医基础医学杂志,2016,22(9):1215

刘菲,杨晓光,李学智,等.不同中医体质人群足三里穴针刺得气规律研究[J].针刺研究,2016,41(6):535

刘海涛,张立德,刘玉丽.大鼠"肺俞""心俞"穴定位研究[J].山西中医,2016,32(2):38

刘吉琴,柯宗萍,谢丹丹,等.针灸治疗 2 型糖尿病周围神经病变对腓神经神经传导速度影响的 Meta 分析[J].上海针灸杂志,2016,35(1):105

刘玲玲,李骁飞,马本绪.梅花针叩刺配合调神通络法治疗缺血性脑卒中后运动性失语 30 例临床观察[J].中国中医药科技,2016,23(5):613

刘薇文.耳穴埋豆对肛肠病术后镇痛 40 例的护理观察[J].中国中医药现代远程教育,2016,14(16):124

刘霞,何军锋,屈娅婷,等.电针对单纯性肥胖大鼠胰岛素抵抗及下丘脑刺鼠基因相关蛋白、神经肽 Y 的影响[J].中国中医药信息杂志,2016,23(5):57

刘亚利,赵国桢,张平,等.电针对急性心肌缺血损伤大鼠相关经穴皮肤血流灌注量影响的后效应研究[J].上海针灸杂志,2016,35(6):732

刘耀萌,崔莹雪,哈略,等.艾灸及艾烟对动脉粥样硬化模型小鼠血清 TNF-α、hs-CRP 及 vWF 的影响[J].中华中医药杂志,2016,31(4):1377

刘毅,陈涛,陈泽斌.针刺预处理对瞬时受体电位通道 1 介导的大鼠心肌缺血改善作用[J].湖北中医药大学学报,2016,18(2):8

刘盈君,方芳,方剑乔,等.电针对慢性炎性痛大鼠镇痛作用及机制研究[J].中国中西医结合杂志,2016,36(6):690

卢继东,吴松,刘建民,等.电针对心肌缺血大鼠细胞凋亡指数及 miRNAs 表达影响的研究[J].中华中医药学刊,2016,34(7):1599

路玫,李昆珊,王佳丽.针刺治疗糖尿病患者肢体远端对称性多发性周围神经病变:随机对照研究[J].中国针灸,2016,36(5):481

罗本华,乔赟,高炜燕,等.三种针法对 121 例原发性失眠症临床疗效、焦虑抑郁量表和睡眠指数的对照研究[J].时珍国医国药,2016,27(9):2184

罗芳丽,魏韬,张微."中病即止"原则在针灸治病中的应用述评[J].成都中医药大学学报,2016,39(3):114

罗景,赵艳玲,丁柏翠,等.穴位埋线配合认知行为疗法治疗失眠症 36 例[J].湖南中医杂志,2016,32(2):88

罗菊芬,郑美凤.郑美凤教授"引火归元灸"浅析[J].中医药通报,2016,15(6):63

罗玺,李茜,程洁,等.针灸治疗卵巢早衰有效性的系统综述与 Meta 分析[J].中医杂志,2016,57(12):1027

吕靖志,薛景涛."面瘫八透法"治疗恢复期周围性面瘫 356 例临床观察[J].光明中医,2016,31(4):469

吕善广,宣丽华,虞彬艳,等.粗针督脉平刺对缺血性面瘫大鼠血清 NO、ET 含量的影响[J].浙江中医药大学学报,2016,40(4):274

吕中茜,陈波,陈泽林,等.试述《针灸大成》对针灸晕针的新认识[J].上海针灸杂志,2016,35(7):773

M

马燕,曹晓玲.微创穴位埋线治疗痰热内扰型不寐临床

观察[J].世界中医药,2016,11(9):1863

孟锋,吴中朝,张宁,等.长针多向透刺方向论析[J].中国中医基础医学杂志,2016,22(5):671

孟醒,齐淑兰.针灸治疗消化性溃疡的选穴规律研究[J].中国针灸,2016,36(4):437

莫太敏.针刺加灸治疗慢性失眠症210例疗效观察[J].内蒙古中医药,2016,35(2):137

莫镇豪,莫桂英,林艳珍,等.热敏灸加耳穴压豆治疗术后自控镇痛尿潴留的观察[J].中医临床研究,2016,8(4):28

P

潘鸿,王洪峰,王宇峰,等.基于数据挖掘技术探究治疗糖尿病周围神经病变的针灸取穴规律[J].中国针灸,2016,36(10):1111

彭学征.葛氏掌针法及临床应用[J].山东中医杂志,2016,35(11):945

彭志华,韩霞,杨丽霞,等.针灸配合中药干预输卵管炎性阻塞性不孕症sICAM-1蛋白表达的研究[J].新中医,2016,48(8):306

Q

秦晓光,朱博雯,张星华,等."通督热针法"治疗早期强直性脊柱炎:随机对照研究[J].中国针灸,2016,36(8):793

R

任那,刘潇,李崖雪,等.针刺联合木丹颗粒治疗糖尿病周围神经病变的临床观察[J].针灸临床杂志,2016,32(12):15

阮勤.五音疗法与五输穴相结合的探析[J].中国民族民间医药,2016,25(5):170

S

邵素菊,张晓刚.邵经明应用大椎穴临床撷萃[J].辽宁中医杂志,2016,43(7):1481

史华伟,邢佳,王嘉麟,等.节气穴位贴敷对失眠患者睡眠质量的影响[J].中医学报,2016,31(1):135

史灵心,哈丽娟,曹方,等.现代针灸文献治疗腹痛的同功穴规律分析[J].世界中医药,2016,11(2):198

史万里,戚菲,王煜蕙.经络催眠技术在缓解飞行人员心理疲劳症状的探索研究[J].中国疗养医学,2016,25(12):1244

史绪博,刘春燕,马建,等.关节六经围刺法配合指(趾)端放血治疗糖尿病周围神经病变实验研究[J].上海针灸杂志,2016,35(4):477

史宇,吴文,张珊珊,等.基于功能性磁共振成像技术研究针刺得气脑机制[J].中华中医药杂志,2016,31(2):445

宋奎云.穴位贴敷联合乳宁片治疗乳腺增生病46例[J].中国中医药现代远程教育,2016,14(8):123

宋伟庆,徐中艳,陆小左.针刺治疗失眠疗效评价的新思路[J].河南中医,2016,36(4):693

苏敏,孙春梅.针灸联合中药治疗血海虚寒型卵巢储备功能下降临床观察[J].新中医,2016,48(11):120

苏妆,吴兆利,白增华,等.循经取穴针刺对心肌缺血基因敲除(ASIC3−/−)小鼠心脏氯离子通道相关基因表达的影响[J].时珍国医国药,2016,27(8):2041

T

谭桂云,杨俊雯.针药联合治疗肾虚肝郁型卵巢功能低下临床观察[J].新中医,2016,48(3):119

汤志刚,杨继若,白晶梅,等.敦煌《灸经图》四天庭穴组的历史价值[J].西部中医药,2016,29(2):37

唐晖.耳穴压豆疗法治疗不寐30例[J].光明中医,2016,31(15):2244

唐新,朱滢.中药配合耳穴贴压治疗乳腺增生163例临床观察[J].山东中医杂志,2016,35(6):526

陶江涛,肜祎.督灸治疗强直性脊柱炎的临床效果[J].中国当代医药,2016,5(13):157

田鸿芳,王雷,周清辰,等.针灸治疗失眠症伴抑郁焦虑的临床研究评价[J].中医杂志,2016,57(22):1929

童秀冰,郑佳璇,廖军,等.电针对颈椎病大鼠椎间盘软骨细胞及PI3K/Akt信号通路的影响[J].中国中医基础医学杂志,2016,22(9):1232

W

王飞宇.电针安眠穴为主治疗失眠症临床观察[J].光明中医,2016,31(16):2387

王凤春,杨雨民,刘婷.穴位埋线结合中药治疗心肾不交型失眠症临床研究[J].国际中医中药杂志,2016,38(7):621

王昊,杨佳,赵百孝,等.艾燃烧生成物对 ApoE 基因敲除小鼠脑内神经递质 5-HT、GABA 的影响[J].世界中医药,2016,11(8):1410

王鹤燃,曹迪,王富春.现代针灸教材关于耳聋耳鸣的"同功穴"分析[J].吉林中医药,2016,36(3):217

王虎,方剑乔,杜俊英,等.下丘脑脑啡肽及其降解酶含量与电针镇痛有效性的相关性研究[J].浙江中医杂志,2016,51(11):799

王华,卢继东,吴松,等.电针不同腧穴对心肌缺血模型大鼠细胞凋亡及心肌细胞 miRNAs 表达的影响[J].中国针灸,2016,36(3):281

王华,望庐山,梁凤霞,等.电针治疗对慢性心肌缺血大鼠心电图、心肌病理形态及 PI3K/Akt 信号通路的影响[J].中国针灸,2016,36(4):389

王华,望庐山,梁凤霞,等.基于 PI3K/AKT 信号通路探讨标本配穴电针对慢性心肌缺血大鼠的保护作用及机制[J].中华中医药杂志,2016,31(9):3475

王慧,胡慧,张董晓,等.电针治疗乳腺增生病疗效观察[J].上海针灸杂志,2016,35(11):1

王洁,胡玲,许静,等.电针不同穴组对心肌缺血大鼠海马脑源性神经营养因子、酪氨酸激酶 B 表达的影响[J].针刺研究,2016,41(1):40

王井泉,陈立早.醒脑针刺结合调五脏神治疗顽固性失眠 32 例[J].中医临床研究,2016,8(17):51

王俊,虞彬艳,周斯斯,等.粗针神道穴平刺对周围性面瘫大鼠面神经基因表达谱的影响[J].中华中医药杂志,2016,31(1):287

王磊,高真真,王尊,等.艾灸改善外周动脉疾病下肢经皮氧分压及运动功能的临床研究[J].中国中西医结合杂志,2016,36(2):179

王琳琳,杨洪伟,吴效科.辨证取穴与激痛点取穴针刺治疗多囊卵巢综合征的随机对照研究[J].中医杂志,2016,57(8):673

王珑,李冬杰,崔陶陶,等.复式补泻之"烧山火"手法浅议[J].中医杂志,2016,57(13):1113

王声豪,何朝伟,毕宇峰.安眠穴穴位注射天麻素注射液治疗失眠 60 例[J].中国民间疗法,2016,24(11):32

王松子,毛亮,魏巍,等.电针对酸敏感离子通道 3 基因敲除小鼠心肌缺血后损伤的影响[J].中华中医药杂志,2016,31(4):1406

王松子,毛亮,魏巍,等.基于心脑相关理论的电针对心肌缺血合并慢性应激抑郁大鼠的影响[J].时珍国医国药,2016,27(4):1008

王涛然,刘群,赵丽侠,等.舌针配合语言疗法治疗中风运动性失语的疗效观察[J].山东中医杂志,2016,35(1):36

王亚东.针刺结合耳穴治疗失眠临床疗效对比观察[J].内蒙古中医药,2016,35(2):135

王艳君,韩一栩,王晖博,等.调督安神针法结合归脾汤治疗心脾两虚型不寐的疗效观察[J].世界中医药,2016,11(6):1070

王艳君,韩一栩,王晖博,等.调督安神针法治疗失眠 43 例——燕赵高氏针法的临床应用[J].中医临床研究,2016,8(11):38

王艳艳,麻东阳,于婷婷,等.针刺治疗糖尿病周围神经病变的腧穴配伍规律分析[J].中国中医基础医学杂志,2016,22(9):1219

王英杰,丘文静.浮针联合补肾强督治尪汤治疗早期强直性脊柱炎髋关节病变疗效观察[J].中国中医基础医学杂志,2016,22(2):229

王颖,许亚涵,李迪,等.电针内关穴对心肌缺血 ASIC3$^{-/-}$ 小鼠瞬时外向钾离子通道相关蛋白表达的影响[J].辽宁中医杂志,2016,43(7):1518

王瑜,蒙珊,陈攀.穴位埋线结合药线点灸治疗失眠症的临床观察[J].广西中医药,2016,39(4):28

王子臣,杨晓锋,刘冰,等.芒针深刺腰夹脊穴相关解剖关系的影像研究[J].河北中医药学报,2016,31(3):39

韦彩素,李建湘,蓝燕,等.香薰推拿减痛配合改良水针镇痛在产程中的应用[J].四川中医,2016,34(6):214

韦玲利,池少明,池绍龙,等.宁心安神五脏配穴针法治疗失眠症疗效观察[J].四川中医,2016,34(5):171

吴德海.针刺加鼠神经生长因子对面瘫的康复疗效观察[J].大理大学学报,2016,1(8):60

吴海燕,安春平,张正一.基于 GoPubMed 用生命质量评价针灸疗效的文献计量学分析[J].针灸临床杂志,2016,32(12):78

吴宏,许光,曾科学.言语训练配合太极针法治疗中风后失语的临床研究[J].世界中医药,2016,11(7):1323

吴源荣,赵若华,俞婷婷,等.穴位埋线治疗原发性痛经疗效及安全性的 Meta 分析[J].针灸临床杂志,2016,32(1):50

X

夏丽娜.赵氏雷火灸治疗心肾不交型失眠 60 例临床观察[J].实用中医内科杂志,2016,30(1):95

向娟,陈果,欧阳里知,等.艾灸"足三里"对胃黏膜损伤大鼠内源性保护因子含量及相关蛋白表达的影响[J].北京中医药大学学报,2016,39(5):406

谢丁一,陈日新."阿是之法"是腧穴精准定位之法[J].中华中医药杂志,2016,31(2):602

谢俊,王华,吴松,等.标本配穴对心肌缺血大鼠心肌沉默信息调节因子 1 的影响[J].中华中医药杂志,2016,31(7):2761

谢天琪.略议腧穴针刺顺序[J].亚太传统医药,2016,12(23):65

邢家铭,严兴科,赵中亭,等.敦煌遗书中灸法研究与应用[J].中国中医药信息杂志,2016,23(8):132

徐华,唐巍.针刺配合康复训练对脑卒中后平衡功能障碍有效性的系统分析[J].针灸临床杂志,2016,32(11):55

徐世芬,庄礼兴,尹平,等.调督安神针刺治疗心脾两虚型失眠的临床疗效评价[J].广州中医药大学学报,2016,33(1):31

徐小茹,王富春.《腧穴主治·国家标准》中月经病的"同功穴"分析[J].吉林中医药,2016,36(12):1189

许建军,李雪波,刘静,等.穴位贴敷疗法治疗功能性消化不良临床疗效观察[J].中医外治杂志,2016,25(4):12

薛斌,刘维.针刺治疗强直性脊柱炎临床疗效评价分析[J].中华中医药杂志,2016,31(6):2328

薛昊,郭静,赵占豪,等.雷火神针热传递特性的实验研究[J].上海针灸杂志,2016,35(6):745

Y

杨鸿恩,韩一栩,梁燕.调督安神针法对不同证型失眠的疗效影响[J].河北中医药学报,2016,31(2):34

杨佳,赵百孝,哈略,等.艾灸对动脉硬化模型 ApoE-/-小鼠纤溶-凝血因子的调控作用研究[J].世界中医药,2016,11(8):1414

杨丽娟.头体针配合中药治疗失眠的疗效分析[J].光明中医,2016,31(4):552

杨廷旭,张梦莹.耳穴压豆联合舒肝化瘀汤治疗更年期女性功能性消化不良临床观察[J].中国中西医结合消化杂志,2016,24(10):799

杨跃涛.交泰丸膏穴位贴敷治疗心肾不交型失眠随机平行对照研究[J].实用中医内科杂志,2016,30(7):17

杨瓒璐,刘智斌.耳穴贴压配合针刺治疗心肾不交型失眠临床研究[J].现代中医药,2016,36(5):52

杨贞,龚东方,苏真真,等.不同月相中健康人群胃经经络值变化规律[J].广州中医药大学学报,2016,33(2):194

杨志新,刘丁丁."相对穴"艾灸临床验案举隅[J].中国中医基础医学杂志,2016,22(12):1711

杨尊求,周青.督脉循行考[J].云南中医中药杂志,2016,37(9):19

姚俊红,王美兰.灵龟八法针法配合辨证取穴治疗心脾两虚型不寐疗效观察[J].上海针灸杂志,2016,35(11):1

尹洪娜,韩超,孙忠人,等.针刺治疗帕金森病随机对照临床研究文献 Meta 分析[J].针灸临床杂志,2016,32(8):67

游玉权,陈长贤,许超尘,等.骶髂关节小针刀治疗强直性脊柱炎临床观察[J].风湿病与关节炎,2016,5(3):14

于川,王麟鹏.王麟鹏教授刺络放血治疗痛证的临床应用[J].中医外治杂志,2016,25(4):61

于川,申斌,许世闻.针灸治疗脑卒中后吞咽困难的系统评价[J].上海针灸杂志,2016,35(9):1126

于宏君,蒋海琳,王富春.试论腧穴的生物学特性——敏化性[J].中国中医基础医学杂志,2016,22(12):1643

于宏君,赵晋莹,赵春海,等.近 10 年针灸治疗痛经的同功穴选用规律的文献分析[J].北京中医药大学学报,2016,39(12):1054

虞跃跃,崔建美,李双,等.针刺对支气管哮喘大鼠肺组织 c-fos 蛋白表达的影响[J].中国中西医结合杂志,2016,36(9):1124

虞跃跃,李双,赵叶,等.针刺对过敏性哮喘大鼠肺组织 pp38MAPK 表达的影响[J].时珍国医国药,2016,27(11):2786

郁慧杰,徐小琴,许嵩翱,等.针药复合对心脏外科手术患者镇痛及镇静效果的影响[J].中国中西医结合杂志,2016,36(3):289

袁智先.调气扶阳腹针合并耳穴疗法治疗失眠的临床疗效观察[J].中医临床研究,2016,8(9):99

Z

臧安缘,贾连群,冷雪,等.电针刺激合用人参皂苷素

学术进展

Rb1 对大鼠急性心肌缺血血流及血清酶学的影响[J].吉林中医药,2016,36(10):1029

翟春涛,田岳凤.热证可灸的理论基础及作用机制探讨[J].世界中西医结合杂志,2016,11(3):424

张冰,王芬,郭越.腹针结合灵龟八法加 TDP 照射治疗功能性消化不良临床观察[J].广西中医药,2016,39(2):41

张鼎,安军明.针灸治疗压力性尿失禁的疗效评价量表评析[J].现代中医药,2016,36(4):92

张贵锋,黄泳,曾统军,等.基于 fMRI 观察正常人脑中枢对针刺得气感反应的初步研究[J].现代生物医学进展,2016,16(21):4050

张贵锋,闵水平,曾统军.针刺内关、太冲得气对原发性高血压患者胰岛素抵抗、血脂及血清 TNF-α 水平影响[J].辽宁中医药大学学报,2016,18(8):109

张海华,黄润泽,李知行,等.基于数据挖掘针灸治疗颈型颈椎病用穴规律探究[J].针灸临床杂志,2016,32(9):81

张慧,施征,马晓芃,等.艾灸对克罗恩病大鼠结肠 HO-1 和 MCP-3 蛋白表达的影响(英文)[J]. Journal of Acupuncture and Tuina Science, 2016, 14(6):379

张洁,杨从敏,赵凌,等.基于数据挖掘技术探析针灸治疗慢性盆腔炎选穴规律[J].中华中医药杂志,2016,31(8):3028

张可,任路,李丹,等.电针对肝郁型功能性消化不良大鼠代谢组学的影响[J].辽宁中医药大学学报,2016,18(6):110

张柳青.基于《黄帝内经》探讨经络本质[J].中医学报,2016,31(12):1928

张平,赵国桢,刘亚利,等.电针对心肌缺血损伤大鼠相关经穴皮肤温度变化影响的后效应研究[J].北京中医药大学学报,2016,39(4):344

张奇文,陈波,吕中茜,等.临床最小意义变化值在中医针灸临床研究中的应用探讨[J].中国针灸,2016,36(3):311

张琪,余思奕,王卓慧,等.基于文献计量学探析申脉穴及其常见配伍的病症谱[J].广州中医药大学学报,2016,33(3):432

张琼帅,朱宇生,王富春.现代针灸教材腰痛的"同功穴"分析[J].吉林中医药,2016,36(2):109

张荣利,沈洁,沈梅红.针灸治疗围绝经期综合征临床选穴规律的数据挖掘分析[J].针灸临床杂志,2016,32(9):70

张圣宏,邓海平,许玲,等.国内针灸治疗因放化疗导致骨髓抑制 ADDINCNKISM. UserStyle 疗效评价方法应用近况[J].辽宁中医药大学学报,2016,18(12):81

张姝媗,赵悦,郭义.点刺四缝治疗小儿疳积临床疗效的 Meta 分析[J].针灸临床杂志,2016,32(7):63

张舒婷,李凯扬.激光针灸太渊穴对手太阴肺经循行线温度变化的研究[J].时珍国医国药,2016,27(9):2298

张树君,张帆.宣肺平喘方穴位敷贴联合免疫治疗寒热错杂型儿童支气管哮喘 50 例[J].中医药学报,2016,44(4):94

张小罗,李秀彬,王位.眼针配合语言功能训练治疗中风失语症疗效观察[J].上海针灸杂志,2016,35(9):1036

张晓露,王颖,戴俭宇,等.电针内关对心肌缺血 ASIC3[-/-] 小鼠内向整流钾离子通道蛋白表达的影响[J].时珍国医国药,2016,27(8):2037

张笑兴,罗志莲,邓翀.刮痧拔罐法治疗乳腺增生的临床疗效观察[J].广州中医药大学学报,2016,33(1):42

张阳普,宋爱群,周密思.通任调督针法治疗失眠临床观察[J].湖北中医药大学学报,2016,18(2):83

张永臣,张学成,韩涛,等.马丹阳及天星十二穴[J].山东中医药大学学报,2016,40(2):165

张永萍,连薇薇,徐剑,等.α-细辛脑原位凝胶小鼠穴位注射在体内存留时间及药效学研究[J].中国医院药学杂志,2016,36(1):28

张勇,傅立新,王锋,等.针刺治疗中风后足内翻的系统评价[J].针灸临床杂志,2016,32(10):66

张玉峰,叶坤英,高希言.透灸联合阿普唑仑片治疗失眠 115 例临床观察[J].中医杂志,2016,57(22):1946

赵钧,吴爽,刘川,等.透刺治疗面神经麻痹对生物肌电信号影响及针刺作用的量化表达[J].中华中医药学刊,2016,34(9):2272

赵俊龙.针刺穴位在改善强直性脊柱炎患者病情活动及功能活动的效果观察[J].陕西中医,2016,37(7):907

赵正恩,汪玲.分层针刺足三里得气点和针感探究[J].新中医,2016,48(8):220

郑启艳,杨会生,项蓉蓉,等.针灸治疗 2 型糖尿病的Meta 分析[J].上海针灸杂志,2016,35(5):618

周国容.四神聪针刺治疗 65 例原发性失眠症的临床观察[J].中医临床研究,2016,8(1):39

周惠芬,沈广澍,杨旭,等.应用 CT 三维重建对八髎穴取穴方法研究[J].中华中医药杂志,2016,31(11):4704

周洁,刘阳,何敏,等.以"君、臣、佐、使"遣药组方的理念探讨灸药并用的具体模式[J].湖南中医杂志,2016,32(5):117

周世杰,刘传慧,吕成国.叩刺放血联合火龙灸治疗强直性脊柱炎临床研究[J].光明中医,2016,31(19):2845

周新尧,张华东,刘志顺,等.针灸干预原发性干燥综合征临床研究现状与思考[J].中华中医药杂志,2016,31(11):4629

朱乃甫,杨玉林,江丹,等.不同温度下蕲艾油的透皮吸收[J].辽宁中医药大学学报,2016,18(8):46

朱小香,王舰,萨喆燕,等.电子灸诱发任督二脉红外辐射轨迹实验观察[J].辽宁中医药大学学报,2016,18(7):130

朱宇生,张琼帅,王富春.现代针灸教材关于治疗下肢痿痹的"同功穴"分析[J].吉林中医药,2016,36(10):973

卓彩琴,周卫国,蒋巧燕,等.耳穴联合温胆汤治疗痰热内扰型失眠疗效观察[J].光明中医,2016,31(19):2817

邹燃,王琼,杨云,等.电针对功能性消化不良模型大鼠胃排空及血清胃动素的影响[J].湖北中医杂志,2016,38(10):1

学术进展

（十一）推　　拿

【概　述】

　　2016 年,在各类杂志上发表的关于推拿的论文有 1 000 多篇,在北京举行的全国第十七次中医推拿学术年会上的学术论文有 200 多篇,论文仍以临床研究与治疗、总结经验居多,涉及有推拿造模、膏摩、自我推拿及对推拿医师自身研究等方面。

　　在基础实验方面。郭伟等通过构建包含肌肉和韧带的腰段脊柱多柔体动力学模型,并模拟手法的力学条件,为分析手法的软组织力学效应提供新方法。通过对包含主要肌肉韧带的新鲜尸体的脊柱标本进行 CT 和核磁扫描,获取标本骨骼和脊柱周围软组织信息,再通过清华大学多体动力学软件 Thu Dynamics 进行建模,基于以上研究数据,OPen Sim 软件人体数据库及参考文献,分别构建腰椎骨骼、肌肉、韧带、椎间盘、关节接触模型,模拟手法的力学条件,分析手法的力学效应。仿真计算发现松动手法应力主要集中在后关节和深部肌肉,对椎间盘影响小。冲击手法对于深浅层肌群、后关节、椎间盘应力影响较大,在扭力中心有明显的扭力集中现象。腰椎多体动力学模型可以数字化说明脊柱在不同力学状态下、关节应力变化、椎间盘内压变化,为脊柱手法力学机制的研究提供了有力的工具和基础数据。

　　吕强等观察了具有 20 年以上临床经验的推拿科医生按标准操作的三种腰椎侧卧调整手法:传统腰椎侧卧调整手法(传统斜扳法)、改良腰椎侧卧调整手法(改良斜扳法)与特异性腰椎侧卧调整手法,观察定性后,假设椎体为刚体,周围组织为黏弹性体,建立模拟 L1～L5 的五自由度机械振动力学模型,模拟加载不同施力模式,对基本方程进行求解。发现载荷相同的条件下,在频率≤1 的特异性调整手法作用下,同位椎体的最大位移都大于传统及改良调整手法作用下的椎体最大位移,且目标椎体的位置越低,损伤比也越低。易锦等取压力性尿失禁(SUI)模型大鼠、正常大鼠、腹部推拿治疗大鼠、腰骶部推拿治疗大鼠的尿道标本并用免疫组化的方法检测标本中神经肽(NPY)、蛋白基因产物 9.5(PGP9.5)的表达情况。结果显示,NPY 和 PGP9.5 存在于尿道组织中,且模型对照组与空白对照组、腹部推拿组以及腰骶部推拿组相比较,模型组中 NPY 和 PGP9.5 染色强度显著降低($P<0.05$);腹部推拿组与腰骶部推拿组 NPY 的阳性表达差异无统计学意义;腹部推拿组比腰骶部推拿组 PGP9.5 的阳性表达显著降低($P<0.05$)。

　　唐宏亮等采用动物实验的方法观察枢经活络按摩膏的镇痛效果。实验一:将合格 20 只小鼠随机分为枢经活络按摩膏组和空白对照组,10 只/组。枢经活络按摩膏组小鼠两后足分别涂上枢经活络按摩膏,对照组涂医用凡士林,用恒温水浴将热板温度控制在(55 ± 5)℃进行痛阈测定,分别于给药后 30、60、90、120 min 测定各组小鼠痛阈值。实验二:将 20 只小鼠随机分为枢经活络按摩膏组和空白对照组。分别给两组小鼠腹部脱毛皮肤处经皮涂抹枢经活络按摩膏和等面积的医用凡士林,1 次/d,连续 7 d。末次给药后 1 h,各鼠腹腔注射 0.6%冰醋酸 0.1 ml/10 g 体质量,记录注射冰醋酸后 15 min 内小鼠出现的扭体反应次数。发现枢经按摩膏组给药后各个时间段的痛阈值均较给药前有所提升($P<0.05$),且在给药后 60、90、120 min 几个时间段痛阈值较医用凡士林组高($P<0.05$);

枢经按摩膏组小鼠扭体反应时间较医用凡士林组小鼠有所延迟,且枢经按摩膏组小鼠平均扭体反应次数较医用凡士林组有明显减少($P<0.05$)。

在骨伤科疾病治疗方面。傅品来等将培养的颈性眩晕血瘀证患者血清损伤的人脐静脉内皮细胞(HUVEC-C)分为血瘀证组(DMEM+10%患者血清+0 mmHg)、低压组(DMEM+10%患者血清+90 mmHg)和高压组(DMEM+10%患者血清+180 mmHg),健康对照组(DMEM 培养液细胞+10%健康人血清+0 mmHg),于相应压力干预实验后,倒置显微镜下观察其形态学变化,MTT 法检测其活性,硝酸还原酶法检测 NO 浓度,放射免疫分析法测定内皮素(ET)。结果,经过低压力刺激干预后细胞形态有一定变化,细胞活性有所提高,增加 NO 释放、抑制细胞 ET 释放,而高压力刺激则无显著影响。

况君等将颈椎间盘突出症患者分为两组各 30 例,治疗组给予正脊手法联合射频消融术治疗,对照组单纯给予射频消融术治疗,经治 10 d。观察两组治疗前后患者血清肿瘤坏死因子-α(TNF-α)、白细胞介素-1(IL-1)和白细胞介素-6(IL-6)及其下游的核心通路蛋白 P38 丝裂原活化蛋白激酶(P38MAPK)、磷酸化 P38MAPK(P-P38MAPK)的表达水平。结果:①治疗组总有效率为 93.3%(28/30),优于对照组的 66.7%(20/30),组间比较 $P<0.05$;②治疗后,两组血清除 P38MAPK 表达差异无统计学意义($P>0.05$)外,其他各项指标的表达水平均较治疗前显著降低($P<0.05$),且治疗组降低血清 TNF-α、IL-1、IL-6、P-P38MAPK 表达的作用均显著优于对照组($P<0.05$)。

林志辉等将康复期腰椎间盘突出症患者随机分为两组,治疗组采用腰椎导引操配合推拿手法治疗,对照组采用常规推拿治疗,比较两组患者症状体征改变情况。结果,治疗组总有效率为 100%,显著高于对照组的 80%(24/30),组间比较 $P=0.026<0.05$;治疗后治疗组 JOA 量表及前屈最大肌力评分均高于对照组($P<0.05$)。

毛晓艳等对 60 例青少年特发性脊柱侧凸患者采用三步五法正脊术治疗,比较患者治疗前、治疗后 3 周、1 个月、12 个月脊柱全长 X 线片 Cobb 角变化。研究发现,治疗前、后 3 周、3 个月、6 个月、12 个月后 Cobb 角分别为(14.96±3.15)°、(7.28±1.54)°、(5.28±2.02)°、(3.48±1.14)°、(3.25±0.85)°。治疗 3 周后 Cobb 角有不同程度减小,差异有统计学意义($P<0.05$);随访 3 个月时 Cobb 角低于治疗后 3 周,随访 6 个月时 Cobb 角低于随访 3 个月,差异均有统计学意义($P<0.05$);随访 12 个月患者 Cobb 角低于随访 6 个月,但差异无统计学意义($P>0.05$)。

在内妇科疾病治疗方面。胡琼等选择慢性疲劳综合征患者 60 例,随机分为两组,推拿组采用㨰法在背腰部膀胱经、督脉从上向下反复㨰动,从肺俞、厥阴俞、心俞、肝俞、胆俞、脾俞、肾俞穴,反复点、按、揉,提捏背腰部膀胱经和督脉皮肤 10 min,隔日治疗 1 次,30 min/次,10 次为 1 个疗程,连续治疗 2 个疗程。针刺治疗组采用针刺背、腰俞穴治疗,取肺俞、厥阴俞、心俞、肝俞、脾俞、肾俞等穴,向上顺着膀胱经平刺 1～1.5 寸,均施补法,10 min 捻转行针 1 次,1 min/次,留针 30 min,隔日 1 次,10 次为 1 个疗程,共治疗 2 个疗程。两组 CFS 患者经过不同方法治疗后生活质量均较治疗前提高,差异有统计学意义($P<0.05$,$P<0.01$);推拿组在改善 CFS 患者临床症状和健康状况、缓解疲劳及提高临床疗效方面优于单纯针刺法($P<0.05$);治疗前后比较差异具有统计学意义($P<0.01$)。表明推拿背腰部膀胱经对 CFS 患者有一定的治疗作用,其机理可能与降低血清的 IFN-γ、TNF-α 含量有关。

邓陈松等将后半规管良性阵发性位置性眩晕的患者随机分为三组,A 组(48 例)给以改良的 Epley 管石复位法治疗,B 组(50 例)给以 Semont 管石解脱法治疗,C 组(58 例)给以改良的 Epley 管石复位法联合 Semont 管石解脱法治疗。结果:A、

B、C组第1天复位有效分别为34例(70.8%)、36例(72.0%)、47例(81.0%),第3 d复位有效分别为40例(83.3%)、41例(82.0%)、52例(89.7%),第7 d复位有效分别为42例(87.5%)、44例(88.0%)、56例(96.6%)。C组的第1、3、7 d的复位有效率明显高于A、B两组(3组第1、3、7 d有效率,均$X^2=1.56$,$P<0.05$),A、B两组复位有效率并无明显差异。一个月后随访,三组的复发数分别为5例(10.4%)、5例(10.0%)、1例(1.7%)。

张依群将冠心病伴抑郁患者根据随机数字表法分成两组,均予以常规治疗措施,其中B组患者联合传统推拿方案,A组患者予以改良五经推拿法＋情志干预措施。改良五经推拿法:心病虚证者补心经(主)、补肝经(辅)、补脾经(佐),补心经手法次数以200～250次为宜,补后应用清法;补肝经手法次数以150次为宜,补后应用清法;补脾经手法次数以200次为宜。心火实证者清心经(主)、清肝经(辅)、清脾经、肺经(佐)、补肾经,清心经手法次数以300次以上为宜;清肝经手法次数以250次为宜;清脾经手法次数以200次为宜,清后用补脾经,手法次数以70次为宜;清肺经手法次数以150次为宜;补肾经手法次数以200次为宜。胸型类冠心病者辅以整脊法,颈型类冠心病者辅以揉颈法,后于神门、三阴交、穴内关、足三里、公孙等穴位采用指揉法、按法或点揉法推拿。研究组(A组)患者在B组基础上联合情志干预措施。研究发现,A组总有效率为88.8%(71/80),B组为75.0%(60/80),组间比较$P<0.05$;两组患者治疗后中医症状积分均较治疗前显著降低($P<0.05$),其中A组降幅大于B组($P<0.05$);两组患者HAMA及HAMD等不良情绪评分均较治疗前显著降低($P<0.05$),其中A组降幅大于B组($P<0.05$)。

张振等将符合入选标准的60例初产妇分为两组,对照组采用常规护理,观察组采用穴位按摩,即第一产程分为潜伏期和活跃期,针对不同的时期也有不同的穴位按摩,潜伏期针对关元、合谷、昆仑三处穴位;活跃期针对中极、合谷、三阴交三处穴位。结果,在孕妇的产程以及出产儿质量方面比较,观察组均优于对照组($P<0.05$)。在镇痛效果方面,观察组的效果明显优于对照组($P<0.05$)。

在小儿疾病治疗方面。郝惠秋将严重功能性消化不良伴厌食症患儿分为2组,对照组采取常规西医治疗,观察组则行中医捏脊、推拿治疗。结果发现,观察组总有效率95.0%(38/40),对照组为77.5%(31/40),组间比较$P<0.05$。观察组治疗后食量减少、食欲不振、面色少华积分明显低于对照组,血红蛋白及尿D-木糖排泄率明显高于对照组,差异有统计学意义($P<0.05$)。

在其他疾病治疗方面。杨姮等将胃癌化疗患者随机分为两组。对照组31例予一般药物治疗＋常规护理,干预组31例在此基础上加穴位按摩,取双侧足三里、涌泉、三阴交、肾俞、百会穴。其中足三里、三阴交、涌泉、百会穴采用指揉法,做轻柔缓和的环旋活动;肾俞穴位于背部,选用掌揉法。2次/d,分别于早餐后2 h及晚上睡前2 h进行,每个穴位按摩3 min,两侧交替,共按摩30 min,疗程以患者化疗周期为基准。干预后两组白细胞计数均较本组干预前明显下降($P<0.05$),与对照组比较$P<0.05$;2组干预前后白细胞计数差值比较$P<0.05$,对照组白细胞计数下降更为明显;干预后干预组和对照组白细胞计数低于正常值的比例分别为31.2%和56.2%,组间比较$P>0.05$。

李迎春等总结嗓音训练配合颈三线按摩法治疗声带小结的临床疗效及安全性。将25例声带小结患者纳入临床观察,对患者治疗前后嗓音障碍指数量表(VHI)、计算机嗓音分析、频闪喉镜检查、最长发声时间(MPT)进行评估。结果发现,VHI治疗前为(39.41±18.45),治疗后为(19.29±20.39),前后对比有统计学意义;jitter、shimmer、NHR治疗前分别为(0.61±0.52)、(3.78±1.14)、(0.212±0.014),治疗后分别为(0.20±0.31)、(1.98±1.07)、(0.109±0.025),前后对比有统计学意义。

刘京等将早期糖尿病足患者随机分为 2 组各 45 例,对照组予西医常规治疗,治疗组在此基础上加用中药足浴联合足部按摩治疗。3 个月后,治疗组临床疗效明显优于对照组($P<0.05$);2 组治疗后胫神经运动支及感觉支传导速度与本组治疗前均有明显提升($P<0.05$),且治疗组治疗后较对照组提升更明显($P<0.05$)。

此外,张林峰等通过对 1 名临床工作 25 年以上的推拿医生的研究,探究具有临床经验的推拿医生治疗过程中其相关生命指征变化规律,评估具有一定临床经验的推拿医生身体内参数变化的稳定性和手法操作的可靠性。让这名临床工作 25 年以上的推拿医生对 8 名健康志愿者进行手法操作,固定推拿手法为滚法、揉法、拨法各 5 min,共 15 min,在推拿操作过程中用心肺功能测试仪记录医生治疗过程中各指标的实时动态变化数据,并将 8 名推拿志愿者编号为 A、B、C、D、E、F、G、H 共 8 组。结果发现,医生在推拿操作过程中其心率、呼吸频率和换气率具有相对稳定性,且心率和换气率的稳定性更高。时间和人物间交互因素比较得出:组间比较比组内比较更稳定,即相对于人物因素,时间因素对推拿医生的指标影响更小。

(撰稿:许　军　审阅:严隽陶)

【推拿基础实验及其手法研究】

贾文端等通过 3D Motion 测定后伸背法的运动学和动力学参数,为后伸背法操作的规律性研究提供数据支持。其方法是邀请 1 名临床工作 25 年的推拿医生对 21 名健康志愿者进行后伸背法操作,采用动态捕捉系统和三维测力台采集运动学和动力学数据。结果,后伸背法在操作前受试者腰部后伸角度约为(14.65 ± 3.83)°,操作瞬间受试者腰部后伸角度约为(18.16 ± 3.32)°,背法瞬间腰部角度加大(3.51 ± 1.80)°,操作时间约(0.23 ± 0.07)s;在操作瞬间,施术者足底合力值变化约($967\pm$ 120)N。

奚人杰等将健康雄性 C57BL/6 小鼠随机分为空白组、推拿组、点按组、麻醉推法组、麻醉点按组各 9 只。于小鼠背部施以推法或点按法,1 次/d,5 min/次,共 7 d。运用 ELISA 法检测胸腺和脾脏 NE 的浓度。与空白组相比,推法组小鼠的胸腺和脾脏、点按组小鼠的脾脏内 NE 浓度均显著降低($P<0.05$);麻醉推法组与麻醉点按组的胸腺和脾脏、点按组的胸腺内 NE 浓度均无显著变化。与点按组相比,推法组小鼠胸腺内 NE 浓度降低 15.0%($P<0.001$),脾脏内 NE 浓度无明显差异。

雷龙鸣等将 wistar 大鼠随机分为正常组、模型组和推拿组各 20 只,后两组予束缚应激,推拿组予背部循经推拿。实验前 1 d 及第 7、14、21 d 利用鼠尾悬挂试验,实验前 1 d 及第 21 d 利用旷场试验,分别观察 3 组大鼠的行为学改变。实验结束后放免法测血清促肾上腺皮质激素(ACTH)、皮质酮(CORT)水平。结果,旷场试验结束后,模型组大鼠中央格停留时间明显增加,跨格次数、修饰次数及修饰时间减少,与实验前组内比较 $P<0.05$;与正常组比较 $P<0.05$。与实验后模型组比较,推拿组的中央格停留时间减少,跨格次数、修饰次数及修饰时间增加,差异有统计学意义($P<0.05$)。鼠尾悬挂试验结束后模型组大鼠不动时间明显增加,挣扎次数明显减少,与实验前比较 $P<0.05$;实验结束后模型组挣扎次数明显少于正常组($P<0.05$),不动时间明显多于正常组($P<0.05$);随着造模时间的延长,大鼠悬尾试验不动时间增加、挣扎次数减少,而推拿组不动时间则显著短于同期模型组($P<0.05$),挣扎次数则多于同期模型组($P<0.05$)。3 组大鼠实验结束后血清 CORT、ACTH 水平检测结果:模型组大鼠血清 CORT 浓度明显高于正常组($P<0.05$);推拿组大鼠血清 CORT 浓度明显低于模型组($P<0.05$)。模型组、推拿组血清 ACTH 浓度明显高于正常组($P<0.05$);推拿组血清 ACTH 浓度明显低于模型组($P<0.05$)。

王钲等比较腰骶部推拿和腹部推拿对雌性压力性尿失禁(SUI)大鼠尿道括约肌组织形态的影响,探讨推拿治疗女性压力性尿失禁的机理。将雌性 SD 大鼠随机分为腹部推拿组、腰骶部推拿组、模型对照组、空白对照组。造模后腹部推拿组、腰骶部推拿组分别采用腹部和腰骶部推拿各 30 次,处死后尿道取材,切片,HE 染色,进行图像采集和分析。发现,腰骶部推拿组的尿道括约肌厚度、环形括约肌厚度及上皮细胞厚度更接近正常大鼠,与腹部推拿组和模型对照组比较,差异均有统计学意义($P<0.05$)。空白对照组固有层厚度、变移上皮细胞厚度、尿道皱襞数量及长度与其他 3 组大鼠比较差异均有统计学意义($P<0.05$)。

李学超等采用山莨菪碱注射液静脉注射复制胃运动过缓模型,观察捏脊疗法对胃运动过缓家兔耳中动脉血浆的胃饥饿素(Ghrenlin)、血管活性肠肽(VIP)含量的影响。结果发现,捏脊疗法可以促进急性胃运动过缓家兔动脉血浆内的 Ghrenlin、VIP 水平恢复。

戴七一等将新西兰兔分为手法组、模型组、假模组和正常组各 15 只,前 2 组通过手术造成骨内高压型动物模型。造模 1 周后手法组手法施术 5 周共 17 次。造模后 12 周末分别处置动物,取血检测血液流变学各项指标;膝关节软骨组织评判退变程度,数据经统计学处理。结果发现,模型组软骨组织中度退变,手法组轻度退变;血液流变学项指标观察,仅模型组 ESR 方程 K 值较正常组显示降低($P<0.05$)。

(撰稿:许 军 审阅:严隽陶)

【推拿治疗肩周炎】

闫红卫将急性期肩周炎患者随机分为两组,对照组口服醋酸泼尼松片与布洛芬缓释胶囊。观察组在对照组基础上采用推拿加温针治疗,其中温针取肩贞、曲池、天宗、肩前穴、肩髃、肩髎等穴,采用平补平泻的手法,针刺得气后进行温针治疗,1 次/d。3 周后,在治疗总有效率及治疗后的疼痛度方面,观察组显著优于对照组($P<0.05$),具有统计学意义。

郝瑞等选择 76 例肩周炎患者随机分为治疗组和对照组,治疗组采用肩关节松解术配合推拿治疗。其推拿方法,患者取俯卧位,医者立于患侧采用揉法、滚法反复揉患者颈肩后部,并用大拇指揉、拨痛点;反复揉、拨天宗至肩贞一线,点揉天宗;点压痛点;用推、理、摩法收势。患者仰卧位,医者立于患侧,用滚法、揉法反复推揉、揉捏肱二头肌一线;用滚、揉、按、搓三角肌及肩前部;用推、摩手法收势。患者正坐,医者站于患侧,一手握住患臂肘部,另一手用滚、按、揉患者上臂外侧及肩部;用扳法使肩关节上举、内收、后伸、外展;用拿法拿肩部、三角肌、肱二头肌;用拉法拔伸肩关节;最后用推、摩、揉收势,20~30 min/次,隔天 1 次,10 d 为 1 个疗程。对照组采用传统针灸配合中频脉冲电治疗,1 次/d,10 d 为 1 个疗程。2 个疗程后,治疗组治愈率明显高于对照组($P<0.05$),肩关节功能障碍和疼痛缓解明显快于对照组。

赵明宇等对 73 例粘连期肩凝症患者均采用基于"筋滞骨错"理论的手法治疗,同时辅以肩部中药薰洗、中药塌渍治疗及功能锻炼,治疗后采用肩关节功能评定量表,从疼痛、肩关节活动度、肌力、日常生活能力、局部形态 5 个方面对患者的肩部功能进行评定,同时采用《中医病证诊断疗效标准》中肩周炎的疗效标准评定疗效。结果发现,治疗后本组患者的肩关节疼痛均明显减轻,关节功能明显改善,治愈 33 例、好转 38 例、未愈 2 例。3 个月以上随访。与治疗前相比,治疗后 3 个月本组患者的肩关节功能评分总分、肩部疼痛、关节活动度、肌力、日常生活能力及局部形态评分均提高。陈桂对 100 例肩周炎进行中医推拿联合关节松动术治疗,痊愈 80 例,显效 12 例,有效 8 例。

(撰稿:许 军 审阅:严隽陶)

［附］ 参 考 文 献

C

陈桂林.中医推拿结合关节松动术治疗肩周炎 100 例[J].深圳中西医结合杂志,2016,26(1):62

D

戴七一,谢智光,黎强,等.揉髌手法对兔膝关节骨关节病模型血液流变学的影响[J].中华中医药杂志,2016,31(2):604

邓陈松,黄作义.耳石复位手法对治疗后半规管良性阵发性位置性眩晕的疗效研究[J].微量元素与健康研究,2016,33(5):15

F

傅品来,范志勇,张竞之,等.模拟手法压力刺激对颈性眩晕血瘀证患者血清损伤后内皮细胞的影响[J].中国中医急症,2016,25(9):1656

G

郭伟,韩磊,李艺,等.腰段脊柱多体动力学模型模拟脊柱关节手法力学分析研究[J].中华中医药杂志,2016,31(11):4707

H

郝惠秋.捏脊推拿对严重功能性消化不良伴厌食症的疗效观察[J].四川中医,2016,34(1):194

郝瑞,王治新,王志正,等.推拿配合肩关节松解术治疗肩周炎 40 例[J].陕西中医,2016,37(7):911

胡琼,周娴芳,王超,等.推拿背腰部膀胱经穴对慢性疲劳综合征 IFN-γ、TNF-α 含量的影响[J].湖北中医药大学学报,2016,18(4):18

J

贾文端,于天源,刘卉,等.后伸背法操作特征的运动学和动力学参数分析[J].中华中医药杂志,2016,31(8):3246

K

况君,刘峰,郑甦.正脊手法联合射频消融术对颈椎间盘突出症患者血清细胞炎性因子及通路蛋白的影响[J].广州中医药大学学报,2016,33(2):167

L

雷龙鸣,庞军,唐宏亮,等.背部循经推拿手法对束缚应激模型大鼠亚健康样行为及 HPA 轴相关激素水平的影响[J].中医药导报,2016,22(5):49

李学超,刘昱材,李梦莹,等.捏脊疗法对胃运动过缓家兔胃饥饿素及血管活性肠肽含量的影响[J].中华中医药杂志,2016,31(2):637

李迎春,邱宝珊,黄晓萍.嗓音训练配合颈三线按摩法治疗声带小结[J].长春中医药大学学报,2016,32(3):555

林志辉,陈倩婧,陈彦,等.腰椎导引操结合手法对康复期腰椎间盘突出症前屈肌群功能的影响[J].按摩与康复医学,2016,7(2):41

刘京,董军格,陈秀荣,等.中药足浴联合足部按摩对早期糖尿病足患者胫神经运动支及感觉支传导速度的影响及临床疗效观察[J].河北中医,2016,38(1):57

吕强,周楠,房敏,等.三种腰椎侧卧调整手法的数学模拟研究[J].上海中医药大学学报,2016,30(1):27

M

毛晓艳,刘云,梁舒涵,等.三步五法正脊术对于青少年特发性脊柱侧凸患者 Cobb 角的影响[J].中医药导报,2016,22(8):64

T

唐宏亮,庞军,甘炜,等.枢经活络按摩膏镇痛作用的药理研究[J].山西中医,2016,32(11):51

W

王钲,易锦,辛随成,等.腰骶部与腹部推拿对压力性尿失禁大鼠尿道括约肌组织形态的不同影响[J].北京中医药,2016,35(1):37

X

奚人杰,赵峥睿,王中林.推拿对小鼠脾脏与胸腺内去

学术进展

甲肾上腺素浓度的影响[J].中华中医药学刊,2016,34(8):1846

Y

闫红卫.推拿加温针治疗急性期肩周炎的临床研究[J].中医临床研究,2016,8(24):109

杨姮,袁小红,傅周杉,等.穴位按摩预防胃癌化疗白细胞减少的效果研究[J].河北中医,2016,38(8):1244

易锦,辛随成,王钲,等.腰腹部推拿对压力性尿失禁大鼠尿道组织 NPY 和 PGP9.5 表达的影响[J].世界中医药,2016,11(10):2101

Z

张林峰,于天源,葛瑞东,等.推拿医生治疗过程中心率、呼吸频率和换气率的研究[J].中医药导报,2016,22(10):55

张依群.五经推拿法配合情志干预对冠心病伴抑郁患者生活质量的影响[J].四川中医,2016,34(2):190

张振.穴位按摩对初产妇产程及镇痛效果的影响[J].中医临床研究,2016,8(16):126

赵明宇,杨超凡,赵启,等."筋滞骨错"理论指导下手法治疗黏连期肩凝症[J].中医正骨,2016,28(4):57

（十二）气　　功

【概　述】

2016 年，关于气功的研究内容较为丰富，以中国知网（CNKI）为主检索平台，以"气功"为关键词，共检出 427 篇，其中以"健身气功"为检索词，检出 206 篇，以"中医气功"为检索词，检出 14 篇。与 2015 年比较，整体数量上虽然有所减少，但研究机构的分布上有一定变化，排在前五位的研究机构分别是北京中医药大学（24 篇）、上海体育学院（10 篇）、郑州大学（8 篇）、上海中医药大学、广东中医药大学、北京体育学院、成都体育学院（均为 7 篇）、武汉体育学院、南京师范大学、江西中医药大学（均为 6 篇），出现中医药院校与体育院校并进、而中医药院校赶超的现象。另外，又选择与"气功"相关的检索词进行检索，如以"冥想"为检索词，检出 168 篇，以"正念"为检索词，检出 188 篇，以"瑜伽"为检索词，检出 337 篇，与"气功""健身气功"检索词检出的文献数量总体相当。

从学科分布上看，体育学与中医学仍是气功研究的主导学科，文献数量分别为 196 篇（44.95％）、129 篇（29.59％），这与近年来国家体育总局健身气功中心对健身气功科研项目的持续性支持有直接关系。从文献研究层次分类看，基础研究（社科）所占比例最高，为 126 篇（30.88％），其余为工程技术（自科）62 篇（15.20％）、基础与应用基础研究 32 篇（7.84％）。可以看出，本年度气功发展体现出科研工作与社会服务相结合的特征。

本年度气功文献在基金支持方面的数量有显著提高，共检出 22 篇，国家级基金支持 14 篇，占总数量的 63.63％，其中，国家重点基础发展计划（973

计划）2 篇（9.09％）、国家自然基金 4 篇（18.18％）和国家社科基金 8 篇（36.36％）；省部级基金支持 8 篇，占总数量的 36.37％。可见，国家对气功研究的支持力度有所加大，文献产出的质量也在提高，这些基金支持发表的文献相对其他未得到基金支持的而言，在与其他学科交叉方面，如分子生物学、电生理学、生物力学等方面有所深入，对机制机理及应用等方面的研究也更为深化和规范。

通过对 2016 年度气功文献的梳理和分析，我们发现仍存在一些问题和巨大的拓展空间：一是气功"治未病"研究立足国家健康医疗战略的布局不够，这与气功研究的专业人才队伍建设不足有关，也说明面对"一路一带"的国家战略体系，培养高水平、专业化、高层次的气功医疗人才需要给予更有力的政策和机制支持；二是在关注国家级及省部级科研项目申请的同时，如何深入开展校企联合、国际交流与合作、基础科学和基础医学等多学科协同创新等方面，既有效融入资金的支持，又加强气功研究的新技术平台，将是目前所有气功专业人员和管理部门需要着重考虑和解决的关键问题；三是在气功专业人员培养的基础上，加强全国中医药院校科研院所、体育院校等气功研究较为密集和集中的研究机构资源的配置和整合，减少重复立项和低水平资助，给予气功专项研究支持和支撑，握紧拳头，形成健康医疗的气功基础研究和气功应用研究两个大专项的布局。

另外，2015 年度中国医学气功学会首次开展医学气功科研课题招标的 24 项立项课题，已在 2016 年 3 月对一年期课题进行了中期检查，部分课题已形成阶段性成果，并分别在 2016 年 6 月召开的"世界医学气功学会第九届学术交流会议"、

2016 年 10 月召开的"中国医学气功学会 2016 年学术年会"上进行了展示和交流,受到国内外相关专家的认可和好评。国家体育总局健身气功管理中心资助项目中关于健康与医学问题的比例明显高于往年,并于 2016 年底开展"编创健身气功功法运动处方"的招标工作,体育气功有向医疗气功转型的态势将对医疗气功的行业发展及市场前景造成更加显著的挤压和影响,这非常值得医疗气功管理部门高度关注和思考。同时,国家自然基金委持续对气功基础性研究的资助,北京中医药大学申报的"三圆式站桩调节脊柱失衡的心身协同效应机制研究"(81674043)和江西中医药大学申报的"人体之气太赫兹波特征及其在胶原蛋白纤维传输机制的实验研究"(81660732)获得资助。而由北京中医药大学和江西中医药大学担任主编的《中医气功学》("十三五"全国规划教材)的编写工作也于本年度顺利完成,教材的纸质版受到中国中医药出版社的高度评价,其配套的数字化教材将由全国 26 个中医院校科研院所的专家组成编委会继续修改制作。

（撰稿：魏玉龙　审阅：刘天君）

【八段锦对慢性阻塞性肺疾病的研究】

曹丛等将慢性阻塞性肺疾病(COPD)患者随机分为两组,均予常规健康指导(包括疾病、饮食和心理疏导),对照组 51 例与试验组 52 例分别进行散步与八段锦锻炼(4 次/周,30 min/次)。患者接受 2 个月现场培训合格后回家练习,并接受研究人员和社区人员的电话随访、督促练习、解答疑问和健康指导。在练习后第 4、12、24 周进行门诊随访。结果表明,试验组患者焦虑、抑郁水平均有所下降($P < 0.05$),且优于对照组($P < 0.05$)。干预 24 周后,试验组患者的肺功能指标得分(FEV1/FVC、FEV1、FEV1% pred)高于对照组($P < 0.05$);试验组的生理、心理、社会关系和环境领域评分上升趋势优于对照组($P < 0.05$);在各随访时

间点的生理、心理、社会关系和环境领域评分均优于对照组($P < 0.05$)。

潘梅英等观察站势八段锦对 COPD 稳定期患者肺功能(FEV1、FVC、FEV1% pred、FEV1/FVC)、6 min 步行实验(6MWT)、圣·乔治呼吸问卷(SGRQ)的疗效。将研究对象随机分为对照组(以常规治疗和护理)和治疗组(以常规治疗和护理＋站势八段锦锻炼)各 42 例。护士发放专业练习光碟,并指导锻炼。1 周后患者在居家练习,1 次/d,30 min/次。护士进行电话督促和疑难解答 2 次/周。6 个月后,患者肺功能、6MWT、SGRQ 均有改善($P < 0.05$);治疗组改善程度优于对照组($P < 0.05$)。

朱正刚等将患者分为两组,对照组 60 例以药物治疗并维持现有生活方式不变,治疗组 63 例采用药物治疗联合坐式八段锦(由专门传统保健队员结合图片、文字、视频传授锻炼方法,学习 1 周至患者掌握后早晚各做 1 次/d,30 min/次,并记录练习日记)。结果,两组治疗前后 Borg 指数变化差异无统计学意义($P > 0.05$)。而治疗后 3、6 个月 6MWT 与治疗前相比有所提高($P < 0.01$)。治疗 6 个月 SGRQ 评分呼吸症状、活动受限均有改善($P < 0.01$)。

黄方等将 61 名Ⅲ-Ⅳ(重度-极重度)患者随机分为两组,对照组 30 例予常规西药治疗和常规呼吸训练(腹式呼吸与缩唇呼吸交替练习);观察组 31 例在常规西药治疗基础上进行八段锦和新呼吸训练(深快吸气和延长呼气时间且吸呼比控制在 1：2)。缩唇呼吸是肺康复时,呼吸肌锻炼的一种辅助干预措施。具体操作为鼻子吸气,口唇缩拢似吹口哨状(即缩唇),持续缓慢呼气。患者晨起练习 1 次/d,30 min/次。社区卫生服务中心集中指导训练,2 次/周,30 min/次。训练计划持续 12 周,观察组在肺功能(FEV1、FEV1/FVC、FEV1%)、6MWT 的改善均优于对照组($P < 0.05$)。

姚小芹等将稳定期患者随机分为对照组 103 例与管理组 107 例,均予规范的药物治疗,管理组

则建立 COPD 电子档案,从健康教育、运动管理等进行综合干预,并按患者运动方案的不同分为八段锦组和其他运动组、按西药选择方案的不同分为吸入剂组和非吸入剂组、按使用吸入剂的情况分吸入剂管理组和吸入剂对照组。分别在管理前及管理 6、12 个月时进行综合评估测试(CAT)、改良的英国医学研究委员会呼吸困难量表(mMRC)测定、急性加重次数统计以及肺功能检查。结果管理组患者经 12 个月的环状管理后 CAT 评分下降 4.69 分,mMRC 分级下降 0.52 级,急性加重<2 次的比例提高至 75.7%,优于对照组($P<0.05$)。管理组中八段锦组 CAT 评分的改善情况均优于其他运动组($P<0.05$),吸入剂组 FEV1%pred 预计值改善情况优于非吸入剂组($P<0.05$)。吸入剂管理组 CAT 评分及急性加重次数的改善情况优于吸入剂对照组($P<0.05$)。

(撰稿:陆　颖　审阅:刘天君)

【养生功法对心理效应的研究】

耿敬敬等将 60 例女强制戒毒人员随机分为两组各 30 例,实验组采用太极康复操(选取二十四式太极拳的典型动作形成一套针对性强、简单易学的康复操)干预,对照组进行常规康复操干预,练习 5 次/周,45 min/次。干预 3 个月后,实验组人员收缩压显著降低,平衡能力显著提高,且均显著优于对照组($P<0.05$);在心理方面其躯体化、人际关系、抑郁、焦虑、敌对因子与对照组相比均具有显著性差异($P<0.05$);其他各因子的得分也低于对照组但无显著性差异。

张捷等将广泛性焦虑症患者随机分为两组,对照组进行常规中西医结合治疗;治疗组则配合八段锦锻炼,集中练习 2 次/周,1 h/次,其余时间单独练习,30 min/d,治疗均持续 12 周。采用汉密尔顿焦虑量表(HAMA)、焦虑自评量表(SAS)进行评估。结果显示 HAMA 总分:治疗 1、2 周,治疗组显著低于同组治疗前($P<0.05$),而对照组与同组治疗前无显著差异;治疗 4、8、12 周,两组均显著或非常显著低于同组治疗前($P<0.05$,$P<0.01$),且在治疗 8、12 周时,治疗组显著低于同期对照组($P<0.05$)。SAS 评分:治疗 12 周,两组均非常显著低于同组治疗前($P<0.01$);治疗 8、12 周,治疗组显著低于同期对照组($P<0.05$)。治疗有效率:治疗 12 周结束后,治疗组有效率 90.6%(29/32),与对照组 68.8%(22/32)比 $P<0.05$。

王昕嫱等招募 52 名志愿者参加为期 14 d 的呼吸与放松的冥想训练,冥想组采用标准化的音频,每天睡前听 10 min 的呼吸与放松冥想的音频,自己练习正念冥想;控制组音频也采用极小声的背景音乐和正常的睁眼闭眼混合音轨,睁眼闭眼次数随机,间隔随机。进行前后测的行为及问卷数据收集,包括贝克焦虑量表、贝克抑郁自评问卷、正性负性情绪量表、弗兰堡正念调查量表(FMI)、正念注意觉知量表、沉浸-反思问卷及 STROOP 范式。最终冥想组 13 人,控制组 12 人完成 2 周训练。结果显示,冥想组抑郁水平显著下降,控制组的抑郁水平没有显著差异;未完成训练组焦虑水平和消极情绪水平均显著高于完成训练组;相关性分析发现 STROOP 值与正念水平存在的显著负相关。证明短期呼吸冥想训练能够改善抑郁水平,心智游移水平可预测正念水平。

赵丹等对 38 名失眠患者习练三线放松功,习练 2 次/d,评价功前、练功 4、6 周的睡眠(匹兹堡量表 PSQI)与情绪状况(SAS,抑郁自评量表 SDS)。结果表明,睡眠质量、入睡时间、睡眠时间在 4、6 周前后对照均有显著差异($P<0.01$);睡眠效率在 4、6 周前后对照有显著差异($P<0.05$);睡眠障碍在 6 周前后对照有显著差异($P<0.01$);催眠药物在 6 周前后对照有差异($P<0.05$);焦虑和抑郁自评量表在 4、6 周前后对照均有显著差异($P<0.01$)。

覃林等采用计算机检索 PubMed、EMBASE、Web of Science、EBSCO、Google Scholar、中国知

网、重庆维普和万方等数据库中建库到 2015 年 7 月 1 日间关于太极运动对脑卒中患者平衡功能、步行能力、情绪状态和生活质量等指标康复效果的随机对照试验（RCT）。共计纳入 15 个 RCT，共 1 016 例患者。Meta 分析结果显示，太极运动在改善脑卒中患者平衡功能、步速、焦虑情绪和生活质量方面明显优于常规康复组，且均有显著性差异，而在功能性步行能力和抑郁情绪方面明显倾向于太极运动组，但无显著性差异。结果提示，该组数据敏感性较高即小样本研究效应对效应量合并影响较大，应用于临床治疗时需谨慎，此后应扩充 RCT 样本量进行比较。

（撰稿：尚妍妍　审阅：刘天君）

【正念冥想训练的应用研究】

刘雷等从考察正念冥想训练水平（包括 3 min～1 h 的临时训练、4 d～4 个月的短期训练和 10 年以上的长期训练）出发，系统回顾了不同水平的正念冥想训练对情绪加工的调节效应。发现不同水平正念冥想训练都能通过增强前额叶的激活（特别是左侧前额叶激活）降低杏仁核等脑区的活动，进而提高个体情绪调节能力。随着冥想训练的增加，个体的正念冥想意识增强，情绪调节能力持续提高。尤其是长期的开放监控冥想训练能够更好地调节情绪加工。

朱政仁等对 70 例心理科住院的抑郁症患者进行正念减压训练改善负性情绪的随机对照研究，试验组在常规的药物替代治疗和健康心理护理基础上采用正念减压训练，2 次/周持续 4 周。被试接受入院时及第 2、4 周末的汉密尔顿抑郁量表（HAMD）和汉密尔顿焦虑（HAMA）量表评估，出院 6 个月进行复发率的回访调查。结果显示，在统计学意义上，干预 2、4 周后试验组 HAMD、HAMA 总分均低于对照组，出院 6 个月后试验组复发率低于对照组。证明正念减压训练能够对改善抑郁患

者负性情绪，减少自杀和复发率，减轻患者及家庭社会负担。

杜彦玲等对 120 例择期手术患者进行正念减压疗法对手术应激源影响的随机对照研究，试验组患者在常规护理基础上依据正念减压疗法中的身体扫描、正念呼吸、正念冥想、步行冥想、正念瑜伽、正念内省等 6 方面进行训练，采用压力知觉量表、焦虑自评量表和抑郁自评量表评分。结果显示，经干预后试验组患者压力知觉、焦虑和抑郁评分均低于对照组，有统计学意义。说明正念减压疗法能有效降低择期手术患者压力知觉水平，改善其焦虑抑郁情绪，有利于手术的顺利进行和提高手术质量。

赵春娟等对 60 例 ICU 综合征患者进行正念认知训练干预的随机对照研究，试验组在常规护理基础上开展 8 d 的正念认知训练，采用重症监护谵妄筛查量表（ICDSC）和症状自评量表（SCL-90）进行评估。结果显示，干预后试验组在强迫、抑郁和焦虑的改善与对照组相比差异有统计学意义。说明在常规护理的基础上实施正念认知训练对 ICU 综合征的改善效果有一定提升。

刘兴华等对 7 名寻求减压的来访者进行"此刻觉察"正念训练进行自身对照研究，参考佛教文献提出进阶的"无拣择觉察"正念训练 8 周，采用五因素正念量表（FFMQ）、简明心境量表（POMS）进行测评。训练后访谈，参训来访者能掌握训练方法。训练前后心理测评分量表及总分配对样本 t 检验发现，FFMQ 分量表中观察、描述、不行动和 FFMQ 总分显著提高，有统计学意义。POMS 分量表中抑郁-沮丧、愤怒-敌意、紧张-焦虑和迷惑-混乱显著降低，有统计学意义。说明"此刻觉察"正念训练操作上具有可行性，且在提升正念水平和调节情绪方面有一定的效果。

王玮荻等对正念疗法调节糖尿病患者负性情绪和血糖控制效果的随机对照试验研究进行 Meta 分析，纳入 4 个研究 349 例患者。Meta 分析结果显示，正念疗法能够缓解糖尿病患者的焦虑、抑郁

情绪。心理压力、糖尿病相关痛苦和生活质量心理维度,短期内无明显优势,随着时间的推移(≥6个月),治疗效果逐渐凸显且具统计学意义。而在生活质量、身体维度及糖化血红蛋白水平方面,正念疗法的短期效果和长期效果均无明显优势。说明其对缓解糖尿病患者负面情绪,调节心理状态有所帮助,但在提高生活质量、改善血糖水平方面效果不显。

孙长玉等通过自控力量表筛选出 30 名低自控能力学生,进行正念冥想训练改善自控水平的随机对照研究,试验组进行 4 周(2 次/周)的正念冥想训练,控制组不做任何处理,测量训练前后的自我控制水平、正念水平、焦虑和抑郁水平。结果显示,试验组低自控被试在自我报告和教师他评的自控水平均显著提高,而控制组则均无显著变化;试验组被试正念水平在训练后有明显提高而对照组则无明显变化;试验组学生的焦虑和抑郁水平在训练后有明显的下降而对照组则无明显变化。表明正念冥想训练是一种提高中学生自我控制能力的可行的训练方法。

钟赋真等对 76 例围绝经期的 40～60 岁妇女进行正念训练提升幸福感的随机对照研究,试验组进行正念训练,而对照组在此期间不作处理,采用总体幸福感量表(GWB)评价研究对象的更年期幸福感水平。结果显示,试验组的总体幸福感量总分较基线测评值升高了 5.7,差异有统计学意义;而对照组无统计学意义。在"抑郁严重指数≥0.50"者中,试验组的总体幸福感量总分较基线测评值升高了 13.7,差异有统计学意义,而对照组无统计学意义。证明正念训练能提高更年期妇女幸福感水平,且对有更年期抑郁症状者效果更加显著。

王洁等对 50 名手术室护士进行正念减压疗法缓解手术室护士职业压力与压力反应的自身对照研究,以正念减压疗法中的身体扫描、正念呼吸、正念冥想等技术对护士进行 12 周的干预,采用护士工作压力源量表、压力知觉量表和工作压力反应量表评价。结果显示,手术室护士的护理专业及工作、时间分配及工作量、患者护理、管理及人际关系方面的得分以及压力感知总分、心理反应、生理反应及行为反应得分低于干预前。说明对手术室护士实施正念减压疗法干预,可以降低其职业压力,调节知觉压力及压力反应,有效维护手术室护士的身心健康。

吴波等对 126 例慢性疼痛患者进行正念减压疗法对患者疼痛程度及情绪影响的随机对照研究,试验组在常规护理基础上进行 8 周的正念减压训练,观察训练前后两组患者疼痛程度、焦虑及抑郁情绪的变化。结果显示,试验组患者的疼痛程度、焦虑和抑郁得分均显著低于对照组,差异有统计学意义。说明正念减压疗法能有效缓解慢性疼痛患者的疼痛程度,并能减轻其焦虑、抑郁情绪。

李雨昕等招募 82 例社区老年慢性疼痛患者进行正念减压疗法对患者疼痛控制效果及情绪影响的随机对照研究,试验组在常规健康教育和疼痛护理的基础上进行 1 次/周,共 8 次的正念减压训练。8 周后,试验组在疼痛程度及焦虑、抑郁测评的得分显著低于对照组,说明正念减压疗法能有效降低社区老年慢性疼痛患者疼痛感受和程度,改善其焦虑、抑郁状况。

(撰稿:叶阳舸　审阅:刘天君)

[附] 参考文献

C

曹丛,郭秀君,陈宁,等.八段锦对改善 COPD 稳定期肺脾气虚证社区老年患者焦虑、抑郁效果研究[J].辽宁中医药大学学报,2016,18(8):120

D

杜彦玲,蒋维连.正念减压疗法对择期手术患者手术应激源的影响[J].现代临床护理,2016,15(2):13

耿敬敬,朱东.太极康复操对强制隔离女戒毒人员的康复效果[J].中国运动医学杂志,2016,35(11):1048

H

黄方,高莹.八段锦联合呼吸训练在社区慢性阻塞性肺疾病患者康复中的应用[J].护理实践与研究,2016,13(18):146

L

李雨昕,杨茜,刘世英,等.正念减压疗法用于社区老年慢性疼痛患者的效果[J].护理学杂志,2016,31(9):97

刘雷,王红芳,陈朝阳.正念冥想训练水平对情绪加工的影响[J].心理科学,2016,39(6):1519

刘兴华,徐钧,张琴,等."此刻觉察"正念训练的定义、操作及可行性[J].中国健康心理学杂志,2016,24(8):1224

P

潘梅英,罗健华,杨三春.站势八段锦康复锻炼对慢性阻塞性肺疾病稳定期患者疗效的观察[J].成都中医药大学学报,2016,39(3):49

S

孙长玉,陈晓.正念冥想训练对中学生自我控制能力的干预作用[J].中国健康心理学杂志,2016,24(9):1359

T

覃林,韦霞,刘琳,等.太极运动对脑卒中患者运动、情绪及生活质量影响的系统评价和 Meta 分析[J].中国组织工程研究,2016,20(2):297

W

王洁,蒋维连.正念减压疗法对手术室护士职业压力与压力反应的影响[J].护理管理杂志,2016,16(2):88

王玮荻,何梅.正念疗法对糖尿病患者负性情绪和血糖控制效果的 Meta 分析[J].护理学杂志,2016,31(3):13

王昕嫱,周仁来.短期呼吸冥想训练改善抑郁程度有效性[J].北京师范大学学报(自然科学版),2016,52(2):240

吴波,李青文.正念减压疗法对慢性疼痛患者疼痛程度及情绪的影响[J].国际护理学杂志,2016,35(16):2177

Y

姚小芹,冯泽灵,薛广伟,等.慢性阻塞性肺疾病环状管理的疗效评价[J].北京中医药大学学报,2016,39(4):335

Z

张捷,章文雯,沈慧.习练八段锦对广泛性焦虑症临床疗效的影响[J].中国运动医学杂志,2016,35(3):231

赵春娟,张艳,陈剑苹.正念认知训练在神经内科 ICU 综合征干预中的应用[J].护理研究,2016,30(12):1506

赵丹,张一和,陈驰,等.采用量表与脑电分析评价意念放松法改善失眠的研究[J].中国中医基础医学杂志,2016,22(4):520

钟赋真,郑睿敏,王淑霞.正念训练对更年期妇女幸福感的随机对照研究[J].中国妇幼健康研究,2016,27(2):188

朱正刚,陈燕.坐式八段锦锻炼对慢性阻塞性肺疾病患者活动耐力和生活质量的影响[J].中国老年学杂志,2016,36(9):2265

朱政仁,胡珠,罗爱玲,等.正念减压法对抑郁症患者负性情绪的影响[J].护理实践与研究,2016,13(7):135

二、临床各科

（十三）护　　理

【概　述】

2016年，护理方面除了继续关注中医护理理论、辨证施护、中西医结合护理、情志护理等，对国家中医药管理局颁布的52个优势病种中医护理方案也给予了重视。另外，疾病方面的关注也较为广泛及全面，涉及内、外、妇、儿科及急危重症、社区护理、老年护理、延续护理等。

1. 理论研究

严姝霞等认为相关古籍文献整理首先要录入文献信息，建立数据库，构建中医护理技术古籍文献数据库框架，确定中医护理技术古籍文献书目。然后进行文献整理、归纳和分类。可通过联合、协作的方法，减少重复，提高古籍文献整理与研究水平。

汪麟等将108例缺血性脑卒中恢复期患者随机分为两组，均用脑卒中恢复期治疗方案。实验组依据中医养生理论制订的护理措施（包括叩齿法、咽唾法及穴位刺激），将患者分为风火上扰、痰瘀阻络、痰热腑实、阴虚风动、气虚血瘀5型予辨证施护。结果，实验组卒中量表（NIHSS）评分明显降低，生活质量评价量表、改良RANKIN量表评分及生活自理能力明显增高，组间比较均$P<0.05$。

李冰石等将60例阴虚阳亢型高血压患者随机分为两组，均参照《国家中医药管理局眩晕（原发性高血压）中医护理方案》实施护理及穴位按摩（太溪、涌泉、三阴交）。试验组按子午流注理论描述的十二经脉气血流注的时间规律，按相应脏腑对应经脉的气血流注功能强弱择时按摩。28 d后，两组收缩压、舒张压、中医证候积分均得到改善，且试验组优于对照组（均$P<0.05$）。

霍红梅等将150例2型糖尿病患者随机分为两组，均予常规健康宣教。研究组则同时宣教"治未病"思想中的"未病先防、既病防变、瘥后防复"的三级预防理念。1年后，研究组的视网膜病变并发症为6.7%（5/75），与对照组20.0%（15/75）比较$P<0.05$。

吴霜等将95例失眠患者随机分为对照组（31例）、时辰组（32例）和时辰分方组（32例），对照组于晚上临睡前及上午任意时段实施桂枝汤中药足浴；时辰组于卯时、酉时实施桂枝汤中药足浴；时辰分方组于卯时采用桂枝汤加桂枝柴胡足浴晨方，酉时采用桂枝汤加白芍龙骨牡蛎足浴晚方。4周后，三组匹兹堡睡眠质量指数（PSQI）总分、各维度得分（除睡眠障碍外）及临床疗效均有改善，组间比较$P<0.01$；时辰分方组显著优于时辰组、对照组，时辰组显著优于对照组（均$P<0.05$）。

2. 辨证施护

李婷珊等对1 867例进行肠息肉切除手术患者按数字抽签法分为观察组985例与对照组882例，对照组出院后按常规方式饮食，观察组按照肠息肉大肠湿热证、脾胃虚弱证2型进行施膳宣教，5次/周，且坚持2年。结果，观察组术后2年内的肠息肉复发率为9.6%（95/985），与对照组21.0%（185/882）比较$P<0.05$。

周茜等将106例老年痴呆患者随机分为两组，对照组实施常规护理，观察组分为髓海不足、痰浊阻窍、痰浊阻窍、痰浊阻窍、痰浊阻窍、痰浊阻窍7型予辨证施护及记忆康复训练。6个月后,观察组日常生活自理能力量表(ADL)、简易智能精神状态量表、世界卫生组织生存质量测定量表、韦氏记忆量表、PSQI、以及中国康复研究中心汉语标准失语症检查法评分均显著优于对照组(均 $P < 0.05$,$P < 0.01$)。

刘艳华等将 80 例首次行放射治疗并出现放射性口干症患者随机分为两组,均予常规放射治疗,研究组另将患者分为热毒蕴结、脾胃失调、肾阴虚型、肾阳虚型、气阴两虚 5 型予辨证治疗和综合护理干预。结果,研究组总有效率为 90.0%(36/40),与对照组 67.5%(36/40)比较 $P < 0.05$;研究组放射性口干、急性黏膜反应、白细胞下降及食欲减退的发生情况低于对照组(均 $P < 0.05$)。

嵇玲瑛等将 57 例双膝骨性关节炎(KOA)患者分为两组,均在中医治疗基础上予基础护理、健康指导等,观察组另将患者分为风寒湿痹证、风湿热痹证、瘀血闭阻证、肝肾亏虚证 4 型予辨证施护及康复训练。结果,观察组总有效率为 89.3%(25/28),与对照组 72.4%(21/29)比较 $P < 0.05$;两组 Lysholm 膝关节功能评分均较干预前显著提高,且观察组更显著(均 $P < 0.05$);两组白细胞介素-1(IL-1)、IL-6、肿瘤坏死因子-α(TNF-α)水平均较干预前显著下降,且观察组的下降更显著(均 $P < 0.05$)。

谢晶等将 62 例肺癌失眠患者随机分为两组,均予健康教育、生活习惯、癌性疼痛、失眠药物等常规护理,治疗组另将患者分为肝郁化火、痰热内扰、阴虚火旺、心脾两虚、心虚胆怯 5 型给予辨证施护(包括中医食疗、中药汤剂护理、耳穴压豆、中药浴足等)。3 周后,治疗组总有效率为 96.8%(30/31),与对照组 80.6%(25/31)比较 $P < 0.05$;治疗组在睡眠时间、睡眠效率、睡眠障碍、睡眠治疗、催眠药物及 PSQI 总分评分低于同期对照组;MOS-SF 生活质量量表(SF-36)评分高于同期对照组,汉密尔顿焦虑量表评分低于同期对照组(均 $P < 0.05$)。

3. 中西医结合护理

钟丽敏等将 224 例糖尿病足患者随机分为两组,均予常规西医护理,试验组增加中药(金银花、玄参、当归、赤芍药、牛膝、黄柏等)口服调理及中药(忍冬藤、鸡血藤、木瓜、透骨草、红花、苏木等)泡足。结果,试验组的糖化血红蛋白水平、空腹血糖水平以及体重指数均显著低于对照组,总有效率 98.3%(110/112)显著高于对照组 78.6%(88/112),组间比较 $P < 0.05$。

杨新等将 82 例进展期胃癌患者随机分为两组,均予氟尿嘧啶与奥沙利铂联合化疗,对照组在化疗期间进行入院指导、心理干预、生活指导、饮食干预、出院前教育等常规西医护理,研究组采取中西医结合护理路径(分入院期、化疗期、化疗后不良反应期、出院指导四个阶段),予针对性辨证施护。结果,研究组患者脱发、发热及静脉炎等不良反应程度轻于对照组($P < 0.05$);研究组生活质量改善总有效率 87.8%(36/41),与对照组 48.8%(20/41)比较 $P < 0.05$,且 12 个月生存率高于对照组($P < 0.05$)。

刘瑞等将 84 例冠心病心绞痛患者按入院先后分为两组,对照组予临床观察、加强沟通、病情指导等常规护理,观察组开展基于循证护理理念的中西医结合护理,分为气阴两虚、气滞心胸、痰阻血瘀及寒凝心脉 4 型予辨证施膳、情志护理、用药指导及健康教育。结果,观察组患者护理满意度 100.0%(42/42)与对照组 85.7%(36/42)比较 $P < 0.05$;观察组西雅图心绞痛调查量表总分明显高于对照组($P < 0.05$)。

刁元莲等将 140 例冠心病睡眠障碍患者随机分为两组,对照组予健康教育、心理护理、用药护理等常规的冠心病治疗及护理,观察组则采用中西医结合护理,包括认知培训、心理教育、情志护理、针灸疗法、中药贴敷以及纠正不良行为习惯等措施。结果,观察组在冠心病相关症状每月发作次数、入睡时间、睡眠时间、催眠药物使用以及生存质量等方面的改善均优于对照组（$P<0.05$）。

郑伟等将 60 例过敏性紫癜性肾炎患者随机分为两组，均予抗组织胺类、激素类、改善血管通透性类及抗生素等常规治疗及护理，观察组加用中医诊治及护理，予服土大黄五根汤（土大黄、茜草、板蓝根、天花粉、生地黄、甘草等）、饮食指导及情志调畅。结果，观察组总有效率 93.3%（28/30）、护理满意率 90.0%（27/30），与对照组 73.3%（22/30）、66.7%（20/30）比较均 $P<0.05$；并发症发生率为 6.7%（2/30）与对照组 30.0%（9/30）比较 $P<0.05$。

4. 情志护理

高静等将 70 例慢性心力衰竭焦虑患者随机分为两组，均予基础治疗及实施五音疗法（取徵调式阳韵、羽调式阳韵乐曲）。实验组用子午流注择时分别于午时（11:00—13:00）和酉时（17:00—19:00）各施乐 30 min。4 周后，实验组 PSQI 总分及 Flinders 疲劳量表（FFS）得分在各时间点均低于同期对照组（$P<0.05$）。重复测量方差分析结果显示，两组 PSQI 总分及 FFS 得分组间效应、时间效应及两者交互效应均 $P<0.05$；实验组干预后各时间点 PSQI 得分及 FFS 得分进一步两两比较，后一时间点得分均低于前一时间点（$P<0.05$）。

李艳等将 120 例处于抑郁状态的患者随机分成对照组、穴位辐照组和观察组，均予常规治疗和护理，穴位辐照组加用毫米波穴位辐照，观察组在穴位辐照组的基础上，根据临床表现及脏腑辨证实施五行音乐疗法。7 d 后，三组抑郁状态和生活质量较治疗前均有好转，组内比较均 $P<0.01$；观察组在抑郁量表得分、整体生活质量维度方面改善均优于其他两组（$P<0.05$）。

何志群等将 70 例围绝经期失眠患者随机分两组，均予常规药物治疗和护理干预，研究组在患者初次就诊即开始实施耳穴压豆（神门、内分泌、心、肝、脾、肾等穴），并从情志调节、睡眠环境、饮食指导等方面进行中医情志护理干预。30 d 后，研究组阿森斯失眠量表评分总分显著少于对照组，且改善潮热多汗、五心烦热、眩晕耳鸣等方面效果更加显著于对照组（$P<0.05$）；研究组总有效率 88.6%（31/35）显著高于对照组 68.6%（24/35）（$P<0.05$）。

方素娟等将 70 例全麻下腹部手术的老年患者随机分为两组，均予常规围术期护理，情志组另施以"四诊合参、审察病机、因人而异、有的放矢"为原则的中医情志护理。结果，情志组术后麻醉苏醒时间较对照组显著缩短（$P<0.05$）；第 3 d 术后认知功能障碍发生率显著低于对照组（$P<0.05$）；术后 7 d 两组的血清 S-100β 蛋白水平均较术前显著升高（$P<0.05$），组间比较 $P>0.05$。

张祯等将 98 例冠心病伴焦虑抑郁症患者随机分为两组，均予冠心病常规治疗。对照组加服氟哌噻吨美利曲辛片，治疗组联合隔药灸（用柴胡、降香、檀香、威灵仙、丹参、白芥子等制成药饼，贴敷于孙氏十三鬼穴）配合情志护理（采用借情移情法、以情胜情法、诉说疏泄法、纠正五志过极等）。结果，治疗组心绞痛缓解总有效率 93.9%（46/49），与对照组 83.7%（41/49）比较 $P<0.05$；两组治疗后焦虑自评量表、抑郁自评量表评分均有改善，且治疗组更显著（$P<0.05$）。

5. 护理方案

赵经营等采用由国家中医药管理局制定的中医护理疗效评价调查问卷，调查了心血管科 4 个病种（眩晕、心衰、胸痹、促脉症）2 225 例患者的中医护理技术开展率、疗效、满意度及依从性。结果，4 个病种实施中医护理方案的效果均较好，尤以心衰病种中的喘促，眩晕病种中的眩晕、头痛疗效更佳；中医护理技术的开展率、依从性及满意度均较高的是穴位按摩，相对均较低的是中药封包、艾灸、离子导入。

周姣媚等认为中医护理方案形成了辨证思维和整体护理流程，具有可操作性和指导性，促进了中医护理技术的临床应用与创新,提升了中医特色护理服务能力,并能形成中医护理临床应用的大数据。统计发现,全国122家中医医院开展中医护理技术50余项,居前3位的是耳穴贴压、穴位贴敷、穴位按摩。

闫玲等将90例胸痹心痛病患者随机分为两组,均采用卧床休息、舌下含服硝酸甘油、氧气吸入、抗凝治疗、饮食调节、健康教育等胸痹常规护理;观察组同时运用胸痹心痛病中医护理方案。结果,观察组临床疗效、心电图改善总有效率84.4%(38/45)高于对照组71.1%(32/45),观察组护理依从性及满意度高于对照组,组间比较均$P<0.05$。

赵国敏等对368例白疕血热证住院患者实施中医护理方案(包括皮肤护理、饮食指导、情志护理、瘙痒症状施护等),并结合患者临床证候与症状施护中医特色技术(中药湿敷、中药药浴、中频治疗、穴位贴敷、中药涂药)。结果,患者对中医护理技术的依从性为91%~97%,满意度为90%~100%。方案实用性分析发现,实用性强353人(96%)、较强15人(4%)。

曹玉芝等对137例消渴病住院患者实施中医护理方案(包括制定相应的药膳方案、运动指导、用药指导、生活起居指导及情志调理),并给予穴位按摩、中药泡洗等中医护理技术干预。结果,95%以上的患者认为护理效果良好,且对中医护理技术满意度较高,项目依次为穴位按摩90.5%(124/137)、中药泡洗86.1%(118/137)。

周媛等将60例脾胃气虚型胃脘痛患者随机分为两组,均予常规用药护理,观察组加施中医护理方案(包括辨证施护、饮食护理、情志护理以及艾灸、穴位按摩、穴位贴敷等)。结果,观察组总有效率96.7%(29/30),与对照组83.3%(25/30)比较$P<0.05$;且生活质量评分明显优于对照组($P<0.05$)。

(撰稿:董春玲　审阅:张雅丽)

【脑卒中的护理】

黄启莲等将202例脑梗死恢复期患者随机分为两组,均予血塞通、脑蛋白水解物、辛伐他汀、肠溶阿司匹林、中药等治疗及肢体康复训练,观察组加用穴位贴敷(用制川乌、制南星、马钱子、吴茱萸、白芷、细辛等制成药饼,贴于患侧曲池、合谷、足三里、丰隆、悬钟、阳陵泉或手三里、外关、伏兔、风市、血海、阳陵泉等穴)。15 d后,观察组的NIHSS积分(4.24±0.24)明显好于对照组(6.31±0.08);观察组ADL(55.25±2.93)明显好于对照组(44.97±2.20),观察组有效率89.1%(90/101)高于对照组74.3%(75/101),组间比较均$P<0.05$。

张今朝等以脑卒中、中医、辨证施护为中文检索词,以Stroke、Chinese Medicine、The dialectical nursing为英文检索词,检索了PubMed、万方、中国知网等数据库2004年7月~2014年7月间的相关文献,筛选后有8篇文献纳入研究。经Meta分析发现,8个随机对照试验共含898例患者,其中治疗组452例,对照组446例。中医辨证施护对脑卒中患者康复的疗效合并检验分析结果为$Z=5.77$,$P<0.00001$,合并后的OR:3.31,95%CI(2.20,4.97),说明中医辨证施护对脑卒中患者康复有良好的效果。

于靓等将62例脑卒中后便秘患者按照门诊及住院顺号随机分为两组,均予合理饮食、建立排便习惯、心理护理、腹部按摩等常规康复护理,观察组加用盆底生物反馈联合针灸辨证取穴(肾俞、大肠俞、百会、大横、气海、关元等)。10 d后,观察组总有效率90.3%(28/31),与对照组64.5%(20/31)比较$P<0.05$;观察组克利夫兰量表评分降低,ADL评分上升,幅度均高于对照组($P<0.05$)。

杨春华等将120例出血性脑卒中患者随机分为两组,均予神经内科常规治疗和康复护理,试验组另将患者分为风痰瘀阻、痰热腑实、风痰火亢、阴

二、临床各科

虚风动、气虚血瘀 5 型实施辨证施护,包括情志、饮食、用药、起居护理以及穴位按摩。用简式 Fugl-Meyer 运动功能评分(FMA)、Barthel 指数评分(BI)组间比较显示:试验组出院时、出院 6 月末的评分均高于对照组(均 $P<0.05$);FMA、BI 评分组内比较显示:两组出院时、出院 6 月末的评分均高于入院时,出院 6 月末的评分均高于出院时(均 $P<0.05$)。

(撰稿:董春玲 审阅:张雅丽)

【便秘的护理】

郭梅等根据入院的先后顺序,将 120 名骨科疾病的老年卧床便秘患者随机分为两组,均予情志、饮食等骨科常规护理,观察组加施中医护理干预方案,包括①耳穴压籽(大肠,直肠,交感,皮质下)。②生大黄联合蜂蜜神阙穴位贴敷护。③腹部按摩。④温盐水足浴。结果,观察组在第 3 d、第 4 d、第 5 d 的便秘发生率,均低于对照组($P<0.05$),两组不良反应比较 $P<0.05$。

陈建华等将 64 例老年高血压功能性便秘患者随机分为两组,均维持原有的高血压药物治疗,对照组加服福松,治疗组采取耳穴埋豆,主穴取直肠、大肠、脾、便秘点,配穴取三焦、小肠、胃,配穴交替使用。结果,两组患者便次、排便间隔、便质、排便费力不适感、每次排便时间、腹胀、使用泻药等中医症状积分各项目及总分均有显著改善($P<0.01$);治疗组在便次、排便间隔及腹胀两方面的改善优于对照组(均 $P<0.05$);治疗组中医症状疗效愈显率 90.6%(29/32)高于对照组 62.5%(20/32),疾病疗效愈显率 90.6%(29/32)高于对照组 75.0%(24/32),均 $P<0.01$。

刘春雨等将 100 例行腰椎手术治疗的术后便秘患者随机分为两组,均予腰椎术后镇痛、功能锻炼、饮食等常规护理,观察组另予艾灸(取穴关元、天枢、中脘、神阙、气海穴)。结果,观察组术后首次

排气时间(52.12 ± 4.98)、首次排便时间(50.74 ± 12.34)均早于对照组(172.04 ± 6.85;184.00 ± 16.89),均 $P<0.05$。

张红等按随机数字表法将 105 名中度便秘大学生分为两组,对照组 53 人予空白对照,干预组予脊髓反射区捏脊刺激(从第 9 胸椎处两侧的皮肤向上捏拿到第 3 胸椎两侧的皮肤为 1 次,反复 8～10 次)。干预 2 周、4 周后,对照组排便困难无改善($P>0.05$),而干预组除腹胀外,其他便秘症状得分均较之前明显降低($P<0.05$,$P<0.01$);干预组便秘症状除粪便性状和腹胀外,其他各项症状得分均低于对照组($P<0.05$)。

杨菊莲等将 70 例阿片类药物所致便秘的患者随机分为两组,均予培养定时排便习惯、饮食、运动、情志等便秘患者常规护理,观察组另予辨证施护脐疗法:肠道实热者使用麻子仁丸;肠道气滞者使用黄芪颗粒;脾虚气弱者使用麻仁滋脾丸;脾肾阳虚者使用济川煎;阴虚肠燥者使用知柏地黄丸。将中药研磨成粉,温水调制成药饼,贴敷于天枢穴及神阙穴上。10 d 后,对照组总有效率 34.3%(12/35),观察组总有效率 85.71%(30/35),且观察组腹痛、腹胀、纳食、排气的改善情况均明显优于对照组(均 $P<0.05$)。

(撰稿:董春玲 审阅:张雅丽)

【妇产科疾病的护理】

史红健等将 80 名早期外吹乳痈患者随机分为两组,对照组采用抗生素(氨苄西林舒巴坦或克林霉素)加入 250 ml 生理盐水中静脉滴注,治疗组采用中医推拿治疗:以按揉法对病变部位进行推拿,仍无法疏通输乳管的患者,用肌腱线进行物理疏通。5 d 后,两组症状体征积分较治疗前均明显下降($P<0.05$),且治疗组在改善排乳及乳房结块、疼痛等主要症状体征方面优于对照组($P<0.05$);两组复发率比较无明显差异;母乳喂养率治疗组优于

对照组($P<0.05$)。

郭路等将孕周为37～41周的初产妇,或仅有过一次阴道分娩经历的经产妇400例随机分为两组,对照组实施常规护理,实验组进行辨证取穴,指压所需穴位(包括内关、三阴交、太冲穴、合谷、足三里、肾俞等)。结果,实验组焦虑发生率低、产程缩短、产时疼痛强度减轻,新生儿窒息率和产后2 h内出血率均降低,组间比较$P<0.05$,且顺产率明显高于对照组($P<0.05$)。

潘美开等将120例行无痛人工流产术后疼痛的孕妇随机分为两组,均予宣教、安慰等常规护理。治疗组加用中药热奄包外敷及穴位敷贴。①将中药热奄包(益母草、炮姜、川芎等加粗盐混合)加热至50～60 ℃,敷于孕妇下腹部。②将延胡索、当归、红花研粉加食醋调成膏状贴敷于气海、关元、中极、子宫4个穴位。2 h后,治疗组疼痛程度、舒适度改善明显优于对照组,组间比较$P<0.05$。

王瑞成等将104例妇科行腹腔镜手术的患者随机分为两组,均行常规护理,治疗组加行腕踝针及耳穴埋豆(胃、脾、神门、交感、大肠)。24 h后,治疗组静息状态下的疼痛VAS评分、首次排气排便时间均显著优于对照组($P<0.05$),且恶心呕吐发生率为25%(13/52)明显低于对照组53.8%(28/52)($P<0.05$)。

孟方等将60名围绝经期失眠患者随机分为两组,均予益肾清肝、宁心安神的中药汤剂(钩藤、莲子心、黄连、炒枣仁、茯苓、茯神等)治疗,观察组另加1次/周刮痧(取神庭、百会、四神聪、心俞、肝俞、肾俞等穴)。8周后,两组PSQI各因子评分及总分均显著降低(均$P<0.01$);观察组在改善睡眠质量、入睡时间、睡眠效率、睡眠障碍和日间功能障碍方面显著优于对照组($P<0.01$,$P<0.05$)。

(撰稿:董春玲　审阅:张雅丽)

【骨科疾病的护理】

宋海云等对60例肩周炎患者进行浮针联合针刀治疗。用中号浮针,从肩部疼痛点进针,以进针点为支点做左右均匀摇摆扫散手法。用4号针刀在喙肱肌、肱二头肌短头附着点、冈上肌抵止端、肩峰下、冈下肌、小圆肌的抵止端及肩部压痛点(阿是穴)进针,患者感到局部酸痛、胀痛,滞感明显时行纵行剥离,必要时可横行切割或十字切割,并给予患者认知、心理护理及术后康复护理。3周后,治愈39例(65%),好转21例(35%),总有效率100%。

何花等将243例关节置换术后下肢深静脉血栓患者分为对照组(132例)和治疗组(111例),均予常规护理(包括生命体征监测、术后制动、引流通畅、基础护理、健康教育等),治疗组加用中药定向透皮(红花、丹参、延胡索、冰片)联合双侧肢体推拿。结果,治疗组血浆凝血酶原时间、活化部分凝血活酶时间均高于对照组($P<0.05$),D-二聚体、C-反应蛋白均低于对照组($P<0.05$),血栓发生率0.9%(1/111)低于对照组6.1%(8/132)($P<0.05$)。

廖化敏等将98例膝KOA患者随机分为两组,均采用红外线照射膝关节部位,实验组另予膝骨关节功能锻以及中药(川乌、草乌、姜黄、白芷、木瓜、络石藤共研末,加蜂蜜调成膏状)穴位贴敷(足三里、内外膝眼、曲泉、阳陵泉、梁丘、血海等)。结果,实验组总有效率95.9%(47/49)优于对照组的75.5%(37/49)($P<0.05$);与治疗前相比,两组治疗后步行距离及活动范围评分均提高(均$P<0.05$),且实验组更显著(均$P<0.05$)。

黄冬红等将80例Pilon骨折患者随机分为两组,均予常规护理:抬高患肢,冷毛巾冰敷,20%甘露醇静脉滴注。治疗组加用改良桃红四物汤(红花、川芎、元胡、当归、赤芍药、熟地黄)于伤后48 h内冷喷后予足背点穴按摩(解溪、内庭、陷谷、太白、公孙、商丘),伤后48 h后改为热喷,热喷后按摩同前。5 d后,治疗组总有效率为97.5%(39/40),与对照组82.5%(33/40)比较$P<0.05$;治疗组肿胀

消退时间（5.01±0.49 d）少于对照组（6.12±0.63 d）（$P<0.05$）；治疗组总满意率为100.0%（40/40），高于对照组的82.5%（33/40）（$P<0.05$）。

杨丽娇等将100例骨折后非梗阻性急性尿潴留患者随机分为两组，对照组采用传统诱导排尿法（包括心理护理、会阴冲洗、听流水声、腹部热敷、指导使用腹压等），观察组采用提针穴位（取关元、水道）按摩法。结果，观察组总有效率为96.0%（48/50），与对照组80.0%（40/50）比较 $P<0.05$；观察组患者自主排尿时间、护理后残余尿量、康复积极性及护理满意度均优于对照组（$P<0.05$）。

（撰稿：董春玲　审阅：张雅丽）

［附］　参　考　文　献

C

曹玉芝，常丽.中医护理方案对消渴病的护理效果观察［J］.湖南中医杂志，2016，32(11):118

陈建华，侯丽明.耳穴埋豆配合健康教育治疗老年高血压患者功能性便秘的疗效与卫生经济学比较观察［J］.四川中医，2016，34(1):203

D

刁元莲，贺成芳，李开菊.中西医综合护理对冠心病睡眠障碍生存质量的影响［J］.四川中医，2016，34(8):212

F

方素娟，曾素冰，黄祥凌，等.中医情志干预对老年腹部手术患者术后认知功能的影响［J］.广州中医药大学学报，2016，33(1):5

G

高静，弋新，吴晨曦，等.子午流注择时五行音乐疗法在慢性心力衰竭焦虑患者中的应用效果［J］.中华护理杂志，2016，51(4):443

郭路，冯玉华，叶朝.中医指压穴位法在产程中的应用［J］.中华护理杂志，2016，51(4):438

郭梅，潘海燕，王雷晶，等.中医护理干预在预防骨科老年卧床患者便秘中的应用［J］.四川中医，2016，34(5):204

H

何花，唐莲宏，熊卿.中医定向透药联合局部推拿护理对关节置换术后下肢深静脉血栓的预防作用评估［J］.中医药导报，2016，22(7):117

何志群，刘桂英，李杏慈，等.耳穴压豆联合情志护理干预围绝经期失眠临床护理观察［J］.四川中医，2016，34(11):206

黄冬红，杨丹华，蒋云甫.中药冷热喷联合点穴按摩护理干预对Pilon骨折早期肿胀的效果研究［J］.中华全科医学，2016，14(4):669

黄启莲，张来燕，罗颜.穴位贴敷中医护理干预对脑梗死恢复期患者的康复效果［J］.中国医药科学，2016，6(10):108

霍红梅."治未病"思想在2型糖尿病三级预防中的应用［J］.护理研究，2016，30(12):1491

J

嵇玲瑛，全小明，陈巧玲，等.辨证施护配合康复训练对双膝骨性关节炎患者血清炎症因子水平的影响［J］.广州中医药大学学报，2016，33(4):477

L

李冰石，季春艳，徐陆周.子午流注理论指导穴位按摩对阴虚阳亢型高血压病人的血压控制效果观察［J］.护理研究，2016，30(31):3924

李婷珊，黄颖娴，彭林，等.辨证施膳降低肠息肉术后复发率的回顾性分析研究［J］.护士进修杂志，2016，31(19):1742

李艳，张海波，张馥丽，等.五行音乐联合穴位辐照对恶性肿瘤患者抑郁状态的影响［J］.护士进修杂志，2016，31(18):1635

廖化敏，何增义.红外线照射联合穴位贴敷及功能锻炼

治疗老年膝骨性关节炎的临床疗效及护理[J].激光杂志，2016，37(1):152

刘春雨，李晓娟，刘佳，等.艾灸及护理干预对腰椎术后便秘患者的影响[J].西部中医药，2016，29(2):139

刘瑞，张婷.基于循证护理理念的中西医结合护理对冠心病心绞痛患者生活质量的影响[J].中医药导报，2016，22(18):107

刘艳华，林兰珍，陈兴贵，等.中医辨证治疗联合综合护理干预在放射性口干症病人中的应用[J].护理研究，2016，30(30):3815

M

孟方，段培蓓，胡倩，等.刮痧疗法用于围绝经期失眠患者的效果观察[J].护理学杂志，2016，31(12):49

P

潘美开，莫晓程，黄柳媚，等.热奄包外敷配合穴位贴敷对孕妇人工流产术后疼痛及舒适度的影响[J].现代临床护理，2016，15(3):29

S

史红健，何芝，王小菊，等.中医推拿对早期外吹乳痈的护理效果观察[J].中医药导报，2016，22(10):121

宋海云，丁淑萍.浮针联合针刀治疗肩关节周围炎的临床疗效及护理体会[J].河北中医，2016，38(8):1260

W

汪麟，李继杨，孙连庆.基于中医养生理论的辨证施护对缺血性脑卒中恢复期患者的影响[J].中华护理杂志，2016，51(2):181

王瑞成，郭燕，张瑞婷，等.腕踝针联合耳穴埋豆对妇科腹腔镜手术患者术后恢复的影响[J].陕西中医药大学学报，2016，39(2):77

吴霜，高静，吴晨曦，等.基于营卫理论择时顺势足浴调护失眠患者睡眠质量研究[J].护理学杂志，2016，31(19):36

X

谢晶，陈艳芳，高选玲，等.中医辨证护理在肺癌失眠患者中的临床运用[J].中医药导报，2016，22(19):115

Y

闫玲，常丽，周丽，等.胸痹心痛病中医护理方案临床应用效果观察[J].湖南中医杂志，2016，32(6):128

严姝霞，徐桂华，陈仁寿.中医护理技术古籍文献整理与数据库建设[J].河南中医，2016，36(4):743

杨春华，王芳，罗云婷.辨证施护对出血性脑卒中患者肢体功能康复的影响[J].四川中医，2016，34(9):196

杨菊莲，吁佳，刘丽华.辨证施护脐疗法用于阿片类药物所致便秘的效果评价[J].江西中医药大学学报，2016，28(5):56

杨丽娇，刘丽情，郑进福，等.鍉针穴位按摩在骨折患者非梗阻性急性尿潴留护理中的效果分析[J].湖南中医杂志，2016，32(7):136

杨新，陈才奋.中西医结合护理路径在进展期胃癌放化疗治疗中的应用研究[J].中医药导报，2016，22(16):107

于靓，殷立新.盆底生物反馈与针灸辨证取穴在脑卒中后便秘康复护理中的应用[J].四川中医，2016，34(9):204

Z

张红，马素慧.大学生应用脊髓反射区捏脊疗法改善功能性便秘的效果观察[J].护理研究，2016，30(22):2811

张今朝，刘坤.中医辨证施护对脑卒中患者康复效果Meta分析[J].辽宁中医药大学学报，2016，18(2):198

张祯，石志敏.隔药灸配合情志护理治疗冠心病伴焦虑抑郁疗效观察[J].四川中医，2016，34(3):198

赵国敏，胡薇，龚永红，等.白疕血热证中医护理方案临床应用效果观察[J].北京中医药，2016，35(3):282

赵经营，张广清，陈笑银，等.中医护理方案在心系病种的临床应用与效果评价[J].护理学杂志，2016，31(5):12

郑伟.中西医结合治疗过敏性紫癜性肾炎的临床疗效及护理研究[J].河北中医，2016，38(8):1247

钟丽敏，肖菲娜，陈其欣.中西医护理干预措施对糖尿病足转归的效果观察[J].临床医学工程，2016，23(10):1415

周姣媚，张素秋，习亚炜.中医护理方案的应用与思考[J].中国护理管理，2016，16(2):145

周茜，葛兆霞.老年痴呆患者辨证施护联合记忆康复训练研究[J].护理学杂志，2016，31(21):17

周媛，胡艳宁，张媛媛.脾胃气虚型胃脘痛中医护理方案的效果研究[J].护士进修杂志，2016，31(5):392

三、中　药

（一）中药资源

【概　述】

2016 年,中药资源的研究基本是围绕植物药进行的。分子生物学仍是中药资源领域研究的重点内容,但物种遗传多样性研究减少;功能基因的克隆及生物信息学分析为分子生物学研究的主要内容;中药资源区划研究较多,而生产技术研究较少。

1. 分子生物学在中药资源的应用

（1）分析物种遗传多样性　王梦亮等采用RAP 方法,用 11 条引物在 4 种红景天属 *Rhodiola* 植物中扩增出 96 条条带,多态性百分比为 90.62%,将 17 个样品聚为 4 大类;采用 ISSR 方法共扩增出 102 条条带,多态性为 100%,将 17 个样品聚为 3 大类。李挺等用 36 个引物,在不同来源的 27 株菌株蛹虫草 *Cordyceps militaris* 的 SCoT 分子标记条带中选出 8 条重复性好、条带清晰的引物进行扩增,得到 59 条条带,其中 55 条具有多态性,平均多态性条带数为 6.87,株间的遗传相似系数在 0.383～0.933 之间,种间遗传多样性较高。刘双利等从 90 个随机引物中筛选出 10 个引物,在四种莪术中扩增出 83 个位点,其中多样性位点 64 个,遗传距离变化范围 0.22～0.58,建立了不同种莪术亲缘关系的树状结构图。刘新星等采用 SSR 分子标记技术对 6 个居群的党参 *Codonopsis pilosula* 进行标记,筛选出 16 对引物,共扩增出 125 个条带,多态性条带 120 个,遗传多样性丰富。

（2）功能基因的克隆及生物信息学分析　董先娟等克隆得到的白木香 *Aquilaria sinensis* 热激蛋白 sHSP1 和 sHSP2 基因开放阅读框都为 474 bp,主要在根中表达,编码 157 个氨基酸,在茎和叶中的表达量较少。雒军等测得当归 *Angelica sinensis* 咖啡酸-O-甲基转移酶全长 cDNA 序列,cDNA 全长为 1 436 bp,含有 1 个 1 098 bp 的完整开放阅读框,编码 365 个氨基酸的多肽链,具有典型的 II 型氧甲基转移酶结构域 SAM-OMT-II。王晓云等获得了穿心莲内酯生物合成途径中甲羟戊酸 5-焦磷酸脱羧酶基因的 3 个克隆,保守结构域中均具有 11 个高度保守的氨基酸,分别决定催化反应的特异性和活性,在花蕾期的茎和初花期的叶片中有高表达。李晶等从党参根中克隆出多糖代谢关键酶尿苷二磷酸葡萄糖焦磷酸化酶 Cp UGPase 基因,开放阅读框序列全长 1 413 bp,编码 470 个氨基酸,具有保守的 UGPase-euk 催化位点,属于 A 型糖基转移酶蛋白家族。朱畇昊等克隆得到碎米桠 *Isodon rubescens*（冬凌草）的乙酰辅酶 A 酰基转移酶 Ir AACT 基因全长 1 254 bp,编码 417 个氨基酸,具有 II 型硫解酶催化作用的活性中心结构域,在冬凌草花和叶中的表达量明显高于根、茎和愈伤组织。该序列与丹参等植物中的 AACT 基因有较高的同源性。赵乐等从独行菜 *Lepidium apetalum* 中克隆出萜类合成途径关键酶磷酸甲羟戊酸激酶基因,开放阅读框序列全长 1 518 bp,编码 505 个氨基酸,该蛋白位于细胞质中,没有跨膜区,不含信号肽,与芜菁的 PMK 蛋白相似度达 92%。王丽娜等在盾叶薯蓣 Dioscorea zingiberensis 中共检测到 27 个具有全长开放阅读框序列的 Dz WRKY 转录子家族基因,其中 6 个基因编码的蛋白具有 2 个 WRKY 结构域。Dz WRKY 蛋白为高度保守的亲水性核蛋白,进化分析把 27 个 Dz WRKY 蛋白和 19 个 At WRKY 蛋白分为 3 个大类群,它们与已知功能的 WRKY 序列相差较大。何海等从茯苓 Poria cocos 中克隆出细胞色素 p450 还原酶基因,开放阅读框序列的 cDNA 全长 2 514 bp,Pc CPR 的基因组 DNA5 292 bp,含 4 个外显子、3 个内含子,在此基础上对该基因的蛋白特性进行研究。陈璐等从菊花 Chrysanthemum morifolium 得到二氢黄酮醇还原酶基因全长 1 152 bp,最大开放阅读框 1 029 bp,共编码 342 个氨基酸;该基因在花芽分化 50 d 和开花期 I 期的管状花中表达量最高,在开花 II 期的花序托中表达量最低;该基因与其他植物基因有很高的同源性。官丽莉等根据红花 Carthamus tinctorius 转录组测序,测得 bZIP20 转录因子基因开放阅读框序列长 981 bp,编码 326 个氨基酸。红花 b ZIP20 与其他物种氨基酸具有一定的同源性,在花中呈现高表达,而在其他组织中低表达,与芝麻、野茶树的氨基酸序列相似性高达 85.41% 和 83.99%。易刚强等对灰毡毛忍冬 Lonicera macranthoides 转录组测序,测得 MADS-box 基因家族蕾期延长相关基因开放阅读框长 795 bp,编码 264 个氨基酸,定位于细胞质中,在植株各部位均有表达,与葡萄 Vitis vinifera 中 MADS-box 基因家族 AGL15 基因相似性最高。徐杰等测得芍药 Paeonia lactiflora 萜类物质生物合成关键酶法呢基焦磷酸合酶(FPPS)基因全长 1 315 bp,共编码 349 个氨基酸,芍药 FPPS 及其编码的蛋白在核苷酸水平和氨基酸水平上与多种植物的 FPPS 基因和 FPPS 蛋白具同源性。李军等采用同源检索的方法从太子参 Pseudostellaria heterophylla 转录组数据库中获得 7 个 ABA 8' 羟化酶家族基因,编

码序列全长 1 401 bp,编码 480 个氨基酸,在块根的韧皮部及须根中有较高的表达,与其他植物 CYP707A 蛋白具有较高的同源性。蒋园等测得铁皮石斛 Dendrobium officinale 的 Do WRKY5 基因转录因子 cDNA 全长 1 336 bp,开放阅读框为 834 bp,编码 277 个氨基酸,含有一个保守结构域和一个锌指结构域,属于 WRKY 基因家族的第 II 类成员。该基因在根、茎、叶中均有表达,但叶中的表达量最高。荆礼等从樟树 Cinnamomum camphora 中克隆得到 4-二磷酸胞苷-2-C-甲基-D-赤藓醇激酶基因,该基因开放阅读框为 1 212 bp,编码 403 个氨基酸,定位于叶绿体中,在樟树的不同化学型中表达也不同。

2. 中药资源生理生态学研究

官玲亮等将艾纳香 Blumea balsamifera 转录组测序结果与代谢途径、单萜代谢途径、二萜代谢途径、倍半萜与三萜代谢途径对比,对应基因的数目分别为 103、10、29、59 条。在萜类代谢途径过程中的关键酶主要为脱氧木酮糖-5-磷酸合酶、HMG-CoA 还原酶、烯丙基转移酶系。蒋燕锋等研究发现,3 省 17 个产地多花黄精 Polygonatum cyrtonema 种源在浙江丽水同地种植,它们的生长期、出苗期、伸长期、开花期、果实期和枯萎期显著不同。张宇等采用聚乙二醇模拟干旱胁迫处理,显著提高了柴胡 Bupleurum chinense 中皂苷的含量,聚乙二醇为 10% 时,柴胡皂苷 a 和 d 质量分数最高,法尼基焦磷酸合酶、β 香树素合成酶、3-羟基-3-甲基-戊二酰辅酶 A 还原酶和异戊烯基焦磷酸异构酶等 4 个关键酶基因的表达增加。常志凯等采用高温和茉莉酸甲酯处理白桦 Betula platyphylla 悬浮细胞,总三萜分别比空白对照、单独的茉莉酸甲酯和高温处理分别增加 81.3%、159.9% 和 13.1%;三萜合成关键酶鲨烯合酶、鲨烯环氧酶、羽扇醇合酶和 β-香树酯醇合酶基因的相对表达量也分别比空白对照增加 297.1%、83.7%、1 032.6% 和 282.4%。

3. 中药材产地区划

现阶段对单味药的区划类型主要有"分布区划、生长区划、品质区划和生产区划"4 种类型。

郑开颜等根据贵州省各县主要气象站点 54 年气象资料建立艾纳香 Blumea balsamifera 可种植区域气候因子与海拔高度的回归模型，基于气候、坡度、海拔高度等要素及 RS 的图像分类技术，将艾纳香种植区划分为最适宜区、适宜区和次适宜区，可种植区域主要分布在黔南和黔西南。张优等基于 TM，ETM＋影像、DEM 数据，提取林地、海拔高程、坡度、坡向、气温、降水、土壤等生态因子，确定四川省猪苓 Grifola umbellate 主要分布在平武县、北川县、理县等地，所得结果与猪苓资源的实际分布地区较符合。尚雪等从地形、气候、土壤、植被方面确定川牛膝 Cyathula officinalis 主要分布在乐山、雅安、凉山、宜宾等 19 个市、州，所得适宜性结果与川牛膝资源实际分布范围基本吻合。邵扬等以影响薄荷 Mentha haplocalyx 分布的 7 个主要生态因子为依据，确定了优质薄荷最佳区域主要集中分布在江苏东部及西南部、安徽中部、山东东部、浙江北部、黑龙江中东部等地区。苗琦等以 85 批栀子药材为数据支撑，应用地理信息系统和最大信息熵模型分析得出栀子 Gardenia jasminoides 4 月均降水量、11 月均降水量和 8 月均温度等是影响栀子生长最关键的生态因子。石子为等也采用上述方法，综合气候、地形、土壤、植被等相关生态因子，确定昭通天麻 Gastrodia elata 的最适生长区主要集中分布在云南昭通和贵州毕节境内。

马阳等采用相关性分析、偏最小二乘分析、PCA 排序分析等统计方法，发现太子参 Pseudostellaria heterophylla 产地的月最低气温、月平均气湿、月降水量以及年降水量与采收时间对太子参质量影响较大。

张小波等通过查阅文献和实地调查，获取马尾松 Pinus massoniana 分布、产量和样品等信息资料，基于全国 12 个省、414 个样地马尾松采样数据和全国环境因子数据，利用地理信息系统和最大信息熵模型空间分析功能进行区划：马尾松分布在北纬 33.5°以南，主要分布在我国东南部，福建、贵州和广西马尾松分布面积较大，鲜松叶产量相对较高；四川东部、贵州、重庆等地的松叶质量较好。卢有媛等通过实地调查及网络共享平台数据获取 313 份秦艽、186 份麻花艽、343 份小秦艽和 131 份粗茎秦艽的分布信息，利用最大熵模型和地理信息系统技术，综合 55 项环境因子，表明降水量和海拔对 4 个物种分布影响较大，并明确了 4 种秦艽的主要分布区；利用秦艽药材指标成分和环境因子之间的回归模型、最大熵模型和地理信息系统技术评价 79 份秦艽药材，显示陕西南部、甘肃南部、四川中部及西藏东南部秦艽药材综合品质较高。

4. 内生菌的研究

黄晖等利用单菌丝团分离法从齿瓣石斛 Dendrobium devonianum 根部分离得到 6 株内生真菌，其中蜡壳菌属 FDd S-5 菌株对幼苗的株高、鲜重、干重、茎粗和根数都有显著的促进作用，FDd S-9 菌株仅对幼苗的株高有显著促进作用，其余 4 株有致病或抑制作用。刘雷等从川麦冬 Ophiopogon japonicus 中分离得到 27 株内生真菌，优势菌为镰刀菌属和曲霉菌属。其中 22 株来自野生麦冬，5 株来自栽培麦冬；根部 17 株，叶部 10 株，40％的麦冬内生真菌对白色念珠菌具有抑制活性。何冬梅等从川芎 Ligusticum chuanxiong 获得 83 株内生放线菌，分属 13 个类群，其中分离得到的深海链霉菌 Streptomyces scopuliridis、灰锈赤链霉菌 S. griseorubiginosus、团孢链霉菌 S. agglomeratus 能够抑制 4 种川芎根腐病原菌。郑艳等从凤丹 Paeonia suffruticosa Andr 分离得到内生菌 129 株，其中内生真菌 4 属、6 种、58 株，镰刀菌属 Fusarium 为优势属；内生细菌 3 属、9 种、71 株，芽孢杆菌属 Bacillus 为优势属，Pseudomonas chlorora-

phis 和 *Fusarium nematophilum* 是具有较好的杀菌活性的菌种。高芬等从土壤中分离得到 1 种能够拮抗黄芪根腐病菌 *Fusarium solani* 的枯草芽孢杆菌 *Bacillus subtilis*，该菌活体能够生产 IAA 和产 HCN，活体和发酵液具有溶磷能力、固氮能力、淀粉酶活性。

杨嘉伟等用不同试剂和菌处理白及 *Bletilla striata* 组织培养苗，改变了植物抗氧化酶的活性，1～10 ml/L *Trichoderma koningiopsis* 处理下总酚含量较高。于萌萌等从 21 种铁皮石斛 *Dendrobium officinale* 内生真菌中筛选出 3 个优良菌株，既能产生与铁皮石斛相同的黄酮成分，又能产生单糖组分与铁皮石斛相近的多糖。朱波等在铁皮石斛组织培养苗上分别接种 7 个菌株，它们均可改变铁皮石斛组培苗茎节变紫进程，并影响糖类及醇溶性成分组成及含量，其中 6 株能促进组培苗生长与提高多糖含量，3 株可促进醇溶性浸出物含量积累。

5. 中药生产技术研究

李倩等发现黄花蒿 *Artemisia annua* 连作选择性地抑制了土壤细菌的生长繁殖，影响土壤养分的转化，显著抑制黄花蒿生长，生物量降低了 30.20%、产量降低 35.58%、青蒿素含量降低 7.70%。梁琴等考察了川芎 *Ligusticum chuanxiong* 生长发育及生长过程中各部位干物质积累与分配的影响。发现 8 月末移栽可使川芎在生长前期生物量积累较多，后期分配到根茎的比例较高，从而获得高产。张亚亚等比较了不同栽培方式所产当归 *Angelica sinensis* 药材的质量，直播当归单株个头较小，直播和移栽当归中阿魏酸含量分别为 0.520、1.343 mg/g，Z-藁本内酯的平均含量分别为 221.2、173.3 mg/g。顾岑等研究艾纳香 *Blumea balsamifera* 的种植密度，10 万株/hm² 时产量和单位面积挥发油产量最高，分别为 1 500 kg/hm² 和 95 L/hm²；在密度 20 和 10 万株/hm² 时总

黄酮含量最高，分别为 2.50 和 2.53 mg/g，采收期对总黄酮含量无显著影响。杨帆等通过不同方式地膜覆盖保湿，提高了丹参 *Salvia miltiorrhiza* 的光合效率，地下部分鲜重和干重由大到小依次是覆地膜双垄＞无地膜双垄＞传统单垄，产量分别提高 6.62%、18.20%、14.68% 和 48.62%。黄勇等适量增施芝麻饼肥显著增加了丹参根长、根粗、根条数和根重，产量最高可增加 156.5%，丹酚酸 B 和丹参酮ⅡA 含量也有所增加。仇劲等以丹参根中上部、直径 5mm 以上的部位扦插，成活率和产量最高，品质最好。扦插方式对丹参产量和品质影响不明显。氮肥∶磷肥（2∶3）配施较适合丹参酚酸类成分的积累，按 1∶2 配施较适合丹参酮类成分的积累。边丽华、沈晓凤等研究证明镧、氮、硼、铁、锰等元素对丹参质量影响较大。朱波等考察了不同遮阴条件下黄精 *Polygonatum sibiricum* 生长特性、移栽成活率与农艺性状均存在差异，茎粗、叶长、叶宽与叶长宽比等指标存在显著，50% 遮阴度有利于黄精生长，移栽成活率高，性状好。高石曼等基于党参 *Codonopsis pilosula* 化学质量评价发现，搭架、不施壮根灵、不打尖可提高种植党参药材的质量。姜娟萍等采用钢架大棚栽培浙贝母 *Fritillaria thunbergii*，鲜鳞茎产量比常规露地栽培增加 8.87%，贝母素甲、贝母素乙总含量比常规栽培提高 35.71%。李玉权等分别采用 15 种化学药剂筛选防治半夏 *Pinellia ternate* 块茎腐烂病的药物。通过抑菌试验和盆栽试验，发现 42% 三氯异氰尿酸、80% 乙蒜素和 72% 农用硫酸链霉素交替使用防治半夏块茎腐烂病效果较好。

李蒙蒙等根据蚂蟥 *Whitmania pigra* 的特定生长率、增重率、淀粉酶、脂肪酶、蛋白酶活力、SOD、CAT、ALP、氨氮、亚硝酸盐和硫化氢、溶氧量等，确定每亩 50 万条的养殖密度及每 72 h 的换水频率较为适宜。

（撰稿：王喜军　孟祥才　审阅：俞桂新）

【道地药材品质适宜性与生产区划研究】

适宜的生态环境、优良的种质资源、历史悠久的生产加工养护技术等是道地药材形成和发展的基本要素。近年来,中国学者在道地药材产区的基础上,针对不同产区药材品质差异性,基于空间分析技术利用最大信息熵模型(MaxEnt)耦合地理信息系统(ArcGIS)软件空间计算方法,基于地理信息系统(GIS)的药用植物全球产地生态适宜性区划信息系统(GMPGIS),以药材有效成分为品质评价指标,进行药材生态适宜性、品质适宜性和生产区划研究,为道地药材品质适宜性及其种植合理生产布局提供基础数据和技术支撑。

1. 中药区划的概念

黄璐琦将现阶段单味药的类型划分为以下4种:①分布区划。主要研究中药基源的空间分布区域范围和差异性规律,这种差异规律主要是物种自身的遗传特性引起的。②生长区划。主要研究区域之间中药材生长指标的差异性分布规律,对野生资源的研究偏重自然生态环境的影响,对栽培药材的研究需同时考虑自然和社会因素的影响。③品质区划。主要研究区域之间中药材药用价值的差异性分布规律,主要依据临床应用和要求。④生产区划。主要研究区域之间中药材生长能力的差异性分布规律,需要在分布、生长和品质区划的基础上,综合考虑药材自身、临床应用和生产等方面的因素。

道地药材品质适宜性与生产区划研究主要基于第四次全国中药资源普查(试点)工作,通过实地调查获取中药材样品、生物量、品质等方面的数据;基于全国植被数据、DEM数据、气候数据等自然生态环境方面的基础数据;基于全国行政区划、土地利用等社会经济方面的基础数据;综合药材、自然和社会3个方面的因素建立区划指标体系。在SPSS、R等统计分析软件,ArcGIS等空间分析软件的支持下,基于构建模板、构建模型等研究思路,采用定性分析、统计分析、最大信息熵模型、模糊物元模型等方法,分析药材空间分布特征,构建生长指标、品质指标与环境因子之间的关系模型,开展中药材分布、生长、品质和生产区划研究。

2. 基于 MaxEnt 与 ArcGIS 的药材品质适宜性与生产区划研究

(1)黄连 柳鑫等基于生态位理论模型MaxEnt 和 ArcGIS 的黄连区划体系研究,发现黄连生长最适宜区主要分布在重庆石柱、武隆、巫溪、湖北利川、恩施等地;海拔、9月降水量以及2月降水量等7个生态因子是影响黄连生长的主要生态因子;在一定范围内,降水量与海拔的升高有利于黄连中总生物碱含量的积累。

(2)太子参 康传志等运用 MaxEnt 模型对气候因子进行逐层筛选分析,综合太子参环肽B和多糖内在质量评价指标进行评价。发现其品质区划为江苏、安徽、湖北、湖南、贵州等地,而其生态适宜性为山东、江苏、安徽、贵州等地。康氏等利用 ArcMap 空间分析功能,划分出贵州太子参最适宜生长种植区主要集中在施秉县、黄平县、凯里市中东部、岑巩县、余庆县南部、铜仁市西部等地区。

(3)甘草 王汉卿等利用 ArcGIS 和 MaxEnt,以乌拉尔甘草药材生产区46个采样点为分析基点,对其进行了适宜性分析。基于平均气温、土壤亚型、降水量、植被类型、温度季节性变化等生态因子,以甘草苷、甘草酸和总黄酮的含量为测定指标分析了其甘草品质区划。发现甘草分布适宜度较高的为宁夏中部、甘肃东北部、内蒙古中部等;甘草品质区划以宁夏中南部、甘肃东南部、陕西北部较好,与甘草喜光照充足、降雨量少、夏季酷热、昼夜温差大,适宜于分布在北温带的平原、山区的生活习性基本一致。

(4)当归 严辉等利用 ArcGIS 和 MaxEnt 对全国当归药材生产区43个采样点的栽培信息进行

了生产适宜性分析,考察了其海拔、土壤亚类、降水量、最暖月、最高温等4个主要生态因子,以挥发油、藁本内酯、正丁烯基酞内酯和阿魏酸为评价指标,发现以甘肃南部、云南西北部、四川北部等地为当归生态分布较高的适宜区。而当归品质区划为甘肃南部、四川东部、云南北部、贵州北部等地,与当归喜冷凉湿润气候,适宜于分布在土层深厚区域的生活习性相一致。以当归功效性成分为指标的生态适宜性区划提供了传统分布区以外的新适宜分布区,为开展当归生产区划、合理引种栽培提供了科学依据。

(5) 川贝母 蒋舜媛等利用对Max Ent模型预测结果的响应曲线对筛选出的6种川贝母(川贝母、暗紫贝母、甘肃贝母、梭砂贝母、太白贝母、瓦布贝母)环境主导因子的最适宜取值范围进行界定,得到川贝母生长适宜性最佳时的各生长因子所对应的取值,包括:海拔3 320～3 400 m;9月份降水量120 mm;11月份降水量11 mm;植被类型为温带高山、高原地带的针阔叶混交林、针叶林、高山灌丛;温度季节性变化的标准差6 132;等温性44 ℃。利用ArcMap软件分析川贝母生长最适区域主要分布在川西北及青海东南部等地区;依据川贝母主要活性物质总生物碱质量分数,显示川贝母药材的品质适宜性与生态适宜性存在空间分布差异;功能型产区分析显示,四川既是川贝母的最适宜生长区、品质最佳区,也是最适宜开展人工栽培和野生抚育的区域。

(6) 檀香 汤欢等以檀香的主产地印度、澳大利亚等131个样点为基点,应用GMPGIS对檀香在全球的产地生态适宜性及潜在种植区进行了分析与预测。结果表明,檀香在全球最大生态相似度区域主要为北纬34°和南纬32°之间的热带国家,包括巴西、印度、刚果(金)、澳大利亚、中国、印度尼西亚等120个国家和地区,中国是广东省、广西省、海南省、台湾省、云南省、西藏自治区等;此外发现南美洲、非洲等地的大片区域适宜种植檀香,而这些区域在文献中很少记载。

(7) 马尾松 张小波等基于全国12个省414个马尾松药材(马尾松的松针)样地,采集当年1 241株新叶松针318份样品以及其株龄、株高和单株产量等生长数据和全国环境因子数据,结合植被类型等数据,以莽草酸、原花青素和总木脂素为品质评价指标,利用Maxent模型和ArcGIS空间分析功能对马尾松资源生态分布、生长、品质等进行综合分析。结果显示,马尾松生态分布最北端为北纬33.5°,包括四川东部、重庆、贵州、湖北、湖南和广西等12个地区;松针质量以四川东部、贵州、重庆等地的较好;品质适宜性与生产区划种植基地以四川东部、贵州中东部、广西东部、广东西北部、湖南西南部等地为最优选择区。

(8) 枸杞子 王汉卿等以枸杞子药材生产区29个采样点为分析基点,分析了枸杞子中总多糖、东莨菪内酯含量,综合气候、地形和植被类型等相关生态因子,利用GIS技术和最大信息熵模型分析枸杞子适宜性分布,应用SPSS构建枸杞子有效成分与环境因子之间的关系模型,采用ArcGIS软件空间计算方法进行枸杞子品质区划研究。结果显示,影响枸杞子适宜性分布的主要生态因子为土壤pH、土壤亚类、植被类型和8月平均气温等4个生态因子,印证了枸杞子喜干燥凉爽气候、较耐寒、耐干旱、耐碱性土壤,适宜分布在北温带平原的生活习性。以总多糖、东莨菪内酯成分为指标的枸杞子品质区划发现,宁夏中北部、甘肃东北、中北部、内蒙古中西部和新疆北部枸杞子综合品质较高,且与其生态性区划结果相当。

(9) 薄荷 邵杨等基于MaxEnt与AnaGIS,结合生态因子数据、薄荷地理分布数据、薄荷挥发油含量数据,建立了薄荷挥发油与生态环境因子之间的关系模型,探讨了薄荷药材品质区划。结果表明,①影响薄荷区域分布的主要生态因子:年均降水量(45.87%),最湿季平均温度(11.92%),最暖季平均温度(7.84%),5月平均温度(6.80%),温度季节性变化的标准差（4.42%），最冷季平均温度（3.47%）、海拔（2.92%）。②最适宜薄荷生长的生态特征为：年均降水量在（530～1 465）mm，最湿季平均温在（24.5～29）℃，最暖季平均温均在（25.5～29）℃，5月平均降水量在（67～133）mm、温度季节性变化的标准差在（8 333～9 643）、最冷季平均温为（1.7～8.3）℃、海拔为（0～165）mm。③薄荷品质最佳区域主要集中分布在江苏东部及西南部、安徽中部、山东东部、浙江北部、黑龙江中东部等地区。江苏、安徽等地为薄荷的主产区，其中江苏太仓为薄荷的道地产区，安徽太和县是全国最大的薄荷生产基地。

（10）广藿香　吴明丽等运用药用植物全球产地生态适宜性 GMPGIS，以广藿香道地产区、主产区和野生分布区的 234 个分布数据为基点，选取最冷季均温、最热季均温、年均温、年均相对湿度、年均降水量、年均日照、土壤类型等 7 个生态指标作为主要影响因子，对广藿香全球生态适宜性进行分析。以多种考察指标分析其全球生态适宜性，发现生态适宜度以巴西、刚果、安哥拉等国为主。比较了 GMPGIS 和 ArcGIS 与 MaxEnt 分析结果的差异性，结果基本相符，但 GMPGIS 范围略大于 MaxEnt 的分析结果。

道地药材品质区划和生产区划研究，是因地制宜地调整中药生产结构和布局，正确选建优质药材原料基地，科学指导中药生产与区域开发的需要，有助于充分发挥各区域资源、经济及技术等优势，实现资源合理配置、区域化与专业化生产，促进决策者从经验决策转变为科学决策，为区域间发展中药材的栽培和生产提供科学依据。

（撰稿：陈建伟　胡　鹏　审阅：俞桂新）

【中药材生长年限与质量相关性研究】

1. 根和根茎类药材

（1）人参　常相伟等采用基于 UPLC-Q-TOF-MS 的植物代谢组学技术，并结合 PCA 和 OPLS-DA 等多变量统计分析方法，发现 11～15 年林下山参芦头的代谢物组成有差异。并通过变量权重重要性排序（VIP）值筛选出对分类贡献大的差异代谢物，并以筛选的差异代谢物建立林下山参的 OPLS-DA 判别模型，模型的解释率和预测率均较高，可用于鉴别市场上常见的 11～15 年林下山参。张万博等利用 HPLC 法对自和龙市头道镇大阳沟栽培的 5、8、18 年生人参主根不同部位的皂苷成分进行测定。表明随着栽培年限的增加，各部位皂苷含量均有所提高，且以须根提高的幅度最大，其次为芦头；而主根与侧根中的增加量较少；18 年生人参的主根中皂苷含量达 24.78 mg/g，是 5 年生人参的 3 倍，是 8 年生人参的 2.55 倍。

麻锐等利用双向电泳技术分离生长（3 年）和成熟（5 年）的园参根蛋白，并利用 MALDI-TOF/TOF 鉴定差异显著的 81 个蛋白点。其中 19 个差异蛋白点在成熟期表达量下调，62 个蛋白点表达量上调。且园参根在逐渐成熟的过程中与抗胁迫相关的过氧化氢酶、单脱氢抗坏血酸还原酶等，以及与能量代谢相关的 ATP 酶、甘油醛-3-磷酸脱氢酶等表达量增加，而与生长相关的果胶酯酶表达量减少。麻氏等利用 UV 及 HPLC 分析园参皂苷含量及组成，结合酶联免疫吸附测定法检测皂苷合成途径相关酶活性。初步发现了园参形态生长变化、皂苷合成与生长年限之间的关系，不同生长年限的园参随生长年限的增加，须根的比根质量及比根长变化最大；皂苷含量以及皂苷合成相关酶法尼基二磷酸合酶、鲨烯环氧酶、鲨烯合成酶和环阿屯醇合成酶活性均与生长年限呈正相关关系。

石磊等以集安地区林下山参为实验材料，应用 Matlab 2014a 数字图像处理工具箱，从林下山参的芦、体、纹、须入手，对不同生长年限的林下山参图像信息进行处理，提取林下山参形状特征、纹理特征共 11 个数字化特征信息，建立了较为稳定的数据库模型，显示林下参生长年限判别率平均为

88.75%。张浩研究了人参中多种活性成分与年限的关系,发现:①4年生蛋白质含量数据最集中,6年生数据最分散。②5年生总氨基酸含量数据最集中,4年生数据最分散。③有机酸:马来酸(顺丁烯二酸)4年生含量数据最集中,5年生数据最分散;柠檬酸6年生人参的含量数据最集中,4年生数据最分散;香草酸6年生人参的含量数据最集中,5年生数据最分散;肉桂酸5年生人参的含量数据最集中,4年生数据最分散。④5种核苷类成分:尿嘧啶4年生人参的含量数据最集中,6年生数据最分散;腺嘌呤5年生人参的含量数据最集中,6年生数据最分散;尿苷5年生人参的含量数据最集中,6年生数据最分散;鸟苷6年生人参的含量数据最集中,4年生数据最分散;腺苷6年生人参的含量数据最集中,4年生数据最分散。

(2)重楼 李燕敏等测定了不同生长年限(茎痕判定法)重楼药材中甾体皂苷含量。结果,不同年限样品甾体皂苷的含量总体上呈现随年限增长而增加的趋势。刘立敏等探讨了不同生长年限滇重楼干物质积累量及其主要活性成分在根茎、茎、叶中的积累规律。结果,根茎、茎、叶中重楼皂苷Ⅰ、Ⅱ、Ⅵ、Ⅶ及总皂苷含量具有极显著差异($P<0.01$),且不同部位所含化学成分差异较大,滇重楼地上和地下部分干物质积累量逐年增加。闻焜等对云南漾濞不同地区核桃林下栽种重楼中的4种重楼皂苷含量进行比较,发现各样品间存在显著差异。其中4~5年的重楼中4种重楼皂苷含量明显高于3年生重楼。

(3)西洋参 唐艳等测定了2~4年生西洋参样品中人参皂苷Rg1、Re、Rb1、Rc、Ro、Rd的质量分数,发现人参皂苷质量分数随生长年限的增长而增长,说明偏最小二乘判别分析可用于区分2~4年生西洋参样品。王秋等比较研究了2~5年不同生长年限西洋参中氨基酸含量差异。结果表明,3年生西洋参较其他年份西洋参中氨基酸含量少,3年以后的西洋参中各氨基酸含量逐年增加,不同

年限西洋参中氨基酸呈"V"字型增长;随生长年份的增长,17种氨基酸中含量变化趋势最大的是精氨酸和天冬氨酸,含量变化趋势小的是胱氨酸与甲硫氨酸。

(4)白芍 马福家等比较了不同生长年限的白芍中主要成分含量。结果,随着生长年限的增加,没食子酸和苯甲酸含量逐年下降;而芍药苷、氧化芍药苷、芍药内酯苷和1,2,3,4,6-五没食子酰葡萄糖含量却逐渐增加;4~5年生的白芍有效成分含量最高,适宜采收。

(5)丹参 赵江红等对不同生长年限林州太行山丹参中丹酚酸B和丹参酮进行含量测定。发现丹酚酸B含量与生长年限正相关;丹参酮类以2年生丹参含量最高,1年生的次之,3年生的含量较低。

(6)红芪 强正泽等以不同生长年限红芪为研究对象,探讨其微量元素特征与红芪质量的相关关系。结果,不同生长年限红芪中镍、镁、锰元素含量之间存在明显差异;生长年限与锌元素含量之间存在显著中等程度负相关关系,与锂元素含量之间存在显著中等程度正相关关系;铜、铁、钙、钾、锌、钠、锰元素含量与红芪生长年限之间存在Fisher线性关系;不同生长年限红芪质量具有差异性,且主产区2年生红芪质量也具有差异性,3和4年生红芪比6和8年生红芪质量好。

(7)知母 朱发伟等采用HPLC分析了不同采收期知母饮片中芒果苷含量差别。发现河北易县产样品随年份加长,芒果苷含量有明显的下降,认为知母饮片以1年生为宜。

(8)白及 吴凤云等比较了不同种植年限(1,2,3和4年)白及品质指标差异。结果,淀粉和多糖含量:3年生>2年生>1年生>4年生;可溶性浸出物含量:2年生>3年生>1年生>4年生;蛋白质和脂肪含量无显著差异;灰分、重金属和纤维素含量随生长年限的延长而增加;除4年生白及Cd和Pb含量超过《药用植物及制剂进出口绿色行

业标准》标准外,灰分和其他重金属含量均符合限定标准;种植 3 年后的白及各品质指标达到最优。

(9)巴戟天　章润菁等考察 37 批不同生长年限巴戟天 4 种寡糖类成分的含量差异。结果,生长 2.5 年,巴戟天中蔗糖和 1-蔗果三糖含量最高;生长 4 年,巴戟天中耐斯糖和 1^F-果呋喃耐斯糖含量最高。

(10)土茯苓　严爱娟等通过实地调查、采集并采用 HPLC 考察了生长年限对土茯苓中落新妇苷含量的影响,发现生长年限对土茯苓中落新妇苷含量影响较小。

(11)川明参　郝安辉等采用溴化钾压片法和傅里叶变换红外光谱法,对不同生长年限川明参的红外光谱及二阶导数图谱进行了研究。结果,随着生长年限的增长,川明参次生代谢所累积的物质逐渐增多,在 3 366、2 927、1 634、1 416、1 516、1 080、1 020 和 928/cm^1 等位置出现特征吸收峰,主要化学成分为多糖、香豆素、皂苷和甾体等。

(12)大叶千斤拔根　牛迎凤等考察不同生长年限的大叶千斤拔根中染料木苷、染料木素及大豆苷元 3 种异黄酮类化合物的含量。结果,染料木苷和染料木素的含量前 3 年缓慢增加,第 4 年稍有回落,第 5 年之后又逐步增长;大豆苷元只在 6.5 年的大叶千斤拔根中测得。从种植成本考虑,认为 3.5 年采收比较合适。

(13)川贝母　游静等采用 HPLC 法测定了不同生长年限的太白贝母和暗紫贝母中 9 种核苷类成分。发现太白贝母中胞苷、尿苷、鸟苷、胸苷、腺苷、$2'$-脱氧腺苷 6 种及其总含量整体上呈现出随着生长年限增加而含量降低趋势;尿嘧啶、鸟嘌呤、腺嘌呤 3 种含量呈现出随着生长年限增加而增加的趋势。

(14)三叶青　黎颖菁等研究了不同生长年限三叶青总黄酮的含量,发现三叶青块茎总黄酮含量随着生长年限的增长而不断上升,但第 3～4 年的增长幅度较小。

2. 茎木类药材

石斛　李华云等对四川泸州市合江县和贵州赤水市两地 77 份不同生长年限(2～5 年)金钗石斛中石斛碱的含量进行比较。结果,①两地金钗石斛中有效成分含量差异不大,其原因可能泸州和赤水同属乌蒙地区,地理环境、气候条件颇为一致。②两地同一生长年限石斛碱含量的比较均无显著差异($P>0.05$);两地样本中石斛碱的含量随着生长年限的增加而升高,差异极显著($P<0.01$),石斛碱的含量增长速度变慢,至 5 年生时与 4 年生的比较无显著差异($P>0.05$)。

3. 皮类药材

桑白皮　白华等用 HPLC 法检测了不同生长年限桑白皮中桑根酮 C 的含量,结果生长年限越长桑根酮 C 含量越高。

4. 叶类药材

银杏叶　王晓红等比较了不同生长年限银杏叶中多糖和黄酮类成分含量的差异。发现随着生长年限的增加,银杏叶中的多糖和黄酮含量亦逐年增加,其中多糖含量变化至 14 年趋于稳定,黄酮含量在 10 年后即增长缓慢。

5. 全草类药材

匙叶翼首草　权红等测定了不同生长年限匙叶翼首草中的齐墩果酸及熊果酸含量。在 1～3 年栽培年限内,地上部分及全草中齐墩果酸及熊果酸的含量显著增加,但地下部分齐墩果酸及熊果酸的含量有先降低后增加的趋势;1、2、3 年生翼首草地上部分的齐墩果酸及熊果酸总量与地下部分的比值分别为 2.8、6.7、6.8,栽培年限大于 2 年的翼首草地上部分总含量与地下部分趋于稳定。考虑其经济效益及种植成本,建议种植 2～3 年后采收。

(撰稿:刘学湘　陈建伟　审阅:俞桂新)

【中药资源调查】

据《中国医药报》王泽议报道,第四次全国中药资源普查(试点)工作自 2011 年开展以来,已初步建成由 1 个中心平台(现代中药资源动态监测信息和技术服务中心)、28 个省级中心(省级中药原料质量监测技术服务中心)、65 个监测站构成的中药资源动态监测信息和技术服务体系;中药资源普查试点工作已覆盖全国 31 个省份的 922 个县,占全国县级行政区划单元的 1/3;在全国 20 个省份建设了 28 个繁育基地,初步具备了种子种苗繁育生产能力和社会化专业服务的能力;在四川和海南建设了两个种质资源库,已收集保存种质资源 5 000 多份;在初步建成的中药资源动态监测信息和技术服务体系中,部分省级中心和监测站已经面向政府和社会提供中药材产量、质量、价格等方面的服务。已形成普查技术方法体系,编研出版了《全国中药资源普查技术规范》《中药材动态监测信息和技术服务手册》《药用植物资源调查技术规范》(团体标准 8 项),填补了中药资源领域没有调查技术规范和行业标准的空白;研究开发了"全国中药资源普查信息管理系统",实现了数据采集手段、管理方式、成果服务方式的转变;引入了空间信息技术、数据库技术、网络技术、数码摄影技术。

从 2011 年启动的安徽、湖北、湖南、四川、云南、新疆、吉林、海南、重庆和甘肃 10 个省(区、市)205 个县的中药资源普查试点工作已取得了阶段性成果。

1. 各省(区市)中药资源调查现状

(1)北京市平谷区 薛文峰等实地考察了平谷区 37 个样地的野生中药资源和 2 个中药材种植基地。发现 68 科 186 种药用植物,其中濒危植物 2 种。重点调查了防风、柴胡、黄芩、知母、苦参、北乌头(草乌)、穿山龙、北苍术、丹参、桔梗、玉竹、黄精等 12 种野生药用植物。在平谷山区燕山山脉分布有柴胡、远志、黄芩、穿山龙、防风、知母等大宗中药材。

(2)天津市 李天祥等对天津地区 3 县 13 区中药资源分布进行了全面考察,天津野生中药资源主要分布在北部蓟县山区。天津地区共记录品种 886 种,大型真菌 27 科 58 属 91 种;高等植物 124 科 443 属 763 种,包括苔藓植物 3 科 3 属 3 种,蕨类植物 11 科 14 属 20 种,裸子植物 4 科 7 属 9 种,双子叶植物 92 科 359 属 637 种,单子叶植物 14 科 60 属 94 种,记录动物类 26 科 30 属及 2 个动物药用部位;资源蕴藏较丰富中药材品种共 44 种;对 30 种重点药材质量考察发现,有草乌等 19 个野生品种质量较优;2013 年开始在天津蓟县、静海县、北辰区等地引种栽培的丹参等中药材,还处于试种研究阶段,总体规模较小。

(3)河北省 ①驼梁国家级自然保护区:贾贵金等经过野外调查、标本鉴定以及数据的查询,发现河北驼梁国家级自然保护区中药用植物有 97 科 320 属 426 种。其中,国家级珍稀濒危药用保护植物 9 科 18 属 19 种;国家一级保护药用植物有 2 种:大花杓兰、杓兰;国家二级保护药用植物有草麻黄等 17 种。②阜平县:刘代缓等统计共有野生药用植物 101 科 349 属 593 种,其中包括 47 个亚科、25 个亚属和 4 个亚种。被子植物 82 科 288 属 502 种;裸子植物 2 科 3 属 3 种。其中千吨以上蕴藏量的药用植物有酸枣等 11 种。

(4)辽宁省凤城市 李忠宇等在凤城市白云山(位于辽宁省丹东、本溪、辽阳、鞍山四市交界处)发现了 6 种新记录植物和 2 种东北新记录植物。蔡振娇等在凤城市发现了 7 种辽宁省未记载的新物种,其中有 6 种在白云山分布。

(5)江苏省 ①南京市浦口区:陆耕宇等调查发现浦口区主体即老山山脉药用植物种类有 676 种,隶属于 139 科 444 属。其中蕨类植物 14 科 14 属 15 种,裸子植物 6 科 8 属 10 种,双子叶植物 101

科 356 属 565 种，单子叶植物 18 科 66 属 86 种。其中太子参等 9 种常用中药材蕴藏量较大。②镇江句容宝华山区：韦苏晏等对宝华山区（位于江苏省镇江市句容市北部，为国家级森林公园和 AAAA 级景区，景区内包含的宝华山自然保护区是江苏省自然保护区之一）药用维管植物资源进行了调查。发现共有药用维管植物 164 科 620 属 1 089 种（含种下等级），分别占江苏省药用维管植物科、属、种数的 88.2%、87.3%、81.0%。其中，蕨类植物 25 科 33 属 50 种，裸子植物 7 科 13 属 16 种，被子植物 132 科 574 属 1 023 种。从珍稀濒危状况看，该区域现存中国特有属 14 属（占 5.2%）；国家级珍稀濒危药用维管植物 18 种、江苏省省级保护药用维管植物 32 种。有重点药用维管植物 130 种，其中道地药材有薄荷等 17 种。③泗洪洪泽湖湿地国家级自然保护区：刘睿等通过普查发现优势种有芦苇等 14 种，其中浮游植物有金藻门等 8 个门类；珍稀水生高等植物野菱和莲为野生种，均属于国家 II 级保护植物。泗洪县与洪泽县代表性药用植物有莲等 32 种。

（6）安徽省　①潜山县：刘想晴等通过实地调查发现有药用植物 161 科 518 属 853 种（包括种下分类群），野生药用植物资源丰富常用中药 244 种，药用珍稀植物 18 种，药用特有植物 11 种，发现台湾盆距兰、波密斑叶兰和短柄粉条儿 3 种安徽地理新分布植物。重点调查品种 145 种，目前栽培药用植物共 30 余种。常用中药 244 种，收购的中药材有 84 种。②枞阳县：吴其国等调查发现，枞阳县田埂上共有 29 科 51 属 63 种药用植物，其中白茅根等 20 种是常用中药。③金寨县：彭代银等调查发现有产业规模集聚效应的菌类中药主要有三个，即茯苓、灵芝和天麻。④黄山区：刘鹤龄等通过野外采集发现了地理新分布的 3 个新属和 9 个新记录植物。

（7）福建省　①松溪县：徐蔚等调查发现有 142 科 418 属 615 种药用植物，涉及国家重点调查品种 85 种，水生、耐盐药用植物 33 种。地方特色品种有浙江蜡梅等 14 种；以菝葜等 17 种药材分布广、蕴藏量大。②建宁县：谢明等在第 4 次中药资源普查中发现 3 个福建省植物地理新分布种。郭娜等在野外调查中发现 4 个福建省地理新分布种。郭娜等在溪源乡上茶坑发现虎耳草科金腰属植物绵毛金腰 1 个新分布种。③泰宁县：黄泽豪等在发现木犀科女贞属植物小叶女贞、多毛小蜡、葫芦科绞股蓝属植物光叶绞股蓝、菊科毛连菜属植物日本毛连菜 4 种福建省新分布记录植物，其中毛连菜属为福建新记录属。

（8）江西省吉安县官田乡　陈斌等实地共调查发现官田乡常用大宗中药材 200 种，珍稀药材 2 种，其中车前等 11 种是传统大宗中药材，金樱子等 6 种是江西民间常用中药。

（9）山东省威海市　颜士慧等在威海正棋山发现五福花科五福花属植物五福花 *Adoxa moschatellina*，该属、种为山东省新记录。五福花科五福花为欧洲药用植物，全草有镇静作用，是具有潜在开发价值的药用植物资源。

（10）湖北省襄阳市　刘明乐等初步查明襄阳市共有药用动植物、矿及其他 949 种，其中药用菌类 12 种、药用地衣类 2 种、药用苔藓类 7 种、药用蕨类 38 种、药用裸子植物 18 种、药用被子植物 765 种、药用动物 75 种、药用矿物 19 种及其他 13 种。本地道地药材有襄麦冬（湖北山麦冬）等 11 种。在国内外有一定影响的珍稀药用植物资源有原始红豆杉（52.92 万株）、野生牡丹（10 万余株）、野生蜡梅（近 100 万株）、野生紫薇（约 50 余万株）古群落及野生兰科药用植物资源。襄阳野生药材的蕴藏量占湖北省的 18%，在全省排第 2，仅次于十堰地区（31%），高于鄂西州（14%），栽培药材占湖北省的 17%，在全省排第三。历年统计发现襄阳药材收购品种已达 235 种，年收购量在 100 000 kg 的野生药材有百部 21 种。目前大面积栽培和家种家养的药材有黄柏等 31 种，其中襄麦冬等 6 种驰名国内外并批量出口,襄麦冬在 2010 年产量已达 500 万吨,民间草药种类则更多,如血木耳等 4 种药材在民间享有很高的声誉。刘明乐等发现新药用植(动)物有南方红豆杉等 36 种。

(11) 广东省化州市 吴钿等发现化州市有药用植物 99 科 338 种,其中菌类植物 1 科 1 种;蕨类植物 13 科 29 种;裸子植物 5 科 5 种;被子植物 80 科 303 种(约占总数的 90%)。属于重点药材种类有 43 种,特色中药资源有 19 种,道地中药材在化州市内已规模化、产业化种植。

(12) 重庆市 重庆地处亚热带,是日本-华东植物区系与喜马拉雅-四川盆地、秦岭大巴山-西北植物区系与西南云贵高原植物区系交错渗透的地带,植物种类异常丰富。张军等据第四次全国中药资源普查重庆(试点)对 40 个县(区、市)野外调查,已知中药材 466 科 1 783 属 5 500 种,其中植物药 307 科 1 493 属 5 014 种,包括低等植物 38 科 70 属 178 种,苔藓植物 45 科 97 属 206 种,蕨类植物 46 科 112 属 500 种,裸子植物 9 科 29 属 58 种,被子植物 169 科 1 185 属 4 072 种;动物药 159 科 290 属 466 种,包括无脊椎动物 77 科 121 属 166 种,脊椎动物 82 科 169 属 300 种;矿物药 20 种。较 20 世纪 80 年代第三次全国中药资源普查种类大幅度增加。但野外蕴藏量大幅度减少,且原记录的种类中有近 1/10 在此次调查中未再次发现。该地区野生和栽培种类及中药材变化都甚大,主要因素:①企业的经济活动和政府公共性活动给中药材的生存和发展造成了威胁。②化学防治造成农药残留量增加。③企业"三废"的排放。④植被的不断变化。⑤"天敌植物"的引入。⑥无计划过度采伐利用。⑦药材市场价格的波动。

另外,林茂祥等在长寿区采集到植物 142 科 482 属 639 种(包括亚种、变种),其中国家重点药材品种 119 种(含栽培种 22 种,野生种 97 种),一般药材品种 456 种,共计 575 种药用植物。

(13) 贵州省 ①梵净山区:鲁道旺等调查发现梵净山区水龙骨科植物资源丰富,有药用植物 12 属 36 种,其中瓦韦属 8 种、石韦属 5 种、骨牌蕨属 4 种、鳞果星蕨为梵净山新记录种。②贵州民族地区 赵厚涛等 2011 年 5 月—2015 年 11 月,在调查(黔西南洲、黔东南洲、黔南洲、铜仁地区)22 个村寨,7 个民间集市,访问了 56 名关键人物,采集制作了 125 种植物的凭证标本,其中 37 科 72 种药食两用植物,其中以菊科(8 种)、蔷薇科(7 种)、唇形科(6 种)。当地少数民族对于果类、蔬菜类的利用较多,其中蒲公英、马兰、苣荬菜、蕺菜(鱼腥草)、蕨等野生资源丰富。黔西南布依族采用不同植物的色素,如密蒙花的黄色素、落葵的落葵色素等为糯米饭染色,形成了特色的"五色糯米饭"的制作工艺,寓意来年风调雨顺,五谷丰登。

(14) 云南省 ①德宏州梁河县 罗仁山等完成了德宏州梁河县平山乡、小厂乡、大厂乡、曩宋乡、河西乡、九保乡、芒东镇、勐养镇、遮岛镇 9 个乡(镇)的中药资源普查。结果,梁河县共有 96 科 268 种(变种/亚种)药用植物,其中重点调查药材 54 科 76 种,栽培药用植物主要有石斛等 7 种。②文山壮族苗族自治州富宁县 彭宗妮归纳总结了常用的药用植物 106 种,其中蕨类植物 2 科 2 种;双子叶植物 46 科 91 种;单子叶植物 5 科 14 种。

(15) 陕西省陇山山地自然区 陇山山地自然区位于关中平原盆地地区西北部,地处中温带与暖温带的交汇点,可分为 4 个气候区(北部山区为半干旱温凉区、中部川道为半湿润温暖区、南部浅山为湿润温凉区、西部关山为高寒区)是陕西五大林区之一。邢妮等调查表明,陇山山地自然区药用植物 146 科 763 属 1 838 种,其中被子植物 123 科 726 属 1 741 种,裸子植物 7 科 11 属 25 种,蕨类植物 9 科 16 属 56 种,低等植物 7 科 10 属 16 种。珍稀濒危药用植物 45 种,道地药材 103 种,特色药材 144 种,多年生草本类药材 943 种,以全草类、根类和根茎类入药的药材较多。区内药用植物属存在 15 种分布区类型 18 个变型,药用植物区系热带、温带性质显著,同时具有一定的古老成分。陇山山地自然区药用植物的总科数、总属数和总种数占陕西省及全国药用植物的比例相对较高,而该区面积仅为陕西省总面积的1.17%,说明陇山山地自然区是陕西省药用植物较为丰富的区域。

(16)青海省 贾守宁等在青海省鉴定出6种地标品(指地方药品标准中记载的品种),华丽龙胆等52种习用品(指当地代替正品使用的品种)。

(17)宁夏回族自治区盐池县 李明等在盐池县农牧交错区普查到27科76属119种杂草。具有药用属性的植物23科37属50种,占全部杂草种数的42%。杂草密度在3～4级之间的均是人工防除的重点,累计有12种,占杂草总种数的10.1%,占药用植物种数24%。50种药用植物《宁夏中药志》全部收录,《中国药典》(2015年版)收录的药用植物有萹蓄等10种,在《本草纲目》《本草学》《证类本草》等古方典籍中均有记载。

(18)新疆维吾尔自治区阿勒泰地区 郭雄飞等普查勒泰地区种子植物91科520属1720种,药

用种子植物82科341属1374种,其中新记录属有百金花属等5属,新记录种有蓝枝麻黄等25种。

2. 新增典籍未收录的民族药调查

傣药:张丽霞等以《Flore of China》为标准,对傣药类书籍或涉及傣药的民族药类书籍记载的所有物种的植物名称和拉丁名进行了校对和系统整理,增补典籍未收录的傣药植物272种,隶属于107科228属。从地理分布看,这些种大部分分布于热带亚热带地区;从药用部位来看,根及根茎类植物比例最高;从性味入塔来看,平性、苦味,入土塔和入风塔类药物较多;从治疗疾病情况看,治疗风湿类、跌打损伤、感冒、腹痛腹泻、皮肤类、胃痛胃炎、妇科类、肝病等药物较多。解药是傣医用药治病的一大突出特色,经统计新增272种傣药中有144种解药,占全部种类的52.4%。新增傣药资源中也有19%的新增傣药在云南并没有分布,表明傣族原产地并非局限于热带和亚热带地区。傣药在我国各省分布情况见表1。

表1 新增傣药在各省分布情况

省 份	种 数	比例(%)	省 份	种 数	比例(%)	省 份	种 数	比例(%)
云 南	219	80.51	浙 江	72	26.47	河 北	26	9.56
广 西	157	57.72	江 西	65	23.90	辽 宁	22	8.09
广 东	140	51.47	西 藏	64	23.53	内蒙古	19	6.99
贵 州	133	48.90	陕 西	54	19.85	青 海	15	5.51
四 川	119	43.75	安 徽	53	19.49	黑龙江	15	5.51
福 建	113	41.54	江 苏	48	17.65	吉 林	15	5.51
台 湾	93	34.19	河 南	43	15.81	重 庆	11	4.04
海 南	84	30.88	甘 肃	41	15.07	新 疆	11	4.04
湖 南	77	28.31	山 西	31	11.40	宁 夏	8	2.94
湖 北	72	26.47	山 东	28	10.29	北 京	2	0.74

3. 特色药用植物资源蕴藏量调查

(1)黄芩 刘金欣等采用3S网络技术和分层实地调研相结合的方法,选取内蒙古地区野生黄芩生境的植被类型、海拔、年降雨量和年均温度4个

指标,根据其生境适宜性情况,采用简单随机抽样的方法,对最适宜、适宜、次适宜、不适宜4个层次进行野外调查。建立了基于4个气象生境因子的野生黄芩资源储量估算模型,并估算内蒙古地区野生黄芩的总资源储量共有约15.8亿株(1.9万t)。

内蒙古地区的野生黄芩大多分布在斜坡草地、草甸等植被类型中,其最适宜生境为:降雨量在 350～550 mm 内,海拔高度在 600～1 500 m,温度在 −2～2 ℃,符合这些生境的地区主要在内蒙古的东北部赤峰、阿尔山、霍林郭勒等地区,而内蒙古西部地区为沙漠,降雨量较少,温度较高,不适宜野生黄芩生长。

(2)新疆阿魏 黎耀东等参照《第四次全国中药资源普查技术规范》进行实地勘查计算新疆阿魏的蕴藏量。结果,新疆阿魏当前分布面积约为 133 hm²(1987 年为 1 400 hm²),已不及 20 世纪 80 年代的 1/10,每公顷平均株数约为 4 185 株(1987 年为 7 980 株),分布密度仅为 80 年代的 1/2;药材阿魏胶蕴藏量估算大约为 420 kg(1987 年为 8 400 kg),储量只有 20 世纪 80 年代的 1/20。提示新疆阿魏已处于极度濒危状态,需尽快采取措施进行保护。

(3)党参 杨慧珍等调查了甘肃省宕昌县境内党参、和素花党参野生资源现状和蕴藏量。结果,宕昌县 7 个生态区 53 个样地中,有 6 个生态区 11 个样地中分布有野生党参,占调查区域的 85.71%,仅 1 个生态区 1 个样地中分布有野生素花党参,与党参分布区域重叠,占调查区域的 14.29%。党参药材蕴藏量约为 461.85 t,经济量为 254.02 t,年允收量为 25.40 t;素花党参药材蕴藏量为 67.75 t,经济量为 36.16 t,年允收量为 3.62 t。

(撰稿:陈建伟 王江波 审阅:俞桂新)

【药用植物种子生物学研究】

种子是种子植物特有的繁殖器官,而种子植物是药用植物的主要基原植物。系统的种子生物学研究对药用植物资源的就地保护和引种栽培等均具有重要的意义。药用植物种子的质量与药材的有效性和安全性密不可分。

1. 药用植物种子萌发、育苗及贮藏特性研究

了解种子萌发特性可以为进一步提高发芽率和解除休眠提供基础资料。张智慧等对不同产地的白及种子进行质量测定。其中,白及种子采用过 20 目筛后进行净度分析,质量测定采用千粒法,水分测定采用高恒温(133±2)℃干燥法,烘干时间为 3 h,发芽床选用滤纸床,发芽温度 30 ℃较为适宜,种子萌发需要光照。张应等对 38 份不同来源的灰毡毛忍冬种子质量检验方法进行了研究。结果,以发芽率、相对电导率、净度、千粒重和含水量为参数制定了灰毡毛忍冬种子质量分级标准,发现Ⅰ级和Ⅱ级种子质量较好。廖沛然等考察了不同水分条件对三七种子萌发过程中各项生理指标及发芽率的影响。结果发现,三七种子具有脱水不耐受特性,5%含水量沙埋层积处理下其含水量稳定,种子活力高。侯茜等探讨了环境因子对秦艽种子萌发的影响。经测定不同光照、积水、土壤覆盖深度下秦艽种子的发芽率,发现光照不足、积水过多、土壤覆盖较深都可以降低秦艽种子的萌发率。李振斌等考察天麻种子在青果、将裂果和裂果三种不同成熟度的萌发特性,发现将裂果在形成较大原球茎、接菌率及形成米麻、白麻方面的优势较为突出。曾磊等通过测定蚬壳花椒种子萌发四个阶段的蛋白质、氨基酸含量及呼吸代谢关键酶的活性,发现其萌发过程中贮藏蛋白质降解,游离氨基酸含量增加,为种子萌发提供营养物质;种子萌发过程中三种呼吸代谢途径相互转化,为种子萌发提供能量。

郑诗强等探索了盐胁迫对知母种子萌发和幼苗生长的影响。结果显示,随着 NaCl 浓度的增加,知母种子萌发和幼苗生长受到抑制,其能够耐受中等强度的盐胁迫(NaCl 浓度不高于 0.50%)。陈红刚等研究了不同种子处理方法对铁棒槌育苗质量的影响。结果发现,搓去种皮或经 100 mg/L 赤霉素处理 14 小时可以有效提高铁棒锤出苗数及苗栽质量。

马宏亮等考察了铁包金基源植物种子的浓硫酸、赤霉素浸泡等贮藏方法。结果显示,4 ℃低温沙藏3个月可以完全打破铁包金两种基源植物(铁包金及光叶勾儿茶)种子的休眠,显著提高其发芽势与发芽率。陈松树等通过考察不同生长年限、不同级别的素花党参种子的质量,发现二、三年生和一、二级种苗的素花党参及其不同结种部位的种子均能达到素花党参种子质量标准,可以留种;而一年生和三级种苗的素花党参不建议留种。

金钺等对国家药用植物种质资源库中期库中保存4年的桔梗、荆芥、穿心莲、党参、黄芩、益母草和冬凌草的种子发芽率进行测定。结果显示,7 种药用植物种子发芽率均下降,理论上低温低湿可以延长种子贮存寿命,但是不同物种的种子贮藏寿命存在差异。

2. 药用植物种子中化学成分分析

采用不同分析手段对种子中化学成分的定性和定量分析可以为种子的药用及繁育提供理论基础。王锐清等从花椒种子及花椒种子油中分别检测到19、11 种挥发性成分,其中萜类和含氧衍生物为其主要成分。马国需等通过化学分离方法,从云实种子中分离获得一个新卡山烷二萜类化合物。周兴杨等从苏木种子中分离得到 14 个化合物,其中 6 个化合物是首次从云实属植物中分离获得。

土壤和种子中的化学成分对药用植物种子发育具有一定的影响。龙期良等研究发现,酚酸类物质对人参正常生长及人参根尖显微形态结构具有化感作用。邱黛玉等研究了离体蒜苗挥发物质对模拟连作胁迫下当归种子发芽特性的影响。结果显示,离体蒜苗产生的挥发物质对当归根浸提液产生的发芽抑制作用具有一定的缓解效应。侯皓然等研究发现,茅苍术种子醇提液能显著抑制油菜种子萌发及胚根的生长,提示茅苍术种子中含有内源性抑制物质,这可能是导致茅苍术出苗率不高,幼苗长势缓慢的原因之一。

3. 分子技术在种子、种苗鉴定中的应用

DNA 条形码技术是中药材种子种苗鉴定的有效手段。基于 ITS2 序列,通过序列比对、遗传距离比较和系统 NJ 树构建,周建国等分析了补骨脂及其混伪品的 ITS2 序列,准确鉴别了种子类药材补骨脂及其混伪品。此外,马双姣等建立了王不留行种子的 ITS2 序列分子鉴定方法;张改霞等建立了羌活种子的 ITS2 序列分子鉴定方法。结果显示,DNA 条形码技术对中药种子及种苗的鉴定的结果稳定高,准确可靠。这种技术摆脱物种形态特征、生长阶段及操作者专业水平的限制,又避免客观条件的干扰和人为判断的主观性,具有较高的通用性。

(撰稿:吴靳荣　审阅:俞桂新)

[附]　参　考　文　献

B

白华,白娟.高效液相色谱法测定不同生长年限和不同部位桑白皮中桑根酮 C 的含量[J].兰州文理学院学报(自然科学版),2016,30(3):34

C

蔡振娇,关兴东,李忠宇,等.辽宁省凤城市第四次中药资源普查(试点)研究初报[J].中国实验方剂学杂志,2016,22(21):32

常相伟,王博然,王彤,等.基于 UPLC-Q-TOF/MS 的植物代谢组学技术鉴别林下山参的生长年限[J].中国中药杂志,2016,41(19):3609

常志凯,朱珠,董恒,等.茉莉酸甲酯结合高温胁迫对白桦悬浮细胞三萜合成的影响[J].中草药,2016,47(13):2333

陈斌,黄慧,钟卫津,等.江西吉安县官田乡中药资源调查研究[J].江西中医药大学学报,2016,28(4):92

陈红刚,杜弢,张鑫,等.不同种子处理方法对铁棒锤育苗质量的影响[J].中国中医药信息杂志,2016,23(8):105

陈璐,汪涛,郭巧生,等.杭菊 DFR 基因克隆及其在花中表达特征分析[J].中草药,2016,47(7):1187

陈松树,赵致,王华磊,等.不同生长年限、种苗分级及结种部位的素花党参种子质量研究[J].中药材,2016,39(3):487

D

董先娟,刘晓,张钟秀,等.白木香 2 个小分子热激蛋白基因的克隆及表达分析[J].中草药,2016,47(8):4054

G

高芬,郝锐,秦雪梅,等.拮抗黄芪根腐病菌的根际促生菌的室内筛选与鉴定[J].中国中药杂志,2016,41(22):4188

高石曼,刘久石,孙恬,等.不同栽培措施对党参药材化学质量的影响[J].中国中药杂志,2016,41(20):3753

顾岑,王华磊,赵致,等.种植密度及采收期对苗药艾纳香产量和品质的影响[J].中药材,2016,39(2):1235

官丽莉,崔琪,韩怡来,等.红花 b ZIP20 转录因子基因的克隆、表达分析及植物表达载体构建[J].中草药,2016,47(8):1369

官玲亮,夏奇峰,庞玉新,等.艾纳香萜类物质生物合成途径分析[J].中国中药杂志,2016,41(7):1585

郭娜,郭生挺,谢明,等.福建省金腰属(虎耳草科)一新分布种[J].中国现代中药,2016,18(7):870

郭娜,李恒,郭生挺,等.福建省新分布植物记录[J].安徽农业科学,2015,(36):23

郭雄飞,李晓瑾,樊丛照,等.新疆阿勒泰地区药用种子植物物种多样性及区系特点分析[J].中国现代中药,2016,18(6):710

H

郝安辉,张兴国,李坤伦,等.不同生长年限及不同部位川明参红外光谱研究[J].时珍国医国药,2016,27(11):2665

何冬梅,林婵春,严铸云,等.川芎内生放线菌的分离及根腐病拮抗菌株的筛选[J].中药材,2016,39(2):265

何海,郭继云,舒少华,等.茯苓细胞色素 P450 还原酶基因的克隆与生物信息学分析[J].中草药,2016,47(16):2909

侯皓然,巢建国,谷巍,等.茅苍术种子醇溶性内源性抑制物的初步研究[J].中药材,2016,39(4):717

侯茜,胡锋,张帆,等.环境因子对濒危药用植物秦艽种子萌发的影响[J].中国现代中药,2016,18(2):178

黄晖,邵士成,高江云.不同内生真菌对齿瓣石斛幼苗生长的效应[J].中国中药杂志,2016,41(11):2019

黄璐琦.中药区划专题编者按[J].中国中药杂志,2016,41(17):3113

黄勇,张红瑞,王丰青,等.饼肥对裕丹参生长发育和有效成分含量的影响[J].中药材,2016,39(6):1121

黄泽豪,林青青,林仲彬,等.福建省 4 种新分布记录药用植物[J].中国野生植物资源,2016,35(1):57

J

贾贵金,李剑平,王江敏,等.河北驼梁国家级自然保护区珍稀濒危药用植物资源调查与分析[J].河北林业科技,2016,(5):44

贾守宁,刘静,陈文娟.青海省中药材地标品及习用品调查[J].中国现代中药,2016,18(6):737

姜娟萍,孔海民,张晓明,等.不同栽培方式对浙贝母产量品质的影响[J].中国现代中药,2016,18(4):469

蒋舜媛,孙洪兵,秦纪洪,等.基于生长适宜性和品质适宜性的川贝母功能型生产区划研究[J].中国中药杂志,2016,41(17):3194

蒋燕锋,刘跃钧,蓝云龙,等.不同种源多花黄精生物生态特性研究[J].中国现代中药,2016,18(12):1616

蒋园,朱玉球,高燕会,等.铁皮石斛 WRKY5 基因的克隆与表达分析[J].中草药,2016,47(2):301

金钺,杨成民,魏建和.国家药用植物种质资源库中期库贮存 7 种药用植物种子生活力监测[J].中国中药杂志,2016,41(9):1592

荆礼,郑汉,姚娜,等.樟树 4-二磷酸胞苷-2-C-甲基-D-赤藓醇激酶基因的克隆及表达分析[J].中国中药杂志,2016,41(9):1578

K

康传志,周涛,江维克,等.基于气候因子的全国栽培太

子参品质区划分析[J].中国中药杂志,2016,41(13):2386

康传志,周涛,江维克,等.贵州栽培太子参质量评价及生长区划[J].中国中药杂志,2016,41(13):2391

L

黎耀东,付淑媛,何江,等.新疆特有药用植物新疆阿魏资源现状与分析[J].中国现代中药,2016,18(6):714

黎颖菁,付金娥,韦树根,等.广西不同产地三叶青中总黄酮含量分析[J].农业研究与应用,2016,(6):29

李华云,黄群莲,代勇,等.泸州、赤水两地金钗石斛中石斛碱含量比较[J].中药材,2016,39(11):2476

李晶,郭琼琼,孙海峰,等.党参 Cp UGPase 基因的克隆、序列分析与原核表达[J].中草药,2016,47(21):3876

李军,龙登凯,周涛,等.太子参分解代谢关键酶 8′羟化酶基因的克隆及生物信息学分析[J].中国中药杂志,2016,41(13):2397

李蒙蒙,郭巧生,史红专,等.不同养殖密度和换水频率对蚂蟥生长和内在品质影响的研究[J].中国中药杂志,2016,41(6):995

李明,左忠,李吉宁,等.宁夏中部干旱带农牧交错区农田杂草型药用植物资源[J].宁夏农林科技,2016,57(6):33

李倩,袁玲,杨水平,等.连作对黄花蒿生长及土壤细菌群落结构的影响[J].中国中药杂志,2016,41(10):1083

李天祥,李国辉,刘岩,等.天津中药资源概况及主要品种的质量评价[J].中国现代中药,2016,18(6):703

李挺,宋斌,林敏.药用真菌蛹虫草遗传多样性的 SCoT 分析[J].中药材,2016,39(7):1488

李燕敏,丁立帅,王晶晶,等.基于茎痕判定的不同生长年限重楼药材中皂苷含量分析[J].中国实验方剂学杂志,2016,22(12):42

李玉权,祝学海,石建龙,等.半夏块茎腐烂病化学防治药剂的筛选[J].中药材,2016,39(5):967

李振斌,黄再强,胡明勋,等.天麻种子成熟度对其萌发、生长的影响研究[J].中药与临床,2016,7(1):11

李忠宇,张淑梅,蔡振娇,等.凤城市白云山中药资源普查新记录植物[J].中华中医药学刊,2016,34(5):1040

梁琴,陈兴福,李胜,等.移栽期对川芎生长发育、干物质积累与分配和产量的影响[J].中药材,2016,39(4):699

廖沛然,崔秀明,杨野,等.不同水分条件对三七种子后熟与萌发的生理影响研究[J].中国中药杂志,2016,41(12):2194

林茂祥,韩如刚,申杰,等.重庆长寿区中药资源现状及开发利用建议[J].中国中医药信息杂志,2016,23(10):1

刘代缓,杨太新,马春英.河北省阜平县野生药用植物资源调查研究[J].中国现代中药,2016,18(4):488

刘鹤龄,程铭恩,彭代银.安徽药用植物分布新记录[J].中国中药杂志,2016,41(7):1358

刘金欣,李耿,夏艳华,等.基于 3S 技术内蒙古地区野生黄芩储量估算研究[J].中草药,2016,47(6):997

刘雷,潘峰,杨远兵,等.川麦冬内生真菌分离和鉴定及抑菌活性初步研究[J].中草药,2016,47(8):1382

刘立敏,赵志莲,韩多,等.不同生长年限滇重楼干物质积累量及活性成分的积累规律考察[J].中国医药工业杂志,2016,47(6):706

刘明乐,廖建鄂,李克荣,等.襄阳市中药资源调查初报[J].中医药导报,2016,22(11):57

刘睿,严辉,段金廒,等.洪泽湖区域湿地及人工水体类型中药资源适宜调查方法的探索与建议[J].中国中药杂志,2016,41(16):2975

刘双利,王晓慧,姜程曦,等.莪术种质资源的 RAPD-PCR 分析[J].中草药,2016,47(17):3098

刘想晴,程旺兴,刘守金,等.安徽省潜山县药用植物资源特点和合理利用[J].安徽中医药大学学报,2016,35(4):77

刘新星,陈玉梁,石有太,等.SSR 标记甘肃栽培党参种质资源的遗传多样性分析[J].中药材,2016,39(8):1742

柳鑫,杨艳芳,宋红萍,等.基于 MaxEnt 和 ArcGIS 的黄连生长适宜性区划研究[J].中国中药杂志,2016,41(17):3186

龙期良,李勇,高原,等.酚酸类物质对人参种子的化感作用研究[J].中国现代中药,2016,18(1):92

卢有媛,杨燕梅,马晓辉,等.中药秦艽生态适宜性区划研究[J].中国中药杂志,2016,41(17):3176

卢有媛,张小波,杨燕梅,等.秦艽药材的品质区划研究[J].中国中药杂志,2016,41(17):3132

鲁道旺,田静,张涛,等.梵净山区水龙骨科药用植物资源的系统调查[J].贵州农业科学,2016,44(10):115

陆耕宇,谢国勇,田梅,等.南京市浦口区野生药用植物资源现状调查与建议[J].中国野生植物资源,2016,35(3):64

罗仁山,周候光,罗凯,等.云南省梁河县药用植物资源调查[J].安徽农业科学,2016,44(36):1

雒军,王引权,温随超,等.当归咖啡酸-O-甲基转移酶基因克隆和序列分析[J].中草药,2016,47(7):1180

M

麻锐,冯凯,姜锐,等.不同生长年限园参的双向电泳分析[J].江苏农业科学,2016,44(10):84

麻锐,靳雯棋,冯凯,等.不同生长年限园参形态与皂苷合成相关性研究[J].北方园艺,2016,(13):159

马福家,仓捷,孔铭,等.不同生长年限白芍中主要成分含量的比较研究[J].上海医药,2016,37(15):75

马国需,孙忠浩,李朋飞,等.云实种子中1个新颖卡山烷二萜类化合物[J].中草药,2016,47(11):1838

马宏亮,王吉文.不同处理方法对两种铁包金基原植物种子萌发的影响[J].中国现代中药,2016,18(7):877

马双姣,周建国,金钺,等.王不留行种子的ITS2序列分子鉴定研究[J].世界科学技术(中医药现代化),2016,18(1):29

马阳,侯娅,邹立思,等.太子参指标成分与气候因子的相关性[J].中药材,2016,39(8):1723

苗琦,袁源见,罗光明,等.基于Arc GIS和Maxent的栀子生态适宜性研究[J].中国中药杂志,2016,41(17):3181

N

牛迎凤,李晓花,李海涛,等.大叶千斤拔活性成分分布及积累动态[J].中国医药导报,2016,13(28):17

P

彭代银,程铭恩,庆兆.金寨县药用真菌资源调查[J].农产品市场周刊,2016,(34):12

彭宗妮.关于对富宁县第四次野生中药资源普查的思考[J].农业与技术,2015,35(22):256

Q

强正泽,李成义,李硕,等.不同生长年限红芪微量元素特征研究[J].中国中医药信息杂志,2016,23(10):87

邱黛玉,张正杰.离体蒜苗挥发物质对模拟连作当归种子发芽的影响[J].中草药,2016,47(6):1010

权红,甄梓娟,李连强,等.藏药匙叶翼首草种齐墩果酸及熊果酸的含量测定[J].中国现代中药,2016,18(6):762

S

尚雪,董丽君,文路军,等.基于遥感与GIS的四川省川牛膝资源适宜性分布研究[J].中草药,2016,47(24):4445

邵扬,叶丹,欧阳臻,等.薄荷的生境适宜性区划及品质区划研究[J].中国中药杂志,2016,41(17):3169

石磊,徐世义,翟菲,等.不同生长年限林下山参的数字图像处理研究[J].特产研究,2016,(1):9

石子为,马聪吉,康传志,等.基于空间分析的昭通天麻生态适宜性区划研究[J].中国中药杂志,2016,41(17):3155

T

汤欢,李西文,向丽,等.基于GMPGIS的檀香全球产地生态适宜性研究[J].世界科学技术(中医药现代化),2016,18(8):1265

唐艳,闫述模,汪静静,等.基于UPLC及多成分分析的西洋参质量评价[J].中国中药杂志,2016,41(9):1678

W

王汉卿,马玲,王庆,等.甘草药材生产区划研究[J].中国中药杂志,2016,41(17):3122

王汉卿,王庆,马玲,等.枸杞子药材生产区划研究[J].中国中药杂志,2016,41(17):3127

王娟,张杰.基于遥感和GIS技术的四川省猪苓适宜性分布范围研究[J].中国中药杂志,2016,41(17):3148

王丽娜,王丰青,智惊宇,等.盾叶薯蓣WRKY转录因子的鉴定和生物信息学分析[J].中草药,2016,47(22):4062

王梦亮,任晓琳,崔晋龙,等.野生红景天的RAPD和ISSR遗传多样性分析[J].中草药,2016,47(3):469

王秋,许佳明,王珊,等.不同产地不同生长年限西洋参中氨基酸含量比较研究[J].时珍国医国药,2016,27(12):3007

王锐清,郭盛,段金廒,等.花椒果实不同部位及其种子油资源性化学成分分析与评价[J].中国中药杂志,2016,41(15):2781

王晓红,孙延龙,李万忠,等.产地和生长年限对银杏叶

中多糖和黄酮含量的影响[J].中药材,2016,39(6):1341

王晓云,陈蓉,张恩慧,等.穿心莲甲羟戊酸 5-焦磷酸脱羧酶基因的克隆与表达[J].中国中药杂志,2016,41(4):636

王泽议.基本建成实施全国普查的技术体系[N].中国医药报,2016-3-15(4)

韦苏晏,吴宝成,田方,等.江苏宝华山区药用维管植物资源组成分析[J].植物资源与环境学报,2016,25(2):100

闻焜,代欣桃.云南漾濞不同地区核桃林下种植重楼的重楼皂苷含量比较[J].中国药师,2016,19(10):1983

吴钿,汪发辉,王妙英,等.广东省化州市药用植物资源调查[J].亚热带植物科学,2016,45(1):67

吴凤云,邱丽莎,崔秀明,等.白及品质特征影响因素研究[J].中国医院药学杂志,2016,36(21):1838

吴明丽,李西文,黄双建,等.广藿香全球产地生态适宜性分析及品质生态学研究[J].世界科学技术(中医药现代化),2016,18(8):1251

吴其国,严其高,胡叶青,等.安徽枞阳县田埂药用植物资源调查[J].江西中医药大学学报,2016,28(4):74

X

夏贵惠,王秋玲,王文全,等.不同浓度氮磷配比对丹参生长和活性成分积累的影响[J].中国中药杂志,2016,41(22):4175

谢明,郭生挺,李恒,等.福建省 3 个高等植物新记录种[J].亚热带农业研究,2016,12(4):268

邢妮,张婷,刘秉焱,等.陇山山地自然区药用植物资源及多样性研究[J].西北农林科技大学学报(自然科学版),2017,45(1):165

徐杰,高水平,史国安,等.芍药 FPPS 基因的克隆及生物信息学分析[J].中草药,2016,47(4):655

徐蔚,韩静,林燕华,等.福建松溪县中药资源现状调查与分析[J].湖南中医药大学学报,2016,36(11):60

薛文峰,王秀娟,赵香研,等.北京市平谷区中药资源普查的实践与思考[J].北京中医药,2016,35(8):792

Y

严爱娟,郭增喜,张文婷,等.产地及生长年限对土茯苓中落新妇苷含量的影响[J].中国现代应用药学,2016,33(6):803

严辉,张小波,朱寿东,等.当归药材生产区划研究[J].中国中药杂志,2016,(17):3139

颜士慧,张伟,赵宏.山东药用植物新记录属种——五福花属五福花[J].中国现代中药,2016,18(4):405

杨帆,刘伟,魏莹莹,等.栽培模式对丹参光合作用及其产量的影响[J].中药材,2016,39(4):704

杨慧珍,陈垣,郭凤霞,等.甘肃省宕昌县党参野生资源调查研究[J].中国中药杂志,2016,41(2):186.

杨嘉伟,王康才,梁君怡,等.外源 Me JA,SA 及 2 种内生菌处理对白及幼苗生理及总酚含量影响[J].中国中药杂志,2016,41(15):2794

易刚强,蔡嘉洛,朱贻霖,等.灰毡毛忍冬 MADS-box 基因家族 AGL15 基因的克隆、生物信息学和表达分析[J].中草药,2016,47(4):640

游静,张德全,潘兴娇,等.高效液相色谱法同时测定太白贝母与暗紫贝母中 9 种核苷类成分的含量[J].食品与发酵工业,2016,42(1):174

于萌萌,吴令上,斯金平,等.基于多糖和黄酮类成分的铁皮石斛优良内生真菌筛选[J].中国中药杂志,2016,41(12):2208

Z

曾磊,曾柏全,王平,等.蚬壳花椒种子萌发的代谢机理探讨[J].中药材,2016,39(9):1944

张改霞,金钺,贾静,等.药用植物羌活种子 DNA 条形码鉴定研究[J].中国中药杂志,2016,41(3):390

张浩.人参活性成分蛋白质、氨基酸、有机酸及核苷类成分研究[D].吉林大学,2016

张军,刘翔,林茂祥,等.重庆市中药材原生境受威胁情况分析及保护建议[J].中国中医药信息杂志,2016,23(2):1

张丽霞,李海涛,张忠廉,等.典籍未收录傣药资源的增补与研究[J].中国现代中药,2016,18(1):56

张万博,代月,廉美兰,等.不同栽培年限人参不同部位中皂苷含量的分析[J].延边大学农学学报,2016,38(1):13

张小波,郭兰萍,赵曼茜,等.马尾松生产适宜性区划研究[J].中国中药杂志,2016,41(17):3115

张亚亚,王亚丽,纪瑛,等.直播与移栽当归药材的质量比较研究[J].中药材,2016,39(7):1467

张应,徐进,李隆云,等.灰毡毛忍冬种子质量检验方法

与分级标准研究[J].中国中药杂志,2016,41(8):1439

张宇,周自云,夏鹏国,等.干旱胁迫对柴胡中皂苷合成关键酶基因表达及皂苷含量的影响[J].中国中药杂志,2016,41(4):643

张智慧,刘大会,朱新焰,等.白及种子质量检验方法研究[J].中国中药杂志,2016,41(11):2044

章润菁,李倩,屈敏红,等.不同产地、生长年限和种质的巴戟天药材寡糖含量分析[J].中国药学杂志,2016,51(4):315

仇劲,马利红,李国清,等.不同根段繁殖处理对丹参产量和品质的影响[J].中药材,2016,39(7):1469

赵厚涛,宋培浪,李利霞.贵州民族地区传统常用野生药食两用植物研究[J].中国现代中药,2016,18(6):743

赵江红,曹恒涛,王小艳,等.林州太行山丹参(不同生长年限)质量的研究[J].北方药学,2016,13(12):5

赵乐,马利刚,杨方方,等.独行菜磷酸甲羟戊酸激酶La PMK基因克隆、生物信息学分析及原核表达[J].中草药,2016,47(10):3087

郑开颜,王乾,侯芳洁,等.基于温度因子的贵州省艾纳香种植气候区划研究[J].中国中药杂志,2016,41(17):3164

郑诗强,张坚,李兴林,等.盐胁迫对知母种子萌发和幼苗生长的影响[J].中药材,2016,39(10):2185

郑艳,戴婧婧,管玉鑫,等.凤丹内生菌的分离鉴定及抑菌活性研究[J].中国中药杂志,2016,41(1):45

周建国,马双姣,黄玉龙,等.种子类药材补骨脂及其混伪品的ITS2条形码序列鉴定[J].世界中医药,2016,11(5):786

周兴杨,孙晓波,许旭东,等.苏木种子的化学成分研究[J].中草药,2016,47(10):1653

朱波,华金渭,程文亮,等.不同遮阴条件对黄精生长发育的影响[J].中国现代中药,2016,18(4):458

朱波,刘京晶,斯金平,等.铁皮石斛内生真菌对宿主组培苗生长与代谢成分的影响[J].中国中药杂志,2016,41(9):1602

朱发伟,熊正军.不同产地和生长年限知母饮片中芒果苷含量的检测[J].浙江中医杂志,2016,51(2):150

朱昀昊,苏秀红,董诚明,等.冬凌草AACT基因的克隆与表达分析[J].中药材,2016,39(1):37

（二）中药质量评价

【概　述】

中药的有效性及安全性是中药质量的核心问题，也是制约中药现代化进程的瓶颈。2016年，中药质量评价在中药质量溯源、中药质量控制与评价模式、对照提取物在中药整体质量控制的应用以及指纹图谱定位——一测多评法、色谱-多元数据分析结合的应用上取得新进展。

1. 基于二维码的中药质量可追溯系统的构建

中药材质量溯源的研究有：DNA鉴定与溯源、中药化学指纹图谱与溯源、同位素示踪技术与溯源、无线电子射频（RFID）技术与溯源、条形码技术与溯源等。条形码技术目前主要是指一维和二维条形码，是按照一定的编码规则排列，用以表达一组信息的图形标示符。其中二维码被誉为"小型纸面数据库"，已被应用于在中药材GAP生产流程、饮片药库物流管理、中药材DNA条形码数据库等方面。随着智能手机的普及，二维码溯源技术不再依赖特定的条形码设备，使应用更加广泛。蔡勇等构建了中药质量二维码，其组成主要由传统追溯体系中的一维码和中药化学指纹图谱组成，其中一维码是用于标示当前中药批次唯一编码（包括种养、炮制加工或者销售信息，是该批次的唯一标示编码，即"身份证"），可追溯发生在该批次的历史质量相关数据信息；而中药化学指纹图谱用于记录当前中药批次抽样的化学指纹图谱的质量快照，用于与该环节的质量标准进行比较分析，是用于质量追溯的唯一质量二维码。它兼容了传统行业一维码的设计思想（即商品包装一维条形码，便于在运输、存储、管理、追溯时查询）、内置中药质量信息（植入了质量跟踪与质量检测的化学指纹图谱信息）以及继承当前二维码的优势的特点。

2. 中药质量控制与评价模式取得新突破

（1）基于以质量标志物（Q-markers）辨析为核心的中药质量控制新模式　该模式是基于影响中药质量的因素、中药产品质量及其质量标准与监管存在的问题、中药质量的物质基础的系统分析而提出。该模式的主要观点是从正品中药材入手，深入研究其物质基础，辨析Q-markers，构建质控方法，控制中药质量，制定符合中药特色的质量控制标准。熊亮等确认了以益母草碱（Leonurine）等为益母草代表性的Q-marker，以赶黄草酮B（penchinone B）等为赶黄草代表性的Q-marker。张铁军等确定了以延胡索甲素、延胡索乙素、黄连碱、巴马汀、去氢延胡索甲素、D-四氢药根碱及原阿片碱7个生物碱为Q-markers，并建立了延胡索多指标成分定量测定及指纹图谱控制方法。

（2）基于中药材的品质与功能建立近红外快速评价方法　近红外光谱分析方法具有测定速度快（秒级），对样本可以进行无损、无消耗检测等特点，无论完整的药材还是粉末等均可直接进行定性定量分析。红外光谱的全谱如同指纹图谱一样可以用于药材的定性鉴别，而化学计量学可以挖掘其中内在的特定化合物的信息，可用于进一步的定量分析。中药的活性来自不同成分之间的协同增效，根据量效关系理论，只有足够量的成分才能发挥效能，在近红外的检测灵敏度较低的条件下，选择哪些成分进行有针对性的检测是需要解决的关键问题。白钢等引入Q-makers的概念，通过前期化学

学术进展

物质组学分析,针对特定药效学指标的筛选,谱效分析等手段挖掘其中具有较高活性的单体成分,或通过模式识别方法(PCA,PLS-DA)以及谱效筛选等方法发现质量标志物,再经过质谱解析确认成分结构,对有活性的单体进行近红外成分定量分析,使用 International Union of Pure and Applied Chemistry(IUPAC)推荐的区间检测限理论(interval LODs)计算偏最小二乘回归分析中的最低检测限,选择具有活性且高于最低检测限的化合物作为评价指标。并以沉香为例,提出了一套完整的基于 Q-makers(发现以沉香四醇为母核的一类衍生物既是药效相关成分,又对沉香真伪的区分具有较为重要的影响)的近红外评价模型的解决方案。利用近红外分析技术建立 Q-makers 对应的快速评价方法进行药材中的含量检测是今后中药材快检的发展趋势。

3. 对照提取物在中药整体质量控制中的应用

基于中医理论指导下的全面药效物质基础研究是中药质量标准体系构建的基石,对照提取物法为其提供了一种新的分析思路。《国家药品标准物质研制技术要求》中规定,定量对照提取物总可控成分含量不低于 60%,其目的是尽可能纯化对照提取物,保证量值传递的准确性。作为一种国家药品标准物质,对照提取物必须符合真伪可鉴别、自身需稳定、成分应均匀和换批需重现的要求;定量对照提取物还应满足量值可传递和纯度足够高。陈沛等通过对大黄提取物的制备及其在大黄药材质量控制中的应用,表明大黄提取物可以作为定性对照提取物用于大黄药材质量控制。根据大黄混标、大黄药材、大黄对照提取物的 HPLC 图(269、430 nm),可见大黄对照提取能够准确定位大黄药材中各个指标成分。以重楼粗提物为原料,制备得到重楼总皂苷对照提取物,在 203 nm 下,其 HPLC 图谱包含重楼皂苷Ⅶ、重楼皂苷 D、重楼皂苷 H、重楼皂苷Ⅵ、重楼皂苷Ⅱ、薯蓣皂苷、纤细薯蓣皂苷、重楼皂苷Ⅰ和重楼皂苷Ⅴ,其有效成分含量约为 70%,可以作为定量对照物质。对照品提取物与化学对照品和对照药材相比,具有制备简单、价格公道、使用容易、批间重复性较高、质控指标较多、定量较准确的优点。

4. 基于对照图谱的"一测多评法"的中药质量评价

"一测多评法"是以一种中药对照品为对照,通过成分间量的相互关系(相对校正因子)进行校正,实现对多个化学成分的同步含量测定,为解决中药对照品缺少法定供货渠道和价格昂贵提供了一条有效途径,并广泛应用于中药质量评价。《中国药典》(2015 年版)中,红参以人参皂苷 Rg1 和人参皂苷 Re 的总量不得少于 0.25%,人参皂苷 Rb1 不得少于 0.20% 为质量评价指标之一。冯伟红等针对红参中所含的主要原生皂苷(人参皂苷 Rg1、人参皂苷 Re、人参皂苷 Rf、人参皂苷 Rb1、人参皂苷 Rb2、人参皂苷 Rb3、人参皂苷 Rc、人参皂苷 Rd)和红参中特有的次生皂苷[人参皂苷 20(S)-Rg3],首次提出在中药的"一测多评"模式中对色谱柱填料进行限定,并引入了红参对照图谱进行辅助定位,建立了以上 9 种成分间的相对校正因子(RCF)和待测成分色谱峰定位方法,实现了仅采用人参皂苷 Rb1 一个中药对照品对红参中 9 种人参皂苷类成分的同步质量控制。为行业内公认的色谱分离中存在较大难度的中药获得可靠分析结果提供了范例,为《中国药典》中红参的质量标准的提高提供了依据。

5. 基于 UPLC-多元数据分析的中药质量评价

唐艳等从吉林产区及药市采/收集了近 60 份西洋参样品(包括原药材/饮片和不同生长年限样品),建立了同时测定 6 种人参皂苷成分(人参皂苷 Rg1、Re、Rb1、Rc、Ro、Rd)含量的 UPLC 方法,借助统计学软件,结合多元数据分析方法(方差分析、主成分分析和偏最小二乘判别分析),实现了西洋参药材和饮片、不同生长年限药材的区分。方差分析结果显示,西洋参药材和饮片中6种人参皂苷总质量分数有显著性差异,主要成分分析可以实现药材与饮片的区分;2～4年产样品中人参皂苷质量分数随生长年限的增长而增长,偏最小二乘判别分析可用于区分2～4年生西洋参。

(撰稿:陈建伟　审阅:陶建生)

【中药品种与资源变迁考证研究】

对中药品种与资源存在变迁的情况进行考证研究,有利于正确使用中药资源与品种。

张瑛等通过整理和考证现存本草与历代古籍文献,大致标明甘肃道地药材当归的历代道地产区,并从历史与地理的角度综合分析当归品种和产地混乱问题。认为古代当归产地有所出入,可能是由于古籍本草描述不详、用药品种混乱、地区用药习惯差异等原因所导致。从历代本草古籍中可确定甘肃岷县及周边地区从古至今都是当归的道地产区,即现今以岷县为中心的宕昌、渭源、漳县的部分地区。张卫等通过对古代中医药文献的梳理,认为早在南北朝时期,将紫胶虫在紫矿树 *Butea monosperma* 中吸食营养后所分泌之物作为血竭使用,但唐代之后便不被使用。唐代起金缕梅科植物枫香树 *Liquidambar formosana* 的树脂被作为血竭使用,但在宋代编撰《本草图经》前后(公元1020年)便退出主流市场。后世药用血竭使用的2种品种为百合科的剑叶龙血树 *Dracaena cochinchinensis* 及棕榈科植物麒麟竭 *Daemonorops draco*,二者孰为血竭的法定药用品种尚需更多的药理、毒理实验和临床观察作进一步的证实。宋玉鹏等从基原变迁、化学成分和现代研究等方面对枳实、枳壳进行比较,发现枸橘枳实与酸橙枳实、枳壳有类似的化学物质基础,但这些化学成分的含量存

在巨大差异,可能正是这些差异导致其在药性上的不同,因而影响到中医临床的应用。通过中医临床的长期实践,证明来源于酸橙的枳实和枳壳更适合现代中医临床病症,这也许是其药用正品来源发生变迁的根本原因。刘飞等通过梳理花椒品种历史沿革考证发现,本草记载的秦椒、蜀椒均为现今使用的芸香科花椒属植物花椒 *Zanthoxylum bungeanum*,二者因为产地不同造成的差异,被分为两药,直至近代《中药大辞典》将二者合并为一,统称花椒。但目前花椒属植物均有多个地方名或习用名,极易混淆,希望引起注意。康四和等对蜈蚣分类及药用种类进行了整理研究。依据文献记载和产地调查资料整理,指出蜈蚣种类主要有12个品种,明确供药用的主要蜈蚣品种为少棘巨蜈蚣等7个品种,拟定了药材鉴定检索表。同时提出了药用蜈蚣在我国南方海拔高度2 000 m以下的丘陵地带,呈现"三大水系分布带"及"三大地理分布区"的分布规律,较好的反映出药用蜈蚣当前的资源分布状况,避免了片面以省区等地理范围为主的资源研究方法。黄再强等报道了葛根的本草考证、原植物及其应用概况、质量评价研究现状,认为仅采用传统的鉴别方法很难准确鉴别此类药材,可以在结合仪器分析的基础上,将蛋白质电泳特征图谱等其他技术应用于本类药材的鉴别和质量研究,明确药材品种和质量情况。如果仅测定葛根素的含量,并不能完全反映药材内在质量的优劣。应进一步研究成分或组分的药理活性与成分之间或组分之间的比例关系,及各因素对药材质量的影响,结合现代仪器分析,研究葛根类药材主流品种的品质状况,建立优质葛根类药材品质评价方法,保障临床用药安全有效。翟昌明等通过梳理历代文献总结柴胡功效的演变,发现《神农本草经》时期应用的柴胡品种已不可考。唐代以后,狭叶柴胡、银州柴胡被认为是柴胡上品,而银柴胡在很长一段时期内亦被当作上品柴胡应用,这有可能成为柴胡出现"补虚劳"功效描述的原因。古代柴胡皆以根入药,清末以

来,在长江一带逐渐流行以全草或地上部分入药。同时期兴起的"柴胡劫肝阴"之说或许与入药部位的改变而造成的有效成分改变有关,仍需进一步的实验研究。

杨竹雅等对云南产主要石斛类药材进行资源调查,分析石斛类药材的分布特点,认为:①应当加强野生资源的保护,建立野生石斛资源圃,杜绝野生石斛资源的交易;②加强系统性品质评价研究,系统地对云南产主要药用石斛药材进行品质评价,保证来源准确,达到用药安全、有效、质量稳定、可控目的;③合理综合利用资源。蔡沓栗等通过文献调查、实地调查以及外观性状评价,认为药用泽泻应该来源于同属的两种植物东方泽泻 *Alisma Orientale* 和泽泻 *A. plantago-aquatica*,与《中国药典》(2015 年版)出入较大。市场上泽泻的商品规格较乱,或未能明确按原有的商品规格等级标准执行。为了保障生产、销售及使用三方的利益,有必要重新制订合理的商品规格等级标准。付绍智等调查重庆野生与家种太白贝母资源历史、现状与生态环境,发现重庆野生太白贝母资源分布广,药用历史悠久,是太白贝母的原产地,但野生资源人为破坏严重,个别区域已濒临灭绝,家种太白贝母发展迅速。李天祥等依据《全国中药资源普查技术规范》相关要求,划分代表区域,设置样地、样方,记录品种数量、位置信息及影像资料,结合前期考察结果,经内业整理,摸清天津中药资源分布状况。天津地区共记录品种 886 种,对 30 种重点药材的质量考察发现,丹参、酸枣、山楂等 19 种品种质量较优。野生中药资源主要集中在蓟县山区,开发利用程度低,在天津周边地区开展丹参、酸枣等质优品种中药材规模化种植前景广阔。

(撰稿:陈仁寿　审阅:陶建生)

【中药材 DNA 分子鉴定研究】

随着分子生物学的发展,PCR、RAPD、AFLP、ISSR、SNP、DNA barcoding 等分子鉴定技术被广泛的应用于中药材鉴定。蕲蛇、乌梢蛇 PCR 和川贝母 PCR-RFLP 分子鉴定方法以及"中药材 DNA 条形码分子鉴定法指导原则"先后载入《中国药典》(2010 年版、2015 年版),标志着分子鉴定技术已成为中药真伪鉴定、质量控制的重要手段之一。近年来,多种分子鉴定方法(如多重 PCR 鉴别,DNA 条形码方法、PCR、NJ 树结合,Bar-HRM 技术结合等)的应用提高了中药材掺伪、混伪品的鉴定的准确性,弥补了单一特异性位点不能同时对正品与混伪品进行阳性鉴定的缺陷。

1. 中药材 DNA 分子扩增技术

分子鉴定是指通过直接分析遗传物质 DNA 的多态性来推断物种内在的遗传变异而实现中药材鉴定的方法。

(1) PCR 技术　PCR(聚合酶链式反应技术)近年来在中药鉴定领域得到了广泛应用,逐渐产生了随机扩增多态性 DNA(RAPD)、扩增性简单序列重复(ISSR)、限制性内切酶切片段长度多态性(AFLP)、单核苷酸多态性(SNP)、DNA 条形码序列(DNA barcoding)分析等独具特色的中药分子鉴定技术,极大地完善了其他中药鉴定技术。

(2) LAMP 技术　LAMP(环介导等温扩增)是一种快速的核酸扩增技术,解决了核酸分子标记鉴别方法上的诸多难题,使中药鉴定更加快速。

2. 分子鉴定相似性度量法

分子鉴定相似性度量,主要是针对 DNA 分子序列间碱基的匹配程度来判断样本间相似性,主要应用的相似性度量方法有相似系数法,遗传距离法和系统发育树法。

(1) 相似系数法　是基于 PCR 技术,通过计算不同药材 DNA 片断间的相似系数值,判断药材真伪和分析亲缘关系,系数越大,亲缘关系越近。常用相似性搜索(BLAST)方法在数据库中搜索序列之间高度相似的区域,BioEdit 软件和 NTsys2.10e 等软件计算遗传相似性系数。该方法简便,缺陷在于反应条件敏感,易致结果重现性不好,不适合 DNA 降解严重或有污染的药材的鉴定,当样品来自关系较远的种时,也不能假定相似的条带就是同源序列。

（2）遗传距离法　是计算未知 DNA 条形码序列与 DNA 条形码数据库中的每个序列的遗传距离,遗传距离越小相似性越大。通过计算种内和种间的 K2P 距离,确定遗传距离的阈值,可鉴定未知物种。

（3）系统发育树法　是选用合适的遗传距离模型（常用 K2P 距离模型）,应用 MeEGA 或 PAUP 等软件构建系统发育树,分析未知样品的 DNA 条形码序列与数据库中的序列之间的亲缘关系,进行物种鉴定。

实际工作中,为使鉴定结果更加准确,系统发育树和遗传距离法常联合使用,这两种方法应用广泛,准确度较高,适用于中药材及其混伪品鉴定。张琴等将 3 种分子鉴定相似性度量方法的特点和优缺点归纳于下表 2。

表 2　分子鉴定相似性度量方法比较

方　法	特　　点	优　缺　点
相似系数法	比较 DNA 分子序列的相似性	直观,简便,受技术限制,重现性不好
遗传距离法	比较 DNA 分子序列的差异性	准确度高,但运算复杂度随序列长度增加而上升
系统发育树法	根据遗传距离对不同的 DNA 序列进行聚类	对变异较大的 DNA 序列,重建系统进化关系困难

3. DNA 条形码技术在中药材及其种源鉴定中的应用

（1）人参和西洋参　王志科等选择 ITS2 作为鉴别序列,将 DNA 条形码与高分辨率熔解曲线技术（HRM）结合,通过建立人参（*Panax ginseng*）和西洋参（*Panax quinquefolius*）标准的熔解曲线模型,并依据熔解曲线的峰形和 Tm 值差异,区分人参和西洋参。

（2）络石藤及其习用品　宫璐等基于 ITS2 序列,对提取的络石藤（夹竹桃科植物络石 *Trachelospermum jasminoides*）、广东络石藤（茜草科植物蔓九节 *Psychotria serpens*）、地瓜藤（桑科植物地果 *Ficus tikoua*）、薜荔藤（桑科植物薜荔 *F. pumila*）、扶芳藤（卫矛科植物扶芳藤 *Euonymus fortunei*）药材基源植物基因组 DNA 进行 ITS2 基因片段扩增,采用隐马尔科夫模型 HMMer 进行序列注释,ClustalW 法进行序列比对,K2P 模型计算种内和种间遗传距离分析,邻接法和最大似然法构建进化树。结果表明,5 个物种的 ITS2 序列长度各不相同,在 220～243 bp 之间。遗传距离分析显示,5 个物种的最大种内遗传距离为 0.038,最小种间遗传距离为 0.113,同科薜荔和地果显示出较近的亲缘关系,5 个物种可以在进化树上区分开来。

（3）广东海桐皮、木棉花与其混淆品　黄娟等收集海桐皮（豆科刺桐 *Erythrina variegate*）、广东海桐皮（木棉科植物木棉 *Bombax malabaricum*）及其混淆品美丽异木棉 *Ceiba speciosa*、吉贝 *C. pentandra*、刺楸 *Kalopanax septemlobus*、椿叶花椒 *Zanthoxylum ailanthoides*、簕欓花椒 *Z. uva-cennue*、大叶臭花椒 *Z. myriacanthum*、楤木 *Aralia chinensis* 共 9 个物种 16 个样本,提取样本基因组 DNA,扩增 ITS2 基因片段,对其产物进行双向测序。所得序列采用 CodonCode Aligner 进行拼接。利用 MEGA 6.06 软件进行种间变异及遗传距离分析,并构建系统进化树。结果表明,9 个物种的 ITS2 序列长度范围为 224～237bp,物种的种内遗传距离（0.000～0.017）明显小于种间遗传距离（0.045～0.820）,NJ 和 ML 聚类树显示,各物种样本独聚一支,表现出单系性。应用 ITS2 序列能够快速有效鉴别广东海桐皮、木棉花与其混淆品。

（4）植物黄花蒿、青蒿及其易混淆品 《中国药典》（2015年版）规定菊科植物黄花蒿 *Artemisia annua* 的干燥地上部分为中药材青蒿的来源。据本草考证，古代医药文献药材青蒿包括同科属的植物青蒿 *Artemisia carvifolia*，但本种不含"青蒿素"。由于植物青蒿资源稀少，而黄花蒿资源量大，且含有具抗疟功效的青蒿素，自《中国药典》（1985年版）起将植物黄花蒿 *Artemisia annua* 作为中药青蒿正品来源。茵陈蒿 *A. capillaris*、牡蒿 *A. japonica*、南牡蒿 *A. eriopoda*、猪毛蒿 *A. scoparia*、臭蒿 *A. hedinii* 等在地方上有混用的情况。向丽等基于DNA序列特征与遗传距离分析，对收集到的黄花蒿、青蒿及臭蒿、猪毛蒿等易混淆的蒿属17个物种共126份样品，经过DNA提取，PCR扩增及测序后，共得到126条ITS2序列及123条 *psb*A-*trn*H序列。除艾、五月艾和茵陈蒿存在变异位点外，其余14个物种的 *psb*A-*trn*H序列均无种内变异位点。遗传距离及NJ树分析显示，基于ITS2序列，奇蒿、艾、黄金蒿、臭蒿、歧茎蒿、五月艾、宽叶山蒿、甘青蒿和藏东蒿的种内遗传距离均为0；除艾、茵陈蒿、南牡蒿和猪毛蒿以外，黄花蒿、青蒿与其余物种的最大种内K2P遗传距离均小于最小种间遗传距离。基于 *psb*A-*trn*H序列，除艾、五月艾和毛莲蒿外，其余物种的 *psb*A-*trn*H序列种内K2P遗传距离均为零（青蒿和南牡蒿除外）；黄花蒿和青蒿两个物种从形态、物候和分子方面都能进行明显的区分。

4. ITS序列位点特异性PCR鉴定

酸枣仁及其混伪品 李桂林等研究了酸枣仁 *Ziziphus jujube* var. *spinose* 与混伪品理枣仁 *Zizyphus mauritiaua*、枳椇子 *Hovenia dulcis*、兵豆 *Lens culinaris*、紫荆子 *Cercis chinensis* 的鉴别方法，基于ITS序列设计引物并进行PCR扩增，对扩增产物进行测序，用BioEdit分析软件进行序列比对，针对变异位点用 Primer Premier 5.0 设计特异性鉴别引物，进行PCR反应。结果表明，酸枣仁能扩增出66 bp的条带，而其他混伪品不能扩增出条带。

5. 多重PCR法鉴定

鱼腥草与百部还魂 叶绿体DNA较核基因组DNA具有更高的拷贝数，在植物相关产品中更为稳定，魏艺聪等分析了来源于不同居群的鱼腥草 *Houttuynia cordata* 与百部还魂 *Gymnotheca chinensis* 的叶绿体DNA *mat*K区的SNP，获得相互鉴别稳定的SNP位点，基于这些位点设计相互鉴别的特异引物，并利用这些特异引物分别建立了特异扩增鱼腥草与百部还魂的PCR体系。利用鱼腥草及百部还魂的特异性引物HcF、GcF与通用反向引物HgR构建一个多重PCR体系，只经一个PCR反应，就能对鱼腥草与百部还魂进行快速分子鉴定。研究表明，所构建特异PCR与多重PCR体系均能产生鱼腥草185 bp的特异鉴别条带，百部还魂389 bp的特异鉴别条带，通过在PCR产物中加入SYBR Green I染料可对2种中药进行快速检测。

6. 多种分子鉴定法结合鉴定

蕲蛇及其混伪品 苏畅等结合《中国药典》（2015年版）收载的PCR法和DNA条形码的特点，将不同的分子鉴定技术相互融合，选取蕲蛇 *Agkistrodon acutus* 所在蝰科 Viperidae 蝮亚科 Crotalinae 的7个近缘物种和9种常见的蕲蛇伪品物种，采用DNA条形码技术扩增16S rRNA序列，运用电泳检视法，根据扩增条带的有无评价模板DNA的质量。取16S rRNA序列扩增产物采用双向引物测序得到正、反方向的碱基序列，运用BioEdit软件拼接，双端对齐后剪切比对，用MEGA 5.1软件构建邻接（NJ）系统发育树，与蕲蛇现行《中国药典》（2015年版）方法进行同步鉴别。

结果表明,16S rRNA 序列的电泳检视结果可有效评价蕲蛇样品的模板 DNA 质量,避免由于模板 DNA 质量不佳导致的假阴性结果的可能性;基于 16S rRNA 条形码序列建立的 NJ 树可以鉴别蕲蛇及其混淆品。

(撰稿:陈建伟　张园娇　审阅:陶建生)

【基于中药质量标志物(Q-marker)为核心的中药质量控制模式研究】

基于《中国药典》(2015 年版)存在的同一药材多基源、中药材生产过程影响质量的诸多因素以及质量评价及控制方法尚存在一定的问题。刘孝昌院士着眼于全过程的物质基础的特有、差异、动态变化和质量的传递性、溯源性,有利于建立中药全程质量控制及质量溯源体系,在 2016 年提出了"中药质量标志物(Q-marker)"为核心的质量控制模式的概念和研究理念,对当前中药标准化建设具有重要指导意义。

1. 中药 Q-marker 的质量控制新概念

(1) 中药 Q-marker 定义　中药 Q-marker 是存在于中药材和中药产品(如中药饮片、中药煎剂、中药提取物、中成药制剂)中固有的或加工制备过程中形成的、与中药的功能属性密切相关的化学物质,并作为反映中药安全性和有效性的标示性物质进行质量控制,而不是它们经过生物体内过程被吸收的化学物质和所产生的化学物质(如人体内代谢物、消化道酶或微生物转化的化学物质),需要经过结构分析确定其化学结构,并可进行定性定量的特有的化学成分。该定义是刘昌孝等基于中药指标成分新的认识和提升所提出的新概念,其基本条件:①中药材和中药产品中固有存在的或加工制备过程中形成的化学物质;②与中药的功能属性密切相关,有明确的化学结构;③可以进行定性鉴别和定量测定的物质;④按中医配伍组成的方剂君药首

选原则,兼顾臣、佐、使药的代表性物质。

(2) 影响中药 Q-marker 的因素　刘昌孝等将影响中药 Q-marker 的因素归纳为 5 个方面:①生物合成的细胞和组织特异性。在植物的细胞和组织中存在大量的次生代谢物合成的相关代谢酶和底物,这类酶和底物在不同细胞和器官完成次生代谢物的合成。如千里光茎皮中较高量的吡咯烷类生物碱与其外表皮细胞的高分布有关。②生物合成器官的特异性。特异的次生代谢物在特定的生物合成器官中的细胞组织内合成并积累,其存在酶的差异表现出合成的物质类别和量的差异。如青蒿素在青蒿的腺毛中生成和积累。③生物合成的发育特异性。在植物发育过程中植物器官中的合成酶调控基因、蛋白水平和限制次生代谢物生成。④中药材生长过程的外在因素。在居群水平上,道地药材与种内其他非道地药材区别主要表现为居群内基因型频率的改变;在个体水平上,表现多基因控制遗传因素与环境的交互作用,并影响次生代谢产物的生成;植物的生理调节、自身保护、生存竞争、协调与环境关系等生命活动均对次生代谢产物的合成起着重要作用;各种生态环境等外在因素(光照、温度、土壤、水分、空气以及生物和微生物的因素)均影响药用植物的次生代谢过程,如环境中光照、温度、水分、盐、土壤状况等因子影响药用植物三萜皂苷合成。⑤中药标准汤剂(中药标准汤剂是以中医理论为指导、临床应用为基础,参考现代提取方法,饮片经水煎煮后,经适当浓缩而得的液体制剂,能够适应当前临床用药特点,标化临床不同用药形式,满足临床用药需求。)或中成药制剂因素。中药饮片标准汤剂应体现提取工艺的影响、没有辅料的干扰、能够调配成所需剂量,保证工艺的统一和质量的稳定;中成药制剂原料来源不同、工艺不同、剂型不同,使制剂中的活性物质数目和量波动较大,而增加了质量标准建立的复杂性和控制质量的复杂性,更为临床使用同名中成药不同剂型的可替代性判断带来困难。因此,必须针对不同制

剂的实际状况开展质量可控性研究,才能准确建立样品的指纹图谱、判别 Q-marker 及确定其定量的上下限。

(3)中药 Q-marker 的确定和研究方法　中药 Q-marker 是中药质量的标示性物质,必须与中药的有效性密切相关,而中药饮片标准汤剂是中药临床应用的基础标准形式,是中药有效性溯源的核心环节。根据中药 Q-marker 的定义,提出以中药饮片标准汤剂为核心样本进行质量研究,确定中药 Q-marker,并向药材和饮片(及炮制品)溯源,向复方制剂和中成药延伸。刘昌孝等将其研究方法概括:①样品应具有充分的代表性。参照《中国药典》(2015 年版)药材及饮片研究的相关要求,样品的鉴定应确定到种,推荐采用传统鉴别和 DNA 条形码鉴别相结合。②饮片炮制。依据《中国药典》(2015 年版)相关规定进行炮制,或依据道地产区或主产区地方炮制方法。③煎制前饮片质量检测。应依据《中国药典》(2015 年版)中相关规定,对其含量、外观、检测、水分等进行饮片的检测。④样品用量。推荐用于标准汤剂制备饮片用量为 100 g,样品应不少于 10 批次,以避免因样品过少引起系统误差。⑤溶剂及溶剂用量。依据临床煎煮常用纯化水。选用传统方剂的方式煎煮。但是加水量随意性和差异较大,需要进一步细化。煎煮加水量及煎取药液量可采用加水量为饮片量的 6～8 倍计算。⑥浸泡和煎煮时间与次数。煎煮前浸泡药材有利于成分溶出,建议浸泡时间采用 30 min。各饮片均推荐煎煮 2 次,对于一般药物,头煎时间为 30 min,二煎时间为 20 min。也可以根据特定要求延长或缩短煎煮时间。⑦浓缩方法。推荐使用减压浓缩,浓缩温度推荐不超过 50 ℃,考虑到质量控制的需要,建议体积浓缩至药材质量的 5 倍。浓缩液冷冻避光保存。⑧中药饮片标准汤剂的指纹图谱建立。建议采用 HPLC/GC 或 LC-MS/GC-MS 建立中药饮片标准汤剂的指纹图谱,分辨出指纹图谱中存在的化学物质的数目和化学结构,选择该汤剂特有的与活性(疗效和安全性)有关物质为 Q-marker,并以标准对照药材或对照品比对,进行质量控制。⑨标准物质的定量方法。一般建议采用 HPLC、GC、LC-MS、GC-MS 用于 Q-marker 的定量。"一测多评法"CQAMS 亦可以作为 Q-marker 定量的方法。

(4)中药 Q-marker 的确定原则　刘昌孝等确定了中药 Q-marker 的四原则和中药质量管理体系:①中药 Q-marker 是体现中药材、饮片、单方制剂或复方制剂与其功效质量有关的化学物质。具有生物学特异性。②Q-marker 研究中,必须使用标准方法制备样品(符合中医临床应用标准汤剂或标准工艺制备单方或复方中药制剂的标准提取物或全药材入药的标准提取物来确证用于定性和定量的 Q-marker)。③应在药材或饮片或提取物的 Q-marker 基础上确定制剂的质量标志物。保证 Q-marker 具有溯源性。④所确定的制剂 Q-marker 应注意遵循具有组方配伍特点的,以君药为主,臣、佐、使兼顾的原则。体现中药制剂在中医理论指导下的组方配伍的原理。

2. 中药材 Q-marker 的专属性研究

熊亮等以益母草和赶黄草研究为例,描述中药 Q-marker 的探索过程,包括:①益母草和赶黄草化学成分的研究,以奠定其 Q-marker 基础。②准确鉴定有效成分的结构,以保证 Q-marker 结构的准确性。③益母草和赶黄草化学成分生物活性研究,以提供其 Q-marker 与生物学效应关联性。④中药 Q-marker 的可测性研究。⑤基于中药 Q-marker 的指纹图谱研究。

(1)益母草 Q-marker 的确认　熊亮等发现与益母草 Leonurus japonicus 功能属性(血液系统疾病和妇产科疾病)密切相关的活性物质,涵盖三萜类、二萜类、倍半萜及单萜类、挥发油类、甾体类、生物碱类(包括环肽类)、苯丙素类(包括香豆素及木脂素类)、黄酮类、脂肪族类、小分子芳香族类及其他,共 130 余个化学成分(其中新化合物 27 种,新骨架化合物 2 种),加其他研究者从益母草中获得的 110 余种化学成分,共 240 余种化学成分。从中获得益母草中代表性成分为二萜类(主要包括普通、裂环或降碳半日花烷型二萜)和生物碱类(主要为植物环肽类、甾体生物碱、亚精胺、氨基酸衍生物、益母草碱衍生物及水苏碱、胆碱、葫芦巴碱等)(Y1～Y19)。基于 Y1 对氯化钾诱导的大鼠主动脉收缩具有显著的血管舒张活性($EC_{50} = 2.32\ \mu mol/L$);Y2 在显著降低凝血活酶时间(APTT)、凝血酶原时间(PT)和凝血酶时间(TT)的同时($P < 0.01$, 0.05),升高纤维蛋白原(FIB)水平($P < 0.05$),有明显的凝血作用;Y6 和 Y7 能明显抑制二磷酸腺苷(ADP)诱导的血小板聚集($P < 0.05$);Y14、Y18 和 Y19 具有兴奋子宫平滑肌的作用,主要表现在收缩频率、收缩平均值、收缩最小值、收缩活力升高($P < 0.01$, 0.05)具有生物学效应,在兼顾专属性较强、结构明确、具有与功能属性密切相关的基础上,确认益母草碱(leonurine, Y14)等可作为益母草代表性的 Q-marker。

(2) 赶黄草 Q-marker 的确认　熊亮等发现赶黄草 *Penthorum chinense* 汤剂具有明显的保肝作用,并从活性部位(水煎液乙酸乙酯萃取物)获得了 26 种化合物,含新化合物 9 种,新骨架化合物 4 种,成分类型主要为木脂素类和黄酮类,其中木脂素类是自然界十分少见的类型,尤其是新发现的 7,$3'$-新木脂素,加上其他研究者获得 20 余种化学成分。从中获得赶黄草代表性木脂素类化学成分(G1～G6)。通过 MTT 筛选,G1 对醋氨酚诱导的肝细胞 HL7702 损伤具有保护作用($P < 0.05$);G2 对 H_2O_2 导致的肝细胞 LO2 损伤有明显保护作用($P < 0.05$),并对醋氨酚诱导的 LO2 细胞损伤有保护作用趋势;G6 可保护醋氨酚诱导的肝细胞 LO2 免受损伤($P < 0.05$)。采用"中药色谱指纹图谱相似度评价系统 2004A 版"软件进行色谱峰的校正、匹配、生成药材的共有峰以及对照指纹图谱,共指

认出 9 个色谱峰,大部分为量较大的成分或(和)活性成分,在兼顾专属性较强、结构明确、具有与功能属性密切相关的基础上,赶黄草酮 B 可作为赶黄草代表性的 Q-marker。

3. 基于 Q-marker 的中药材质量评价及质量标准研究

张铁军等通过对延胡索 *Corydalis yanhusuo* 化学物质组辨识明确化学物质基础,通过延胡索化学成分生源途径及成分特异性分析,明确其化学成分的来源及特异性,通过药效、药性及药动学研究及其物质基础的相关性分析,明确其主要药效物质基础,确定了以延胡索乙素、延胡索甲素、黄连碱、巴马汀、去氢延胡索甲素、D-四氢药根碱及原阿片碱 7 个生物碱为 Q-marker,建立了延胡索多指标成分定量测定及指纹图谱控制方法。

4. 基于效-毒关联评价的 Q-marker 概念

孙蓉等认为中药"效-毒"二重性不仅是中药药性的有机组成部分,而且因其"多成分、多效应、多靶点、配伍应用、长期用药"等特点,导致中药的可控性极端复杂,单一或多个化学成分检测无论是从质量专属性、活性与功效关联度还是毒性与安全性控制等方面都难以保证中药的质量,再加上基原、产地、采收、贮藏、提取等中药固有因素和炮制与配伍应用等中医习惯用法方面的影响,致使中药质量控制也因此成为制约中医药现代化、国际化和中医药产业发展的关键因素和技术瓶颈。基于中药 Q-marker 的理念,选择有毒中药吴茱萸 *Evodia rutaecarpa* 为模式药物,开展了基于"效-毒"关联评价的 Q-marker 合理辨识与科学控制研究。

(1) 基于效-毒关联评价的 Q-marker 概念　中药 Q-marker 是存在于中药材或饮片、煎剂、提取物、中成药中固有的或加工制备过程中形成的与中药的功效、毒性密切相关的化学物质(群),可作为反映中药质量标示性物质进行质量控制。

（2）基于"效-毒"关联评价的 Q-marker 研究思路 ①中药质量的核心内涵。必须是对中药药性物质基础的种类、含量的定性和定量控制，这不仅是中药传统功效和毒性表征的内在控制因素，也是其外在表现形式的基本保证，中药质控形式必须是一种综合、系统、有效、可控的反映中药临床功效和安全可控的完整技术体系。②中药质量的过程控制。中药质量控制核心是在精准把握中药药性特点、控制其显性表征的化学物质，即药性物质基础含量、种类的基础上，在饮片、提取物、中成药及标准汤剂里经过病证背景下的功效-毒性相关分析，提出可在特定病证背景下的 Q-marker；这样才能确保 Q-marker 是体现中药材、饮片、单方或复方制剂质量的化学物质，具有一定的溯源性，药材或饮片或提取物 Q-marker 基础上通过质量研究确定制剂的 Q-marker 群，同时这个制剂 Q-marker 群应该是一个反映方剂君、臣、佐、使的化学物质组合。

（3）功效-证候-毒性关联背景下的 Q-marker 确认与确保疗效与安全性 ①功效-证候-毒性关联背景下的 Q-marker 确认的必要性。以往研究多以"功效-毒性"关联的研究模式进行中药质量标准研究，"功效-毒性"物质基础确认等，忽略了中药"功效"和"毒性"的表达与"证候"的关系。吴茱萸挥发油对正常小鼠 LD_{50} 值为 2.70 ml·kg^{-1}·d^{-1}，吴茱萸全组分、醇提组分和水提组分对正常小鼠的 MTD 分别为 15.6、70.6、80.0 g·kg^{-1}·d^{-1}；吴茱萸挥发油对胃寒证小鼠的 LD_{50} 值为 2.75 ml·kg^{-1}·d^{-1}，吴茱萸水提组分对胃寒证小鼠 MTD 为 160.0 g·kg^{-1}·d^{-1}。②"功效-证候-毒性"关联背景下的 Q-marker 确认的方法研究。

（4）以吴茱萸为例研究基于"效-毒"关联评价的 Q-marker 吴茱萸炮制后对吴茱萸碱、吴茱萸次碱、吴茱萸内酯含量均下降但不明显，但对柠檬苦素含量影响较大，提示柠檬苦素可能是毒性物质基础。吴茱萸炮制后挥发油含量降低了 13.33％，

LD_{50} 值升高了 19.15％，揭示毒性的降低与挥发油组分及含量的变化具有一定的关系。

（5）吴茱萸"功效-证候-毒性"相关的 Q-marker 的发现及确定 为阐明吴茱萸"功效-证候-毒性"相关性，孙蓉等利用胃寒证小鼠模型，采用经典的小鼠热板法，灌胃不同剂量吴茱萸挥发油和水提物，观察吴茱萸挥发油和水提物镇痛及伴随毒副作用；检测了血清 ALT、AST、PGE2、NO、NOS、MDA、SOD、GSH、GSH-Px、BUN、CR 及肝脏 ALT、AST；并通过相关的毒性反应积分表，记录小鼠的伴随毒性症状。吴茱萸挥发油和水提物均在药后 30 min 有明显的镇痛作用，60 min 达到峰效应，呈现一定的"量-效"和"时-效"关系，血中和肝内 ALT 和 AST 水平升高，血中 PGE2、MDA、NO、NOS 水平增高，SOD、GSH、GSH-Px 水平下降，BUN、CR 水平无明显变化，肝体比值增加，肾体比值无明显变化。吴茱萸挥发油和水提物发挥镇痛效应的机制与抑制疼痛介质释放、过氧化损伤及 NO 损伤有关；在发挥镇痛效果的同时还会伴随着对肝脏产生一定的毒性，毒性机制主要为氧化损伤，呈现与肝毒性损伤相并行的"量-时-毒"关系。孙氏等认为，吴茱萸碱、吴茱萸次碱、去氢吴茱萸碱和挥发油中的 β-蒎烯是吴茱萸主要活性成分，并将这 4 个化合物三维立体结构投入反向分子对接网站 Pharm Mapper，进行药物分子的靶点预测，将筛选得到的靶点通过 KEGG 数据库及文献查阅得到相应的通路，分析通路找到和镇痛、抗炎和氧化损伤相关的通路，经 Cytoscape 2.6 软件处理，4 个代表性化合物的"效-毒"相关靶点通路预测，得到与吴茱萸镇痛和肝毒性作用同时相关 32 个靶点及 5 条通路，体现了吴茱萸质量标志物对"效-毒"网络调控的"多组分、多靶点、多途径"的作用机制。

5. 基于"药材基原-物质基础-质量标志物-质控方法"的中药质量标准模式研究

江振作等基于正品药材，深入研究物质基础，

辨析 Q-markers,构建中药质控方法的新思路,从探讨中药真伪鉴别和优劣评价客观真实性出发,提出了以"药材基原为基础,物质基础研究为支撑,Q-markers 辨析为核心,质控方法为手段"4 个层次探讨中药质量控制新模式。主要包括四大技术①药材基原真伪鉴别技术:包括性状、显微、理化方法、色谱、波谱、分子生物学技术(尤其是 DNA 条形码技术的引入)及多维联用技术等。②物质基础研究技术:鉴于"活性导向分离/高通量筛选",将中药整体逐渐拆分成单一组分或成分进行研究,割裂了中药中各成分间的关联性。江振作等构建了基于"浓度-梯度定向剔除技术"的甘草化学物质基础研究方法等。③Q-markers 辨析技术:包括基于中药整体质量控制标准体系、等效成分群、细胞膜色谱、血清药物化学、代谢组学、多元网络回归、毒性物质基础 Q-markers 辨析技术。④质控方法研究技术:包括基于多指标成分测定的中药质量控制方法;基于指纹图谱中药质量控制方法(中药指纹图谱、多元多维定量指纹图谱和中药谱效关系);基于大质量观中药质量控制方法;基于双标准质量评价体系中药质量控制方法。

中药有别于化学药和生物制品,简单地化学或生物评价模式均无法全面反映中药的复杂性和整体性。多学科交叉综合评价模式势必会成为中药独特的质量评价方法。以药材基原为基础、物质基础研究为支撑、Q-markers 辨析为核心、质控方法为手段,构建符合中药特色的质量控制标准,可成为未来中药质量控制新模式。

(撰稿:陈建伟 李 祥 审阅:陶建生)

【中药材商品规格等级标准研究】

中药材商品规格等级标准作为衡量和评价中药材品质好坏的重要依据,不仅可以保证中药材质量和用药安全,还可促进中药材交易的优质优价。梳理药材商品规格等级标准,分析中药材商品规格等级研究现状及存在问题,探讨药材质量特征与商品规格等级的相关性,科学制定和完善常用中药材商品规格等级具有重要的现实意义。

1. 中药材商品规格等级的形成与发展

传统的中药材商品规格等级是在漫长的中医药发展过程中逐步形成的以"看货评级,分档议价"独特的传统质量评价标准。李鹏英等文献考证认为,中药材商品规格等级的形成和发展经历了 4 个阶段。

(1)南北朝以前的萌芽期 萌芽期的药物品质见于诸多本草记载,内涵随本草发展而加深,汉《神农本草经》以生境描述为主,三国《桐君采药录》开始关注药材在不同月份的变化,魏晋《吴普本草》记载有了植物形态、生长变化、产地、采收时间等,至南北朝《本草经集注》产地进一步细化,并增加了药物的形态描述,40 多种常用药物冠以"优""良""佳""好""不好"等评价,形成了中药材商品等级划分的雏形。

(2)唐宋前后的发展期 同一药物产地不断增多,对药物的药性、功效、主治、有毒无毒等认识不断丰富,大大推进中药材规格等级在本草学中的发展。唐代官修《新修本草》在《本草经集注》的基础上补充了形态、产地、功效和别名等,使得药材的采认和使用有所依托。在药物质量方面,《新修本草》主要以产地作为质量信号,该评价方式的产生有其历史背景,在前述本草已经明确了药材的产地前提下,《新修本草》开始探索各个产地药材品质的差异。此后宋代官修《开宝本草》《嘉祐补注本草》《本草图经》,以及唐慎微《经史证类备急本草》等在药物质量记载方面的特点基本与唐代本草记载一致。

(3)明清阶段的成熟期 此期药物的规格等级得到系统总结并趋向成熟。明代《本草蒙筌》《本草纲目》《本草原始》等本草名著迭起,对药材有了明确的质量优劣描述或实用的真伪鉴别方法,其在质量优劣的记载中,主要以药物外观性状和产地为规格等级划分依据,且更为详细和合理,不同规格药物的性味功效差异的分析对临床用药具有实际指导意义。

（4）建国至今的继承发展期（1949 年至今）中药质量处于继承和发展的关键时期。此期主要按照具有法律效力的《中国药典》《药材商品规格等级标准》进行中药材真伪及质量优劣评价。1990 年版以前的《中国药典》主要以性状和显微为主,与老中医药专家传统经验鉴别评价标准一致,结论统一。其后逐步增加理化指标的检验,近 10 年来,现代分析技术（HPLC、LC/MS、DNA 分子鉴定等）的检测方法大幅度增加,在保证药材质量方面起到了一定的积极作用,但也有部分品种出现了与传统经验不一致的问题,甚至在一些地方出现了不管《中国药典》性状鉴别的规定,而只以理化指标来确定药材真伪优劣的片面情况。目前中药行业急需新的质量标准予以指导,化学药品质量评价模式对中药评价方式的影响,以及中药传统性状经验鉴别传承的薄弱,使现代技术与传统经验不能有效融合,规格标准急需完善增补修订。

2. 中药材商品规格等级划分现状

《七十六种药材商品规格标准》中记载：人为改变原生药形态的,则为规格；区分大小、好次的为等级。药材等级标准较规格标准更加具体。中药材的等级指同一规格或同一品名的药材,按干鲜、加工部位、皮色、形态、断面色泽、气味、大小、轻重、货身长短等性质要求规定若干标准,每一标准即为一个等级。等级名称以最佳者为一等,最次者（符合药用的）为末等,一律按一、二、三、四……的顺序编列。好次差异不大的,不影响生产加工的,可列为"统货"。杨光等通过中药材市场商品规格等级划分现状调查,表明规格（产地等）和等级作为区别农产品价格的重要指标普遍存在,中药材不能脱离农产品的范畴。但是中药材的规格等级较一般农

产品更为复杂,大小、年限、产地、加上方法等均可成为划分规格等级的标准。中药材个头大小及粗细在现行的中药材商品规格等级标准中占有重要地位。许多研究发现,次生代谢产物多位于中药材的皮部,个头越大（粗）皮部所占比例反而越小。因此许多研究者撰文探讨依据个头大小（粗细）的标准,可能与依据《中国药典》测定含量的标准成反比。例如黄芪,生长年限越长,黄芪越粗,皮部所占比例越小,黄芪甲苷含量越低。杨光等对安国、亳州、玉林、成都 4 个药材市场的调研发现,现行的中药材商品规格等级标准并非依据单一因素,而是根据实际需求出发,具有很强的合理性,但随着中药材行业的发展,中药材用量逐年增大,野生药材存量有限,部分品种逐渐由栽培药材取代,很多药材的产地、栽培方式、产地初加工方式等近些年发生了很大变化,原有的规格等级标准已难以适应中药材行业的发展,制定新的中药材商品规格等级标准势在必行。

3. 中药材市场的规格等级分类方法概况

杨光等调查表明,目前市场流通的中药材商品,90% 以上的规格等级划分主要分为 6 类：①依据野生和栽培区分规格等级：如白薇、柴胡、前胡、防风、何首乌、猫爪草、秦艽、伊贝母、黄芩、香附、雪上一枝蒿等显示栽培药材年限与野生药材有差异。②依据个头大小（粗细）区分规格等级：冬葵子、覆盆子、枸杞子、苍耳子、公丁香、瓜蒌（仁）、红枣、花生衣、罗汉果、五味子、苏子等果实种子类药材,以及蛤蚧、牛虻虫、黄狗肾、海螵蛸、蜥蜴、蜈蚣、石决明等动物类药材的大小是区分规格等级的主要标准。③依据性状（质地、颜色、形态）区分规格等级：花类药材多以质地、颜色、形态区分,如槐米、金银花、玳玳花、辛夷花、月季花、玫瑰花、雪莲花等花类药材,传统中医药理论认为此类药材的药效集中于药材花蕾期或花初开期。④依据产地区分规格等级：不同产地的药材来源物种可能不同,如黄柏、白

芷、百部、甘草、藁本、大黄、葛根、菊花、灵芝、龙胆草、漏芦、麦冬、秦艽、肉苁蓉、山药、石斛、苏子、砂仁、通草、透骨草、郁金等药材均属于此类。此外，进口与国产药材质量反映价格上的差异，如西洋参等药材以进口为好，石斛、决明子等认为以国产药材为好。⑤依据产地加工方法区分规格等级：产地加工影响药材质量或外观性状，因此干燥、加工、包装、净制方法等均可成为区分规格等级的标准。如苍耳子（撞）、苍术（光）、川乌（制）、大黄（炕）、大茴香（水烫）、当归（箱）、茯苓（丁）、附子（盐）、黄芩（撞）、连翘（煮）、龙胆（把）、麻黄（把）、玫瑰（炕）、南沙参（撞）、山楂（圈）、天麻（熏）、菟丝子（洗）等属于此类。⑥依据纯度区分规格等级：药用部位和非药用部位易混杂，柏子仁（98货，含有2%的壳）、沉香（含香量15%）、丹皮（抽芯率75%）、钩藤（70%钩）、山楂（掺核）、山茱萸（掺核）、酸枣仁（净度95%）、徐长卿（净根）、淫羊藿（带头）、白茅根、柴胡（掺茎）、金银花（掺枝叶）等药材在加工时容易混入非药用部位，因此必须用净度作为评价规格等级的标准。

此外，野生和栽培也是区分规格等级的重要标准，但必须满足2个条件：一是该类药材野生品和栽培品均具有较大供给量，均能形成商品；二是该类药材的栽培品与野生品有较大外观差异。一般情况下栽培品价格低于野生品。

4. 中药材电子商务规格等级标准的研制

"中药材商品电子交易规格等级标准"是应中药材电子商务的发展而制定的。郭宝林等基于中药材流通环节，在兼顾中药材的品质、商品属性、电子商务需求以及顺应行业发展到一定阶段来制定规格等级标准，确定了中药材商品电子交易规格等级标准的编制方法和技术特征。并按下列6个工作流程开展标准编制：

（1）编制总原则　编制规格标准，要基于真实性，重视可行性，实现科学性，规定参数规范化、数据化和统一化。突出产地和市场相融原则、历史成因和现实交易相结合、国际市场和国内市场兼顾原则；电子交易标准和一般流通商品标准相参照原则；便于交易的原则。

（2）调研方法　基于产地专营商、结合市场专营商、集合多市场多商户调研的方法，确定①产地调研内容包括种子来源、种植方法和过程、采收时间、采收方法、产地初加工方法、切制加工方法、储藏和售出。②市场调研内容包括同品种不同品类规格的辨别方法、掺杂使假方法、陈货的形态变化及形成原因、不同趁别的需求、市场去向特点、价格及影响因素等。如果切制是在市场加工，调研内容同产地调研。此外市场调研还包括每个品种在国内饮片应用、国内药厂原料应用、国外饮片应用、国内保健食用、国外保健食用等方面的需求情况，了解每种需求的特点和导向，从而了解和认识规格存在的意义。

（3）标准编制方法　包括规格要素的梳理、规格的划分和归并、参数的计量和总结以及展示市场存在的各类商品形式和类别、规避市场称谓的灵活性和揭示隐蔽性、适用于电子交易应具有可检索性、易于分级分类性、易于传播性，信息完整性等适用于电子交易的特点等其他技术特征。

（4）标准构成　包括标准和标准说明，后者又具体分为基本数据、规格要素说明、规格定义几部分。标准用表格表示，包括各个规格等级、规格要素名称和各规格的要素参数；基本数据包括了来源物种、产地、加工方式、药材的形态特征；规格要素说明用以解释标准中的要素及计量方法；规格定义则由规格的形成方式加主要要素参数构成。

（5）主要规格要素　包括物种来源、产地、家种/野生、小个（片、段、块、丁）重量占比、芦（带根）头片（段、块）重量占比、边片（块、丁）重量占比、残次个（粒、片、段、块、丁）重量占比、抽芯率（如白鲜皮、巴戟天）、新货/陈货、杂质重量占比、虫蛀霉变、干度、含硫情况等14个要素。

（6）应用优化 标准完成后,随即反馈给被调研的产地商户和市场商户,确定能够看懂、了解和应用,如有问题,再根据意见进行调整,继续找其他商户,直到确定该标准的适用性。邓严冰等制定了桂枝（片）、地骨皮、厚朴、黄柏、白鲜皮5种藤茎及皮类药材商品电子交易规格等级标准。李文昌等制定了巴戟天、党参、太子参和麦冬4种根和根茎类药材商品电子交易规格等级标准。王堂海等制定了薏苡仁、莲子、山楂、荷叶、白扁豆、草果、白果7种药食同源类药材商品电子交易规格等级标准。甘我挺等制定了地黄、黄连、天麻、防风和浙贝母5种根及根茎类药材以及水蛭、蜈蚣、土鳖虫、地龙、乌梢蛇、茯苓、猪苓7种动物类及菌类药材商品电子交易规格等级标准。龚黎明等制定了薄荷、款冬花、罗布麻叶、荆芥和荆芥穗、蒲黄、款冬花、金银花、红花9种全草、叶及花类药材商品电子交易规格等级标准。陈向阳等制定了栀子、吴茱萸、乌梅、酸枣仁、连翘、覆盆子、女贞子7种果实种子类药材商品电子交易规格等级标准。这些中药材规格等级标准已于2015年9月在"中药材诚实通"上线运用,获得了行业的认可和肯定。

5. 中药材商品规格等级与化学成分含量相关性研究

探索中药材传统商品规格特征与现代化学定量指标之间的关联性,有助于揭示中药材商品规格等级与质量等级的对应关系,为综合评价中药材的质量等级的制定提供理论基础。

（1）西洋参 张丹等利用HPLC结合系统聚类分析（HCA）和主成分分析（PCA）等现代化学计量法,分析了40批西洋参药材传统商品规格特征与7种人参皂苷类成分（人参皂苷Rg1,Re,Rb1,Rc,Rb2,Rb3,Rd）定量指标之间的关联;以加工方法、商品规格、7种成分质量分数、人参皂苷Rg1,Re,Rb1质量分数之和作为原变量进行聚类分析及主成分分析,表明所收集的西洋参药材质量

与产地信息相关性较大,而与传统商品规格特征差别较小,说明西洋参药材传统商品规格的划分具有一定的局限性。

（2）三七 刘大会等研究了三七不同规格[主根（又分为春七和冬七）、筋条和剪口]、等级（20头、30头、40头、60头、80头、120头、无数头和等外）间药材的密度和内在成分含量（总灰分、酸不溶性灰分、甲醇浸出物和三七皂苷R1、人参皂苷Rg1、人参皂苷Rb1、人参皂苷Re、人参皂苷Rd）的差异。发现三七商品规格间灰分、酸不溶性灰分、浸提物含量和皂苷成分含量差异明显,而三七等级大小同上述成分含量相关性不大。三七个头大小、药用指标成分皂苷同三七生长年限呈显著正相关,生长年限越长,个头越大,皂苷成分含量越高;而二年及二年以下生三七药材皂苷成分含量较低,达不到药典指标成分含量要求。这也间接证明传统上三七个头越大,生长年限越长,其品质越好的分级合理性,也是很多典籍明确三七药材种后需3～4年才能采挖的重要原因。

（3）羌活 蒋舜媛等对76份羌活药材商品规格与质量等级进行了对应分析,确定了羌活药材传统商品规格定性性状间、传统商品规格与化学定量指标间的多重对应关系,确定了以羌活醇、异欧前胡素等10种化合物及挥发油等为质量关联的主要定量指标,构建了羌活商品规格分级和同一规格下的药材质量分等的综合定量化质量判别指数（HQI）及对应的判别函数,建立了包含传统商品规格及规格内评价的羌活药材综合质量等级标准,即不同规格间的质量等级为蚕羌＞大头羌＞条羌,同一规格内部的合格药材各分为2等。陈虹宇等比较了羌活不同商品等级中羌活醇和异欧前胡素的含量。结果显示,各等级羌活中的羌活醇含量均高于异欧前胡素,二者的总量为蚕羌＞尾羌＞竹节羌＞疙瘩头＞条羌。

（4）秦艽 杨燕梅等利用UPLC测定81份秦艽药材（将野生和栽培来源秦艽药材分别划分出3

个商品规格,以"芦下直径"为分类变量,采用 SPSS 的聚类分析划分出商品规格等级药材 128 份)所含 7 种主要化学成分(龙胆苦苷、马钱苷酸、獐牙菜苦苷、6′-O-β-D-葡萄糖基龙胆苦苷、獐牙菜苷、异荭草苷、异牡荆苷)的含量,为秦艽药材商品规格等级的合理划分提供依据。最终明确了以龙胆苦苷、马钱苷酸、獐牙菜苦苷等为主要指标成分的质量评价范围,并引入了中药材 HQI,通过 Fisher 判别分析建立了基于药材品质的等级判别函数。经过分析,无论野生、栽培,萝卜艽质优,麻花艽质良,小秦艽质差。同一规格不同等级间,栽培萝卜艽一等质差、二等质良、三等质优;野生萝卜艽一等质良、二等质优;麻花艽一等质优、二等质良;小秦艽一等质良、二等质优,但均不显著。

(5)纹党 刘书斌等对甘肃不同产地、不同商品等级纹党药材中 5 种主要质控指标(醇浸出物、党参多糖、总灰分、党参炔苷、苍术内酯Ⅲ)的含量进行了测定,并运用基于变异系数权重的模糊物元模型对纹党药材质量进行综合评价。结果表明,欧氏贴近度值>0.450 的样本量有 18 批,主要来自于甘肃文县、武都区的样本,这些产地质量评价度较高;武都区甘泉乡、郭河乡,文县堡子坝乡与文县市场采集的样品排名靠前,品质较优,这与其药材外观性状相统一,均具有"狮子盘头、茎痕凸状点突出、根条粗实、皮松肉甜"的优良性状特征。

6. 中药材商品规格等级标准再评价

康传志等探讨了根类药材商品规格等级标准研究模式,总结了《七十六种药材商品规格标准》中 36 种根类药材商品规格、等级的划分依据及其各自特点。认为根类药材商品规格等级的特点并不在于它的规格划分(基源、药用部位、产地、加工方法、采收时间、野生与家种),而是在于其等级划分指标的选择上。从根类药材统计结果来看,在外观性状上一般会选择长度、上中部直径、中部直径芦下直径、每公斤的支数/个数等指标来分等分级,评价药材优劣。

(1)黄芪 万燕晴等回溯和考证了黄芪的商品规格等级标准,上世纪 80 年代以前,黄芪育苗移栽技术尚未推广,市场中的黄芪商品均为种子直播生长 6 年以上的传统黄芪,由于其优良的品质,在 1984 年部颁《七十六种商品规格标准》中,是唯一划分了"特等"级别的药材品种,没有"统货"等级,还特别指出"应发展优质的蒙古黄芪"。黄芪市场的主流品种是蒙古黄芪,其产地主要分布在山西、甘肃、内蒙、宁夏等地区。但甘肃主要发展 2 年生移栽蒙古黄芪,根型差异小,故均为"统货";山西仍发展多年生的传统黄芪,因其生长周期长,根型差异较大,长短粗细不均,因而保留了不同的规格等级。通过比较分析不同黄芪商品规格等级标准的差异,发现长度和粗细度的差异性是导致等级标准不同的主要指标。黄芪药材商品规格的划分根据基源产地的不同,蒙古黄芪主产山西、内蒙等地,膜荚黄芪主产黑龙江等地。根据药材颜色的不同,蒙古黄芪习称"白皮芪",膜荚黄芪习称"黑皮芪"。通过考察黄芪药材国家标准、天津出口口岸标准、企业标准,从长度和粗细度两个方面整理了不同商品黄芪规格(干芪、心芪条和无心芪条)7 种等级(特优、特等、一等、二等、三等、四等、五等)标准。不同标准黄芪规格的差异分析表明,在 7 种规格等级标准中,万生企业标准是根据药材空心度的情况分为"有心芪条"和"无心芪条",无心芪条是专供该企业黄芪注射剂产品的原料,以满足注射液内毒素检查项要求。两种不同规格药材在临床及药效方面是否有差异,目前尚未见文献报道。

(2)白术 王浩等研究采用"德尔菲法"对白术传统性状与等级相关性进行评价。利用数学统计方法对传统性状鉴别指标与白术商品等级进行相关性分析,发现影响白术商品规格等级的主要性状是白术横切面油点的数量、横切面颜色、表面颜色、横切面菊花纹、横切面的质地、是否空心、走油而产地加工方法是影响白术商品规格等级的主要因素之一。白术道地产区的干燥加工方法得到的白术质量较好。研究还指出原有的《七十六种药材商品规格标准》对白术的商品规格划分不符合实际的市场情况,需要重新制定相应的白术药材商品规格等级。

（撰稿:陈建伟　崔明超　审阅:陶建生）

【人参质量评价研究】

1. 人参皂苷类成分研究

袁媛等采用 UPLC 分析人参炮制品——黑参制作过程中人参皂苷的含量变化。结果显示,随着黑参蒸制次数的增加,非极性成分逐渐增多,极性成分逐渐减少。黑参比红参、白参有更强的抗肿瘤、抗炎、提高免疫力等生物活性,这可能与黑参的特有成分有关。

田健等采用超声提取法对人参进行提取,再采用水饱和正丁醇对人参提取溶液进行萃取,用紫外可见分光光度法测定其吸光度值。结果显示,人参皂苷最大吸收波长为 540 nm,所建立的人参中总皂苷含量测定的紫外可见分光光度法简便易行,精确度高,测定速度快。

胡婉琦等建立了测定人参属植物不同部位提取物(以丙酮为溶剂,采用超声法提取)中 20(R)-25-羟基-原人参三醇(20(R)-25-OH-PPT)含量的HPLC-ELSD 法。结果表明,20(R)-25-OH-PPT 存在于人参属植物多个部位,其中廉价的人参茎叶含有高质量分数的 20(R)-25-OH-PPT。

Bai HR 等建立了基质辅助激光解析电离-飞行时间质谱成像法分析人参皂苷在人参不同组织中的分布,区分不同生长年限的人参。鉴定出 31 种人参皂苷类化合物,3 种结构类型的人参皂苷均能被检测并成像。应用从韧皮部获得的离子成像数据而不是整个组织的数据,通过主成分分析法可较好地区分 2、4、6 年生人参样品。此方法可直接分析植物组织中的代谢产物,具有快速鉴别代谢产物并分析成分组织分布等优点。

Wang HP 等建立了 LC-ESI-IT-TOF-MS[n] 方法鉴别人参中三萜皂苷类有效成分。从中国产人参中鉴定了 60 种化合物,包括 58 种三萜类成分,其中有 20 种化合物为首次报道。此外,首次建立了 LC-DAD 方法同时定量分析从 66 种不同人参种植区采集的样品中 14 种人参皂苷类成分。结果表明,由于生长环境、种植技术等原因,不同来源的人参根及根茎的质量有所不同。

Ning ZC 等建立了基于高分离度快速液相色谱-三重四级杆质谱(RRLC-QqQ-MS)的一测多评法进行 5 种人参属药材(人参、红参、三七、西洋参和竹节参)中 18 种活性皂苷类成分的含量测定,结合多变量统计学分析,能够成功将 5 种人参属药材鉴定区分。

Kang OJ 等应用 HPLC-DAD 方法调查了人参主根、须根和叶中人参皂苷类成分分布情况。结果表明,人参叶中总人参皂苷含量高于主根中 12 倍。人参叶中人参皂苷 Rb3 和 Rh1 的含量较高,而人参主根中人参皂苷 Rb1 和 Rc 的含量较高。此外,人参须根、人参叶和人参主根中分别仅含有人参皂苷 Rb_2、Rb_3 和 Rg_1。人参皂苷 Re 在人参叶和人参须根中的含量为人参主根中的 2.6~4 倍。说明人参叶和人参须根中人参皂苷类成分含量较高,而人参主根中人参皂苷类成分含量较低。

Wang HP 等建立了野生和栽培人参中人参皂苷类成分的定性和定量分析方法。采用超高效液相-二极管阵列检测器-四级杆飞行时间质谱(UPLC-DAD-QTOF-MS/MS)法对野生和栽培人参样品进行定性分析,共检测 131 种人参皂苷类成分。采用高效液相-三重四级杆质谱(HPLC-TQ-MS)法进行了 19 种人参皂苷类成分同时定量分析。结果,野生人参中 19 种人参皂苷类成分的总含量高于栽培品人参,并随着人参生长年限的增长而升高。

2. 挥发油类成分研究

刘校妃等用GC-MS进行白参和红参中挥发油成分的研究。结果显示,含量最高的均为亚油酸(白参:9.52%,红参:27.39%),其次是棕榈酸、γ-谷甾醇和β-豆固醇。在鉴定出的50多种成分,两者共有23种成分,主要是烷烃类化合物,如十六烷、十七烷、十八烷等9种,且这些成分存在较大的含量差异。此外,白参含有较多的烯类化合物,如石竹烯、角鲨烯、喇叭烯、杜松烯、菖蒲烯等;红参含有较多的醇类化合物,如蓝桉醇、桉油烯醇、绿花白千层醇、喇叭茶醇等。白参和红参的脂溶性成分存在较大差异,提示两者中脂溶性成分的差异与其功效的差异可能存在某种相关性。

3. 糖类成分研究

肖志伟等通过对比苯酚-硫酸法、蒽酮-硫酸法、碱性酒石酸铜滴定法检测人参多糖。结果表明,苯酚-硫酸法操作简单、准确率高、重复性良好,是检测多糖优选的方法,并适用于醇提后人参药渣水提的多糖检测。

Cheong KL等采用GC-MS法结合糖类谱图及高效体积排阻色谱-多角度激光散射-示差折光检测法(HPSEC-MALLS-RID)定性定量检测人参属药材中特定多糖。结果显示,人参属药材中单糖组成相同,为鼠李糖、阿拉伯糖、半乳糖醛酸、甘露糖、葡萄糖和半乳糖。糖类图谱显示,人参属药材中特定多糖的糖苷键位置相似。此外,特定多糖在人参、三七和西洋参中的含量分别为17.9～20.5、11.9～15.0、9.9～13.3 mg/g。聚类分析和主成分分析均可将人参、三七和西洋参分为3组。

4. 其他类成分研究

陈唯等运用HPLC-PDA法,表征人参酚类特征图谱中13个特征峰及其所属化学类型,对16批人参饮片进行质的表征;建立HPLC同时测定对羟基苯甲酸、阿魏酸、槲皮素、山奈酚、异鼠李素含量的方法,并表征酚类成分和指标;建立可见分光光度法测定人参饮片中总酚的含量,基于酚类成分及其和指标与总酚的含量对16批人参饮片进行量的表征;对人参中各酚类成分及其和指标与总酚含量的关联性、质量表征规律进行分析,并基于参比饮片对16批人参质与量的表征结果进行关联性分析。

Kim JS研究了人参主根、须根和叶各部位中酚类、黄酮类和维生素类成分的含量。结果表明,总酚类和总黄酮类成分均在叶中含量最高,其次为在主根中,须根中含量最低。阿魏酸和m-香豆酸为主根和须根中主要的酚类成分,而p-香豆酸和m-香豆酸为叶中的主要酚类成分。儿茶酸为主根和须根中主要的黄酮类成分,而叶中主要的黄酮类成分为儿茶酸和山奈酚。维生素B_5为检测到人参非叶部分含量最高的维生素类化合物,其次为维生素B_1和维生素B_{12}。亚麻酸和维生素K为人参所有部位的主要维生素类成分。

Shin JS等建立了基于超高效液相-四级杆飞行时间质谱(UPLC-Q-TOF-MS)结合多变量统计学分析区分4年生和6年生红参的代谢组学分析方法。主成分分析结果表明,不同生长年限的红参整体质量明显不同,并找出6个区分不同生长年限红参的化学标志物,其中2个化学标志物可以代表4年生红参,4个可以代表6年生红参。这些标志物中,从6年生红参中分离并通过NMR分析鉴定了一个化学标志物为13-顺式-芥酰胺。

5. 指纹图谱研究

袁媛等采用UPLC建立了黑参的指纹图谱。在选定的色谱条件下,通过相似度分析软件确定了黑参指纹图谱有12个共有峰。10批黑参样品相似度较高,为0.980～1.000。

(撰稿:张红梅　审阅:陶建生)

三 中 药

［附］ 参 考 文 献

B

Bai HR, Wang SJ, Liu JJ, et al. Localization of ginsenosides in *Panax ginseng* with different age by matrix-assisted laser-desorption/ ionization time-of-flight mass spectrometry imaging[J]. Journal of Chromatography B, 2016，doi：org/10.1016/j.jchromb.2015.09.024

白钢,丁国钰,侯媛媛,等.引进近红外技术用于中药材品质的快速评价[J].中国中药杂志,2016，41(19):3501

C

Cheong KL, Wu DT, Deng Y, et al. Qualitation and quantification of specific polysaccharides from Panax species using GC-MS, saccharide mapping and HPSEC-RID-MALLS[J].Carbohydrate Polymers, 2016，doi：10.1016/ j. carbpol.2016.07.077

蔡沓栗,杨成梓,温秀萍,等.泽泻的资源调查及外观性状评价[J].中国现代中药,2016，18(2):193

蔡勇,李西文,倪静云,等.基于二维码的中药质量可追溯系统[J].中药材,2016，39(2):275

陈虹宇,尹显梅,陈玲,等.不同商品等级羌活中羌活醇和异欧前胡素的含量测定[J].成都中医药大学学报,2016，39(1):18

陈沛,金红宇,孙磊,等.对照提取物在中药整体质量控制中的应用[J].药物分析杂志,2016，36(2):185

陈唯,杨元,张芳,等.基于酚类特征图谱的人参质量表征关联分析研究[J]. 环球中医药,2016，9(4):419

陈向阳,甘我挺,郭宝林,等.栀子吴茱萸等7种果实种子类药材商品电子交易规格等级标准[J].中国现代中药,2016，18(11):1416

D

邓严冰,甘我挺,郭宝林,等.桂枝地骨皮等5种藤茎及皮类药材商品电子交易规格等级标准[J].中国现代中药,2016，18(11):1410

F

冯伟红,李春,吉丽娜,等. 基于高分离度和对照图谱的

红参中9种人参皂苷类成分"一测多评"质量评价研究[J].中国中药杂志,2016，41(18):3389

付绍智,陈洪源,袁定明,等.重庆太白贝母资源调查[J].中国中医药信息杂志,2016，23(9):1

G

甘我挺,李文昌,郭宝林,等.地黄黄连等5种根及根茎类药材商品电子交易规格等级标准[J].中国现代中药,2016，18(11):1402

甘我挺,陈向阳,郭宝林,等.水蛭茯苓等7种动物类及菌类药材商品电子交易规格等级标准[J].中国现代中药,2016，18(11):1428

宫璐,黄志海,张靖,等.中药络石藤及其习用品的DNA条形码鉴定[J].世界科学技术(中医药现代化),2016，18(8):1413

龚黎明,甘我挺,郭宝林,等.薄荷款冬花等9种全草叶及花类药材商品电子交易规格等级标准[J].中国现代中药,2016，18(11):1422

郭宝林,龙兴超,甘我挺,等.中药材商品电子交易规格等级标准的编制方法和技术特征[J].中国现代中药,2016，18(11):1390

H

胡婉琦,张瑜,杨宁,等. HPLC-ELSD法测定人参属药材不同部位中的 20(R)-25-羟基-原人参三醇[J].中草药,2016，47(8):1401

黄娟,徐文,谭瑞湘,等. 基于DNA条形码的岭南特色药材广东海桐皮、木棉花与其混淆品的分子鉴定[J].世界科学技术(中医药现代化),2016，18(8):1408

黄再强,张燕飞,胡明勋,等.葛根类药材主流品种品质研究进展[J].成都中医药大学学报,2016，39(2):122

J

江振作,王跃飞. 基于"药材基原-物质基础-质量标志物-质控方法"层级递进的中药质量标准模式研究[J].中草药,2016，47(23):4127

蒋舜媛,孙洪兵,孙辉,等.羌活药材商品规格与质量等

级的对应分析[J].中国中药杂志,2016,41(5):793

K

Kang OJ,Kim JS. Comparison of ginsenoside contents in different parts of Korean ginseng (*Panax ginseng* C. A. Meyer)[J]. Preventive Nutrition and Food Science,2016,21(4):389

Kim JS. Investigation of phenolic, flavonoid, and vitamin contents in different parts of Korean ginseng (*Panax ginseng* C. A. Meyer)[J]. Preventive Nutrition and Food Science, 2016, 21(3):263

康传志,周涛,江维克,等.根类药材商品规格等级标准研究模式探讨[J].中国中药杂志,2016,41(5):769

康四和,邓海英,江珍玉,等.我国药用蜈蚣分类鉴定及资源研究[J].中药材,2016,39(4):727

L

李桂林,宋雅迪,吕振晖,等.基于ITS序列位点特异性PCR的酸枣仁及其混伪品的鉴别[J].中国现代中药,2016,18(12):1566

李鹏英,王海洋,李健,等.中药材商品规格等级的形成和演变[J].中国中药杂志,2016,41(5):764

李天祥,李国辉,刘岩,等.天津中药资源概况及主要品种的质量评价[J].中国现代中药,2016,18(6):703

李文昌,甘我挺,郭宝林,等.巴戟天党参等4种根及根茎类药材商品电子交易规格等级标准[J].中国现代中药,2016,18(11):1396

刘昌孝,陈士林,肖小河,等.中药质量标志物(Q-Marker):中药产品质量控制的新概念[J].中草药,2016,47(9):1443

刘大会,徐娜,郭兰萍,等.三七药材质量特征和商品规格等级标准研究[J].中国中药杂志,2016,41(5):776

刘飞,潘欢欢,梅国荣,等.花椒品种沿革及商品药材调查研究[J].中药材,2016,39(7):1673

刘书斌,李成义,张樱山,等.基于变异系数权重的模糊物元模型评价甘肃商品纹党的质量[J].中国实验方剂学杂志,2016,22(9):16

刘校妃,郝建尤,唐怡,等.白参、红参和西洋参脂溶性成分的GC-MS分析[J].中国现代中药,2016,18(1):76

N

Ning ZC,Liu ZL,Song ZQ,et al. A single marker choice strategy in simultaneous characterization and quantification of multiple components by rapid resolution liquid chromatography coupled with triple quadrupole tandem mass spectrometry (RRLC-QqQ-MS)[J]. Journal of Pharmaceutical and Biomedical Analysis, 2016, doi:10.1016/j.jpba.2016.02.039

S

Shin JS,Park HW,In G,et al. Metabolomic approach for discrimination of four- and six-year-old red ginseng (*Panax ginseng*) using UPLC-QToF-MS[J]. Chemical & Pharmaceutical Bulletin, 2016, 64(9):1298

宋玉鹏,胡源祥,陈海芳,等.对枳实和枳壳药用品种变迁的思考[J].江西中医药大学学报,2016,28(4):120

苏畅,宋茜,邵鹏柱,等.《中国药典》中蕲蛇饮片分子鉴定方法的研究和探讨[J].世界科学技术(中医药现代化),2016,18(2):196

孙蓉,李晓宇,王亮,等.基于"效-毒"相关的Q-marker合理辨识与科学控制[J].世界科学技术(中医药现代化),2016,18(8):1224

T

唐艳,闫述模,汪静静,等.基于UPLC及多成分分析的西洋参质量评价[J].中国中药杂志,2016,41(9):1678

田健,朱凯.紫外可见分光光度法测定人参中总皂苷的含量[J].吉林中医药,2016,36(8):832

W

Wang HP,Zhang YB,Yang XW,et al. High-performance liquid chromatography with diode array detector and electrospray ionization ion trap time-of-flight tandem mass spectrometry to evaluate ginseng roots and rhizomes from different regions[J].Molecules,2016,21(5):603

Wang HP,Zhang YB,Yang XW,et al. Rapid characterization of ginsenosides in the roots and rhizomes of *Panax ginseng* by UPLC-DAD-QTOF-MS/MS and simultaneous determination of 19 ginsenosides by HPLC-ESI-MS

学术进展

［J］.Journal of Ginseng Research,2016，40（4）:382

万燕晴,李震宇,秦雪梅.黄芪商品规格等级标准考证及质量研究思考［J］.现代中药研究与实践,2016，30（2）:61

王浩,陈力潇,黄璐琦,等.基于德尔菲法对中药白术商品规格等级划分的研究［J］.中国中药杂志,2016，41（5）:802

王堂海,甘我挺,郭宝林,等.薏苡仁莲子等7种药食同源类药材商品电子交易规格等级标准［J］.中国现代中药,2016，18（11）:1436

王志科,鲁放,熊超,等.Bar-HRM技术在人参和西洋参药材鉴定中的应用研究［J］.世界科学技术（中医药现代化）,2016，18（2）:191

魏艺聪,袁媛,陈建雄,等.快速PCR法鉴别鱼腥草与百部还魂的方法研究［J］.中草药,2016，47（12）:2163

X

向丽,张卫,陈士林.中药青蒿本草考证及DNA鉴定［J］.药学学报,2016，51（3）:486

肖志伟,乐智勇,朱国雪,等.人参多糖检测方法及提取工艺优选［J］.中国现代中药,2016，18（1）:106

熊亮,彭成.基于中药质量标志物（Q-Marker）的基本条件研究益母草和赶黄草的Q-Marker［J］.中草药,2016，47（13）:2212

Y

杨光,王诺,詹志来,等.中药材市场商品规格等级划分依据现状调查［J］.中国中药杂志,2016，41（5）:761

杨燕梅,林丽,卢有媛,等.基于多指标成分分析野生与栽培秦艽药材商品规格等级［J］.中国中药杂志,2016，41（5）:786

杨竹雅,董秋颖,周礼彬,等.云南产主要药用石斛资源调查研究［J］.云南中医中药杂志,2016，37（8）:45

袁媛,徐荣培.超高液相色谱法分析人参新炮制品——黑参制作过程中人参皂苷成分变化［J］.云南中医中药杂志,2016，37（1）:62

袁媛,张世良,董晓茜,等.人参新炮制品——黑参的UPLC指纹图谱研究［J］.云南中医中药杂志,2016，37（2）:40

Z

翟昌明,王雪茜,程发峰,等.柴胡功效的历史演变与入药品种及药用部位的相互关系［J］.世界中医药,2016，11（5）:906

张丹,郑开颜,吴兰芳,等.西洋参药材的质量特征与商品规格的相关性分析［J］.中国中药杂志,2016，41（18）:3329

张琴,曾凡琳,吴明丽.中药资源领域相似性度量的应用［J］.中华中医药杂志,2016，31（12）:5168

张铁军,许浚,韩彦琪,等.中药质量标志物（Q-marker）研究:延胡索质量评价及质量标准研究［J］.中草药,2016，47（9）:1458

张卫,张瑞贤,李健,等.药用血竭品种新考［J］.中国中药杂志,2016，41（7）:1354

张瑛,王亚丽,潘新波.当归历史资源分布本草考证［J］.中药材,2016，39（8）:1910

（三）中 药 化 学

【概　述】

2016年，中药及天然药物化学成分研究方面的相关论文以常用中药、民族药、地方药为主，包括单味中药、中药复方、中药提取物、药用菌类、藻类等，研究化学成分的提取、分离和结构鉴定。中药化学依然是中药研究领域的热点之一。

本年度在 *Organic Letters*、*Journal of Natural Products*、*Phytochemistry*、*Phytochemistry Letters*、*Planta Medica*、*Natural Product Research*、*Tetrahedron*、*Fitoterapia*、*Journal of Asian Natural Products Research*、*Helvetica Chimica Acta*、*Chemistry of Natural Compounds*、*Natural Product Reports*、*Chinese Chemistry Letters* 等杂志上报道的新化合物有3 500余种（包括34种新骨架），涉及中药、天然药物近600个种类，其结构类型主要有萜类、黄酮类、生物碱类、苯丙素类、甾体类、醌类及脂肪酸。

1. 萜类化合物的研究

萜类新化合物有1 400余种（约占40%），其中16种新骨架。萜类化合物分布于藻类、菌类、地衣类、苔藓、蕨类、裸子植物及被子植物，单萜主要来源于伞形科、樟科、唇形科等。Liu CP 等从红椿 *Toona ciliata* 植物中发现了 ciliatonoids A、B、C，ciliatonoids A 和 B 具有前所未有的柠檬苦素类化合物结构，而 ciliatonoid C 属于一种罕见的类柠檬苦素。Xi FM 等在鹰爪花 *Artabotrys hexapetalus* 植物中分离得到 artaboterpenoids A 和 B，其中 artaboterpenoids A 具有新的 C-2-C-10 连接的碳骨架，artaboterpenoids B 是1对对映异构体，代表了1，2-仲双酯型倍半萜内酯。Zhou M 等从五味子属 *Schisandra incarnate* 中分析得到拥有三环 [5.2.1.0^{1,6}] 癸烷桥接系统的新化合物 schincalide A。而 Tanaka N 等对金丝梅 *Hypericum patulum* 研究发现了2种新骨架 hypatulins A 和 B。Kim SY 等从银线草 *Chloranthus japonicus* 中发现两种具有 6/5/5/5/6/3 六环骨架的新型 C 25 萜类化合物 hitorins A 和 B，其包括1个 γ-内酯环和2个四氢呋喃环。Li L 等从平盖灵芝 *Ganoderma applanatum* 中发现1对对映异构体（±）-ganoapplanin。1种新型的 7/5/6 稠环体系 euphomilones A 和新型 5/7/6 三环体系 euphomilones B 在铁海棠 *Euphorbia milii* 中被 Liu SN 等分离出来。Wu XD 等从枪刀药属 *Hypoestes phyllostachya* "Rosea"中发现新化合物 hypophyllins A、B、C 和 D，其中 hypophyllins D 为具有明显血管扩张药效的新骨架。Hu ZX 等在木兰科黑老虎 *Kadsura coccinea* 中发现新骨架 kadcoccine acid G 和 kadcoccine acid H。

对新化合物进行了各种生物活性筛选，表明萜类化合物分别在抗炎、抗菌和抗肿瘤等方面具有一定的活性。Du D 等从盾叶薯蓣 *Dioscorea zingiberensis* 中发现了具有抗炎活性的化合物 2，5，7-trimethoxyanthracene -1，4-dione。Dong JW 等在瓶尔小草 *Ophioglossum thermale* 中分离出 hermalic acids A 和 hermalic acids B，这两种酸都具有抗菌活性。He J 等在珊瑚树 *Viburnum odoratissimum* 植物中分离得到的新化合物 vibsanols C、D、E、F、G 和 H，具有不同程度的抗癌作用。

2. 黄酮类化合物的研究

黄酮类新化合物有 300 余种（约占 8%），其中 1 种新骨架。黄酮类化合物最集中分布于被子植物。Yue SJ 等从红花 Carthamus tinctorius 分离得到新骨架 carthorquinosides A。Liao G 等从常用中药土沉香 Aquilaria sinensis 中发现 6 种新化合物，其中 6, 8-dihydroxy-2-[2-(4-methoxyphenyl)ethyl] chromone 具有乙酰胆碱抑制作用。

Lai YJ 等从杜鹃花 Rhododendron fortunei 中分离得到 3 种新化合物，（2R, 3R)-6, 8-di-C-methyl-5, 7, 4'-trihydroxyflavanonol-7-O-β-D-glucopyranoside,（2R, 3R)-6, 8-di-C-methyl-5, 7, 4'-trihydroxyflavanonol-7-O-β-D-xylopyranosyl（1→6)-β-D-glucopyranoside, 6, 8-di-C-methylkaempferol 7-O-β-D-glucopyranoside,均对 H_2O_2 诱导的 SH-SY5Y 细胞凋亡具有显著的神经保护作用。Xie X 等则从红花 Carthamus tinctorius 发现了对 H_2O_2 诱导的 H9c2 细胞提供了显著保护作用的黄酮苷 6-hydroxykaempferol-3-O-β-D-glucoside-7-O-β-D-glucuronide。Zhong JD 等在对东紫苏 Elsholtzia bodinieri 研究过程中发现 eriodictyol 7-O-(6''-caffeoyl)-β-D-glucopyranoside 显示抗 HCV 活性。Peng W 等在对粉刺锦鸡儿 Caragana pruinosa 研究中发现新化合物 pruinosanone D 能抑制 NO 的产生,其 IC_{50} 值为 0.62 μM。

3. 生物碱类化合物的研究

生物碱类新化合物有 300 余种（约占 9%），其中 14 种新骨架。Tang Y 等从毛枝垂穗石松 Palhinhaea cernua 中分离得到 1 种新骨架化合物 palcernuine,具有未曾报道过的[5/6/6/6]稠环系统。Dong LB 等从椭圆马尾杉 Phlegmariurus henryi 中发现 3 种新骨架化合物,分别为 phleghenrines A、D 和 neophleghenrine A。Li DW 等从大青叶 Isatis indigotica 中分离得到 4 种含有新骨架 2-

(1-苯乙基)-吲哚的立体异构体 isatidifoliumindolinones A、B、C 和 D,并且 4 种立体异构体存在明显的立体化学-活性关系,其中 isatidifoliumindolinones D 对于在 BV2 细胞中抑制 LPS 诱导 NO 产生是最具活性的。Um S 等从粪甲虫 Copris tripartitus 中获得 coprisidins A 和 B 2 种新化合物。Li XH 等从密脉木属 Myrioneuron tonkinensis 中分离得到 3 种含有新的杂六环骨架的生物碱 myritonines A、B 和 C,其中 myritonines A、B 具有抗丙型肝炎病毒的活性。Cheng GG 等从夹竹桃科景东山橙 Melodinus khasianus 中分离得到 10 种化合物 melokhanines A-J,其中 7 种化合物 melokhanines B、C、D、E、F、G 和 H 拥有[6/5/5/6/6]五环吲哚生物碱的新骨架。

Liu YF 等从板蓝根 Isatis indigotica 中分离得到的 isatindigotindoloside A 表现出了良好的抗炎和抗流感病毒活性。Zhan GQ 等从石蒜科葱莲 Zephyranthes candida 中发现的 9-de-O-methyl-11β-hydroxygalanthamine、N-3-indolylethyl-5, 6-dihydroplicane、N-isopentyl-5, 6-dihydroplicane N-oxide 以及 bliquine N-oxide 4 种化合物具有抗乙酰胆碱酶的活性。王月德等从傣药腊肠树 Cassia fistula 中发现的决明碱 L 对人源癌细胞（NB4、A549、SHSY5Y、PC3 和 MCF7)增殖具有明显的细胞毒活性。

4. 苯丙素类化合物的研究

苯丙素类新化合物有 130 余种（约占 5%），其中 2 种新骨架,主要分布在豆科、菊科、瑞香科、木兰科等植物。Li GZ 等从新疆阿魏 Ferula sinkiangensis 中分离得到 1 种新骨架化合物 sinkiangenorin E,属于倍半萜型香豆素,其中包含新的双环[4.3.1]癸烷型倍半萜系统。Jiang YP 等从党参 Codonopsis pilosula 中分离得到 1 种含有新骨架的木脂素 codonopiloneolignanin A。

Zhang CF 等从截叶铁扫 Lespedeza cuneata

中分离得到的(+)-(8R,7$'S$,8$'R$)-isolariciresinol-9$'$-O-β-d-fucopyranoside 对 APAP 诱导的 HepG2 细胞毒性表现为肝保护活性。Guo Q 等从山鸡椒 *Litsea cubeba* 中发现的(7R,8S)-5-methoxy-9-feruloyl-dehydrodiconiferyl alcohol 表现出显著的抗炎活性。Jiang C 等从黄苞大戟 *Euphorbia sikkimensis* 中发现的(±)-erythro-7$'$-methylcarolignan E 具有抗 HIV 病毒活性。

5. 甾体类化合物的研究

甾体类有 280 余种新化合物(约占 8%),主要来自夹竹桃科、百合科、卫矛科、萝藦科等。Cheng HY 等从黄花夹竹桃 *Thevetia peruvian* 分离得到 2 种强心苷类化合物 digitoxigenin 3-O-β-d-galactosyl-(1→4)-α-L-thevetoside 和 5α-thevetiogenin 3-O-β-d-glucosyl-(1→4)-α-L-thevetoside。Zhang DD 等从百合科吉祥草 *Reineckia carnea* 中发现 2 种甾体类化合物(17,20-S-trans)-5β-pregn-16-en-1β,3β-diol-20-one 1-O-β-D-xylopyranosyl-(1→2)-[α-L-rhamnopyranosyl]-3-O-α-lrhamnopyranoside 和(17,20-S-trans)-pregna-5,16-dien-3β-ol-2$'$-one3-O-β-D-glucopyranosyl-(11→2)-O-[β-D-xylopyranosyl-(1→3)]-O-β-D-glucopyranosyl-(1→4)-O-β-D-galactopyranoside。Xiang LM 等从楝科香椿 *Toona sinensis* 中分离得到 12 种甾体类化合物 toonasinemines A-L。

Cheng HY 等从黄花夹竹桃 *Thevetia peruviana* 中发现 digitoxigenin 3-O-β-d-galactosyl-(1→4)-α-L-thevetoside 具有抗癌活性,其抗癌活性可能与诱导癌细胞内在凋亡以及使癌细胞周期停滞在 G2/M 的能力有关。

6. 醌类化合物的研究

醌类有 30 余种新化合物。Yang JB 等从何首乌 *Polygonum multiflorum* 中分离得到 4 种二蒽酮类化合物 polygonumnolides C1、C2、C3、C4,相

关的药理活性实验表明,4 种化合物均具有一定的肝毒性。王沫等从广藿香内生真菌中分离得到 1 种醌类化合物(3S^*,4aS^*,6aS^*,12bS^*)-3-(2-羟基-2-丙烷基)-6a,12b-二甲基-9-[(2R^*,4R^*)-2-(4-甲基-3-己酮基)]-1,2,3,4a,5,6-六氢吡喃并[3,2-a]氧杂蒽-8,11-二酮,该化合物对人肝癌细胞 HepG-2、人神经癌细胞 SF-268、人乳腺癌细胞 MCF-7 和人肺癌细胞 NCI-H460 有细胞毒活性,并对金黄色葡萄球菌(SA)、大肠杆菌(EC)有抑制作用。

7. 其他类化合物的研究

除以上 6 类化合物外,还有 970 余种其他类新化合物(约占 27%),其中 1 种新骨架,主要是酚酸、聚乙炔及芳香族类化合物。Liu YF 等从天目地黄 *Rehmannia chingii* 中获得 4 种新化合物,分别为(6R)1-hydroxy-2,6,6-trimethylcyclohex-2-ene-carboxylic acid、6$'$-acetyl rehmapicroside、2$'$-acetyl rehmapicroside、*sec*-hydroxyjiocarotenoside A₁。马航赢等从傣药翅荚决明 *Cassia alata Alata* 中分离得到的 7-甲氧基-2-(4-甲氧基苯基)-3,5-二甲基苯并呋喃(翅荚决明素 A)对人源肿瘤细胞(NB4、A549、SHSY5Y、PC3、MCF7)具有细胞毒活性。Du D 等从两色金鸡菊 *Coreopsis tinctoria* 中发现的聚乙炔糖苷 coreoside E 具有减少 3T3-L1 细胞脂肪分化的活性。

有关"2016 年中草药中发现的新化合物和新骨架"有专条(详见光盘)。

(撰稿:张 璇 邹献亮 俞桂新 审阅:陶建生)

【74 种中草药中挥发油成分的研究】

1. 根及根茎类

(1)独活 艾青青等采用 SD 法提取康定独活挥发油,利用 GC-MS 对其挥发油化学成分进行测定及分析,并用归一化法测定其相对含量为

0.2%（v/w），共鉴定出 24 种化学成分，占挥发油总含量的 53.67%，其主要成分为醇类和酯类。而藏药珠嘎类药材白亮独活挥发油主要成分为烯类和醇类。

（2）高良姜　袁源等分析比较了 SD 法、UAE 法和 SFE 法所制备的高良姜挥发油成分，分别鉴定出 51、46 和 60 个组分，高良姜挥发油的指标性成分 1,8-桉叶素含量的大小顺序为 SD 法≈SFE 法＞UAE 法。另外，α-石竹烯、β-石竹烯、α-法尼烯、γ-杜松烯等高沸点组分比例，SFE 法所得高于另两种方法；α-蒎烯、莰烯、β-蒎烯、柠檬烯、樟脑和 α-松油醇等低沸点组分比例，SD 法所得最高。

（3）姜黄　羊青等采用 GC-MS 法对不同产地姜黄挥发油成分及其抗氧化活性进行比较。从四川、海南、泰国和越南产的姜黄挥发油中鉴定出 31、33、26 和 25 种化学成分，分别占总含量的 74.22%、66.62%、64.06% 和 66.75%。其共有成分 11 个，主要包括芳姜黄酮、α-姜黄酮、芳姜黄烯、姜烯、β-倍半水芹烯、β-红没药烯、（＋）-α-大西洋（萜）酮等。

（4）石菖蒲　唐怡等采用 SD 法提取，HPLC 测定比较石菖蒲鲜、干药材及其根茎和叶中挥发油 α-细辛醚和 β-细辛醚的含量。结果，石菖蒲经烘干处理后挥发油含量降低，根茎中挥发油的含量较叶中的含量高；β-细辛醚在鲜、干药材根茎中的质量分数分别为 2.81% 和 1.70%，在鲜、干药材叶中质量分数分别为 0.90% 和 0.75%；α-细辛醚在鲜、干药材根茎中的质量分数分别为 0.03% 和 0.02%，在鲜、干药材叶中的质量分数分别为 0.05% 和 0.04%。

（5）当归　张庆等采用 GC-MS 表征当归各馏分的化学组成，采用主成分分析法（PCA）比较其化学组成的差异。结果显示，各馏分的主要成分是藁本内酯；各馏分除了在 Z-藁本内酯上的差异外，馏分 6 中的油酸和馏分 5 中的 Z-氧代环十七碳-8-烯-2-酮与其他馏分也有较大差异。

（6）莪术　谢梦等采用 GC-MS 结合化学计量学方法对 16 个批次的莪术不同官方品种和炮制品种的挥发油进行化学分析，鉴定出 53 个化学成分，其中包括 11 个首次鉴定的化合物。广西莪术和蓬莪术提取的挥发油应与温郁金进行区分。

（7）人参　陈萍等通过 GC-MS 法研究东北刺人参根挥发油的化学成分，提取率为 0.83%，从挥发油中分离出 105 种组分，鉴定出 78 个组分，占分离物质的 94.0%。主要成分包括反式橙花叔醇（17.85%）、τ-杜松醇（13.10%）、β-蒎烯（8.94%）、α-蒎烯（8.78%）、γ-衣兰油烯（5.11%）、桉油烯醇（4.58%）等。

（8）黄芩　陈欣等采用 SD 法提取海南黄芩挥发油，用 GC-MS 对其化学成分进行分离鉴定，分离得到 71 个峰，鉴定了 54 个成分，占挥发油总量的 90.42%。其主要成分为：10S，11S-雪松醛-3（12），4-二烯（15.3%）、石竹烯（7.92%）、邻苯二甲酸单乙基己基酯（6.99%）和 4-乙烯基-2-甲氧基苯酚（6.54%）。

（9）白芷　高岩等采用 SD 法提取白芷挥发油，GC 毛细管柱色谱法分析并以峰面积归一化法检测化学成分的相对含量，鉴定出 39 个化合物，并推测单萜及其衍生物的质谱裂解规律为支链断裂后六元环开环。主要成分为单萜及其衍生物和倍半萜及其衍生物，含量较高的为单萜及其衍生物，主要有 α-蒎烯、莰烯、β-水芹烯、柠檬烯、松油烯、莰酮、聚伞花素等。

2. 叶类

（1）黄山松　程满环等采用 SFE-CO$_2$ 萃取法及 SD 法提取黄山松松针挥发油，并应用 GC-MS 技术分析其化学成分。通过两种不同方法从黄山松松针挥发油中共分离鉴定出 104 种成分，其中 SD 法分离鉴定得到 68 种，超临界提取法分离鉴定得到 65 种，两者共有成分 29 种，含量最高的均为倍半萜 β-石竹烯（15.65%）。其他成分主要为萜烯类化合物,相对含量超过 2% 的成分还有 β-蒎烯(4.91%), β-崖柏烯(4.85%),正十五烷(4.52%), α-蒎烯(4.04%), α-毕橙茄醇(4.01%),(Z,Z,Z)-1,5,9,9-四甲基-1,4,7-环十一(三)烯(3.88%), δ-杜松萜烯(3.75%),正十六烷(3.54%),大根香叶烯 D(3.40%),乙酸龙脑酯(2.91%),表二环倍半水芹烯(2.54%),异松油烯(2.42%)。这 13 种主要化合物的含量占总挥发油含量的 60.42%。

(2) 香茅 赵琳静等用 SD 法提取香茅叶挥发油,用 GC-MS 法分析其化学成分,共鉴定出 17 种成分。以开链单萜类化合物为主,其中香茅醇、香叶醇、香茅醛、芳樟醇 4 种含量占其总成分的 70.0%,总多酚含有量为 70.72 mg/g(没食子酸当量)。

(3) 艾叶 万丽娟等采用 SD 法提取 15 批次的蕲艾挥发油,进行 GC-MS 分析,标定了 p-伞花烃、桉油精、萜品烯、侧柏酮、樟脑、冰片、1-石竹烯、氧化石竹烯等 23 个特征性指标成分作为共有特征峰,建立了蕲艾 GC-MS 指纹图谱。张元等利用 GC-MS/MS 分析不同采集时间对艾叶挥发油含量和主要成分及毒性成分变化的影响。发现湖北蕲春种植的艾叶在不同时间的挥发油含量和成分均具有一定的差异,以挥发油含量及 30 种主成分相对含量为指标,艾叶最佳的采集期为端午节前 1～2 周左右;以挥发油所含侧柏酮等数种毒性成分为指标,最佳的采集期则为端午节之后 1～2 周左右。

(4) 桉树叶 梁雯华等采用 SD 法提取新鲜、自然晾干、低温 50 ℃烘干 3 种不同前处理情况下的尾叶桉树叶的挥发油,通过运用 GC-MS 对新鲜叶以及烘干叶挥发油的成分进行化学成分的种类以及含量分析。结果,出油率自然晾干桉树叶＞低温 50 ℃烘干桉树叶＞新鲜桉树叶,并且新鲜叶以及低温 50 ℃烘干叶挥发油的成分和含量基本相同。

(5) 鹅掌柴 庞素秋等采用 SD 法得到鹅掌柴叶挥发油(SOLEO),用 GC-MS 进行 SOLEO 成分的定性定量分析,测出 SOLEO 中 55 个组分,其中组分 1～16 共占 84.28%,为 SOLEO 的主要成分;4-萜品醇、(-)-斯巴醇、氧化石竹烯、芳樟醇 4 种成分占总含量的 51.86%。

(6) 侧柏 雷华平等采用 SD 法提取同一地点的侧柏和千头柏挥发油;GC-MS 联用技术结合 Kovats 保留指数比较法鉴定挥发油化学成分。结果,侧柏和千头柏叶挥发油的主要成分都是 α-蒎烯、3-蒈烯和雪松醇,两者的挥发油化学成分具有较高的相似性。

(7) 革叶山姜叶 开亮等采取 SD 法从革叶山姜叶中提取挥发油,利用 GC-MS 对其化学成分进行分析。共分离 39 个峰,鉴定 31 种化学成分,占挥发油总量的 94.81%。其主要成分有芳樟醇(34.91%)、橙花叔醇(18.23%)和桉叶油醇(14.48%)。

(8) 长春花 吴礼丽采用 SD 法提取长春花叶子中的挥发油,用 GC-MS 对其成分进行分析,共鉴定了 65 种化合物,占全油的 91.75%,挥发油中相对含量较高的依次是 4,5-二酰氨基-4,5-二脱氧二乙基缩硫醛木糖,十六酸,叶绿醇,3-甲基-2-丁醇,邻苯二甲酸二异辛酯等。

(9) 黄连木 李云耀等采用 $SFE-CO_2$ 流体萃取法和 SD 法提取黄连木嫩叶挥发油,对其化学成分采用 GC-MS 分析。分别鉴定出 18 种和 24 种化学组分。其中相同挥发油成分为 β-月桂烯、D-柠檬烯、1-碘代-十六烷等。

3. 茎叶

(1) 柳蒿 崔涛等采用 $SFE-CO_2$ 萃取法、SD 法提取柳蒿芽挥发油并比较收率。采用 GC-MS 法分析其组成成分。$SFE-CO_2$ 萃取法提取柳蒿芽挥发油的收率为 0.197%,鉴定 38 种化合物;SD 法提取柳蒿芽挥发油的收率为 0.183%,鉴定 38 种化合物,两种方法提取柳蒿芽挥发油共有成分 14 种,主要成分为:1,8-桉叶素、马鞭草烯醇、α-姜黄烯、α-石竹烯。

(2) 红叶李 卫强等采用 SFE-CO$_2$ 法萃取红叶李的叶、茎挥发油,以 GC-MS 法鉴定化学成分。叶挥发油含 31 种化合物,主要成分为:亚麻酸(14.26％)、油酸(13.96％)、亚麻醇(8.90％)、苯甲醛(7.72％)、2-氟苯甲酸-4-硝基苯酯(7.30％)、(Z)-3-己烯醇(6.68％);茎挥发油含 32 种化合物,主要成分为:石竹烯(8.57％)、水杨酸甲酯(7.12％)、2-甲基-5-(1-甲基乙烯基)-2-环己烯-1-醇(7.00％)、环己烷(6.88％)、芳樟醇(6.76％)、月桂酸(6.06％)。

(3) 合欢 卫强等采用 SFE-CO$_2$ 法萃取合欢叶、茎中的挥发油,以 GC-MS 法进行分析。共鉴定出 117 种化合物,共有成分 30 种,其中合欢叶挥发油主要成分有 1,1-二乙氧基乙烷、十六烷酸、三十四烷、二十一烷、叶绿醇;合欢茎挥发油主要成分有水杨酸甲酯、3,7-二甲基-1,6-辛二烯-3-醇、甲基环己烷、甲苯、叶绿醇。合欢叶、茎挥发油成分类别和含量差别比较大。

(4) 萼翅藤 户连荣等运用 SD 法提取萼翅藤枝、叶中的挥发性化学成分,并进行 GC-MS 分析。枝挥发油中共鉴定出 82 种化合物,其相对含量占挥发油总量的 75.73％,主要成分有十四烷酸、壬醛、己醛、反-桂醛、癸醛等;叶挥发油中共鉴定出 67 种化合物,其相对含量占挥发油总量的69.37％,主要成分有反-桂醛、3-己烯-1-醇、6,10,14-三甲基-2-十五烷酮、2-己烯醛、6-甲基-3,5-庚二烯-2-酮等。

(5) 龙爪槐 卫强等采用 SFE-CO$_2$ 萃取龙爪槐叶和茎的挥发油,并用 GC-MS 法分析其化学成分。从叶的挥发油中鉴定了 49 种化合物,主要有棕榈酸(7.86％)、亚油酸(5.80％)、4-乙烯基-2-甲氧基苯酚(5.32％)、4-乙基-2-甲氧基苯酚(5.20％)、Z-3-己烯-1-醇(5.11％);从茎的挥发油中鉴定了 31 种化合物,主要有正己醇(5.92％)、3-烯丙基-6-甲氧基苯酚(4.63％)和 3-甲基丁醛(4.12％)。

4. 全草

(1) 白苏 智亚楠等采用 SD 法从白苏中提取挥发油,利用 GC-MS 对其化学组分进行研究,共分离到 16 种成分,鉴定了其中的 14 种,占挥发油总量的 99.843％。主要成分是榄香素(55.36％)、肉豆蔻醚(21.70％)、石竹烯(16.77％)等。

(2) 贯叶金丝桃 肖炳坤等采用 SD 法提取河北产贯叶金丝桃挥发油,通过 GC-MS 分析鉴定其化学成分。鉴定了 58 种化合物,占挥发油总量的 90.0％,其中含量较高的是芳樟醇(14.66％),其次为 4-甲氧基丙烯基苯(6.89％)、苯乙醛(4.66％)、蘑菇醇(4.41％)、绿花白千层醇(4.38％)。

(3) 辽东蒿 李海亮等采用 SD 法提取辽东蒿挥发油,通过 GC-MS 联用技术进行分析,共鉴定了 73 种化合物,占挥发油总量的 94.90％;主要成分为 1,8-桉叶油醇(11.96％)、菊油环酮(9.94％)、樟脑(8.01％)、4-萜烯醇(5.66％)、α-侧柏酮(4.88％)等。

(4) 香薷 李知敏等运用 GC-MS 法分析江香薷挥发油的化学成分,鉴定出 29 种成分,其中相对含量较高的成分为百里香酚、香荆芥酚、对聚伞花素、γ-松油烯、百里香酚乙酸酯。

(5) 高山薔等 6 种药用植物 薛晓丽等研究高山薔、黄花蒿、连钱草、黄花败酱、老鹳草、香薷 6 种长白山药用植物挥发油成分。采用 SD 法分别提取挥发油,GC-MS 分离检测成分并应用峰面积归一化法计算各成分的相对百分含量。共鉴定出 100 种化合物,其中高山薔检测出 34 种,主要成分为乙酸龙脑酯(19.88％)、3-蒈烯(16.22％)、石竹烯(15.69％);黄花蒿检测出 49 种,主要成分为 β-榄香烯(9.68％)、γ-榄香烯(6.89％)、大根香叶烯 D(7.30％);连钱草检测出 37 种,主要成分为母菊薁(15.63％)、1(10),11-愈创二烯(5.98％)、β-可巴烯(6.47％);黄花败酱检测出 40 种,主要成分为 6-芹子烯-4-醇(12.34％)、石竹烯(8.29％)、β-可巴烯

（15.53%）；老鹳草检测出 46 种，主要成分为石竹烯（8.85%）、大根香叶烯 D（5.79%）、1（10），4-杜松二烯（5.80%）；香薷检测出 27 种，主要成分为脱氢香薷酮（34.32%）、桉油精（12.69%）、2-（苯基甲氧基）丙酸甲酯（5.90%）。共有成分为 2-（苯基甲氧基）丙酸甲酯、2-莰醇、α-可巴烯、石竹烯、律草烯、β-可巴烯、氧化石竹烯 7 种。

（6）鱼腥草　吕都等采用 GC-MS 测定鱼腥草挥发油。结果，主要成分为萜类化合物、酯类化合物、烯烃、醇类化合物等；含量较高的有 β-蒎烯（12.97%）、β-月桂烯（9.61%）、α-蒎烯（8.52%）、β-水芹烯（5.59%）、柠檬烯（4.69%）。

（7）缬草　曾宇等采用 SFE-CO_2 技术提取缬草挥发油，采用 GC-MS 联用仪分析缬草挥发油成分。共分离鉴定了 52 种化合物，占挥发油总含量的 92.56%。主要成分有莰烯（24.40%）、乙酸龙脑酯（20.02%）、α-蒎烯（7.28%）、β-蒎烯（5.14%）、1-环己烯-1-甲醇（4.66%）。

（8）贯叶连翘　王燕等采用 SD 法提取陕产贯叶连翘全草的挥发油，采用 GC-MS 进行分析，鉴定出 34 种化合物，占总成分的 94.01%。其中正十六碳酸（16.39%）、4（14），11-桉叶二烯（9.20%）、十九醇（6.20%）、植醇（5.22%）、十二醇（5.14%）等含量较高。

（9）藿香　蒋军辉等采用 SD 法提取湛江市遂溪县藿香的挥发油成分，利用 GC-MS 技术共分离出 90 种化学成分，鉴定了 50 种化合物，占挥发油总量的 72.53%，主要成分有广藿香醇（24.88%）、δ-愈创木烯（16.05%）、α-广藿香烯（7.61%）、α-愈创木烯（7.36%）、丁香烯（3.63%）。

（10）猫眼草　王欣等采用 SD 法提取猫眼草的挥发油，利用 GC-MS 进行分析，鉴定了 43 种化学成分，占总流出峰面积的 75.86%。其中醛类化合物 14 种（30.77%）、酮类 8 种（19.02%）、醇类 14 种（17.08%）。相对含量较高的是 3，4，4-三甲基-2-环戊烯-1-酮（12.67%）、苯乙醛（12.36%）、α，α-1-

甲基-4-（（1-羟基-1-甲基）乙基）-环己烯（4.47%）、正己醛（3.99%）、反-2，4-庚二烯醛（3.44%）等。

（11）庐山香科科　张凯等采用 SD 法提取庐山香科科挥发油成分，GC-MS 法进行定性和定量分析。分离鉴定出 49 个化合物，其中含量较高的为十六酸（28.85%）、乙酸桃金娘烯酯（11.68%）、1-辛烯-3-醇（8.04%）、α-杜松醇（6.15%）、叶绿醇（3.07%）。

（12）紫苏　张敏等采用 SD 法，提取黔产紫苏挥发油，经 GC-MS 分析测定共 52 种成分，主要成分为戊基-2-呋喃基酮（47.22%）。

5. 地上部分

（1）佩兰　王消冰等采用 SD 法提取佩兰挥发油，用 GC-MS 法分析主要化学成分。共分离出 52 种化学成分，主要成分为棕榈酸、油酸、亚油酸。

（2）青蒿　黄文瑜等采用湖南衡所产青蒿，以 SPME/GC/MS 技术进行分析，共分离出 42 个峰，以归一化法计算，共鉴定了 39 种成分，占挥发油总组分的 90% 以上。主要成分蒿酮、桉叶素、樟脑的相对含量分别为 22.73%、10.51%、8.73%。

（3）莳萝蒿　张世尧等采用 SD 法提取莳萝蒿挥发油，通过 GC-MS 法进行分析。共鉴定出 53 种化合物，占挥发油色谱峰总面积的 90.02%。主要成分为桉油精（22.48%）、β-侧柏酮（15.16%）、侧柏酮（4.33%）、松香芹酮（4.16%）和左旋龙脑（4.08%）。

6. 心材

苏木　刘玉峰等采用 SD 法提取苏木挥发油，采用 GC-MS 法鉴定挥发油化学成分，检出 38 个色谱峰，鉴定出 16 种化合物，占挥发油总量的 42.01%。其中（Z，Z）-9，12-十八碳二烯酸（10.53%）、邻苯二甲酸二丁酯（5.02%）、（E，E）-2，4-癸二烯醛（4.36%）、邻苯二甲酸异壬酯（3.01%）、桉油烯醇（2.27%）是主要成分。

7. 树皮

肉桂　张小飞等应用 SD 法提取四川产肉桂挥发油,采用 GC-MS 分析其中的化学成分。在肉桂挥发油中鉴定出 21 种成分,其中桂皮醛和 α-蒎烯相对含量为 72.54% 和 8.19%。

8. 花

(1) 辛夷　张婷婷等采用 SD 法、蒸馏萃取法(SDE)、静态顶空法(SH)3 种方法提取辛夷挥发油,通过 GC-MS 共鉴定出 66 种化学成分。从 HD 法和 SDE 法挥发油中分别鉴定出 47 种和 43 种化合物,SH 法对辛夷粉末分析检测到 26 种化合物。其中,HD 和 SDE 提取的化合物成分较接近,而 SH 法获得的挥发性成分最少。3 种方法的共有:桉叶油醇、D-柠檬烯、L-β-蒎烯、δ-杜松烯、(+)-樟脑等 17 种,但相对含量存在较大差异。

(2) 玫瑰　弓宝等采用 SD 法提取突厥玫瑰挥发油,并通过 GC-MS 对其化学成分进行分析。共鉴定出 42 种化合物,占挥发油总成分的 79.57%,主要成分为香茅醇(26.11%)、α-香叶醇(5.89%)、β-橙花醇(4.36%)、α-香叶醛(3.56%)、松油-4-醇(3.48%)。

(3) 长白山野菊花　宋丽等采用索式提取法对长白山野菊花挥发油进行提取,应用 GC-MS 测定挥发油。主要成分均为倍半萜类化合物及其含氧衍生物,主要有 α-香树精、桉叶油素、乙酸龙脑酯、1,4-桉叶素、β-倍半水芹烯。其中 α-香树精含量为 9.02%,是长白山野菊花挥发油中特有的成分之一。

(4) 丁香　李升等利用 SD 法提取中药丁香挥发油,并结合 GC-MS 技术对其成分进行检测。共检测出 4 种成分,其主要成分是 3-烯丙基-2-甲氧基苯酚,占总成分的 69.77%。

(5) 秃疮花　赵强等采用 SFE-CO$_2$ 法萃取秃疮花中挥发油,并进行 GC-MS 分析。共检出 201 个色谱峰,鉴定出 46 种化合物(相对含量在 0.20% 以上),占挥发油总量的 96.59%,主要化学成分为 (E,E) 8,11-十八碳二烯酸甲酯(37.98%)、甘菊蓝(7.37%)、L-抗坏血酸-2,6-二棕榈酸酯(5.73%)、E-乙酰基-10-十八碳烯(4.99%)、四十四烷(3.20%),其成分大多为二甲苯、三甲苯、苯乙烯以及不饱和烷、烯、酮、脂肪酸、脂肪酸酯和甾类等。

(6) 石斛　郑家欢等采用 SD 法提取金钗石斛花挥发油,用 GC-MS 法分析鉴定出 39 种成分(占总含量的 93.14%)。主要为萜类、脂肪族类和芳香族类物质,相对百分含量大于 2.0% 的有:反式-2-庚烯醛(12.89%)、2-正戊基呋喃(11.61%)、α-雪松醇(8.71%)、芳樟醇(7.60%)、乙烯基戊酮(4.35%)。

(7) 莲须　冯峰等采用 SD 法提取莲须挥发油,利用 GC-MS 对化学成分进行分离鉴定出 44 种成分(89.98%),主要为脂肪酸、萜烯、烷烃类成分。以 hexadecanoic acid 的含量最高(37.44%),其次为 9,12-octadecadienoic acid (Z,Z)-(7.87%) 和 naphthalene, 1, 2, 3, 5, 6, 8a-hexahydro-4, 7-dimethyl-1-(1-methylethyl)-, (1S-cis)-(6.07%) 含量超过 5%。

9. 果实

(1) 窄叶鲜卑花　陈叶等采用 SD 法提取窄叶鲜卑花果穗挥发油,通过 GC-MS 技术对其挥发油中化学成分进行分析。鉴定得到 50 种化合物,主要成分为邻苯二甲酸二异辛酯(17.42%)、二十酸乙酯(9.08%)、叶绿醇(6.29%)、山嵛酸乙酯(6.21%)、正三十四烷(5.15%)等。

(2) 香椿子　卢燕等采用 SD 法提取香椿子中挥发油,GC-MS 联用技术分析鉴定出 70 种不同化合物,江苏、山东、河南、湖南、陕西所产香椿子中挥发油主要化学成分存在一定差异。共有成分为 17 种,主要有石竹烯、榄香烯、荜草烯、杜松烯、愈创木烯等。江苏产香椿子中主要有 38 种,山东产香椿子主要有 35 种,河南产香椿子主要有 45 种,湖南产香椿子主要有 38 种,陕西产香椿子主要有 40 种。

(3) 荸荠杨梅 徐元芬等采用 SD 法提取荸荠杨梅不同生长期果实中的挥发油,GC-MS 进行成分检测,并对不同生长阶段的荸荠杨梅果实的挥发油成分进行分析比较。共检出 85 种成分,其中烯类物质占主要优势(34%～48%)。不同生长期果实中含有相同的组分,且总含量最高可达 40%,表明不同生长期荸荠杨梅果实挥发油的基础物质具有一定相似性。

(4) 枳壳 张金莲等采用 GC-MS 对枳壳粉碎度为 24 和 50 目所提取的挥发油进行鉴定。从 24 目枳壳粉末挥发油中鉴定出 45 种组分,50 目中鉴定出 39 种组分,分别占其挥发油总量的 99.46% 和 99.53%。两者共有成分 29 种,主要有 2-甲基-5-(1-甲基乙基)-双环[3.1.0]-2-己烯、α-蒎烯、β-水芹烯、β-蒎烯、辛醛等。

(5) 砂仁 敖慧等采用 GC-MS 结合质谱库检索系统对 5 个产地砂仁的挥发油成分进行测定。发现乙酸龙脑酯含量最高,樟脑次之,阳春地区砂仁中乙酸龙脑酯的含量最高。鲁艺等建立了同时测定砂仁挥发油中 7 种(α-蒎烯、莰烯、月桂烯、柠檬烯、樟脑、龙脑和乙酸龙脑酯)活性成分含量的 GC 法,可用于砂仁的质量控制。

(6) 五味子 刘华等采用 SD 法提取五味子挥发油成分,利用 GC-MS 法鉴定了 43 种化合物,占挥发油总量的 66.25%。其中萜类化合物 24 种,芳香族化合物 13 种,脂肪族化合物 6 种,分别占 58.70%、5.52% 和 2.23%。

(7) 多香果 董爱君等采用 SD 法,对多香果中挥发油进行提取,测得挥发油的质量分数为 1.3%。并用 GC-MS 鉴定出 20 种化学成分,主要含甲基丁香酚(67.48%)、丁香酚(8.06%)、月桂烯(4.86%)、桉叶油醇(2.23%)、α-松油醇(1.53%)等。

(8) 花叶良姜 刘易等采用 SD 法提取花叶良姜果实挥发油,通过 GC-MS 进行成分鉴定。从中鉴定出 41 个成分,占挥发油总量的 94.075%。主要成分为桉油精(35.73%),三环烯(7.46%),2-茨酮(5.74),4-莰烯(5.64%),p-伞花烃(4.98%)。

(9) 蛇床子 朱缨等采用 SD 法提取蛇床子果实中挥发油,运用 GC-MS 法对其挥发性成分进行分析。鉴定了 39 种主要成分,相对含量较高的有柠檬油烯(18.90%)、α-松萜(16.40%)、醋酸冰片酯(11.00%)、莰烯(7.44%)等。

(10) 吴茱萸 钟颖将 2014 年 11 月份采自广西的白色疏毛吴茱萸果实作为研究对象,用 GC-MS 对其挥发油的成分进行测定,共鉴定 41 种(占 72.02%)。含量最高的 5 种化合物为 β-榄香烯(10.3%)、石竹烯氧化物(8.07%)、α-杜松油醇(7.13%)、地匙菌烯醇(4.66%)及芳樟醇(3.58%)。

10. 种子

(1) 萝卜籽 曾琼瑶等采用 SD 法提取云南产胡萝卜籽挥发油,GC-MS 鉴定了 58 种成分,占挥发油总量 90.30%。其中,胡萝卜醇(21.612%)、β-蒎烯(11.067%)、α-蒎烯(8.973%)、(Z)-α-红没药烯(4.183%)、柠檬烯(3.761%)含量较高。

(2) 香薷籽 张泽涛等采用 GC-MS 法分析香薷籽中的挥发油,检出 30 种化学成分,确认了 26 种化合物,其含量占全油的 96.79%。主要成分为脱氢香薷酮(84.62%)、3-氨基吡唑(5.373%)、香薷酮(2.97%)、β-波旁烯(1.41%)等。

(3) 木鳖子 邢炎华等采用 SD 法提取木鳖子中的挥发油,用 GC-MS 联用技术进行分析,共鉴别出 42 种化合物,占挥发油总量的 89.12%,含量较高的成分有 3-甲氧基-1,2 丙二醇(27.05%)、2,3-二氢-3,5-二羟基-6-甲基-4(H)吡喃-4-酮(8.17%)、4-甲基-1,3-二氧己环(6.65%)、戊醛(5.57%)等。

三、中药

11. 树脂

（1）沉香 林娜等采用低温-动态-微波法及GC-MS联用技术，提取并分析国产沉香挥发油中的化学成分。共检出 54 种化合物，占总峰面积的 43.23%，主要为倍半萜类、芳香族和脂肪酸类化合物。其中倍半萜类化合物检出 26 个，相对总含量达 36.87%，尤以 β-瑟林烯（6.47%）和沉香螺旋醇（4.63%）含量较高。

（2）乳香 张金龙等通过 SD 法提取乳香挥发油，用 GC-MS 对其挥发性成分进行分析鉴定。共分离出 101 种化学成分，其中匹配度较高的 33 种化学成分占挥发油总量的 15.34%，以芳樟醇含量最高（3.01%），其次是左旋乙酸冰片酯（2.93%），β-罗勒烯（2.43%），桉叶油醇（1.53%）。

12. 不同药用部位

（1）九里香 王兆玉等分别采用 SD 法提取九里香花、叶和果实的挥发油，用 GC-MS 技术分析鉴定化学成分。从 3 个不同部位挥发油中共鉴定出 66 种成分，其中共有成分 14 种，花特有成分 25 种，叶特有成分 7 种，果实特有成分 8 种。花提取挥发油中含量最高的是桧烯 24.81%，叶、果实挥发油中未检测到该物质；叶挥发油中 β-石竹烯相对百分含量较高（14.75%），远高于花（4.67%）和果实（6.42%）。3 个不同部位挥发油中，α-姜烯相对含量都很高，分别为花（11.77%）、叶（25.84%）、果实（37.80%）。

（2）前胡 雷华平等采用 GC-MS，并结合 Kovats 保留指数对比法分析白花前胡、紫花前胡和华中前胡的根、茎、叶的挥发油成分。共鉴定出 48 种成分，其主要成分为甲基-环己烷和 p-薄荷脑-1-醇等。其中，白花前胡根挥发油主要组分为甲基-环己烷（14.35%）、p-薄荷脑-1-醇（17.99%）、壬烷（9.93%）等；白花前胡茎挥发油主要组分为甲基-环己烷（25.25%）、p-薄荷脑-1-醇（15.73%）、壬烷（13.65%）等；白花前胡叶挥发油主要组分为 p-薄荷脑-1-醇（58.84%）和甲基-环己烷（14.80%）。从紫花前胡挥发油中鉴定出 43 种化合物，紫花前胡根挥发油主要组分为 α-蒎烯（11.53%）、麝香草酚甲醚（10.41%）、甲基-环己烷（10.38%）等；紫花前胡茎挥发油主要组分为甲基-环己烷（35.57%）、p-薄荷脑-1-醇（14.21%）和壬烷（11.92%）；紫花前胡叶挥发油主要组分为 p-薄荷脑-1-醇（39.27%）和甲基-环己烷（26.95%）。从华中前胡挥发油中鉴定出 47 种化合物，华中前胡根挥发油主要组分为 2-甲氧基-4-乙烯基苯酚（10.66%）、p-薄荷脑-1-醇（6.9%）、顺-α-甜没药烯（5.34%）等；华中前胡茎挥发油主要组分为 p-薄荷脑-1-醇（34.10%）、甲基-环己烷（17.17%）和 2-甲氧基-4-乙烯基苯酚（4.38%）；华中前胡叶挥发油主要组分为甲基-环己烷（26.37%）和 p-薄荷脑-1-醇（25.75%）。

（3）碧桃 卫强等采用 SFE-CO$_2$ 萃取，应用 GC-MS 法鉴定碧桃花、叶、茎、果实挥发油中化学成分和相对质量浓度。共鉴定 178 种化合物，其中花挥发油主要成分有苯甲醛（11.42%）、α-金合欢烯（9.18%）、十六烷酸（8.03%）；叶挥发油主要成分有苯甲醛（14.72%）、二十五烷（9.85%）、二十八烷（8.29%）、二十三烷（5.14%）；茎挥发油主要成分有（Z）-3-己烯-1-醇（28.90%）、（E）-2-己烯醇（16.06%）、正己醇（6.86%）；果实挥发油主要成分有苯甲醛（20.46%）、十六烷酸（5.84%）、苯甲醇（5.01%）。

（4）小蓟 卫强等采用 SFE-CO$_2$ 萃取，应用 GC-MS 法鉴定小蓟挥发油的化学成分。共鉴定 166 种化合物，花的挥发油中主要有 2-乙氧基-3-氯丁烷（16.68%）、二十八烷（12.96%）、甲苯（7.71%）等；叶的挥发油中主要有 1,1-二乙氧基乙烷（18.90%）、二十八烷（13.13%）、2,3-丁二醇（13.00%）等；茎的挥发油中主要有甲氧基苯基肟（27.05%）、十六烷酸（14.48%）、3-癸炔-2-醇（12.84%）等。

（5）池杉　单体江等采用SD法分别提取池杉叶片和球果中的挥发油，通过GC-MS对提取得到的挥发油进行化学成分分析。从池杉叶片挥发油中鉴定出 21 种成分，占挥发性成分总量的90.41％，主要成分为(1R)-α-蒎烯(70.149％)、α-松油醇(7.072％)等；从池杉球果挥发油中鉴定出 13 种成分，占挥发性成分总量的 95.29％，主要成分为(1R)-α-蒎烯(78.609％)、铁锈罗汉柏醇(4.276％)等；池杉叶片和球果挥发油中相同的成分只有 4 种，分别是(1R)-α-蒎烯、4-蒈烯、柠檬烯和冰片。

（6）花椒　张媛燕等采用GC-MS对大叶臭花椒果与叶的挥发油化学成分进行比较分析。从干果和鲜果挥发油中分别鉴定出 18 种和 17 种成分，各占挥发油总量的 99.66％和 99.10％，干果和鲜果挥发油主成分相同，均为 D-柠檬烯、萜烯-4 和反式-罗勒烯等，但相对含量略有变化。干叶和鲜叶中分别鉴定出 18 种和 13 种物质，各占挥发油总量的 97.32％和 93.96％，干叶和鲜叶的主要成分为 β-水芹烯、芳樟醇、异松油烯等，但相对含量差异较大。

（7）八角　谭冬明等采用SD法提取八角叶和八角果实中的挥发油，并通过GC-MS进行分析。在八角叶挥发油中共鉴定出 30 种化学成分，占挥发油总量的94.29％，主要成分为草蒿脑(38.25％)、茴香脑(33.35％)；在八角果实挥发油中共鉴定出 14 种化学成分，占挥发油总量的(93.61％)，主要成分为茴香脑(76.07％)，茴香醛(6.52％)。

（撰稿：谭红胜　审阅：陶建生）

［附］ 参 考 文 献

A

Abdelhady MS, Kamal AM, Rauf A, et al. Bioassay-guided isolation and POM analyses of a new immunomodulatory polyphenolic constituent from *Callistemon viridiflorus*［J］. Natural Product Research, 2016, 30(10):1131

Abdelkader MSA, Rateb ME, Mohamed GA, et al. Harpulliasides A and B:two new benzeneacetic acid derivatives from *Harpullia pendula*［J］. Phytochemistry Letters, 2016, doi:org/10.1016/j.phytol.2015.12.006

Aktera R, Uddina SJ, Tiralongo J, et al. A new cytotoxic diterpenoid glycoside from the leaves of *Blumea lacera* and its effects on apoptosis and cell cycle［J］.Natural Product Research, 2016, 30(23):2688

Amen YM, Zhu QC, Afifi MS, et al. New cytotoxic lanostanoid triterpenes from *Ganoderma lingzhi*［J］.Phytochemistry Letters, 2016, 17:64, doi:org/10.1016/j.phytol.2016.07.024

Araya JJ, Kindscher K, Timmermann BN, et al. Sullivantosides A-F:pregnane glycosides from *Asclepias sullivantii L.*［J］. Phytochemistry Letters, 2016, doi:org/10.1016/j.phytol.2016.04.011

Auranwiwat C, Laphookhieo S, Rattanajak R, et al. Antimalarial polyoxygenated and prenylated xanthones from the leaves and branches of *Garcinia mckeaniana*［J］. Tetrahedron, 2016, 72(43):6837

Awouafack MD, AimaitiS, TaneP, et al. Clerodendrumol, a new triterpenoid from *Clerodendrum yaundense* Guerke(Lamiaceae)［J］. Helvetica Chimica Acta, 2016, 99(2):161

Azmi MN, Péresse T, Remeur C, et al. Kingianins O-Q:pentacyclic polyketides from *Endiandra kingiana* as inhibitor of Mcl-1/Bid interaction［J］. Fitoterapia, 2016, doi:10.1016/j.fitote.2016.01.004

艾青青,高必兴,兰志琼,等. GC-MS分析康定独活根中的挥发油成分［J］. 成都中医药大学学报, 2016, 39(1):15

敖慧,刘红梅,王江瑞,等.不同产地砂仁的挥发油GC-MS分析及重金属残留测定［J］.中药新药与临床药理,

2016，27(2)：250

B

Banzragchgarav O，Murata T，Odontuya G，et al. Trypanocidal activity of 2，5-diphenyloxazoles isolated from the roots of *Oxytropis lanata* ［J］. Journal Natural Products，2016，79(11)：2933

Bao YM，Wang WS，Wu HB，et al. A new sesquiterpene from the barks of *Manglietia hookeri* ［J］. Natural Product Research，2016，30(21)：2396

Bautista E，Fragoso-Serrano M，Ortiz-Pastrana N，et al. Structural elucidation and evaluation of multidrug-resistance modulatory capability of amarissinins A-C，diterpenes derived from *Salvia amarissima* ［J］. Fitoterapia，2016，doi：org/10.1016/j.fitote.2016.08.007

Bedane KG，Kusari S，Masesane IB，et al. Flavanones of *Erythrina livingstoniana* with antioxidant properties［J］. Fitoterapia，2016，108：48，doi：org/10.1016/j.fitote.2015.11.014

Bedane KG，Masesane IB，Majinda RRT，et al. New isoflavans from the root bark of *Erythrina livingstoniana* ［J］. Phytochemistry Letters，2016，doi：org/10.1016/j.phytol.2016.07.023

Benamar H，Tomassini L，Venditti A，et al. Pyrrolizidine alkaloids from *Solenanthus lanatus DC*. With acetylcholinesterase inhibitory activity［J］. Natural Product Research，2016，30(22)：2567

Benmerache A，Magid AA，Berrehal D，et al. Chemical composition，antibacterial，antioxidant and tyrosinase inhibitory activities of glycosides from aerial parts of *Eryngium tricuspidatum L.* ［J］. Phytochemistry Letters，2016，doi：org/10.1016/j.phytol.2016.08.018

Bhat G，Masood A，Ganai BA，et al. Gracilone, a new sesquiterpene lactone from *Tanacetum gracile* (Tansies) ［J］. Natural Product Research，2016，30(20)：2291

Bisio A，Fraternale D，Schito AM，et al. Establishment and analysis of in vitro biomass from *Salvia corrugate Vahl*. and evaluation of antimicrobial activity［J］. Phytochemistry，2016，122(55)：276

Bitchagno GTM，Tankeo SB，Tsopmo A，et al. Erico- side，a new antibacterial biflavonoid from *Erica mannii* (Ericaceae)［J］. Fitoterapia，2016，doi：org/10.1016/j.fitote.2015.12.022

Bixia X，Du X，Li XP，et al. A new potent immunosuppressive isoflavanonol from *Campylotropis hirtella*［J］. Natural Product Research，2016，30(12)：1423

Bougandoura A，Abrosca BD，Ameddah S，et al. Chemical constituents and in vitro anti-inflammatory activity of *Cistanche violacea Desf.* (orobanchaceae) extract ［J］. Fitoterapia，2016，doi：10.1016/j.fitote. 2016.01.010

Bouzergoune F，Ciavatta ML，Bitam F，et al. Phytochemical study of *Eryngium triquetrum*：isolation of polyacetylenes and lignans ［J］. Planta Medica，2016，82(16)：1438

Bringmann G，Seupel R，Feineis D，et al. Ancistectorine D，a naphthylisoquinoline alkaloid with antiprotozoal and antileukemic activities，and further 5，8'- and 7，1'-linked metabolites from the Chinese liana *Ancistrocladus tectorius*［J］. Fitoterapia，2016，doi：10.1016/j.fitote.2016.09.009

Bringmann G，Steinert C，Feineis D，et al. HIV-inhibitory michellamine-type dimeric naphthylisoquinoline alkaloids from the Central African liana *Ancistrocladus congolensis*［J］. Phytochemistry，2016，doi：org/10.1016/j.phytochem.2016.04.005

Buttachon S，Zin WWM，Dethoup T，et al. Secondary metabolites from the culture of the marine sponge-associated fungi *Talaromyces tratensis* and *sporidesmium circinophorum*［J］. Planta Medica，2016，82(9-10)：888

C

Cai W，Zhang JY，Li Y，et al. A novel sesquiterpene lactone from *Ixeris sonchifolia* ［J］. Chemistry of Natural Compounds，2016，52(2)：234

Cai WJ，Matthews JH，Pau VJ，et al. Pitiamides A and B，multifunctional fatty acid amides from *marine Cyanobacteria*［J］. Planta Medica，2016，82(9)：897

Cao K，Qian W，Xu Y，et al. A new sesquiterpenoid from *Saussurea lappa* roots［J］. Natural Product Research，2016，30(19)：2160

Cao WW, Luo Q, Cheng YX, et al. Meroterpenoid enantiomers from *Ganoderma sinensis*[J]. Fitoterapia, 2016, doi:org/10.1016/j.fitote.2016.03.003

Chabani S, Lavaud C, Benkhaled M, et al. Three new oleanane-type triterpene saponins from *Atractylis flava*[J]. Phytochemistry Letters, 2016, doi:org/10.1016/j.phytol.2015.11.017

Chaipukdee N, Kanokmedhakul K, Kanokmedhakul S, et al. Two new bioactive iridoids from *Rothmannia wittii*[J]. Fitoterapia, 2016, doi:10.1016/j.fitote.2016.07.007

Chaiyosanga B, Kanokmedhakula K, Boonmak J, et al. A new lumazine peptide penilumamide E from the fungus *Aspergillus terreus*[J]. Natural Product Research, 2016, 30(9):1017

Chakthong S, Bindulem N, Raknai S, et al. Carbazole-pyranocoumarin conjugate and two carbazole alkaloids from the stems of *Clausena excavate*[J]. Natural Product Research, 2016, 30(15):1690

Chang CI, Chen CC, Wang SY, et al. Three new abietane-type diterpenes from the bark of *Cryptomeria japonica*[J]. Phytochemistry Letters, 2016, 19(9):41

Chang FR, Huang ST, Liaw CC, et al. Diterpenes from *Grangea maderaspatana*[J]. Phytochemistry, 2016, doi:10.1016/j.phytochem.2016.08.009

Chen DL, Ma GX, He MJ, et al. Anti-inflammatory activity of two new indole alkaloids from the stems of *Nauclea officinalis*[J]. Helvetica Chimica Acta, 2016, 99(9):742

Chen DL, Zhang XP, Ma GX, et al. A new sesquiterpenoid quinone with cytotoxicity from *Abelmoschus sagittifolius*[J]. Natural Product Research, 2016, 30(5):565

Chen DY, Yang F, Lin YQ, et al. Neuroprotective constituent from the seeds of *Alpinia katsumadai Hayata*[J]. Phytochemistry Letters, 2016, doi:org/10.1016/j.phytol.2016.08.024

Chen HW, He XH, Yuan R, et al. Sesquiterpenes and a monoterpenoid with acetylcholinesterase (AchE) inhibitory activity from *Valeriana officinalis* var. *latiofolia* in vitro and in vivo[J]. Fitoterapia, 2016, doi:org/10.1016/j.fitote.2016.03.011

Chen J, Huang XH, Shao JH, et al. A new phenolic compound with antifungal activity from *Viburnum fordiae*[J]. Chemistry of Natural Compounds, 2016, 52(2):222

Chen LJ, Zhan R, Jiang JH, et al. A new ent-kaurane diterpenoid from *Ixora amplexicaulis*[J]. Natural Product Research, 2016, 30(1):105

Chen M, Han L, Zhang XL, et al. Cytotoxic 19-oxygenated steroids from the South China Sea gorgonian, *Pacifgorgia senta*[J]. Natural Product Research, 2016, 30(12):1431

Chen P, Yan HJ, Mei QX, et al. Triterpenoids from the roots and stems of *Rubus alceaefolius*[J]. Chemistry of Natural Compounds, 2016, 52(2):248

Chen SD, Wang DM, Lu CJ, et al. Two new γ-pyrone glucosides from *Paeonia albiflora*[J]. Journal of Asian natural products research, 2016, 18(2):153

Chen SY, Chang CL, Chen TH, et al. Colossolactone H, a new Ganoderma triterpenoid exhibits cytotoxicity and potentiates drug efficacy of gefitinib in lung cancer[J]. Fitoterapia, 2016, doi:org/10.1016/j.fitote.2016.08.015

Chen Y, He Sw, Tang C, et al. Caged polyprenylated xanthones from the resin of *Garcinia hanburyi*[J]. Fitoterapia, 2016, doi:org/10.1016/j.fitote.2015.12.002

Chen Y, Wang WJ, Wu J. Two new dolabranes from the Chinese mangrove *Ceriops tagal*[J]. Journal of Asian natural products research, 2016, 18(1):41

Chen YY, Yang KX, Yang XW, et al. New cytotoxic tigliane diterpenoids from *Croton caudatus*[J]. Planta Medica, 2016, 82(8):729

Cheng GG, Li D, Hou B, et al. Melokhanines A-J, bioactive monoterpenoid indole alkaloids with diverse skeletons from *Melodinus khasianus*[J]. Journal of Natural Products, 2016, 79(9):2158

Cheng HY, Tian DM, Tang JS, et al. Cardiac glycosides from the seeds of *Thevetia peruviana* and their pro-apoptotic activity toward cancer cells[J]. Journal of Asian Natural Products Research, 2016, 18(9):837

Cheng KC, Kuo PC, Hung HY, et al. Four new compounds from edible algae *Cladosiphon okamuranus* and

Chlorella sorokiniana and their bioactivities[J]. Phytochemistry Letters, 2016, doi:10.1016/j.phytol. 2016.09.008

Cheng MJ, Wu MD, Chan HY, et al. A new azaphilone metabolite from the *fungus Monascus ruber*[J]. Chemistry of Natural Compounds, 2016, 52(2):231

Cheng ZB, Liu D, Voogd NJ, et al. New sterol derivatives from the *Marine sponge Xestospongia* sp.[J]. Helvetica Chimica Acta, 2016, 99(8):588

Cheng ZB, Lou LL, Liu D, et al. Versiquinazolines A-K, fumiquinazoline-type alkaloids from the gorgonian-derived fungus *Aspergillus versicolor LZD*-14-1[J]. Journal of Natural Products, 2016, 79(11):2941

Chi J, Li BC, Dai W, et al. Highly oxidized sesquiterpenes from *Artemisia austro-yunnanensis*[J]. Fitoterapia, 2016, doi: 10.1016/j. fitote.2016.10.013

Chi YQ, Wang L, Ouyang WB, et al. A new myrinsol diterpenoid ester from *Euphorbia dracunculoides*[J]. Chemistry of Natural Compounds, 2016, 52(6):1041

Chiou CT, Shen CC, Tsai TH, et al. Meroterpenoids and chalcone-lignoids from the roots of *Mimosa diplotricha* [J]. Journal of Natural Products, 2016, 79(10):2439

Choi HG, Choi H, Lee JH, et al. Anti-inflammatory activity of a novel acetylene isolated from the roots of *Angelica tenuissima NAKAI*[J]. Helvetica Chimica Acta, 2016, 99(6):447

Cimmino A, Mathieu V, Evidente M, et al. Glanduliferins A and B, two new glucosylated steroids from *Impatiens glandulifera*, with in vitro growth inhibitory activity in human cancer cells[J]. Fitoterapia, 2016, doi: 10.1016/j.fitote.2015.12.016

Cimmino A, Maddau L, Masi M, et al. Further secondary metabolites produced by *Diplodia corticola*, a fungal pathogen involved in cork oak decline[J]. Tetrahedron, 2016, 72(43):6788

Corona-Castañeda B, Rosas-Ramírez D, Castañeda-Gómez J, et al. Resin glycosides from *Ipomoea wolcottiana* as modulators of the multidrug resistance phenotype in vitro[J]. Phytochemistry, 2016, doi:org/10. 1016/j.phytochem.2016.01.004

Cretton S, Dorsaz S, Azzollini A, et al. Antifungal
quinoline alkaloids from *Waltheria indica*[J]. Journal of Natural Products, 2016, 79(2):300

Cruz-Morales S, Castan-eda-Gomez J, Rosas-Ramírez D, et al.Resin glycosides from *Ipomoea alba* seeds as potential chemosensitizers in breast carcinoma cells[J]. Journal of Natural Products, 2016, 79(12):3093

曹朵,韩畅,高雯,等.槲寄生化学成分研究[J].中草药, 2016, 47(24):4313

曹家庆,周康,时圣明,等.积雪草皂苷酸水解产物中1个新苷元的分离和鉴定[J].中草药,2016,47(18):3155

曹冉冉,高嘉屿,刘华清,等.皂角刺中二氢黄酮醇类化合物及其细胞毒活性研究[J].中草药,2016,47(5):707

陈东东,王起文,李祥,等.延胡索中1个新生物碱[J].中草药,2016,47(12):2084

陈萍,张吉波,王建刚.东北刺人参根挥发油的GC-MS分析[J].中药材,2016,39(4):799

陈欣,陈光英,陈文豪,等.海南黄芩挥发油成分分析及生物活性研究[J].热带农业科学,2016,36(5):93

陈叶,石秀云,李海亮,等.窄叶鲜卑花果穗挥发油成分分析[J].中药材,2016,39(10):2291

程满环,兰艳素.超临界CO_2流体萃取法与SD法提取黄山松松针挥发油及其GC-MS分析[J].中药材,2016,39 (10):2286

崔涛,郭心甜,郭丽娜,等.柳蒿芽挥发油的GC-MS分析[J].中药材,2016,39(5):1067

崔语涵,安潇,王海峰,等.姜黄化学成分研究[J].中草药,2016,47(7):1074

D

D'Abrosca B, Buommino E, Caputo P, et al. Phytochemical study of *Helichrysum italicum* (Roth) G. Don: spectroscopic elucidation of unusual amino-phlorogucinols and antimicrobial assessment of secondary metabolites from mediumpolar extract[J]. Phytochemistry, 2016, doi:org/10.1016/j.phytochem.2016.09.012

Dai LF, Liang Q, Liu T, et al. A new tigliane-type diterpene from *Euphorbia dracunculoides* Lam[J]. Natural Product Research, 2016, 30(14):1639

Dai SJ, Xiao K, Zhang L, et al. New neo-clerodane diterpenoids from *Scutellaria strigillosa* with cytotoxic activities[J]. Journal of Asian Natural Products Research, 2016, 18(5):456

Damianakos H, Jeziorek M, Sykłowska-Baranek K, et al. Pyrrolizidine alkaloids from *Cynoglossum columnae* Ten. (Boraginaceae)[J]. Phytochemistry Letters, 2016, doi: org/10.1016/j.phytol.2016.02.005

Dara AA, Dangrooa NA, Raina A, et al. Biologically active xanthones from *Codonopsis ovata*[J]. Phytochemistry, 2016, doi:org/10.1016/j. phytochem.2016.10.002

Das LK, Verma M, Sahai M, et al. Three new acyl-tyramines from *Anisodus luridus link et otto* (solanaceae)[J]. Natural Product Research, 2016, 30(21):2434

Das N, Saha T, Dinda B, et al. A new antifungal aliphatic fatty acid ester from the aerial parts of *Sida glutinosa*[J]. Chemistry of Natural Compounds, 2016, 52(3):388

Dat NT, Dang NH, Thanh LN, et al. New flavonoid and pentacyclic triterpene from *Sesamum indicum* leaves[J]. Natural Product Research, 2016, 30(3):311

Daud S, Ee GCL, Malek EA, et al. A new pyranoxanthone from the stem bark of *Calophyllum buxifolium*[J]. Chemistry of Natural Compounds, 2016, 52(5):807

Dawe A, Kapche GDWF, Bankeu JJK, et al. Combretins A and B, new cycloartane-type triterpenes from *Combretum fragrans*[J]. Helvetica Chimica Acta, 2016, 99(8):617

Demir S, Karaalp C, Bedir E, et al. Unusual sesquiterpenes from *Centaurea athoa DC*[J]. Phytochemistry Letters, 2016, doi:org/10.1016/j. phytol.2016.02.012

Deng AJ, Zhang ZH, Li Q, et al. Two new hopane-type triterpenes from the aerial part of *Chelidonium majus*[J]. Phytochemistry Letters, 2016, 17:75, doi:org/10.1016/j.phytol.2016.07.009

Deng JJ, Lu CH. Two new isoflavone 7-O-a-400-anhydro-400, 500-didehydroglucuronides from *Streptomyces* sp.LZ35DgdmAI[J]. Natural Product Research, 2016, 30(2):180

Deng PF, Luo YP, Niu YY, et al. A new penicitrinone derivative from the endophytic fungus penicillium sp. from *Bruguiera sexangula* var. rhynchopetala[J]. Chemistry of Natural Compounds, 2016, 52(5):810

Deng ZT, Su J, Ding LF, et al. Six new cassane diterpenoids from the seeds of *Caesalpinia sappan*[J]. Phytochemistry Letters, 2016, doi: org/10.1016/j. phytol. 2016.04.014

Diao YL, Shan JJ, Ma H, et al. A polysaccharide from the stems of *Rubus amabilis* Focke and its immunological enhancement activity[J]. Journal of Asian natural products research, 2016, 18(9):897

Dilshad M, Riaz N, Saleem M, et al. New lipoxygenase and cholinesterase inhibitory sphingolipids from *Carthamus oxyacantha*[J]. Natural Product Research, 2016, 30(6):1787

Ding D, Guo YR, Wu RL, et al. Two new isoquinoline alkaloids from *Scolopendra subspinipes* mutilans induce cell cycle arrest and apoptosis in human glioma cancer U87 cells[J]. Fitoterapia, 2016, doi: 10.1016/j. fitote. 2016.03.004

Ding DD, Wang YH, Chen YH, et al. Amides and neolignans from the aerial parts of *Piper bonii*[J]. Phytochemistry, 2016, doi: org/10. 1016/j. phytochem. 2016.07.004

Ding JH, Li ZH, Wei K, et al. Two new sesquiterpenoids from cultures of the basidiomycete *Tremella foliacea*[J]. Journal of Asian Natural Products Research, 2016, 18(1):46

Dioum MD, Seck M, Silvestre V, et al. A ing-D-Seco-Tetranortriterpenoid from seeds of *Carapa procera* active against breast cancer cell lines[J]. Planta Medica, 2016, 82(11-12):967

Do LTM, Aree T, Siripong P, et al. Bougainvinones A-H, peltogynoids from the stem bark of purpleb *Bougainvillea spectabilis* and their cytotoxic activity[J]. Journal of Natural Products, 2016, 79(4):939

Dong JW, Cai L, Li XJ, et al. Two new peroxy fatty acids with antibacterial activity from *Ophioglossum thermale* Kom[J]. Fitoterapia, 2016, doi:10.1016/j.fitote. 2015.12.019

Dong LB, Wu XD, Shi X, et al. Phleghenrines A-D and neophleghenrine A, bioactive and structurally rigid lycopodium alkaloids from *Phlegmariurus henryi*[J].

学术进展

Organic Letters, 2016, 18(18):4498

Dong XY, Wang GW, Zhou ZG, et al. Terpenoids from *Ainsliaea latifolia* and their cytotoxic activities[J]. Journal of Asian Natural Products Research, 2016, 18 (3):232

Dooren IV, Foubert K, Bijttebier S, et al. Saponins and flavonoids from an infusion of *Herniaria hirsute*[J]. Planta Medica, 2016, 82(18):1576

Du D, Jin T, Xing ZH, et al. One new linear C14 poly-acetylene glucoside with antiadipogenic activities on 3T3-L1 cells from the capitula of *Coreopsis tinctoria*[J]. Journal of Asian natural products research, 2016, 18(8):784

Du D, Zhang R, Xing Zh, et al. 9, 10-Dihydrophenanthrene derivatives and one 1, 4-anthraquinone firstly isolated from *Dioscorea zingiberensis* C. H. Wright and their biological activities[J]. Fitoterapia, 2016, doi: 10. 1016/j.fitote.2015.11.022

Duc TP, Thien TVN, Jossang A, et al. New wedelolides, (9R)-eudesman-9, 12-olide d-lactones, from *Wedelia trilobata*[J]. Phytochemistry Letters, 2016, doi: org/10. 1016/j.phytol.2016.06.001

Dudek MK, Dudkowski L, Bazylko A, et al. Caffeic acid derivatives isolated from the aerial parts of *Galinsoga parviflora* and their effect on inhibiting oxidative burst in human neutrophils[J]. Phytochemistry Letters, 2016, doi: org/10.1016/j.phytol.2016.05.007

Dung HV, Bach NV, Trung TN, et al. Megastigmane glycosides from *Docynia indica* and their anti-inflammatory activities[J]. Helvetica Chimica Acta, 2016, 99(9):681

董爱君,刘华臣,张磊,等.多香果挥发油成分分析[J]. 香料香精化妆品,2016,(1):5

E

Elkhayat ES, Ibrahim SRM, Mohamed GA, et al. Terrenolide S, a new antileishmanial butenolide from the endophytic *fungus Aspergillus terreus*[J]. Natural Product Research, 2016, 30(7):814

Elmastas M, Erenler R, Isnac B, et al. Isolation and identification of a new neo-clerodane diterpenoid from *Teucrium chamaedrys* L.[J]. Natural Product Research, 2016,

30(3):299

Elnaggar MS, Ebada SS, Ashour ML, et al. Xanthones and sesquiterpene derivatives from a marine-derived *fungus Scopulariopsis* sp.[J]. Tetrahedron, 2016, 72(19):2411

Esposito M, Nothias LF, Nedev H, et al. *Euphorbia dendroides* latex as a source of jatrophane esters:isolation, structural analysis, conformational study, and anti-CHIKV activity [J]. Journal of Natural Products, 2016, 79 (11):2873

Evidente M, Cimmino A, Zonno MC, et al. Chenopodolans E and F, two new furopyrans produced by *Phoma chenopodiicola* and absolute configuration determination of chenopodolan B[J]. Tetrahedron, 2016, 72(51):8502

Ezzat MI, Ezzat SM, Deeb KSE, et al. A new acylated flavonol from the aerial parts of *Asteriscus maritimus*(L.) less (asteraceae)[J]. Natural Product Research, 2016, 30 (15):1753

F

Fan DS, Parhira S, Zhu GY, et al. Triterpenoids from the stems of *Tripterygium regelii*[J]. Fitoterapia, 2016, doi:org/10.1016/j. fitote. 2016.07.006

Fan DS, Zhu GY, Chen M, et al. Dihydro-β-agarofuran sesquiterpene polyesters isolated from the stems of *Tripterygium regelii* [J]. Fitoterapia, 2016, doi: 10. 1016/j.fitote.2016.04.016

Fang L, Tian SM, Zhou J, et al. Melaxillines A and B, monoterpenoid indole alkaloids from *Melodinus axillaris*[J]. Fitoterapia, 2016, doi: org/10.1016/j. fitote. 2016.10.012

Farimani MM, Abbas-Mohammadi M. Two new polyhydroxylated triterpenoids from *Salvia urmiensis* and their cytotoxic activity[J]. Natural Product Research, 2016, 30 (23):2648

Farimani MM, Taleghani A, Aliabadi A, et al. Labdane diterpenoids from *Salvia leriifolia*:absolute configuration, antimicrobial and cytotoxic activities[J].Planta Medica, 2016, 82(14):1279

Farooq U, Naz S, Khan A, et al. Isolation and characterisation of three new anthraquinone secondary metabolites from *Symplocos racemose*[J]. Natural Product Research, 2016，30(2)：168

Feng WS, Li CG, Zheng XK, et al. Three new sulphur glycosides from the seeds of *Descurainia Sophia*[J]. Natural Product Research, 2016，30(5)：1675

Feng ZM, Liu ZZ, Yang PF, et al. Two new quinic acid derivatives and one new lignan glycoside from *Erycibe obtusifolia*[J]. Phytochemistry Letters, 2016，doi：org/10.1016/j.phytol.2016.06.010

Fobofou SAT, Franke K, Porzel A, et al. Tricyclic acylphloroglucinols from *Hypericum lanceolatum* and regioselective synthesis of selancins A and B[J]. Journal of natural products, 2016，79(4)：743

Fobofou SAT, Harmon CR, Lonfouo AHN, et al. Prenylated phenyl polyketides and acylphloroglucinols from *Hypericum peplidifolium*[J]. Phytochemistry, 2016，doi：10.1016/j.phytochem.2016.02.003

Foubert K, Gorella T, Faizal A, et al. Triterpenoid saponins from *Maesa argentea* leaves[J]. Planta Medica, 2016，82(18)：1568

Fouseki MM, Damianakos H, Karikas GA, et al. Chemical constituents from *Cordia alliodora* and C. colloccoca (Boraginaceae) and their biological activities[J]. Fitoterapia, 2016，doi：org/10.1016/j. fitote. 2016.09.004

Fu KL, Li X, Ye Ji, et al. Chemical constituents of *Narcissus tazetta* var. *chinensis* and their antioxidant activities[J]. Fitoterapia, 2016，doi：org/10.1016/j. fitote. 2016.07.013

Fu Q, Chen J, Yuan HM, et al. Alkaloids and phenolic glycosides from *Clematis mandshurica* and their inhibitory effects against NO production in LPS-induced RAW 246. 7 macrophages [J]. Phytochemistry Letters, 2016，doi：org/10.1016/j.phytol.2016.08.005

Fu Q, Qiu L, Yuan HM, et al. Paeonenoides D and E：two new nortriterpenoids from *Paeonia lactiflora* and their inhibitory activities on NO production[J]. Helvetica Chimica Acta, 2016，99(1)：46

Fu Q, Yuan HM, Chen J, et al. Dammarane-type saponins from *Ziziphus jujube* and their inhibitory effects against TNF-a release in LPS-induced RAW 246.7 macrophages [J]. Phytochemistry Letters, 2016，doi. org/10.1016/j.phytol.2016.04.010

Fu SN, Wang F, Li HY, et al. Secondary metabolites from marine-derived *Streptomyces antibioticus* strain H74-21[J].Natural Product Research, 2016，30(21)：2460

Furusawa C, Yasuda S, Tsuji H, et al. A new triterpenoid glycoside from the leaves and stems of *Duranta repens*[J].Natural Product Research, 2016，30(2)：246

方振峰,张丽,刘欣,等.大八角枝叶中 1 个新的 seco-prezizaane 型倍半萜化合物[J].中草药,2016,47(16)：2803

冯峰,念其滨. 连须挥发油成分的 GC-MS 分析[J].海峡药学,2016,28(11)：50

G

Galala AA, Sallam A, Abdel-Halim OB, et al. New ent-kaurane diterpenoid dimer from *Pulicaria inuloides*[J]. Natural Product Research, 2016，30(21)：2468

Gao J, Chen QB, Liu YQ, et al. Diterpenoid constituents of *Euphorbia macrorrhiza*[J].Phytochemistry, 2016，122(2)：246

Gao JY, Jiang YL, Niu LL, et al. Novel isoflavone from the cockroach *Periplaneta americana*[J].Chemistry of Natural Compounds, 2016，52(3)：413

Gao L, Zhang RJ, Lan JF, et al.β-Dihydroagarofuran-type sesquiterpenes from the seeds of *Celastrus monospermus* and their lifespan-extending effects on the nematode caenorhabditis elegans[J]. Journal of Natural Products, 2016，79(12)：3039

Gao W, Hou WZ, Zhao J, et al.Polycyclic polyprenylated acylphloroglucinol congeners from *Hypericum scabrum*[J]. Journal of natural products, 2016，79(6)：1538

Gao W, Hu JW, Xu F, et al. Polyisoprenylated benzoylphloroglucinol derivatives from *Hypericum scabrum*[J]. Fitoterapia, 2016，doi：10.1016/j. fitote.2016.10.003

Gao YM, Sun TY, Ma M, et al. Adeninealkylresorcinol,the first alkylresorcinol tethered with nucleobase from *Lasiodiplodia* sp.[J]. Fitoterapia, 2016，doi：org/10.1016/j.fitote.2016.06.011

Gao YP, Wu Q, Shen YH, et al. Two new menthane monoterpenes from *Illicium wardii*[J]. Journal of Asian

Natural Products Research，2016，18（5）：450

Ge JJ, Wang LT, Chen P, et al. Two new tetracyclic triterpenoids from the barks of *Melia azedarach*［J］. Journal of Asian Natural Products Research，2016，18（1）：20

Ge YW, Tohda C, Zhu S, et al. Effects of Oleanane-type triterpene saponins from the leaves of *Eleutherococcus senticosus* in an axonal outgrowth assay［J］. Journal of Natural Products，2016，79（7）：1834

Ghoran SH, Saeidnia S, Babaei E, et al. Scillapersicene：a new homoisoavonoid with cytotoxic activity from the bulbs of *Scilla persica* HAUSSKN［J］. Natural Product Research，2016，30（11）：1309

Gondal HY, Choudhary MI. New diterpene lactone from leaves of *Suregada multiflora*［J］. Chemistry of Natural Compounds，2016，52（3）：421

Gossan DPA, Magid AA, Yao-Kouassi PA, et al. Antibacterial and cytotoxic triterpenoids from the roots of *Combretum racemosum*［J］. Fitoterapia，2016，doi：10.1016/j.fitote.2016.03.002

Gu YY, Li PF, Lei FH, et al. A new bergenin derivative from *Ardisia maclurei*［J］. Chemistry of Natural Compounds，2016，52（2）：224

Guo K, He XF, Zhang YP, et al. Flavoniods from aerial parts of *Astragalus hoantchy*［J］. Fitoterapia，2016，doi：10.1016/j.fitote.2016.08.009

Guo Q, Bai RF, Su GZ, et al. Chemical constituents from the roots and stems of *Litsea cubeba*［J］. Journal of Asian Natural Products Research，2016，18（1）：51

Guo Q, Yuan QY. A novel 10-hydroxycamptothecin-glucoside from the fruit of *Camptotheca acuminate*［J］. Natural Product Research，2016，30（9）：1053

Guo Y, Andrade JP, Pigni NB, et al. New alkaloids from *Hippeastrum papilio*（Ravenna）van scheepen［J］. Helvetica Chimica Acta，2016，99（2）：143

Guo ZY, Li XS, Zhang L, et al. Cytotoxic tremulanes and 5，6-secotremulanes, four new sesquiterpenoids from a plant-associated fungus X1-2［J］. Natural Product Research，2016，30（22）：2582

Gvazava LN, Skhirtladze AV. Steroidal saponin from *Polygonatum verticillatum*［J］. Chemistry of Natural Compounds，2016，52（6）：1052

高岩，王知斌，杨春娟，等. GC-MS 联用法分析白芷挥发油的化学成分[J].化学工程师,2016,（11）：20

高燕萍,钟国跃,沈云亨.黄花角蒿的化学成分研究[J].中药材,2016,39（5）：712

弓宝,陈德力,赵祥升,等.突厥玫瑰挥发油化学成分的GC-MS分析及其抗氧化活性研究[J].化学与生物工程,2016,33（4）：62

古文杰,戴待,齐磊,等.两色金鸡菊头状花序中聚炔类化学成分的研究[J].中草药,2016,47（11）：1834

郭耀杰,高石曼,张本刚,等.长梗南五味子藤茎的化学成分研究[J].中药材,2016,39（6）：1287

H

Ha TKQ, Dao TT, Nguyen NH, et al. Antiviral phenolics from the leaves of *Cleistocalyx operculatus*［J］. Fitoterapia，2016，doi：org/10.1016/j.fitote.2016.03.006

Hammami S, LiZZ, Huang MJ, et al. New bioactive labdane diterpenoids from *Marrubium aschersonii*［J］. Natural Product Research，2016，30（19）：2142

Han JX, Li LY, Zhong JL, et al. Officimalonic acids A-H, lanostane triterpenes from the fruiting bodies of *Fomes officinalis*［J］. Phytochemistry，2016，130（10）：193

Han L, Li Z, Zheng Q, et al. A new triterpenoid compound from stems and leaves of *American ginseng*［J］. Natural Product Research，2016，30（1）：13

Hanh NP, Phan NHT, Thuan NTD, et al. Two new simple iridoids from the ant-plant *Myrmecodia tuberosa* and their antimicrobial effects［J］. Natural Product Research，2016，30（18）：2071

Hao LJ, Zhou YJ, Wang LL, et al. Three new lycopodium alkaloids from *Phlegmariurus fargesii*［J］. Helvetica Chimica Acta，2016，99（3）：228

Hasan MR, Al-Jaber HI, Al-Qudah MA, et al. New sesterterpenoids and other constituents from *Salvia dominica* growing wild in Jordan［J］. Phytochemistry Letters，2016，doi：org/10.1016/j.phytol.2016.02.009

Hassine M, Zardi-Berguaoui A, Harzallah-Skhiri F, et al. Isolation and structure elucidation of secondary metabolites from the roots of the tunisian *Convolvulus dorycnium* [J]. Chemistry of Natural Compounds, 2016, 52(5):830

He DY, Li YP, Tang HB, et al. Phenolic compounds from the twigs and leaves of Tara (*Caesalpinia spinosa*) [J]. Journal of Asian Natural Products Research, 2016, 18 (4):248

He J, Huang XY, Yang YN, et al. Two new compounds from the fruits of *Arctium lappa* [J]. Journal of Asian Natural Products Research, 2016, 18(5):423

He J, Peng LY, Tu L, et al. Vibsane-type diterpenes from leaves and twigs of *Viburnum odoratissimum* [J]. Fitoterapia, 2016, doi:10.1016/j. fitote.2016.01.014

He K, Geng CA, Cao TW, et al. Two new secoiridoids and other anti-hepatitis B virus active constituents from *Swertia patens* [J]. Journal of Asian Natural Products Research, 2016, 18(6):528

He RJ, Huang XS, Zhang YJ, et al. Structural characterization and assessment of the cytotoxicity of 2,3-Dihydro-1H-indene derivatives and coumarin glucosides from the bark of *Streblus indicus* [J]. Journal of Natural Products, 2016, 79(10):2472

He S, Jiang Y, Tu PF. Three new compounds from *Cinnamomum cassia* [J]. Journal of Asian Natural Products Research, 2016, 18(2):134

He S, Zeng KW, Jiang Y, et al. Nitric oxide inhibitory constituents from the barks of *Cinnamomum cassia* [J]. Fitoterapia, 2016, doi:org/10. 1016/j.fitote.2016.05.005

He XF, Hou XD, Ren X, et al. Two new cembranic diterpenoids from the flowers of *Nicotiana tabacum* L. [J]. Phytochemistry Letters, 2016, doi: org/10. 1016/j. phytol. 2016.02.006

He XY, Du XZ, Zang XY, et al. Extraction, identification and antimicrobial activity of a new furanone, grifolaone A, from *Grifola frondosa* [J]. Natural Product Research, 2016, 30(8)941

Hea J, Lv XM, Niu YF, et al. Four new compounds from *Zygophyllum fabago* L. [J]. Phytochemistry Letters, 2016, doi:org/10.1016/j.phytol. 2015.12. 004

Hegazy MEF, Ibrahim AY, Mohamed TA, et al. Sesquiterpene lactones from *Cynara cornigera*:acetyl cholinesterase inhibition and in silico ligand docking [J]. Planta Medica, 2016, 82(1-2):138

Hegazy MEP, Gamal-Eldeen AM, Mohamed TA, et al. New cytotoxic constituents from the Red Sea *soft coral Nephthea* sp. [J]. Natural Product Research, 2016, 30 (11):1266

Hirunwong C, Sukieum S, Phatchana R, et al. Cytotoxic and antimalarial constituents from the roots of *Toddalia asiatica* [J]. Phytochemistry Letters, 2016, doi:org/ 10.1016/j.phytol.2016.08.008

Hong SS, Choi CW, Choi YH, et al. Coixlachryside A: A new lignan glycoside from the roots of *Coix lachryma-jobi* L. var. *ma-yuen Stapf* . [J]. Phytochemistry Letters, 2016, doi:org/10.1016/j.phytol.2016.07.004

Honmur Y, Uesugi S, Maeda H, et al. Isolation, absolute structures, and biological properties of cyclohelminthols IeIV from *Helminthosporium velutinum yone* 96 [J]. Tetrahedron, 2016, 47(25):1400

Horie K, Sakai K, Okugi M, et al. Ultraviolet-induced amides and casbene diterpenoids from *rice leaves* [J]. Phytochemistry Letters, 2016, doi:org/10. 1016/j. phytol. 2015. 11.009

Hsiao PY, Lee SJ, Chen IS, et al. Cytotoxic cardenolides and sesquiterpenoids from the fruits of *Reevesia Formosana* [J]. Phytochemistry, 2016, doi:10.1016/j. phytochem.2016.06.009

Hu J, Li H, Mao X, et al. Neolignans from the ethanol extract of *Euphorbia antiquorum* [J]. Chemistry of Natural Compounds, 2016, 52(1):48

Hu J, Mao X, Li H, et al. Lupane triterpens from the dry fronds of *Microlepia pilosissima* [J]. Chemistry of Natural Compounds, 2016, 52(5):845

Hu J, Song Y, Mao X, et al. Tetrahydrofuran lignans from *Viburnum betulifolium* [J]. Journal of Asian Natural Products Research, 2016, 18(9):831

Hu LZ, Xue YB, Zhang JW, et al. (±)-Japonicols A-D, acylphloroglucinol-based meroterpenoid enantiomers with Anti-KSHV Activities from *Hypericum japonicum* [J]. Journal of Natural Products, 2016, 79(5):1322

Hu P, Li DH, Hua X, et al. Lignans and triterpenoids

from *Vitex negundo* var. *heterophylla* and their biological evaluation[J]. Fitoterapia, 2016, doi: org/10.1016/j.fitote. 2016.04.020

Hu QF, Wang YD, Zhu DL, et al. Three new biphenyls from the twigs of *Garcinia tetralata* and their anti-tobacco mosaic virus activity[J]. Journal of Asian natural products research, 2016, 18(12):1115

Hu X, Liu X, Niu LX, et al. Two new phenolic compounds from the tuber of *Sparganium stoloniferum* [J]. Journal of Asian natural products research, 2016, 18(7):643

Hu XQ, Sui XJ, Wang YJ, et al. Sesquiterpene-neolignans from *Manglietia hookeri* [J]. Natural Product Research, 2016, 30(13):1477

Hu Y, Zhang CF, Zhao X, et al. (±)-Homocrepidine A, a pair of anti-inflammatory enantiomeric octahydroindolizine alkaloid dimers from *Dendrobium crepidatum*[J]. Journal of Natural Products, 2016, 79(1):252

Hu ZX, Hu K, Shi YM, et al. Rearranged 6/6/5/6-fused triterpenoid acids from the stems of *Kadsura coccinea* [J]. Journal of Natural Products, 2016, 79(10):2590

Huang HF, Zheng CJ, Chen GY, et al. Sesquiterpenoids from *Curcuma wenyujin dreg* and their biological activities[J]. Chinese Chemical Letters, 2016, 27(10):1612

Huang MY, Zhang L, Zhou F, et al. A new ursane triterpenoid possessing cytotoxicity from the fruits of *Vitex trifolia* var. *simplicifolia*[J]. Chemistry of Natural Compounds, 2016, 52(4):660

Huang S, Zhong DX, Shan LH, et al. Three new pyrrolizidine alkaloids derivatives from *Liparis nervosa* [J]. Chinese Chemical Letters, 2016, 27(5):757

Huang SQ, Tian YQ, Wei XY, et al. Flavonoids from *Pronephrium megacuspe* [J]. Journal of Asian Natural Products Research, 2016, 18(2):125

Huang SZ, Kong FD, Ma QY, et al. Nematicidal stemona alkaloids from *Stemona parviflora* [J]. Journal of Natural Products, 2016, 79(10):2599

Huang XH, Chen J, Xu XQ, et al. A new phenolic compound from *Schizonepeta tenuifolia* [J]. Chemistry of Natural Compounds, 2016, 52(6):1005

Hussain A, Adhikari A, Choudhary MI, et al. New adduct of abietane-type diterpene from *Salvia leriifolia* Benth[J]. Natural Product Research, 2016, 30(13):1511

海萍,高原,李蓉涛,等.乌药的化学成分研究[J].中草药,2016,47(6):872

户连荣,赵见明,泽桑梓,等.萼翅藤枝叶挥发油成分的GC-MS分析[J].西部林业科学,2016,45(6):127

黄文瑜.湖南产青蒿挥发油化学成分的SPME/GC/MS研究[J].湖北中医杂志,2016,38(2):75

黄泽豪,秦路平.华中五味子藤茎的化学成分研究[J].中草药,2016,47(19):3374

I

Ibrahim M, Hussain I, Hussain N, et al. Amberinone, a new guaianolide from *Amberboa ramose* [J]. Natural Product Research, 2016, 30(1):110

Ikram A, Versiani MA, Khatoon A, et al. New dammarane and ursane-type triterpenoids from the flower of *Ixora coccinea* Linn.[J]. Natural Product Research, 2016, 30(7):768

Intaraudom C, Bunbamrung N, Dramae A, et al. Acremonidins F-H and acremoxanthones F-G, antimicrobial substances from the insect fungus *Verticillium* sp. BCC33181[J]. Tetrahedron, 2016, 72(10):1415

Isaka M, Palasarn S, Supothina S, et al. Secotremulanes from cultures of the basidiomycete flavodon flavus BCC 17421 [J]. Helvetica Chimica Acta, 2016, 99(3):232

Ito T, Nisa K, Kodama T, et al. Two new cyclopentenones and a new furanone from *Baeckea frutescens* and their cytotoxicities[J]. Fitoterapia, 2016, doi:10.1016/j.fitote.2016.05.017

J

Jamila N, Khan N, Khan I, et al. A bioactive cycloartane triterpene from *Garcinia hombroniana* [J]. Natural Product Research, 2016, 30(12):1388

Jang HJ, Oh HM, Hwang JT, et al. Eudesmane-type sesquiterpenoids from *Salvia plebeia* inhibit IL-6-induced STAT3 activation[J]. Phytochemistry, 2016, doi:10.1016/

j.phytochem.2016.08.001

Ji KL, Li XN, Liao SG, et al. Cytotoxic limonoids from the leaves of *Walsura robusta* [J]. Phytochemistry Letters, 2016, doi:org/10. 1016/j. phytol.2015.11.004

Ji S, Li Z, Song W, et al. Bioactive constituents of *Glycyrrhiza uralensis* (licorice): discovery ofthe effective components of a traditional herbal, medicine[J]. Journal of Natural Products, 2016, 79(2):281

Jia BX, Jia A, Li CJ, et al. Baeckeins J and K, two novel C-methylated biflavonoids from the roots of *Baeckea frutescens* and their cytoprotective activities[J]. Helvetica Chimica Acta, 2016, 99(7):499

Jiang C, Luo P, Zhao Y, et al. Carolignans from the aerial parts of *Euphorbia sikkimensis* and their anti-HIV activity[J]. Journal of Natural Products, 2016, 79(3):578

Jiang H, Liu YB, Li Y, et al. Analgesic corynanthe-type alkaloids from *Strychnos angustiflora*[J]. Tetrahedron, 2016, 72(10):1276

Jiang H, Ma GX, Yang L, et al. Rearranged ent-kauranoid glycosides from the fruits of *Xanthium strumarium* and their antiproliferative activity[J]. Phytochemistry Letters, 2016, doi:org/10.1016/j. phytol.2016.10.007

Jiang HL, Ha W, Yang JL, et al. New sesquiterpene polyol esters from the root bark of *Pseudolarix kaempferi* [J]. Phytochemistry Letters, 2016, doi: org/10. 1016/j. phytol.2016.06.004

Jiang HZ, Tan R, Jiao RH, et al. Herpecaudin from *Herpetospermum caudigerum*, a Xanthine Oxidase Inhibitor with a Novel Isoprenoid Scaffold[J]. Planta Medica, 2016, 82(11-12):1122

Jiang W, Ye J, Xie YG, et al. A new phenyldilactone from *Lespedeza cuneata*[J]. Journal of Asian natural products research, 2016, 18(2):200

Jiang WW, Liu YC, Zhang ZJ, et al. Obscurumines H-P, new lycopodium alkaloids from the club moss *Lycopodium obscurum*[J]. Fitoterapia, 2016, doi:10.1016/j.fitote.2015.12.017

Jiang XW, Bai JP, Zhang Q, et al. Caffeoylquinic acid derivatives from the roots of *Arctium lappa L.* (burdock) and their structure-activity relationships (SARs) of free radical scavenging activities[J]. Phytochemistry Letters, 2016, doi:10.1016/j.phytol.2015.12.008

Jiang Y, Peng XR, Yu MY, et al. Cucurbitane-type triterpenoids from the aerial parts of *Momordica charantia* L.[J]. Phytochemistry Letters, 2016, doi: org/10.1016/j. phytol.2016.04.007

Jiang YJ, Su J, Shi X, et al. neo-Clerodanes from the aerial parts of *Salvia leucantha*[J]. Tetrahedron, 2016, 72(35):5507

Jiang YP, Guo QL, Liu YF, et al. Codonopiloneolignanin A, a polycyclic neolignan with a new carbon skeleton from the roots of *Codonopsis pilosula* [J]. Chinese Chemical Letters, 2016, 27(1):55

Jiang Z, Liu F, Zhong AJ, et al. Determination of a new chromone from *Aurantii Fructus* Immaturus by DFT/GIAO method[J]. Natural Product Research, 2016, 30(1):69

Jiang ZY, Yang CT, Hou SQ, et al. Cytotoxic diterpenoids from the roots of *Aralia melanocarpa*[J]. Planta Medica, 2016, 82(8):742

Jiang ZY, Zhu LY, Zhou J, et al. A novel C22 terpenoid from the cultured *Perovskia atriplicifolia* [J]. Helvetica Chimica Acta, 2016, 99(6):452

Jimenez-Usuga NS, Malafronte N, Cotugno R, et al. New sesquiterpene lactones from *Ambrosia cumanensis Kunth*[J]. Fitoterapia, 2016, doi: org/10. 1016/j. fitote. 2016.07.019

Jin QH, Lee JW, Jang H, et al. Sesquiterpenes from *inula japonica* with inhibitory effects on nitric oxide production in murine macrophage RAW 264.7 cells[J]. Journal of Natural Products, 2016, 79(6):1548

Jin WW, Chen XM, Dai PF, et al. Lepidiline C and D: Two new imidazole alkaloids from *Lepidium meyenii* Walpers(Brassicaceae) roots[J]. Phytochemistry Letters, 2016, doi:org/10.1016/j.phytol.2016.07.001

贾献慧,唐文照,闫慧娇,等.山东产忍冬藤中 1 个新有机酸化合物[J].中草药,2016, 47(21):3766

蒋军辉,徐小娜,于军晖,等.气相色谱-质谱联用技术分析藿香挥发油化学成分[J].南华大学学报(自然科学版),2016,30(1):77

焦玉兰,付辉政,周国平,等.油茶茎中1个新的三萜皂苷[J].中草药,2016,47(15):2592

K

Kaennakam S, Siripong P, Tip-pyang S. Dalvelutinoside, a new isoflavone glycoside from the methanol extract of *Dalbergia velutina* roots[J]. Natural Product Research, 2016, 30(13):1493

Kamikawa S, Ohta E, Nehira T, et al. Structure revision of caesalpinistas A and B and isolation of a new furanoditerpenoid from the cotyledons of *Caesalpinia decapetala* var. *japonica*[J]. Helvetica Chimica Acta, 2016, 99(2):133

Kamikawa S, Oshimo S, Ohta E, et al. Cassane diterpenoids from the roots of *Caesalpinia decapetala* var *japonica* and structure revision of caesaljapin[J]. Phytochemistry, 2016, doi:org/10.1016/j. phytochem.2015. 10.001

Kang J, Zhang T, Li L, et al. Hepatoprotective diterpenoids from the roots of *Salvia grandifolia*[J]. Journal of Asian Natural Products Research, 2016, 18(5):504

Kang KB, Kim JW, Oh WK, et al. Cytotoxic ceanothane- and lupane-type triterpenoids from the roots of *Ziziphus jujuba*[J]. Journal of Natural Products, 2016, 79(9):2364

Kang WJ, Li DH, Han T, et al. New chalcone and pterocarpoid derivatives from the roots of *Flemingia philippinensis* with antiproliferative activity and apoptosis-inducing property[J]. Fitoterapia, 2016, doi: 10.1016/j.fitote. 2016.06.003

Karker M, Tommasi N, Smaoui A, et al. New sulphated flavonoids from *Tamarix africana* and biological activities of its polar extract[J]. Planta Medica, 2016, 82(15):1374

Karunakaran T, Ee GCL, Tee KH, et al. Cytotoxic prenylated xanthone and coumarin derivatives from *Malaysian Mesua* beccariana[J]. Phytochemistry Letters, 2016, doi:org/10.1016/j.phytol.2016.07.026

Karunakarana T, Eea GCL, Teh SS, et al. A new coumarin from stem bark of *Mesua hexapetala*[J]. Natural Product Research, 2016, 30(14):1591

Khan D, Khan S, Badshah S, et al. New furocarbazole alkaloids from *Lonicera quinquelocularis*[J]. Natural Product Research, 2016, 30(1):74

Khana S, Hussaina A, Mehmood A, et al. *Ailanthus altissima* (Miller) swingle fruit—new acyl β-sitosteryl glucoside and in vitro pharmacological evaluation[J]. Natural Product Research, 2016, 30(23):2629

Khanh PN, Duc HV, Huong TT, et al. Alkylphloroglucinol derivatives and triterpenoids with soluble epoxide hydrolase inhibitory activity from *Callistemon citrinus*[J]. Fitoterapia, 2016, doi:10.1016/j.fitote. 2015.10.013

Kil YS, Kwon J, Lee D, et al. Three new chalcones from the aerial parts of *Angelica keiskei*[J]. Helvetica Chimica Acta, 2016, doi:10.1002/hlca.201500519

Killeen DP, Lars L, Dayan FE, et al. Nortriketones antimicrobial trimethylated acylphloroglucinols from manuka *Leptospermum scoparium*)[J]. Journal of Natural Products, 2016, 79(3):564

Kim CS, Subedi L, Kim SY, et al. Diterpenes from the trunk of *Abies holophylla* and their potential neuroprotective and anti-inflammatory activities[J]. Journal of Natural Products, 2016, 79(2):387

Kim CS, Subedi L, Kwon OW, et al. Wasabisides A-E, lignan glycosides from the roots of *Wasabia japonica*[J].Journal of Natural Products, 2016, 79(10):2652

Kim HW, Park J, Kang KB, et al.Acylphloroglucinolated catechin and phenylethyl isocoumarin derivatives from *Agrimonia pilosa*[J]. Journal of Natural Products, 2016, 79(9):2376

Kim MH, Park KH, Kim SR, et al. Two new phenolic compounds from the leaves of *Alnus sibirica* Fisch. ex Turcz.[J]. Natural Product Research, 201, 30(2):206

Kim SY, NagashimaH, TanakaN, et al. Hitorins A and B, hexacyclic C25 terpenoids from *Chloranthusn japonicas*[J]. Organic Letters, 2016, 18(20):5420

Kim T, Jo C, Kim HS, et al. Chemical constituents from *Ainsliaea acerifolia* as potential anti-obesity agents[J]. Phytochemistry Letters, 2016, doi:org/10.1016/j. phytol.2016.04.005

Krmzbekmez H, Demir D. Iridoid glycosides and phenolic compounds from the flowers of *Vitex agnus-castus*[J]. Helvetica Chimica Acta, 2016, 99(7):518

Koul M, Meena S, Kumar A, et al. Secondary metabolites from endophytic fungus *Penicillium pinophilum* induce ROS-mediated apoptosis through mitochondrial pathway in pancreatic cancer cells [J]. Planta Medica, 2016, 82(4):344

Kumar A, Chowdhury SR, Sarkar T, et al. A new bisbenzylisoquinoline alkaloid isolated from *Thalictrum foliolosum*, as a potent inhibitor of DNA topoisomerase IB of Leishmania donovani[J]. Fitoterapia, 2016, doi:10.1016/j.fitote.2015.11.019

Kusz N, Orvos P, Csorba A, et al. Jatrophane diterpenes from *Euphorbia guyoniana* are new potent inhibitors of atrial GIRK channels [J]. Tetrahedron, 2016, 72(37):5724

Kwon J, Hiep NT, Kim DW, et al.Chemical constituents isolated from the root bark of *Cudrania tricuspidata* and their potential neuroprotective effects[J]. Journal of Natural Products, 2016, 79(8):1938

Kyekyeku JO, Kusari S, Adosraku RK, et al. Prenylated 2-arylbenzofuran derivatives with potent antioxidant properties from *Chlorophora regia* (Moraceae)[J]. Fitoterapia, 2016, 108(1):41

开亮,蔡月,付艳辉,等.革叶山姜叶挥发油 GC-MS 分析及活性研究[J].中国现代中药,2016,18(12):1574

L

Lai CZ, Liu JX, Pang SW, et al. Steroidal glycosides from the roots of *Cynanchum stauntonii* and their effects on the expression of iNOS and COX-2 [J]. Phytochemistry Letters, 2016, doi.org/10.1016/j. phytol.2016. 02.016

Lai KH, Lu MC, Du YC, et al.Cytotoxic lanostanoids from *Poria cocos*[J]. Journal of Natural Products, 2016, 79(11):2805

Lai YJ, Zeng H, He MJ, et al. 6, 8-Di-C-methyl-flavonoids with neuroprotective activities from *Rhododendron fortune*[J]. Fitoterapia, 2016, doi: 10. 1016/j. fitote. 2016. 06.008

Lee JS, Maarisit W, Abdjul DB, et al. Structures and biological activities of triterpenes and sesquiterpenes obtained from *Russula lepida*[J]. Phytochemistry, 2016, doi:org/10.1016/j.phytochem.2016.03.014

Lee JW, Lee C, Jin Q, et al. Diterpenoids from the Roots of *Euphorbia fischeriana* with Inhibitory Effects on Nitric Oxide Production[J]. Journal of Natural Products, 2016, 79(1):126

Lee KY, Choi JH, Kim HW, et al. New alkyl phloroglucinol derivatives from *Rhus trichocarpa* roots and their cytotoxic effects on human gastric adenocarcinoma AGS cells[J]. Planta Medica, 2016, 82(7):645

Lee SY, Suh WS, Cha JM, et al. Anti-neuroinflammatory constituents from *Sinomenium acutum* rhizomes[J]. Phytochemistry Letters, 2016, doi:org/10. 1016/j. phytol. 2016.07.012

Lekphrom R, Kanokmedhakul K, Sangsopha W, et al. A new coumarin from the roots of *Micromelum minutum* [J]. Natural Product Research, 2016, 30(21):2383

Li CG, Luo Q, Guo PX, et al. Petchiethers A and B, novel meroterpenoids with a 14- or 15-membered ring from *Ganoderma petchii*[J]. Phytochemistry Letters, 2016, doi:org/10.1016/j.phytol.2016.08.013

Li CP, Chang XJ, Fang L, et al.A new rumenic acid derivative from the roots of *Cudrania tricuspidata* [J]. Chemistry of Natural Compounds, 2016, 52(2):202

Li D, Jiang YY, Jin ZM, et al. Isolation and absolute configurations of diastereomers of 8a-hydroxy-tmuurolol and(1α, 6β, 7β)-cadinane-4-en-8a, 10 a-diol from *Chimonanthus salicifolius* [J]. Phytochemistry, 2016, doi:10. 1016/j.phytochem.2016.01.005

Li DW, Guo QL, Meng XH, et al. Two pairs of unusual scalemic enantiomers from *Isatis indigotica* leaves [J]. Chinese Chemical Letters, 2016, 27(12):1745

Li FF, Sun Q, Wang D, et al.Chiral separation of cytotoxic flavan derivatives from *Daphne giraldii*[J]. Journal of Natural Products, 2016, 79(9):2236

Li GZ, Wang JC, Li XJ, et al. An unusual sesquiterpene coumarin from the seeds of *Ferula sinkiangensis* [J]. Journal of Asian Natural Products Research, 2016, 18

(9):891

Li JH, Li Y, An FL, et al. Limonoids with modified furan rings from root barks of *Toona sinensis*[J]. Tetrahedron, 2016, 72(47):7481

Li JL, Gao ZB, Zhao WM, et al. Identification and evaluation of antiepileptic activity of C21 steroidal glycosides from the roots of *Cynanchum wilfordii*[J]. Journal of Natural Products, 2016, 79(1):89

Li JL, Li N, Lee HS, et al. Four new sesqui-lignans isolated from *Acanthopanax senticosus* and their diacylglycerol acyltransferase(DGAT) inhibitory activity[J]. Fitoterapia, 2016, doi:10.1016/j.fitote.2016.01.009

Li JL, Li N, Lee HS, et al. Inhibition effect of neo-lignans from *Eleutherococcus senticosus*(Rupt. & Maxim.) Maxim on diacylglycerol acyltransferase(DGAT)[J]. Phytochemistry Letters, 2016, doi:org/10.1016/j.phytol.2015.12.012

Li JL, Wu L, Wu J, et al. Caffeoyl triterpenoid esters as potential anti-ischemic stroke agents from *Celastrus orbiculatus*[J]. Journal of Natural Products, 2016, 79(11):2774

Li JY, Li HM, Liu D, et al. Three new acylated prenylflavonol glycosides from *Epimedium koreanum*[J]. Phytochemistry Letters, 2016, doi:org/10.1016/j.phytol.2016.07.029

Li L, Li H, Peng XR, et al.(±)-ganoapplanin, a pair of polycyclic meroterpenoid enantiomers from *Ganoderma applanatum*[J]. Organic Letters, 2016, 18(23):6078

Li LJ, Su YF, Yan SL, et al. Three new phthalide glycosides from the rhizomes of *Ligusticum chuanxiong*[J]. Phytochemistry Letters, 2016, doi:org/10.1016/j.phytol.2016.05.013

Li N, Sun YN, Zhang L, et al. NF-kB inhibitory activities of triterpenoid glycosides from the stems of *Acanthopanax senticosus*(Rupr. &Maxim.) Harms[J]. Phytochemistry Letters, 2016, doi:10.1016/j.phytol.2016.01.008

Li P, Senthilkumar HA, Figueroa M, et al. UPLC-QTOFMS^E-guided dereplication of the endangered Chinese species *Garcinia paucinervis* to identify additional benzo-phenone derivatives[J]. Journal of Natural Products, 2016, 79(6):1619 Journal of Asian natural products research, 2016, 18(4):344

Li P, Shen CE, Nan TT, et al. A new lanostanoid from *Ganoderma lucidum*[J]. Chemistry of Natural Compounds, 2016, 52(1):71

Li Q, He YN, Niu B, et al. Caesalmins N-Q, new cassane diterpenes from the seeds of *Caesalpinia minax*[J]. Phytochemistry Letters, 2016, doi:org/10.1016/j.phytol.2016.06.008

Li Q, He YN, Shi XW, et al. Clerodens E-J, antibacterial caffeic acid derivatives from the aerial part of *Clerodendranthus spicatus*[J]. Fitoterapia, 2016, doi:10.1016/j.fitote.2016.08.021

Li QM, Luo JG, Zhang YM, et al. Cadinane-type sesquiterpenoids from *Stahlianthus involucratus* and their absolute configurations[J]. Tetrahedron, 2016, 72(41):6566

Li SP, Wang ZX, Gu R, et al. A new epidioxy-tetracyclic triterpenoid from *Poria cocos* Wolf[J]. Natural Product Research, 2016, 30(15):1712

Li SQ, Yang YB, Yang XQ, et al. Two new cyclic tetrapeptides of streptomyces rutgersensis T009 isolated from *Elaphodus davidianus excrement*[J]. Helvetica Chimica Acta, 2016, 99(3):210

Li W, Lou LL, Zhu JY, et al. New lanostane-type triterpenoids from the fruiting body of *Ganoderma hainanense*[J].Fitoterapia, 2016, doi:org/10.1016/j.fitote.2016.09.010

Li W, Tang XX, Yan X, et al. A new macrolactin antibiotic from deep seaderived bacteria *Bacillus subtilis* B5[J]. Natural Product Research, 2016, 30(24):2777

Li X, Luo Y, Li GP, et al. Pregnane glycosides from the antidepressant active fraction of cultivated *Cynanchum otophyllum*[J]. Fitoterapia, 2016, doi:10.1016/j.fitote.2016.02.014

Li XH, Yan H, Ni W, et al. Antifungal sesquiterpenoids from *Chloranthus japonicas*[J]. Phytochemistry Letters, 2016, doi:org/10.1016/j.phytol.2016.01.005

Li XH, Zhang Y, Zhang JH, et al.Myritonines A-C, alkaloids from *Myrioneuron tonkinensis* based on a novel

三、中药

hexacyclic skeleton[J]. Journal of Natural Products, 2016, 79(4):1203

Li XM, Cai JL, Wang WX, et al. Two new acetylenic compounds from *Asparagus officinalis* [J]. Journal of Asian Natural Products Research, 2016, 18（4）:344 Journal of natural products, 2016, 79(8):1911

Li XP, Li CC, Xuan BX, et al. Immunosuppressive chalcone-isoflavonoid dimers from *Campylotropis hirtella* [J]. Tetrahedron, 2016, 72(19):2464

Li YC, Tian K, Sun LJ, et al. A new hexacyclic triterpene acid from the roots of *Euscaphis japonica* and its inhibitory activity on triglyceride accumulation [J]. Fitoterapia, 2016, doi:org/10.1016/j. fitote.2016.01.016

Li YC, Xu XJ, Yang J, et al. One new 19-nor cucurbitane-type triterpenoid from the stems of *Momordica charantia*[J]. Natural Product Research, 2016, 30(8):973

Li YC, Yang J, Li JK, et al. Two new secoiridoid glucosides from the twigs of *Cornus officinalis*[J]. Chemistry of Natural Compounds, 2016, 52(4):647

Li YD, Yi SR, Sun XB, et al. Bioactive cucurbitane triterpenoids from the tubers of *Hemsleya penxianensis*[J]. Phytochemistry Letters, 2016, doi:org/10.1016/j. phytol. 2016.08.011

Li YP, Zhao SM, Xu JJ, et al. New labdane diterpenes from *Hedychiumyunnanense* with cytotoxicity and inhibitory effects on nitric oxide production[J]. Natural Product Research, 2016, 30(23):2669

Li YP, Zhao SM, Zeng GZ, et al. A new sesquiterpene from the rhizomes of *Hedychium yunnanense* [J]. Chemistry of Natural Compounds, 2016, 52(6):1026

Li ZF, Wang Q, Yang HQ, et al. New compounds with neuroprotective activities from *Gastrodia elata* [J]. Phytochemistry Letters, 2016, doi:org/10.1016/j. phytol. 2015.11.015

Li ZJ, Zheng X, Wan CP, et al. A new phenolic compound with antioxidant activity from the branches and leaves of *Pyrus pashia* [J]. Natural Product Research, 2016, 30(10):1136

Li ZL, Li Y, Qin N, et al. Four new coumarins from the leaves of *Calophyllum inophyllum*[J]. Phytochemistry

Letters, 2016, doi:org/10. 1016/j.phytol.2016.04.015

Liang F, He JW, Zhu GH, et al. New steroidal saponins with cytotoxic activities from *Smilax trinervula* [J]. Phytochemistry Letters, 2016, doi. org/10. 1016/j. phytol. 2016.05.011

Liang XA, Ma YM, Zhang HC, et al. A new helvolic acid derivative from an *endophytic Fusarium* sp. of ficus carica[J]. Natural Product Research, 2016, 30(21):2407

Liao G, Mei WL, Dong WH, et al. 2-(2-Phenylethyl) chromone derivatives in artificial agarwood from *Aquilaria sinensis*[J]. Fitoterapia, 2016, doi:10.1016/j. fitote. 2016. 01.011

Lifshits M, Kovalerchik D, Carmeli S, et al. Microcystbiopterins A-E, five O-methylated biopterin glycosides from two *Microcystis* spp. bloom biomasses[J]. Phytochemistry, 2016, doi: org/10. 1016/j. phytochem. 2016. 01.010

Lin CL, Kao CL, Liu CM, et al. A new chromone from *Citrus reticulate* [J]. Chemistry of Natural Compounds, 2016, 52(5):789

Lin CW, Hwang TL, Chen FA, et al. Chemical constituents of the rhizomes of *Bletilla formosana* and their potential anti-inflammatory activity[J]. Journal of Natural Products, 2016, 79(8):1911

Lin CZ, Zhao W, Feng XL, et al. Cytotoxic diterpenoids from *Rabdosia lophanthoides* var. *gerardianus*[J]. Fitoterapia, 2016, doi:org/10. 1016/j. fitote.2015.11.015

Lin KW, Maitraie D, Huang AM, et al. Triterpenoids and an alkamide from *Ganoderma tsugae*[J]. Fitoterapia, 2016, doi:org/10.1016/j. fitote. 2015.11.003

Lin X, Yu M, Lin T, et al. Secondary metabolites of Xylaria sp., an endophytic fungus from *Taxus mairei*[J]. Natural Product Research, 2016, 30(21):2442

Liu B, Wang HF, Zhang LH, et al. Isolation of A new compound from *Penicillium oxalicum* [J]. Chemistry of Natural Compounds, 2016, 52(5):821

Liu C, Sun H, Wang WT, et al. A new triterpenoid saponin from *Gleditsia sinensis* and its antiproliferative activity[J]. Natural Product Research, 2015, 30(18):2065

Liu CB, Shen QP, Wang Y, et al. Coumarins from the

leaves of *Nicotiana tabacum* and their anti-tobacco mosaic virus activities [J]. Chemistry of Natural Compounds, 2016, 52(6):992

Liu CL, Li Y, Xu GY, et al. Isolation, purification and structural characterization of a water-soluble polysaccharide HM_{41} from *Halenia elliptica* D. Don [J]. Chinese Chemical Letters, 2016, 27(6):979

Liu CP, Wang GC, Gan LS, et al. Ciliatonoids A and B, two limonoids from *Toona ciliate* [J]. Organic Letters, 2016, 18(12):2894

Liu D, Liang JY, Liu YW, et al. A new diarylheptanoid from the rhizomes of *Alpinia officinarum* [J]. Chemistry of Natural Compounds, 2016, 52(5):824

Liu DL, Zhang X, Zhao YM, et al. Three new triterpenoid saponins from the roots of *Ardisia crenata* and their cytotoxic activities [J]. Natural Product Research, 2016, 30 (23):2694

Liu HX, Chen K, Liu Y, et al. Callviminols A-E, new terpenoid-conjugated phloroglucinols from the leaves of *Callistemon viminalis* [J]. Fitoterapia, 2016, doi: org/10. 1016/j.fitote.2016.10.007

Liu HX, Chen YC, Liu Y, et al. Acylphloroglucinols from the leaves of *Callistemon viminalis* [J]. Fitoterapia, 2016, doi:10.1016/j. fitote. 2016.08.010

Liu HX, Liu WZ, Chen YC, et al. Cytotoxic trichothecene macrolides from the endophyte fungus *Myrothecium roridum* [J]. Journal of Asian Natural Products Research, 2016, 18(7):684

Liu HX, Tan HB, Qiu SX. Antimicrobial acylphloroglucinols from the leaves of *Rhodomyrtus tomentosa* [J]. Journal of Asian Natural Products Research, 2016, 18 (6):535

Liu JF, Liu FY, Zhang NL, et al. Two new sesquiterpene lactones from the fruits of *Illicium jiadifengpi* [J]. Natural Product Research, 2016, 30(3):322

Liu K, Yang YB, Miao CP, et al. Koningiopisins A-H, Polyketides with synergistic antifungal activities from the endophytic fungus *Trichoderma koningiopsis* [J]. Planta Medica, 2016, 82(4):371

Liu L, Song CW, Khan A, et al. A potent antibacterial indole alkaloid from *Psychotria pilifera* [J]. Journal of Asian Natural Products Research, 2016, 18 (8):798

Liu L, Yin QM, Zhang XW, et al. Bioactivity-guided isolation of biphenanthrenes from *Liparis nervosa* [J]. Fitoterapia, 2016, doi:org/10.1016/j.fitote.2016.09.006

Liu Q, Chen CJ, Zhang L, et al. Two new indole alkaloids from *Hunteria zeylanica* [J]. Journal of Asian Natural Products Research, 2016, 18(4):349

Liu QX, Yang YX, Zhang JP, et al. Isolation, structure elucidation, and absolute configuration of highly oxygenated germacranolides from *Carpesium cernuum* [J]. Journal of Natural Products, 2016, 79(10):2479

Liu QY, Li D, Wang AQ, et al. Nitric oxide inhibitory xanthones from the pericarps of *Garcinia mangostana* [J]. Phytochemistry, 2016, doi: 10. 1016/j. phytochem. 2016. 08.007

Liu RH, Li YY, Shao F, et al. A new chalcone from the heartwood of *Dalbergia cochinchinensis* [J]. Chemistry of Natural Compounds, 2016, 52(3):405

Liu SN, Huang D, Susan LM, et al. Euphomilones A and B, ent-rosane diterpenoids with 7/5/6 and 5/7/6 skeletons from *Euphorbia milii* [J]. Organic Letters, 2016, 18 (23):6132

Liu SQ, Kang LP, Zhang J, et al. New sesquiterpenoid glycoside and phenylpropanoid glycosides from the tuber of *Ophiopogon japonicus* [J]. Journal of Asian Natural Products Research, 2016, 18(6):520

Liu X, Li J, Luo J, et al. A new sesquiterpene from *Ligularia fischeri* [J]. Chemistry of Natural Compounds, 2016, 52(4):642

Liu XQ, Li XP, Yuan QY, et al. Two new phenanthrene glucosides from *Cremastra appendiculata* [J]. Chemistry of Natural Compounds, 2016, 52(1):23

Liu XX, Shang L, Huang C, et al. Four new diterpenoids isolated from the *Euphorbia rapulum* [J]. Journal of Asian Natural Products Research, 2016, 18(9):823

Liu Y, Tian XG, Hua D, et al. New steroidal saponins from the rhizomes of *Paris delavayi* and their cytotoxicity [J]. Fitoterapia, 2016, doi: org/10. 1016/j. fitote. 2016.

04.018

Liu Y, Zhao JP, Chen Y, et al. Polyacetylenic oleanane-type triterpene saponins from the roots of *Panax japonicus* [J]. Journal of Natural Products, 2016, 79 (12):3079

Liu YC, Su J, Wu XD, et al. Five new lycopodium alkaloids from the aerial parts of *Phlegmariurus henryi* [J]. Fitoterapia, 2016, doi:org/10. 1016/j.fitote.2016.10.005

Liu YF, Chen MH, Lin S, et al. Indole alkaloid glucosides from the roots of *Isatis indigotica* [J]. Journal of Asian Natural Products Research, 2016, 18(1):1

Liu YF, Shi GR, Wang X, et al. Bioactive iridoid glycosides from the whole plants of *Rehmannia chingii* [J]. Journal of Natural Products, 2016, 79(2):428

Liu YF, Shi GR, Wang X, et al. Nine new compounds from the whole plants of *Rehmannia chingii* [J]. Journal of Asian Natural Products Research, 2016, 18(6):509

Liu YQ, Di YT, Wang YH, et al. New compounds from the roots and stems of *Trigonostemon lii* and their cytotoxic activities [J]. Helvetica Chimica Acta, 2016, 99 (7):558

Liu YX, Ni YJ, Ruan JY, et al. Bioactive gentixanthone and gentichromone from the whole plants of *Gentianella acuta(Michx.) Hulten* [J]. Fitoterapia, 2016, doi:org/10. 1016/j.fitote.2016.08.001

Liu ZH, Li Q, Chang S, et al. Protective effect of hexahydrobenzo[c] phenanthridine alkaloids isolated from *Corydalis ambigua* var. amurensis on myocardial ischemia-hypoxia cells[J]. Phytochemistry Letters, 2016, doi:org/ 10.1016/j.phytol.2016.08.002

Liu ZX, Cheng ZY, He QJ, et al. Secondary metabolites from the flower buds of *Lonicera japonica* and their in vitro anti-diabetic activities[J]. Fitoterapia, 2016, doi:10. 1016/j.fitote.2016.02.011

Long C, Luo WC, Zhou HY, et al. Isolation oftoxic compounds from wild *Phaeocystis globosa* [J]. Chinese Chemical Letters, 2016, 27(2):247

Long H, Luo D, Yang Y, et al. Two new phenolic compounds from the seeds of *Machilus yunnanensis* [J]. Journal of Asian Natural Products Research, 2016, 18

(10):952

Lou HY, Wu HG, Tan YH, et al. Two new flavonoids from *Derris eriocarpa* HOW [J]. Helvetica Chimica Acta, 2016, 99(4):302

Lou LL, Li LG, Liu QB, et al. 3, 3′-Neolignans from *Pithecellobium clypearia Benth* and their anti-inflammatory activity[J]. Fitoterapia, 2016, 112(3):16

Lu QQ, Shi XW, Zheng SJ, et al. Two new sesquiterpenes from *Chloranthus japonicus* Sieb [J]. Natural Product Research, 2016, 30(21):2476

Lu SX, Tanaka N, Tatano Y, et al. Erecricins A-E, prenylated acylphloroglucinols from the roots of *Hypericum erectum* [J]. Fitoterapia, 2016, doi:org/10.1016/j.fitote. 2016.08.014

Lu TM, Ko HH. A new anthraquinone glycoside from *Rhamnus nakaharai* and anti-tyrosinase eff ect of 6-methoxysorigenin [J]. Natural Product Research, 2016, 30 (23):2655

Luan N, Wei WD, Wang A, et al. Four new taraxastane-type triterpenoic acids from *Cirsium setosum* [J]. Journal of Asian Natural Products Research, 2016, 18 (11):1015

Luo GY, Ye Q, Du B, et al. Iridoid glucosides and diterpenoids from *Caryopteris glutinosa* [J]. Journal of Natural Products, 2016, 79(4):886

Luo J, Zhou W, Cao S, et al. A new biflavonoid from the whole herb of *Lepisorus ussuriensis* [J]. Natural Product Research, 2016, 30(13):1470

Luo P, Su JL, Zhu YL, et al. A new anthraquinone and eight constituents from *Hedyotis caudatifolia* Merr. et Metcalf: isolation, purifcation and structural identification [J]. Natural Product Research, 2016, 30(19):2190

Luo XH, Zhang YY, Chen XY, et al. Lignans from the roots of *Acorus tatarinowii Schott* ameliorate β amyloid-induced toxicity in transgenic Caenorhabditis elegans[J]. Fitoterapia, 2016, doi:org/10. 1016/j. fitote. 2015.11.010

Luo XK, Li CJ, Luo P, et al. Pterosin sesquiterpenoids from *Pteris cretica* as hypolipidemic agents via activating liver X receptors[J]. Journal of Natural Products, 2016, 79

（12）：3014

Luo YH，Fu HZ，Huang B，et al. Hepatoprotective iridoid glucosides from *Callicarpa nudiflora*［J］. Journal of Asian Natural Products Research，2016，18（3）：274

Lv CN，Li YJ，Wang J，et al. Chemical constituents from rhizome of *Anemone amurensis*［J］. Journal of Asian Natural Products Research，2016，18（7）：648

Lv HN，Zhou Y，Wen R，et al. Murradiate and murradiol，two structurally unique heterodimers of carbazole-monoterpene and carbazole-phenylethanol from *Murraya tetramera*［J］. Phytochemistry Letters，2016，doi：org/10.1016/j.phytol.2015.12.002

Lv XJ，Li Y，Ma SG，et al. Antiviral triterpenes from the twigs and leaves of *Lyonia ovalifolia*［J］. Journal of Natural Products，2016，79（11）：2824

雷华平，张辉，叶掌文.侧柏和千头柏挥发油化学成分分析［J］.中国野生植物资源，2016，35（4）：26

雷华平，邹书怡，张辉，等.三种前胡属植物挥发油成分分析［J］.中药材，2016，39（4）：795

李海波，于洋，王振中，等.热毒宁注射液化学成分研究（III）［J］.中草药，2016，47（10）：1643

李海亮，陈海魁，徐福利，等.辽东蒿挥发油化学成分分析［J］.中药材，2016，39（9）：2034

李锐，贾坤，付强，等.1个姜黄素类新化合物的 LC-MS 导向发现、结构鉴定及细胞毒活性［J］.中草药，2016，47（14）：2418

李姗，万传星，袁慕华，等.蓝玉簪龙胆黄酮苷类化学成分研究［J］.中草药，2016，47（15）：2597

李升，郭楚君，张燕，等.气相色谱-质谱技术分析中药丁香挥发油成分［J］.黑龙江医药科学，2016，39（4）：8

李云耀，陈林，孟英才，等.超临界 CO_2 萃取法与 SD 法提取黄连木嫩叶挥发油及 GC-MS 分析［J］.湖南中医药大学学报，2016，36（3）：24

李知敏，王妹，彭亮.江香薷挥发油的化学成分分析及其对金黄色葡萄球菌生物被膜的抑制作用［J］.食品科学，2016，37（14）：138

梁雯华，李先文.桉树叶挥发油的 GC-MS 分析研究［J］.安康学院学报，2016，28（1）：99

林娜，陈静，张万科，等.海南产沉香挥发油成分研究［J］.海南医学，2016，27（9）：1383

刘丹丹，魏志雄.显脉香茶菜中 1 个新的二萜类化合物［J］.中草药，2016，47（13）：2232

刘华，郭江涛，王知斌，等.五味子挥发油中萜类、芳香族和脂肪族化合物的成分分析［J］.化学工程师，2016，（8）：27

刘嫚，徐文龙，胥春霞，等.伊犁贝母中 2 个新的甾体生物碱［J］.中草药，2016，47（6）：876

刘喜苹，申丽，吴军.角果木的 dolabrane 型二萜类化合物研究［J］.中草药，2016，47（13）：2226

刘彦飞，史国茹，王欣，等.天目地黄化学成分研究［J］.中草药，2016，47（11）：1830

刘易，唐祥佑，方萍，等.花叶良姜果实挥发油化学成分分析［J］.热带农业科学，2016，36（3）：62

刘玉峰，李胜男，朱美霞，等.苏木挥发油成分的 GC-MS 分析［J］.辽宁大学学报（自然科学版），2016，43（2）：175

卢燕，孟超，张守军，等. GC-MS 测定不同产地香椿子挥发油成分［J］.中药材，2016，39（11）：2541

鲁艺，申丽，王洋，等.砂仁挥发油中 7 种活性成分的含量测定研究［J］.药物分析杂志，2016，36（9）：1536

吕都，刘嘉，刘辉，等.鱼腥草挥发油成分分析及其抗氧化性研究［J］.保鲜与加工，2016，16（6）：120

M

Ma GL，Xiong J，Yang GX，et al. Biginkgosides A-I，unexpected minor dimeric flavonol diglycosidic truxinate and truxillate esters from *Ginkgo biloba* Leaves and their antineuroinflammatory and neuroprotective activities［J］. Journal of Natural Products，2016，79（5）：1354

Ma GX，Chen P，Sun ZH，et al. Novel cassane diterpenes from the seeds of *Caesalpinia decapetala* and their antiproliferative activity［J］. Phytochemistry Letters，2016，doi：org/10.1016/j.phytol.2016.03.002

Ma GX，Huang XY，Dai HN，et al. Two new triterpenoid glycosides from the roots of *Rosa cymosa* TRATT［J］. Helvetica Chimica Acta，2016，99（6）：482

Ma Q，Liu YJ，Zhan R，et al. A new isoflavanone from the trunk of *Horsfieldia pandurifolia*［J］. Natural Product Research，2016，30（2）：131

Ma QJ，Han L，Bi XX，et al. Structures and biological activities of the triterpenoids and sesquiterpenoids from *Al-*

isma orientale [J]. Phytochemistry, 2016, doi: 10.1016/j. phytochem.2016.08.015

Ma RJ, Liu ZH, Zi CT, et al. Oleanane-type triterpene saponins from *Hydrocotyle nepalensis* [J]. Fitoterapia, 2016, doi:org/10.1016/j. fitote. 2016.02.003

Ma SN, Huang YW, Zhao YY, et al. Prenylflavone derivatives from the seeds of *Psoralea corylifolia* exhibited PPAR-g agonist activity [J]. Phytochemistry Letters, 2016, doi:org/10.1016/j.phytol.2016.04.016

Ma XL, Wang WS, Li EW, et al. A new sesquiterpene from the entomogenous *fungus Phomopsis amygdali* [J]. Natural Product Research, 2016, 30(3):276

Ma Y, Mao XY, Huang LJ, et al. Diterpene alkaloids and diterpenes from *Spiraea japonica* and their anti-tobacco mosaic virus activity [J]. Fitoterapia, 2016, doi:org/10.1016/j.fitote.2015.11.019

Ma YM, Ma CC, Li T, et al. A new furan derivative from an endophytic aspergillus flavus of *Cephalotaxus fortune* [J]. Natural Product Research, 2016, 30(1):1

Ma YY, Zhao DG, Li Y, et al. Cytotoxic triterpenes with diverse skeletons from *Amoora tsangii* [J]. Phytochemistry Letters, 2016, doi:org/10.1016/j. phytol. 2016. 02.003

Maha A, Rukachaisirikul V, Saithong S, et al. Terezine derivatives from the fungus *Phoma herbarum PSU-H* 256 [J]. Phytochemistry, 2016, doi:org/10.1016/j. phytochem.2015.11.009

Mahabusarakam W, Mecawun P, Phongpaichit S. Xanthones from the green branch of *Garcinia dulcis* [J]. Natural Product Research, 2016, 30(20):2323

Mai HH, Grellier P, Prost E, et al. Triterpenes from the exudate of *Gardenia urvillei* [J]. Phytochemistry, 2016, doi:10.1016/j. phytochem. 2015.11.001

Manguro LOA, Wagai SO. Ursane and tirucallane-type triterpenes of *Boswellia rivae* oleo-gum resin [J]. Journal of Asian Natural Products Research, 2016, 18 (9):854

Marzouk AM, Osama B, Elhalim A. A new lanostane-type triterpene and sesquiterpene lactones from *Vernonia leopoldii* and their in vitro cytotoxicity [J]. Natural Product

Research, 2016, 30(7):741

Marzouk AM, Osman SM, Gohar AA, et al. A new pregnane glycoside from *Gomphocarpus fruticosus* growing in Egypt [J]. Natural Product Research, 2016, 30(9):1060

Masullo M, Mari A, Cerulli A, et al. Quali-quantitative analysis of the phenolic fraction of the flowers of *Corylus avellana*, source of the Italian PGI product "Nocciola di Giffoni": isolation of antioxidant diarylheptanoids [J]. Phytochemistry, 2016, doi:org/10. 1016/j. phytochem. 2016.06.007

Mateus MC, Neves D, Dacunha B, et al. Structure, anti-phytophthora and anti-tumor activities of a nortriterpenoid from the rhizome of *Phlomis purpurea* (Lamiaceae) [J]. Phytochemistry, 2016, doi: 10. 1016/j. phytochem. 2016.09.004

Matsuo Y, Maeda S, Ohba C, et al. Vetiverianines A, B, and C: sesquiterpenoids from *Vetiveria zizanioides* roots [J]. Journal of Natural Products, 2016, 79(9):2175

Meng FC, Yuan C, Huang XJ, et al. New cycloartane triterpene glycosides from *Thalictrum ramosum* [J]. Phytochemistry Letters, 2016, doi:org/10. 1016/j. phytol. 2015. 12.001

Meng XH, Jiang ZB, Zhu CG, et al. Napelline-type C20-diterpenoid alkaloid iminiums from an aqueous extract of "fu zi": Solvent-/base-/acid-dependent transformation and equilibration between alcohol iminium and aza acetal forms [J]. Chinese Chemical Letters, 2016, 27(7):993

Miao Y, Xu X, Yuan F, et al. Four cytotoxic annonaceous acetogenins from the seeds of *Annona squamosal* [J]. Natural Product Research, 2016, 30(11):1273

Mikami D, Kurihara H, Ono M, et al. Inhibition of algal bromophenols and their related phenols against glucose 6-phosphate dehydrogenase [J]. Fitoterapia, 2016, doi:org/ 10.1016/j.fitote.2015.11.002

Ming M, Zhang X, Chen HF, et al. RXR α transcriptional inhibitors from the stems of *Calophyllum membranaceum* [J]. Fitoterapia, 2016, doi: org/10. 1016/j. fitote. 2015.11.001

Mishra BB, Kishorec N, Tiwari VK, et al. A new antifungal eudesmanolide glycoside isolated from *Sphaeranthus indicus Linn.*(Family Compositae)[J]. Natural Product Research, 2016, 30(24):2770

Miyake K, Suzuki A, Morita C, et al. Acetophenone monomers from *Acronychia trifoliolata* [J]. Journal Natural Products, 2016, 79(11):2883

Mohamed GA. Tagenols A and B:new lipoxygenase inhibitor flavonols from *Tagetes minuta* [J]. Phytochemistry Letters, 2016, doi:10.1016/j. phytol.2016.04.004

Mohamed S, Backheet EY, Bayoumi SA, et al. New cycloartane saponin and monoterpenoid glucoindole alkaloids from *Mussaenda luteola* [J]. Fitoterapia, 2016, doi:10.1016/j.fitote.2016.03.009

Mohammad R, Nur-e-Alam M, Lahmann M, et al. Isolation and characterisation of 13 pterosins and pterosides from bracken(*Pteridium aquilinum* (L.) Kuhn) rhizome [J]. Phytochemistry, 2016, doi: 10. 1016/j. phytochem. 2016.05.001

Mohammed MMD, Ibrahim NA, El-Sakhawy FS, et al. Two new cytotoxic furoquinoline alkaloids isolated from *Aegle marmelos* (*Linn.*) *Correa* [J]. Natural Product Research, 2016, 30(22):2559

Montesa EG, Amaro-Luis JM. Icosandrin, a novel peltogynoid from the fruits of *Phytolacca icosandra* (Phytolaccaceae)[J]. Natural Product Research, 2016, 30(1):89

Morikawa T, Hachiman I, Matsuo K, et al. Neolignans from the arils of *Myristica fragrans* as Potent Antagonists of CC Chemokine Receptor[J]. Journal of Natural Products, 2016, 79(8):2005

Mostafa AE, El-Hela AA, Mohammad AI, et al. New triterpenoidal saponins from *Koelreuteria paniculate* [J]. Phytochemistry Letters, 2016, 17:213, doi:org/10.1016/j. phytol.2016.07.008

Moussa VN, Skelton BB, Payne AD, et al. Isolation and chemistry of clerodane diterpenes from *Dodonaea ceratocarpa*[J]. Tetrahedron, 2016, 72(47):7470

Mu LH, Zhao JY, Liu P, et al. Anticomplement cycloartane triterpene glycosides from *Beesia calthaefolia* (Maxim.)[J]. Phytochemistry Letters, 2016, doi:org/10.1016/j.phytol.2016.02.015

Mu LH, Zhao JY, Zhang J, et al. Cycloartane triterpenes from *Beesia calthaefolia* and their anticomplement structure-activity relationship study[J]. Journal of Asian Natural Products Research, 2016, 18(11):1101

Mu WH, Tang HB, Li YP, et al. Caesalpinone A, a new type of gorgonane sesquiterpenoid containing an unprecedented 1, 15-bridge, from the pods of *Caesalpinia spinosa* Kuntze[J]. Fitoterapia, 2016, doi:org/10.1016/j. fitote.2016.06.012

Muhammad D, Lalun N, Bobichon H, et al. Triterpenoids from the leaves of *Alphitonia xerocarpus* Baill and their biological activity [J]. Phytochemistry, 2016, doi:org/10.1016/j.phytochem.2016.07.005

Muhit MA, Umehara K, Noguchi H, et al. Five furofuranone lignan glucosides from *Terminalia citrina* inhibit in vitro E2-enhanced breast cancer cell proliferation[J]. Fitoterapia, 2016, doi:org/10.1016/j. fitote.2016.07.004

Muriithi E, Bojase-Moleta G, Majinda RRT. Benzophenone derivatives from *Garcinia livingstonei* and their antioxidant activities [J]. Phytochemistry Letters, 2016, doi:org/10.1016/j.phytol.2016.08.019

Musayeib NMA, Al-Massarania SM, Amina M, et al. Periplocain A, a new naphthalene derivative from *Periploca aphylla* growing in Saudi Arabia[J]. Helvetica Chimica Acta, 2016, 99(46):466

马国需,孙忠浩,李朋飞,等.云实种子中1个新颖卡山烷二萜类化合物[J].中草药,2016,47(11):1838

马航赢,周玲,董伟,等.傣药翅荚决明细枝中一个新的2-芳基苯并呋喃类化合物及细胞毒活性[J].中草药,2016,47(17):2975

马丽媛,杨秀伟.人参茎叶总皂苷碱水解产物中的新人参皂苷 20(*R*)-人参皂苷 Rh$_{19}$[J].中草药,2016,47(1):6

N

Nair V, Schuhmann I, Anke H, et al. *Marine bacteria XLVII * -Psychrotolerant b*acteria from extreme antarctic habitats as producers of Rare Bis-and trisindole alkaloids [J]. Planta Medica, 2016, 82(9-10):910

Nakano H, Kosemura S, Mamonov LK, et al. 8-O-Acetyl-7-O-Methylgossypetin from *Atraphaxis laetevirens* [J]. Chemistry of Natural Compounds, 2016, 52(1):127

Nakashima K, Abe N, Oyama M, et al. Yuccalides A-C, three new phenolic compounds with spiro-structures from the roots of *Yucca gloriosa*[J]. Fitoterapia, 2016, doi:10.1016/j.fitote.2016.04.009

Naman CB, Gromovsky AD, Vela CM, et al. Antileishmanial and cytotoxic activity of some highly oxidized abietane diterpenoids from the bald cypress, *Taxodium distichum*[J]. Journal of Natural Products, 2016, 79(3):598

Ngoca PB, Phamb TB, Nguyen HD, et al. A new anti-inflammatory β-carboline alkaloid from the hairy-root cultures of *Eurycoma longifolia*[J]. Natural Product Research, 2016, 30(12):1360

Nguyen HX, Do TNV, Le TH, et al. Chemical constituents of *Mangifera indica* and their antiausterity activity against the PANC-1 human pancreatic cancer cell line[J]. Journal of Natural Products, 2016, 79(8):2053

Nguyen HX, Nguyen NT, Dang PH, et al. Cassane diterpenes from the seed kernels of *Caesalpinia sappan*[J]. Phytochemistry, 2016, 122(15):286

Nguyen NH, Ha TKQ, Choi S, et al. Chemical constituents from *Melicope pteleifolia* leaves[J]. Phytochemistry, 2016, doi:10.1016/j.phytochem.2016.06.011

Nguyena TP, Lea TD, Minh PN, et al. A new dihydrofurocoumarin from the fruits of *Pandanus tectorius* Parkinson ex Du Roi[J]. Natural Product Research, 2016, 30(21):2389

Ni G, Shi GR, Zhang D, et al. Cytotoxic lignans and sesquiterpenoids from the rhizomes of *Acorus tatarinowii*[J]. Planta Medica, 2016, 82(7):632

Nie H, Guan XL, Li J, et al. Antimicrobial lignans derived from the roots of *Streblus asper*[J]. Phytochemistry Letters, 2016, doi:org/10.1016/j.phytol.2016.10.022

Nie XF, Yu LL, Tao Y, et al. Two new lignans from the aerial part of *Vitex negundo*[J]. Journal of Asian Natural Products Research, 2016, 18(7):656

Nilsu T, Thorroad S, Ruchirawat S, et al. Squarrosine A and pyrrolhuperzine A, new lycopodium alkaloids from thai and Philippine *Huperzia squarrosa*[J]. Planta Medica, 2016, 82(11—12):1046

Nisa K, Ito T, Kodama T, et al. New cytotoxic phloroglucinols, baeckenones D-F, from the leaves of Indonesian *Baeckea frutescens*[J]. Fitoterapia, 2016, doi:10.1016/j.fitote.2016.01.013

Nisa K, Ito T, Subehan, et al. New acylphloroglucinol derivatives from the leaves of *Baeckea frutescens*[J]. Phytochemistry Letters, 2016, doi:org/10.1016/j.phytol.2015.11.011

Niu K, Shen L, Wu J. A tirucallane and two pairs of tetranortriterpene 23-epimers from the *Thai mangrove Xylocarpus moluccensis*[J]. Journal of Asian Natural Products Research, 2016, 18(1):36

Niu YF, Yang C, Zhou J, et al. Two new compounds with antimicrobial activities from the seeds of *Voacanga Africana*[J]. Phytochemistry Letters, 2016, doi:10.1016/j.phytol.2016.10.019

Noté OP, Azouaou SA, Simo L, et al. Phenotype-specific apoptosis induced by three new triterpenoid saponins from *Albizia glaberrima*(Schumach. & Thonn.) Benth[J]. Fitoterapia, 2016, doi:org/10.1016/j.fitote.2015.12.012

Noté OP, Simo L, Mbing JN, et al. Two new triterpenoid saponins from the roots of *Albizia zygia*(DC.) J.F. Macbr.[J]. Phytochemistry Letters, 2016, doi:org/10.1016/j.phytol.2016.09.010

O

Odonbayar B, Murata T, Batkhuu J, et al. Antioxidant flavonols and phenolic compounds from *Atraphaxis frutescens* and their inhibitory activities against insect phenoloxidase and mushroom tyrosinase[J]. Journal of Natural Products, 2016, 79(12):3065

Okoye FBC, Ngwoke KG, Debbab A, et al. Olamannosides D and E: further kaempferol triglycosides from *Olax mannii* leaves[J]. Phytochemistry Letters, 2016, 16:152, doi:10.1016/j.phytol.2016.04.006

Olennikov DN, Chirikova NK. Algidisides I and II, new iridid glycosides from *Gentiana algida*[J]. Chemistry of Natural Compounds, 2016, 52(4):637

Olennikov DN, Kashchenko NI, New acylated apigenin glycosides from edge flowers of *Matricaria cham-*

omilla［J］. Chemistry of Natural Compounds，2016，52（6）:996

Oliveira CS，Salvador MJ，Carvalho JE，et al. Cytotoxic abietane-derivative diterpenoids of *Salvia lachnostachys*［J］. Phytochemistry Letters，2016，doi:10.1016/j.phytol.2016.07.005

Olivier WJ，Kilah NL，Horne J，et al. ent-Labdane diterpenoids from *Dodonaea viscosa*［J］. Journal of Natural Products，2016，79(12):3117

Ono M，Yasuda S，Nishi K，et al. Two new triterpenoids from the seeds of blackberry(*Rubus fructicosus*)［J］. Natural Product Research，2016，30(8):904

Oshima N，Masada S，Suzuk R，et al. Identification of new diterpenes as putative marker compounds distinguishing agnus castus fruit(chaste tree) from Shrub Chaste Tree Fruit (*Viticis Fructus*)［J］. Planta Medica，2016，82(1—2):147

Othman MA，Sivasothy Y，Looi CY，et al. Acylphenols and dimeric acylphenols from *Myristica maxima Warb*［J］. Fitoterapia，2016，doi:10.1016/j.fitote.2016.04.004

Ou YX，Huang JF，Li XM，et al. Three new 2，5-diketopiperazines from the fsh intestinal *Streptomyces* sp. *MNU FJ-36*［J］. Natural Product Research，2016，30(5):1771

Ounaissia K，Pertuit D，Mitaine-Offer AC，et al. New pregnane and phenolic glycosides from *Solenostemma argel*［J］. Fitoterapia，2016，doi:10.1016/j.fitote.2016.08.002

Ouyang GQ，Li CJ，Yang JZ，et al. Limonoids with neuroprotective activity from the stems of *Clausena emarginata*［J］. Journal of Asian Natural Products Research，2016，18(10):928

Ozbek H，venalp ZG，Kuruuzum-Uz A，et al. b-Hydroxydihydrochalcone and flavonoid glycosides along with triterpene saponin and sesquiterpene from the herbs of *Pimpinella rhodantha Boiss.*［J］. Natural Product Research，2016，30(7):750

P

Pagning ALN，Tamokou JD，Lateef M，et al. New triterpene and new flavone glucoside from *Rhynchospora corymbosa*(Cyperaceae) with their antimicrobial，tyrosinase and butyrylcholinesterase inhibitory activities［J］. Phytochemistry Letters，2016，doi:org/10.1016/j.phytol.2016.03.011

Pan QM，Zhang GJ，Huang RZ，et al. Cytisine-type alkaloids and flavonoids from the rhizomes of *Sophora tonkinensis*［J］. Journal of Asian Natural Products Research，2016，18(5):429

Pang DR，Su XQ，Zhu ZX，et al. Flavonoid dimers from the total phenolic extract of Chinese dragon's blood，the red resin of *Dracaena cochinchinensis*［J］. Fitoterapia，2016，doi:10.1016/j.fitote.2016.10.004

Pang SQ，Sun AJ，Wang GQ，et al. Lupane-type triterpenoids from *Schefflera octophylla*［J］. Chemistry of Natural Compounds，2016，52(3):432

Park JY，Han AR，Kil YS，et al. A new secoiridoid glycoside from the fruits of *Cornus ofcinalis*(Cornaceae)［J］. Natural Product Research，2016，30(13):1504

Pencheva PN，Collb J，Nicolova K，et al. Minor diterpenoids from *Scutellaria galericulata*［J］. Phytochemistry Letters，2016，doi:org/10.1016/j.phytol.2015.12.003

Peng B，Bai RF，Li P，et al. Two new glycosides from *Dryopteris fragrans* with anti-inflammatory activities［J］. Journal of Asian Natural Products Research，2016，18(1):59

Peng F，Meng CW，Zhou QM，et al. Cytotoxic evaluation against breast cancer cells of isoliquiritigenin analogues from *Spatholobus suberectus* and their synthetic derivatives［J］. Journal of Natural Products，2016，79(1):248

Peng JL，Wang J，Kong FD，et al. Two new phragmalin-type limonoids from stems of *Chukrasia tabularis*［J］. Phytochemistry Letters，2016，doi:10.1016/j.phytol.2016.01.003

Peng JL，Wang J，Mei WL，et al. Two new phragmalin-type limonoids from *Chukrasia tabularis* and their α-glucosidase inhibitory activity［J］. Journal of Asian Natural Products Research，2016，18(7):629

Peng L，Fu WX，Zeng CX，et al. Two new lignans from twigs of *Aglaia odorata*［J］. Journal of Asian Natural

Products Research，2016，18（2）：147

Peng Q，Liu F，Sun H，et al. A new sesquiterpene from the *gorgonian coral Menella* sp[J]. Natural Product Research，2016，30（20）：2299

Peng W，Wang L，Qiu XH，et al. Flavonoids from *Caragana pruinosaroots*[J]. Fitoterapia，2016，114：105，doi：10.1016/j.fitote.2016.08.020

Peng W，Yang CQ，Zhan R，et al. Two new flavans from the trunk and leaves of *Horsfieldia glabra*[J]. Natural Product Research，2016，30（20）：2350

Peng XG，Li L，Wang X，et al. Antioxidant farnesylated hydroquinones from *Ganoderma capense*[J]. Fitoterapia，2016，doi：10.1016/j.fitote.2016.04.006

Peniche-Pavía HA，Medrano-Nahuat D，Torres-Tapia LW，et al. Metabolites isolated from the rhizomes of *Dorstenia contrajerva* with anti-leishmanial activity[J]. Phytochemistry Letters，2016，doi：org/10.1016/j.phytol.2016.10.004

Pereira VV，Duarte LP，Silva RR，et al. New jacaranone glucoside from *Jacaranda oxyphylla* leaves[J]. Natural Product Research，2016，30（21）：2421

Phatchana R，Thongsri Y，Yenjai C.Canangalias C-H，juvenile hormone III analogues from the roots of *Cananga latifolia*[J]. Fitoterapia，2016，doi：10.1016/j.fitote.2016.08.018

Pongpamorn P，Wan-erlor S，Ruchirawat S，et al. Lycoclavatumide and 8β，11α-dihydroxylycopodine，a new fawcettimine and lycopodine-type alkaloid from *Lycopodium clavatum*[J]. Tetrahedron，2016，72（44）：7065

Ponomarenko LP，Kalinovsky AI，Berdyshev DV，et al. Chemical constituents of *Ligularia alticola Worosch.* leaves and their biological activities[J]. Phytochemistry Letters，2016，doi：org/10.1016/j.phytol.2015.11.014

Prawat H，Mahidol C，Kaweetripob W，et al. Sesquiterpene isocyanides，isothiocyanates，thiocyanates，and formamides from the *Thai sponge Halichondria* sp.[J]. Tetrahedron，2016，72：4222

庞素秋，金孝勤，孙爱静，等.鹅掌柴叶挥发油的成分分析及抗炎镇痛活性[J].药学实践杂志，2016，34（1）：56

彭冰，刘延泽，何春年，等.三白脂B：三白草中1个新的木脂素成分[J].中草药，2016，47（13）：2221

Q

Qi Y，Zhao DK，Zi SH，et al. Two new C19-diterpenoid alkaloids from *Aconitum straminiflorum*[J]. Journal of Asian Natural Products Research，2016，18（4）：366

Qian GT，Wang ZC，Zhang L，et al. Chemical compositions of *Amaranthus retroflexus*[J]. Chemistry of Natural Compounds，2016，52（6）：982

Qin RL，Zhao Y，Zhao YD，et al. Polyphenolic compounds with antioxidant potential and neuro-protective effect from *Cimicifuga dahurica (Turcz.) Maxim*[J]. Fitoterapia，2016，doi：10.1016/j.fitote.2016.09.016

Qin XD，Yang S，Zhao Y，et al. Three new atisane diterpenoids from *Spiraea japonica*[J]. Helvetica Chimica Acta，2016，99（3）：237

Qing ZX，Xu YQ，Yang P，et al. Mass spectrometry-guided isolation of two new benzoquinoline alkaloids from *Macleaya cordata*[J]. Natural Product Research，2016，30（9）：1030

Qinge Ma，Guo YM，Luo BM，et al. Hepatoprotective phenylethanoid glycosides from *Cirsium setosum*[J]. Natural Product Research，2016，30（6）：1824

Qiu JM，Wang X，Song CG. Neuroprotective and antioxidant lanostanoid triterpenes from the fruiting bodies of *Ganoderma atrum*[J]. Fitoterapia，2016，doi：org/10.1016/j.fitote.2015.12.008

Qiu MS，Cao D，Gao YH，et al. New clerodane diterpenoids from *Croton crassifolius*[J]. Fitoterapia，2016，doi：org/10.1016/j.fitote.2015.11.016

Qiu MS，Yang B，Cao D，et al. Two new hydroxylated ent-kauranoic acids from *Pteris semipinnata*[J]. Phytochemistry Letters，2016，doi：10.1016/j.phytol.2016.03.015

Qu GW，Wu CJ，Gong SZ，et al. Leucine-derived cyanoglucosides from the aerial parts of *Sorbaria sorbifolia* (L.) A. Braun[J]. Fitoterapia，2016，doi：10.1016/j.fitote.2016.03.015

Qu J，Deng SD，Li L，et al. Cytotoxic dimeric xanthanolides from fruits of *Xanthium chinense*[J]. Phytochemistry, 2016, doi:org/10.1016/j.phytochem.2016.10.006

Qu ZY, Zhang YW, Zheng SW, et al. A new phenylethanoid glycoside from *Orobanche cernua Loefling*[J]. Natural Product Research, 2016, 30(8):948

Quasie O, Zhang YM, Zhang HJ, et al. Four new steroid saponins with highly oxidized side chains from the leaves of *Vernonia amygdalina*[J]. Phytochemistry Letters, 2016, doi:org/10.1016/j.phytol.2015.11.002

R

Radha R, Vasantha VS, Pitchumani K, et al. Chemical constituents from the flowering buds of *Bauhinia tomentosa Linn*（FBBT）[J]. Natural Product Research, 2016, 30(14):1670

Rafeian-kopaei M, Suleimani dehkordi I, Ghanadian M, et al. Bioactivity-guided isolation of new antiproliferative compounds from *Juniperus foetidissima Willd.*[J]. Natural Product Research, 2016, 30(17):1927

Rafq Z, Narasimhan S, Vennila R, et al. Punigratane, a novel pyrrolidine alkaloid from *Punica granatum* rind with putative efux inhibition activity[J]. Natural Product Research, 2016, 30(23):2682

Ragaba EA, Raafat M. A new monoterpene glucoside and complete assignments of dihydroflavonols of *Pulicaria jaubertii*: potential cytotoxic and blood pressure lowering activity[J]. Natural Product Research, 2016, 30(11):1280

Rajachan OA, Kanokmedhakul K, Sanmanoch W, et al. Chevalone C analogues and globoscinic acid derivatives from the fungus *Neosartorya spinosa KKU-1NK1*[J]. Phytochemistry, 2016, doi:org/10.1016/j.phytochem.2016.09.008

Rajana R, Venkataramanb R, Baby S, et al. A new lupane-type triterpenoid fatty acid ester and other isolates from *Ophiorrhiza shendurunii*[J]. Natural Product Research, 2016, 30(19):2197

Rayanil K, Sutassanawichanna W, Suntornwat O, et al. A new dihydrobenzofuran lignan and potential α-glucosidase inhibitory activity of isolated compounds from *Mitrephora teysmannii*[J]. Natural Product Research, 2016, 30(23):2675

Razavi SM, Nahar L, Talischi H, et al. Ferulone A and ferulone B: two new coumarin esters from *Ferula orientalis L.* roots[J]. Natural Product Research, 2016, 30(19):2183

Rehman NU, Hussain H, Khiat M., et al. Aloeverasides A and B: two bioactive C-glucosyl chromones from *Aloe vera* Resin[J]. Helvetica Chimica Acta, 2016, 99(9):687

Rehman NU, Hussain H, Samia AAR, et al. Lyciumaside and lyciumate: anew diacylglycoside and sesquiterpene lactone from *Lycium shawii*[J]. Helvetica Chimica Acta, 2016, 99(8):632

Rekha K, Richa P, Hymavathy A, et al. New cytotoxic clerodane diterpenes from the leaves of *Premna tomentosa*[J]. Journal of Asian Natural Products Research, 2016, 18(3):215

Ren YL, Benatrehina PA, Acuña UM, et al. Isolation of bioactive rotenoids and isoflavonoids from the fruits of *Millettia caerulea*[J]. Planta Medica, 2016: 82(11—12):1096

Ren YS, Xu FQ, Zhang W, et al. Two new 3, 4-secooleanane triterpenoids from *Buddleja lindleyana Fort.* Fruits[J]. Phytochemistry Letters, 2016, doi:org/10.1016/j.phytol.2016.10.012

Rezgui A, Mitaine-Offer AC, Miyamoto T, et al. Oleanolic acid and hederagenin glycosides from *Weigela stelzneri*[J]. Phytochemistry, 2016, doi:org/10.1016/j.phytochem.2015.12.016

Roshan RK, Ketaki S, Vijay MK, et al. New pimarane diterpenes and other antimycobacterial metabolites from *Anisochilus verticillatus*[J]. Natural Product Research, 2016, 30(6):675

Ryu B, Kim HM, Woo JH, et al. A new acetophenone glycoside from the flower buds of *Syzygium aromaticum*（cloves）[J]. Fitoterapia, 2016, doi:org/10.1016/j.fitote.2016.09.021

S

Sahakitpichan P, Chimnoi N, Namsa-aid A, et al. Colchicinoid glucosides from seedless pods of Thai origin

Gloriosa superba[J]. Phytochemistry Letters, 2016, doi: org/10.1016/j.phytol.2016.05.010

Sai CM, Qin NB, Jia CC, et al. Macleayine, a new alkaloid from *Macleaya cordata* [J]. Chinese Chemical Letters, 2016, 27(11):1717

Saleem R, Sana A, Faizi S, et al. New esters of aromatic hydroxyl acids from *Moringa oleifera* Roots[J]. Chemistry of Natural Compounds, 2016, 52(2):208

Salimikia I, Farimani MM, Monsef-Esfahani HR, et al. A new rearranged tricyclic abietane diterpenoid from *Salvia chloroleuca* Rech. f. & Allen[J]. Natural Product Research, 2016, 30(1):120

Salleh WMNHW, Ahmad F, Khong HY, et al. Beilschglabrines A and B: two new bioactive phenanthrene alkaloids from the stem bark of *Beilschmiedia glabra*[J]. Phytochemistry Letters, 2016, doi: org/10.1016/j. phytol. 2016.04.013

Salleh WMNHW, Ahmad F, Yen KH, et al. Madangones A and B: Two new neolignans from the stem bark of *Beilschmiedia madang* and their bioactivities[J]. Phytochemistry Letters, 2016, doi: 10. 1016/j. phytol. 2016. 01.004

Samy MN, Hamed ANE, Sugimoto S, et al. Officinalioside, a new lignan glucoside from *Borago officinalis* L.[J]. Natural Product Research, 2016, 30(8):967

Sandjo LP, Kuete V, Siwe XN, et al. Cytotoxicity of an unprecedented brominated oleanolide and a new furoceramide from the Cameroonian spice, *Echinops giganteus* [J]. Natural Product Research, 2016, 30(22):2529

Sangsopha W, Lekphrom R, Kanokmedhakul S, et al. Cytotoxic and antimalarial constituents from aerial parts of *Sphaeranthus indicus* [J]. Phytochemistry Letters, 2016, doi:org/10.1016/j.phytol.2016.08.001

Scognamiglio M, Buommino E, Coretti L, et al. Phytochemical investigation and antimicrobial assessment of *Bellis sylvestris* leaves[J]. Phytochemistry Letters, 2016, doi:org/10.1016/j.phytol.2016.06.005

Seo KH, Lee DY, Jung JW, et al. Neolignans from the fruits of magnolia obovata inhibit NO production and have neuroprotective effects[J]. Helvetica Chimica Acta,

2016, 99(6):411

Shabbir S, Fatima I, Inamullah F, et al. Brahin, a new lipoxygenase inhibiting triterpene from *Spiraea brahuica*[J]. Chemistry of Natural Compounds, 2016, 52 (6):1044

Shah ZA, Hameed A, Ahmed A, et al. Cytotoxic and anti-inflammatory salicin glycosides from leaves of *Salix acmophylla*[J]. Phytochemistry Letters, 2016, doi: org/ 10.1016/j.phytol.2016.07.013

Shakeel U, Inamullah F, Fatima I, et al. Colutin, new antifungal isoflavan from *Colutea armata*[J]. Chemistry of Natural Compounds, 2016, 52(4):611

Shang DL, Ma QG, Wei RR, et al. Cytotoxic phenylpropanoid glycosides from *Cirsium japonicum*[J]. Journal of Asian Natural Products Research, 2016, 18(12):1122

Shang SZ, Zhao W, Tang JG, et al. 14-Noreudesmane sesquiterpenes from leaves of *Nicotiana tabacum* and their antiviral activity[J]. Phytochemistry Letters, 2016, doi: 10.1016/j.phytol.2016.07.019

Shang SZ, Zhao W, Tang JG, et al. Antiviral sesquiterpenes from leaves of *Nicotiana tabacum*[J]. Fitoterapia, 2016, doi:org/10.1016/j.fitote.2015.11.004

Shao H, Mei WL, Kong FD, et al. Sesquiterpenes of agarwood from *Gyrinops salicifolia*[J]. Fitoterapia, 2016, doi:org/10.1016/j.fitote.2016.07.015

Shao M, Huang XJ, Liu JS, et al. A new cytotoxic biflavonoid from the rhizome of *Wikstroemia indica* [J]. Natural Product Research, 2016, 30(12):1417

Shen QP, Xu XM, Li L, et al. Sesquiterpenes from the leaves of *Nicotiana tabacum* and their anti-tobacco mosaic virus activity [J]. Chinese Chemical Letters, 2016, 27 (5):753

Shen QP, Xu XM, Liu CB, et al. Two new sesquiterpenes from the leaves of *Nicotiana tabacum* and their anti-tobacco mosaic virus activities [J]. Natural Product Research, 2016, 30(22):2545

Shen QP, Xu XM, Zhang FM, et al. Two new benzolactones from the leaves of *Nicotiana tabacum* and their anti-tobacco mosaic virus activities[J]. Natural Product Research, 2016, 30(3):1464

Shi BJ, Zhang WD, Jiang HF, et al. A new anthraquinone from seed of *Cassia obtusifolia* [J]. Natural Product Research, 2016, 30(1):35

Shi GR, Wang X, Liu YF, et al. Aromatic glycosides from the whole plants of *Iris japonica* [J]. Journal of Asian Natural Products Research, 2016, 18(10):921

Shi LL, Ma GX, Gao HC, et al. Diarylpentanol constituents from the aerial part of *Stelleropsis tianschanica* [J]. Journal of Asian Natural Products Research, 2016, 18(9):885

Shi W, Liu HW, Guo X, et al. Triterpenoids from the stems of *Schisandra grandiflora* and their biological activity[J]. Journal of Asian Natural Products Research, 2016, 18(7):711

Shi YH, Zhu S, Ge YW, et al. Monoterpene derivatives with anti-allergic activity from red peony root, the root of *Paeonia lactiflora* [J]. Fitoterapi, 2016, doi:org/10.1016/j.fitote.2015.11.011

Shi YN, Xin Y, Ling Y, et al. Chemical constituents from *Piper hainanense* and their cytotoxicities[J]. Journal of Asian Natural Products Research, 2016, 18(8):730

Shi ZR, Zhang H, Zhang XY, et al. Two new bisamides from the leaves of *Aglaia perviridis*[J]. Journal of Asian Natural Products Research, 2016, 18(5):443

Shi ZR, Zhang XY, Zeng RT, et al. Sesquiterpenoids from *Ainsliaea spicata* and their cytotoxic and NO production inhibitory activities[J]. Phytochemistry Letters, 2016, doi:org/10.1016/j.phytol.2016.09.005

Shoeb M, Khondker M, Nahar N. A new steroidal glycoside from *Corypha taliera* Roxb., a globally endangered species[J]. Natural Product Research, 2016, 30(3):281

Shono T, Ishikawa N, Toume K, et al. Cerasoidine, a bis-aporphine alkaloid isolated from *Polyalthia cerasoides* during screening for wnt signal inhibitors[J]. Journal of Natural Products, 2016, 79(8):2083

Shrestha S, Park JH, Cho JG, et al. Phytochemical constituents from the florets of tiger grass *Thysanolaena latifolia* from Nepal[J]. Journal of Asian Natural Products Research, 2016, 18(2):206

Shrestha S, Park JH, Cho JG, et al. Phytochemical constituents of the *Urena lobata* Fruit[J]. Chemistry of Natural Compounds, 2016, 52(1):178

Si CL, Du ZG, Fan S, et al. Isolation and structure elucidation of a new flavonoid glycoside from *Sophora japonica* [J]. Chemistry of Natural Compounds, 2016, 52(5):1

Si CL, Fan S, An LL, et al. Secondary metabolites from the leaves of *Juglans sigillata*[J]. Chemistry of Natural Compounds, 2016, 52(6):1008

Sianturi J, Harnetia D, Darwati, et al. A new(-) -5′, 6-dimethoxyisolariciresinol-(3″, 4″-dimethoxy) -3α-O-β-D-glucopyranoside from the bark of *Aglaia eximia* (Meliaceae) [J]. Natural Product Research, 2016, 30(9):2204

Silva DF, Alves CQ, Brandão H.N., et al. Poligalen, a new coumarin from *Polygala boliviensis*, reduces the release of TNF and IL-6 independent of NF-κB downregulation[J]. Fitoterapia, 2016, doi:org/10.1016/j.fitote. 2016.07.021

Sivasothy Y, Yong LK, Hoong LK, et al. A potent alpha-glucosidase inhibitor from *Myristica cinnamomea King* [J]. Phytochemistry, 2016, doi: 10.1016/j.phytochem.2015.12.007

Skhirtladze A, Kemertelidze E, Nebieridze V, et al. Phenylethanoid glycosides from the roots of *Digitalis ciliata* TRAUTV[J]. Helvetica Chimica Acta, 2016, 99(3), 241

Song QY, Gao K, Nan ZB. et al. Highly oxygenated triterpenoids from the roots of *Schisandra chinensis* and their anti-inflammatory activities[J]. Journal of Asian Natural Products Research, 2016, 18(2):189

Song WW, Wang XQ, Li B, et al. Two new 3, 4-seco-cycloartane triterpenes from *Gardenia sootepensis*[J]. Helvetica Chimica Acta, 2016, 99(2):165

Song WW, Wang XQ, Li B, et al. New 3, 4-seco-cycloartane triterpenes from *Gardenia sootepensis*[J]. Journal of Asian Natural Products Research, 2016, 18(7):637

Sriphana U, Yenjai C, Koatthada M, et al. Cytotoxicity of chemical constituents from the roots of

Knema globularia[J]. Phytochemistry Letters，2016，doi：10.1016/j.phytol.2016.03.010

Srivastava PK，Gupta MR，Khare NK，et al. Two novel steroidal derivatives from chloroform-soluble extract of *Hoya longifolia*[J]. Natural Product Research，2016，30(2)：199

Su GZ，Bai RF，Yu XL，et al. Noralashinol A，a new norlignan from stem barks of *Syringa pinnatifolia*[J]. Natural Product Research，2016，30(19)：2149

Su GZ，Zhang RF，Yang XY，et al. Lignans from the stem bark of *Syringa pinnatifolia*[J]. Fitoterapia，2016，doi：org/10.1016/j.fitote.2016.08.011

Sua AI，Manceboa M，Monache FD，et al. A new indole-alkaloid and a new phenolic-glycoside with cytotoxic activity from *Strychnos fendleri*[J]. Natural Product Research，2016，30(4)：399

Sueyoshi K，Kaneda M，Sumimoto S，et al. Odoamide，a cytotoxic cyclodepsipeptide from the *marine cyanobacterium Okeania* sp.[J]. Tetrahedron，2016，72(35)：5472

Sukandar ER，Ersam T，Fatmawati S，et al. Cylindroxanthones A-C，three new xanthones and their cytotoxicity from the stem bark of *Garcinia cylindrocarpa*[J]. Fitoterapia，2016，doi：org/10.1016/j.fitote.2015.11.017

Sukandar ER，Siripong P，Khumkratok S，et al. New depsidones and xanthone from the roots of *Garcinia schomburgkiana*[J]. Fitoterapia，2016，doi：org/10.1016/j.fitote.2016.04.012

Sun CL，Geng CA，Chen XL，et al. LC-MS guided isolation of ent-kaurane diterpenoids from *Nouelia insignis*[J]. Fitoterapia，2016，doi：10.1016/j.fitote.2016.04.003

Sun CP，Qiu CY，Yuan T，et al. Antiproliferative and anti-inflammatory withanolides from *Physalis angulata*[J]. Journal of natural products，2016，79(6)：1586

Sun H，Liu F，Feng MR，et al. Isolation of a new cytotoxic polyhydroxysterol from the South China Sea *soft coral Sinularia* sp.[J]. Natural Product Research，2016，30(24)：2819

Sun J，Yu J，Xun H，et al. Two new compounds from the leaves of *Indocalamus latifolius*[J]. Journal of Asian Natural Products Research，2016，18(4)：360

Sun JB，Tang BQ，Li QQ，et al. Cytotoxic limonoids from the root bark of *Dictamnus angustifolius*[J]. Fitoterapia，2016，doi：10.1016/j.fitote.2016.09.001

Sun JY，Wang L，Wang MG，et al. Two new polyacetylene glycosides from the roots of *Codonopsis tangshen Oliv.*[J]. Natural Product Research，2016，30(20)：2338

Sun M，Gobu FR，Pan D，et al. Acylphloroglucinol derivatives from *Decaspermum gracilentum* and their anti-radical and cytotoxic activities[J]. Journal of Asian Natural Products Research，2016，18(1)：13

Sun Y，Chen JX，Chen JC，et al. Three new pregnane alkaloids from *Pachysandra terminalis*[J]. Helvetica Chimica Acta，2016，99(7)：513

Suna YN，Li W，Song SB，et al. A new phenolic derivative with soluble epoxide hydrolase and nuclear factor-kappaB inhibitory activity from the aqueous extract of *Acacia catechu*[J]. Natural Product Research，2016，30(18)：2085

Suvdmaa T，Han SQ，Masashi K，et al. Isolation and antiviral activity of water-soluble *Cynomorium songaricum* Rupr. Polysaccharides[J]. Journal of Asian Natural Products Research，2016，18(2)：159

Syed AS，Akram M，Bae ON，et al. Isocassiaoccidentalin B，A new C-glycosyl flavone containing a 3-keto sugar，and other constituents from *Cassia nomame*[J]. Helvetica Chimica Acta，2016，99(9)：691

单体江,唐祥佑,刘易,等.池杉叶片和球果挥发油化学成分分析及抗细菌活性[J].华南农业大学学报,2016,37(5)：72

宋敬丽,袁林,李收,等.白花败酱化学成分研究[J].中药材,2016,39(5)：1038

宋丽,郑明珠,王立江.响应面法优化长白山野菊花挥发油的提取工艺及成分分析[J].食品与发酵工业,2016,42(7)：181

隋先进,其木格,张正曦,等.小花八角枝叶中的薄荷烷型单萜[J].中草药,2016,47(22)：3947

T

Tabopda TK，Mitaine-Offer AC，Paululat T，et al. Steroidal saponins from *Chlorophytum deistelianum*[J].

Phytochemistry，2016，doi：org/10.1016/j.phytochem.2016.03.003

Tajuddeen N，Sallau M，Musa AM，et al. A novel antimicrobial flavonoid from the stem bark of *Commiphora pedunculata*（Kotschy & Peyr.）Engl.［J］. Natural Product Research，2016，30(10)：1109

Takahashi N，Li W，Koike K，et al. Oleanane-type triterpenoid saponins from *Silene armeria*［J］. Phytochemistry，2016，doi：10.1016/j.phytochem.2016.07.011

Tan CJ，Yi P，Goto M，et al.（＋）-(14b)-14-Ethylmatridin-15-one，a new quinolizidine alkaloid from the poisonous plant *Oxytropis ochrocephala* BUNGE［J］. Helvetica Chimica Acta，2016，99(3)：225

Tan YF，An N，Li YH，et al. Two new isoflavonoid glucosides from the roots of *Achyranthes bidentata* and their activities against nitric oxide production［J］. Phytochemistry Letters，2016，doi：org/10.1016/j.phytol.2016.07.028

Tan YZ，Yong Y，Dong YH，et al. A new secoiridoid glycoside and a new sesquiterpenoid glycoside from *Valeriana jatamansi* with neuroprotective activity［J］. Phytochemistry Letters，2016，doi：org/10.1016/j.phytol.2016.07.020

Tanaka N，Yano Y，Tatano Y，et al. Hypatulins A and B，meroterpenes from *Hypericum patulum*［J］. Organic Letters，2016，18(20)：5360

Tang H，Wen FL，Wang SH，et al. New C20-diterpenoid alkaloids from *Aconitum sinomontanum*［J］. Chinese Chemical Letters，2016，27(5)：761

Tang J，Xu J，Zhang J，et al. Novel tirucallane triterpenoids from the stem bark of *Toona sinensis*［J］. Fitoterapia，2016，doi：org/10.1016/j.fitote.2016.05.009

Tang TX，Chen QF，Liu XY，et al. New C20-diterpenoid alkaloids from *Aconitum vilmorrianum* and structural revision of 2-O-acetylorochrine and orochrine［J］. Journal of Asian Natural Products Research，2016，18(4)：315

Tang WX，Wang QB，Zhang WZ，et al. Two new stachane diterpenoids from the bark of *Ptychopetalum olacoides*［J］. Chemistry of Natural Compounds，2016，52(5)：841

Tang XP，Cao SQ，Song Y，et al. Cytotoxic melodinus-type alkaloids from the ethanol extract of *Melodinus fusiformis*［J］. Fitoterapia，2016，doi：org/10.1016/j.fitote.2016.10.001

Tang Y，Xiong J，Zou Y，et al. Palcernuine，the first ［5/6/6/6］-cernuane-type alkaloid from *Palhinhaea cernua* f. *sikkimensis*［J］. Chinese Chemical Letters，2016，27(6)：969

Tang Y，Xiong J，Zou YK，et al. Palhicerines A-F，lycopodium alkaloids from the club moss *Palhinhaea cernua*［J］. Phytochemistry，2016，doi：org/10.1016/j.phytochem.2016.08.010

Tang YX，Fu WW，Wu R，et al. Bioassay-guided isolation of prenylated xanthone derivatives fromthe leaves of *Garcinia oligantha*［J］. Journal of Natural Products，2016，79(7)：1752

Tao MK，Xu M，Zhang H，et al. Methylenebisnicotiflorin：a rare methylenebridged bisflavonoid glycoside from *ripe Pu-er tea*［J］. Natural Product Research，2016，30(7)：776

Tao QQ，Ma K，Bao L，et al. New sesquiterpenoids from the edible mushroom *Pleurotus cystidiosus* and their inhibitory activity against α-glucosidase and PTP1B［J］. Fitoterapia，2016，doi：10.1016/j.fitote.2016.04.007

Tao QQ，Ma K，Bao L，et al. Sesquiterpenoids with PTP1B inhibitory activity and cytotoxicity from the Edible Mushroom *Pleurotus citrinopileatus*［J］. Planta Medica，2016，82(7)：639

Teinkela JEM，Noundou XS，Nguemfo EL，et al. Identification of compounds with anti-proliferative activity from the wood of *Ficus elastica* Roxb. ex Hornem. aerial roots［J］. Fitoterapia，2016，doi：org/10.1016/j.fitote.2016.05.002

Tel-Çayana G，Muhammada A，Duru ME，et al. A new fatty acid ester from an edible mushroom *Rhizopogon luteolus*［J］. Natural Product Research，2016，30(20)：2258

Temraz A. Novel illudalane sesquiterpenes from *Encephalartos villosus* Lehm. antimicrobial activity［J］. Natural Product Research，2016，30(24)：2791

Thai QD，Tchoumtchoua J，Makropoulou M，et al.

Phytochemical study and biological evaluation of chemical constituents of *Platanus orientalis* and *Platanus acerifolia buds*[J]. Phytochemistry, 2016, doi:10.1016/j.phytochem. 2016.04.006

Thanh NV, Ngoc NT, Anh HLT, et al. Steroid constituents from the soft coral Sinularia microspiculata[J]. Journal of Asian Natural Products Research, 2016, 18 (10):938

Thao NP, Luyen BTT, Widowati W, et al. Anti-inflammatory flavonoid C-glycosides from *Piper aduncum* Leaves[J]. Planta Medica, 2016;82(17):1475

Tian DM, Cheng HY, Jiang MM, et al. Cardiac Glycosides from the Seeds of *Thevetia peruviana*[J]. Journal of Natural Products, 2016, 79(1):38

Tian XH, Yue RC, Fang X, et al. Terpenoids with neurite outgrowth-promoting activity from the branches and leaves of *Illicium merrillianum*[J]. Journal of Asian Natural Products Research, 2016, 18(5):495

Tian YZ, Liu X, Liu W, et al. A new anti-proliferative acylated flavonol glycosidefrom *Fuzhuan brick-tea*[J]. Natural Product Research, 2016, 30(23):2637

Tomassini L, Serafini M, Foddai S, et al. A new iridoid diglucoside from *Harpagophytum procumbens*[J]. Natural Product Research, 2016, 30(2):157

Toth B, Liktor-Busa E, Kusz N, et al. Phenanthrenes from *Juncus inflexus* with antimicrobial activity against methicillin-resistant staphylococcus aureus[J]. Journal Natural Products, 2016, 79(11):2814

Trana TH, Huyena TL, Tran TM, et al. A new megastigmane sulphoglycoside and polyphenolic constituents from pericarps of *Garcinia mangostana*[J]. Natural Product Research, 2016, 30(4):1598

Trinh PTN, Tri MD, Hien DC, et al. A new flavan from the *Drynaria bonii H.* christ rhizomes[J]. Natural Product Research, 2016, 30(7):761

Tsoukalas M, Muller CD, Lobstein A, et al. Pregnane glycosides from *Cynanchum marnierianum* stimulate GLP-1 Secretion in STC-1 cells[J]. Planta Medica, 2016, 82 (11—12):992

Tuenter E, Ahmad R, Foubert K, et al. Isolation and structure elucidation by LC-DAD-MS and LC-DAD-SPE-NMR of cyclopeptide alkaloids from the roots of *Ziziphus oxyphylla* and evaluation of their antiplasmodial activity [J]. Journal of Natural Products, 2016, 79(11):2865

谭冬明,罗星晔,陈全斌.八角叶和八角果实中挥发油成分气质联用分析[J].中国调味品,2016,41(5):134

唐怡,李健康,刘校妃,等.石菖蒲鲜、干药材及其不同部位中挥发油,α-细辛醚和β-细辛醚的含量比较[J].中国实验方剂学杂志,2016,22(5):36

U

Um S, Bach DH, Shin B, et al. Naphthoquinone-oxindole alkaloids, coprisidins A and B, from a gut-associated bacterium in the dung beetle, *Copris tripartitus* [J]. Organic Letter, 2016, 18(22):5792

Umeokoli BO, Muharini R, Okoye FB, et al. New C-methylated flavonoids and α-pyrone derivative from roots of *Talinum triangulare* growing in Nigeria[J]. Fitoterapia, 2016, doi:org/10.1016/j.fitote.2016.01.002

Un R, Horo I, Masullo M, et al. Cycloartane and oleanane-type glycosides from *Astragalus pennatulus*[J]. Fitoterapia, 2016, doi:org/10.1016/j.fitote. 2016.01.015

Usuga NSJ, Malafronte N, Durango EJO, et al. Phytochemical investigation of *Pseudelephantopus spiralis* (Less.) Cronquist[J]. Phytochemistry Letters, 2016, doi:org/10.1016/j.phytol.2016.02.013

V

Vasasa A, Forgo P, Orvos P, et al. Myrsinane, premyrsinane, and cyclomyrsinane diterpenes from *Euphorbia falcata* as potassium ion channel inhibitors with selective G protein-activated inwardly rectifying ion channel(GIRK) blocking effects[J]. Journal of Natural Products, 2016, 79 (8):1990

Venditti A, Frezza C, Maggi F, et al. Phytochemistry, micromorphology and bioactivities of *Ajuga chamaepitys* (L.) Schreb. (Lamiaceae, Ajugoideae): two new harpagide derivatives and an unusual iridoid glycosides pattern[J]. Fitoterapia, 2016, doi:org/10.1016/j.fitote. 2016.06.016

Vien LT, Hanh TTH, Huong PTT, et al. New steroidal glycosides from the starfish *Acanthaster planci*[J]. Chemistry of Natural Compounds, 2016, 52(6):1056

Vinale F, Strakowsk J, Mazzei P, et al. Cremenolide, a new antifungal, 10-member lactone from *Trichoderma cremeum* with plant growth promotion activity[J]. Natural Product Research, 2016, 30(22):2575

W

Wan J, Liu M, Jiang HY, et al. Bioactive ent-kaurane diterpenoids from *Isodon serra*[J]. Phytochemistry, 2016, doi:org/10.1016/j.phytochem. 2016.05.014

Wan LS, Chu R, Peng XR, et al. Pepluane and para-liane diterpenoids from *Euphorbia peplus* with potential anti-inflammatory activity[J]. Journal of Natural Products, 2016, 79(6):1628

Wang B, Zhang PL, Zhou MX, et al. New nor-clerodane-type furanoditerpenoids from the rhizomes of *Tinospora capillipes*[J]. Phytochemistry Letters, 2016, doi:org/10.1016/j.phytol.2016.02.007

Wang B, Zhang ZW, Guo LD, et al. New cytotoxic meroterpenoids from the plant endophytic fungus *Pestalotiopsis fici*[J]. Helvetica Chimica Acta, 2016, 99(2):151

Wang C, Guo L, Hao JJ, et al. α-Glucosidase inhibitors from the marine-derived *fungus Aspergillus flavipes HN4-13*[J]. Journal Natural Products, 2016, 79(11):2977

Wang C, Wu P, Tian S, et al. Bioactive pentacyclic triterpenoids from the leaves of *Cleistocalyx operculatus*[J]. Journal of Natural Products, 2016, 79(11):2912

Wang CF, Yang R, Song L, et al. Two new highly-oxygenated flavonoid glycosides from *Eupatorium adenophorum Spreng*[J]. Phytochemistry Letters, 2016, doi:10.1016/j.phytol.2016.04.002

Wang GC, Yu JH, Shen Y, et al. Limonoids and triterpenoids as 11β-HSD1 inhibitors from *Walsura robusta*[J]. Journal of Natural Products, 2016, 79(4):899

Wang GW, Lv C, Jin HZ, et al. Epimeric spirolactone-type triterpenoids from *Abies faxoniana* Rehd[J]. Fitoterapia, 2016, doi:org/10.1016/j.fitote.2016.07.003

Wang H, Dong L, Ge JQ, et al. Rhobupcyanoside B, A new cyanoside from *Rhodiola bupleuroides*[J]. Journal of Asian Natural Products Research, 2016, 18(11):1108

Wang HN, Dong WH, Huang SZ, et al. Three new sesquiterpenoids from agarwood of *Aquilaria crassna*[J]. Fitoterapia, 2016, doi:org/10.1016/j.fitote.2016.07.014

Wang J, Lu CS, Liu DY, et al. Constituents from *Polygonatum sibiricum* and their inhibitions on the formation of advanced glycosylation end products[J]. Journal of Asian Natural Products Research, 2016, 18(7):697

Wang JF, Qin XC, Chen ZY, et al. Two new anthraquinones with antiviral activities from the barks of *Morinda citrifolia*(Noni) [J]. Phytochemistry Letters, 2016, doi:org/10.1016/j.phytol.2015.11.006

Wang JF, Zhao B, Zhang F, et al. Two new flavanols from *Glycosmis pentaphylla* and their cytotoxic activities [J]. Helvetica Chimica Acta, 2016, 99(1):30

Wang JJ, Chung HY, Zhang YB, et al. Diterpenoids from the roots of *Croton crassifolius* and their anti-angiogenic activity[J]. Phytochemistry, 2016, doi:org/10.1016/j.phytochem.2015.12.011

Wang KW, Li D, Wu B, et al. New cytotoxic dimeric and trimeric coumarins from *Chimonanthus salicifolius*[J]. Phytochemistry Letters, 2016, doi:org/10.1016/j.phytol.2016.03.009

Wang KW, Zhou MQ, Gu Q, et al. Unusual new phenylethanoid and phenylpropanoid diglycosides from the leaves of *Chloranthus spicatus*(Thunb.) Makino[J]. Phytochemistry Letters, 2016, doi:org/10.1016/j.phytol.2016.07.025

Wang L, Ma YT, Sun QY, et al. A new lathyrane diterpenoid ester from *Euphorbia dracunculoides* [J]. Chemistry of Natural Compounds, 2016, 52(6):1037

Wang LJ, Xiong J, Wang W, et al. Lycopodium alkaloids from *Lycopodium obscurum L.f.* strictum[J]. Phytochemistry Letters, 2016, doi:10.1016/j.phytol.2016.02.001

Wang LJ, Xiong J, Zou YK, et al. Sesquiterpenoids from the Chinese endangered plant *Manglietia aromatic* [J]. Phytochemistry Letters, 2016, doi:org/10.1016/j.phytol.2016.10.018

Wang M, Wang QH, Wei Q, et al. Two new ent-atisanes from the root of *Euphorbia fischeriana Steud*[J]. Natural Product Research, 201, 30(2):144

Wang MY, Xu ZH, Peng Y, et al. Two new steroidal saponins with antifungal activity from *Hosta plantaginea* rhizomes[J]. Chemistry of Natural Compounds, 2016, 52 (6):1047

Wang PC, Ran XH, Luo HR, et al. Volvalerine A, an unprecedented N-containing sesquiterpenoid dimer derivateive from *Valeriana officinalis* var. latifolia[J]. Fitoterapia, 2016, doi:org/10.1016/j.fitote.2016.01.003

Wang Q, Li ZF, Yang ZH, et al. New alkaloids with anti-inflammatory activities from *Corydalis decumbens*[J]. Phytochemistry Letters, 2016, doi:org/10.1016/j.phytol. 2016.09.003

Wang QH, Bao JT, Han S, et al. A new 6, 9′-cyclolignan from *Syringa pinnatifolia*[J]. Natural Product Research, 2016, 30(1):85

Wang QH, Xin Y, Han S, et al. Structure elucidation and NMR assignments of a new 6, 9-cyclotetrahydrofuranlignan from *Syringa pinnatifolia*[J]. Natural Product Research, 2016, 30(7):796

Wang S, Zhou XL, Gong XM, et al. Norditerpenoid alkaloids from *Delphinium anthriscifolium*[J]. Journal of Asian Natural Products Research, 2016, 18(2):141

Wang SQ, Zhang QW, Wang XL, et al. Chemical constituents from *Cicuta virosa Linnaeus* and their reversal effects on doxorubicin-resistant human myelogenous leukemia(K562/A02) cells[J]. Chinese Chemical Letters, 2016, 27(7):1013

Wang SY, Liang HG, Zhao YQ, et al. New triterpenoids from the latex of *Euphorbia resinifera Berg.*[J]. Fitoterapia, 2016, doi:org/10.1016/j.fitote.2015.11.009

Wang TT, Yin H, Zhang YQ, et al. Proliferative constituents from *Selaginella moellendorffii Hieron*[J]. Phytochemistry Letters, 2016, doi:org/10.1016/j.phytol.2016. 06.003

Wang W, Song J, Shi GB, et al. Cytotoxic nor-dammarane triterpenes from *Viburnum hainanense Merr. et Chun*[J]. Fitoterapia, 2016, doi:org/10.1016/j.fitote.2016. 02.006

Wang WJ, Wang L, Liu Z, et al. Antiviral benzofurans from *Eupatorium chinense*[J]. Phytochemistry, 2016, 122 (1):238

Wang X, Zhang JZ, Zhou JC, et al. Terpenoids from *Diplophyllum taxifolium* with quinone reductase-inducing activity[J]. Fitoterapia, 2016, doi: org/10.1016/j.fitote. 2015.11.023

Wang XL, Xu KP, Long HP, et al. New isoindolinones from the fruiting bodies of *Hericium erinaceum*[J]. Fitoterapia, 2016, doi:org/10.1016/j.fitote.2016.04.010

Wang Y, Li J, Ma HR, et al. New neolignan from lycium barbarum[J]. Chemistry of Natural Compounds, 2016, 52(3):396

Wang Y, Liu YF, Zhang CL, et al. Four new triterpenoid saponins isolated from *Schefflera kwangsiensis* and their inhibitory activities against FBPase1[J]. Phytochemistry Letters, 2016, doi:org/10.1016/j.phytol. 2016.01.007

Wang Y, Zhang CL, Liu YF, et al. Two new lupane saponins from *Schefflera kwangsiensis*[J]. Phytochemistry Letters, 2016, doi:org/10.1016/j.phytol.2016.08.021

Wang Y, Zhao B, Ma HR, et al. Two new sesquiterpenoid glycosides from the leaves of *Lycium barbarum*[J]. Journal of Asian Natural Products Research, 2016, 18 (9):871

Wang YD, Wang XL, Zhu L, et al. Anti-tobacco mosaic virus isocoumarins from the leaves of *Nicotiana tabacum*[J]. Chemistry of Natural Compounds, 2016, 52 (2):218

Wang YD, Zhang JZ, Wang YH, et al. Anti-proliferative constituents from *Selaginella pulvinata*[J]. Phytochemistry Letters, 2016, doi:10.1016/j.phytol.2015.10.021

Wang YG, Ma QG, Tian J, et al. Hepatoprotective triterpenes from the gum resin of *Boswellia carterii*[J]. Fitoterapia, 2016, doi:org/10.1016/j.fitote.2015.12.018

Wang YM, Zhao JQ, Yang CY, et al. Anti-oxidant components from the aerial parts of *Asterothamnus centrali-asiaticus*[J]. Phytochemistry Letters, 2016, doi: 10.1016/j.phytol.2016.07.021

Wang YM, Zhao JQ, Zhou SY, et al. New sesquiterpenes and benzofuran derivatives from the aerial parts of

Asterothamnus centrali-asiaticus［J］. Tetrahedron，2016，72(32)：4910

Wang ZC，Wu JC，Zhao ND，et al. Two new lycopodium alkaloids from *Phlegmariurus phlegmaria*（L.）Holub［J］. Natural Product Research，201，30(2)：241

Wangensteen H，Ho GTT，Tadesse M，et al. A new benzophenanthridine alkaloid and other bioactive constituents from the stem bark of *Zanthoxylum heitzii*［J］. Fitoterapia，2016，doi：10.1016/j.fitote. 2016.01.012

Wansi JD，Tcho AT，Toze FAA，et al. Cytotoxic acridone and indoloquinazoline alkaloids from *Zanthoxylum poggei*［J］. Phytochemistry Letters，2016，doi：org/10.1016/j.phytol.2016.08.010

Wei H，Jiang H，Liu ZX，et al. The new steroidal glycosides from the aerial parts of *Lepidogrammitis drymoglossoides*［J］. Journal of Asian Natural Products Research，2016，18(9)：878

Wei H，Liu XQ，Zhu JJ，et al. A new cassane diterpenoid from the seeds of *Caesalpinia decapetala*［J］. Journal of Asian Natural Products Research，2016，18(4)：371

Wei MY，Xu RF，Du SY，et al. A new griseofulvin derivative from the marine-derived *Arthrinium* sp. fungus and its biological activity［J］. Chemistry of Natural Compounds，2016，52(6)：1011

Wei N，Zhou ZL，Wei Q，et al. A novel diarylheptanoid-bearing sesquiterpene moiety from the rhizomes of *Alpinia officinarum*［J］. Natural Product Research，2016，30(20)：2344

Wei W，Wu XW，Deng GG，et al. Anti-inflammatory coumarins with short-and long-chain hydrophobic groups from roots of *Angelica dahurica* cv. *Hangbaizhi*［J］. Phytochemistry，2016，doi：10.1016/j.phytochem. 2016. 01.006

Win NN，Ito T，Ismail，et al. Picrajavanicins H-M，new quassinoids from *Picrasma javanica* collected in Myanmar and their antiproliferative activities［J］. Tetrahedron，2016，72(5)：746

Wu HF，Zhang G，Wu MC，et al. A new cycloartane triterpene glycoside from *Souliea vaginata*［J］. Natural Product Research，2016，30(20)：2316

Wu HF，Zhu YD，Zhang LJ，et al. A new phenylethanoid glycoside from *Incarvillea compacta*［J］. Journal of Asian Natural Products Research，2016，18(6)：596

Wu HY，Hu WY，Liu Q，et al. Three new alkaloids from the twigs of *Cassia siamea* and their bioactivities［J］. Phytochemistry Letters，2016，doi：org/10.1016/j.phytol. 2015.12.009

Wu L，Wang XB，Li RJ，et al. Callistiviminenes A-O：Diverse adducts of b-triketone and sesqui-or monoterpene from the fruits of *Callistemon viminalis*［J］. Phytochemistry，2016，doi：org/10.1016/j.phytochem.2016. 08.014

Wu LD，Xiong CL，Chen ZZ，et al. A new flavane acid from the fruits of *Illicium verum*［J］. Natural Product Research，2016，30(14)：1585

Wu LJ，Zheng CJ，Wang LK，et al. One new berberine from the branches and leaves of *Polyalthia obliqua* Hook. *f.* & Thomson［J］. Natural Product Research，2016，30(20)：2285

Wu WM，Chen X，Liu Y，et al. Triterpenoids from the branch and leaf of *Abies fargesii*［J］. Phytochemistry，2016，doi：10.1016/j.fitote. 2016.03.008

Wu XD，Ding LF，Tu WC，et al. Bioactive sesquiterpenoids from the flowers of *Inula japonica*［J］. Phytochemistry，2016，doi：org/10. 1016/j. phytochem. 2016. 07.008

Wu XD，Luo D，Tu WC，et al. Hypophyllins A-D，labdane-type diterpenoids with vasorelaxant activity from *Hypoestes phyllostachya* "Rosea"［J］. Organic Letters，2016，18(24)：6484

Wu Y，Li ET，Li YY，et al. Iriflophenone glycosides from *Aquilaria sinensis*［J］. Chemistry of Natural Compounds，2016，52(5)：834

Wu YQ，Dobermann D，Beale MH，et al. Acutifoliside，a novel benzoic acid glycoside from *Salix acutifolia*［J］. Natural Product Research，2016，30(5)：1731

Wu ZH，Wang YR，Liu D，et al. Antioxidative phenolic compounds from a marine-derived fungus *Aspergillus versicolor*［J］. Tetrahedron，2016，72(1)：50

万丽娟，卢金清，郭胜男.蕲艾挥发油 GC-MS 指纹图谱研究［J］.中国医院药学杂志,2016,36(23)：1

王李俊,杨琴,王飞,等.列当中 1 个新的苯乙醇苷化合

物[J].中草药,2016,47(8):1269

王沐,陈玉婵,李浩华,等.广藿香内生真菌索氏平脐蠕孢中1个新旋孢腔菌醌类化合物及其生物活性[J].中草药,2016,47(15):2601

王瑞,童玲,师彦平.芫花中1个新的四氢呋喃型木脂素[J].中草药,2016,47(14):2408

王伟倩,周东恒,朱英,等.蜘蛛香中1个新的单萜环烯醚酯类化合物[J].中草药,2016,47(22):3944

王消冰,蔡宝昌.佩兰挥发油成分的GC-MS研究[J].中医药导报,2016,22(16):50

王欣,苏洪丽,李卫敏,等.猫眼草挥发油成分的GC-MS分析[J].西北药学杂志,2016,31(4):353

王燕,高洁,崔建强,等.陕产贯叶连翘挥发油的提取工艺优化及GC-MS分析[J].化学与生物工程,2016,33(3):28

王月德,周堃,董伟,等.傣药腊肠树枝中1个新的三环生物碱类化合物及其细胞毒活性[J].中草药,2016,47(10):1650

王召平,朱姮,李岗,等.忍冬根的化学成分与抗炎活性研究[J].中草药,2016,47(14):2412

王兆玉,郑家欢,林敬明,等.九里香不同部位挥发油成分GC-MS分析[J].中药材,2016,39(6):1323

韦建华,莫惠雯,蒙秋艳,等.壮药龙脷叶化学成分研究(II)[J].中草药,2016,47(20):3560

卫强,纪小影.红叶李的叶、茎挥发油成分GC-MS分析及体外抗菌、抗病毒活性研究[J].中药新药与临床药理,2016,27(2):263

卫强,彭喜悦.碧桃花、叶、茎、果实挥发油成分及抗油脂氧化、抑菌作用[J].应用化学,2016,33(8):945

卫强,王燕红.合欢叶、茎挥发油的化学成分研究[J].中药新药与临床药理,2016,27(6):840

卫强,翟义祥,孙涛,等.龙爪槐叶和茎中挥发油的GC-MS分析及活性研究[J].华西药学杂志,2016,31(5):490

卫强,周莉莉.小蓟中挥发油成分的分析及其抑菌与止血作用的研究[J].华西药学杂志,2016,31(6):604

吴礼丽.长春花叶挥发油化学成分分析[J].科技创新导报,2016,13(6):43

武正才,谢忠浪,黄春球,等.大麻药中1个新的三萜皂苷[J].中药材,2016,39(4):540

X

Xi FM, Ma SG, Liu YB, et al. Artaboterpenoids A and B, bisabolene-derived sesquiterpenoids from *Artabotrys hexapetalus*[J]. Organic Letters, 2016, 18(14):3374

Xia HM, Li CJ, Yang JZ, et al. Hepatoprotective pyranocoumarins from the stems of *Clausena emarginata*[J]. Phytochemistry, 2016, doi:org/10.1016/j.phytochem.2016.05.010

Xia JJ, Li YD, Liu XM, et al. A new benzofuran derivative from *Nicotiana tabacum*[J]. Journal of Asian Natural Products Research, 2016, 18(8):779

Xia X, Luo JG, Liu RH, et al. New alkaloids from the leaves of *Evodia rutaecarpa*[J]. Natural Product Research, 2016, 30(19):2154

Xiang LM, Wang YH, Yi XM, et al. Furospirostanol and spirostanol saponins from the rhizome of *Tupistra chinensi*s and their cytotoxic and anti-inflammatory activities[J]. Tetrahedron, 2016, doi:10.1016/j.tet.2015.11.012

Xiao F, Li Q, Tang CP, et al. Two new phenanthrenoid dimers from *Juncus effusus*[J]. Chinese Chemical Letters, 2016, 27(11):1721

Xiao F, Tang CP, Ke CQ, et al. Rearranged diterpenoids from the seeds of *Caesalpinia sappan*[J]. Chinese Chemical Letters, 2016, 27(12):1751

Xiao SJ, Guo DL, Xia B, et al. Polycyclic spiro lignans and biphenyl tetrahydrofuranone lignans from *Gymnotheca involucrate*[J]. Planta Medica 2016, 82(8):723

Xiao SJ, Guo DL, Zhang MS, et al. Two novel 2, 5-diphenyl oxazole derivatives from *Gymnotheca chinensis*[J]. Chinese Chemical Letters, 2016, 27(7):1064

Xiao SJ, Guo DL, Zhang MS, et al. Three new oxazoline alkaloids from *Gymnotheca chinensis*[J]. Journal of Asian Natural Products Research, 2016, 18(8):719

Xiao SJ, Zhang MS, Hu LL, et al. Phytochemical investigation of *Gymnotheca chinensis*[J]. Chemistry of Natural Compounds, 2016, 52(6):979

Xiao YY, Xie HH, Zhao L, et al. Acyl flavone and lignan glucosides from *Leontopodium leontopodioides*[J].

Phytochemistry Letters，2016，doi：org/10.1016/j.phytol.2016.08.006

Xie GB，Xie Y，Hu YZ，et al. Cytotoxic sesquiterpenoids from *Ligularia pleurocaulis*［J］. Phytochemistry，2016，doi：10.1016/j.phytochem. 2016. 02.010

Xie JP，Xiang JM. A new cyclodemethylanhydroicaritin from extraction of *Epimedium wushanense* and *evaluation of its biological activitys*［J］. Chemistry of Natural Compounds，2016，52(5)：791

Xie LX，Zhang HC，Wang HY，et al. Two new triterpenoids from *Gypsophila oldhamiana*［J］. Natural Product Research，2016，30(9)：1068

Xie X，Zhou JM，Sun L，et al. A new flavonol glycoside from the florets of *Carthamus tinctorius L.*［J］. Natural Product Research，201，30(2)：150

Xie Y，Zhang J，Liu WY，et al. New urushiols with platelet aggregation inhibitory activities from resin of *Toxicodendron vernicifluum*［J］. Fitoterapia，2016，doi：org/10.1016/j.fitote.2016.05.001

Xie YG，Li T，Wang GW，et al. Chemical constituents from *Campylotropis hirtella*［J］. Planta Medica，2016，82(8)：734

Xin XL，Mai ZP，Wang X，et al. Protostane alisol derivatives from the rhizome of *Alisma orientale*［J］. Phytochemistry Letters，2016，doi：10.1016/j.phytol.2016.02.008

Xiong J，Huang Y，Wu XY，et al. Chemical constituents from the fermented mycelia of the medicinal fungus *Xylaria nigripes*［J］. Helvetica Chimica Acta，2016，99(1)：83

Xiong Y，Chang MY，Deng KZ，et al. A new phenolic glycoside and two new monoterpenoid furocoumarins from *Aurantii Fructus Immaturus*［J］. Natural Product Research，2016，30(14)：1571

Xu D，Yuan JQ，Zhou XY，et al. Cassane diterpenes with oxygen bridge from the seeds of *Caesalpinia sappan*［J］. Fitoterapia，2016，doi：org/10. 1016/j.fitote.2016.06.005

Xu FF，Liao KS，Liu YH，et al. Biotransformation of patchoulol by *Cunninghamella echinulate* var. elegans［J］. Fitoterapia，2016，doi：10.1016/j.fitote.2016.01.001

Xu GH，Cai XF，Jin XJ，et al. A new kaurane diterpenoid from *Isodon inflexus*［J］. Natural Product Research，2016，30(9)：995

Xu GM，Wang ZM，Zhao BQ，et al. Saniculamins A and B，two new flavonoids from *Sanicula lamelligera* Hance inhibiting LPS-induced nitric oxide release［J］. Phytochemistry Letters，2016，doi：10.1016/j.phytol.2016.08.022

Xu J，Kang J，Sun XC，et al. Di-and Triterpenoids from the leaves of *Casearia balansae* and Neurite Outgrowth Promoting Effects of PC12 Cells［J］. Journal of Natural Products，2016，79(1)：170

Xu J，Li S，Sun XC，et al. Diterpenoids from *Callicarpa kwangtungensis* and their NO inhibitory effects［J］. Fitoterapia，2016，doi：10.1016/j.fitote.2016.07.012

Xu J，Wang MC，Sun XC，et al. Bioactive terpenoids from *Salvia plebeia*：structures，NO inhibitory activities，and interactions with iNOS［J］. Journal of Natural Products，2016，79(11)：2924

Xu J，Xiao D，Lin QH，et al. Cytotoxic Tirucallane and Apotirucallane Triterpenoids from the Stems of *Picrasma quassioides*［J］. Journal of Natural Products，2016，79(8)：1899

Xu J，Xiao D，Song WW，et al. Quassinoids from the stems of *Picrasma quassioides* and their cytotoxic and NO production-inhibitory activities［J］. Fitoterapia，2016，doi：10.1016/j.fitote.2016.02.004

Xu JL，Gu LH，Wang ZT，et al. Seventeen steroids from the pith of Tetrapanax papyriferus［J］. Journal of Asian Natural Products Research，2016，18(12)：1131

Xu JR，Li GF，Wang JY，et al. Gout prophylactic constituents from the flower buds of *Lonicera japonica*［J］. Phytochemistry Letters，2016，doi：org/10.1016/j.phytochem.2015.11.016

Xu K，Feng ZM，Yang YN，et al. Eight new eudesmane-and eremophilane-type sesquiterpenoids from *Atractylodes lancea*［J］. Fitoterapia，2016，doi：10.1016/j.fitote.2016.08.017

Xu K，Jiang JS，Feng ZM，et al. Bioactive sesquiterpenoid and polyacetylene glycosides from *Atractylodes* lancea[J]. Journal of Natural Products, 2016, 79(6):1567

Xu MF, Jia OY, Wang SJ, et al. A new bioactive diterpenoid from pestalotiopsis adusta, an endophytic fungus from *clerodendrum canescens*[J]. Natural Product Research, 2016, 30(23):2642

Xu W, Liu XL, Jia AL, et al. Two new dammarane-type triterpenoid saponins from *notoginseng medicinal fungal substance*[J]. Journal of Asian Natural Products Research, 2016, 18(12):1138

Xu W, Zhang JH, Wang XW, et al. Two new triterpenoid saponins from *ginseng medicinal fungal substance*[J]. Journal of Asian Natural Products Research, 2016, 18(9):865

Xu WJ, Li RJ, Quasie O, et al. Polyprenylated tetraoxygenated xanthones from the roots of *Hypericum monogynum* and their neuroprotective activities[J]. Journal of Natural Products, 2016, 79(8):1971

Xu XK, Ye J, Chen LP, et al. Three new sesquiterpene lactone dimers from *Carpesium faberi*[J]. Phytochemistry Letters, 2016, doi:org/10.1016/j.phytol.2016.05.006

Xu XM, Guan YZ, Shan SM, et al. Withaphysalin-type withanolides from *Physalis minima*[J]. Phytochemistry Letters, 2016, doi:10.1016/j.fitote.2015.11.005

Xu YJ, Xu QL, Zhao W, et al. A new flavonoid glycoside from *Dodartia orientalis* and antitumor activity evaluation of its constitutions[J]. Chemistry of Natural Compounds, 2016, 52(5):798

Xue ZZ, Yan RY, Yang B, et al. Phenylethanoid glycosides and phenolic glycosides from stem bark of *Magnolia officinalis*[J]. Phytochemistry, 2016, doi:org/10.1016/j.phytochem.2016.03.011

肖炳坤,杨建云,黄荣清,等.贯叶金丝桃挥发油成分的GC-MS分析[J].中国实验方剂学杂志,2016,22(11):64

肖世基,钱怡,张良,等.黔产金钗石斛中1个新的杜松烷型倍半萜[J].中草药,2016,47(17):2972

谢美萍,李兰,鲁安琪,等.狗脊中的酚酸及其苷类成分[J].中草药,2016,47(2):194

谢梦,虞迪,周杨,等.气相色谱-质谱结合化学计量学分析荠术挥发油成分(英文)[J].天然产物研究与开发,2016,28(1):50

邢炎华,周蕊,高忠彦.木鳖子挥发油化学成分GC-MS分析[J].中医药通报,2016,15(4):56

徐元芬,刘信平,张驰.GC-MS分析不同生长期荸荠杨梅果实挥发油化学成分[J].食品科学,2016,37(2):87

薛晓丽,张心慧,孙鹏,等.六种长白山药用植物挥发油成分GC-MS分析[J].中药材,2016,39(5):1062

Y

Yaermaimaiti S, Wang P, Luo J, et al. Sesquiterpenoids from the seeds of *Sarcandra glabra* and the potential anti-inflammatory effects[J]. Fitoterapia, 2016, doi:10.1016/j.fitote.2016.03.020

Yan C, Zhang YD, Wang XH, et al. Tirucallane-type triterpenoids from the fruits of *Phellodendron chinense* Schneid and their cytotoxic activities[J]. Fitoterapia, 2016, doi:org/10.1016/j.fitote.2016.07.020

Yan H, Ba MY, Li XH, et al. Lindenane sesquiterpenoid dimers from *Chloranthus japonicus* inhibit HIV-1 and HCV replication[J]. Fitoterapia, 2016, doi:org/10.1016/j.fitote.2016.09.023

Yan QW, Fua HZ, Luo YH, et al. Two new triterpenoid glycosides from the stems of *Camellia oleifera* Abel[J]. Natural Product Research, 2016, 30(13):1484

Yan RY, Liu YX, Kang LP, et al. Steroidal saponins from the fresh tubers of *Ophiopogon japonicas*[J]. Phytochemistry Letters, 2016, doi.org/10.1016/j.phytol.2015.11.013

Yan T, Yu XY, Sun XD, et al. A new steroidal saponin, furotrilliumoside from Trillium tschonoskii inhibits lipopolysaccharide-induced inflammation in Raw264.7 cells by targeting PI3K/Akt, MARK and Nrf2/HO-1 pathways[J]. Fitoterapia, 2016, doi:10.1016/j.fitote.2016.09.012

Yan XL, Zhou YF, Tang JJ, et al. Diketopiperazine indole alkaloids from *hemp* seed[J]. Phytochemistry Letters, 2016, doi:org/10.1016/j.phytol.2016.09.001

Yang BY, Kong LY, Wang XB, et al. Nitric oxide inhibitory activity and absolute configurations of arylalkenyl α,β-unsaturated δ/γ-lactones from *Cryptocarya concinna*[J]. Journal of Natural Products, 2016, 79(1):196

Yang CQ, Peng W, Yang BJ, et al. A new sesquiterpenoid from *Polyalthia petelotii*[J]. Natural Product Research, 2016, 30(14):1565

Yang CT, Hou SQ, Tian K, et al. New ent-pimarane diterpenes from the roots of *Aralia dumetorum*[J]. Helvetica Chimica Acta, 2016, 99(3):220

Yang DL, Li W, Dong WH, et al. Five new 5, 11-epoxyguaiane sesquiterpenes in agarwood "Qi-Nan" from *Aquilaria sinensis*[J]. Fitoterapia, 2016, doi:10.1016/j.fitote.2016.05.014

Yang DL, Wang J, Li W, et al. New guaiane and acorane sesquiterpenes in high quality agarwood "Qi-Nan" from *Aquilaria sinensis*[J]. Phytochemistry Letters, 2016, doi:org/10.1016/j.phytol.2016.07.017

Yang F, Qiao L, Huang DM, et al. Three new eremophilane glucosides from *Syneilesis aconitifolia*[J]. Phytochemistry Letters, 2016, doi:org/10.1016/j.phytol.2015.11.003

Yang F, Su YF, Zhao ZQ, et al. Anthraquinones and iridoids from *Morinda officinalis*[J]. Chemistry of Natural Compounds, 2016, 52(6):989

Yang HM, Luo YP, Zhao HM, et al. Isolation of a new carboline alkaloid from *Trigonostemon lii*[J]. Natural Product Research, 2016, 30(1):42

Yang J, Wang WG, Wu HY, et al. Bioactive enmein-type ent-kaurane diterpenoids from *Isodon phyllostachys*[J]. Journal of Natural Products, 2016, 79(1):132

Yang JB, Li L, Dai Z, et al. Polygonumnolides C1-C4: minor dianthrone glycosides from the roots of *Polygonum multiflorum* thunb[J]. Journal of Asian Natural Products Research, 2016, 18(9):813

Yang JB, Liu RD, Ren J, et al. Two new prenylated phloroglucinol derivatives from *Hypericum scabrum*[J]. Journal of Asian Natural Products Research, 2016, 18(5):436

Yang JL, Fan QF, Zhang HL, et al. A new isoflavone glycoside from *Pueraria alopecuroides*[J]. Natural Product Research, 2016, 30(1):100

Yang LG, Zhang YJ, Xie JY, et al. Diterpenoid alkaloids from the roots of *Aconitum brachypodum* Diels[J]. Journal of Asian Natural Products Research, 2016, 18

(9):908

Yang MH, Fang YS, Cai L, et al. A new flavone C-glycoside and a new bibenzyl from *Bulbophyllum retusiusculum*[J]. Natural Product Research, 2016, 30(14):1617

Yang ML, Chen J, Sun M, et al. Antifungal indole alkaloids from *Winchia calophylla*[J]. Planta Medica, 2016, 82(8):712

Yang ML, ChenJJ, Wei HB, et al. Cytotoxic sesquiterpenoids from *Senecio densiserratus*[J]. Phytochemistry Letters, 2016, doi:10.1016/j.phytol.2016.04.017

Yang Q, Zhu YQ, Peng W, et al. A new lycopodine-type alkaloid from *Lycopodium japonicum*[J]. Natural Product Research, 2016, 30(19):2220

Yang XP, Ma K, Hu XM, et al. A new monoterpenoid indole alkaloid from *Tabernaemontana corymbosa*[J]. Chemistry of Natural Compounds, 2016, 52(2):237

Yang XZ, Yang J, Xu C, et al. Antimicrobial stilbenoids from *Bletilla yunnanensis*[J]. Chemistry of Natural Compounds, 2016, 52(1):19

Yang YC, Qin Y, Meng YL, et al. 8-O-4″-Neolignans from the stem bark of *Illicium difengpi* and their anti-HIV-1 Activities[J]. Chemistry of Natural Compounds, 2016, 52(1):43

Yang YF, Ma HM, Chen G, et al. A new sesquiterpene lactone glycoside and a new quinic acid methyl ester from *Patrinia villosa*[J]. Journal of Asian Natural Products Research, 2016, 18(10):945

Yang YJ, Yao J, Jin XJ, et al. Sesquiterpenoids and tirucallane triterpenoids from the roots of *Scorzonera divaricate*[J]. Phytochemistry, 2016, doi:org/10.1016/j.phytochem.2016.01.015

Yang YK, Xie SD, Xu WX, et al. Six new physalins from *Physalis alkekengi* var. *franchetii* and their cytotoxicity and antibacterial activity[J]. Fitoterapia, 2016, doi:org/10.1016/j.fitote.2016.05.010

Yao HK, Duan JY, Zhang CP, et al. Coumaric acid glucosides from the Chinese fern *Polypodium hastatum*[J]. Chemistry of Natural Compounds, 2016, 52(4):669

Yao S, To KKW, Ma L, et al. Polyoxypregnane steroids with an open-chain sugar moiety from *Marsdenia tena-*

三、中药

cissima and their chemoresistance reversal activity[J]. Phytochemistry, 2016, doi:10.1016/j.phytochem. 2016.03.006

Yao ZZ, Liu HD, Xu XH, et al. Three new monoterpene glucosides from *Sibiraea angustata* [J]. Natural Product Research, 2016, 30(21):2453

Yap VA, Qazzaz ME, Raja VJ, et al. Fistulopsines A and B antiproliferative septicine-type alkaloids from *Ficus fistulosa*[J]. Phytochemistry Letters, 2016, doi:10.1016/j. phytol.2015.12.007

Yapa AC, Chanb KG, Sim KS, et al. A new oxolane from *Enterobacter cloacae*[J]. Natural Product Research, 2016, 30(7):783

Yazdiniapour Z, Ghanadian M, Zolfaghair B, et al. 6 (17)-Epoxylathyrane diterpenes from *Euphorbia sogdiana* Popov with cytotoxic activity [J]. Fitoterapia, 2016, doi: org/10.1016/j.fitote.2015.11.008

Ye FM, Xie YG, Rena J, et al. Six new dihydrobenzofuran lignans from the branches and leaves of *Illicium wardii* and their cytotoxic activities [J]. Phytochemistry Letters, 2016, doi:org/10.1016/j.phytol. 2016.07.010

Ye QH, Mei Y, Yang PM, et al. A new 9, 10-dihydrophenanthrene glycoside from *Dendrobium primulinum* [J]. Chemistry of Natural Compounds, 2016, 52(3):381

Ye Y, Yang XW, Xu G, et al. Unusual adamantane type polyprenylated acylphloroglucinols with an oxirane unit and their structural transformation from *Hypericum hookerianum*[J]. Tetrahedron, 2016, 72(22):3057

Ye YQ, Dong W, Liu CB, et al. Chalcones from *Desmodium podocarpum* and their anti-tobacco mosaic virus activity[J]. Chemistry of Natural Compounds, 2016, 52(3):409

Yin RH, Bai X, Feng T, et al. Two new compounds from *Xanthium strumarium*[J]. Journal of Asian Natural Products Research, 2016, 18(4):354

Yin TP, Cai L, Xing Y, et al. Alkaloids with antioxidant activities from *Aconitum handelianum*[J]. Journal of Asian Natural Products Research, 2016, 18(6):603

Yin YQ, Pan JT, Yu BW, et al. Two pentasaccharide resin glycosides from *Argyreia acuta*[J]. Natural Product Research, 2016, 30(1):20

Youn UJ, Park EJ, Kondratyuk TP, et al. Anti-inflammatory triterpenes from the apical bud of *Gardenia sootepensis*[J]. Fitoterapia, 2016, doi:org/10.1016/j.fitote. 2016.08.012

Youn UJ, Park EJ, Kondratyuk TP, et al. Anti-inflammatory and quinone reductase inducing compounds from *Fermented Noni* (*Morinda citrifolia*) juice exudates [J]. Journal of Natural Products, 2016, 79(6):1508

Yu HY, Juan L, Liu Y, et al. Triterpenoids from the fruit of *Schisandra glaucescens*[J]. Fitoterapia, 2016, doi: org/10.1016/j.fitote.2016.07.005

Yu JQ, Zhao L. Seco-pregnane steroidal glycosides from the roots of *Cynanchum stauntonii*[J]. Phytochemistry Letters, 2016, doi.org/10. 1016/j.phytol.2016.02.018

Yu RJ, Liu HB, Yu Y, et al. Anticancer activities of proanthocyanidins from the plant *Urceola huaitingii* and their synergistic effects in combination with chemotherapeutics[J]. Fitoterapia, 2016, doi:org/10. 1016/j.fitote. 2016.05.015

Yu S, Lv JJ, Zhao JQ, et al. New cytotoxic lignan glycosides from *Phyllanthus glaucus*[J]. Natural Product Research, 2016, 30(4):419

Yu XL, Guo Q, Su GZ, et al. Usnic acid derivatives with cytotoxic and antifungal activities from the lichen *Usnea longissima*[J]. Journal of Natural Products, 2016, 79(5):1373

Yu Y, Gan LS, Yang SP, et al. Eucarobustols A—I, Conjugates of sesquiterpenoids and acylphloroglucinols from *Eucalyptus robusta*[J]. Journal of Natural Products, 2016, 79(5):1365

Yu ZX, Fu YH, Chen GY, et al. New clerodane diterpenoids from the roots of *Polyalthia laui*[J]. Fitoterapia, 2016, doi:org/10.1016/j.fitote. 2016.03.017

Yuan PL, Guo FJ, Zheng KK, et al. Nine sesquiterpenes from *Solanum torvum*[J]. Natural Product Research, 2016, 30(15):1682

Yuan PL, Wang XP, Jin BL, et al. Sesquiterpenes with immunosuppressive effect from the stems of *Solanum torvum*[J]. Phytochemistry Letters, 2016, 17:126, doi: org/10.1016/j.phytol.2016.07.006

学术进展

Yuan WJ, Yang GP, Zhang JH, et al. Three new diterpenes with cytotoxic activity from the roots of *Euphorbia ebracteolata Hayata* [J]. Phytochemistry Letters, 2016, doi:org/10.1016/j.phytol.2016.10.008

Yue SJ, Qu C, Zhang PX, et al. Carthorquinosides A and B, quinochalcone C-glycosides with diverse dimeric skeletons from *Carthamus tinctorius*[J]. Journal of Natural Products, 2016, 79(10):2644

阎新佳, 项峥, 温静, 等.连翘的苯乙醇苷类成分研究[J].中草药, 2016, 47(19):3362

颜世达, 姚慧丽, 张英华, 等.柳叶绣线菊化学成分研究[J].中草药, 2016, 47(16):2806

羊青, 晏小霞, 王茂媛, 等.不同产地姜黄挥发油的化学成分及其抗氧化活性[J].中成药, 2016, 38(5):1188

杨林, 郭珮怡, 郭顺星, 等.国产沉香中1个新的2-(2-苯乙基)色酮[J].中草药, 2016, 47(23):4137

杨艳, 邢欢欢, 马航赢, 等.羊脆木根皮中1个新的异苯并呋喃内脂类化合物及其细胞毒活性[J].中草药, 2016, 47(23):4134

尹卫平, 刘华清, 高嘉屿, 等.皂角刺中3个香豆素类化合物及其细胞毒活性研究[J].中草药, 2016, 47(14):2424

袁源, 周伟, 付云飞, 等.气相色谱-质谱联用法结合保留指数对高良姜挥发油成分的分析[J].分析测试学报, 2016, 35(6):692

Z

Zeng B, Liu GD, Zhang BB, et al. A new triterpenoid saponin from *Clinopodium chinense*(benth.) O. kuntze[J]. Natural Product Research, 2016, 30(9):1001

Zeng RT, Fang X, Tian XH, et al. Triterpenoids from *Ainsliaea henryi* and their cytotoxic activities[J]. Phytochemistry Letters, 2016, doi:10.1016/j.phytol.2016.01.002

Zeng YB, Liu XL, Zhang Y, et al. Cantharimide and its derivatives from the blister beetle *mylabris phalerata palla*[J]. Journal of Natural Products, 2016, 79(8):2032

Zhan GQ, Zhou JF, Liu R, et al. Galanthamine, plicamine, and secoplicamine alkaloids from *Zephyranthes candida* and their anti-acetylcholinesterase and antiinflammatory activities[J]. Journal of Natural Products, 2016, 79(4):760

Zhan R, Zhang Y, Chen LJ, et al. A new(propylphenyl) bibenzyl from *Eria bambusifolia*[J]. Natural Product Research, 2016, 30(5):1740

Zhang C, Wang S, Zeng KW, et al. Nitric oxide inhibitory dimeric sesquiterpenoids from *Artemisia rupestris*[J]. Journal of Natural Products, 2016, 79(1):213

Zhang CF, Zhou J, Yang JZ, et al. Three new lignanosides from the aerial parts of *Lespedeza cuneata*[J]. Journal of Asian Natural Products Research, 2016, 18(10):913

Zhang CL, Wang Y, Liu YF, et al. Lignans from the rhizomes of *Iris tectorum*[J]. Fitoterapia, 2016, doi:org/10.1016/j.fitote.2015.11.020

Zhang CL, Wang Y, Liu YF, et al. Two new flavonoid glycosides from *Iris tectorum*[J]. Phytochemistry Letters, 2016, doi:org/10.1016/j.phytol.2016.11.012

Zhang CY, Luo JG, Liu RH, et al. 1H NMR spectroscopy-guided isolation of new sucrose esters from *Physalis alkekengi* var. *franchetii* and their antibacterial activity[J]. Fitoterapia, 2016, doi:10.1016/j.fitote.2016.09.007

Zhang D, Deng AJ, Ma L, et al. Phenylpropanoids from the stems of *Ephedra sinica*[J]. Journal of Asian Natural Products Research, 2016, 18(3):260

Zhang DD, Wang W, Li YZ, et al. Two new pregnane glycosides from *Reineckia carnea*[J]. Phytochemistry Letters, 2016, doi:org/10.1016/j.phytol.2015.12.005

Zhang F, Chen YJ, Zhu Y, et al. A new triterpeniods form *Aglaia perviridis*[J]. Chemistry of Natural Compounds, 2016, 52(3):427

Zhang F, Zhu Y, Li Q, et al. Four New Pregnane steroids from *Aglaia abbreviata* and their cytotoxic activities[J]. Helvetica Chimica Acta, 2016, 99(1):73

Zhang G, Ma HR, Hu S, et al. Clerodane-type diterpenoids from tuberous roots of *Tinospora sagittata* (Oliv.) Gagnep[J]. Fitoterapia, 2016, doi:org/10.1016/j.fitote.2016.02.012

Zhang H, Su YF, Yang FY, et al. Three new steroidal saponins from *Helleborus thibetanus*[J]. Natural Product Research, 2016, 30(15):1724

Zhang J, Guo SJ, Chan KW, et al. New lignans with

neuroprotective activity from *Adelostemma gracillimum* [J]. Phytochemistry Letters, 2016, doi: org/10. 1016/j. phytol.2016.02.011

Zhang JF, Dai RY, Shan LH, et al. Iliensines A and B: two new C19-diterpenoid alkaloids from *Delphinium iliense* [J]. Phytochemistry Letters, 2016, doi: org/10.1016/ j.phytol.2016.08.014

Zhang JH, Guo JJ, Yuan YX, et al. Four new tetracyclic alkaloids with cis-decahydroquinoline motif from *Myrioneuron effusum* [J]. Fitoterapia, 2016, doi: 10.1016/j. fitote.2016.06.006

Zhang JP, Xu XK, Ye J, et al. Three new sesquiterpene lactone dimers from *Carpesium macrocephalum* [J]. Fitoterapia, 2016, doi: org/10.1016/j.fitote.2016.02.013

Zhang JS, Zou YH, Zhao JJ, et al. Three new diterpenoids from *Marrubium aschersonii* [J]. Phytochemistry Letters, 2016, doi: org/10.1016/j.phytol. 2016.05.004

Zhang JZ, Qiao YN, Li L, et al. ent-Eudesmane-type sesquiterpenoids from the chinese liverwort *Chiloscyphus polyanthus* var. *rivularis* [J]. Planta Medica, 2016, 82 (11—12):1128

Zhang L, Hasegawa I, Ohta T. Anti-inflammatory cyclopentene derivatives from the inner bark of *Tabebuia avellanedae* [J]. Fitoterapia, 2016, doi: 10. 1016/j. fitote. 2016.01.005

Zhang L, Liu PH, Sun YW, et al. Two new tritepenoids from the leaves and stems of *Drypetes cumingii* [J]. Chemistry of Natural Compounds, 2016, 52(3):424

Zhang LB, Liao HB, Zhu HY, et al. Antiviral clerodane diterpenoids from *Dodonaea viscosa* [J]. Tetrahedron, 2016, 72(49):8036

Zhang LB, Lv JL, Liu JW. Phthalide derivatives with anticoagulation activities from *Angelica sinensis* [J]. Journal of Natural Products, 2016, 79(7):1857

Zhang LH, Wang HW, Xu JY, et al. A new secondary metabolite of the crinoid(Comanthina schlegeli) associated fungus *Alternaria brassicae* 93 [J]. Natural Product Research, 2016, 30(20):2305

Zhang LQ, Zhao YY, Huang C, et al. Scrodentoids FeI, four C19-norditerpenoids from *Scrophularia dentata*

[J]. Tetrahedron, 2016, 72(49):8031

Zhang M, Liu JM, Zhao JL, et al. Two new diterpenoids from the endophytic *fungus Trichoderma* sp. Xy24 isolated from mangrove plant *Xylocarpus granatum* [J]. Chinese Chemical Letters, 2016, 27(6):957

Zhang PP, Tang CP, Yao S, et al. Cassane diterpenoids from the pericarps of *Caesalpinia bonduc* [J]. Journal of Natural Products, 2016, 79(1):24

Zhang PZ, Zhang YM, Gu J, et al. Two new alkaloids from *Melodinus hemsleyanus Diels* [J]. Natural Product Research, 201, 30(2):162

Zhang Q, Zhang YG, Li QS, et al. Two new nimbolinin-type limonoids from the fruits of *Melia toosendan* [J]. Helvetica Chimica Acta, 2016, 99(6):462

Zhang QB, Ding G, Tao Zhang, et al. New furanopyridine alkaloids from the leaves of *Glycosmis pentaphylla* [J]. Phytochemistry Letters, 2016, doi: org/10. 1016/j. phytol.2016.08.015

Zhang SM, Wang XF, Feng J, et al. Chemical constituents of the seeds of *Celosia cristata* [J]. Chemistry of Natural Compounds, 2016, 52(5):827

Zhang SP, Huang R, Li FF, et al. Antiviral anthraquinones and azaphilones produced by an endophytic fungus Nigrospora sp. from *Aconitum carmichaeli* [J]. Fitoterapia, 2016, doi: org/10.1016/j.fitote.2016.05.013

Zhang SY, Zhu J, Liu T, et al. Myrothecoside, a novel glycosylated polyketide from the terrestrial fungus *Myrothecium* sp. GS-17 [J]. Helvetica Chimica Acta, 2016, 99(3):215

Zhang TD, Zhu BK, Ling J, et al. Two new compounds from *Melodinus suaveolens* [J]. Natural Product Research, 2016, 30(21):2483

Zhang XL, Khan AA, Wang L, et al. Four new phorbol diesters from *Croton tiglium* and their cytotoxic activities[J]. Phytochemistry Letters, 2016, doi:10.1016/j. phytol.2016.03.008

Zhang XM, Yang DP, Xie ZY, et al. Two new glycosides isolated from *Sapindus mukorossi* fruits: effects on cell apoptosis and caspase-3 activation in human lung carcinoma cells [J]. Natural Product Research, 2016, 30

(3):1459

Zhang XP, Chen CY, Li YH, et al. Tadehaginosides A-J, phenylpropanoid glucosides from Tadehagi triquetrum, Enhance Glucose Uptake via the Upregulation of PPARγ and GLUT-4 in C2C12 Myotubes[J]. Journal of Natural Products, 2016, 79(5):1249

Zhang XS, Cao JQ, Shi GH, et al. Two new isoaurones derivatives from *Callistephus chinensis* flower[J]. Natural Product Research, 2016, 30(3):358

Zhang Y, Adnani N, Braun DR, et al. Micromonohalimanes A and B:antibacterial halimane-type Diterpenoids from a *Marine Micromonospora Species*[J]. Journal of Natural Products, 2016, 79(11):2968

Zhang Y, Chao LP, Ruan JY, et al. Bioactive constituents from the rhizomes of *Dioscorea septemloba Thunb*[J]. Fitoterapia, 2016, doi:org/10. 1016/j. fitote. 2016. 10.011

Zhang Y, Li XX, Ruan JY, et al. Oleanane type saponins from the stems of *Astragalus membranaceus*(Fisch.) Bge. var. *mongholicus*(Bge.) Hsiao[J]. Fitoterapia, 2016, doi:org/10.1016/j.fitote.2015.12.006

Zhang Y, Yang CR, Zhang YJ. Steroidal saponins from the rhizomes of *Polygonatum prattii*[J]. Journal of Asian Natural Products Research, 2016, 18(3):268

Zhang ZJ, Du RN, He J, et al. Three new monoterpenoid indole alkaloids from *Vinca major*[J]. Journal of Asian Natural Products Research, 2016, 18(4):328

Zhang ZY, Wu JP, Gao BB, et al. Two new 28-noroleanane-type triterpene saponins from roots of *Camellia oleifera* and their cytotoxic activity[J]. Journal of Asian Natural Products Research, 2016, 18(7):669

Zhang ZZ, Guo WQ, He XQ, et al. Peniphenylanes A-G from the deep-sea-derived fungus *Penicillium fellutanum* HDN14-323[J]. Planta Medica, 2016, 82(9):872

Zhang ZJ, Dub RN, He J, et al. Vinmajorines C-E, monoterpenoid indole alkaloids from *Vinca major*[J]. Helvetica Chimica Acta, 2016, 99(2):157

Zhao C, Xing GS, Xu R, et al. Rabdosia acids A and B:two new lipids from *Rabdosia lophanthoides*[J]. Chemistry of Natural Compounds, 2016, 52(2):205

Zhao D, Feng BM, Chen SF, et al. C21 steroidal glycosides from the roots of *Cynanchum paniculatum*[J]. Fitoterapia, 2016, doi:org/10.1016/j.fitote.2016.07.001

Zhao D, Wang HF, Chen G, et al. Two new 13, 14:14, 15-disecopregnane-type compounds from the roots of *Cynanchum paniculatum*[J]. Journal of Asian Natural Products Research, 2016, 18(4):339

Zhao F, Sun C, Ma L, et al. New sesquiterpenes from the rhizomes of *homalomena occulta*[J]. Fitoterapia, 2016, doi:org/10.1016/j.fitote. 2015.12.015

Zhao JQ, Wang YM, Lv JJ, et al. New monoterpenes from stalks and infructescence of *Sibiraea leavigata*[J]. Phytochemistry Letters, 2016, doi:10.1016/j.phytol.2016. 08.016

Zhao JQ, Wang YM, Wang S, et al. A new isocoumarin from the aerial parts of *Aconitum gymnandrum*[J]. Natural Product Research, 2016, 30(15):1746

Zhao JY, Mu LH, Dong XZ, et al. One new cycloartane triterpene glycoside from *Beesia calthaefolia*[J]. Natural Product Research, 2016, 30(3):316

Zhao M, Da-Wa ZM, Guo DL, et al. Cytotoxic triterpenoid saponins from *Clematis tangutica*[J]. Phytochemistry, 2016, doi:org/10.1016/j.phytochem.2016.05.009

Zhao M, Tang WX, Li J, et al. Two new monoterpenoids from the fresh leaves of *Syringa oblate*[J]. Chemistry of Natural Compounds, 2016, 52(6):1023

Zhao ND, Yang GY, Zhang Y, et al. A new 9, 10-dihydrophenanthrene from *Dendrobium moniliforme*[J]. Natural Product Research, 2016, 30(2):174

Zhao QQ, Wang SF, Li Y, et al. Terpenoids with anti-inflammatory activity from *Abies chensiensis*[J]. Fitoterapia, 2016, doi:org/10. 1016/j.fitote.2016.04.002

Zhao ZQ, Su YF, Yan SL, et al. Chromenone derivatives from processed roots of *Polygonum multiflorum*[J]. Chemistry of Natural Compounds, 2016, 52(5):838

Zhao ZQ, Su YF, Yang F, et al. Two new lignan glycosides from the fruits of *Pyrus ussuriensis*[J]. Journal of Asian Natural Products Research, 2016, 18(12):1151

Zheng JY, Wang Q, Liu ZX, et al. Two new steroidal glycosides with unique structural feature of 14α-hydroxy-5βsteroids from *Reineckia carnea*[J]. Fitoterapia，2016，doi：10.1016/j.fitote.2016.09.014

Zheng Q，Li Z，Liu JP，et al. Two new dammarane-type triterpene sapogenins from *Chinese red ginseng*[J]. Natural Product Research，2016，30(1)：95

Zhenga Y，Xie YG，Zhang Y，et al. New norlignans and flavonoids of Dysosma versipellis[J]. Phytochemistry Letters，2016，doi：org/10.1016/j.phytol.2016.03.001

Zhi KK，Yang ZD，Zhou SY，et al. A new furanosteroid from *Talaromyces* sp. *lgt*-4，a fungal endophyte isolated from Tripterygium wilfordii[J]. Natural Product Research，2016，30(19)：2137

Zhong JD，Feng Y，Li HM，et al. A new flavonoid glycoside from *Elsholtzia bodinieri*[J]. Natural Product Research，2016，30(20)：2278

Zhong JD，Zhao XW，Li HM，et al. Five new oleanane triterpenoid saponins from the aerial parts of *Elsholtzia bodinieri*[J]. Helvetica Chimica Acta，2016，99(6)：204

Zhou B，Wu Y，Dalal S，et al. Euphorbesulins A-P，Structurally Diverse Diterpenoids from *Euphorbia esulas*[J]. Journal of Natural Products，2016，79(8)：1952

Zhou J，Li CJ，Yang JZ，et al. Phenylpropanoid and lignan glycosides from the aerial parts of *Lespedeza cuneate*[J]. Phytochemistry，2016，doi：org/10.1016/j.phytochem.2015.10.002

Zhou JC，Zhang JZ，Li RJ，et al. Hapmnioides A-C，rearranged labdane-type diterpenoids from the Chinese liverwort *Haplomitrium mnioides*[J]. Organic Letters，2016，18(17)：4274

Zhou LY，Wang JM，Huang YJ，et al. Two new glycosides isolated from *Polygala sibirica* L. var. megalopha Fr. [J]. Phytochemistry Letters，2016，doi：org/10.1016/j.phytol.2016.04.008

Zhou M，Liu Y，Song J，et al. Schincalide A，a schinortriterpenoid with a tricyclo[5.2.1.01,6]decane bridged system from the stems and leaves of *Schisandra incarnate*[J]. Organic Letters，2016，18(18)：4558

Zhou M，Zhou K，He P，et al. Antiviral and cytotoxic isocoumarin derivatives from an Endophytic Fungus *Aspergillus oryzae*[J]. Planta Medica，2016，82(5)：414

Zhou XM，Zheng CJ，Gan LS，et al. Bioactive phenanthrene and bibenzyl derivatives from the stems of *Dendrobium nobile*[J]. Journal of Natural Products，2016，79(7)：1791

Zhou XM，Zheng CJ，Li GN，et al. Two new sulfur-containing iridoid glucosides from *Saprosma merrillii*[J]. Phytochemistry Letters，2016，doi：org/10.1016/j.phytol.2016.06.011

Zhou XM，Zheng CJ，Song XP，et al. A new phenolic glycoside from *Saprosma merrillii*[J]. Natural Product Research，2016，30(21)：2429

Zhou XM，Zheng CJ，Wu JT，et al. Five new lactone derivatives from the stems of *Dendrobium nobile*[J]. Fitoterapia，2016，doi：org/10.1016/j.fitote.2016.10.002

Zhou Y，Deng ZS，Cheng F，et al. A new wutaifuranol derivative from *Solanum cathayanum*[J]. Chemistry of Natural Compounds，2016，52(5)：920

Zhou ZB，Li ZR，Wang XB，et al. Polycyclic polyprenylated derivatives from *Hypericum uralum*：neuroprotective effects and antidepressant-like activity of uralodin A[J]. Journal of Natural Products，2016，79(5)：1231

Zhou ZB，Zhang YM，Luo JG，et al. Cytotoxic polycyclic polyprenylated acylphloroglucinol derivatives and xanthones from *Hypericum attenuatum*[J]. Phytochemistry Letters，2016，doi：org/10.1016/j.phytol.2016.02.004

Zhou ZL，Lin SQ，Yin WQ，et al. New cycloartane glycosides from the rhizomes of *Cyperus rotundus* and their antidepressant activity [J]. Journal of Asian Natural Products Research，2016，18(7)：662

Zhu B，Wang TB，Hou LJ，et al. A new selaginellin from *Selaginella moellendorffii* inhibits hepatitis B virus gene expression and replication[J]. Chemistry of Natural Compounds，2016，52(4)：624

Zhu GL，Nian Y，Zhu DF，et al. Cytotoxic 9，19-cycloartane triterpenoids from the roots of *Cimicifuga foetida* L. [J]. Phytochemistry Letters，2016，doi：10.1016/j.phytol.2016.06.002

Zhu HJ，Yan YM，Tu ZC，et al. Compounds from *Polyphaga plancyi* and their inhibitory activities against

学术进展

JAK3 and DDR1 kinases[J]. Fitoterapia，2016，doi：10.1016/j.fitote.2016.09.005

Zhu LJ, Yan F, Chen JP, et al. 8-O-4' Neolignan glycosides from the aerial parts of *Matteuccia struthiopteris*[J]. Chinese Chemical Letters, 2016，27(1)：63

Zhu Y, Wang Y, Gu BB, et al. Antifungal bromopyrrole alkaloids from the South China Sea sponge *Agelas* sp.[J]. Tetrahedron, 2016，72(22)：2964

Zhua YD, Zhang JY, Li PF, et al. Two new abietane diterpenoid glycosides from *Clinopodium chinense*[J]. Natural Product Research, 2016，30(9)：1075

Zhuravleva OI, Kirichuk NN, Denisenko VA, et al. New diorcinol J produced by co-cultivation of marine fungi *Aspergillus sulphureus* and Isaria felina[J]. Chemistry of Natural Compounds, 2016，52(2)：227

Zolfaghari B, Yazdiniapour Z, Ghanadian M, et al. Cyclomyrsinane and premyrsinane diterpenes from *Euphorbia sogdiana Popov*[J]. Tetrahedron, 2016，72(32)：5394

Zolfaghari B, Yazdiniapour Z, Sadeghi M, et al. Furostanol saponins from the bulbs of welsh onion, *Allium fistulosum L.*[J]. Planta Medica, 2016，82(18)：1584

Zou H, Yi ML, Xu KP, et al. Two new flavonoids from *Selaginella uncinata*[J]. Journal of Asian Natural Products Research, 2016，18(3)：248

Zou QY, Wu HF, Tang YL, et al. A new labdane diterpene from the rhizomes of *Alpinia officinarum*[J]. Natural Product Research, 2016，30(1)：1

Zou ZX, Xu PS, Wu CR, et al. Carboxymethyl flavonoids and a chromone with antimicrobial activity from *Selaginella moellendorffii Hieron*[J]. Fitoterapia, 2016，111：124

Zuchowski J, Pecio L, Reszczynska E, et al. New phenolic compounds from the roots of *Lentil (Lens culinaris)*[J]. Helvetica Chimica Acta, 2016，99(9)：674

Zuo B, Liao ZX, Xu C, et al. Two novel prenylated kaempferol derivatives from fresh bud's fur of *Platanus acerifolia* and their anti-proliferative activities[J]. Natural Product Research，2016，30(22)：2523

曾琼瑶，龚瑞莹，杨海玲，等.GC-MS结合保留指数法分析云南产胡萝卜籽挥发油成分[J].中成药,2016,38(6)：1311

曾宇,杨仟,杨再刚,等.黔药缬草挥发油的GC-MS分析及对小鼠抗炎镇痛作用的研究[J].中药材,2016,39(3)：567

张金莲,刘明贵,钟凌云,等.枳壳挥发油提取工艺优选及其化学成分GC-MS分析[J].中国实验方剂学杂志,2016,22(19)：27

张金龙,黄雨婷,严国俊,等.乳香挥发油成分的GC-MS分析[J].中南药学,2016,14(4)：375

张凯,王义坤,谭健兵,等.庐山香科科挥发油化学成分分析[J].中南药学,2016,14(8)：809

张敏,周英,骆静,等.黔产紫苏挥发油提取方法优化及化学成分分析[J].山地农业生物学报,2016,35(5)：66

张庆,茹庆国,林红梅,等.当归挥发油分子蒸馏馏分GC-MS分析及抗氧化研究[J].中国中医药信息杂志,2016,23(2)：82

张世尧,王琦,徐凌川.莳萝蒿挥发油化学成分分析[J].山东科学,2016,29(4)：12

张婷婷,郭夏丽,黄学勇,等.辛夷挥发油GC-MS分析及其抗氧化、抗菌活性[J].食品科学,2016,37(10)：144

张小飞,冯玲玲,伍振峰,等.四川产肉桂挥发油化学成分分析及药效学研究[J].中国医药工业杂志,2016,47(9)：1183

张元,康利平,詹志来,等.不同采收时间对艾叶挥发油及其挥发性主成分与毒性成分变化的影响[J].世界科学技术（中医药现代化）,2016,18(3)：410

张媛燕,陈伟鸿,纪鹏伟,等.大叶臭花椒果、叶挥发油化学成分的比较分析[J].福建师范大学学报（自然科学版）,2016,32(1)：65

张泽涛,和承尧,李建成,等.香薷籽及其油脂中挥发油成分的分析研究[J].云南化工,2016,43(1)：53

赵琳静,王斌,乔妍,等.香茅叶挥发油的化学成分及其体外抗氧化活性[J].中成药,2016,38(4)：841

赵明,黄淑蕾,王丹,等.东北岩高兰中查耳酮类化学成分研究[J].中草药,2016,47(24)：4318

赵强,刘敬,赵海福.CO_2超临界萃取秃疮花挥发油及GC-MS分析[J].通化师范学院学报,2016,37(1)：57

赵玉美,罗建蓉,何文姬,等.乔松松塔中两个新松香烷型二萜化合物[J].中药材,2016,39(6)：1283

赵泽青,苏艳芳,黄雄.莛子藨地上部分1个新的环烯

醚萜[J].中草药,2016,47(8):1265

郑家欢,吴观健,吴岳滨,等.GC-MS分析金钗石斛花挥发油成分[J].中药材,2016,39(8):1797

郑凯凯,赵圆圆,袁谱龙,等.蛇足石杉中非生物碱类化学成分研究[J].中草药,2016,47(1):15

郑伟,岳跃栋,龚亚君,等.双斑獐牙菜的化学成分研究[J].中草药,2016,47(9):1468

智亚楠,陈月华,陈利军,等.白苏挥发油化学组分的GC-MS分析[J].信阳农林学院学报,2016,26(3):114

钟颖.对疏毛吴茱萸果实挥发油的成分进行气相色谱-质谱分析的结果探讨[J].当代医药论丛,2016,14(13):27

周彪,万传星.甘草地上部分化学成分研究[J].中草药,2016,47(1):21

朱缨,谈如蓝,吴芝园,等.山东产蛇床子挥发油化学成分研究[J].中国药业,2016,25(11):31

邹辉,徐康平,易美玲,等.翠云草中1个新的双黄酮类化合物[J].中草药,2016,47(9):1477

左月明,徐元利,张忠立,等.肺形草化学成分研究(Ⅱ)[J].中药材,2016,39(3):552

学术进展

（四）中药药剂

【概　述】

2016 年，中药药剂领域有 2 000 余篇专业文献的研究报道，主要涉及中药制药技术与中药制剂制备。这些研究成果，有助于提升中药制药的技术水平，保证中药制剂的质量与疗效；集中反映了中药制药研究的重点与热点，预示着中药药剂学发展的现状与趋势。

1. 中药制药技术的研究

中药制药技术的研究，包括中药制药的前处理技术与中药制剂技术。

（1）超微粉碎　丁志平等采用正交试验对桃仁的超微粉碎工艺进行优选。结果，糊精用量和粉碎时间对粉末流动性、平均粒径 D_{50}、苦杏仁苷含量的影响有差异。最佳低温振动粉碎工艺为糊精加入比例 1：1（糊精：桃仁），粉碎温度 −10 ℃，粉碎时间 45 min。韩雪等采用单因素结合正交试验优化破壁浸提精制冠心颗粒的最优工艺。结果，最佳工艺为药材粉碎至 D_{50} 为 14 μm 左右，加入 8 倍量水，在 60 ℃ 条件下浸提 3 次，10 min/次。翟文等以湿法球磨粉碎为制备方法，将丹参中的脂溶性和水溶性有效成分共微粉化，制备得到了适用于肺部吸入给药的丹酚酸-丹参酮复合微粉。结果，最优制备工艺条件下得到的丹酚酸-丹参酮复合微粉粒径分布均一，D_{50} 为 2.33 μm，1～5 μm 体积分数为 80.82%，休止角为（50.60±1.13）°，临界相对湿度约为 77%，共微粉化使药物微粒的粒径显著减小，药物的无定形物稍有增加，对粉体的流动性、吸湿性无显著影响，得到适于吸入的丹酚酸-丹参酮

复合微粉。张爱丽等以超微粉的粒径 D_{50} 为中心复合法为考察指标优化海螵蛸气流超微粉碎工艺。结果，最佳粉碎工艺为粉碎压力 0.77 MPa，进料压力 0.62 MPa，螺旋进料速度 227.0 r/min；超微粉的 D_{50} 6.60 μm，明显小于普通粉，超微粉的 S/V 12 231.49 m²/cm³，明显大于普通粉。

（2）提取　①超声提取：卫阳飞等采用响应面分析法优化窄叶鲜卑花叶的超声提取工艺。结果，最优提取工艺为浸泡时间 2 h，乙醇体积分数 72.7%，液料比 32：1，提取温度 53 ℃，提取时间 1.6 h，齐墩果酸平均提取率为 14.03 mg/g，熊果酸为 0.98 mg/g。张建海等采用响应面法优化巫山淫羊藿中朝藿定 C 和淫羊藿苷的超声辅助提取工艺。结果，最佳提取工艺为乙醇体积分数 73%、超声提取时间 22 min、料液比为 1：32，巫山淫羊藿中朝藿定 C 和淫羊藿苷得率分别为（15.90±0.12）% 和（0.75±0.05）%，该提取工艺能够提高巫山淫羊藿中朝藿定 C 和淫羊藿苷的提取率。王正宽等在中试规模下以 Box-Behnken 法优化小青龙颗粒超声提取的最佳条件。结果，最佳工艺为超声功率 600 W，液固比 10：1，提取 31 min，在此条件下小青龙颗粒提取率为 85.87%。刘梦迪等采用单因素实验法及 Box-Benhken 响应面法优化天冬中皂苷的超声提取工艺。结果，最佳提取条件为，乙醇浓度为 48%，液料比为 50 ml/g，超声时间为 61 min，天冬皂苷的含量平均值为 5.07%。罗琥捷等建立并优化陈皮中黄酮类有效成分的超声提取工艺。结果，超声法提取陈皮中橙皮苷的平均含量为 2.83%，提取陈皮中川陈皮素的平均含量为 0.46%，该方法提取率明显高于索氏提取法（《中国药典》2015 年版法）。兰艳素等以广豆根为原料，利用星

点设计-响应面法研究其中总黄酮的超声提取工艺,结果,最佳工艺为,乙醇体积分数80%,提取时间30 min,液料比20:1(ml/g),在此条件下,黄酮得率为12.71 mg/g。王琦等利用单因素考察与正交试验优选香茅多糖的最佳超声提取条件。结果,最佳工艺为40倍量的水,提取时间为30 min,超声频率为100 kHz,提取香茅多糖得率为6.49%。徐晓勇等采用响应面法优化雷公藤的超声提取工艺。结果,最优工艺为超声功率400 W,粉碎粒度30目,提取时间40 min,总三萜和去甲泽拉木醛提取率分别为(1.28±0.03)%和(0.52±0.01)%。张霞忠等采用中心组合设计优化超声提取柠檬的柠檬苦素。结果,最佳条件为液固比17:1,70%乙醇,提取时间33 min,提取温度50℃,平均提取率达0.46 mg/g。②微波提取:王月亮等优化石菖蒲挥发油无溶剂微波提取法的工艺条件。结果,石菖蒲中主要挥发性成分为α-细辛醚、β-细辛醚和γ-细辛醚,在无溶剂微波提取法的百分比为4.12%、55.11%和10.54%,而水蒸气蒸馏提取法则分别为5.39%、47.03%和9.15%。无溶剂微波法提取挥发油0.24 ml,耗时5 min,得α-细辛醚提取量为31.99 mg;水蒸气蒸馏法提取挥发油0.18 ml,需要1 h,得α-细辛醚提取量为29.09 mg。王正宽等在中试规模下比较小青龙颗粒的微波、超声提取工艺。结果,微波提取最佳条件为微波功率4 kW,提取时间15 min,液料比10:1,综合评价91.8%;超声提取最佳条件为超声功率550 W,提取时间30 min,液料比10:1,综合评价86.7%,小青龙颗粒微波提取工艺的提取效果优于超声提取工艺。粟敏等研究多花黄精多糖的离子液体-微波辅助提取的工艺。结果,最佳工艺为多花黄精除杂后的粉末加入0.6 mol/L的离子液体,微波功率320 W,提取125 s,提取率为12.79%。廖启元等研究微波协助提取光慈姑多糖的提取条件。结果,最佳提取工艺为,微波功率660 W,液料比8.7:1,处理时间13.1 min,光慈姑多糖提取率理论最大值可为10.34%。③酶提取:

张雪等采用单因素试验结合响应面法优化纤维素酶提取泽泻多糖的工艺。结果最佳工艺为,料液比1:20(g/ml),酶用量为0.4%,酶解温度为40℃,酶解时间为120 min,pH为4.5,物料粒度为80~100目。泽泻多糖的提取率高达18.89%,是传统水提多糖得率的3.96倍。张新国等采用单因素及正交试验筛选复合酶提取工艺。结果,提取的最佳复合酶为纤维素酶和异淀粉酶的复合,黄芩素含量为84.6 mg/g,比不加酶提取黄芩素提取率提高约3倍,比单一纤维素酶提取黄芩素提取率提高1.5倍。张辰露等采用Box-Behnken响应面法优化纤维素酶提取紫苏叶挥发油工艺。结果,最佳条件为酶用量0.45%,酶解温度53.94℃,酶解pH4.81,挥发油得率0.63%,比对照实验提高了40%。酶解工艺对挥发油成分组成及比例无显著影响。李悦等利用正交试验优选蜗牛酶降解茯苓多糖的反应条件。结果表明,优选茯苓多糖的降解条件为pH6,加酶率1.8%,固液比1:20,酶解温度40℃,酶解时间5h,茯苓多糖降解率为40.2%;与传统的水提醇沉法比较,得率提高65%以上。金湛等采用Box-Behnken中心组合设计建立数学模型,优化红花中脱水红花黄色素B的酶解提取工艺。结果,最佳条件为果胶酶用量0.4%,酶解温度49℃,酶解时间40 min,酶解pH5.2,提取率0.25%。④超临界CO_2萃取:李兆慧等采用响应面法优化红豆杉枝叶紫杉烷类萃余物中黄酮类物质的超临界流体萃取工艺。结果,优化工艺条件为萃取时间2.2 h,萃取温度46.4℃,萃取压力22.6 MPa,夹带剂乙醇浓度80.7%,紫杉黄酮及单体组分提取率的综合评分为98.75。叶菊等研究藏药蓝花荆芥中脂溶性化学成分的超临界CO_2最佳萃取工艺条件。结果最佳萃取工艺为,萃取压力26 MPa,温度35℃,萃取时间150 min。康淑荷等采用正交试验优化超临界CO_2萃取青藏金莲花挥发油的工艺。结果,各因素对得率的影响依次为压力>时间>药材粒度>温度,最佳条件为压力25 MPa,温度50℃,时间

1.5 h,药材粒度 10 目,青藏金莲花挥发油得率为 2.71%。王友凤等研究丁姜和胃贴膏组方药物挥发性成分超临界 CO_2 提取工艺。结果,最佳条件为萃取温度 46 ℃,萃取压力 35 MPa,萃取时间 2.5 h,此条件下萃取率为 3.92%,丁香酚含量为 28.67 ml/g。林辉等优选丹参饮中脂溶性成分超临界 CO_2 提取的工艺。结果,优选工艺为提取压力 30 MPa、提取温度 45 ℃、提取时间 2.5 h。在此条件下,提取物中乙酸龙脑酯、隐丹参酮、丹参酮 II_A 含量的综合评分为 91.93。⑤闪式提取:徐向君等研究利用闪式提取法从甘草渣中快速提取甘草黄酮类化合物。结果,优化的条件为 90%乙醇,料液比(g/ml)1:40,提取时间 3 min,转速 16 000 r/min,从 90 mg 甘草总黄酮中分离得到 35.71 mg 甘草苷,纯度可达到 94.7%,收率为 87.8%。王宇亮等在单因素试验结合响应面法优化闪式提取糖槭叶总多糖的工艺。结果,当料液比为 1:21.40,提取时间 81.68 s,提取电压 152.23 V 时,糖槭叶总多糖的提取率最高,可达到 6.27%。韦迎春等采用单因素结合 Box-Behnken 试验设计和响应面分析方法,优化闪式提取泽泻的工艺。结果,最佳工艺 80%乙醇,液料比 12:1,提取 4 次,提取时间 114 s/次。郭殷锐等用正交试验优选吴茱萸药材闪式提取工艺。结果,最佳闪提工艺条件为,提取电压 40 V,提取时间 3 min,乙醇浓度体积分数 75%和料液比 1:20。程振玉等采用单因素试验结合 Box-Behnken 响应面法,对组织破碎提取龙胆苦的提取工艺进行优化。结果,最佳条件为药材粒径 80 目,料液比 1:30,电压 150 V,乙醇体积分数 70%,提取时间 35 s。该工艺快速高效,可显著缩短提取时间龙胆苦苷的提取率达到 5.37%。⑥逆流提取:滕腾等采用正交试验优化罐组式动态逆流提取酸枣仁总皂苷的工艺。结果,优化提取条件为 70%乙醇,提取温度 70 ℃,提取时间 30 min,溶剂倍量 8 ml/g。此条件下提取的酸枣仁总皂苷含量为 0.91 mg/g。朱盼等采用正交试验优选活血消瘰片三罐动态逆流

的提取工艺。结果,最佳工艺为药材粉碎成粗粉粒度,料液比 1:8(g/ml),单级提取时间为 45 min,提取温度为 90 ℃,有效成分转移率达到 90.17%,干膏得率为 26.74%。张菊等采用正交试验优选康爱保生丸连续逆流提取工艺。结果,最佳工艺为料液比每级 1:4,酒精浓度 70%,提取时间 30 min。⑦减压内部沸腾法提取:田茜等研究减压内部沸腾法提取黄柏中盐酸小檗碱的工艺。结果,最佳工艺为药材细粉加入 55%的乙醇溶液 60 ml,解吸 30 min,加入 60 ℃的水 150 ml,减压提取真空度为 0.06 MPa,水浴温度 60 ℃,提取时间 10 min,提取 2 次,减压内部沸腾法提取黄柏中盐酸小檗碱提取效果优于乙醇回流提取法。冉建明等优化解吸-减压内部沸腾法提取黄芩苷的工艺。结果,最佳工艺为药材粗粉加入 2.5 倍 70%乙醇溶液,解吸 30 min,再加入 15 倍 50 ℃热水,提取压力-0.04 MPa,提取温度 50 ℃,提取时间 10 min,提取 2 次,该方法提取效果优于水煎煮提取法、乙醇回流提取法。杨军宣等研究减压内部沸腾法提取黄精中多糖类成分的工艺参数。结果,最佳工艺为以 60%乙醇溶液为解吸液,解吸 30 min,提取压力-0.074 MPa,提取温度 75 ℃,液料比 14:1,提取时间 8 min,提取 2 次,该方法提取效果优于传统提取方法。

(3)分离纯化 ①絮凝纯化:胡晓飞等采用星点设计-效应面法优化祛瘀消瘰颗粒水提液的羧甲基壳聚糖絮凝工艺。结果,最佳工艺为药液质量浓度 0.73 g/ml,絮凝温度 53.92 ℃,羧甲基壳聚糖加入量 14.12 ml/100 ml 药液,芍药苷保留率 94.54%,沉降率 15.45%。张林等采用正交试验优选银马口服液的壳聚糖澄清工艺,结果,最佳工艺条件为调节 pH4.5,壳聚糖用量 0.1%,搅拌时间 10 min,40 ℃水浴加热 2 h,4 ℃冷藏静置 12 h;绿原酸质量浓度 0.085 5 g/L,固含量 6.60 g/L,浊度 9.967 NTU,80.9%的微粒平均粒径 1.170 μm。伍旭明等利用响应面设计法优化壳聚糖絮凝纯化白芍水提液工艺。结果,最佳絮凝工艺为壳聚糖加入量为 2.5 ml/g,

在温度 48 ℃条件下处理 1 h。杜艳娇等采用正交试验优选壳聚糖精制补肾养血颗粒水提液的工艺。结果,最佳絮凝工艺为药液浓度为 0.4 g/ml,絮凝温度为 40 ℃,壳聚糖加入量为 0.1%。②膜分离:宋晓春等研究超滤-纳滤集成技术用于当归水提取液的纯化和浓缩。结果,当归水提液最佳超滤工艺为膜孔径 50 nm,滤过压强 0.10 MPa,滤过温度 50 ℃;阿魏酸保留率＞90%,当归水提液纳滤浓缩工艺为膜截留相对分子质量 200 Da,滤过温度 45 ℃;阿魏酸泄漏率 0.1%。徐益清等探讨复方板蓝根利咽颗粒水提液有效成分群在不同孔径陶瓷膜分离过程中的动态迁移规律。在 200 nm 陶瓷膜分离过程中,其 6 种有效成分的动态迁移率波动范围在 71%～104%,平均迁移率 85%,膜滤通量衰减较小,稳定通量在 426～340 L·m^{-2}·h^{-1},固含物去除率 21.0%;在 50 nm 陶瓷膜中,6 种有效成分的动态迁移率波动范围在 83%～107%,平均迁移率 83%,膜滤通量衰减较大,稳定通量在 258～228 L·m^{-2}·h^{-1},固含物去除率 23.9%。汪荔等将传统工艺与膜分离技术联用对马齿苋多糖进行分离纯化。结果表明,合适的微滤超滤膜联用可以达到纯化马齿苋多糖的目的。③大孔吸附树脂纯化:凌运妮等优选大孔树脂富集川芎中的苯酞类活性成分洋川芎内酯Ⅰ的工艺。结果,筛选的 6 种大孔树脂中,HPD100 树脂对洋川芎内酯Ⅰ有较好富集作用;上样浓度 1 g 原药材/ml,上样量 3 ml/g 湿树脂,静态吸附时间 2 h,树脂床径高比 1∶6,水洗脱至洗脱液近无色后,进而用 6 倍树脂床体积的 40%乙醇(V/V)进行解吸附,洗脱流速为 2～4 倍树脂床体积/h,收集洗脱液。在优选的工艺条件下,所得产物中洋川芎内酯Ⅰ含量可达 8.0%,比处理前提高了 13.3 倍,回收率为 72%。张瑜等优选大孔吸附树脂分离纯化金银花中环烯醚萜苷类成分。结果,选择 H-103 型大孔树脂,上样液质量浓度 100 g/L,吸附流速 2.0 BV/h,上样量 2.5 BV,吸附后加水 2.5 BV 和 30%乙醇 3 BV 洗

脱,洗脱流速 2.0 BV/h,总环烯醚萜苷的洗脱率达 90.0%,浸膏中总环烯醚萜苷质量分数达 25.6%。孙政华等优化大孔吸附树脂纯化富集藏药五脉绿绒蒿中总生物碱的工艺。结果,AB-8 型树脂对五脉绿绒蒿总生物碱的吸附解吸性能最好,比吸附量 44.15 g/g,吸附率 86.74%,解吸率 91.39%,静态吸附和解吸时间分别为 8 和 10 h,所得干浸膏中五脉绿绒蒿总生物碱纯度提高了 2.39 倍,回收率为 79.88%。黄仁杰等筛选最佳大孔吸附树脂分离纯化蛇葡萄素的工艺。结果,优选 SP700 型大孔吸附树脂为最佳型号树脂,确定径高比为 1∶10,上样浓度为 5 mg/ml,上样体积为 4 BV,上样速度为 1 BV/h,以 2 BV/h 的流速分别用水(7 BV)、10%乙醇(8 BV)、20%乙醇(11 BV)进行动态洗脱,最终获得质量分数达 95.5%的蛇葡萄素。于宁等优选大孔吸附树脂分离纯化香青兰提取液的工艺。结果,HPD600 型大孔树脂宜于香青兰提取液的纯化,最佳纯化工艺参数为香青兰提取液质量浓度为 80 mg/ml,柱径高比为 1∶9,上样量为生药 0.32 g/ml 树脂,上样体积流量 1.5 BV/h,吸附时间 12 h,水除杂用量 4 BV,洗脱溶剂 70%乙醇,洗脱体积 6BV,洗脱体积流量 1.5 BV/h,纯化后总黄酮、田蓟苷、木犀草素-7-O-β-D-葡萄糖醛酸苷和迷迭香酸的质量分数分别达到 53%、5.5%、4.7%和 2.5%以上。兰艳素等优选大孔树脂对广豆根总黄酮的纯化工艺。结果,最优工艺条件为上样液 pH 为 5.5,用 8 BV 0.5 mg/ml 总黄酮样品溶液,以 2 BV/h体积流量上样,吸附完全后,用 2 BV 蒸馏水淋洗,4 BV 80%乙醇溶液洗脱,纯化后总黄酮质量分数为 67.3%。

(4)包合物制备 王月亮等采用星点设计-效应面法优化石菖蒲挥发油羟丙基-β-环糊精包合物的制备工艺。结果,最佳包合工艺为包合时间 3.85 h,包合温度 30.06 ℃,羟丙基-β-环糊精与石菖蒲挥发油投料比 8.69∶1,挥发油包合率79.74%,包合物得率 87.47%,包合物中 α-细辛醚质量分数

2.27 mg/g。黄秋艳等采用饱和水溶液法制备苍艾混合挥发油的羟丙基-β-环糊精包合物,并用正交试验优选包合工艺条件。结果,最佳包合工艺为挥发油与羟丙基-β-环糊精投料比为 1:15(ml:g),包合温度 40 ℃,搅拌时间 3 h。张艳军等采用正交试验优化饱和水溶液法制备 β-环糊精包合连翘、薄荷混合挥发油的工艺。结果,最佳制备工艺条件为挥发油与 β-环糊精的配比 1:8,包合温度 55 ℃,包合时间 3 h。李曦等采用搅拌-冷冻干燥法制备降香油-羟丙基-β-环糊精包合物,并用星点设计-效应面法对其工艺进行优化。结果,以体积分数 5% 乙醇为包合溶媒,搅拌速度 500 r/min,主客体投料比 33:1,包合温度 42 ℃,包合时间 2.5 h 为最佳制备工艺。

(5) 固体分散体制备 浦益琼等采用溶剂-熔融法和溶剂法制备茜草总醌固体分散体。结果,最佳处方为聚乙烯吡咯烷酮 S-630-茜草总醌提取物(5:1),所得产物在 1% 十二烷基硫酸钠中的溶解度 285.39 mg/L,为原料的 3.6 倍;60 min 体外累积溶出度 66.37%,约为原料的 2 倍,该固体分散体性状良好,较好地改善了茜草总醌的溶解度。何黎黎等以介孔二氧化硅纳米粒为载体,采用聚合法制备姜黄素-介孔二氧化硅纳米粒固体分散体。结果,所制备的介孔二氧化硅纳米粒平均孔径为 2.74 nm,姜黄素分散于孔道内。当姜黄素与介孔二氧化硅纳米粒质量比为 1:4 时,药物累积溶出率和溶解度改善效果最佳。时念秋等利用冷冻干燥法、共沉淀法和微波淬冷法等不同工艺制备姜黄素固体分散体。结果,各工艺所得固体分散体内部药物以微晶形式存在,微波淬冷法比其他方法能更显著地改善姜黄素的溶出及溶解度。吕志阳等应用热熔挤出技术制备难溶性药物银杏总内酯固体分散体。结果,以共聚维酮 S-630 为载体制备的银杏总内酯固体分散体药物溶出效果最佳,在 0.1 mol/L 的盐酸溶出介质中 5 min 的银杏内酯 B 累计溶出达到 92%,明显高于物理混合物(1 h 时仅有 88%)。

(6) 脂质体 李菲等采用单因素考察法优化叔丁醇-水共溶剂体系冻干法制备多西紫杉醇脂质体制剂的处方工艺。结果最佳处方工艺为,叔丁醇:水=50:50,糖脂比 5:1,药脂比 1:10,温度 60 ℃,脂质体平均包封率(88.45±63)%,平均粒径263 nm,脂质体体外持续释药48 h。王立英等采用 Box-Behnken 设计优化藤黄酸长循环脂质体制备工艺。结果,优化的最优处方为胆固醇 444 mg、蛋黄磷脂酰胆碱 1 823 mg 和二硬脂酰基磷脂酰乙醇胺-聚乙二醇 705 mg,脂质体包封达到 92.3%;体外释放结果显示其可以平缓释放且具有长效作用,在 15 d 内储存稳定;脂质体中藤黄酸的体内半衰期为 9.97 h,是藤黄酸的 4.43 倍;脂质体中藤黄酸的 AUC_{0-24h} 为 22.55 μg·h·ml^{-1},是藤黄酸的 4.73 倍。康玉霞等采用薄膜分散法制备姜黄素纳米脂质载体,以单因素和正交试验法优化处方和制备工艺。结果,最优条件为投药量 10 mg,固液比 2:5,超声时间 6 min,磷酸缓冲溶液 pH 值 6.5。阙慧卿等采用高压均质法制备雷公藤内酯醇纳米脂质体(TP-NLS),并优化其处方及制备工艺。结果,最优处方为,按制备 600 ml TP-NLS 溶液,所取脂类基质 a 为 1.2 g,b 为 0.2 g,泊洛沙姆 188 的用量为 1.3 g,均质压力 70 MPa,均质乳匀 15 min。制备的 TP-NLS 溶液外观好,平均包封率为 83.52%,平均粒径 117 nm,置于 4 ℃,避光环境下保存 30 d,包封率、粒径、电位等基本保持不变,稳定性良好。刘碧林等采用星点设计-效应面法筛选姜黄素正负离子纳米结构脂质载体最佳处方。结果,按最优处方制备的姜黄素正负离子纳米结构脂质载体包封率为(94.38±2.67)%,脂质载药量为(6.93±0.39)%,平均粒径为(235.9±9.6)nm。赵宁等用薄膜分散法制备苦参碱纳米柔性脂质体。结果,苦参碱纳米柔性脂质体的外观为椭球形或圆球形,粒径为 219.2 nm,包封率(80.48±1.82)%,是普通脂质体的 1.58 倍。

2. 中药制剂制备

中药制剂制备的研究,包括中药常用制剂和中药新型递药系统的制备。

(1) 注射剂 姜国志等研究北柴胡不同药用部位及制备工艺对柴胡注射液质量的影响,为该制剂的临床安全应用提供参考。结果,北柴胡不同药用部位对特征图谱判定的结果影响不大,但不同色谱峰之间的比例存在明显差异;不同制备工艺对特征图谱的影响非常明显;采用正常工艺制备的样品均未检测出糠醛,非正常工艺的样品>80%含有糠醛,而不同药用部位对柴胡注射液的质量影响比较小。说明目前的法定质量标准不能够有效地控制产品质量,需对不同药用部位生产的柴胡注射液加以控制,以保证产品质量。赵跃东等采用现行颁部标准制备黄芪注射液,测定制备过程中成分的变化进行动态分析。结果,精确测定了黄芪注射液的不同操作处理后固体量,第3次水提液含量仅为6.1%;HPLC图谱显示12号峰在醇沉第2次后含量明显减少。李存玉等采用充氮-纳滤耦合技术优化消癌平注射液的提取浓缩工艺。结果,充氮提取后,绿原酸及总酚酸的含有量分别提高了 33.68%和22.22%;纳滤浓缩后,两者分别提高了174.73%和97.42%。金云峰等比较3种非离子型表面活性剂聚山梨酯80、泊洛沙姆188、聚乙二醇400(PEG400)对清开灵注射液中3种难溶性成分黄芩苷、胆酸、猪去氧胆酸的增溶效果。

(2) 滴丸剂 郑娟等采用正交试验优化肝能滴丸(波棱瓜子总木脂素)的纳米混悬剂的制备工艺。结果最佳制备工艺条件为,PEG4000 与PEG6000 比例4:5,药物与基质比例1:9,药液温度 90 ℃,滴速 40 滴/min,冷凝液温度 4 ℃,滴距9 cm,肝能滴丸纳米混悬剂的含有量均匀度为7.04%,在90 d内粒径无明显变化,形态稳定。王冬等采用单因素试验和正交试验优化哮喘滴丸成型工艺。结果,优选的成型工艺为,将制得的稠膏和干膏粉末加入到2倍量80 ℃熔融状态的PEG4000中,搅拌均匀,滴入10 ℃二甲基硅油350中,制成滴丸。周凡等采用正交试验优选蔷薇红景天滴丸

成型工艺。结果最佳制备工艺为,药物与基质配比为1:3,PEG4000 与 PEG6000 的配比为1:1,药液温度 70～80 ℃,滴速 20 d/min,冷凝剂温度为−5～0 ℃。杨培民等优选重楼克感滴丸的提取工艺。结果,优选的提取工艺为加 7 倍量 70%乙醇,回流提取 3 次,1.5 h/次。

(3) 片剂 林启凤等采用 3D 打印技术制备速效救心口崩片。结果,通过计算机终端设置 3D 打印成型参数为,喷涂半径 8.5 mm,喷涂层高 0.1 mm;喷涂层数 14 层;喷涂数量 30 片,制得的速效救心口崩片的平均片质量为 0.221 6 g,平均硬度为3.89 N,平均崩解时间为 43.3 s,每片含川芎以阿魏酸计均不低于 75 μg。喻樊等研究白藜芦醇口崩片制备工艺。结果,最佳处方为白藜芦醇 50 mg(22.5%)、微晶纤维素 PH-101(MCC)63.5 mg(28.6%)、交联聚维酮(PVPP)18.6 mg(8.4%)、低取代羟丙基纤维素(L-HPC)10 mg(4.5%)、甘露醇78 mg(35.1%)、硬脂酸镁 2 mg(0.9%),制备的白藜芦醇口崩片崩解时限合格,10 min 白藜芦醇可溶出 90%以上。曹苗苗等研究补骨咀嚼片的制备及其处方工艺,采用模糊数学评价法和响应面法优化填充剂和矫味剂用量。结果,最优处方(1 000 片)为,杜仲 333.3 g,骨碎补 166.7 g,D-氨基葡萄糖盐酸盐 250.0 g,硫酸软骨素 33.3 g,柠檬酸钙 250.0 g,甘露醇 204.2 g,木糖醇 58.3 g,乳糖 52.5 g,阿斯巴甜2.9 g,硬脂酸镁 9.1 g,制粒润湿剂为 95%乙醇。牟婵等研究复方淫羊藿咀嚼片湿法制粒压片的成型工艺。结果,采用乳糖:甘赤藓糖醇:甘露醇(1:0.6:0.55)为赋形剂,0.15%三氯蔗糖为甜味剂,0.05%天然薄荷脑为矫味剂,1.5%硬脂酸镁,0.05%微粉硅胶为润滑剂,可制备出外观、口感较佳的咀嚼片。徐一等通过正交试验优选贞芪扶正泡腾片的处方。结果,最佳处方为,药粉 15%,酒石酸17.78%,NaHCO₃ 22.22%,PEG6000 11.11%,PVPP 3.5%,α-乳糖30.14%,硬脂酸镁 0.25%,以蒸馏水作为润湿剂,用酸碱分别制粒,所制成的泡

腾片符合规定。王双双等采用效应面法优选桔梗泡腾片的处方。结果,最优处方为浸膏粉37.58%,酒石酸16.70%,碳酸氢钠20.88%,甘露醇19.53%,PEG 6000 2.29%,阿司帕坦2.50%,硬脂酸镁0.52%,泡腾剂酸碱比1∶1.25,甘露醇、泡腾剂用量分别为浸膏粉用量的52%、100%,崩解时间224 s,pH5.32。关志宇等采用正交试验和单因素试验分别优化五味金色分散片的提取工艺与制剂处方。结果,最佳提取工艺为加10倍量水提取3次,90 min/次,总多酚得率6.29%,没食子酸质量398.37 mg,浸膏得率24.28%;以可压性淀粉和MCC为填充剂,交联羧甲基纤维素钠为崩解剂,微粉硅胶为润滑剂,在130 s内完全崩解并均匀分散。俞迪佳等通过正交试验优化蛇床子素固体分散片的处方。结果,最佳处方为蛇床子素固体分散体43.5%,MCC 40%,PVPP 12%,L-HPC 4%,微粉硅胶0.5%;崩解时间(80.5 ± 3.8)s,硬度(4.4 ± 0.4)kg,分散片体外释药参数T_{50}和T_d(药物溶出63.2%时间)分别为0.013、1.37 min,均明显优于原料药。固体分散片的达峰时间1.00 h,达峰浓度37.42 mg/L,药时曲线下面积43.04 mg·L^{-1}·h^{-1}。封玲等采用星点设计-效应面法优化确定祖师麻总香豆素缓释片的处方。结果,最优处方组成为祖师麻总香豆素200 mg,HPMC K4M为80 mg,乳糖60 mg,MCC 60 mg;其在2、6、12 h的体外累积释放度均值分别为31.41%、60.85%、81.56%,满足缓释片释放要求,缓释片体外释放符合Higuchi方程,释放机制为扩散和骨架溶蚀的双重机制,具有较好的缓释性能。周昌妮等采用星点设计-效应面法,优化复方葛黄微孔渗透泵片的处方。结果,最佳处方为黄连提取物75 g,葛根提取物75 mg,氯化钠72 mg,聚氧乙烯78 mg,微晶纤维素15 mg,十二烷基硫酸钠9 mg;包衣液中乙酸纤维素、PEG 400及邻苯二甲酸二丁酯的质量浓度分别为30、82、9 g/L,包衣增重8.2%;12 h内累计释放率达81.9%。

(4)经皮给药制剂 杜有财等采用正交试验优化设计一种以热熔压敏胶为基质的新型关节止痛膏贴剂。结果,基质处方为,SIS1161 60 g,液体石蜡40 g,萜烯树脂70 g,氧化锌25 g。该制剂性能优良,载药性能和黏附性能好。周艳等采用正交试验优化跌打祛风膏的基质处方。结果,最佳基质处方为,聚丙烯酸钠NP-700∶高岭土∶甘羟铝∶酒石酸=30∶30∶1∶0.3。范彬等应用Box-Behnken设计优选祖师麻凝胶膏剂的基质处方。结果,最佳基质处方为聚丙烯酸钠∶NP 700∶卡波姆940∶甘羟铝∶甘油∶高岭土∶柠檬酸=2∶0.3∶0.1∶10∶0.5∶0.1。勾怡娜等采用单因素考察及正交试验优选葛根素凝胶膏剂的基质配方。结果,最优处方为,CMC-Na∶明胶∶聚丙烯酸钠∶甘油∶葛根素∶氮酮=0.02∶4∶0.75∶3∶0.25∶0.25,不同透皮吸收促进剂的促渗效果依次为氮酮＞二甲基亚砜＞冰片;氮酮为最佳透皮促进剂,透皮速率为56.246 μg·cm^{-2}·h^{-1}。吴玉梅等采用均匀试验优选木芙蓉透皮凝胶膏剂的基质处方。结果,最佳配比为,甘油∶纯水∶聚丙烯酸钠700(NP-700)∶酒石酸∶氢氧化铝=0.645 2∶0.235 0∶0.125 6∶0.011 1∶0.005 1(质量比)。张忠伟等通过正交试验优化五妙水仙膏凝胶剂的基质处方。结果,基质处方最佳配比为,丙二醇15g,卡波姆-940 4 g,三乙醇胺3 g,甘油20 g和薄荷脑6 g。赖滢滢等采用薄膜分散法制备蛇床子素脂质体,再以卡波姆-940为基质制备脂质体凝胶剂。结果,蛇床子素脂质体凝胶剂的渗透行为符合Higuchi方程,其中24 h的皮肤累积渗透量达到172.95 g/cm^2,贮库后的皮肤累积渗透量达到210.19 g/cm^2。章烨雯等研究优化柴栀凝胶贴膏的基质配方。结果,柴栀凝胶贴膏的基质配方为,NP700∶甘羟铝∶酒石酸∶甘油∶PVP K90∶蒸馏水=9∶0.7∶0.8∶30∶5∶30.5,凝胶贴膏中栀子苷24 h体外释放(77.02 ± 3.73)%,经皮渗透速率为7.25 g·cm^{-2}·h^{-1},24 h累积渗透量为(156.22 ± 4.90)g/cm^2,按基质处方制备的柴栀凝胶贴膏具有良好的黏性,栀子苷体外释放符合一级方程,体外透皮接近零级方程。吴品昌等采用正交试验优化复方红花提取物巴布剂最佳基质配比。结果,基质质量比阿拉伯胶:CP700:CMC-Na:二氧化钛=2:2:1:0.5(质量比)为透皮释放度的最佳配比,即药物含量为50%,皮肤单位面积载药量0.35 g/cm²,吸收促进剂的量5%。王璐璐等采用均匀设计法优化确定桂芍巴布贴的处方比例。结果,最佳处方为NP-700:PVP K30:甘羟铝:EDTA-2Na:酒石酸:甘油:浸膏=8:1:0.25:0.07:0.15:25:20,酒石酸、PVP K30、NP-700、甘羟铝、甘油、EDTA-2Na是主要的影响因素。赵立建等采用星点设计-效应面法优选活血巴布膏的成型工艺。结果,基质最佳配比,NP-700:聚乙烯醇:甘油:甘羟铝:聚维酮K90:微粉硅胶:水:药膏=4.7:0.5:29.2:0.5:3:4:22.4:12.9。制备的活血巴布膏易于涂布,色泽一致,无渗漏,皮肤追随性及初黏力良好。

(5)缓释制剂 卢晓霆等通过单因素试验和正交试验研究玉米多孔淀粉为芯材载体复合凝聚法制备葡萄多酚微胶囊。结果,优选的最佳工艺为25 mg/ml葡萄多酚溶液10 ml,玉米多孔淀粉用量1.5 g,在质量浓度0.03 g/ml海藻酸钠溶液30 ml、0.01 g/ml壳聚糖溶液50 ml、0.05 g/ml氯化钙溶液50 ml、pH3.5时制得的微胶囊外观较优,粒径分布主要在600~850 μm,葡萄多酚包埋率83.2%,微胶囊产品在模拟胃液和肠液环境中具有很好的释放特性。王锐等以青藤碱为主药、乙基纤维素为囊材,通过正交试验优选乳化-溶剂挥发法制备青藤碱微囊的制备工艺。结果,最佳处方条件为囊芯与囊材比1:3,囊材浓度0.15 g/ml,搅拌时间为1 h。党云洁等在制备斑蝥素-环糊精包合物的基础上,以卡波姆和壳聚糖为生物黏附材料,制备斑蝥素多单元胃黏附缓释片。结果,以卡波姆934-壳聚糖(1:1)为黏附材料,每片黏附片的处方为斑蝥素5 mg,β-环糊精175 mg,卡波姆934 50 mg,壳聚糖50 mg,PVPP 80 mg,硬脂酸镁4 mg。斑蝥素胃黏附缓释片在体外3 h时释放度25%~35%,12 h时释放度85%,8 h后制剂依然黏附在Wistar大鼠的胃黏膜表面,Beagle犬口服片剂后,药物在体内可缓慢持久释放,相对生物利用度172%。李本俊等以刺槐花总黄酮的释放度为考察指标,采用单因素试验筛选刺槐花总黄酮缓释片的最佳配方。结果,最佳配方为HPMC-K4M的用量为15%,乳糖用量为15%,聚乙烯吡咯烷酮的用量为4%,MCC的用量为20%。按此配方制成的缓释片2 h,平均累积释药量约为30%,6 h平均累积释药量约为65%,12 h平均累积释药量超过90%。高秀蓉等采用流化床包衣技术将丹参水溶性提取物制备成膜控型12 h缓释微丸。结果,最终确定缓释衣膜中DEP用量为20%,十二烷基硫酸钠用量为0.5%,包衣增重为30%;包衣微丸释放模型接近零级方程,与载药素丸相比,具有明显的缓释效果。

(6)结肠定位制剂 李菲等研究制备时间控制型冬凌草甲素结肠定位柱塞型脉冲释药胶囊。采用灌注法制备非渗透性囊体,粉末直接压片法压制柱塞片,以PEG6000和PEG4000为基质,制备冬凌草甲素滴丸,用柱塞片将滴丸密封于非渗透性囊体内,制备脉冲释药胶囊。结果,冬凌草甲素结肠定位柱塞型脉冲释药胶囊在体外呈明显的脉冲释放,当缓释骨架材料HPMC K15M:乳糖=1:8时,可达到结肠定位所需的5~6 h释药时滞。刘喜纲等制备具有部分结肠定位释药特征的三黄分散片。结果,优化的制备工艺为黄芩苷、盐酸小檗碱与一定比例的辅料加HPMC水溶液制粒,大黄蒽醌与辅料用含2.35% Eudragit L100、4.65% Eudragit S100和7.0% PEG6000的70%乙醇溶液制粒,两种颗粒混匀后加入微粉硅胶,压片。黄芩苷和盐酸小檗碱在0.05%十二烷基硫酸钠水溶液中45 min时,溶出度均大于80%,大黄蒽醌可在结肠部分释放。茹庆国等采用离子交联法制备当归超临界提取物丸芯,采用 Box-Behnken 试验设计和响应面分析法对载药丸芯的处方进行优化,并优选当归超临界提取物结肠定位微丸的包衣工艺及处方并评价其结肠靶向性。结果,确定最佳的丸芯制备工艺为3%果胶,果胶与卵磷脂比为4∶1,果胶药物比为4∶5,4%的醋酸锌溶液为交联剂,混匀温度35℃,交联温度35℃,交联时间30 min;包衣工艺为包衣材料为尤特奇 FS30D,包衣材料 1.5%的柠檬酸三乙酯和聚氧乙烯脱水山梨醇单油酸酯,包衣材料 1.2%的单硬脂酸甘油酯,包衣增重15%。最优工艺制备的当归超临界提取物结肠定位微丸在人工胃液中2 h 几乎无释放,人工小肠液中4 h 释放小于20%,人工结肠液中6 h 释放大于90%。秦永丽等采用挤出-滚圆法及流化床包衣法研究制备黄芪多糖 pH 依赖-时滞性结肠靶向微丸的制备工艺,并用响应面优化法筛选最佳制备工艺条件。结果,丸芯组成为黄芪多糖药粉∶微晶纤维素∶微粉硅胶∶交联羧甲基纤维素钠=25∶15∶8∶2,水为润湿剂挤出滚圆成丸,挤出速率为 60 r/min,滚圆速率为 1400 r/min,滚圆时间为 4 min,最佳流化床包衣条件是风机频率为29.50 Hz,喷枪压力为 0.70 kg/cm²,包衣流速为3.00 ml/min,包衣增重为15%。微丸在人工胃液中2 h 释放度为0%,在人工小肠液中3 h 释放度<5%,在人工结肠液中2 h 释放完全。张丹参等优化制备 pH 依赖-酶触型大黄结肠靶向微丸。结果,以2%海藻酸钠-果胶溶液、0.7%壳聚糖溶液、1%CaCl₂溶液、pH6.0 的壳聚糖-CaCl₂溶液,投药量4∶1(大黄-辅料)的处方制备丸芯,肠溶包衣增重30%,得包衣微丸。该微丸在人工胃液2 h 和小肠液3 h 的累积释放率分别为2.01%和8.72%,在人工结肠液中4 h 累积释放率为92.58%。刘天易等采用正交试验法优选微丸的挤出-滚圆法制备工艺参数;采用流化床进行微丸包衣;采用单因素法考察包衣液处方;以重楼皂苷Ⅰ、重楼皂苷Ⅱ为指标,进行体外释放性能评价。结果,挤出-滚圆法制备

pH 值依赖型重茋结肠靶向微丸的最佳工艺参数为挤出速率为 60 r/min,滚圆速度为 1 200 r/min,滚圆时间为 5 min;微丸包衣处方为 Eudrugit S100,增重 15%,单硬脂酸甘油酯用量 1.5%,柠檬酸三乙酯用量为 5%;该微丸在人工胃液中2 h 几乎不释放,在人工小肠液中4 h 累积释放度<10%,在人工结肠液中2 h 累积释放度>90%,具有良好的体外结肠释药特征。

(7)缓释凝胶骨架 吴先闯等采用薄膜超声分散法制备白藜芦醇固体脂质纳米粒,进一步分散于凝胶骨架片辅料中制备缓释凝胶骨架片。结果,制得的白藜芦醇固体脂质纳米缓释凝胶骨架片体外释放行为符合零级释药模型,释药机制为骨架溶蚀机制。曹伶利等采用高温乳化-低温固化制备槲皮素固体脂质纳米粒,并进一步制备成凝胶骨架缓释片,分别采用零级、一级、Higuchi 及 Ritger-Pappas 方程对槲皮素固体脂质纳米粒凝胶骨架缓释片的释药模型进行拟合。结果,槲皮素固体脂质纳米粒凝胶骨架缓释片体外释放行为符合零级释药模型,释药机制以骨架溶蚀机制为主,在 12 h 内具有良好的体外缓释作用。侯莉等采用混料设计对银杏内酯 A、B 水凝胶骨架缓释片的处方进行优化。结果,确定银杏内酯 A、B 缓释片的最优处方组成为,药物∶HPMC∶乳糖=23∶24∶53,以此比例制备的缓释片以非 Fick 模式释药,释药符合零级释放。

(8)纳米粒 薛瑞等以 PEG-PLGA 为载体,采用纳米沉淀法制备透明质酸修饰的葛根素 PEG-PLGA 纳米粒。结果,制备的载药纳米粒外观呈球形,平均粒径为88.9±2.2 nm,药量及包封率分别为6.75%、78.52%,体外释药试验表明,载药纳米粒释药缓慢,24 h 的累计释放率为65.8%。孙静等制备表没食子儿茶素没食子酸酯-壳聚糖纳米粒(EGCG-CS-NPs),利用 Box-Behnken 设计-效应面法优化 EGCG-CS-NPs 处方。结果,EGCG-CS-NPs 的最优处方为,CS 质量浓度 2.6 g/L、三聚磷

酸钠质量浓度 1.5 g/L、EGCG 质量浓度 2.7 g/L，制备的 EGCG-CS-NPs 的包封率为（85.8±3.1）%；粒径为（102.2±27.1）nm，粒径均一，呈球状；EGCG-CS-NPs 在 24 h 内平稳缓慢释药。臧巧真等采用 Box-Behnken 效应面法，优化聚山梨酯 80 修饰的 α-细辛脑长循环纳米粒的制备工艺。结果，以优化工艺条件下制备的纳米粒的平均粒径为（95.82±3.41）nm，包封率为（87.50±1.72）%，载药量为（14.44±0.81）%。用于 α-细辛脑纳米粒的工艺优化，所建立数学模型的预测性良好。杨慧等制备以壳聚糖修饰的降钙素/葛根素 PLGA 双载药纳米粒。结果，制备的双载药纳米粒外观呈椭圆形，平均粒径为（190±2.5）nm，降钙素的包封率和载药量分别为（75.7±1.15）%、（3.47±0.31）%，葛根素的包封率和载药量分别为（50.9±1.08）%、（4.68±0.19）%，体外释药具有缓释特征。张谦等选用乳化固化法制备丹参酮 I 固体脂质纳米粒。结果，制得的脂质纳米粒的平均粒径为（128±2.00）nm，包封率为（74.03±1.32）%，且理化性质稳定。

（9）微乳　王冰等采用星点设计-效应面法优选 20（S）-原人参二醇自微乳的处方组成，并通过 Q10 法在较高温度下进行加速试验，预测该制剂的有效期。结果，最佳处方为油相中油酸质量分数 84.09%，油相比例 30%，乳化剂-助乳化剂（2.58：1），载药量 102.22 mg/g，粒径 39.67 nm，10 min 药物溶出度 75.01%。制备工艺参数为混合方式为磁力搅拌，混合速度 400 r/min，混合时间 30 min，混合温度 45 ℃，Q10 法预测自微乳的室温贮存有效期约 1.51。蒋俏丽等通过 Design Expert8.06 软件进行试验设计和模型构建制备丹参多组分复合微乳，响应面数据分析优化和验证最佳处方及制备工艺。结果，最终优选出的微乳处方为肉豆蔻酸异丙酯：15-羟基硬脂酸聚乙二醇酯-二乙二醇单乙基醚（4：1）：纯化水＝13.3：31.7：55.0，此微乳粒径为（12.88±0.57）nm，丹参酮 II A 包封率为（98.00±2.26）%，丹参酮 II A 和丹酚酸 B 的载药量分别为（5.30±0.03）、（2.43±0.01）mg/g。杨露等采用单纯形网格法优选柿叶总黄酮自微乳的处方。结果，最佳处方为中链甘油三酸酯：聚氧乙烯氢化蓖麻油：二乙二醇乙基醚＝10：30：60，平均粒径、载药量分别为 32.7nm、22.42 mg/g，20 min 累积溶出度达 89.09%。

（10）微球与微丸　石森林等采用复乳化交联法制备天麻素淀粉微球，通过单因素考察和均匀设计法优化其处方工艺。结果，优化后的处方及制备工艺条件为，天麻素 2.0 g，淀粉 4.5 g，液体石蜡 100.0 ml，司盘 80 用量 3.5 g，环氧氯丙烷 5.1 ml，制备温度 40 ℃，搅拌速率 1 000 r/min。天麻素淀粉微球的平均粒径为（47.69±1.92）μm，载药量和包封率分别为（9.78±0.70）% 和（35.72±3.28）%；天麻素淀粉微球的平均滞留时间延长至（944.33±68.29）s，3 h 累积释药达 90% 以上，释药过程符合 Weibull 模型，t_{50} 为 40.08 min，t_{90} 为 245.73 min。史琛等制备一种具有"内嵌"聚乳酸羟基乙酸共聚物（PLGA）纳米粒子的复合微球。结果，所制备的复合微球粒径为 1～3 μm，处在最佳沉降粒径之间，内嵌的 PLGA 纳米粒子粒径为 189 nm，在模拟人肺部环境下，复合微球快速溶蚀，释放出单分散性良好的纳米粒子，与汉防己甲素原料药相比，复合微球具有一定的缓释性能，对肺癌 A549 细胞有更强的细胞毒性。郝巧龙等以山梨糖醇酐单油酸酯和聚山梨酯-80 为乳化剂，液体石蜡为油相，戊二醛作交联剂，采用乳化交联法制备紫花牡荆素壳聚糖微球，并优化其制备工艺和考察体外释放性质。结果，最佳制备工艺条件为，油水相比例6：1，交联时间 3 h，转速 1 400 r/min。制得的微球形态较圆整，粒径分布较为均匀，平均粒径 7.92 μm，载药量 29.20%，包封率 39.23%，该微球在 4 h 的药物累计释放率 26.75%，之后释药平缓变慢，48 h 的药物累计释放率 95%，在磷酸盐缓冲溶液（pH7.4）中的释放遵循 Higuchi 方程，具有一定的缓释作用。朱娅芳等采用正交试验优选乳化溶剂挥发法制备丹参酮ⅡA微球的高分子材料和工艺条件。结果，用左旋聚乳酸（PLLA）为材料，制备得到的丹参酮ⅡA微球的载药量和包封率显著高于其他高分子材料；最佳工艺制备的微球平均粒径为（96.95±1.7）μm，载药量为（30.43±0.04）％，包封率为（82.72±1.51）％，收率为（94.10±1.60）％。马玉花等采用O/O乳化溶剂蒸发法制备载槐定碱PLGA微球，并优化其制备工艺。结果，制得的微球圆整均匀，平均粒径（17.16±3.94）μm，包封率（66.98±0.48）％，体外突释较低，缓释12 d时的释药量达90％，缓释显著。张鹏威等采用离心造粒法考察裸花紫珠微丸制备工艺。结果，制备工艺为微晶纤维素∶药粉＝1∶1，以5％ PVP K30的60％乙醇溶液为黏合剂，主机转速为200 r/min，以5～25 r/min速度喷5％ PVP K30的60％乙醇溶液。在优化条件下采用离心造粒法可制得表面光滑、圆整度较好的微丸，微丸的收率达到85％以上。罗开沛等采用星点设计-效应面法，研究流化床法制备水飞蓟素纳米结晶微丸的最优工艺参数。结果，最优工艺参数为HPMC用量0.16％，恒流泵转速9.5 r/min，雾化压力0.12 MPa。微丸的得丸率（85.74±1.29）％，上药率（86.43±1.52）％，平均再分散粒径（251.6±3.8）nm，30 min内药物累积释放度达90％以上。

（11）敏感型凝胶剂　袁旭等制备川陈皮素微乳离子敏感型凝胶剂。结果，微乳凝胶的最优处方为，0.9％川陈皮素、0.8％中碳链三甘酯、31.5％聚氧乙烯-35-蓖麻油、10.5％ PEG 400、0.3％去乙酰结冷胶，其微乳及微乳凝胶粒径均小于50nm，pH值6.64±0.20，药物含量为8.67 mg/ml，微乳凝胶剂12 h的积累释药率为84％，且符合Higuchi方程。所制备的川陈皮素微乳凝胶剂可提高药物溶解度并具有一定的缓释特性。郝旺青等通过星点设计-效应面法优选丹参川芎嗪鼻用温敏凝胶的基质处方。结果，最优处方中泊洛沙姆407、泊洛沙姆188、PEG6000用量分别为18％、7％、1％；载药凝胶中药物12 h累积释放度为70％以上，释放曲线符合一级动力学方程。载药凝胶中盐酸川芎嗪和丹参素12 h累积渗透量分别为2 649.77、119.72 g/cm²。臧巧真等采用星点设计-效应面法优选α-细辛脑纳米粒原位凝胶的处方，以人工模拟鼻液为释放介质考察该制剂的体外释放特性。结果，最佳处方组成为21.85％泊洛沙姆407和3.8％泊洛沙姆188；胶凝温度（33.7±0.1）℃，72 h内α-细辛脑的累积释放量70.42％。敦洁宁等采用无膜溶蚀模型研究药物的释放机制，研究秦皮温敏眼用即型凝胶的体外性质、刺激性、药物释放机制及眼部消除动力学。结果，该制剂稳定性好，无刺激，药物释放主要受胶凝溶蚀控制，符合零级动力学过程，凝胶组AUC和MRT明显高于滴眼液组。黄秋艳等采用星点设计-效应面法优化苍艾油包合物-鼻用温敏原位凝胶的制备工艺。

（撰稿：陶建生　孙晓燕　审阅：俞桂新）

【中药乳剂的研究】

乳剂是指两种互不相溶的液体混合时，其中一相液体以液滴状态分散于另一相液体中形成的非均相液体分散体系。

Li X等采用高压均质法制备雷公藤内酯脂质乳剂（TP-LE），并对其进行表征和药动学研究。结果表明，TP-LE具有优良的物理化学稳定性，且其在胰腺中的$AUC_{0-60 min}$是游离TP的2.19倍；此外，TP-LE在心、肺和肾中的浓度低于游离TP组，提示TP-LE相比TP的毒性有所降低。Wang CN等以BSA-葡聚糖作为乳化剂和稳定剂，制备姜黄素乳剂。乳剂的物理稳定性和姜黄素的化学稳定性良好；药动学分析表明，与姜黄素/吐温20悬浮液相比，BSA-葡聚糖姜黄素乳剂可将小鼠的姜黄素口服生物利用度提高4.8倍。Ye J等研制了紫杉醇-胆固醇复合（PTX-CH Emul）的脂质乳剂，具有理想的粒径、高载药能力、高药物包封率和优良的稳定性；与紫杉醇乳剂（PTX Emul）和市售紫杉醇相比，PTX-CH Emul 的体外抗癌功效优异，在体内具有更高的特异性、疗效及安全性。孙婧制备了不含乙醇且性状良好的藿香正气口服乳剂，并对其制备工艺进行优化。

刘丹等制备银杏内酯组分的自微乳释药系统（GC-SMDDS），最优处方为聚山梨酯 80 与 PEG200 质量比为 4∶1，T80 和 PEG200 的总质量与 GTCC 的质量比为 9∶1，载药量为 100 mg/g，粒径小于 40nm。GC-SMDDS 于 48 h 内在常温、高温及低温状态下稳定性良好，各成分之间的释药量相似度达到 96.9％，基本达到同步释药。杨志欣等研制了三叶豆紫檀苷（Tri）磷脂复合物自微乳，采用正交试验、星点设计效应面法优化 Tri 磷脂复合物（TPC）、TPC 自微乳（TPC-SMEDDS）处方，并用 Caco-2 模型考察跨膜转运。结果表明，磷脂复合物及自微乳技术联用可以明显改善 Tri 的渗透系数，提高 Tri 跨膜转运效率，提示可提高生物利用度。刘帝灵等制备了仁术（砂仁、苍术、肉桂、丁香）微乳凝胶膏剂，最佳条件是 PVP-K90 为 0.4 g，NP-700 为 1.0 g，甘羟铝 0.08 g，甘油 6 g。结果表明，与仁术脐贴相比，微乳凝胶膏剂中桂皮醛、丁香酚的透皮吸收速率提高了 3～4 倍，24 h 累积透过率提高约 3 倍，止泻作用显著优于同浓度仁术脐贴。吴玉梅等制备雪上一枝蒿总碱微乳凝胶，处方为雪上一枝蒿总生物碱微乳 86 g，黄原胶 4 g，甘油 10 g，平均粒径 18.72 nm，多分散指数 0.663，pH6.4，微乳凝胶离心后无分层现象，放入-4 ℃和 40 ℃条件下 24 h 后，外观、性状、延展性等与放入前无明显差异，雪上一枝蒿甲素质量分数为 1.79 mg/g。余雅婷等以混合乳化剂（吐温 80/辛酸葵酸三酯甘油 1∶4）、助乳化剂无水乙醇、油相（油酸/乙基己基异壬酸酯 2∶3）、水相、泊洛沙姆 407 制备雷公藤甲素微乳凝胶，制的微乳澄清透明，稳定性等理

化性质均较好；显著提高了雷公藤甲素的经皮渗透量及透过速率。王可兴等优选紫杉醇自微乳滴丸的制备工艺。结果，最佳工艺为，自微乳与基质配比为 1∶3，滴距 15 cm，滴制温度 80 ℃，滴速 30 滴/min。优选的工艺稳定、可行，制备的紫杉醇自微乳滴丸溶出度高。许欢欢等采用滴定法制备肉苁蓉苯乙醇总苷微乳制剂。结果，所制备的微乳外观澄清透明，乳滴呈圆形或椭圆形，平均粒径 16.6 nm，pH 值为 5.1～6.9，黏度为 5.42mm²/s，离心 30 min 未见分层，微乳中松果菊苷、毛蕊花糖苷平均含量分别为 7.34、3.60 mg/ml。陈笑等采用星点设计-效应面法优化莲心总碱自微乳处方。结果，最佳处方为每 100 g 自微乳含 24.57 g 油酸乙酯、22.16 g 聚氧乙烯蓖麻油、22.16 g 吐温 80、23.70 g PEG400、7.41 g 莲心总碱。肖志偲等采用星点设计-效应面法优选甘草次酸微乳处方。结果，最优处方为聚氧乙烯 40 氢化蓖麻油∶二乙二醇单乙基醚∶油酸聚乙二醇甘油酯∶纯水 = 6.76∶2.25∶1∶14.37（质量比）；微乳含药量（3.00±0.06）mg/g，平均粒径（18.8±0.9）nm，30 ℃恒温下黏度（0.089±0.003）Pa·s，28 ℃pH 值 5.75±0.10，15 000 r/min 离心 15 min 后无分层现象。孙丹丹等制备熊果酸自微乳冻干制剂并进行体外评价。结果表明，熊果酸自微乳冻干制剂在透射电镜下成球状或类球状，平均粒径为 34.5 nm，Zeta 电位为-9.72，pH 值为 5.72，电导率为 16.2 μs/cm，折光率为 1.34，黏度为 2.4 mPa·s，冻干制剂在 6 个月内稳定性良好，与药物溶液相比，熊果酸自微乳制剂在体外具有一定缓释效果。

郭瑾等研究发现，鹅不食草油鼻用微乳温敏凝胶释药系统对大鼠鼻黏膜无明显刺激性，对主要脏器未见明显损伤，提示其应用具有安全性。宋道等研究槲皮素注射液、槲皮素亚微乳注射剂在小鼠体内的药动学过程及组织分布，发现槲皮素亚微乳剂静脉注射液能明显改变槲皮素在小鼠血浆中的药代动力学特征，并具有明显的肝、脑、脾、肾组织中

的靶向定位特征。

（撰稿：杨思彤 钱 帅 审阅：陶建生）

【中药软胶囊的研究】

软胶囊是指将油状药物、药物溶液或药物混悬液、糊状物甚至药物粉末定量压注并包封于弹性软质胶膜中而制成的固体制剂。

中药软胶囊的处方研究。陈静等以平衡溶胀量为指标，通过正交试验优选复方雪莲软胶囊胶皮处方。胶皮中柠檬酸和甘氨酸用量分别为明胶的6％和5％，甘油和山梨醇的比例为2：1时，有助于缓解崩解迟缓现象的发生。李喜香等以沉降体积比和流动性为评价指标，正交试验优选补脑软胶囊的内容物处方。最优处方以大豆油为油溶性基质，药材提取物粉末过110目筛，2％蜂蜡为助悬剂，1.0％司盘80为润湿剂。张洪娟等对独角莲软胶囊制备工艺进行优化，囊壳的处方为明胶、水、甘油，比例为1：1.2：0.8；溶胶温度为70 ℃；囊心物的最佳处方为干膏粉、大豆油、蜂蜡、大豆磷脂，比例为1：2：0.5：0.25。梁慧慧等采用正交试验优选银翘解毒软胶囊内容物处方及制备工艺。结果，以大豆油为稀释剂，药材提取物粉末过120目筛，加入5％蜂蜡、3％聚山梨酯80，制得的内容物混悬液最为稳定。刘涛等建立了穿心莲软胶囊的生产工艺以及质量控制方法。内容物处方（1 000粒）为穿心莲1 000 g、司盘80 5.5 g、蜂蜡27.5 g、大豆油422 g，囊壳处方为明胶：甘油：水＝100：40：100，HPLC分析结果表明不同批次软胶囊中脱水穿心莲内酯的量及溶出特性无明显差异。

中药软胶囊的中试放大研究。李建英研究鱼腥草软胶囊的处方工艺。结果，胶囊壳处方为明胶：甘油：纯化水＝1：0.5：0.9，添加棕氧化铁0.5％；囊芯处方为鱼腥草粉：蜂蜡：磷脂：大豆油＝20％：4.5％：2％：3.5％；软胶囊机转速

2.5 rpm，在温度20～22 ℃，相对湿度30％～35％下干燥24 h，可用于鱼腥草软胶囊的工业化生产。张小红等研究藿香正气双相胶囊中微型软胶囊的成型工艺。在挥发油中加入27.3倍的大豆油，采用全自动无缝软滴丸机在20 ℃、40％RH下，冷却液的温度控制为11 ℃，桶温为75 ℃，可作为藿香正气双相胶囊中微型软胶囊成型工艺的条件。朱孟夏等优化复方鸦胆子油软胶囊最佳处方和工艺条件，结果PEG400为分散介质，8％蜂蜡及2％大豆卵磷脂为助悬剂，制备鸦胆子油和冷冻干燥蟾皮超微粉混悬液；胶皮组成为丙三醇：水：明胶＝1：3：3，加入明胶量的0.16％对羟基苯甲酸甲酯和0.04％羟基苯甲酸丙酯作为防腐剂，胶皮厚度控制0.7 mm左右；制得的软胶囊在转笼中转动8 h，30～40 ℃干燥8～10 h。胡正芳等优选出南五味子总木脂素软胶囊内容物的最佳处方为，主药：玉米油：PEG600：1, 2-丙二醇：CMC-Na：氢化植物油：吐温80：水＝44：10：15：1：8：9：3：10，最佳制备工艺为进料口温度50 ℃，胶囊出口温度20 ℃，转篮干燥时间24 h。

中药软胶囊的质量控制研究。李莉等建立快速测定独一味软胶囊中山栀苷甲酯与8-O-乙酰基山栀苷甲酯的HPLC方法，以0.1 mol/L盐酸溶液为溶出介质时，这2种成分的溶出度具有同步性。王娟等研究阿魏海螵蛸软胶囊中阿魏酸的HPLC定量分析方法，最佳超声提取工艺为以79％甲醇为提取溶媒，溶剂用量4.2倍/粒，超声时间33 min。该方法可用于阿魏海螵蛸软胶囊的质量控制。董昕等建立赤芝孢子油软胶囊中植物脂肪酸甘油酯的HPLC-ELSD指纹图谱，标定了10个共有色谱峰，采用对照品指认了其中4个峰，与植物油的液相色谱图存在明显的差异，可为赤芝孢子油软胶囊的质量控制提供参考。董宏然等应用UPLC法建立丹七软胶囊指纹图谱，并结合UPLC-Q-TOF-MS/MS技术对其进行多成分结构鉴定。以丹酚酸B为参照物峰，确定了丹七软胶囊UPLC指纹图谱，

指定了 32 个共有峰,可作为丹七软胶囊的质量控制标准。

(撰稿:杨思彤　钱　帅　审阅:陶建生)

【纳米中药制剂的研究】

纳米中药制剂主要是采用纳米制成技术,形成的粒径小于 100 nm 的中药有效成分和部位、原药及复方制剂。

1. 纳米粒

袁宁宁等通过与硅烷偶联剂共水解缩合的方法,在介孔硅纳米粒子(MSNs)中引入数量可控的叠氮基,然后通过点击化学的方法,在 MSNs 表面引入数量可控的 PEG 链段,制备一系列 PEG 修饰的介孔硅纳米粒子(MSNs-PEG),用于负载丹参素的药物传输载体。结果表明,丹参素/MSNs-PEG 改变了丹参素药物的释放规律,能够有效延长丹参素的释放时间,并随着 PEG 接枝量的提高,能够有效控制丹参素的释放速度。戴雅吉等利用共沉淀法较为简单快速合成磁性 Fe_3O_4 纳米粒子,并用柠檬酸进行修饰;制得的磁性纳米粒平均粒径在 10 nm 左右,柠檬酸包裹厚度约 5 nm,修饰后平均粒径为 15 nm,粒子粒径和水溶性均增加,分子间引力减小,粒子分散性提高,且形貌并未改变,呈球形;紫外光谱法测定纳米磁性 Fe_3O_4 载新藤黄酸复合物的含量,发现新藤黄酸可以分子间引力与磁性 Fe_3O_4 纳米粒结合。磁性纳米 Fe_3O_4 载新藤黄酸复合物技术能够在一定程度上解决新藤黄酸药物水溶性差、生物利用度低的问题。程潜峰等研究制备的姜黄素红细胞膜纳米粒子为较规则的圆球形,平均粒径为(245.7±1.3)nm,包封率为 50.65%±1.36%,载药量为 6.27%±0.29%,具有良好的缓释特性。体外实验中,纳米粒子能够被肿瘤细胞迅速摄取,姜黄素红细胞膜纳米粒子组有显著抑制肿瘤生长的效果。唐涛等以 pH7.4 磷酸盐缓冲液为释

放介质,考察壳聚糖修饰的丹皮酚 PEG-PLGA 纳米粒的体外释药行为。结果表明,载药纳米粒经壳聚糖修饰后,Zeta 电位由负电荷转为正电荷且更加稳定,粒径略有增加。制备出的纳米粒外观呈球形,平均粒径和 Zeta 电位分别为(96.6±3.2)nm、(30.61±0.34)mV,载药量及包封率分别为 10.87% 和 79.37%。体外释药试验表明载药纳米粒 24 h 的累计释放率为 62.4%。

2. 纳米混悬液

程玲等采用探头超声联合高压均质技术制备黄芩苷纳米混悬剂,用流化床干燥法固化成纳米晶体微丸。最优包衣处方为以 Eudragit S100 为包衣材料,8% 的柠檬酸三乙酯为增塑剂,50% 的滑石粉为抗黏剂,包衣增重量为 15%。结果黄芩苷纳米晶体微丸再分散后,平均粒径为(281.90±10.56)nm,多分散指数为(0.1951±0.0432),Zeta 电位为(−31.7±2.1)mV。所制得的黄芩苷纳米晶体结肠靶向微丸在人工胃液 2 h,小肠液 4 h 中的累积释药率小于 13%,而在人工结肠液中 4 h 达 93%,具有良好的结肠靶向释药性能。刘凯等采用反溶剂沉淀法和高压均质法制备白藜芦醇纳米混悬液,冷冻干燥法进行固化。结果,确定的白藜芦醇纳米混悬液的最优处方和制备工艺为,白藜芦醇药物浓度为 2 mg/ml,稳定剂为 0.3 mg/ml 的 Soluplus 溶液,药物与 Soluplus 的比例为 1∶1.55(W/W),搅拌速度为 200 rpm 的条件下,将 2 ml 白藜芦醇乙醇溶液注入 100 ml Soluplus 溶液中,持续搅拌 5 min。白藜芦醇的纳米化促进了其体外释放。马妍妮等以超声辅助-反溶剂沉淀法制备甘草黄酮纳米混悬液,采用正交试验 $L_9(3^4)$ 优化其处方工艺。结果,最优处方为,药物浓度 20 mg/ml,稳定剂为 10 mg/ml 十二烷基磺酸钠、5 mg/ml PEG400、0.2% 聚乙烯醇,注入速度 0.5 ml/min,超声 7 min,加入 5% 乳糖作为冻干保护剂;此条件下制得的纳米结晶冻干前后粒径分别为(60.70±1.40)nm 和(108.9±1.67)nm,呈

电中性、粒径较均匀；冻干粉载药量31.04%，原料药和纳晶在pH6.8 PBS中的溶解度分别为3.41和7.37 mg/ml，2 min时溶出率为8.33%和55.91%。该纳米结晶制备工艺简便易行，可显著改善甘草黄酮的溶解度和溶出度。张明珠等采用超声注入联合旋转蒸发法制备雷公藤红素纳米混悬剂。结果表明，聚乙二醇-聚己内酯为雷公藤纳米混悬剂的优良的稳定剂，所制备的纳米混悬剂粒径为(67.1±3.0)nm，Zeta电位为(-10.4±1.45)mV，多分散性指数为0.232±0.08，近乎为球形，分布比较均匀。在磷酸缓冲液、血浆、生理盐水、5%葡萄糖中均稳定；体外缓慢释放，在144 h累积释放率达到74.04%。制备的雷公藤红素纳米混悬剂粒径小、载药量高、稳定性好，显著提高了雷公藤红素的抗肿瘤效果。刘营营等将甘草次酸、聚乙二醇-聚己内酯按质量比5∶1，以微沉淀联合高压均质的方法制成高载药量甘草次酸纳米混悬剂(GA-NSPs)。制备的GA-NSPs稳定性好，可同时满足ig和iv给药的要求。药动学研究显示，iv GA-NSPs可能更多地向肝、脾等网状内皮系统分布，利于对保肝和对肝脏疾病的治疗。

3. 纳米胶束

伏东宁等采用Box-Behnken效应面法优化制备黄芩素-聚乙二醇-15-羟基硬脂酸酯-磷脂纳米胶束黄芩素纳米胶束。结果，优化的处方为，乙醇10 ml、聚乙二醇-15-羟基硬脂酸酯50 mg/ml、磷脂20 mg/ml；制备的载药纳米胶束粒径分布均匀，平均粒径为(410±5.98)nm，Zeta电位为-(21±0.92)mV，包封率为90.38%，载药量为5.35%。李真真等以聚乙二醇-聚乳酸共聚物(PELA)和聚乙二醇-聚乳酸-聚(β-氨基酯)(PELA-PBAE)为载体，采用薄膜水化法制备斑蝥素胶束纳米制剂。结果，斑蝥素胶束呈明显的球状结构，PELA载药(PELA-C)胶束和PELA-PBAE载药(PELAPBAE-C)胶束的粒度分别为21.6、21.2 nm，且至少在5 d

内稳定；载药量分别为1.68%和1.72%，包封率分别为92.0%和88.8%；在pH5.5下的8 h累计释放率分别为24.7%和79.1%，在pH6.5下的8 h累计释放率分别为13.6%和50.0%，在pH7.4下的8 h累计释放率分别为10.2%和13.9%。PELA-PBAE作为纳米载体能明显提高斑蝥素的水溶性，体外释药具有显著的pH响应性能。李伟泽等采用纳米胶束增溶技术制备同时含有脂溶性挥发油与水溶性成分连翘苷等的全成分载药液体制剂。结果，制得的挥发油纳米胶束为圆球形，粒径为193.3 nm，Zeta电位为-83.8 mV。连翘挥发油纳米胶束能够促进水溶性成分连翘苷的透皮、透黏膜吸收，体现了其全成分作用的优势。黄仁杰等以普朗尼克F127和D-α-维生素E PEG1000琥珀酸酯为复合载体材料，采用薄膜水化法制备蛇葡萄素纳米胶束。结果表明，蛇葡萄素纳米胶束平均粒径为(22.6±0.5)nm，包封率为(80.42±1.13)%，载药量为(4.41±0.26)%。所制得的蛇葡萄素混合纳米胶束比蛇葡萄素原料的溶解度增加16倍，且在不同释放介质中8 h可累积释放药物90%以上，并能够显著抑制MCF-7细胞的增殖($P<0.01$)。

4. 纳米脂质体

郑娟等采用高压均质技术制备丹参酮ⅡA脂质载体(TanⅡA-NLC)，运用Box-Behnken设计-效应面法优化处方。结果，优化的处方为，脂药比为88、固液脂质比为2、稳定剂用量为1%，制得的TanⅡA-NLC粒径为(182±14)nm，多分散指数为0.190 6±0.024 5，Zeta电位(-27.8±5.4)mV，包封率86.44%±9.26%，载药量为0.98%±0.18%；体外透皮吸收实验结果显示，TanⅡA-NLC的24 h药物累积透皮量低于溶液，但其在表皮中的滞留量是溶液的3.18倍。TanⅡA-NLC可有效提高TanⅡA在表皮层的滞留量。张铂等采用热熔乳化超声-低温固化法制备葛根素纳米结构脂质载体(葛根素-NLCs)。结果表明，葛根素-NLCs平均粒径为

(116.2±34.5)nm,多聚分散系数为0.217±0.024,Zeta电位为(−37.2±3.6)mV,包封率为(87.4±4.3)%。葛根素-NLCs在大鼠体内的AUC_{0-t}和MRT_{0-t}分别为葛根素注射剂的3.69和2.13倍;组织分布结果表明,葛根素-NLCs在大鼠肝、脾、脑

内的相对摄取率分别为葛根素注射液的3.95、3.41和2.30倍。故葛根素-NLCs延长了药物在血浆中的滞留时间,在体内具有良好的肝、脾和脑靶向性。

（撰稿:吕佳康　吕苑枫　审阅:陶建生）

［附］参考文献

C

曹伶俐,刘刚,胡彬,等.槲皮素固体脂质纳米粒凝胶骨架缓释片制备工艺研究[J].中药材,2016,39(6):1369

曹苗苗,徐桂红,刘洪波,等.补骨咀嚼片的制备及其处方工艺研究[J].中药材,2016,39(10):2332

陈静,高晓黎,王卫东.正交试验优选复方雪莲软胶囊胶皮处方[J].中成药,2013,35(7):1545

陈笑,富志军.星点设计-效应面法优化莲心总碱自微乳处方[J].中成药,2016,38(7):1490

程玲,郑娟,沈刚,等.pH依赖型黄芩苷纳米晶体结肠靶向微丸的制备及体外释药研究[J].中成药,2016,38(2):298

程潜峰,钱汉清,张定虎,等.红细胞膜载药纳米粒子的制备及体外抗肿瘤作用评价[J].中国中药杂志,2016,41(11):2093

程振玉,杨英杰,成乐琴,等.Box-Behnken响应面法优化组织破碎提取龙胆苦苷[J].中成药,2016,38(6):1408

D

戴雅吉,王芳,黄鹏.磁性纳米Fe_3O_4载新藤黄酸复合物的制备和表征[J].广州化工,2016,44(2):84

党云洁,王国杰,杜宇坤,等.斑蝥素胃黏附缓释片的制备与体内外评价[J].中国实验方剂学杂志,2016,22(21):1

丁志平,胡蓉婉,唐正平,等.桃仁的超微粉碎工艺研究[J].中医药导报,2016,22(15):49

董宏然,程琪庆,段丽颖,等.丹七软胶囊UPLC指纹图谱研究及组分鉴别[J].中成药,2016,38(1):117

董昕,王腾华,褚晨亮,等.赤芝孢子油软胶囊与常见植物油所含植物脂肪酸甘油酯HPLC指纹图谱比较[J].中药

新药与临床药理,2016,27(1):90

杜艳娇,康琛,杜茂波,等.壳聚糖絮凝法精制补肾养血颗粒水提液的工艺研究[J].中国中医药信息杂志,2016,23(4):98

杜有财,徐圣博,武惠斌,等.正交试验法优选新型关节止痛膏基质处方[J].吉林中医药,2016,36(2):194

敦洁宁,冉勇,何晓明,等.秦皮温敏眼用即型凝胶的制备与体内外研究[J].中国药学杂志,2016,51(19):1671

F

范彬,石晓峰,蔺莉,等.祖师麻凝胶膏剂基质处方的优化[J].中成药,2016,38(7):1632

封玲,王丽丽,石森林.祖师麻总香豆素缓释片的处方设计及体外释药特征研究[J].中华中医药学刊,2016,34(11):2741

伏东宁,李祥永,常志惠,等.Box-Behnken效应面法优化黄芩素纳米胶束制备工艺研究[J].南京中医药大学学报,2016,32(5):491

G

高秀蓉,许小红,李望,等.丹参水溶性提取物缓释微丸的制备以及体外释放度研究[J].中药材,2016,39(9):2069

勾怡娜,张宁,陈贤金,等.葛根素凝胶膏剂的制备工艺[J].中成药,2016,38(2):288

关志宇,吴文婷,刘亚丽,等.五味金色分散片的提取工艺与制剂处方优选[J].中国实验方剂学杂志,2016,22(3):9

郭殷锐,苏雪芬,张广唱,等.正交试验法优选吴茱萸中吴茱萸碱和吴茱萸次碱的闪式提取工艺[J].广州中医药大学学报,2016,33(3):380

郭瑾,陈丹,林伊莉,等.鹅不食草油鼻用微乳温敏凝胶释药系统鼻黏膜刺激性及主要脏器影响研究[J].中国现代应用药学,2016,33(9):1126

H

韩雪,林俊芝,郭治平,等.正交设计优化精制冠心颗粒的破壁提取工艺[J].辽宁中医杂志,2016,43(3):566

郝巧龙,李霞,张春春,等.紫花牡荆素壳聚糖微球的制备及体外释药性能考察[J].中国实验方剂学杂志,2016,22(19):6

郝旺青,林於,袁旭,等.丹参川芎嗪鼻用温敏凝胶的制备及黏膜渗透性考察[J].中药材,2016,39(7):1605

何黎黎,袁志翔,郑云,等.姜黄素-介孔二氧化硅纳米粒固体分散体的制备与表征[J].中草药,2016,47(13):2283

侯莉,张国松,封传华,等.混料设计运用于银杏内酯A、B水凝胶骨架缓释片的处方优化及释药机制研究[J].中国中医药信息杂志,2016,23(10):82

胡晓飞,刘善新,苏酩.祛瘀消瘿颗粒水提液羧甲基壳聚糖絮凝工艺的优化[J].中成药,2016,38(11):2497

胡正芳,柳燕,李除夕,等.南五味子总木脂素软胶囊制备工艺优选[J].中国实验方剂学杂志,2013,19(17):8

黄秋艳,熊磊,汪红梅,等.苍艾挥发油-羟丙基-β-环糊精包合物的制备及其表征[J].云南中医学院学报,2016,39(1):27

黄秋艳,熊磊,汪红梅,等.星点设计-效应面法优化苍艾油包合物-鼻用温敏原位凝胶制备工艺[J].中国中医药信息杂志,2016,23(11):86

黄仁杰,肖健,林晓君,等.大孔吸附树脂分离纯化显齿蛇葡萄叶中蛇葡萄素的工艺研究[J].中药材,2016,39(5):1117

黄仁杰,鄢雪梨,陈虎彪.蛇葡萄素混合纳米胶束的制备及体外评价[J].中国中药杂志,2016,41(6):1054

J

姜国志,郝鹏彬,王文鹏,等.不同药用部位及制备工艺对柴胡注射液质量的影响[J].中国实验方剂学杂志,2016,22(6):5

蒋俏丽,刘乐环,黄瑞雪,等.含丹酚酸的丹参酮微乳处方工艺研究[J].世界科学技术(中医药现代化),2016,18

(3):498

金云峰,刘瑞新,李宇辉,等.3种非离子型表面活性剂对清开灵注射液中难溶性成分的增溶效果比较[J].中国现代中药,2016,18(2):213

金湛,朱英,程榆平,等.酶解提取红花中脱水红花黄色素B工艺的优化[J].中成药,2016,38(7):1640

K

康淑荷,陆丽娜,赵娅敏.超临界CO_2萃取青藏金莲花挥发油工艺的优化[J].中成药,2016,38(6):1415

康玉霞,雷丸,王济,等.姜黄素纳米脂质载体的制备、优化及体外评价[J].中成药,2016,38(5):1011

L

Li X, Mao YL, Li K, et al. Pharmacokinetics and tissue distribution study in mice of triptolide-loaded lipid emulsion and accumulation effect on pancreas[J]. Drug Delivery, 2016, 23(4):1344

赖滢滢,周若鹏,张英丰,等.蛇床子素脂质体凝胶剂的制备及其体外透皮试验的初步研究[J].广东药学院学报,2016,32(1):5

兰艳素,李长江,潘乐.大孔树脂纯化广豆根总黄酮工艺的优化[J].中成药,2016,38(7):1644

兰艳素,王爱东,牛江秀.广豆根总黄酮的超声提取工艺及抗氧化活性[J].中成药,2016,38(3):698

李本俊,刘彦辰,初天舒,等.刺槐花总黄酮缓释片的研制[J].中华中医药学刊,2016,34(7):1660

李存玉,马赟,李贺敏,等.消癌平注射液提取浓缩工艺的优化[J].中成药,2016,38(8):1712

李菲,王建筑,毕研平,等.冬凌草甲素结肠定位柱塞型脉冲释药胶囊的制备[J].中成药,2016,38(3):542

李菲,王建筑,毕研平,等.叔丁醇-水共溶剂体系冻干法制备多西紫杉醇脂质体[J].中国药学杂志,2016,51(4):293

李建英.鱼腥草软胶囊处方工艺研究[J].亚太传统医药,2015,11(13):22

李莉,何勇,王丽芳,等.独一味软胶囊中2种活性成分溶出度比较研究[J].亚太传统医药,2016,12(12):27

李伟泽,赵宁,梁泽,等.连翘挥发油纳米胶束对其水溶性成分连翘苷体外透皮、透黏膜吸收的影响[J].中药材,

2016，39（1）：134

李曦，陈晨，欧洁睿，等.星点设计-效应面法优化降香油-羟丙基-β-环糊精包合物的制备工艺[J].中国药学杂志，2016，51（2）：120

李喜香，张亚会，刘效栓，等.补脑软胶囊制剂处方研究[J].中国中医药信息杂志，2015，22（12）：90

李悦，吴和珍，叶丛进，等.蜗牛酶辅助降解茯苓多糖工艺优化研究[J].亚太传统医药，2016，12（4）：53

李兆慧，严柳叶，喻晓雁，等.超临界流体萃取红豆杉枝叶紫杉烷类萃余物中紫杉黄酮及单体组分的工艺优化[J].中药材，2016，39（9）：2063

李真真，岳巧欣，王杰，等.斑蝥素载药胶束的制备及其体外释药性能考察[J].中国实验方剂学杂志，2016，22（24）：5

梁慧慧，萧伟，徐连明，等.银翘解毒软胶囊制备工艺研究[J].中草药，2013，44（8）：965

廖启元，王晓阁.响应面法优化微波协助提取光慈姑多糖的工艺研究[J].贵阳中医学院学报，2016，38（3）：37

林辉，徐大量，王硕辉，等.丹参饮超临界CO_2提取工艺研究[J].中药新药与临床药理，2016，27（1）：126

林启凤，杨帆，范凯燕，等.3D打印速效救心口崩片的制备研究[J].广东药学院学报，2016，32（1）：1

凌运妮，金露薇，魏元锋，等.大孔树脂富集川芎中洋川芎内酯Ⅰ的工艺优选[J].中国中医药信息杂志，2016，23（8）：90

刘碧林，石明芯，朱照静，等.星点设计-效应面法优化姜黄素正负离子纳米结构脂质载体处方[J].中草药，2016，47（19）：3401

刘丹，田燕，张振海，等.银杏内酯组分自微乳释药系统的制备及各成分溶出行为相似度分析[J].中草药，2016，47（21）：3798

刘帝灵，朱莉，林吉，等.仁术微乳凝胶膏剂的制备[J].中成药，2016，38（12）：2570

刘凯，童达君，何媛.白藜芦醇纳米混悬液的制备及固化[J].药学研究，2016，35（4）：222

刘梦迪，梁德勤，金传山，等.Box-Benhken响应面法优化超声提取天冬中皂苷的工艺[J].安徽中医药大学学报，2016，35（5）：89

刘涛，戴德雄，林海波.穿心莲软胶囊的生产工艺及其质量控制研究[J].中草药，2014，45（12）：1722

刘天易，王信，杨田义，等.pH依赖型重芪结肠靶向微丸的制备及体外释放性能的评价[J].中草药，2016，47（18）：3199

刘喜纲，常金花，刘沛，等.具有部分结肠定位释药特征的三黄分散片的制备[J].中成药，2016，38（5）：1155

刘营营，肖瑶，苏文晶，等.高载药量甘草次酸纳米混悬剂的制备及其大鼠体内药动学研究[J].药物评价研究，2016，39（1）：74

卢晓霆，许中畅，王田田，等.玉米多孔淀粉-海藻酸钠-壳聚糖-葡萄多酚缓释微胶囊的制备及表征[J].中草药，2016，47（13）：2252

罗琥捷，杨宜婷，黄寿根，等.超声提取法与索氏提取法提取陈皮黄酮类有效成分的分析比较[J].中药材，2016，39（2）：371

罗开沛，李小芳，杨露，等.流化床法制备水飞蓟素纳米结晶微丸[J].中成药，2016，38（5）：1024

吕志阳，杨雨微，陈璟，等.热熔挤出技术制备银杏总内酯固体分散体的研究[J].中药材，2016，39（7）：1610

M

马妍妮，王涛，张文萍，等.甘草黄酮纳米结晶的制备与评价[J].中国医院药学杂志，2016，36（10）：795

马玉花，王虹，张广兴，等.载槐定碱PLGA微球制备工艺的优化[J].中成药，2016，38（4）：781

牟婵，周若鹏，邓晓君，等.复方淫羊藿咀嚼片成型工艺研究[J].亚太传统医药，2016，12（6）：37

P

浦益琼，缪凯名，王冰，等.茜草总醌固体分散体的制备及体外溶出性能评价[J].中国实验方剂学杂志，2016，22（15）：9

Q

秦永丽，张宇，于莲，等.结肠靶向剂黄芪多糖微丸制备工艺研究[J].中国药学杂志，2016，51（1）：35

阙慧卿，彭华毅，钱丽萍，等.雷公藤内酯醇纳米脂质体的处方及制备工艺研究[J].中草药，2016，47（13）：2277

R

冉建明，田茜，何晨，等.解吸—减压内部沸腾法提取黄

芩苷的工艺研究[J].中成药,2016,38(4):944

茹庆国,彭宇,马书伟,等.响应面分析法优化当归超临界提取物结肠定位微丸的制备工艺研究[J].中国中药杂志,2016,41(13):2442

S

石森林,李晓琦,施笑晖,等.天麻素淀粉微球的制备及其鼻黏膜黏附性与体外释药特性考察[J].中草药,2016,47(4):585

时念秋,张勇,冯波,等.不同制备工艺制得姜黄素固体分散体的性质比较研究[J].中国药学杂志,2016,51(10):821

史琛,孟睿,李珂.内嵌汉防己甲素纳米粒的复合微球的制备与体外评价研究[J].中国中药杂志,2016,41(5):838

宋逍,段玺,赵鹏,等.槲皮素亚微乳在小鼠体内药代动力学及组织分布研究[J].中药材,2016,39(1):160

宋晓春,王继龙,魏舒畅,等.超滤-纳滤集成技术纯化、浓缩当归水提取液的工艺考察[J].中国实验方剂学杂志,2016,22(3):13

粟敏,陈琳,龙昱,等.离子液体-微波辅助提取多花黄精多糖工艺研究[J].中药材,2016,39(9):2076

孙丹丹,闫雪生,徐新刚,等.熊果酸自微乳冻干制剂体外评价[J].辽宁中医药大学学报,2016,18(1):56

孙婧.藿香正气口服乳剂的研制[J].国际中医中药杂志,2016,38(8):737

孙静,张小飞,唐志书,等.表没食子儿茶素没食子酸酯壳聚糖纳米粒的制备及其药剂学性质研究[J].中草药,2016,47(5):741

孙政华,郭玫,邵晶,等.大孔吸附树脂纯化富集五脉绿绒蒿总生物碱[J].中成药,2016,38(1):77

T

唐涛,臧巧真,龙凯花,等.壳聚糖修饰的丹皮酚 PEG-PLGA 纳米粒的制备及其体外释药性能考察[J].中国实验方剂学杂志,2016,22(6):8

滕腾,刘砚墨.酸枣仁皂苷逆流提取工艺研究[J].浙江中医杂志,2016,51(10):771

田茜,何晨,贺敬霞,等.减压内部沸腾法提取黄柏盐酸小檗碱工艺研究[J].亚太传统医药,2016,12(3):15

W

Wang CN, Liu ZJ, Xu GR, et al. BSA-dextran emulsion for protection and oral delivery of curcumin[J]. Food Hydrocolloids, 2016, 61:11

汪荔,王征,张娇,等.传统工艺与膜分离技术联合对马齿苋多糖的提取分离与抗氧化活性研究[J].中草药,2016,47(10):1676

王冰,浦益琼,徐本亮,等.20(S)-原人参二醇自微乳释药系统的处方优化和有效期预测[J].中国实验方剂学杂志,2016,22(22):1

王冬,张鹏,代龙.哮喘滴丸成型工艺研究[J].辽宁中医药大学学报,2016,18(1):69

王娟,马桂芝,高娟,等.阿魏海螵蛸软胶囊中阿魏酸的定量分析方法考察[J].中国实验方剂学杂志,2016,22(4):24

王可兴,秦翠英,韩静,等.紫杉醇自微乳滴丸的制备及体外释放考察[J].药学实践杂志,2016,34(4):330

王立英,刘雨萌,吴丽艳,等.藤黄酸长循环脂质体制备及药动学研究[J].中草药,2016,47(8):1309

王璐璐,刘炳周,王满,等.主成分分析结合均匀设计法用于优选桂芍巴布贴制备工艺的研究[J].中草药,2016,47(10):1682

王琦,王莹,张刚强,等.香茅多糖超声提取工艺研究[J].中医药导报,2016,22(6):53

王锐,李陈雪,邱金双,等.青藤碱缓释微囊制备工艺的优选及体外释药研究[J].江苏中医药,2016,48(3):62

王双双,刘睿,何新.星点设计-效应面法优化桔梗泡腾片的处方[J].中国实验方剂学杂志,2016,22(12):23

王友凤,曹云飞,张伟.丁姜和胃贴膏组方药物超临界 CO_2 提取工艺研究[J].山东中医杂志,2016,35(12):1067

王宇亮,荣芳悦,赵宏,等.糖槭叶总多糖的闪式提取工艺条件优化[J].辽宁中医杂志,2016,43(2):369

王月亮,陈凯,李慧,等.石菖蒲无溶剂微波提取工艺的优化研究及其挥发性成分的 GC-MS 分析[J].中草药,2016,47(3):414

王月亮,陈凯,李慧,等.星点设计-响应面法优化石菖蒲挥发油羟丙基-β-环糊精的包合工艺[J].中国实验方剂学杂志,2016,22(11):20

王正宽,石晓朦,刘圆,等. Box-Behnken 法中试规模下

优化小青龙颗粒超声提取工艺[J].中国中药杂志,2016,41(4):683

王正宽,石晓朦,杨素德,等.小青龙颗粒微波、超声提取工艺的比较[J].中成药,2016,38(11):2375

韦迎春,闫明,杨晶,等.响应面法优化泽泻中 23-乙酰泽泻醇 B 闪式提取工艺[J].中国中药杂志,2016,41(3):438

卫阳飞,宋海,张宏曦,等.窄叶鲜卑花叶超声提取工艺的优化[J].中成药,2016,38(5):1167

吴品昌,史锐,方德宇,等.复方红花巴布剂的制备工艺和透皮研究[J].辽宁中医杂志,2016,43(7):1445

吴先闯,郝海军,宋晓勇,等.白藜芦醇固体脂质纳米粒缓释凝胶骨架片的研制[J].中草药,2016,47(8):1303

吴玉梅,陈晓兰,唐红艳,等.雪上一枝蒿总生物碱微乳凝胶的制备及质量评价[J].中国实验方剂学杂志,2016,22(20):10

吴玉梅,陈晓兰,魏文珍,等.均匀设计法优选木芙蓉凝胶膏剂处方及其质量标准研究[J].辽宁中医药大学学报,2016,18(5):77

伍旭明,洪健豪.响应面优化壳聚糖絮凝纯化白芍水提液工艺[J].中华中医药学刊,2016,34(8):2022

X

肖志愿,赵瑞芝,卢传坚.甘草次酸微乳的制备及质量评价[J].中成药,2016,38(1):187

徐向君,余金鹏,袁媛,等.闪式提取及高速逆流色谱联用提取高纯度甘草苷[J].中成药,2016,38(1):72

徐晓勇,马凤森,方剑乔,等.响应面法优选雷公藤超声提取工艺[J].中成药,2016,38(5):1030

徐一,郭秋言,周赛,等.贞芪扶正泡腾片的辅料处方优选的研究[J].湖南中医药大学学报,2016,36(8):34

徐益清,杨辉,罗友华,等.中药复方有效成分群在陶瓷膜分离过程中的迁移研究[J].中草药,2016,47(9):1525

许欢欢,胡君萍,吴姗姗,等.肉苁蓉苯乙醇总苷微乳的制备及质量评价[J].中药新药与临床药理,2016,27(5):712

薛瑞,沈晓华,杨洁,等.透明质酸修饰的葛根素 PEG-PLGA 纳米粒的处方工艺优化及其体外评价[J].南京中医药大学学报,2016,32(5):487

Y

Ye J, Liu YL, Xia XJ, et al. Improved safety and efficacy of a lipid emulsion loaded with a paclitaxel-cholesterol complex for the treatment of breast tumors[J]. Oncology Reports, 2016, 36(1):399

杨慧,柳琳,朱潇冉,等.降钙素/葛根素双载药纳米粒的制备及体外释药的研究[J].中国药学杂志,2016,51(7):561

杨军宣,张毅,吕姗姗,等.减压内部沸腾法提取黄精多糖的工艺[J].中成药,2016,38(2):460

杨露,李小芳,罗佳,等.单纯形网格法优选柿叶总黄酮自微乳处方[J].中国实验方剂学杂志,2016,22(24):13

杨培民,曹广尚.药效学结合正交试验优选重楼克感滴丸的提取工艺[J].中华中医药学刊,2016,34(1):11

杨志欣,张文君,刘明玉,等.三叶豆紫檀苷磷脂复合物自微乳研制及跨膜转运研究[J].中草药,2016,47(4):573

叶菊,孙立卿,曾擎屹,等.均匀设计法优化蓝花荆芥超临界 CO_2 萃取工艺及萃取物 GC-MS 分析[J].中成药,2016,38(10):2294

于宁,何承辉,邢建国,等.大孔吸附树脂分离纯化香青兰提取液工艺研究[J].中草药,2016,47(4):599

余雅婷,朱卫丰,陈丽华,等.雷公藤甲素微乳凝胶的制备及体外透皮性能考察[J].中国医院药学杂志,2016,36(13):1087

俞迪佳,刘扬,朱缨.蛇床子素固体分散体分散片的处方优化及其体内外质量评价[J].中国实验方剂学杂志,2016,22(13):11

喻樊,徐小刚,汤新慧,等.白藜芦醇口崩片制备工艺及质量评价研究[J].中草药,2016,47(2):227

袁宁宁,谢鹏波,侯慧玉,等.PEG 修饰介孔硅纳米粒子负载丹参素的体外控制释放研究[J].中草药,2016,47(14):2441

袁旭,刘新,郝旺青,等.川陈皮素微乳离子敏感型凝胶剂的研制及体外释放考察[J].中药材,2016,39(10):2322

Z

臧巧真,唐涛,龙凯花,等. Box-Behnken 效应面法优化 α-细辛脑长循环纳米粒制备工艺[J].中成药,2016,38(2):456

臧巧真,唐涛,龙凯花,等.星点设计-效应面法优化 α-细辛脑纳米粒原位凝胶的处方及其体外释放性能考察[J].中国实验方剂学杂志,2016,22(13):7

翟文文,戴俊东,刘乐环,等.共研磨法制备吸入用丹酚酸-丹参酮复合微粉及其表征[J].中国中药杂志,2016,41(4):659

张爱丽,徐忠坤,张庆芬,等.海螵蛸气流粉碎工艺优化及粉碎前后相关指标对比[J].中成药,2016,38(1):58

张铂,王兵,曹书华,等.葛根素纳米结构脂质载体大鼠体内药动学与组织分布[J].中国医院药学杂志,2016,36(4):251

张辰露,张晓娟,朱双全,等. Box-Behnken 响应面法优化纤维素酶提取紫苏叶挥发油工艺[J].中成药,2016,38(9):2055

张丹参,梅艳飞,宋晓敏,等.大黄结肠靶向微丸的制备及处方优化[J].中草药,2016,47(8):1321

张洪娟,孙妍,刘微.独角莲软胶囊制备工艺的优化[J].中国中医药科技,2016,23(3):294

张建海,冯彬彬,牛小花.超声辅助响应面法优化巫山淫羊藿中朝藿定 C 和淫羊藿苷共同提取工艺研究[J].中国中医药信息杂志,2016,23(3):85

张菊,杨波,郭世民.康爱保生丸多级逆流提取工艺优选[J].云南中医中药杂志,2016,37(5):58

张林,李元波,张爱军.总评"归一值"优选银马口服液的澄清工艺[J].中国实验方剂学杂志,2016,22(2):24

张明珠,李怡静,苏文晶,等.雷公藤红素纳米混悬剂的制备及其抗肿瘤作用研究[J].现代药物与临床,2016,31(10):1528

张鹏威,王宁,苏文琴.离心造粒法制备裸花紫珠微丸的工艺研究[J].海南医学,2016,27(16):2581

张谦,刘志东,秦璐,等.丹参酮 I 固体脂质纳米粒的制备及评价[J].天津中医药大学学报,2016,35(2):118

张霞忠,王丹,董垠红,等.中心组合设计优化超声提取柠檬籽中的柠檬苦素[J].中成药,2016,38(7):1500

张小红,钱星文,罗晓健.藿香正气双相胶囊中微型软胶囊成型工艺研究[J].江西中医药,2015,(5):58

张新国,陆颖,李晓茹,等.复合酶法提取黄芩素的工艺研究[J].中国中医药科技,2016,23(3):291

张雪,谌赛男,陈莹,等.响应面法优化纤维素酶提取泽泻多糖的工艺研究[J].中药材,2016,39(7):1614

张艳军,王永香,孟瑾,等.连翘、薄荷混合挥发油 β-环糊精包合物的制备工艺研究[J].世界科学技术(中医药现代化),2016,18(3):532

张瑜,杨健,秦振娴,等.大孔吸附树脂富集金银花中环烯醚萜苷类成分的工艺优选[J].中国实验方剂学杂志,2016,22(24):18

张忠伟,陈丹妮,范孟雪,等.五妙水仙膏凝胶剂基质处方优选及体外透皮性能考察[J].中国实验方剂学杂志,2016,22(22):12

章烨雯,于竞新,王景雁,等.D-最优混料设计结合多种力学指标优化柴栀凝胶贴膏的基质处方及其体外释放透皮研究[J].中国中药杂志,2016,41(6):1046

赵立建,刘善新,苏酩,等.星点设计-效应面法优选活血巴布膏成型工艺[J].中国实验方剂学杂志,2016,22(13):19

赵宁,李伟泽.苦参碱纳米柔性脂质体的制备及包封率测定[J].中成药,2016,38(2):444

赵跃东,陈丹阳,王晴,等.黄芪注射液制备的动态分析[J].国际中医中药杂志,2016,38(5):433

郑娟,李娟娟,程玲,等.肝能滴丸纳米混悬剂的制备[J].中成药,2016,38(9):1918

郑娟,沈成英,庞建云,等.丹参酮 II_A 纳米结构脂质载体的处方优化及其体外透皮研究[J].中国中药杂志,2016,41(17):3232

周昌妮,冯青云,徐如冰,等.星点设计-效应面法优化复方葛黄微孔渗透泵片的处方组成[J].中国实验方剂学杂志,2016,22(10):20

周凡,马小琴,郭小红,等.蔷薇红景天滴丸成型工艺研究[J].中国中医药科技,2016,23(4):437

周艳,黄志辉,区展龙,等.跌打祛风膏基质处方的优化研究[J].中药材,2016,39(4):846

朱孟夏,赵丹丹,王坚,等.复方鸦胆子油软胶囊制备工艺研究[J].中华中医药杂志,2014,28(8):2654

朱盼,石召华,郑国华.三罐动态逆流技术在活血消瘿片提取工艺中的应用[J].中药材,2016,39(3):610

朱娅芳,姜丰,吴朝花,等.丹参酮 II_A 微球的研制与药剂学性质表征[J].中药材,2016,39(1):138

（五）中药炮制

【概　述】

2016 年,中药炮制研究方面发表论文约 400 篇,除炮制历史沿革、饮片鉴别、贮存和临床应用综述等外,实验研究论文约 300 余篇。内容主要以炮制工艺的优化、炮制前后成分含量的比较、炮制前后毒性药效比较和饮片质量标准研究为主。进展主要是热分析等技术和层次分析等数据处理方法优化炮制工艺,采用液质联用技术分析炮制前后多成分的定性与定量,太赫兹时域光谱系统用于生、制品区分,炮制品的药代动力学研究,颜色气味等传统性状指标的客观化研究。

1. 炮制工艺的研究

（1）以成分含量为指标　林桂梅等以浸出物、三七皂苷 R_1、人参皂苷 Rg_1 和人参皂苷 Rb_1 的质量分数为评价指标,确定三七最佳油炸工艺为,净药材∶油量＝20∶40,油炸时间 7 min,油炸温度 120～130 ℃。李慧等采用 HPLC 法同时测定红景天苷、特女贞苷、齐墩果酸的含量,以层次分析、多指标综合评分法确定酒炖女贞子的最佳工艺为,每 100 克女贞子加黄酒 30 g,闷润 30 min,炖制 8 h。李帅锋等以二苯乙烯苷、结合蒽醌质量分数为指标,确定何首乌产地加工方法为,新鲜何首乌切 6 mm 厚片,在 50 ℃下烘 16 h。励娜等以闷润时间、炒制温度及加盐量为自变量,进行 D-最优设计,以 UHPLC 检测补骨脂素等 9 种指标成分的质量分数为因变量,优选补骨脂的最佳炮制工艺为,在 100 g 补骨脂中加入 2.1 g 盐,闷润 12 h,80 ℃炒制 30 min。单鸣秋等采用 Box-Behnken 中心组合设计法,以天麻素等 5 个指标性成分质量分数的综合评分作为考察指标,得到天麻的最佳一体化加工工艺为,蒸制 30 min,切薄片,60 ℃干燥 12 h。马俊楠应用热重-微商热重技术,结合槲皮素的含量,确定荷叶最佳炒炭工艺为,荷叶 10 g,投料温度 200 ℃,炮制温度（280±10）℃,翻炒 8 min。

（2）多种指标结合　王文凯等以总黄酮、阿魏酸、醇浸出物、水浸出物、水分量及外观性状为指标,确定蜜炙谷糠最佳制备工艺为,加谷糠量 30% 的蜜,加蜜量 50% 的水,90 ℃炒制 120 s。赵斌等以粉碎率和醇溶性浸出物为评价指标,确定象皮滑石粉烫制的最佳工艺为,100 kg 象皮加 30 kg 滑石粉,烫制温度 350～380 ℃,以 15 r/min 的速度翻炒 3 min。彭璐等以没食子酸、二聚体鞣花酸的质量分数和体外抗菌活性为评价指标,优选出百药煎的最佳炮制工艺为,菌种选用根霉曲,茶叶选用绿茶,原药量∶菌种量∶茶叶量＝25∶7.5∶2.5。

2. 炮制前后物质基础的变化研究

（1）不同炮制品成分含量的比较　颜冬梅等用 HPLC 研究发现,吴茱萸汁制黄连中盐酸表小檗碱、盐酸黄连碱、盐酸巴马汀、盐酸小檗碱的含量都有极显著降低。周国洪等采用 HPLC 测定王不留行炒制前后 5 种成分的含量。结果发现,炒制后异牡荆素-2″-O-阿拉伯糖苷含量有较大幅度上升,而王不留行黄酮苷含量有较大下降,肥皂草苷、刺桐碱和王不留行黄酮苷 H 含量有少量下降,但水煎溶出率均上升。董巍等采用 UPLC-Q-TOF/MS 研究发现,百部蜜炙后百部宁、oxystemoninine、百部碱、N-氧-对叶百部碱及其同分异构体、对叶百部碱 H 含量减少。袁子民等研究表明,白芷酒炖后水合氧化前胡素、白当归素含量提高,白当归脑、氧化前胡素含量降低。

(2)不同炮制品成分变化的比较 陶益等研究发现,与补骨脂生品相比,炒炙品、盐炙品和酒炙品中补骨脂素、异补骨脂素和 4′-O-甲基补骨脂查尔酮的含量均显著升高,而补骨脂甲素、补骨脂乙素、补骨脂二氢黄酮甲醚含量显著降低;盐炙品中补骨脂苷、异补骨脂苷和 corylifol A 的含量显著降低;酒炙品中补骨脂苷和补骨脂酚含量显著降低。李伟等利用 UHPLC-Q-TOF/MS^{E}研究发现,6-O-苯甲酰戈米辛 O、五味子酯乙、五味子酯丙、五味子酯丁和新南五味子酸在五味子生品中的含量最高;五味子甲素、乙素、丙素、戈米辛 D 及戈米辛 T 在酒制品中的含量最高;五味子酯甲和五味子醇甲在醋制品中含量最高。肖凌等采用蒸馏-离子色谱法对 180 批黄芩饮片,26 批黄芩药材,测定二氧化硫残留量,发现硫磺熏蒸过程中黄酮苷类成分水解成苷元,导致苷类成分下降。

(3)炮制过程中化学成分的动态变化 姜婷等研究表明,准噶尔乌头随着煮制时间增加,乌头碱相对峰高降低最显著,脱氧乌头碱逐渐消失,准噶尔乌头碱和 12-表-欧乌头碱较稳定,在 18 和 25 min 出现了新色谱峰。国伟等研究发现,盐附子浸漂后 3 种双酯型生物碱总量、3 种单酯型生物碱总量和苯甲酸含量均降低;煮制后,淡附子和清水煮制对照饮片中的 3 种双酯型生物碱总量分别降低了 95%、93%;3 种单酯型生物碱总量分别升高了 0.5～1.8 倍、2～3 倍;苯甲酸含量分别降低了65%～75%、55%～60%。潘欢欢等研究发现,白术在炒制过程中,随炮制时间延长,多糖含量逐渐增加,12 min 后开始下降;还原糖含量整体呈增加的趋势,且 12～16 min 之后增长率明显提高。表明白术在炒制过程中多糖和还原糖会发生转化和分解,炮制适当有利于白术多糖和还原糖的溶出。

(4)炮制品中特征成分的鉴定 费莹等采用 GC-MS 法研究发现,白术蜜麸制后挥发油有 4 种

新成分产生,有 5 种成分消失。杨彬等采用 UPLC-Q-TOF-MS/MS 法从法半夏中鉴定了 15 个甘草化学成分,其中三萜皂苷类成分 6 个、黄酮类成分 9 个。王静哲等采用 UPLC-Q-TOF-MS 技术对烘干玄参和传统加工玄参的化学成分进行分析比较。结果,与烘干玄参相比,传统加工玄参中共有 26 种成分的含量变化显著,实验鉴定了其中的 15 种成分,包括 9 种环烯醚萜类化合物和 6 种苯丙素类化合物;含量降低的成分有桃叶珊瑚苷、6-O-甲基梓醇、哈巴俄苷、8-O-香豆酰基哈巴俄苷、8-O-阿魏酰基哈巴俄苷、阿格托苷、异阿格托苷、安格洛苷 C 和 scrophuloside B$_1$,其中 scrophuloside B$_1$ 为玄参中首次发现的成分;含量增加的成分有哈巴苷、哈巴俄苷同分异构体、6″-O-α-D-半乳糖哈巴俄苷、6-O-α-D-半乳糖哈巴俄苷、斩龙剑苷 A 和肉桂酸。孙萌等应用硅胶柱层析、Sephadex LH-20、ODS 和 MCI 柱等色谱方法进行分离纯化,从姜炭中分离纯化了 16 个化合物并进行了鉴定。

(5)图谱的定性比较 杨帅等利用太赫兹时域光谱系统和化学计量学处理方法获得了生大黄、熟大黄、酒大黄和大黄炭的光谱数据,按照大黄炮制品的种类对光谱数据进行了区分。4 种大黄炮制品太赫兹光谱数据之间的关联性与薄层色谱法测定蒽醌和鞣质类化合物的含量变化规律相吻合。冯伟红等对 22 批红参建立了 UPLC 指纹图谱,并定义了 26 个特征峰,指认了 11 个共有峰,其中包括 20(S)-人参皂苷 Rg$_3$ 和 20(R)-人参皂苷 Rg$_3$ 等红参的特征成分,18 批样品的相似度大于 0.9。

3. 炮制前后药效毒性的比较研究

(1)不同炮制品药理作用的比较 单宇等分别采用水提取法和仿生提取法提取水蛭清水吊干品、滑石粉烫制品、酒浸闷烘品中的抗凝活性成分,以活化部分凝血酶时间(APTT)、凝血酶原时间(PT)、凝血酶时间(TT)、抗凝血酶活性作为活性指标进行抗凝测定。结果表明,采用水提取法时,

APTT、PT、TT、抗凝血酶活性 4 种指标结果均显示,滑石粉烫制或酒浸闷烘后水蛭的抗凝活性降低;而采用仿生提取法时,除滑石粉烫制后 APTT 缩短外,其他结果均显示炮制使水蛭抗凝活性升高。管永舟等研究发现,生品雅连多糖能够抑制 Con A、LPS 诱导脾细胞增殖,酒炙雅连对 Con A、LPS 诱导脾细胞增殖的抑制作用增强,推测其原因可能是酒炙后雅连多糖蛋白和糖醛酸含量变化引起多糖免疫活性变化所致;除蛋白后,生品雅连多糖和酒炙雅连多糖对 Con A、LPS 诱导脾细胞增殖有协同抑制作用,说明与糖结合的蛋白变化可能是雅连酒炙后多糖免疫活性物质变化的物质基础。邓玉芬等将 SD 大鼠分别以生理盐水、生黄连、干姜制黄连、鲜姜制黄连、干姜汁、鲜姜汁灌胃。结果表明,生黄连组大鼠相比较其他组,饮食量、饮水、体重以及肛温在数值上下降,且均存在极显著性差异;同时干姜汁组与干姜制黄连组、鲜姜制黄连组饮食量、肛温在数值上上升,且存在显著性差异。温度趋向性中,小鼠在 35 ℃、45 ℃停留的时间生黄连与生理盐水组、干姜制黄连、干姜汁、鲜姜汁组相比较在数值上均上升,与鲜姜黄连存在显著性差异。

(2) 炮制品毒性刺激性研究 张程超等研究表明,商陆正丁醇部位能够导致肠道肿胀,表现为引起十二指肠、空肠的水肿,且可导致粪便含水量增加引起腹泻,可抑制肠细胞 HT-29、IEC-6 的增殖,表明其具有肠细胞毒性,对 HT-29 细胞的 IC_{50} 14.59 mg/L、IEC-6 的 IC_{50} 43.77 mg/L;经醋制后,小鼠肠道肿胀程度显著减弱,肠道和粪便的含水量明显降低,对 HT-29、IEC-6 的抑制作用减轻,对 HT-29 细胞的 IC_{50} 58.51 mg/L、IEC-6 IC_{50} 84.37 mg/L,醋制法具有降低商陆正丁醇部位的毒性作用。赵琴等研究表明,内服生藤黄对胃和十二指肠组织的毒性为致炎毒性,致炎毒性与给药剂量呈相关性,炮制后藤黄的致炎毒性降低。在藤黄对胃和十二指肠组织致炎的同时,藤黄生品高剂量组

大鼠胃和十二指肠组织水通道蛋白 AQP_3、AQP_4 mRNA 和蛋白表达量显著增加,相应剂量藤黄制品组大鼠 AQP_3、AQP_4 表达量较生藤黄组低,通过降低 AQP_3、AQP_4 的表达水平可能是藤黄炮制减毒的作用机制之一。

(3) 炮制对药代动力学的影响 吴莹等研究表明,知母盐炙后促进新芒果苷的吸收,并在一定程度上增加其生物利用度。王静等利用超高效液相色谱与 LTQ-Orbitrap-MS 串联质谱仪的尿液代谢组学方法,研究黄连、胆黄连对热证模型大鼠药效作用机制的差异性。结果表明,黄连组和胆黄连组在 0～6 h、6～12 h 大鼠尿样有分离趋势,鉴定 30 个与热证相关的差异代谢物,黄连经猪胆汁炮制后对热证模型大鼠的整体药效作用发生改变,主要通过对胆碱能神经递质、氨基酸代谢、嘌呤代谢的调节发挥解热作用。刘阳芷等采用 HPLC 法观察比较大鼠灌胃给药生苍术和麸炒苍术后的血清成分。从灌胃给药麸炒苍术大鼠血清中确定 18 种入血移行成分,其中 9 种为原形成分、9 种为代谢产物,且与灌胃给药生苍术的含药血清相近。灌胃给药麸炒苍术大鼠血清中多个成分的峰面积高于灌胃给药生苍术大鼠血清中相应成分的峰面积,说明苍术麸炒后更有利于吸收,可能是苍术麸炒后健脾作用增强的原因。张影月等按照杜仲的《中国药典》(2010 年版)盐制法炮制,分别于 0、1、2、4 h 取样,以马钱子素为内标应用 LC-MS/MS 测定不同炮制时间杜仲中京尼平苷、京尼平苷酸、桃叶珊瑚苷、松脂醇二葡萄糖苷 4 个目标成分含量及药代动力学入血成分含量。结果表明,口服炮制 2 h 的杜仲提取物,京尼平苷和京尼平酸的最高血药浓度 C_{max} 为最高,为口服炮制 0 h 提取物 C_{max} 的 2 倍左右。AUC_{0-24h} 和 $AUC_{0-\infty}$ 均为最高,可见炮制时间的不同可以影响京尼平苷和京尼平苷酸在体内的暴露水平,炮制 2 h 口服给药可提高在大鼠体内的血药浓度。

4. 炮制品质量控制方法的研究

傅跃青等采用元素分析法测定炮山甲二氧化硫含量,用蒸馏-碘滴定法分别测定穿山甲原药材、炮制辅料(细沙和醋)、砂炒炮山甲和砂炒醋淬炮山甲二氧化硫残留量。结果表明,炮山甲二氧化硫残留量超标与炮制辅料、产地无关,与自身存在的微量元素硫有关;砂炒后穿山甲二氧化硫残留量显著升高,说明超标过程主要发生在砂炒环节中。刘潇潇等通过 Origin8.0 建立了 19 批正品穿山甲的粉末 X-射线共有图谱,初步拟定相似度限度为 0.990。快速筛查不同来源的 18 批样品,发现其中 4 批的 X-射线图化学轮廓与穿山甲违法增重品相似,且相似度值小于 0.990,判定为违法炮制增重。

5. 其他

郭佳佳等研究发现,半夏曲发酵过程中细菌数量少、变化平缓,而酵母菌和霉菌数量发酵至 54 h 时迅速增加;通过 NCBI 同源性比对及构建系统发育树,鉴定出了半夏曲炮制过程中的优势细菌;发酵过程涉及多种微生物共同参与,其中以酵母菌和霉菌为主。解达帅等采用机器视觉技术和电子鼻技术获取生马钱子及其炮制品的颜色和气味信息,结合化学计量学方法分析炮制过程中的变化规律。结果表明,马钱子炮制过程中随着炮制程度的加深,色调 H 值逐渐变小,饱和度 S 值逐渐变大,亮度 V 值逐渐变小;随着炮制程度的加深,马钱子中士的宁和马钱子碱的含量不断降低;通过相关性分析得出色调 H 及亮度 V 的颜色值变化与士的宁和马钱子碱的变化呈显著相关性,而气味与 2 种成分变化之间的相关性不显著。张乐等研究发现,白术生品未检出 5-羟甲基糠醛;随着麸炒时间延长,炮制品中 5-羟甲基糠醛含量缓慢增加,至饮片炒至 15 min 左右,饮片温度达到 150 ℃ 左右时,5-羟甲基糠醛含量突然急剧升高,此时饮片颜色 b*(颜色的黄蓝程度)进入显著下降阶段,呈现

明显规律性。

(撰稿:谭 鹏 李 飞 审阅:蔡宝昌)

【13 种中药炮制工艺的研究】

1. 巴戟天

黄玉秋等在单因素试验基础上,以加水量、闷润时间、蒸制时间为自变量,耐斯糖、甲基异茜草素-1-甲醚、水晶兰苷的综合评分为评价指标,通过星点设计-效应面法优选盐巴戟的炮制工艺。结果,最佳工艺为,加水 1.05 倍,闷润 5.48 h,蒸制 2.90 h(100 g 巴戟肉加盐 1.5 g),测量值和预测值之间的相对误差为 3.04%。史辑等采用相同的方法优选甘草汁制巴戟天的最佳工艺为,加甘草汁量 1.5 倍,闷润 4 h,煮制 25 min,实际测量值与预测值的偏差为 1.39%。

2. 百部

陈晓霞等先以加水量、闷润时间、炮制温度、炮制时间为因素,以性状和总生物碱含量为指标,对蜜炙百部工艺进行单因素考察;再以加水量、炮制温度、炮制时间为因素,以炮制品中总生物碱含量及对小鼠的止咳活性为指标,采用正交试验,综合加权评分法优选炮制工艺并进行验证试验。结果,最优工艺为,每 100 g 百部加 10 g 水溶解的 12.5 g 蜂蜜,140 ℃ 炮制 6 min。

3. 茺蔚子

严冬慧等以炮制温度、炮制时间、炒药机转速为自变量,总生物碱、盐酸水苏碱、水溶性浸出物、醇溶性浸出物质量分数为评价指标,对自变量各水平进行多元回归拟合,利用效应面法筛选茺蔚子清炒法的最佳炮制工艺。结果,最佳工艺为,炮制温度 219 ℃,炮制 2 min,炒药机转速 14 r/min。

4. 党参

窦霞等采用正交试验,以党参炔苷、多糖含量

及饮片性状为评价指标,以炼蜜用量、稀释炼蜜水量、闷润时间和炒制时间为考察因素,优选蜜党参的最佳炮制工艺。结果,党参最佳蜜炙工艺为,每100 g党参用炼蜜25 g,炼蜜加水量为1:1,闷润8 h,将闷润好的党参置锅内,文火炒制10 min出锅。

5. 黄连

文小女等以盐酸小檗碱、盐酸巴马汀、黄连碱的质量分数和出膏率的综合评分为指标,通过正交试验考察姜汤用量、锅底温度及炮制时间对樟帮姜黄连炮制工艺的影响。结果,最佳炮制工艺为,姜汤用量20%,炒制锅底温度140℃,炒制时间12 min。盐酸小檗碱、盐酸巴马汀、黄连碱质量分数和出膏率分别为,14.15%、1.89%、1.96%和28.80%。

6. 黄芪

张金莲等以黄芪甲苷、毛蕊异黄酮葡萄糖苷、总黄酮及水溶性浸出物含量的总评"归一值"(OD)为评价指标,采用星点设计考察炼蜜用量、炒制时间、炒制温度对蜜糠炙黄芪炮制工艺的影响,对结果进行多元线性回归和二项式拟合,利用效应面法优选炮制工艺条件并进行预测分析。结果,蜜糠炙黄芪最佳工艺为,黄芪40 g,加炼蜜9.6 g,炒制4 min,炒制温度210℃。黄芪甲苷、毛蕊异黄酮葡萄糖苷、总黄酮质量分数及水溶性浸出物分别为0.058%、0.035%、3.28%和48.2%,OD预测值与真实值的偏差1.7%。

7. 款冬花

李明晓等以总生物碱含量为指标,以甘草水煎煮次数、烘制温度及甘草用量(甘草质量/款冬花质量)为考察因素,采用正交试验优选甘草制款冬花的减毒工艺,考察款冬花甘草制品中有效成分含量的变化。结果,最佳减毒工艺条件为,甘草用量

10%,水煎煮数3次,烘制温度90℃。甘草制款冬花中总生物碱、款冬酮及醇浸出物质量分数分别为0.08 mg/g和0.16%、26.31%。与生品相比,款冬花甘草制品中总生物碱含量显著减少,款冬酮和醇浸出物含量增加。

8. 马钱子

曾佩瑜等以士的宁和马钱子碱两种生物碱的含量为指标,通过对醋马钱子炮制工艺中的重点环节进行考察,优选关键因素进行正交试验并结合单因素试验,以简化工艺步骤,解决有效生物碱尽量保留、毒性生物碱尽量降低的问题,确定最佳炮制工艺。结果表明,影响醋马钱子炮制工艺中因素的主次顺序为,醋煮时间>水浸天数>醋液浓度;醋马钱子最佳炮制工艺为,浸泡5 d,白醋浓度2.5%,醋煮1 h。

9. 南葶苈子

李红伟等以加热火力和加热时间为变量进行均匀试验,以外观性状、水溶性浸出物、总黄酮、脂肪油、芥子碱硫氰酸盐和多糖含量5个方面为考察指标。结果,南葶苈子清炒炮制的最佳工艺为,南葶苈子200℃,加热4 min。

10. 肉豆蔻

袁子民等以煨制温度、煨制时间和加麸量为考察因素,以总木脂素、挥发油和脂肪油的含量为评价指标,采用$L_9(3^4)$正交设计,优选麸煨肉豆蔻片的炮制工艺。结果,麸煨肉豆蔻片的最佳炮制工艺为,100 g肉豆蔻加40 g麦麸,110~120℃煨制20 min。

11. 酸枣仁

隋利强等以饮片外观、水溶性浸出物、脂肪油、总黄酮、斯皮诺素、酸枣仁皂苷A含量为指标,选定炮制温度、炮制时间、加蜜量三因素,按$L_9(3^4)$

正交试验优选蜜枣仁的炮制工艺。结果,最佳炮制工艺为,炮制温度 150 ℃、炮制 4.5 min、加蜜量 7.5%。耿欣等采用 $L_9(3^4)$ 正交设计,以斯皮诺素含量为指标,对酸枣仁炒制温度和炒制时间进行考察,以优化炒酸枣仁的炮制工艺。结果,最佳炮制工艺为,130 ℃ 炒制 4 min。

12. 枳壳

叶喜德等以柚皮苷和新橙皮苷的含量为考察指标,采用 $L_9(3^4)$ 正交试验、用加权评分法优选樟帮麸炒枳壳的炮制工艺。结果最佳炮制工艺为,麦麸量为 5%(占药材质量总比例),炒制温度 140 ℃,炒制 6 min。

13. 紫锥菊

张会梅等采用常压蒸制法对紫锥菊鲜药材进行炮制处理,以菊苣酸含量为考察指标,通过对不同蒸制时间、烘干温度等因素的比较,确定紫锥菊鲜药材的最佳炮制工艺。结果紫锥菊鲜药材洗净、切段后常压蒸制 20 min、90 ℃ 烘干,与直接晒干相比,菊苣酸的含量提高了 104%。

(撰稿:孙晓燕　审阅:蔡宝昌)

【19 种中药炮制前后化学成分的比较】

1. 巴戟天

陈娥等采用 HPLC-ELSD 法比较不同炮制去心法对巴戟天耐斯糖含量的影响。结果表明,巴戟天中耐斯糖的含量高低为,润法＞煮法＞清蒸法＞盐蒸法＞泡后蒸法＞泡法。煮法耐斯糖含量偏高可能是由于甘草的加入使得其与巴戟天中的其他糖类成分发生复杂反应形成了新的耐斯糖;清蒸法和盐蒸法耐斯糖含量偏低可能是因为高温蒸汽的作用使得耐斯糖分解而相对减少;润法是水处理时间最长的炮制去心方法,在水处理过程中,随着药材对水分的不断吸收,耐斯糖即开始溶解并未流失,润法还可使药材细胞结构疏松,加速了耐斯糖的溶出,因此其耐斯糖含量损失最少。

2. 冰片

王春柳等通过体外溶出试验、气相色谱法研究天竺黄炮制对冰片有效成分溶出的影响。结果表明,经天竺黄炮制后,冰片有效成分溶出显著增强,不同比例天竺黄促进冰片溶出程度由大到小依次为,冰片-天竺黄(2∶1)＞冰片-天竺黄(1∶2)＞冰片-天竺黄(1∶1)。故采用天竺黄炮制冰片能够显著促进冰片有效成分的溶出,且冰片与天竺黄比例为 2∶1 为最佳。

3. 草乌

张小峰等采用 HPLC 法测定 3 种不同产地蒙药草乌炮制前后 3 种乌头碱含量。草乌生品炮制后双酯型生物碱有一定量的减少;产地为四川、吉林、新疆双酯型乌头碱前后的含量分别为 0.44→0.16 mg/g、1.23→1.01 mg/g、6.09→2.33 mg/g;产地为新疆的所含双酯型生物碱含量最多,故产地为吉林草乌的质量最好。刘帅等采煎煮制备不同比例的诃子汤作为炮制辅料,分别测定其 pH 值、总鞣质含量,并用不同比例的诃子汤分别炮制草乌。结果表明,随着诃子用量增加,诃子汤中总鞣质含量不断升高;诃子汤 pH 值先减小,后基本维持稳定;诃子制草乌中 6 种生物碱总量先逐渐升高后变化无规律。其中草乌、诃子比例为 2∶1 时,诃子制草乌中生物碱含量最低。

4. 川牛膝

童凯等采用 HPLC 法研究川牛膝药材经酒炙和盐炙前后化学成分变化规律。HPLC 指纹图谱指认其中的葛根素、杯苋甾酮、大豆苷元 3 个色谱峰。主成分分析、聚类分析以及相似度结果显示,酒炙和盐炙对川牛膝化学成分的整体组成与其量水平具有显著影响。葛根素、杯苋甾酮、大豆苷元

3 个已知的药效成分在经酒炙后其量均未得到显著提升,经盐炙后仅有葛根素的含量有一定程度的提升。

5. 地黄

张文婷等采用 HPLC 法分析地黄生品及炮制品中 8 种糖类成分。与炮制前比较,熟地黄中果糖、葡萄糖、蜜二糖和甘露三糖含量升高,9 h 内上升较为明显,之后变化较为缓和;而蔗糖、棉子糖、水苏糖和毛蕊花糖明显下降。这可能与炮制受热过程蔗糖分解为果糖和葡萄糖、棉子糖分解成为蜜二糖和果糖、水苏糖分解为甘露三糖或蜜二糖相关。罗东玲对比不同方法加工炮制后地黄主要成分。结果表明,梓醇在鲜地黄中含量最高,在生地黄中含量显著下降,烘干、蒸都可使梓醇含量下降,60 ℃ 烘干、蒸 1~8 h,梓醇含量几乎无变化,但蒸 2 h 后,梓醇含量显著下降,12 h 后几乎无梓醇;果糖、半乳糖＋葡萄糖、蔗糖、甘露三糖含量在 60 ℃ 烘干,蒸 1 h,蒸 32 h 后连续上升,果糖含量在 80 ℃ 烘干后上升,棉子糖、蔗糖蒸 32 h 后消失。加工炮制过程中,梓醇最易受影响,损失较快,寡糖含量则提高。

6. 杜仲

李峧霓等采用薄层色谱法、UV 光谱法和 HPLC 法研究杜仲不同方法炮制前后化学成分的变化。清炒法炮制时间为 32 min,砂炒法炮制时间为 6 min,烘烤法炮制时间为 107 min。结果表明,烘烤法的断丝率和成品率明显高于清炒法和砂炒法,且损失率显著低于其他 2 种方法。经炮制,杜仲的木脂素类和环烯醚类等化学成分明显减少($P<0.05$),但杜仲胶、微量元素、氨基酸和其他成分的变化不显著。

7. 黄柏

张凡等采用 HPLC 法测定采自同一植株的黄柏药材在不同的炮制工序(净制、软化、切制、干燥、盐炙)下黄柏碱和小檗碱的含量变化。结果表明,黄柏在软化和盐炙过程中,其生物碱的含量均有所降低,且软化过程降低最多;在代表方剂中,盐炙品入药较之生品入药,其检测出的指标成分更多。黄柏饮片加工应该注意炮制过程中的成分流失。

8. 黄芪

刘德旺等对蒙古黄芪原药材、生饮片及其炮制品进行质量差异性研究。结果表明,黄芪甲苷的含量顺序为,原药材＞生饮片＞蜜炙品＞酒炙品＞盐炙品＞炒制品;毛蕊异黄酮苷、芒柄花素和总多糖的量为,原药材＞生饮片＞酒炙品＞盐炙品＞蜜炙品＞炒制品;总黄酮的量为,原药材＞酒炙品＞生饮片＞盐炙品＞蜜炙品＞炒制品;总皂苷的量为,原药材＞蜜炙品＞生饮片＞酒炙品＞盐炙品＞炒制品。温度和辅料保护可能对炮制过程中多种成分量的变化起主导作用。

9. 火麻仁

邓仕任等、朱夏敏等分别采用 HPLC 法比较不同炮制方法对甘油三亚油酸酯和葫芦巴碱含量的影响。结果表明,火麻仁经过炮制后甘油三亚油酸酯和葫芦巴碱的含量均有不同程度的升高,体现了炮制的"增效"特点。其原因可能在于火麻仁饮片经炮制后,质地更酥脆,甘油三亚油酸酯和葫芦巴碱更易于煎出的缘故。

10. 京大戟

曾颜等采用 UPLC-MS 法,基于植物代谢组学技术,分析京大戟炮制前后化学成分。结果表明,炮制后 3, 3′-二甲氧基鞣花酸、鞣花酸和没食子酸含量升高,而 3, 3′-二甲氧基鞣花酸-4′-O-β-D-吡喃木糖苷、(－)-(1S)-15-羟基-18-羧基西柏烯和短叶苏木酚酸含量明显降低。炮制过程中,酸性条件有利于酚酸性成分的溶解和提取效率的提高;同时酸性和加热条件可能会使酚酸性成分发生水解,致使其相应苷元含量升高而苷含量下降;同时加热和酸性条件下可能会使西柏烯结构遭到破坏,导致含量降低,从而降低药材的毒性。

11. 麦芽

杨华生等采用 HPLC 测定麦芽炒制过程中麦黄酮、槲皮素、山奈酚、儿茶素、阿魏酸等传统"有效成分"及 5-羟甲基糠醛、丙烯酰胺等"无效成分"的含量,运用 HCA、PCA、PLS-DA 分析炒制过程中"有效成分"与"无效成分"的动态变化规律。结果显示,PLS-DA 分析表明炒制温度主要影响 5-羟甲基糠醛、丙烯酰胺等"无效成分"的含量,而对麦黄酮等"有效成分"的含量影响较小;随炒制时间的延长,5-羟甲基糠醛含量在 2 min 开始显著增加,16 min 达到稳态,而丙烯酰胺在 18 min 时开始产生并持续增加。麦芽炒香过程中,"无效成分"的含量变化与炮制"火候"密切相关,而"无效成分"的动态变化规律可能为麦芽炒制工艺的评价以及功效机制阐释提供科学依据。

12. 牛蒡子

何钦等采用 HPLC 法研究牛蒡子炮制前后水煎液中主要成分含量变化,探讨牛蒡子"杀酶保苷"作用。结果表明,牛蒡子炮制后水煎液中牛蒡苷、绿原酸和异绿原酸 A 的含量降低,而牛蒡苷元的含量升高。牛蒡子炮制品的水煎液中主要成分牛蒡苷含量低于生品,说明牛蒡子炮制过程中"杀酶"并没有起到显著的"保苷"效果。牛蒡子炮制后并不能显著提高主要成分溶出,反而由于炮制过程引起成分变化,造成炮制后主要成分含量降低。

13. 牵牛子

李亭亭等采用 HPLC-MS 技术对牵牛子生品、炒品中化学成分进行分析。结果表明,牵牛子生品、炒品化学成分种类未发现变化,但成分含量发生变化,其中咖啡酸、绿原酸、异绿原酸 B 炒后含量降低,新绿原酸、隐绿原酸、异绿原酸 A 及异绿原酸 C 炒后含量升高。

14. 山茱萸

陆艳等利用红外光谱技术分析炮制过程中山茱萸红外光谱的宏观和指纹特征与美拉德反应的关系。红外光谱可以反映山茱萸的宏观指纹特性,从中可以推断山茱萸中存在醇类、有机酸类、酯类等化合物。结果表明,炮制过程中各类成分有规律地变化并趋于稳定,在 3 309、1 713、1 028 cm^{-1}有特征吸收。过程分析发现氨基化合物在 0～24 h 内含量变化呈上升趋势,而在 24～48 h 之间含量呈下降趋势;结合前期对山茱萸炮制过程中美拉德反应的理化参数研究,判断 24 h 为最佳炮制时间。

15. 水蛭

马琳等采用 SDS-PAGE 技术考察不同水蛭炮制品中水溶性蛋白的差异性。结果表明,蛋白含量为冻干水蛭＞生水蛭＞酒制水蛭＞滑石粉烫制水蛭,说明高温炮制导致水蛭中蛋白含量降低。

16. 藤黄

潘凌云等采用 UPLC-ESI-MS/MS 法研究藤黄炮制(高压、豆腐、清水、荷叶制)前后化学成分的变化。结果表明,炮制前后,藤黄中化学成分的种类没有明显变化;当加热超过 2 h 以及豆腐或荷叶炮制后,13 种成分的含量下降,并且有效成分 gambogenin 更为明显;不同炮制方法间存在差异,贡献值依次为 gambogenin、莫里林酸、异莫里林酸、R-异藤黄酸、R-30-羟甲基藤黄酸、成分 5(未知)、异新藤黄酸、S-30-羟甲基藤黄酸、isogambogenin、S-异藤黄酸、R-藤黄酸、新藤黄酸、S-藤黄酸。董棒等采用 UPLC 法分析藤黄及其炮制品(高压、豆腐、清水制)中藤黄烯酸、表藤黄烯酸、藤黄酸、新藤黄酸含量的变化。结果表明,炮制后藤黄酸和新藤黄酸的含量均有所下降,分别在清水、豆腐制品中最低;同时新生成了藤黄烯酸和表藤黄烯酸,两者含量在清水制品中最高,高压制品中最低。故清水制法有利于藤黄烯酸和表藤黄烯酸的生成。

17. 菟丝子

李秋莉等采用 HPLC 法研究酒菟丝子不同工艺炮制过程中主要活性成分的动态变化。结果表明,酒菟丝子不同工艺条件炮制的饮片中绿原酸、金丝桃苷、槲皮素和山奈素的含量随炮制程度而变化。绿原酸与金丝桃苷经炮制后其含量均有所降低,而槲皮素与山奈素经炮制后含量呈上升趋势。菟丝子酒制后温肾壮阳作用增强,可能与菟丝子中绿原酸为缩酚酸,本身不稳定、易分解有关。同时金丝桃苷等黄酮苷类物质受热发生分解,可增加槲皮素与山奈素的溶出。

18. 吴茱萸

陈炯等采用水蒸气蒸馏法提取挥发油,用 GC-MS 法检测并鉴定吴茱萸生品、清水炙品及不同辅料炮制品的挥发油成分。结果表明,吴茱萸生品、清水炙品及各炮制品挥发油含量由高到低依次为,生品(0.71%)＞姜炙品(0.69%)＞黄连炙品(0.65%)＞黄酒炙品(0.63%)＝清水炙品(0.63%)＞醋炙品(0.59%)＝盐炙品(0.59%)＞甘草炙品(0.51%)。清水炙品与生品的相似度最高,各炮制品与生品的相似度均比清水炙品低,可见炙法及辅料均会对吴茱萸挥发油类成分组成及含量产生影响,其中甘草产生的影响最为显著。

19. 云厚朴

魏泽英等采用 HPLC 法考察炮制对云厚朴(滇缅厚朴)主要化学成分的影响。4 种活性成分的含量由高到低顺序为和厚朴酚、厚朴酚、紫丁香苷和丁香酚,但姜炙品中紫丁香苷含量低于丁香酚含量,生品及炮制品的厚朴酚及和厚朴酚的总含量

满足《中国药典》(2015 年版)的要求。炮制品的丁香酚含量与生品基本一致,其他 3 种成分的含量生品均高于炮制品,紫丁香苷、厚朴酚及和厚朴酚均为对热不稳定的物质,炮制中的炒制、晒干过程可能导致这 3 种成分含量不同程度的减少。炮制方法的不同,对云厚朴药材活性成分的含量造成不同程度的影响。

(撰稿:张永太　审阅:蔡宝昌)

【18 种中药炮制前后药理作用的比较】

1. 白附子

熊成成等采用小鼠自主活动试验、睡眠试验、回苏灵惊厥试验考察白附子不同炮制品的镇静和抗惊厥作用;以醋酸扭体法、甲醛致痛法、二甲苯耳肿胀法来考察其抗炎镇痛作用;应用主成分分析法对白附子不同炮制品的药理作用进行综合分析。结果表明,白附子能明显减少小鼠自发活动,延长惊厥潜伏期,减少扭体次数、舔足时间和耳肿胀度;主成分分析结果表明,各样品综合作用顺序从强到弱依次为,白附子姜矾制品＞矾制品＞生品＞姜制品。故白附子生品及炮制品具有不同程度的镇静、抗惊厥及抗炎、镇痛作用。

2. 白芍药

李颖等比较白芍药不同炮制品的镇痛、镇静、抗炎作用。结果表明,炒白芍、酒白芍、醋白芍均可增加小鼠基础痛阈值,但酒白芍、醋白芍的镇痛作用优于生白芍、炒白芍;生白芍、炒白芍、酒白芍、醋白芍均有一定的抗炎作用,降低小鼠耳廓肿胀度,但组间差异不明显;生白芍、炒白芍、酒白芍、醋白芍均能延长小鼠 4 min 内游泳不动时间,但酒白芍、醋白芍的镇静作用优于生白芍、炒白芍。故白芍药不同炮制品均具有镇痛、镇静、抗炎的作用,但酒白芍、醋白芍的镇痛、镇静作用明显更强。

3. 半截烂

吴曙光等研究苗药半截烂（*Arisaema rhizomatum* C.E.C.Fisch）不同炮制方法（炮法、蒸法、酒制法、童便制法、石灰炮法）对兔眼刺激作用的影响。结果表明，半截烂各种炮制品均对兔眼结膜有一定的刺激性，与苗医药用药记载相符合。其中鲜品于1 h就有轻度的刺激性，干品刺激性持续的时间最长，可长达48 h；鲜品、干品及蒸法制品在4 h前均具有轻度刺激性，其他炮制方法无刺激性，且半截烂酒制品的刺激时间最短，这与民间记载口服生品对口腔、上颚等部位有强烈刺激性相一致，同时也符合苗医酒泡服的用药方法。故半截烂蒸制品具有轻度刺激黏膜作用，炮制可减轻其刺激性，酒制法对减轻其刺激性效果较好。

4. 波棱瓜子

陈红鸽等通过动物实验比较砂炒和醋炙炮制工艺对波棱瓜子有效成分、腹泻及保肝作用的影响。结果表明，波棱瓜子经砂炒、醋炙后波棱甲素含量分别降低40.9%和12.0%（$P<0.01$），波棱素含量无显著性变化（$P>0.05$）。在给药第4、6 d，砂炒和醋炙波棱瓜子总木脂素高、中剂量组小鼠的稀便率和腹泻指数显著低于同剂量的生品组（$P<0.01$，$P<0.05$）；不同炮制品波棱瓜子总木脂素高、中剂量组均能显著抑制CCl_4致肝损伤小鼠血清中丙氨酸氨基转移酶（ALT）、天门冬氨酸氨基转移酶（AST）水平的升高（$P<0.01$，$P<0.05$）；与同剂量的生品波棱瓜子总木脂素组相比，醋炙波棱瓜子总木脂素各组小鼠ALT、AST水平无显著差异，而砂炒波棱瓜子总木脂素高、中剂量组小鼠ALT、AST水平显著升高（$P<0.05$）。砂炒和醋炙均可有效缓解波棱瓜子总木脂素的腹泻作用，但砂炒后波棱瓜子总木脂素的保肝降酶作用下降，醋炙对波棱瓜子总木脂素的保肝降酶作用无显著影响。

5. 补骨脂

夏亚楠等观察补骨脂生品、水炙品、盐炙品对氢化可的松所致肾阳虚模型大鼠及大黄所致脾虚腹泻模型大鼠的影响。中医理论认为，燥性伤阴。阴虚证表现为体内cAMP升高，cGMP降低，cAMP/cGMP比值升高，血清TNF-α、Na^+-K^+-ATP酶表达增加。结果表明，不同工艺的补骨脂炮制品对肝指数、肾指数、胸腺指数、血清cAMP/cGMP、TNF-α、Na^+-K^+-ATP酶均有显著性影响（$P<0.05$）；且补骨脂盐炙品与生品有显著性差异（$P<0.05$）。补骨脂给药组的燥性强度依次为生品组＞水炙品组＞盐炙品组，加热和盐处理都可缓和补骨脂生品的燥性。

6. 大黄

王成君设置生大黄组、醋大黄组、酒大黄组、熟大黄组等不同炮制方法及5 min组、10 min组、30 min组、60 min组等不同煎煮时间灌胃SD大鼠，测定并比较不同组别大鼠的胃残留率和小肠推进率，结合胃肠运动功能指标评价不同组别大黄的沉降药性。结果表明，与生理盐水组相比较，醋大黄组、酒大黄组和熟大黄组大鼠胃残留率均明显降低（$P<0.05$）；10 min组、30 min组和60 min组大鼠对小肠推进率的影响不大，5 min组大鼠的小肠推进率明显（$P<0.05$）。故炮制可明显加快大鼠的胃排空速率和小肠推进率，煎煮时间过长不利于沉降药性的发挥，醋制及酒制生大黄煎煮时间在30 min内药效提升作用明显。

7. 二神丸

陈志敏等观察二神丸中补骨脂、肉豆蔻炮制前后对脾肾阳虚泄泻模型大鼠肠道菌群和肾脏线粒体解偶联蛋白2（UCP2）基因表达的影响。结果表明，脾肾阳虚泄泻大鼠肠道菌群和UCP2含量与造模前相比发生明显变化，其中长双歧杆菌、乳酸杆菌菌群异常低下,大肠埃希菌、粪肠球菌含量显著增加,肾脏组织 UCP2 含量明显升高。给予二神丸后,对肠道菌群失调和 UCP2 异常均有明显的调节和改善作用,尤以炮制组(盐补骨脂＋煨肉豆蔻)效果最佳。

8. 附子

林华等利用动物实验比较附子新型炮制品与传统炮制品温阳作用。与模型组比较,附子 4 种炮制品(黑顺片、高温炮制品、高压炮制品、微波炮制品)在不同剂量下均能提高阳虚小鼠胸腺指数和脾脏指数($P<0.05$),增加 cAMP 含量,降低 cGMP 含量,提高内皮素值,并随着剂量增加与指标值呈一定的相关性;与黑顺片组比较,在相同给药剂量下,4 个炮制品组没有显著的差异,但高压炮制给药组中阳虚小鼠胸腺指数和脾脏指数最大,血浆中 cAMP 和 cAMP/cGMP 含量最高,cGMP 含量最低。故附子高压炮制品温阳作用优于黑顺片、高温炮制品、微波炮制品,其温阳作用在 0.75~7.04 g/kg 给药剂量范围内呈正相关。邓广海等探索附子新型炮制品对阳虚小鼠耳廓微循环的影响。结果表明,与模型组比较,除微波炮制品 0.75 g/kg 组动脉管径外,各给药组小鼠耳廓动脉与静脉管径均有不同程度增加,毛细血管网交叉点数逐渐变大($P<0.05$),并与剂量大小呈正相关;与黑顺片组比较,高压炮制品 5.63 g/kg 剂量组静脉管径显著增加($P<0.05$);4 个炮制品给药组相同剂量比较,高压炮制品组动脉管径、静脉管径和毛细血管网交叉点数值均最高。附子高压炮制品能显著增强阳虚小鼠耳郭微循环,其作用优于黑顺片、高温炮制品和微波炮制品。贾雪岩等比较附子新型炮制品与传统炮制品中乌头碱类水平及强心作用。结果表明,与生附子比较,附子经炮制后毒性成分双酯型生物碱减低,单酯型生物碱逐渐增加;与黑顺片比较,高压片中生物碱得到最大限度保留,单酯型生物碱水平高于黑顺片,双酯型生物碱水平较低。与

对照组比较,4 种炮制品均能够显著升高离体大鼠心脏的心率、左心室收缩压、左心室内压变化速率,降低左心室舒张末压,且呈一定剂量相关性;与黑顺片组比较,3 种新型炮制品心率、左心室收缩压、左心室舒张末压、左心室内压变化速率均差异不显著;在相同剂量下,高压片的心率、左心室收缩压、左心室内压变化速率值最高,左心室舒张末值较低。故附子高压炮制工艺是一种"高效低毒"炮制工艺,且强心作用效果较好。

9. 黄柏

林彬通过动物实验比较黄柏生品与各种炮制品(盐制、清炒)滋阴及抗痛风作用。结果表明,模型组大鼠的血尿酸值及肌酐水平显著高于空白对照组($P<0.01$),阳性组、生黄柏组、盐黄柏组、炒黄柏组血尿酸值及肌酐水平明显低于模型组大鼠($P<0.01$),不同炮制品组间差异不显著($P>0.05$);阳性组、生黄柏组、盐黄柏组、炒黄柏组致炎后 8 h 足肿胀度明显低于模型组大鼠($P<0.01$),不同炮制品组间差异不显著($P>0.05$)。阳性组、生黄柏组、盐黄柏组、炒黄柏组干预后 cAMP、cAMP/cGMP 明显低于模型组大鼠($P<0.01$),cGMP 明显高于模型组大鼠($P<0.01$),不同炮制品组间差异不显著($P>0.05$)。故不同黄柏炮制品均具有滋阴及抗痛风作用,不同炮制方法对黄柏的药效作用影响不明显。

10. 高乌头

李芸等通过动物实验比较高乌头生品及炮制品的高乌甲素含量及急性毒性大小。结果表明,高乌头生品的 LD_{50} 为 1.424 g/kg;高乌头炮制品的 LD_{50} 为 2.625 g/kg。生品的毒性大于炮制品,高乌甲素的质量分数分别为 1.170%、0.562%,炮制后含量降低了一半。用甘草汁炮制能够降低高乌头的毒性,且毒性与高乌甲素密切相关。

11. 狼毒

杨景峰等用斑马鱼初期胚胎作为实验模型，探讨不同炮制方法（酒精炮制、奶炮制、酸奶炮制、醋炮制和诃子炮制）对狼毒毒性影响。醋炮制用 50 $\mu g/ml$ 和 500 $\mu g/ml$ 的浓度给 2 hpf 斑马鱼胚胎染毒，发育到 48 hpf 的死亡率分别是 32.5% 和 55%，其他各种处理组死亡率没有明显增高，醋炮制具有最高的死亡率。各种炮制方法染毒的斑马鱼胚胎，在尾鳍部位都出现锯齿状缺失，通过 TUNEL 染色检测确认为大量细胞凋亡，细胞凋亡的数目依次是奶炮制＞酒精＞酸奶＝诃子＞醋＞空白对照组。醋炮制具有最高的死亡率，而牛奶炮制等没有明显的致死作用。

12. 茅苍术

于艳等比较茅苍术生品和麸炒品对实验性胃溃疡的抗炎作用和对胃黏膜的保护作用。结果表明，茅苍术能够明显升高血清及胃组织中表皮生长因子（EGF）和三叶因子 2（TFF2）的含量，上调胃组织中 EGF 和 TFF2 mRNA 的表达和二者的蛋白表达量，麸炒品的作用优于生品；与茅苍术生品比较，相同剂量的茅苍术麸炒品具有更好的降低血清及胃组织中 IL-6、IL-8、TNF-α 和 PGE$_2$ 的含量，下调胃组织中 IL-8 和 TNF-α mRNA 表达的作用。麸炒能增强茅苍术对乙酸致胃溃疡大鼠胃黏膜的保护作用，并增强其对乙酸致胃溃疡大鼠的抗炎作用。

13. 美洲大蠊

李江维等制得美洲大蠊原粉、3 批不同含油量美洲大蠊霜及去油美洲大蠊 5 个样品，测得油脂含量依次分别为 39.0%、31.9%、23.7%、15.0% 和 0.5%，研究其对美洲大蠊防治 CCl$_4$ 致小鼠急性肝损伤作用的影响。结果表明，与模型组比较，油脂含量为 15.0%、23.7% 的美洲大蠊霜组可减轻 CCl$_4$ 引起的急性小鼠肝损伤，油脂组、去油粉末组、含油量为 31.9% 的美洲大蠊霜组及原粉末组均未表现出防治作用反而会加重肝损伤。油脂含量对美洲大蠊防治 CCl$_4$ 致肝损伤的药理作用有显著影响。提示对于肝损伤患者或其他疾病伴随肝损伤患者，如需以美洲大蠊全虫入药，必需通过去油制霜炮制除去部分油脂，使其油脂含量控制在适宜范围内。

14. 牡丹皮

李颖等研究不同牡丹皮炮制品对心肌缺血再灌注损伤小鼠的药理作用。不同组别（假手术组、模型组、地奥心血康组、牡丹皮黑组、牡丹皮白组）血清 SOD、丙二醛（MDA）、磷酸肌酸激酶（CK）、乳酸脱氢酶（LDH）、谷胱甘肽（GSH）、NO、心肌梗死面积存在明显差异，均 $P < 0.01$；地奥心血康组、牡丹皮黑组、牡丹皮白组血清 SOD、GSH 明显高于模型组，均 $P < 0.05$，MDA、CK、LDH、心肌梗死面积明显低于模型组，均 $P < 0.05$。故不同牡丹皮炮制品均能增强内源性抗氧化酶的活性，清除氧自由基，减轻心肌细胞的损伤，减小心肌梗死面积，对大鼠心肌缺血再灌注损伤具有一定的保护作用。

15. 千金子

吴瑞环等比较千金子炮制前后对人肾癌 786-0 细胞增殖及相关抗原 G250 基因表达的影响。结果表明，千金子霜、种仁、种子、种皮甲醇提取物作用 96 h 可显著抑制 786-0 细胞的增殖，且除千金子种皮外呈浓度依赖性。实时荧光定量 PCR 实验显示，与空白对照组比较，千金子种子高、中、低 3 个浓度组 G250 基因的表达显著升高，而千金子霜组和千金子种仁组 G250 基因的表达则降低。千金子有较强的抑制 786-0 细胞增殖作用，且炮制制霜后抑制作用显著提高，千金子种子抑制癌细胞增殖作用机制是上调肾癌特异抗原 G250 的表达。

16. 肉苁蓉

范亚楠等研究肉苁蓉炮制前后对便秘大鼠的通便作用。结果表明,肉苁蓉能够增加便秘大鼠的采食量、粪便粒数,改善粪便性状,增强便秘大鼠小肠推进度,且生品组均优于制品组,水提组优于粉末组。生肉苁蓉与制苁蓉组比较,血清胃泌素、神经降压素、P物质和结肠胃动素、血管活性肠肽的含量均有统计学差异,生品组优于制品组。表明肉苁蓉具有较好的润肠通便作用,生品优于制品。

17. 桑螵蛸

贾坤静等通过动物实验比较桑螵蛸生品、制品(盐炒、蒸品)以及生品和制品的虫卵和卵壳组的补肾助阳作用及抗利尿作用。结果表明,桑螵蛸各给药组均能提高肾阳虚大鼠的甲状腺指数、肾上腺指数及促甲状腺激素、三碘甲腺原氨酸、四碘甲腺原氨酸、肾上腺素、去甲肾上腺素、17-羟皮质类固醇、皮质醇、睾酮含量,增加体质量和体温,并能降低NO、雌二醇含量和肾脏指数,减小饮水量,其中盐炒组和盐炒虫卵组效果最为显著;桑螵蛸各组大鼠体质量增加、尿量减少、肾脏指数降低、血清中抗利尿激素含量增加($P<0.05$),各给药组大鼠血清中醛固酮含量均有增加,除桑螵蛸生品组、桑螵蛸盐炒组和桑螵蛸蒸品卵壳组外其余各组大鼠血清中醛固酮含量差异有统计学意义。故桑螵蛸经炮制后补肾助阳作用增强,且盐炒品>蒸品>生品,盐炒品的虫卵是桑螵蛸补肾助阳的主要药用部位,其药效是通过增强下丘脑-垂体-甲状腺轴、肾上腺轴、性腺轴的功能来实现的;桑螵蛸经炮制后抗利尿作用增强,卵壳是桑螵蛸抗利尿作用的主要药用部位,增加血清抗利尿激素含量可能是其缩尿作用的主要机制之一。

18. 五味子

高慧等通过动物实验比较五子衍宗丸、六味丸中分别用生熟五味子对肾阳虚、肾阴虚的影响。结果表明,与模型对照组比较,各给药组的血清皮质酮、睾酮水平有不同程度升高,肌酐水平降低。含有酒五味子的五子衍宗丸优于含有生五味子的方剂($P<0.05$);模型对照组cAMP较空白对照组升高明显,cGMP变化不明显,cAMP/cGMP升高明显,含有酒五味子的六味丸对cAMP/cGMP及其比值的影响明显优于含生五味子的六味丸。故含有生五味子、酒五味子的五子衍宗丸、六味丸分别对肾阳虚、肾阴虚小鼠有一定的治疗作用,可改善小鼠的激素水平,增加脏器指数;含酒五味子的五子衍宗丸、六味丸作用较好。

(撰稿:张永太　审阅:蔡宝昌)

[附] 参 考 文 献

C

陈娥,周灿,廖莎,等.不同炮制去心法对巴戟天耐斯糖含量的影响[J].湖南中医药大学学报,2016,36(4):31

陈红鸽,申宝德,沈成英,等.不同炮制工艺对波棱瓜子有效成分腹泻及保肝作用的影响[J].解放军药学学报,2016,32(4):289

陈炯,高悦,谭鹏,等.吴茱萸不同炮制品中挥发油成分气相色谱-质谱分析[J].中国中医药信息杂志,2016,23(12):91

陈晓霞,鞠成国,贾天柱.综合加权评分法优选百部蜜炙工艺[J].中国药房,2016,27(10):1389

陈志敏,潘新,张美,等.二神丸中药物炮制前后对肠道菌群和UCP2基因表达的影响[J].中国实验方剂学杂志,2016,22(14):6

D

邓广海,沈玉巧,贾雪岩,等.附子新型炮制品对阳虚小鼠耳廓微循环的影响[J].中国现代应用药学,2016,33(4):410

邓仕任,王春娇,夏林波,等.不同炮制方法对火麻仁饮片中甘油三亚油酸酯的影响[J].广州化工,2016,44(3):77

邓玉芬,钟凌云,孟振豪.基于大鼠宏观行为观察的不同姜汁对黄连寒热药性的影响研究[J].世界科学技术(中医药现代化),2016,18(3):516

董棒,文红梅,窦娟,等.UPLC法分析藤黄炮制前后4种成分的变化[J].中成药,2016,38(11):2435

董巍,郝修杰,王超众,等.UPLC-Q-TOF/MS法分析对叶百部蜜炙前后化学成分的变化[J].中成药,2016,38(8):1792

窦霞,杨锡仓,靳子明,等.蜜党参的最佳炮制工艺的正交试验法优选[J].时珍国医国药,2016,27(6):1384

F

范亚楠,黄玉秋,贾天柱,等.肉苁蓉炮制前后对便秘大鼠的通便作用[J].中成药,2016,38(12):2684

费莹,王娜妮,李洪玉,等.炮制工艺对白术挥发油组成及3种白术内酯含量的影响研究[J].中华中医药学刊,2016,34(2):418

冯伟红,李春,吉丽娜,等.基于高分离度和高色谱峰纯度的红参UPLC指纹图谱研究[J].中国中药杂志,2016,41(20):3798

傅跃青,单云岗,俞忠明.炮山甲二氧化硫残留量超标原因分析与探讨[J].中药材,2016,39(9):2001

G

高慧,张爽,高雁,等.生熟五味子在补益方中补肾作用比较[J].中国现代医学杂志,2016,26(12):21

耿欣,李廷利.正交设计法优化炒酸枣仁的炮制工艺[J].中医药学报,2016,44(4):60

管永舟,王秋红,严光玉,等.雅连酒炙多糖成分转化及免疫活性比较的研究[J].中医药信息,2016,33(5):12

郭佳佳,苏明声,王立元,等.半夏曲炮制过程中优势微生物的鉴定[J].中国中药杂志,2016,41(16):3027

国伟,谭鹏,费淑琳,等.炮制对淡附子中3种双酯型生物碱及其水解产物的影响[J].河南中医,2016,36(6):1096

H

何钦,刘缘章,白发平,等.牛蒡子炮制前后水煎液中主要成分含量变化研究[J].世界中西医结合杂志,2016,11(4):506

黄玉秋,范亚楠,贾天柱,等.星点设计-效应面法优化盐巴戟炮制工艺[J].中成药,2016,38(2):361

J

贾坤静,艾雪,贾天柱,等.桑螵蛸生、制品对肾阳虚大鼠的补肾助阳作用比较[J].中药材,2016,39(7):1516

贾坤静,贾天柱.桑螵蛸炮制前后及不同药用部位对肾阳虚多尿大鼠的抗利尿作用比较[J].中国药房,2016,27(7):879

贾雪岩,林华,沈玉巧,等.附子新型炮制品中乌头类生物碱测定及其强心作用研究[J].药物评价研究,2016,39(2):224

姜婷,轩辕欢,付玲,等.准噶尔乌头中4种生物碱在炮制过程中的含量变化[J].中成药,2016,38(12):2641

L

李红伟,司金光,石延榜,等.南葶苈子清炒炮制工艺研究[J].中国新药杂志,2016,25(1):98

李慧,刘其南,张丽,等.基于层次分析法及多指标正交试验优选酒炖女贞子炮制工艺[J].中草药,2016,47(16):2832

李江维,许润春,王鹏飞,等.去油制霜炮制程度对美洲大蠊防治CCl₄致肝损伤作用的影响[J].中药材,2016,39(12):2755

李峧亮,丁盛,何昌国.中药杜仲炮制方法及与续断不同配伍的化学研究[J].中国生化药物杂志,2016,36(12):189

李明晓,周臻,田素英,等.正交试验优选甘草制款冬花的炮制减毒工艺[J].中国实验方剂学杂志,2016,11(18):17

李秋莉,刘艳芳,闫梦晓,等.不同工艺炮制酒菟丝子时4种主要活性成分动态变化[J].中国药师,2016,19(10):1882

李帅锋,丁安伟,张丽,等.何首乌产地加工与饮片炮制

397

一体化工艺研究[J].中草药,2016,47(17):3003

李亭亭,徐新房,王子健,等.牵牛子生品、炒品酚酸类成分的 HPLC-MS 分析[J].中医药学报,2016,44(1):11

李伟,宋永贵,刘匡一,等.UHPLC-QTOF/MS^E 与代谢组学技术对北五味子炮制前后化学成分迁移研究[J].药学学报,2016,51(9):1445

李颖,魏新智.白芍不同炮制品的镇痛、镇静、抗炎作用比较[J].辽宁中医药大学学报,2016,18(4):39

李颖,魏新智.不同丹皮炮制品对心肌缺血再灌注损伤小鼠药理作用研究[J].辽宁中医药大学学报,2016,18(1):41

李芸,胡昌江,徐婷,等.高乌头炮制前后高乌甲素含量测定及小鼠急性毒性实验[J].中成药,2016,38(1):179

励娜,张小梅,姚媛媛,等.D-最优设计响应面法结合UHPLC 优选补骨脂药材炮制工艺[J].中草药,2016,47(2):233

林彬.黄柏生品与各种炮制品滋阴及抗痛风作用比较[J].医学理论与实践,2016,29(19):3304

林桂梅,鞠成国,贾天柱.正交实验优选油炸三七炮制工艺[J].中华中医药学刊,2016,34(10):2403

林华,贾雪岩,沈玉巧,等.附子新型炮制品温阳作用及其量效关系的研究[J].时珍国医国药,2016,27(5):1118

刘德旺,龚苏晓,朱雪瑜,等.蒙古黄芪药材、生饮片及其炮制品质量差异性研究[J].中草药,2016,47(6):905

刘帅,李卫飞,李妍,等.辅料因素对炮制蒙药诃子制草乌质量的影响[J].北京中医药大学学报,2016,39(11):949

刘潇潇,乔莉,林锦峰,等.穿山甲违法炮制的粉末 X-射线衍射快速筛查[J].时珍国医国药,2016,27(12):2929

刘阳芷,才谦,刘玉强,等.苍术麸炒前后入血成分比较研究[J].亚太传统医药,2016,12(12):32

陆艳,张雨霏,杨光明,等.山茱萸炮制过程中的红外光谱与美拉德反应[J].南京中医药大学学报,2016,32(1):79

罗东玲.鲜地黄加工炮制后新成分含量变化研究[J].海峡药学,2016,28(3):80

M

马俊楠,孟祥龙,薛菲菲,等.热分析技术和 HPLC 法研究荷叶炒炭工艺[J].中成药,2016,38(3):613

马琳,马莉,欧阳罗丹,等.基于 SDS-PAGE 技术的不同水蛭炮制品中水溶性蛋白的差异性研究[J].时珍国医国药,2016,27(6):1379

P

潘欢欢,刘飞,张鑫,等.白术炒制过程中多糖和还原糖含量变化规律研究[J].时珍国医国药,2016,27(6):1382

潘凌云,徐敏,王亿,等.UPLC-ESI-MS/MS 法分析藤黄炮制前后化学成分的变化[J].中成药,2016,38(5):1098

彭璐,张志杰,龚千锋,等.基于成分分析及抗菌活性的百药煎炮制工艺研[J].中草药,2016,47(21):3805

S

单鸣秋,钱岩,于生,等.基于响应面法的天麻产地加工炮制一体化工艺研究[J].中草药,2016,47(3):420

单宇,张伽妹,丁月珠,等.水提取法和仿生提取法研究水蛭不同炮制品的体外抗凝活性[J].中国中药杂志,2016,41(10):1843

史辑,黄玉秋,耿彤彤,等.星点设计-效应面法优选制巴戟天炮制工艺[J].中国中医药信息杂志,2016,23(12):81

隋利强,王建,陈喆明,等.蜜炙酸枣仁炮制工艺初步研究[J].湖南中医药大学学报,2016,36(7):48

孙萌,杨宇萍,李拥军,等.姜炭化学成分的初步研究[J].中药材,2016,39(2):307

T

陶益,蒋妍慧,李伟东,等.炮制对补骨脂中 12 种化学成分含量的影响[J].中国实验方剂学杂志,2016,22(21):6

童凯,李昭玲,闫燊,等.川牛膝酒炙和盐炙前后 HPLC化学指纹图谱及其主要药效成分量变化研究[J].中草药,2016,47(4):580

W

王成君.不同炮制方法、煎煮时间对大黄沉降药性影响的研究[J].亚太传统医药,2016,12(6):14

王春柳,唐涛,臧巧真,等.天竺黄炮制对冰片有效成分溶出的影响[J].现代中药研究与实践,2016,30(6):50

王静,陈悦,袁子民,等.基于尿液代谢组学研究黄连和胆黄连对热证药效作用机制的差异性[J].中国中药杂志,2016,41(14):2638

王静哲,刘震,马立满,等.基于 UPLC-Q-TOF-MS 分析

加工炮制对玄参化学成分的影响[J].质朴学报,2016,37(1):1

王文凯,张晓婷,张正,等.多指标正交设计优选建昌帮炮制辅料蜜炙谷糠的制备工艺[J].中草药,2016,47(14):2460

魏泽英,王祖坤,朱培芳.云厚朴生品及3种炮制品中4种活性成分含量的HPLC-PDA测定[J].时珍国医国药,2016,27(12):2915

文小女,钟凌云.正交试验优选樟帮姜黄连的炮制工艺[J].中国实验方剂学杂志,2016,22(15):18

吴瑞环,张振凌,王瑞生,等.千金子炮制前后对人肾癌786-0细胞增殖及特异抗原G250基因表达的影响[J].中华中医药杂志,2016,31(1):306

吴曙光,冉海霞,赵海,等.炮制方法对半截烂毒性作用影响的实验研究[J].时珍国医国药,2016,27(7):1629

吴莹,张爽,高慧.盐炙对知母中新芒果苷体内药代动力学的影响[J].辽宁中医杂志,2016,43(7):1442

X

夏亚楠,余凌英,王德键,等.补骨脂不同炮制品对肾阳虚、脾虚大鼠的影响研究[J].亚太传统医药,2016,12(9):5

肖凌,姜涛,聂晶,等.硫磺熏蒸对黄芩药材及饮片质量影响分析[J].中国中药杂志,2016,41(12):2216

解达帅,刘玉杰,杨诗龙,等.基于"内外结合"分析马钱子的炮制火候[J].中国实验方剂学杂志,2016,22(8):1

熊成成,蔡婉萍,林嘉娜,等.白附子不同炮制品药理作用评价研究[J].中药材,2016,39(8):1763

Y

严冬慧,邓仙梅,孟江,等.星点设计-效应面法优化炒茺蔚子炮制工艺[J].中国实验方剂学杂志,2016,22(21):10

颜冬梅,李娜,方建和.吴茱萸汁制对黄连中四种生物碱含量的影响[J].江西中医药,2016,47(1):60

杨彬,王媛,田梦,等.基于UPLC-Q-TOF-MS/MS研究法半夏中甘草化学成分[J].中国实验方剂学杂志,2017,23(3):45

杨华生,谭丽霞,吴维刚,等.麦芽炒香过程中有效成分与无效成分动态变化规律研究[J].中国中药杂志,2016,41(23):4382

杨景峰,董文静,宗俊成,等.斑马鱼胚胎检测狼毒不同炮制方法毒性[J].内蒙古民族大学学报(自然科学版),2016,31(3):236

杨帅,左剑,刘尚建,等.太赫兹光谱技术在中药大黄炮制品检测中的应用研究[J].光谱学与光谱分析,2016,36(12):3870

叶喜德,罗金燕,马琳,等.樟帮麸炒枳壳炮制工艺的正交设计法优选[J].时珍国医国药,2016,27(9):2164

于艳,才谦,贾天柱.茅苍术麸炒前后胃黏膜保护作用的变化研究[J].中药材,2016,39(4):760

于艳,贾天柱,才谦.茅苍术及其麸炒品对胃溃疡大鼠抗炎作用的比较研究[J].中国中药杂志,2016,41(4):705

袁子民,刘欢,王静,等.正交试验优选麸煨肉豆蔻片的炮制工艺[J].中国中医药信息杂志,2016,23(3):74

袁子民,赵强,贾天柱,等.白芷酒炖前后化学成分的变化[J].中成药,2016,38(11):2518

Z

曾佩瑜,高明,黄玉梅,等.醋马钱子的炮制工艺研究[J].云南中医中药杂志,2016,37(10):66

曾颜,侯朋艺,陈晓辉.基于植物代谢组学技术的京大戟炮制前后化学成分变化研究[J].中药材,2016,39(3):530

张程超,郁红礼,吴皓.商陆正丁醇部位醋制前后肠道毒性变化研究[J].中国中药杂志,2016,41(2):216

张凡,刘蓬蓬,徐珊,等.黄柏系统炮制学研究[J].亚太传统医药,2016,12(24):21

张会梅,钟英杰,付海宁,等.紫锥菊药材的炮制工艺研究[J].黑龙江畜牧兽医,2016,(2):174

张金莲,谢日健,刘艳菊,等.星点设计-效应面法优选蜜糠炙黄芪的炮制工艺[J].中国实验方剂学杂志,2016,22(19):14

张乐,潘欢欢,刘飞,等.白术麸炒过程中5-羟甲基糠醛的含量变化规律及其与饮片温度、颜色变化的相关性分析[J].中国实验方剂学杂志,2016,22(17):11

张文婷,岳超,黄琴伟,等.地黄生品与炮制品中8个糖类成分及不同炮制时间点其量变化分析[J].中草药,2016,47(7):1132

张小峰,松林,图雅,等.三种不同产地蒙药草乌炮制前后三种乌头碱含量的比较研究[J].中国民族医药杂志,

2016，42(2):42

张影月,韩亚亚,郝佳,等.炮制时间对杜仲指标成分含量及药代动力学影响研究[J].天津中医药大学学报,2016,35(5):322

赵斌,刘敬,王琼,等.象皮滑石粉烫制工艺研究及炮制前后氨基酸含量分析[J].中药材,2016,39(6):1272

赵琴,房芸,潘凌云,等.基于致炎毒性,胃和十二指肠AQP$_3$,AQP$_4$表达的藤黄炮制减毒机制研究[J].中国中药杂志,2016,41(9):1627

周国洪,唐力英,寇真真,等.炮制对王不留行中刺桐碱及黄酮苷类成分含量及溶出率的影响[J].中国实验方剂学杂志,2016,22(22):18

朱夏敏,王春娇,王鑫,等.不同炮制方法对火麻仁饮片中葫芦巴碱含量的影响[J].药学研究,2016,35(1):19

学术进展

（六）中 药 药 理

【概 述】

2016 年，在医药相关刊物上公开发表的中药药理研究论文 4 000 余篇，主要集中对心血管系统、中枢神经系统的研究，本年度的热点是对糖尿病、抗肝纤维化、结肠炎、阿尔茨海默病等的研究，多以探讨中药有效成分（有效部位）的作用机制。

1. 对呼吸系统作用的研究

王志旺等报道，当归可以降低环磷酸腺苷（cAMP）、升高环磷酸鸟苷（cGMP）含量，缓解 cAMP/cGMP 失衡状态，对阴虚哮喘小鼠具有治疗作用。许瑞娟等报道，蛇床子素可以显著抑制大鼠白细胞介素-16（IL-16）和 IL-17 含量，改善其肺组织的炎性反应及纤维化，明显改善哮喘大鼠的症状。陈海涛等报道，牛蒡子苷元可降低哮喘小鼠肺组织 E 选择素 mRNA 和蛋白表达，降低核转录因子-κB（NF-κB）p65 活化水平，降低卵清蛋白诱导的哮喘小鼠气道炎症水平。颜宝红等报道，板蓝根水提取物可以减少胶原沉积，提高 SOD 活性，降低 MDA 的含量，减少转化生长因子-$β_1$（TGF-$β_1$）的表达，减轻放射性肺炎模型小鼠的肺泡炎性变化。马淑梅等报道，虫草素制剂能有效降低百草枯致肺纤维化大鼠肺组织中羟脯胺酸水平，改善肺的组织结构和纤维化病理改变。王保兰等报道，双氢青蒿素可以抑制 TGF-$β_1$、Smad2、Smad3 基因表达和 TGF-$β_1$、Smad2/3、pSmad2/3 蛋白表达，减轻博来霉素诱导的肺纤维化模型大鼠肺组织炎症和纤维化程度。金粟等报道，丹酚酸 B 与甘草次酸、白藜芦醇各自单用及两两合用、三药合用对博来霉素

诱导肺纤维化小鼠均有一定的干预作用，三药合用对肺纤维化前期炎症细胞产生阶段影响较大。叶文静等报道，积雪草苷可降低 IL-4、肿瘤坏死因子-α（TNF-α）和 TGF-$β_1$ 的表达，提高腺苷 A2 受体的表达，抑制平阳霉素诱导的大鼠肺组织炎症和基质累积，改善间充质性肺纤维化。

2. 对心血管系统作用的研究

李杰等报道，红景天苷干预急性心肌缺血模型大鼠后，心肌组织中 Bcl-2 的蛋白表达显著增加，Bax 的蛋白表达显著减少，胞浆中 Cyt-c 的蛋白表达水平显著下降，cleaved caspase-3 和 cleaved caspase-9 表达均显著降低，认为其可能通过抑制线粒体通路减少心肌细胞凋亡。龚帧等报道，粟米草三萜皂苷能不同程度地延长大鼠实验性心律失常的潜伏期和缩短持续期。杨堃等报道，白藜芦醇对异丙肾上腺素诱导的大鼠心肌梗死有保护作用，能改善心律失常，逆转心肌组织缝隙连接蛋白 43 的表达减少和分布紊乱，还可降低血浆乳酸脱氢酶、肌酸激酶同工酶含量，提高 SOD 活性。宣丽颖等报道，黄芪总黄酮抑制柯萨奇 B3 病毒感染乳鼠心肌细胞内质网伴侣蛋白 GRP78 表达从而减轻内质网应激，同时使网腔钙结合蛋白及缝隙连接蛋白 43 表达增多，提示可能与其抗病毒性心肌炎并发心律失常作用密切相关。赵梅等报道，丹参酮ⅡA 通过上调急性心肌梗死大鼠心肌中 kv4.2 蛋白的表达，恢复瞬时外向钾电流，发挥抗缺血性心律失常的作用。王伊林等报道，丹参酮ⅡA 磺酸钠可在一定程度上减轻阿霉素心肌病大鼠左室纤维化程度，改善心功能，可能与下调 TGF-$β_1$、结缔组织生长因子及 β-catenin 表达有关。刘倍吟等报道，当

归挥发油可减少其血清内皮素-1、血管细胞黏附分子-1、超敏 C 反应蛋白水平,认为其通过抑制血管炎症反应降低高血压模型大鼠的血压。马晓聪等报道,黄连解毒汤能降低自发性高血压大鼠(SHR)血压,增加内皮祖细胞(EPCs)的数量,提高 EPCs 的增殖、迁移、黏附能力及 NO 分泌功能。郭金昊等报道,刺蒺藜显著减轻老年 SHR 胶原纤维的沉积,减少血管紧张素Ⅱ1型受体、TGF-β 蛋白表达,减少 NF-κB p65、IKKβ、IKBα 的 mRNA 表达,上调 IKKα,具有降低老年 SHR 血压、抑制主动脉血管重塑的作用。牟菲等报道,心肌缺血/再灌注损伤大鼠经降香水提物(DOA)和降香挥发油(DOO)治疗后有效,采集大鼠血清样本,应用气相飞行时间质谱联用系统对样本进行代谢图谱分析,鉴别出 13 个内源性生物标记物,分别与糖代谢、脂代谢和氨基酸代谢通路相关,推测 DOA 和 DOO 可能通过调节糖代谢、脂代谢和氨基酸代谢通路而发挥作用。

3. 对消化系统作用的研究

卢凤美等报道,红景天与大黄酸均能有效促进肝纤维化大鼠肝脏中基质金属蛋白酶-13(MMP-13)、抑制 α-平滑肌肌动蛋白表达;具有抗肝纤维化的作用。田华等报道,黄芩素高、中剂量组能显著降低肝纤维化大鼠的 MDA、TGF-β₁、Smad2 含量,升高 SOD 与 Smad7 的含量,认为黄芩素可通过 TGF-β₁/smads 途径产生抗肝纤维化的作用。李荣华等报道,锁阳对肝纤维化模型大鼠有一定的预防和逆转作用,同时能影响其外周血 T 淋巴细胞亚群,升高 CD_3^+、CD_4^+ 水平,降低 CD_8^+ 水平。黄旭平等报道,荔枝核总黄酮可抑制二甲基亚硝胺诱导的大鼠肝纤维化形成,其机制可能与下调促肝纤维化因子 TGF-β₁ 受体的表达有关。曹春芽等报道,紫珠水提物对胃溃疡模型动物胃黏膜有一定的保护作用,其机制可能与抑制幽门螺杆菌有关。覃慧林等报道,木瓜乙酸乙酯萃取部位对急性胃溃

疡模型小鼠胃粘膜损伤有较好的保护作用,其机制与调节 miR-423-5p、TFF1 及 p53 基因表达水平,抑制 miR-423-5p/TFF1/p53 信号通路异常激活有关。钦丹萍等报道,雷公藤多苷可以通过抑制 TLR4/My D88 非依赖信号通路抑制 γ-干扰素(IFN-γ)的释放,发挥抗溃疡性结肠炎作用。任守忠等报道,枫蓼提取物能改善小鼠溃疡性结肠炎表现,降低结肠组织中髓过氧化物酶活性,降低 TNF-α、MDA 和 NO 含量。余悦等报道,马甲子乙酸乙酯提取物可减轻实验性小鼠溃疡性结肠炎病变严重程度,其作用可能与下调 TNF-α 等炎性因子分泌有关。张艳晓等报道,附子理中汤对脾肾阳虚型溃疡性结肠炎大鼠具有治疗作用,其机制可能与降低血清炎症因子 IL-6、IL-8 及细胞间黏附因子的表达有关。臧凯宏等报道,当归补血汤对溃疡性结肠炎具有治疗作用,降低血清 D-乳酸及二胺氧化酶含量,改善肠道上皮细胞黏膜屏障功能。林汉杰等报道,四君子汤对溃疡性结肠炎大鼠具有治疗作用,其机制涉及增加黏膜上皮细胞紧密连接蛋白的表达,促进结肠黏膜屏障功能修复。王杏等报道,氧化苦参碱对高脂饮食诱导载脂蛋白 E 基因敲除小鼠模型具有降血脂作用,可降低血清总胆固醇(TC)、三酯甘油(TG)、低密度脂蛋白胆固醇(LDL-C)水平,提高胆固醇调节元件结合蛋白-2、羟甲基戊二酸单酚辅酶 A 还原酶、低密度脂蛋白受体 mRNA 及其蛋白水平,认为其与调控肝脏胆固醇相关基因的表达有关。陈雁虹等报道,野菊花提取物对 KKAy 小鼠有降血糖和血脂的作用,并能改善因糖尿病引起的肾、肝、脂肪、胰腺和脾损伤,其对肾的保护作用与降低肾组织醛糖还原酶 mRNA 表达有关。黄楦槟等报道,苏子油对兔颈动脉粥样硬化具有治疗作用,其机制涉及抑制 miR-21、MMP-9 的表达。苏日娜等报道,胡椒酸乙酯 GBA 具有降低大鼠血清 TC、LDL-C 的含量和动脉硬化指数的作用,而且较胡椒碱毒性低。赵文萃等报道,三七总黄酮具有较好的降血脂作用,可能与其

降低二酯酰甘油酰基转移酶、羟甲基戊二酸单酰辅酶活性，提高胆固醇7α-羟化酶、肝脏甘油三酯脂肪酶活性有关。

4. 对泌尿生殖系统作用的研究

祁青等报道，5-羟基雷公藤内酯醇能缓解抗肾小球基底膜抗体诱导肾炎模型小鼠的疾病进程，机制与影响单核/淋巴细胞的$Fc\gamma$受体的表达、调控抗原特异性记忆淋巴细胞应答效应并抑制肾病灶中免疫细胞浸润有关。王浩等报道，小青龙汤可明显降低慢性肾炎寒饮蕴肺证大鼠尿表皮生长因子、血清肌酐（SCr）、血尿素氮和 TC 水平，明显升高血清白蛋白水平，防止肾小球体积增大和系膜细胞增多。于海涛等报道，大黄素能够降低 $NF-\kappa B$ 及 IL-1 分泌，改善肾毒血清肾炎大鼠的肾脏病变。钟瑜萍等报道大黄、黄芪配伍能有效降低慢性肾衰大鼠蛋白尿，增强肾小球的滤过功能，减轻肾脏病变程度，以两者 $1:1$ 配伍作用最为显著。李岩岩等报道，六味地黄汤可以减轻 5/6 肾切除大鼠肾炎症反应和纤维化程度，抑制其肾间质纤维化进展，其机制涉及下调 $NF-\kappa B$、单核细胞趋化蛋白-1（MCP-1）及 Ⅲ 型胶原的表达，减少细胞外基质的积聚。范红艳等报道，苦参总黄酮可以提高睾丸组织中 Mg^{2+}-ATP、Ca^{2+}-ATP、SOD、山梨醇脱氢酶的活性，对醋酸铅所致雄性小鼠生精障碍具有一定的保护作用，可增加精子密度等。马锋等报道，宁夏枸杞叶能提高去卵巢骨质疏松模型大鼠血清雌二醇水平和骨细胞雌激素受体 α 及受体 β 的表达，从而治疗骨质疏松症。曹义娟等报道，锁阳可显著提高少、弱精子症模型大鼠的精子数量及血清睾酮浓度，其机制与诱导睾丸 Sertoli 细胞中胶质细胞源性神经营养因子表达、促进未分化精原细胞增殖、促进睾酮分泌有关。

5. 对血液系统作用的研究

陈凌波等报道，黄芪和当归不同比例配伍均可促进骨髓造血功能，促进模型小鼠骨髓造血干细胞增殖和分化，以两者 $1:1$ 配伍作用为优。崔运浩等报道，黄芪甲苷、毛蕊异黄酮及其配伍可通过促进 pJAK2、pSTAT5 蛋白表达，下调 SOCS3 mRNA 表达，保护化疗后骨髓抑制，促进骨髓造血损伤修复。王巍等报道，白及止血海绵对多种出血模型动物均有较好的止血作用，且效果明显优于明胶海绵。

6. 对中枢神经系统作用的研究

刘晓岩等报道，和厚朴酚微乳口服对脑缺血再灌注损伤和自发性高血压卒中模型大鼠具有明显保护作用，该作用与其内皮细胞保护作用和促进内皮型一氧化氮合酶（eNOS）表达与活化有关。王威等报道，黄精多糖可改善慢性脑缺血大鼠的一般行为学评价及组织学变化，可能与改善慢性脑缺血大鼠神经元结构，降低前额皮质和海马区 $A\beta_{1-42}$ 的蛋白表达有关。高珊珊等报道，金丝桃苷对脑缺血再灌注损伤的保护作用与对胱硫醚-γ-裂解酶-硫化氢通路的影响有关。董利平等报道，柴胡皂苷 d 联合黄芩苷对大鼠脑缺血/再灌注损伤的神经具有保护作用，其机制涉及减少二磷酸腺苷核糖多聚酶-1 表达，降低 NAD^+ 消耗。温雅等报道，旋覆花内酯改善脑缺血后小鼠神经功能缺损，减轻脑水肿，减小梗死体积，其机制可能与抑制脑缺血引发的 TLR4/TRAF6/$NF-\kappa B$ 级联途径，减少 $TNF-\alpha$、IL-1β 的表达有关。梅峥嵘等报道，葛根素可通过减少 β-淀粉样蛋白的生成，激活 GSK-3β 信号通路，抑制 tau 蛋白磷酸化，改善 APP/PS1 双转基因模型小鼠的学习记忆损害。侯敏等报道，覆盆子乙酸乙酯提取物对去卵巢阿尔茨海默病（AD）模型小鼠海马蛋白组表达有明显影响，与模型组比较出现 66 个差异表达蛋白，包含热休克蛋白、微管蛋白和脑保护相关蛋白等与 AD 相关的蛋白，这可能是其防治 AD 的靶点蛋白。王喆等报道，黑水缬草提取物可明显改善 AD 小鼠的认知功能，其作用机制与氨基酸、磷脂和鞘脂代谢等相关代谢通路有关。杨柏龄等报道，短管兔耳草总黄酮可以降低其脑皮层及海马 CA1 区组织 IL-1β、IL-6、TNF-α 含量，改善 SAMP8 小鼠行为学。李学敏等报道，白藜芦醇可以升高 AD 模型大鼠海马组织中 CaMKⅡ及 PKAC-β 基因的表达，从而改善 AD 模型大鼠记忆。陈恒文等报道，宽叶缬草中 volvalerenal K 能改善 APPswe/PS1E9 双转基因 AD 模型小鼠学习记忆能力，可能与调控胆碱能神经系统相关酶有关。蔡巧英等报道，乙酰葛根素可以改善 BV-2 小胶质细胞的形态变化，减轻 BV-2 小胶质细胞的炎性反应，其机制可能与其抑制 NF-κB 信号通路的激活有关。呼建民等报道，人参皂苷 Rb₁ 能抑制急性癫痫模型大鼠 β-catenin 蛋白的表达，缓解癫痫的发作。张军臣等报道，槲皮素干预可提高癫痫大鼠学习认知能力，其机制与提高海马组织抗氧化能力有关。赵辰生报道，银杏叶提取物对红藻氨酸致癫痫大鼠有治疗作用，其机制与下调海马组织 N-甲基-D-天冬氨酸受体及增加神经肽 Y 表达有关。张义伟等报道，瑞香狼毒提取物能改善癫痫大鼠的记忆，干预大鼠癫痫发作后海马齿状回颗粒层 Brd U 阳性细胞数的异常增生。袁丽等报道，百合知母汤能改善抑郁症大鼠的抑郁状态，具有增强海马组织神经元再生和修复的功能，其机制与抑制 HPA 轴亢进，促进脑神经营养因子、酪氨酸激酶受体 B mRNA 的表达有关。王鹏等报道，石菖蒲对抑郁模型大鼠具有治疗作用，其机制涉及激活 mTOR 信号通路，增加 Akt、mTOR、p70S6K 和 elF-4E 蛋白表达。薛梅等报道，芍药苷抗抑郁作用机制可能涉及中枢脑源性神经营养因子-酪氨酸激酶 B 受体信号转导通路。吴如燕等报道，越鞠甘麦大枣汤可能通过上调 Akt 和 mTOR 表达，快速缓解产后抑郁子代模型小鼠抑郁样行为。王佳等报道，山奈酚对实验性乳腺癌抑郁大鼠具有显著抗抑郁作用，可能通过提高其前额叶皮质部位去甲肾上腺素、多巴胺（DA）、5-羟色胺递质水平而发挥作用。

7. 抗炎和对免疫系统作用的研究

温桃群等报道，荆芥挥发油预防给药能显著降低内毒素中毒模型小鼠血清 IL-1β、IL-5、TNF-α、MCP-1、巨噬细胞炎性蛋白、巨噬细胞集落刺激因子水平，减少肺组织内嗜中性粒细胞浸润，减轻炎症反应。姜程曦等报道，单羰基姜黄素类似物 22 能剂量依赖性地抑制炎症因子 TNF-α 和 IL-6 的释放；能够显著地抑制脂多糖（LPS）诱导的炎症因子 IL-1β、IL-12、IL-6 和 TNF-α 的表达，抗炎机制与抑制 ERK 和 JNK 的磷酸化以及 IκB 的降解有关。孙培锋等报道，白藜芦醇能较好地预防大鼠椎板切除术后出现的硬膜外粘连，具有抗炎及抑制成纤维细胞增殖的作用。蒋寅等报道，黄芩苷能减轻 HT-29 细胞炎症反应，抑制 PI3K 磷酸化，下调 Akt 的活化，抑制 NF-κB 的活化入核，从而抑制 TNF-α、IL-6 等炎症因子的分泌。王蒙等报道，防己水煎液总生物碱具有显著的镇痛抗炎作用，其机制可能与减少炎症因子 NO、TNF-α、IL-6 的释放有关。贾坤静等报道，桑螵蛸生品、炮制品均能促进巨噬细胞的增殖，提高其吞噬能力，促进巨噬细胞 TNF-α 和 NO 的释放，升高免疫低下小鼠血清中 IL-2、IL-4、免疫球蛋白 M、免疫球蛋白 G 含量和胸腺、脾脏指数；提高氧化损伤小鼠血清 MDA、SOD、谷胱甘肽过氧化物酶（GSH-Px）的含量，上调 SOD 蛋白表达水平，生品的效果优于炮制品。张宪香等报道，瑞香狼毒水提物、醇提物均能明显抑制刀豆蛋白 A 诱导的 T 淋巴细胞增殖，显著抑制实验动物血清中 IL-2、IFN-γ 水平，认为其可能通过抑制 T 细胞活化和细胞因子分泌来发挥抑制细胞免疫的功能。蔡琨等报道，仙茅多糖可显著提高免疫低下模型小鼠的脾脏和胸腺指数和脾淋巴细胞转化能力，有效恢复 CD₄⁺ T 亚群数量和 CD₄⁺ T/CD₈⁺ T 比值，降低血清 TNF-α 含量。吴奕征等报道，薯蓣皂苷可显著抑制胶原性关节炎大鼠关节炎症程度，其作用机制可能与降低大鼠腹腔巨噬细胞吞噬功能,下调炎症因子分泌表达水平相关。刘春杰等报道,丝瓜提取物可提高衰老小鼠胸腺指数和脾脏指数,提高 IL-2、IFN-r 水平,提高 T 淋巴细胞增殖活性,增强免疫功能。母传贤等报道,昆明山海棠对胶原性关节炎大鼠关节炎有明显改善作用,其机制可能与抑制 T 和 B 淋巴细胞的增殖反应,并抑制脾组织中 IL-23、TNF-α 和 IL-12 和血清中抗 II 型胶原抗体水平相关。崔方等报道,常用于表征红芪质量的腺苷、芒柄花苷、金雀异黄酮、芒柄花素、美迪紫檀素等指标化合物与提高免疫功能活性未表现明显相关。陈建芳等报道,沙棘籽油能增加肺孢子虫肺炎大鼠胸腺指数和脾脏指数,提高大鼠巨噬细胞的吞噬能力和抗体形成细胞数量,增强其免疫功能。

8. 防治糖尿病的研究

王丹等报道,人参皂苷能够促进波动性高血糖大鼠 Nrf2 下游血红素加氧酶-1(HO-1)、γ-谷氨酰半胱氨酸合成酶蛋白及 mRNA 表达,对所致的肾脏损伤有一定的保护作用。李易等报道,苦瓜总皂苷可降低 2 型糖尿病肾病大鼠尿蛋白和 SCr,抑制肾小球基底膜增生和炎症反应;肾脏组织 PKC-α 和 TGF-β 蛋白和 mRNA 表达明显降低,对肾脏具有一定保护作用。曾凯宏等报道,白藜芦醇对糖尿病早期大鼠视网膜功能损伤有防护作用。李宁等报道,白芍多糖可改善糖尿病模型大鼠葡萄糖耐量,降低空腹血糖,提高空腹胰岛素及胰岛素敏感指数并能降低其肝组织 MDA 含量、升高肝组织 GSH-Px、SOD 及过氧化氢酶活性。侯晓军等报道,青果水提物能显著抑制糖尿病大鼠 α-葡萄糖苷酶活性;增强肝细胞活力;改善口服葡萄糖耐量,降低空腹血糖、TG 水平,提高高密度脂蛋白胆固醇水平,改善糖尿病大鼠的糖脂代谢。

9. 抗肿瘤作用的研究

黄义强等报道,石蒜碱能阻滞肾癌 ACHN 细胞于 G_0/G_1 期,且抑制其增殖、迁移、侵袭能力,并诱导其凋亡,具有一定的抗肿瘤效应。于大永等报道,三种草胡椒属植物豆瓣绿、石蝉草和草胡椒乙醇提取物对人黑色素瘤细胞增殖都具有抑制作用。王景景等报道,羟基红花黄色素 A 能抑制血管内皮细胞的异常增殖,抑制 BGC823 细胞的增殖,并促进其凋亡引发周期阻滞。李晓芸等报道,茜草能有效抑制人神经胶质瘤 U87 细胞在体外的生长活力,且醇提物优于水提物;其机制涉及多方面,与细胞周期阻滞、Caspase-3 活化、影响氧化-还原平衡、DNA 损伤及修复、细胞内丙酮酸代谢有关。刘冬菊等报道,姜黄素可能是通过降低人宫颈癌 Caski 细胞裸鼠移植瘤中巨噬细胞移动抑制因、血管内皮生长因子 C 的表达,发挥抗宫颈癌淋巴转移作用。刘泽洪等报道,人参皂苷 Rh_2 对人白血病 K562 细胞异体移植瘤模型具有较好的抗肿瘤作用,可能通过 HDAC6、Hsp90 通路调节自噬凋亡,抑制肿瘤细胞在体内增殖。汪晶等报道,黄芪甲苷可增加人参皂苷 CK 在肿瘤细胞摄取,提高其抗肿瘤效果。杨向东等报道,蝎毒多肽可显著降低白血病干细胞细胞核内 NF-κB 因子水平,下调 P-gp 上游信号 PI3K/NF-κB/MDR1,在一定程度上增强了白血病干细胞对化疗药物阿霉素的敏感度,可能是其逆转白血病干细胞多药耐药的机制之一。

10. 抗病原微生物作用的研究

刘玉婕等报道,金银花、连翘配伍对多药耐药耐甲氧西林金黄色葡萄球菌具有抗菌作用,对临床分离的 11 种常见致病菌也具有抗菌作用。殷姿等报道,黄芩可抑制肺炎克雷伯菌生物膜形成抑制其生长,而且还可通过增加细胞膜通透性和抑制细菌 DNA 拓扑异构酶活性,进而抑制细菌核酸和蛋白合成,发挥抑制细菌繁殖和侵袭作用。陈俊等报道,奇蒿氯仿、乙酸乙酯部位的多个分离组分对临床常见致病菌具有不同程度抗菌活性,活性显著的组分经结构鉴定确定为芹菜素、异泽兰黄素、咖啡酸,其中异泽兰黄素对金黄色葡萄球菌抗菌活性最强。范璐等报道,丁香酚、五倍子及柠檬提取物对变形链球菌杀菌效果较好,在抑制生物被膜生成方面的效果明显优于黄芩和葡萄籽提取物,二者具有一定的协同作用。李雪等报道,木犀草素对粪肠球菌生物被膜有抑制作用,与此同时还能不同程度地抑制其毒素因子 gelE、esp、ebpA 的转录表达水平。牛文斐等报道,白头翁的水、乙醇、乙酸乙酯 3 种总提取物体外实验均具有抗呼吸道合胞病毒作用,水总提取物抑制效果最好。张耘实等报道,栀子苷在体外能有效抑制甲型 H_1N_1 流感病毒对 MDCK 细胞的细胞病变效应,在体内能有效保护甲型 H_1N_1 流感病毒对小鼠肺部的攻击作用。易学瑞等报道,青蒿琥酯能显著抑制 HBV 抗原的表达,具有抗乙肝病毒的作用。刘晓琼等报道,氧化苦参碱、苦参碱、槐果碱、槐定碱联合胸腺肽可通过促进 IFN-α 的表达来抑制 Hep G2.2.15 细胞乙型肝炎表面抗原(HBsAg)、乙型肝炎 e 抗原(HBeAg)的分泌和 HBV DNA 的复制,进而发挥抗乙肝病毒作用。刘瑛等报道,长梗南五味子含药血清体外可降低 Hep G2.2.15 细胞分泌 HBsAg 和 HBeAg 水平;体内实验可降低 D-氨基半乳糖致小鼠急性肝损伤模型血清丙氨酸氨基转移酶、天门冬氨酸氨基转移酶,改善小鼠肝脏的坏死和炎症病变。刘方舟等报道,升麻提取物 SMT1、SMT2、SMT3 对于 HBV 转基因小鼠均具有明显抗 HBV 活性及肝脏保护作用。董宜旋等报道,三叶青提取物体外对 HIV-1 活性有一定的抑制作用,其机制可能与抑制 HIV-1 逆转录酶活性有关。崔雪青等报道,核桃壳提取物 0504 和思茅松松塔提取物 SMS-F 对 HIV-1 有较好的抑制作用,其机制为抑制 HIV-1 进入细胞。

11. 中药药代动力学研究

费巧玲等报道,厚朴水提物中与抗氧化作用有关的活性成分群口服吸收较好,以被动扩散形式转运。丰攀峰等报道,莲心碱与甲基莲心碱静脉注射给药后在大鼠体内均符合二室模型;给药后均能分布于心、肝、脾、肺和肾等主要脏器,但不能透过血脑屏障。卫平等报道,麻黄与桂枝配伍后,增加了 5 种麻黄生物碱在体内的吸收浓度,延缓了去甲麻黄碱、麻黄碱、伪麻黄碱和甲基麻黄碱在体内的消除,提高了桂皮醇和桂皮酸的生物利用度。殷玥等测定大鼠血浆中豨莶草两种活性二萜奇任醇和对映-16β,17-二羟基-贝壳杉烷-19-羧酸(DHKA)的含量,发现奇任醇在大鼠体内的药动学具有吸收快、消除快的特点,体内生物利用度低;DHKA 在大鼠体内吸收较快,但消除过程相对较慢,生物利用度高。

12. 中药毒理学的研究

谷芳芳等采用 Ames 实验、小鼠骨髓嗜多染红细胞微核实验、中国仓鼠肺成纤维细胞染色体畸变实验,检测鲜铁皮石斛未显示遗传毒性。潘双凤等报道,山豆根对肝脏的损害属于对肝细胞的直接毒性作用;甘草能明显减轻山豆根造成的肝损害,且以山豆根与甘草 1∶2 的配伍减毒效果较好。牛卉等报道,大鼠肾脏是细辛致毒的靶器官之一,散剂的毒性显著强于水煎剂和复方麻黄附子细辛汤。汪春飞等报道,长期大剂量服用泽泻醇提物可导致雌性大鼠产生肾毒性,可能是通过调节 Kim-1、ceruloplasmin、clusterin、LCN2、osteopontin 和基质金属蛋白酶组织抑制剂 1(TIMP-1)等蛋白的表达实现的。

(撰稿:王 欣 王树荣 审阅:陶建生)

【红景天的药理作用研究】

1. 红景天活性成分的研究

(1) 神经保护和对神经退行性变疾病的作用

赵红斌等研究表明,红景天苷通过抑制 Notch 信号通路、激活 BMP 信号通路诱导骨髓间充质干细胞向神经元细胞定向分化,为治疗神经损伤的修复和再生提供理论依据。李茂林等研究表明,红景天苷具有抗氧化和抗凋亡的作用,能减轻大鼠创伤性脑损伤后神经功能缺损,具有神经保护作用。许力伟等研究表明,红景天苷能明显改善大脑中动脉闭塞模型大鼠的神经功能损伤,减少脑梗死体积,通过调节 Eph 受体介导神经元突触活动,对模型大鼠起神经保护作用。赖文芳等研究表明,红景天苷通过激活 PI3K/AKT 信号通路,促进 AKT 的磷酸化,激活 NRF2 的核转录,促进 HO-1 的蛋白表达,进而抑制神经细胞凋亡,改善大脑中动脉栓塞模型大鼠的神经功能损伤。秦文等研究表明,红景天苷能通过调节细胞周期相关蛋白的表达,抑制小鼠骨髓间充质干细胞的增殖和细胞周期的改变,为揭示其诱导骨髓间充质干细胞向神经元细胞定向分化的分子机制提供一定的理论依据。Tao K 等研究表明,红景天苷可以通过减轻内质网应激,保护 SN4741 细胞和原代皮层神经元免于 6-羟多巴胺诱导的神经毒性,是潜在的帕金森病(PD)治疗药物。张伟等研究表明,红景天苷预处理可以保护 MPP+ 诱导的 SH-SY5Y 细胞活性降低、线粒体形态和功能异常,显著恢复 MPP+ 诱导的 PINK1 和 Parkin 蛋白表达水平下降,为开发 PD 新药提供实验依据。Zhang B 等研究表明,红景天苷可以上调 PI3K/Akt 信号通路,具有神经保护作用,对 AD 具有潜在的防治作用。Zhu B 等研究表明,红景天苷可以上调 p-GSK-3β 和下调 p-tau 蛋白,缓减果蝇 tau 基因的神经退行性变,抑制神经元缺失。

(2)心肌细胞和内皮保护作用　常厦云等研究表明,红景天苷能显著提高血清及心脏中 SOD 含量,降低血清心肌酶、乳酸脱氢酶、MDA 含量,降低心脏组织中 Bax 蛋白水平,提高 Bcl-2 蛋白水平,提示其可能通过调节 Bax/Bcl 凋亡平衡达到抗急性心肌损伤。占海思等研究表明,红景天苷可通过抑制细胞凋亡、降低活性氧(ROS)水平,发挥对 H_9C_2 细胞缺血-再灌注损伤的保护作用,且该作用

可能与 PI3K 信号通路有关。Xu ZW 等利用生物信息学分析研究表明,红景天苷通过乙酰辅酶 A 代谢和三羧酸循环实现抗心肌细胞缺氧的活性。马生龙等研究表明,红景天苷可通过提高低氧条件 H_9C_2 心肌细胞存活率,降低细胞凋亡率,下调 Caspase-3 的表达,保护心肌细胞。刘善淘等研究表明,红景天苷对 EPCs 辐射损伤具有一定的防护作用,其机制可能与增强 PI3K/Akt 通路有关。Zhu Y 等研究表明,红景天苷可以通过激活 Nrf2 通路,抑制氧化应激引起的人脐静脉内皮细胞损伤。

(3)免疫调节作用　陈伟等研究表明,红景天苷能够促进 T/B 淋巴细胞的转化及增殖,对外周血白细胞及腹腔巨噬细胞的吞噬能力有显著的提升作用;酪醇能够特异性刺激 B 淋巴细胞的增殖和转化;络塞维则对静止型 T 细胞向母细胞转化具有显著的促进作用。提示红景天主要成分在体外对不同的免疫靶细胞起作用,具有调节细胞免疫和体液免疫功能作用。

(4)抗肿瘤作用　明拂晓等研究表明,在肺癌 A549 细胞株中红景天苷可以通过靶向丝裂原活化的 ERK,抑制 ERK1/2 信号通路,进而在体内外起到抗肿瘤的作用。Lv C 等研究表明,红景天苷通过调解 JAK2/STAT3 通路,展示出潜在的抗肾脏上皮细胞癌特性。Fan XJ 等研究表明,红景天苷可以通过 PI3K、Akt/mTOR 信号通路,诱导人结肠癌细胞的凋亡和自噬。

(5)防治糖尿病　鞠霖杰等研究表明,红景天苷有效保护胰岛 β 细胞,促进 β 细胞增殖并抑制其凋亡,达到降低血糖的作用。Wang MH 等研究表明,红景天苷可以抑制脂肪形成和 eWAT 炎症,刺激下丘脑瘦素的转导,从而促使血糖正常。Wu D 等研究表明,红景天苷通过抗氧化和激活 AMPK,保护高血糖症诱导的白蛋白胞吞转运作用,可能成为新的治疗糖尿病患者蛋白尿的作用点。

(6)其他　谢卉等研究表明,红景天苷能升高

血浆及纹状体的多巴胺含量,减少 Tourette 综合征模型大鼠的抽动行为。Wu D 等研究表明,红景天苷可以通过抑制环氧合酶-2,对抗紫外线诱导的皮肤炎症。Tang HY 等研究表明,红景天苷通过激活 Nrf2-抗氧化信号通路、抑制 NF-κB 和 TGF-β_1/Smad-2/-3 通路,从而起到对博来霉素诱导的肺纤维化具有保护作用。Chen MY 等研究表明,红景天苷通过 AMPKα1-p53-p27/p21 通路抑制慢性低氧诱导的肺动脉平滑肌细胞增殖,通过 AMPKα1-p53-Bax/Bcl-2-caspase 9-caspase 3 通路反转细胞凋亡,从而发挥其对肺动脉高压的保护作用。Chen XZ 等研究表明,红景天苷可以显著促进腓肠肌 mTOR、p-mTOR 和 MyHC 的表达;同时体外研究表明其还能有效对抗 TNF-α 诱导的 mTOR、p-mTOR 和 MyHC 的下调。Zhang X 等研究表明,红景天苷对嗅球切除大鼠具有抗抑郁作用,机制可能与其上调单胺能系统活性和抗炎效应相关。Hu Y 等研究表明,红景天苷可以抑制 PC12 细胞低氧导致的细胞凋亡,其机制是通过保护线粒体完整性和线粒体末电位,抑制过量 Ca^{2+} 内流和 caspase-3 活性,促进 Bcl-2 表达。

2. 红景天提取物的研究

阿力木江·买买提江等研究表明,心肌梗死后大鼠血浆肾上腺髓质素水平变化与心肌内不同步,红景天(大花红景天水提干粉)对肾上腺髓质素表达的上调作用主要在缺血心肌,具有一定的靶向性。李俊涛等研究表明,红景天多糖单独或与白血病抑制因子、胶质细胞源神经营养因子联合应用,能增强精原干细胞体外增殖能力。李更兄等研究表明,唐古特红景天 95% 乙醇提取物是其舒张肺小动脉的主要有效部位,而大孔吸附树脂的 70% 乙醇洗脱流份是其 95% 乙醇提取物的活性部位。其机制可能通过抑制细胞膜受体门控性钙通道,减少 Ca^{2+} 流入血管平滑肌细胞而发挥舒张血管的作用;作用于肺小动脉内皮,促进内皮细胞释放 NO 至平滑肌使平滑肌舒张;作用于肺小动脉平滑肌的钾离子通道,促进通道开放引起血管平滑肌舒张。Cao YJ 等研究表明,蔷薇红景天水提物可以改善衰老老鼠的记忆功能,其机制可能是通过提高过氧化氢酶活性,降低乙酰胆碱酯酶活性。Chen C 等研究表明,蔷薇红景天水提物可以延长蚕寿命,可能是与胰岛素/IGF-1 信号通路和增强抵抗力有关。Zhang K 等研究表明,蔷薇红景天 95% 乙醇提取物对大鼠肺纤维化损伤具有保护作用,其作用机制与抗炎、抗氧化和抗纤维化有关,其中 MMP-9 可能发挥着重要作用。Chen T 等研究表明,大花红景天 50% 乙醇提取物可以缓减果糖喂养诱导的高胰岛素血症大鼠的胰岛素抵抗,其机制是调解骨骼肌细胞膜和细胞内 CD36 的再分布。

3. 红景天相关制剂的研究

孟昕研究表明,大株红景天注射液能够改善链脲佐菌素诱导的糖尿病视网膜病变大鼠的血流动力学和血液流变学情况,并明显降低糖尿病大鼠视网膜的血管内皮生长因子的表达水平,说明其在治疗糖尿病视网膜病变中具有潜在的应用价值。王亚东等研究表明,大株红景天注射液增加了缺氧/复氧损伤心肌细胞的活力,减少细胞内 ROS 的生成,抑制细胞内线粒体膜电位的降低,同时增加了心肌细胞内 SOD 的活力及其基因表达量,从而对缺氧/复氧损伤的心肌细胞有保护作用。

(撰稿:孙晓燕　审阅:王树荣)

【中药及其有效成分抗肿瘤的实验研究】

1. 抗乳腺癌作用

Yue GG 等研究发现,中药升麻的一个三萜苷类成分 actein 具有抗肿瘤的作用,能够抑制乳腺癌的体内生长和肝、肺转移。这种作用可能与 actein 抑制血管新生的活性有关。体内研究表明,acetein 能够抑制 CD_{34} 和 Factor Ⅷ 的表达,并减少乳腺肿瘤与转移相关的 VEGFR1 和 CXCR4 的表达。体外研究表明,actein 能够抑制血管内皮细胞的迁移和血管形成,这可能与 JNK 和 ERK 的活性相关。Li L 等研究了中药补骨脂中的植物激素 bakuchiol 的抗肿瘤作用。结果发现,低剂量 bakuchiol 能够刺激乳腺癌细胞增殖和 ERα 的表达;然而高剂量的 bakuchiol 能够抑制乳腺癌细胞增殖和 ERα 的表达,并促进 ERβ 表达,引起细胞周期 S 期阻滞;这种作用可能与 ATM,P-Cdc2(Tyr15),Myt1,P-Wee1(Ser642),p21 和 Cyclin B1 相关;同时,bakuchiol 能够增加乳腺癌细胞线粒体膜通透性,诱导 caspase 和 Bcl-2 家族蛋白的表达,促进细胞凋亡。

2. 抗肝癌作用

Wang N 等研究表明,中药有效成分小檗碱能够促进肝癌细胞内细胞周期调节因子 Cyclin D1 的降解并因此抑制肝癌细胞生长;小檗碱的作用与其调节 Cyclin D1 的磷酸化和泛素化相关,并因此促进了蛋白酶体降解 Cyclin D1。Tan HY 等发现棕榈提取物的色素部分具有一定的抗肿瘤活性,能够抑制肝癌的体内生长。这种活性与其抑制肿瘤血管新生有关。Tan HY 等研究表明,栀子的有效成分 genipin 能够抑制肝癌的生长,这种作用可能跟其抑制肿瘤相关巨噬细胞 TAMs 的作用有关。genipin 能够抑制 TAMs 中 IRE1α 的表达,从而抑制了 XBP-1 介导的 NF-κB 活性,减弱了 IRE1α-TRAF2-IKK 蛋白复合物的形成相关。林荣耀对肝癌细胞 Hep3B 进行细胞增生实验和爬行实验,以研究中草药的抗癌能力并进行机制探讨。结果发现:①川山椒、拳参、麻黄、乌药、延胡索具有抗癌转移能力;②拳参可有效抑制血管新生相关基因表现,特别是抑制血管内皮生长因子接受器-2 的表现,干扰其相关信息传导通路,其中包含粘着斑激酶(FAK)与 Src 磷酸化明显被抑制,因而可抑制肌动蛋白丝(actin filament)形成进而抑制癌细胞侵

犯能力;③川山椒与麻黄可抑制 actin filament 的形成,其机制为抑制 FAK 信息通路;④延胡索可抑制表皮生长因子接受体的表现从而抑制 Src 的磷酸化。

3. 其他

Kwok AH 研究了白茅的地上部分提取物 IMP 的抗肿瘤作用。结果表明,IMP 对结肠癌细胞 HT-29 有细胞毒作用,并能够增加 G_2/M 细胞周期阻滞和细胞内氧自由基,启动 caspase-3/7 凋亡通路;能够促进 COX-1、mPGES1 和 AKR1C3 的表达,从而增加 PGE2 和 PGF2α。Chen G 等发现,联用华蟾酥和青蒿素能够促进肿瘤细胞 G0/G1 周期阻滞。华蟾酥能够促进 p21Cip1 表达,而与青蒿素联用时 p27Kip1 的表达也得到促进;体内研究表明联用华蟾酥和青蒿素的抗肿瘤作用与 p21Cip1 和 p27Kip1 的表达有关。Yue GG 等考察了含有姜黄素的姜黄乙醇提取物促进 bevacizumab 抗肿瘤的作用。姜黄提取物能够显著增强 bevacizumab 抑制肿瘤生长的作用,这种作用与传统的 FOLFOX 疗法作用相当;同时,联用姜黄提取物没有表现出与 FOLFOX 相似的副作用。Li J 等考察了一个抗纤维化的中药 silibinin 对食道癌的抑制作用。结果表明,silibinin 具有抑制食道癌细胞的增殖,促进其凋亡和体内生长的作用,这种作用可能依赖于 AMPK 通路的启动;进一步研究表明,silibinin 对 5-FU 和顺铂具有协同作用。

(撰稿:冯奕斌 王 宁 黄 颖 审阅:陶建生)

【中药防治骨关节炎的实验研究】

中药复方及相关提取物能通过调节相关细胞因子、蛋白酶表达及促进软骨细胞增殖等因素改善骨关节炎(OA)症状,防止或延缓关节软骨退变。

1. 对炎症相关因子的作用

袁昊等采用 LPS 刺激的体外培养关节软骨细

胞炎症模型,研究表明白藜芦醇可以通过 NF-κB 信号通路降低软骨细胞 IL-1β、TNF-α mRNA 的表达,进而减轻软骨细胞炎症反应,延缓关节软骨细胞退行性变。陈能等研究表明,参麦注射液可以下调兔膝骨关节炎模型中关节液及软骨组织 IL-1β、IL-6、TNF-α 的表达,发挥保护关节软骨、延缓 OA 的作用,其疗效与透明质酸钠相当。柴旭斌等研究表明,筋骨痛消丸干预后 OA 模型兔膝关节液中 IL-1、TNF-α 含量降低,从而对软骨细胞起到一定的保护和修复作用。陈小平等研究表明,荣骨定痛膏可减少 OA 大鼠关节滑膜肿胀厚度,扩大膝关节的活动范围,降低血清 IL-1β、关节液 NO 及 eNOS 的水平,对骨性关节炎有一定治疗作用。Gao LN 等研究表明,粉防己碱可以抑制 OA 大鼠关节液内 IL-6、IL-1β 和 TNF-α 的表达,减缓滑膜细胞的炎症反应,延缓关节软骨退行性变,从而减轻膝关节局部炎性反应。

2. 对蛋白酶及其抑制剂的影响

Zhu F 等研究表明,中药传统配方三妙丸通过降低 MMP-3 和 ADAMTS-4,增强 TIMP-1 和 TIMP-3 的表达,并抑制炎症因子 IL-1β 和 TNF-α 的表达,从而对关节软骨起到保护作用。王伟东等研究表明,右归饮能够有效抑制软骨细胞释放 MMP-3、MMP-9、MMP-13,从而减少软骨基质的降解,达到保护软骨延缓关节退变的目的。袁小亮等研究表明,槲皮素可显著降低关节滑液中 MMP-13 的含量,提高 TIMP-1 的表达水平,抑制软骨细胞外基质的降解,促进对关节软骨的保护。

3. 对关节软骨细胞增殖的作用

杜旭召等研究表明,白芍总苷可通过抑制人骨关节炎软骨细胞中 NF-κB 的表达,促进细胞增殖、抑制细胞凋亡,改善 OA 中软骨细胞的功能。Pan X 等研究表明,补骨脂提取物可促进软骨细胞增殖,调节软骨细胞外基质如 II 型胶原、蛋白聚

糖基因表达,刺激软骨形成,为受损软骨的再形成提供了基础。张君涛等研究表明,仙灵骨葆胶囊含药血清可不同程度地刺激兔软骨细胞增殖和分泌蛋白聚糖,达到保护软骨的目的。陈炳艺等研究表明,龟甲胶、鹿角胶含药血清可以促进豚鼠膝骨关节炎软骨细胞增殖,这一作用可能是通过有效上调关节软骨细胞其丝裂原活化蛋白激酶的基因表达。王欢等研究表明,一定浓度白芍总苷(>15.625 μg/ml 左右)对人滑膜成纤维细胞增殖的抑制作用,很可能是白芍总苷发挥对 OA 治疗作用的重要机制之一。

4. 对软骨细胞凋亡的作用

胡旭光等研究表明,川芎嗪能够通过上调抗凋亡因子 bcl-2 表达,下调软骨细胞促凋亡因子 bax 以及 Caspase-3 表达,抑制软骨细胞的凋亡。武中庆等研究表明,右归饮有助于抑制 Fas/FasL 蛋白表达,从而实现对膝骨关节炎软骨细胞凋亡的抑制,对软骨细胞有一定的保护作用。吴晶金等研究表明,调控 Bcl-2/Bax 平衡,可能是益气养血方干预骨关节炎软骨细胞凋亡的机制之一,亦可能是其治疗 OA 的主要作用靶点。宋永周等研究表明,姜黄素能提高氧自由基清除水平,纠正抗氧化应激,对软骨细胞具有保护作用。

5. 其他

ERK 参与软骨细胞的增殖、分化及肥大,阻断 ERK 通路可降低骨关节炎关节软骨的破坏。刘红杰等采用健步通络熏蒸液干预兔 OA 模型,发现其能抑制 ERK1/2 mRNA 表达,改善关节软骨的损伤,延缓 OA 的病程进展。王健等研究表明,姜黄素对软骨细胞的保护作用主要通过抑制 NF-κB 信号通路,进而抑制 MMP-1、MMP-13 的表达,上调 II 型胶原的表达,最终实现对软骨细胞的保护作用,延缓关节的退化。陈文超等研究表明,骨灵膏(骨碎补、威灵仙、川芎、川牛膝、丹参、羌活、独活、

巴戟天、黄芪、党参、白芍、熟地黄)可以下调 Wnt/β-catenin 信号通路依赖的 LRP-5 跨膜蛋白的含量,进而下调 MMP-13、Caspase-9、Caspase-3 mR-NA 的表达,减轻软骨基质的降解及软骨细胞的异常凋亡,从而阻止 OA 关节软骨的进行性退变。

(撰稿:韩　晗　张媛媛　寇俊萍　审阅:王树荣)

【中药调节神经细胞自噬的作用研究】

自噬又称Ⅱ型程序性细胞死亡,可作为神经细胞的保护机制,也可作为神经细胞死亡方式。脑缺血缺氧、阿尔茨海默病、帕金森病、亨廷顿病等神经退行性疾病是神经细胞自噬激活的重要诱因之一。

1. 在脑缺血缺氧中的作用

选用缺糖缺氧 2 h 复糖复氧 24 h 制作 PC12 细胞氧糖剥夺/复氧(OGD/R)自噬性损伤模型。黄小平等研究表明,黄芪甲苷可通过对细胞自噬性损伤的拮抗,从而发挥对受损神经元的保护作用。丁煌等研究表明,黄芪甲苷和人参皂苷 Rg1 能减轻 PC12 细胞自噬,且两者配伍对细胞自噬具有协同抑制作用,其机制可能与调节 PI3KI/AKt/mTOR 和 PI3KⅢ/Beclin-1/Bcl-2 信号通路有关。Mo ZT 等研究表明,淫羊藿苷可以显著促进 Bcl-2 的表达,降低 Bax、Beclin-1、LC3-Ⅱ 和活化的 Caspase-3 的表达,抑制 OGD/R 处理的 PC12 细胞自噬和凋亡,从而起到神经保护作用。王明洋等研究表明,复方脑肽节苷脂注射液可以显著降低脑缺血再灌注损伤大鼠皮层组织中 Beclin-1、Parkin 的表达,提示其可以通过调节神经细胞线粒体自噬而发挥神经保护作用。洪湘隆等研究表明,黄芩苷能明显改善局灶性脑缺血损伤模型大鼠脑缺血损伤并促进自噬的发生,其机制可能与上调 Beclin-1 蛋白的表达从而促进Ⅲ型 PI3K 信号传导通路的激活有关。Yang HP 等研究表明,生脉注射液能够显著抑制小鼠脑缺血再灌注损伤,这可能是由于其抑制了自噬相关通路,从而抑制小鼠神经细胞自噬性死亡。

2. 在阿尔茨海默病中的作用

张越等研究表明,女贞苷可有效保护 $A\beta_{1-42}$ 诱导损伤的 SH-SY5Y 细胞,其机制可能是女贞苷增加了 SH-SY5Y 细胞对 $A\beta_{1-42}$ 的清除,减少了 $A\beta_{1-42}$ 在胞外的聚集而引起的神经毒性,并对自噬有一定的抑制,从而发挥神经保护作用。Kou XJ 等研究表明,白藜素可以通过 SIRT1/mTOR 通路激活自噬,从而减弱 D-半乳糖引起的大鼠脑部衰老。Guo SS 等研究表明,玛卡可以增加小鼠皮层神经元的线粒体功能,上调自噬相关蛋白的表达激活自噬,从而减慢中年老鼠的认知能力下降。Liu CH 等研究表明,益母草碱能够减轻大鼠的认知能力紊乱,其机理可能是通过抑制兴奋性氨基酸毒性和抑制自噬有关。

3. 在帕金森病中的作用

徐妍等研究表明,异钩藤碱可以通过 mTOR 非依赖性途径诱导 SH-SY5Y 细胞发生自噬,从而削弱 PD 相关的 α-Syn 蛋白的表达。Hu GZ 等研究表明,雷公藤甲素能够激活自噬,同时提高了神经元中 α-synuclein 的清除。Liu J 等以鱼藤酮刺激皮层神经元模拟 PD,发现胡椒碱可以通过上调蛋白磷酸酶 2A 的活性激活自噬,从而起到保护神经元的作用。Gu XS 等研究表明,芍药苷可以增加 α-Syn 的自噬性降解,从而保护多巴胺神经元免于 6-羟多巴胺导致的神经毒性。

4. 其他

仇志富等研究表明,补阳还五汤能够减轻脑出血大鼠神经细胞凋亡,同时激活 CXCR4-PI3K 自噬轴信号传导通路,激发自噬实现脑保护作用。Feng Y 等研究表明,白藜芦醇可以减少创伤性脑损伤模型大鼠神经元自噬和炎症反应,其机制可能与 TLR4/NF-κB 信号通路有关。Gao YY 等研究表明,四氢姜黄素可以阻止创伤性脑损伤引起的神经元细胞凋亡,这可能与调节自噬和 PI3K/AKT 通路有关。Yin WY 等研究表明,红景天苷能够抑制谷氨酸引起的神经元 Bcl-2-Beclin-1 复合物的解离,同时对 PI3K/AKt/mTOR 信号通路也有一定的作用,说明红景天苷对谷氨酸诱导的神经损伤的保护作用和抑制自噬密切相关。Wang JW 等研究表明,黄连素可以显著抑制多形性成胶质细胞瘤的生长,其机制可能与抑制 AMPK/mTOR/ULK1 通路调节细胞自噬有关。Chen L 等研究表明,石菖蒲挥发油可以通过 p53/AMPK/mTOR 信号通路激活人类神经胶质瘤细胞自噬性死亡,从而发挥抗脑肿瘤的作用。

(撰稿:汪光云 寇俊萍 审阅:王树荣)

【中药及有效成分调节 AMPK 信号通路作用研究】

单磷酸腺苷蛋白活化激酶(AMPK)不仅在糖脂代谢和心血管等病理反应中具有重要作用,而且对人类恶性肿瘤具有复杂的调控作用。

1. 改善糖脂代谢紊乱

赵丹丹等研究表明,中药复方降糖消渴颗粒能够增加 AMPK 的磷酸化,从而激活 AMPK 信号通路相关蛋白,改善糖尿病大鼠的糖代谢,提高骨骼肌胰岛素敏感性。相芳等研究发现,用牛蒡子苷处理 L6 骨骼肌细胞可以显著增加细胞的葡萄糖消耗,升高 AMPK 蛋白的磷酸化水平,增强 AMPK 活性。表明牛蒡子苷可以促进骨骼肌细胞的葡萄糖摄取,改善胰岛素抵抗。Huang M 等研究发现,竹黄的乙酸乙酯提取物可通过增强 AMPK、乙酰辅酶 A 羧化酶(ACC)的磷酸化和提高葡萄糖运载体 4(GLUT4)的水平,即通过调节 AMPK-GLUT4 和 AMPK-ACC 信号通路产生抗糖尿病活性。李林忆等研究表明,中药复方糖耐康可以上调肌肉组织 AMPK 磷酸化水平以及 SIRT1 和 PGC1 的蛋白表达水平,激活肌组织 AMPK/SIRT1/PGC1 信号通路,改善 db/db 小鼠的糖代谢。张玉佩等通过采用高脂饲料喂养建立非酒精性脂肪性肝病(NAFLD)大鼠模型,发现参苓白术散能够改善高脂饮食诱导的 NAFLD 大鼠脂肪代谢紊乱、减轻肝脏脂质蓄积,其机制可能与其激活 AMPKα mRNA 及其蛋白磷酸化水平有关。张氏等研究亦报道柴胡疏肝散改善 NAFLD 脂肪代谢紊乱和减轻脂质蓄积的作用机制可能是与激活 AMPK/SIRT1 通路有关。梁惠卿等研究发现栀子苷改善 NAFLD 大鼠的游离脂肪酸代谢的作用是通过调节 "AMPK-ACCase-Malonyl-CoA-FFA" 轴实现的。

2. 抑制炎症

Liu K 等研究表明,正常条件下槲皮素抑制骨骼肌组织/细胞胰岛素介导的葡萄糖的利用,而在炎症条件下可以通过激活 AMPK 以改善葡萄糖的摄取障碍。何标等利用 LPS 诱导 RAW264.7 细胞炎症模型,研究发现槲皮黄酮可以刺激 AMPK 的磷酸化水平,抑制 NF-κB 向细胞核内的转移,降低炎症因子 IL-6 的表达。Chen Y 等研究发现,薯蓣皂苷元通过促进 AMPK 活性,抑制炎症,从而调节血管周围脂肪组织中脂肪因子的表达;当用 siRNA 干扰 AMPK 时,调节作用减弱,表明薯蓣皂苷元依赖于激活 AMPK 抑制炎症。

3. 抑制细胞凋亡

Li F 等研究发现注射用益气复脉(冻干粉)可以改善心肌缺血再灌注损伤和抑制其诱导的心肌细胞凋亡,其机制部分是通过激活 AMPK 信号通路实现的。任单单等研究发现,抵挡汤早期干预可以增加 AMPK 活性,开启 AMPK 激酶系统,引起 eNOS 磷酸化、PGC-1α 级联反应,抑制 Caspase-3 活性,升高 Bcl-2 活性,调节血管内皮细胞的能量代谢,减少内皮细胞的凋亡,增强血管内皮防御功能。

秦力等研究发现发现，二氢杨梅素明显抑制高糖诱导的人脐带静脉内皮细胞活力下降、细胞凋亡增加和 AMPK 磷酸化及乙酰辅酶 A 羧化酶磷酸化水平的降低，表明二氢杨梅素可以通过促进 AMPK 活化抑制高糖诱导的血管内皮细胞凋亡。

4. 抗肿瘤

李辉等研究发现，蔓荆子总黄酮能有效增高 AMPK 蛋白磷酸化水平，抑制体外培养肝细胞癌肿瘤球形成。Lu PH 等研究发现，白花蛇舌草的水提物通过激活 AMPK 信号通路抑制 mTORC1、下调 Bcl-2/HIF-1α，进而抑制结肠直肠癌细胞。Ma ZQ 等研究发现，毒胡萝卜素通过激活 AMPK 促使肿瘤坏死因子相关凋亡诱导配体诱导的食管癌细胞凋亡。Su QG 等亦报道，槲皮素通过激活 AMPK 信号通路诱导膀胱癌细胞凋亡。

5. 其他

郭文文等研究表明，女贞苷能够通过提高细胞中 AMP/ATP 比值来激活 AMPK，进而促进脂联素高聚体的组装，为女贞苷作为潜在的治疗 2 型糖尿病的药物提供一定的参考。邱理红和 Gao D 分别发现异甘草素和绿萝花的乙酸乙酯提取物均可抑制 3T3-L1 前脂肪细胞向脂肪细胞分化，其机制可能与活化 AMPK 信号通路相关。郝传铮等研究表明，水飞蓟素可能通过调节细胞内为沉默基因同源蛋白及 AMPKα 蛋白的表达及 AMPKα 磷酸化发挥抗氧化损伤作用而保护肾小球内皮细胞。Yang HP 等研究表明，生脉注射液通过激活 AMPK，下调 mTOR 和 JNK 的磷酸化，减少脑缺血/再灌注损伤诱导的自噬。Liu LY 等研究表明，荭草苷通过调节 AMPK、Akt、mTOR 以及 Bcl-2 相关信号途径来达到自噬的平衡，从而达到保护心肌的作用。Li F 等研究表明，生脉制剂活性成分群通过调节 AMPK 活化介导的线粒体分裂而有效减轻心肌缺血再灌注损伤。

（撰稿：范小雪　张　玉　寇俊萍　审阅：王树荣）

【中药对中性粒细胞的调控作用研究】

1. 调节中性粒细胞弹性蛋白酶

中性粒细胞弹性蛋白酶通过水解含有丰富弹性蛋白的结缔组织造成肺损伤。陈英等研究表明，清金化瘀汤和解毒清肺合剂通过抑制中性粒细胞释放弹性蛋白酶，调节肺组织气道上皮黏蛋白 5AC 的表达，达到抑制慢性阻塞性肺疾病气道黏液高分泌的功效。Chen YL 等研究表明，功劳叶及其有效成分 3, 5-二咖啡酰奎宁酸通过抑制弹性蛋白酶活性，降低中性粒细胞 ROS 的生成以及抑制 SRKs/Vav 信号通路，从而调节中性粒细胞的功能，保护 LPS 诱导的急性肺损伤小鼠。

2. 调控中性粒细胞 CXCR2 的表达

中性粒细胞迁移到炎症部位依赖于趋化因子的趋化作用，这些趋化因子会结合到 CXC 趋化因子受体 2（CXCR2）上，激活中性粒细胞并使中性粒细胞更易募集到炎症部位。Wang Y 等研究表明，黄连素联合育亨宾用药可通过上调 IL-10 抑制循环中性粒细胞中 CXCR2 的表达，从而抑制败血症诱发的中性粒细胞募集到组织中加重炎症损伤。Huang P 等研究表明，在 LPS 诱导的腹膜炎模型中，黄芪甲苷 Ⅳ 可以上调中性粒细胞 CXCR2 的表达以及抑制 GRK2 的表达，增加循环中的中性粒细胞迁移能力，使其更多的募集到感染部位，发挥抗大肠杆菌感染作用。

3. 通过调控 STAT 信号通路作用于中性粒细胞

信号传导与转录激活因子（STAT）信号通路在适应性免疫反应过程中的信号传导发挥关键的作用。Zhu ZX 等研究表明，从中药沉香中分离得到的 HHX-5 通过抑制 STAT1、STAT4、STAT5、

STAT6 信号通路以及抑制 CD_{11b} 的上调和 CD_{62L} 的下调,在固有免疫调节中起到抑制中性粒细胞活化的功效。Ying W 等研究表明,川芎嗪是通过抑制 STAT3 和 p38 MAPK 信号通路,减少支气管肺泡灌洗液中 IL-4、IL-5、IL-17A、CCL3、CCL19 以及 CCL21 的含量及中性粒细胞的数量,提示川芎嗪可能是通过调控中性粒细胞等炎症细胞发挥治疗哮喘的功效。

4. 通过保护内皮细胞调控中性粒细胞的迁移

Chen PJ 等报道和厚朴酚能够显著性阻断 TNF-α 诱导的 NF-κB p65 核转运和 NF-κBα 抑制剂 IKBα 的蛋白酶依赖性抑制剂,保护脑血管内皮细胞,抑制 TNF-α 诱导的中性粒细胞黏附于脑内皮细胞,减少 PMN 迁移到炎症部位,降低脑部炎症的反应。王明明等通过体外培养肠黏膜微血管内皮细胞,建立 LPS 诱导的细胞损伤模型,探究白头翁汤对跨内皮迁移的中性粒细胞的功能调节作用。结果表明,白头翁汤可以有效保护 LPS 诱导大鼠肠黏膜微血管内皮细胞损伤,促使中性粒细胞穿过完整的肠黏膜血管内皮细胞,增强中性粒细胞的杀菌能力。

5. 其他

Zhang XN 等研究表明,托里消毒散通过抑制中性粒细胞迁移到炎症组织加速 LPS 诱导的糖尿病大鼠的皮肤创伤愈合。Zou W 等研究发现穿心莲能剂量依赖性的减少 IL-1β、IL-6、CXCL-1、MCP-1 以及正常 T 细胞表达分泌的活性调节蛋白的过量表达,抑制中性粒细胞迁移到炎症部位并被活化释放更多的炎症因子加重组织损伤。

（撰稿:章江伟　寇俊萍　余伯阳　审阅:王树荣）

【中药对 Nod 样受体蛋白 3 炎症小体活化的调控研究】

Nod 样受体蛋白 3(NLRP3)炎症小体是由 NLRP3、凋亡相关点状蛋白(ASC)和 Caspase-1 前体组成的位于细胞胞浆的多蛋白复合体。阻断或抑制 NLRP3 炎症小体活化,已成为痛风、肿瘤等疾病的治疗靶点。

1. 对关节炎中炎症小体活化的调控

房树标等研究表明,桂枝芍药知母汤能显著下调痛风性关节炎模型大鼠关节滑膜组织中 NLRP3、ASC、Caspase-1 蛋白表达水平,抑制 IL-1β 分化成熟及 NF-κB 活化,降低 NLRP3 炎性因子可能是其治疗痛风性关节炎的作用机制。另外,房氏等利用体外模型,考察桂枝芍药知母汤对尿酸钠诱导大鼠中性粒细胞及巨噬细胞 NLRP3 炎性体信号表达的影响,研究结果与体内一致。Liu YF 等利用尿酸盐晶体刺激单核细胞,模拟痛风性关节炎的炎症反应。研究表明,黄连素可能通过抑制 NLRP3 炎症小体的激活而减轻尿酸盐晶体诱导的炎症反应。Ding HM 等研究表明,仙茅苷 A 能明显抑制 NF-κB 及炎症小体 NLRP3 的活化,下调血清中 IL-6、IL-1β、PGE_2、TNF-α、MDA 含量,上调 SOD 含量,减轻关节炎大鼠后爪肿胀和关节炎指数,从而发挥对类风湿性关节炎的保护作用。Li Y 等研究表明,威灵仙能通过减弱滑膜缺氧减少琥珀酸累积,阻止 NLRP3 炎症复合物激活,从而抑制炎症和纤维化,抑制滑膜成纤维细胞的激活,起到治疗关节炎的作用。

2. 对肠道疾病中炎症小体活化的调控

郑健豪等研究表明,雷公藤多苷能下调 NADPH 氧化酶活性和 ROS 的产生,抑制 NLRP3 炎症小体的激活,降低 IL-1α、TNF-α 等促炎因子的表达,从而显著改善小鼠结肠黏膜组织病理损伤,发挥对溃疡性结肠炎小鼠的保护作用。张水娟等研究表明,清肠汤可明显逆转肠道急性移植物抗宿主病小鼠肠道菌群结构并降低肠道中 NLRP3、ASC 及血清 IL-18 的表达,从而改善临床症状。

3. 对肝肾疾病中炎症小体活化的调控

Pan CW 等研究表明,知母中的芒果苷对脂多糖和氨基半乳糖胺诱导急性肝损伤模型具有保护作用,其机制是通过调节核因子-2/血红素氧化酶通路并抑制 NLRP3 炎症小体的活化。李海鸥等研究表明,参芍口服液可能是通过下调肾脏组织中 NLRP3、Caspase-1 及 IL-1β 的表达,从而减轻糖尿病大鼠肾脏组织纤维化,达到肾脏保护的目的。Wang LN 等研究表明,当归补血汤对单侧输尿管结扎大鼠肾功能具有保护作用,其机制可能与抑制 NLRP3 炎症小体的表达及 IL-1β 的分泌有关。

4. 对心脑血管疾病中炎症小体活化的调控

王新宇等研究表明,丹酚酸 B 能够减少心肌缺血所致心肌酶和炎症因子的释放,减少组织的坏死和炎性细胞渗出,其机制可能是通过清除氧自由基从而抑制 NLRP3 的活化,进而减少 IL-1β 的生成,发挥对缺血心肌的保护作用。何一博等研究表明,芍药苷能明显抑制细胞凋亡,其机制可能与降低氧糖剥夺大鼠海马脑片中 NLRP3 炎症小体组成蛋白的表达有关。Cao GS 等分别应用体内线栓法阻塞小鼠大脑中动脉模型和体外氧糖剥夺模型,研究表明鲁斯可皂苷元能降低 ROS 的产生及抑制炎症小体 TXNIP/NLRP3 的激活,从而发挥对脑缺血诱导的血脑屏障损伤的保护作用。

5. 其他

He BQ 等研究表明,高车前苷可能通过调控 TLR4 通路和炎症小体 NLRP3,缓解内皮细胞炎症。张涵等研究表明,芩百清肺浓缩丸含药血清可显著降低肺炎支原体感染小鼠巨噬细胞(RAW264.7)中 NLRP3、ASC、Caspase-1 p20 蛋白表达和细胞上清液中 IL-1β 的分泌,从而发挥抗肺炎支原体作用。马瑞等研究表明,人参皂苷 PPT、PPD 和 F1 对 3 种不同炎性体诱导剂 ATP、尼日利亚菌素和二氧化硅刺激小鼠腹腔巨噬细胞引起的 NLRP3 炎性体激活均具有较强抑制作用,从而发挥抗炎活性。Xu XL 等研究表明,羟基红花黄色素 A 和黄嘌呤氧化酶结合,降低 ROS 的产生,从而抑制 LPS 诱导 RAW264.7 细胞中 NLRP3 炎症小体的激活发挥抗炎活性。

（撰稿：胡　洋　寇俊萍　审阅：王树荣）

［附］ 参 考 文 献

A

阿力木江·买买提江,李勇,施海明,等.红景天对缺血心肌肾上腺髓质素表达的靶向作用[J].国际心血管病杂志,2016,43(5):291

C

Cao GS, Jiang N, Yang H, et al. Ruscogenin Attenuates Cerebral Ischemia-Induced Blood-Brain Barrier Dysfunction by Suppressing TXNIP/NLRP3 Inflammasome Activation and the MAPK Pathway［J］. International Journal of Molecular Sciences, 2016, 17(9):e1418

Cao YJ, Liang LZ, Xu J, et al. Memory-enhancing effect of *Rhodiola rosea* L extract on aged mice［J］. Tropical Journal of Pharmaceutical Research, 2016, 15(7):1453

Chen C, Song JB, Chen M, et al. *Rhodiola rosea* extends lifespan and improves stress tolerance in silkworm, Bombyx mori［J］. Biogerontology, 2016, 17:373

Chen G, Gong R, Shi X, et al. Halofuginone and artemisinin synergistically arrest cancer cells at the G1/G0 phase by upregulating p21Cip1 and p27Kip1［J］. Oncotarget,

2016，doi：10.18632/oncotarget.10367

Chen L，Jiang ZY，Ma H，et al. Volatile Oil of *Acori Graminei* Rhizoma-Induced Apoptosis and Autophagy are dependent on p53 Status in Human Glioma Cells[J]. Scientific Reports，2016，6：21148

Chen MY，Cai H，Yu C，et al. Salidroside exerts protective effects against chronic hypoxia-induced pulmonary arterial hypertension via AMPKα1-dependent pathways[J]. American Journal of Translational Research，2016，8(1)：12

Chen PJ，Wang YL，Kuo LM，et al. Honokiol suppresses TNF-α-induced neutrophil adhesion on cerebral endothelial cells by disrupting polyubiquitination and degradation of IκBα[J]. Scientific Reports，2016，6：26554

Chen T，Yao L，Ke DZ，et al. Treatment with Rhodiola crenulata root extract ameliorates insulin resistance in fructose-fed rats by modulating sarcolemmal and intracellular fatty acid translocase/CD36 redistribution in skeletal muscle[J]. BMC Complementary and Alternative Medicine，2016，16：209

Chen XZ，Wu YP，Yang TG，et al. Salidroside alleviates cachexia symptoms in mouse models of cancer cachexia via activatingmTOR signaling[J]. Journal of Cachexia，Sarcopenia and Muscle，2016，7：224

Chen Y，Xu XS，Zhang YY，et al. Diosgenin regulates adipokine expression in perivascular adipose tissue and ameliorates endothelial dysfunction via regulation of AMPK[J]. The Journal of Steroid Biochemistry and Molecular Biology，2016，155(PtA)：155

Chen YL，Hwang TL，Yu HP，et al. *Ilex kaushue* and its bioactive component 3，5-dicaffeoylquinic acid protected mice from lipopolysaccharide-induced acute lung injury[J]. Scientific Reports，2016，6：34243

蔡琨，王晓敏，张波，等.仙茅多糖对环磷酰胺所致免疫低下小鼠免疫功能的影响[J].中华中医药杂志，2016，31(12)：5030

蔡巧英，孟庆慧，李梅，等.乙酰葛根素对 Aβ25-35 诱导的BV-2 小胶质细胞 NF-κB p65 和 iNOS 表达的影响[J].神经解剖学杂志，2016，32(3)：397

曹春芽，肖聪颖，郑钦芳，等.紫珠对实验性胃溃疡的保护作用及机制研究[J].中药药理与临床，2016，32(4)：56

曹义娟，厉振北，祁玉娟，等.锁阳对少、弱精子症大鼠模型精子数量、活动率和血清睾酮影响及促进未分化精原细胞增殖的实验研究[J].中华男科学杂志，2016，22(12)：1116

柴旭斌，周英杰，胡云.筋骨痛消丸对兔膝关节骨关节炎模型关节液 IL-1、TNF-α 水平的影响[J].中医药临床杂志，2016，28(11)：1647

常厦云，朱凌鹏，王秋娟，等.红景天苷对异丙肾上腺素诱导的小鼠心肌缺血的影响[J].中药药理与临床，2016，32(2)：67

陈炳艺，陈泽华，林嘉辉，等.龟甲胶、鹿角胶调控 MKK 基因表达促进豚鼠 OA 软骨细胞增殖的研究[J].中国骨质疏松杂志，2016，22(7)：805

陈海涛，朱涛，刘美，等.牛蒡子苷元抗哮喘小鼠气道炎症作用及机理研究[J].中药药理与临床，2016，32(2)：39

陈恒文，王阶.宽叶缬草中 volvalerenalK 对 APP 双转基因痴呆小鼠学习记忆的改善[J].中国新药杂志，2016，25(13)：1466

陈建芳，闫艳，高静，等.沙棘籽油对肺孢子虫肺炎大鼠免疫功能的影响[J].包头医学院学报，2016，32(5)：6

陈俊，徐雷，曹青青，等.中药奇蒿氯仿、乙酸乙酯提取物的抗菌化学组分研究[J].第二军医大学学报，2016，37(2)：236

陈凌波，张珂胜，黄小平，等.黄芪当归配伍对骨髓造血功能抑制小鼠造血祖细胞增殖的影响[J].中草药，2016，47(24)：4395

陈能，姚楠，许学猛，等.参麦注射液关节腔注射对兔膝骨关节炎 IL-1β、IL-6、TNF-α 表达的影响[J].广东药学院学报，2016，32(3)：339

陈伟，马小琴，范文玺，等.红景天主要成分对小鼠免疫细胞的促增殖转化作用[J].中国现代应用药学，2016，33(1)：38

陈文超，周然，王永辉，等.骨灵膏及其拆方制剂对骨关节炎大鼠关节软骨 Wnt/β-catenin 信号通路的影响[J].中华中医药杂志，2016，31(6)：2288

陈小平，王志旺，刘彩民，等.荣骨定痛膏对骨性关节炎大鼠 IL-1β、NO 及氧自由基代谢的影响[J].西部中医药，2016，29(7)：23

陈雁虹，张娟，艾志鹏，等.野菊花提取物对 KKAy 糖尿

学术进展

病小鼠高血糖、高血脂和血醛糖还原酶的影响[J].中国药理学与毒理学杂志,2016,30(11):1142

陈英,冯泽灵,李根茂,等.解毒清肺合剂对慢性阻塞性肺疾病模型大鼠肺组织中性粒细胞弹性蛋白酶及黏蛋白5AC表达的影响[J].中国中医药信息杂志,2016,23(5):73

陈英,冯泽灵,李根茂,等.清金化痰汤对COPD模型大鼠肺组织中性粒细胞弹性蛋白酶及黏蛋白5AC表达的影响[J].吉林中医药,2016,36(1):65

崔方,韩增护,刘小花,等.红芪提高免疫功能活性部位的谱效关系研究[J].中草药,2016,47(1):101

崔雪青,刘熙,陈欢,等.核桃壳提取物体外抗HIV-1活性研究[J].中华中医药杂志,2016,31(7):2754

崔雪青,刘熙,陈欢,等.思茅松松塔提取物体外抗HIV-1研究[J].中草药,2016,47(11):1914

崔运浩,初杰,范颖,等.黄芪甲苷、毛蕊异黄酮及其配伍对化疗性骨髓抑制小鼠骨髓干细胞JAK2/STAT5信号转导通路的影响[J].中华中医药学刊,2016,34(7):1576

D

Ding HM, Gao GM, Zhang L, et al. The Protective Effects of Curculigoside A on Adjuvant-Induced Arthritis by Inhibiting NF-κB/NLRP3 Activation in Rats[J]. International Immunopharmacology, 2016, 30:43

丁煌,李静娴,杨筱倩,等.黄芪甲苷与人参皂苷Rg_1配伍对PC12细胞氧糖剥夺复糖复氧后细胞自噬和PI3K信号通路的影响[J].中国病理生理杂志,2016,32(11):2003

董利平,崔玉环,赵宝民,等.柴胡皂苷d联合黄芩苷对大鼠脑缺血/再灌注损伤中PARP-1表达的影响[J].陕西中医,2016,37(7):929

董宜旋,李静.三叶青提取物抗人类免疫缺陷病毒活性研究[J].辽宁中医杂志,2016,43(10):2173

杜旭召,杨豪,邓素玲,等.白芍总苷对骨关节炎软骨细胞增殖及分泌表达的影响[J].中国骨质疏松杂志,2016,22(11):1375

F

Fan XJ, Wang Y, Wang L, et al. Salidroside induces apoptosis and autophagy in human colorectal cancer cells through inhibition of PI3K/Akt/mTOR pathway[J]. Oncology Reports, 2016, 36:3559

Feng Y, Cui Y, Gao JL, et al. Resveratrol attenuates neuronal autophagy and inflammatory injury by inhibiting the TLR4/NF-κB signaling pathway in experimental traumatic brain injury[J]. International journal of molecular medicine, 2016, 37(4):921

范红艳,任旷,沈楠,等.苦参总黄酮对醋酸铅所致雄性小鼠生精障碍的影响[J].毒理学杂志,2016,30(1):18

范璐,陈向东,汪辉,等.丁香酚等植物提取物对变形链球菌及生物被膜的药效学研究[J].药物生物技术,2016,23(3):222

房树标,王永辉,李艳彦,等.基于NLRP3炎性体信号通路研究桂枝芍药知母汤对尿酸钠诱导大鼠巨噬细胞炎性信号表达的影响[J].中国中医基础医学杂志,2016,22(4):472

房树标,王永辉,李艳彦,等.基于NLRP3炎性体信号通路研究桂枝芍药知母汤对尿酸钠诱导的大鼠中性粒细胞炎性信号表达的影响[J].中国药物与临床,2016,16(2):170

房树标,王永辉,李艳彦,等.基于NLRP3炎性体信号通路研究桂枝芍药知母汤治疗痛风性关节炎的作用机制[J].中国实验方剂学杂志,2016,22(9):91

费巧玲,王建,侯睿,等.厚朴水提物在Caco-2细胞模型中的转运特征研究[J].中草药,2016,47(13):2313

丰攀峰,樊攀,范胜军,等.莲心碱与甲基莲心碱在大鼠体内的药动学研究[J].中国科技论文,2016,11(12):1372

G

Gao D, Zhang YL, Yang FQ, et al. The flower of *Edgeworthia gardneri*(wall.) Meisn. suppresses adipogenesis through modulation of the AMPK pathway in 3T3-L1 adipocytes [J]. Journal of Ethnopharmacology, 2016, 191:379

Gao LN, Feng QS, Zhang XF, et al. Tetrandrine suppresses articular inflammatory response by inhibiting pro-inflammatory factors via NF-κB inactivation[J]. Journal of Orthopaedic Research, 2016, 34(9):1557

Gao YY, Li J, Wu LY, et al. Tetrahydrocurcumin provides neuroprotection in rats after traumatic brain injury: autophagy and the PI3K/AKT pathways as apotential mechanism[J]. Journal of Surgical Research,

三、中药

2016，206(1)：67

Gu XS，Wang F，Zhang CY，et al. Neuroprotective Effects of Paeoniflorin on 6-OHDA-Lesioned Rat Model of Parkinson's Disease[J]. Neurochemical Research，2016，41(11)：2923

Guo SS，Gao XF，Gu YR，et al. Preservation of cognitive function by *lepidium meyenii* (Maca) is associated with improvement of mitochondrial activity and upregulation of autophagy-related proteins in middle-aged mouse cortex[J]. Evidence-Based Complementary and Alternative Medicine，2016，doi：10.1155/2016/4394261

高珊珊，陈硕，陈志武.金丝桃苷抗小鼠脑缺血再灌注损伤的硫化氢机制[J].安徽医科大学学报，2016，51(9)：1292

龚帧，彭素文，李兴暖，等.粟米草三萜皂苷抗实验性心律失常作用的研究[J].时珍国医国药，2016，27(9)：2095

谷芳芳，周夏慧，朱晓静，等.鲜铁皮石斛遗传毒性实验研究[J].中国新药杂志，2016，25(21)：2506

郭金昊，姜月华，杨传华，等.刺蒺藜对老年自发性高血压大鼠胸主动脉血管重塑的影响[J].中医杂志，2016，57(11)：957

郭文文，张志杰，李珍.女贞苷通过激活 AMPK 促进脂联素的组装[J].中国实验方剂学杂志，2016，22(1)：18

H

He BQ，Zhang BB，Wu FH，et al. Homoplantaginin inhibits palmiticacid-induced endothelial cells inflammation by suppressing TLR4 and NLRP3 inflammasome[J]. Journal of Cardiovascular Pharmacology，2016，67(1)：93

Hu GZ，Gong XL，Wang L，et al. Triptolide promotes the clearance of α-synuclein by enhancing autophagy in neuronal cells[J]. Molecular Neurobiology，2016，54(3)：2361

Hu Y，Lv XM，Zhang J，et al. Comparative Study on the Protective Effects of Salidroside and Hypoxic Preconditioning for Attenuating Anoxia-Induced Apoptosis in Pheochromocytoma (PC12) Cells[J]. Molecular Biology，2016，22：4082

Huang M，Zhao P，Xiong MR，et al. Antidiabetic activity of perylenequinonoid-rich extract from *Shiraia bambusicola*，in KK-Ay mice with spontaneous type 2 diabetes mellitus[J]. Journal of Ethnopharmacology，2016，191：71

Huang P，Lu XY，Yuan BH，et al. Astragaloside IV alleviates *E.coli*-caused peritonitis via upregulation of neutrophil influx to the site of infection[J]. International Immunopharmacology，2016，39：377

郝传铮，魏利，赵旭，等.水飞蓟素保护肾小球内皮细胞氧化损伤的效应与 SIRT1 及腺苷酸活化蛋白激酶 α 的作用机制[J].中国老年学杂志，2016，36(18)：4430

何标，廉果.槲皮黄酮对 AMPK/NF-κB 信号通路介导 IL-6 表达的影响[J].广东药学院学报，2016，32(5)：634

何一博，南丽红，黄枚，等.芍药苷对 OGD 海马脑片中 NLRP3 炎症小体介导细胞凋亡的影响[J].福建中医药，2016，47(2)：25

洪湘隆，陈岳峰，马萍璇.黄芩苷对大鼠脑缺血损伤自噬的发生及 Beclin-1 因子表达的影响[J].海南医学院学报，2016，22(14)：1473

侯敏，傅应军，刘超，等.覆盆子有效部位对去卵巢 AD 小鼠海马蛋白组学影响研究[J].中国中药杂志，2016，41(15)：2895

侯晓军，唐菱，袁野，等.青果水提物抑制 α-葡萄糖苷酶及改善糖脂代谢作用研究[J].中药材，2016，39(5)：1152

呼建民，王述莲，刘献增，等.人参皂苷 Rb₁ 对癫痫大鼠的脑保护作用及机制[J].广东医学，2016，37(12)：1803

胡旭光，甘仲霖，张毅.川芎嗪对骨关节炎兔软骨细胞增殖与凋亡的影响及其机制研究[J].现代中西医结合杂志，2016，25(22)：2418

黄小平，李静娴，杨筱倩，等.PC12 细胞氧糖剥夺模型细胞自噬与损伤的关系及黄芪甲苷的保护作用研究[J].世界中医药，2016，11(4)：597

黄旭平，康毅，黄红，等.荔枝核总黄酮对大鼠肝纤维化转化生长因子-β1 受体和胶原的影响[J].医药导报，2016，35(6)：559

黄楦槟，陈金水，吴天敏，等.苏子油对兔颈动脉粥样硬化模型的微小 RNA21 和基质金属蛋白酶 9 基因表达的影响[J].中国临床药理学杂志，2016，32(15)：1414

黄义强，张一鸣，金中，等.石蒜碱对肾癌细胞 ACHN 具有明显的抗肿瘤作用[J].南方医科大学学报，2016，36(6)：857

J

贾坤静，艾雪，贾天柱，等.桑螵蛸生制品对小鼠免疫功

能和抗氧化能力的影响［J］.辽宁中医杂志,2016,43 (12):2610

姜程曦,吴亮,吴洁,等.姜黄素类似物抑制 ERK/JNK 以及 NF-κB 信号通路发挥抗炎活性研究［J］.中草药,2016, 47(16):2871

蒋寅,刘军楼,朱磊,等.黄芩苷对 HT-29 细胞炎症模型 PI3K/NF-κB 信号通路的影响及机制探讨［J］.中国实验方剂学杂志,2016,22(12):118

金粟,李士远,陈芳宁,等.丹酚酸 B、甘草次酸、白藜芦醇单用及联用对小鼠肺间质纤维化影响的实验研究［J］.中华中医药学刊,2016,34(5):1095

鞠霖杰,温小花,舒变.红景天苷对胰岛 β 细胞保护作用研究及机制探讨［J］.南京中医药大学学报,2016,32 (5):456

K

Kou XJ, Liu XG, Chen XB, et al. Ampelopsin attenuates brain aging of D-gal-induced rats through miR-34a-mediated SIRT1/Mtor signal pathway［J］. Oncotarget, 2016, 7(46):74484

Kwok AH, Wang Y, Ho WS. Cytotoxic and pro-oxidative effects of Imperata cylindrica aerial part ethyl acetate extract in colorectal cancer in vitro［J］. Phytomedicine, 2016, 23(5):558

L

Li F, Fan XX, Zhang Y, et al. Cardioprotection by combination of three compounds from ShengMai preparations in mice with myocardial ischemia/reperfusion injury through AMPK activation-mediated mitochondrial fission［J］. Scientific Reports, 2016, 6:37114

Li F, Zheng XJ, Fan X, et al. YiQiFuMai powder injection attenuates ischemia/ reperfusion-induced myocardial apoptosis through AMPK activation［J］. Rejuvenation Research, 2016; 19(6):495

Li Y, Zheng JY, Liu JQ, et al. Succinate/NLRP3 Inflammasome Induces Synovial Fibroblast Activation: Therapeutical Effects of Clematichinenoside AR on Arthritis ［J］. Frontiers Immunology, 2016, 7:532

Liu CH, Yin HQ, Gao J, et al. Leonurine ameliorates cognitive dysfunction via antagonizing excitotoxic glutamate insults and inhibiting autophagy［J］. Phytomedicine, 2016, 23(13):1638

Liu J, Chen M, Wang X, et al. Piperine induces autophagy by enhancing protein phosphatase 2A activity in a rotenone-induced Parkinson's diseasemodel［J］. Oncotarget, 2016, 7(38):60823

Li J, Li B, Xu WW, et al. Role of AMPK signaling in mediating the anticancer effects of silibinin in esophageal squamous cell carcinoma［J］. Expert opinion on therapeutic targets, 2015, doi:10.1517/14728222.2016.1121236

Li L, Chen X, Liu CC, et al. Phytoestrogen bakuchiol exhibits in vitro and in vivoanti-breast cancer effects by inducing S phase arrest and apoptosis［J］. Frontiers in pharmacology, 2016, doi:10.3389/fphar.2016.00128

Liu K, Mei F, Wang YP, et al. Quercetin oppositely regulates insulin-mediated glucose disposal in skeletal muscle under normal and inflammatory conditions: The dual roles of AMPK activation［J］. Molecular Nutrition & Food Research, 2016, 60(3):551

Liu LY, Wu YX, Huang XL. Orientin protects myocardial cells against hypoxia-reoxygenation injury through induction of autophagy［J］. European Journal of Pharmacology, 2016, 776:90

Liu YF, Wen CY, Chen Z, et al. Effects of Berberine on NLRP3 and IL-1β Expressions in Monocytic THP-1 Cells with Monosodium Urate Crystals-Induced Inflammation［J］. Biomed Research International, 2016, doi:10.1155/2016/2503703

Lu PH, Chen MB, Ji C, et al. Aqueous Oldenlandia diffusa extracts inhibits colorectal cancer cells via activating AMP-activated protein kinase signalings［J］. Oncotarget, 2016, 7(29):45889

Lv C, Huang Y, Liu ZX, et al. Salidroside reduces renal cell carcinoma proliferation by inhibiting JAK2/STAT3 signaling［J］. Cancer Biomarkers, 2016, 17:41

赖文芳,洪海棉,张小琴,等.红景天苷通过激活 PI3K/AKT/NRF2 通路减轻 MCAO 大鼠的神经细胞凋亡［J］.中华中医药杂志,2016,31(5):1883

李更兄,盖祥云,李占强,等.唐古特红景天舒张肺小动

脉的有效部位及机制的初步研究(英文)[J].青海医学院学报,2016,37(1):40

李更兄,李占强,盖祥云,等.唐古特红景天舒张 SD 大鼠肺小动脉的活性部位及其作用机制[J].青海医学院学报,2016,37(2):128

李海鸥,张红利,贾春新,等.参芍口服液对糖尿病肾病大鼠肾脏 NLRP3 炎症复合体相关蛋白表达的影响[J].山东医药,2016,56(30):34

李辉,陈碧,邹辉,等.蔓荆子总黄酮抑制肝细胞癌球形成与激活 AMPK 抑制 AKT 相关[J].湖南师范大学学报(医学版),2016,13(3):5

李杰,李俊锋,魏婷婷,等.红景天苷对急性心肌缺血大鼠心肌细胞凋亡的作用及机制研究[J].临床与病理杂志,2016,36(7):893

李俊涛,张培海,曲晓伟,等.红景天多糖对精原干细胞体外增殖的影响[J].中国组织工程研究,2016,20(10):1502

李林忆,吴欣莉,秦灵灵,等.基于能量限制效应考察中药复方糖耐康干预 db/db 小鼠胰岛素抵抗作用机制[J].中国科学(生命科学),2016,46(8):949

李茂林,王祝峰,章薇,等.红景天苷对大鼠颅脑损伤的保护作用研究[J].中华神经外科疾病研究杂志,2016,15(2):128

李宁,李肇进,张博,等.白芍多糖抗糖尿病作用的实验研究[J].中药材,2016,39(6):1408

李荣华,林友胜,王航宇,等.锁阳对大鼠肝纤维化干预作用的实验研究[J].成都医学院学报,2016,11(3):286

李晓芸,卞卡.茜草对人神经胶质瘤 U87 细胞的生长及丙酮酸代谢的影响[J].中药新药与临床药理,2016,27(2):171

李学敏,王茜,程雪娇,等.白藜芦醇对阿尔茨海默病模型大鼠海马组织 CaMKⅡ及 PKAC-β 基因表达的实验研究[J].中国预防医学杂志,2016,17(7):486

李雪,许颖,赵波.木犀草素对粪肠球菌毒力因子作用机制的研究[J].中国微生态学杂志,2016,28(1):34

李岩岩,何泽云,吴凡,等.六味地黄汤对 5/6 肾切除大鼠 NF-κB、MCP-1、Col-Ⅲ表达的影响[J].湖南中医药大学学报,2016,36(5):18

李易,田鲁,王港,等.苦瓜总皂苷对 2 型糖尿病大鼠肾病组织中蛋白激酶 C-α 和转化生长因子 β 表达的影响研究[J].湖北中医药大学学报,2016,18(5):5

梁惠卿,林曼婷,赵道,等.栀子苷改善大鼠非酒精性脂肪性肝病游离脂肪酸代谢的机制研究[J].中国中药杂志,2016,41(3):470

林汉杰,张金卫,卢月,等.四君子汤对 UC 模型大鼠的治疗作用及其对紧密连接蛋白 Occludin 表达的影响[J].中国实验方剂学杂志,2016,22(13):112

林荣耀.基因体探讨抗肝癌及脂肪肝之中草药计划——总计划[J].中医药年报,2015,(4):1

刘倍吟,魏程科,李应东.当归挥发油对高血压模型大鼠血压及血管炎症反应的影响[J].中国中医药信息杂志,2016,23(11):71

刘春杰,董立珉,康红钰.丝瓜提取物对衰老小鼠学习记忆能力、脑组织形态学及免疫功能的影响[J].中药药理与临床,2016,32(1):106

刘冬菊,姚宇.姜黄素对人宫颈癌 Caski 细胞裸鼠移植瘤 MIF 和 VEGF-C 表达的影响[J].肿瘤基础与临床,2016,29(1):10

刘方舟,时宇静,高英杰,等.升麻提取物 SMT 体内抗 HBV 药效学作用研究[J].世界中西医结合杂志,2015,10(12):1681

刘红杰,王钢.健步通络熏蒸液对兔膝骨关节炎关节软骨中细胞外信号调节激酶 1/2 表达的影响[J].中国中医药信息杂志,2016,23(2):63

刘善淘,朱锦灿,陈小宇,等.红景天苷对内皮祖细胞的辐射防护作用[J].中国病理生理杂志,2016,32(2):240

刘晓琼,沈宏辉,陈佳欣,等.苦参碱类生物碱联合胸腺肽抗 HBV 作用研究[J].中国中药杂志,2016,41(7):1275

刘晓岩,胡振宇,陈世忠,等.口服和厚朴酚对大鼠脑缺血再灌注(I-R)损伤和 SHRsp 脑卒中的保护作用[J].中国药学(英文版),2016,25(12):882

刘绪华,王孝庆,王中苏,等.姜黄素减弱 Aβ25-35 致大鼠原代小胶质细胞的神经炎症反应[J].中国病理生理杂志,2016,(9):1635

刘瑛,刘元,王丽,等.长梗南五味子抗 HBV 活性及对急性肝损伤保护作用的研究[J].中医药导报,2016,22(1):40

刘玉婕,王长福,齐彦,等.金银花、连翘及其配伍后对临床 11 种致病菌的作用研究[J].中医药学报,2016,44(5):43

刘泽洪,陈地龙,姜蓉,等.人参皂苷 Rh$_2$ 促进 K562 细胞自噬凋亡的体内实验研究[J].中国中药杂志,2016,41(4):700

卢凤美,林昔,刘东璞,等.中药对大鼠肝纤维化 MMP-13 及 α-SMA 的影响[J].黑龙江医药科学,2016,39(5):46

M

Ma ZQ, Fan CX, Yang Y, et al. Thapsigargin sensitizes human esophageal cancer to TRAIL-induced apoptosis via AMPK activation[J]. Scientific Reports,2016,6:35196

Mo ZT, Li WN, Zhai YR, et al. Icariin attenuates OGD/R-iInduced autophagy via Bcl-2-dependent cross talk between apoptosis and autophagyin PC12 cells [J]. Evidence-Based Complementary and Alternative Medicine,2016,doi:10.1155/2016/4343084

马锋,马敬祖,巩凡,等.宁夏枸杞叶对去势模型大鼠雌激素受体表达的影响[J].中国组织工程研究,2016,20(15):2178

马瑞,田金华,姜君,等.人参皂苷对 NLRP3 炎性体激活的抑制作用[J].中国药科大学学报,2016,47(5):614

马生龙,边惠萍,朱芳一,等.红景天苷对低氧条件下 H9C2 心肌细胞凋亡及相关蛋白 Caspase-3 表达的影响[J].高原医学杂志,2016,26(1):1

马淑梅,余伯成,唐亮,等.虫草素制剂对百草枯致大鼠肺纤维化的作用研究[J].药物评价研究,2016,39(5):753

马晓聪,许明东,岳桂华,等.黄连解毒汤对自发性高血压大鼠血压及其内皮祖细胞 NO 分泌功能的影响[J].中国实验方剂学杂志,2016,22(16):123

梅峥嵘,谭湘萍,刘少志,等.葛根素减轻 APP/PS1 双转基因小鼠的认知障碍和 tau 蛋白过磷酸化[J].中国中药杂志,2016,41(17):3285

孟昕.大株红景天对糖尿病视网膜病变眼血流的影响[J].四川中医,2016,34(8):56

明拂晓,靳彩玲,赵树鹏,等.红景天苷通过下调 ERK1/2 信号通路抑制肺癌 A549 细胞的增殖作用[J].中药新药与临床药理,2016,27(2):225

牟菲,段佳林,边海旭,等.降香水提物和挥发油对心肌缺血/再灌注损伤大鼠预防作用的代谢组学研究[J].中国药理学通报,2016,32(10):1377

母传贤,刘国玲.昆明山海棠对胶原性关节炎大鼠免疫功能的干预作用及其机制[J].吉林大学学报(医学版),2016,42(1):64

N

牛卉,郑柳,赵晓冰,等.细辛肾毒性与细辛剂型剂量的动物实验研究[J].现代生物医学进展,2016,16(26):5006

牛文斐,王清,张加泽,等.中药白头翁体外抗病毒作用[J].暨南大学学报(自然科学与医学版),2016,37(4):345

P

Pan CW, Pan ZZ, Hu JJ, et al. Mangiferin Alleviates Lipopolysaccharide and D-galactosamine-Induced Acute Liver Injury by Activating the Nrf2 pathway and Inhibiting NLRP3 Inflammasome activation[J]. European Journal of Pharmacology, 2016, 770:85

Pan X, Xu K, Qiu FX, et al. The extract of Fructus Psoraleae promotes viability and cartilaginous formation of rat chondrocytes in vitro[J]. Evidence-based Complementary and Alternative Medicine, 2016, doi: 10.1155/2016/2057631

潘双凤,华碧春.甘草降低山豆根致小鼠肝毒性的实验研究[J].江西中医药大学学报,2016,28(5):90

Q

祁青,何世君,唐炜,等.雷公藤内酯醇 LLDT-8 在抗 GBM 抗体诱导小鼠肾炎中的疗效作用及对 Fc 受体介导淋巴细胞活化的调控机制[J].中国药理学与毒理学杂志,2016,30(10):1033

钦丹萍,周毅骏,孙佩娜,等.雷公藤多苷对溃疡性结肠炎大鼠 TLR4/MyD88 非依赖信号通路的作用研究[J].中国中药杂志,2016,41(6):1093

覃慧林,张永峰,王心怡,等.木瓜乙酸乙酯萃取部位对急性胃溃疡小鼠胃黏膜中 miR-423-5p、TFF1 和 p53 表达的影响[J].中药药理与临床,2016,32(3):80

秦力,梁馨予,顾业芸,等.二氢杨梅素激活磷酸腺苷活化蛋白激酶抑制高糖诱导的血管内皮细胞凋亡[J].第三军医大学学报,2016,38(7):675

秦文,李晓云,杨霄鹏,等.红景天苷对小鼠 MSCs 的增殖及其细胞周期的影响[J].基础医学与临床,2016,36(1):47

邱理红,王占洋,李雅娟,等.异甘草素对 3T3-L1 前脂肪细胞分化的抑制作用[J].食品科学,2016,37(1):157

仇志富,吴晓光,祖炳学,等.补阳还五汤对脑出血模型大鼠脑组织 CXCR4-PI3K 自噬信号传导通路及 Beclin-1 的影响[J].中国组织工程研究,2016,20(27):3992

R

任单单,李晶,常柏,等.抵挡汤早期干预对糖尿病大鼠腺苷酸活化蛋白激酶信号通路的影响[J].中国中医药信息杂志,2016,23(10):72

任守忠,陈君,苏文琴,等.枫蓼提取物对小鼠实验性溃疡性结肠炎的防治作用[J].中国药理学与毒理学杂志,2016,30(4):344

S

Su QG, Peng M, Zhang YQ, et al. Quercetin induces bladder cancer cells apoptosis by activation of AMPK signaling pathway[J]. American Journal of Cancer Research, 2016, 6(2):498

宋永周,关健,李明,等.姜黄素对体外培养软骨细胞氧化应激反应的影响[J].实用医学杂志,2016,32(2):188

苏日娜,博日吉汗格日勒图,麻春杰,等.胡椒酸乙酯 GBA 的降血脂作用和急性毒性研究[J].时珍国医国药,2016,27(6):1318

孙培锋,曲良,夏国峰,等.白藜芦醇预防大鼠椎板切除术后硬膜外粘连的实验研究[J].中国矫形外科杂志,2016,24(15):1419

T

Tang HY, Gao LL, Mao JW, et al. Salidroside protects against bleomycin-induced pulmonary fibrosis: activation of Nrf2-antioxidant signaling, and inhibition of NF-κB and TGF-β1/Smad-2/-3 pathways[J]. Cell Stress and Chaperones, 2016, 21(2):239

Tao K, Wang B, Feng DY, et al. Salidroside Protects Against 6-Hydroxydopamine-Induced Cytotoxicity by Attenuating ER Stress[J]. Neuroscience Bulletin, 2016, 32(1):61

Tan HY, Wang N, Takahashi M, et al. New Natural pigment fraction isolated from Saw Palmetto: potential for adjuvant therapy of hepatocellular carcinoma[J]. International journal of molecular sciences, 2016, doi:10.3390/ijms17081277

Tan HY, Wang N, Tsao SW, et al. IRE1alpha inhibition by natural compound genipin on tumour associated macrophages reduces growth of hepatocellular carcinoma[J]. Oncotarget, 2016, doi:10.18632/oncotarget.9696

田华,王小平,陈瑜,等.黄芩素对大鼠肝纤维化保护作用的实验研究[J].时珍国医国药,2016,27(9):2305

W

Wang JW, Qi QC, Feng ZC, et al. Berberine induces autophagy in glioblastoma by targeting the AMPK/mTOR/ULK1-pathway[J]. Oncotarget, 2016, 7(41):66944

Wang LN, Ma JW, Guo CX, et al. Danggui Buxue Tang Attenuates Tubulointerstitial Fibrosis via Suppression NLRP3 Inflammasome in a Rat Model of Unilateral Ureteral Obstruction[J]. Biomed Research International, 2016, doi:10.1155/2016/9368483

Wang MH, Luo L, Yao LL, et al. Salidroside improves glucose homeostasis in obese mice by repressing inflammation in white adipose tissues and improving leptin sensitivity in hypothalamus[J]. Scientific Reports, 2016, 6:25399

Wang N, Wang X, Tan HY, et al. Berberine suppresses cyclin D1 expression through proteasomal degradation in human hepatoma cells[J]. International Journal of Molecular Sciences, 2016, doi:10.3390/ijms17111899

Wang Y, Wang FQ, Yang DM, et al. Berberine in combination with yohimbine attenuates sepsis-induced neutrophil tissue infiltration and multiorgan dysfunction partly via IL-10-mediated inhibition of CCR2 expression in neutrophils[J]. International Immunopharmacology, 2016, 35:217

Wu D, Yang XY, Zheng T, et al. A novel mechanism of action for salidroside to alleviate diabetic albuminuria: effects on albumin transcytosis across glomerular endothelial cells[J]. American Journal of Physiology-Endocrinology and Metabolism, 2016, 310:225

Wu D, Yuan P, Ke CS, et al. Salidroside suppresses

学术进展

solar ultraviolet-induced skin inflammation by targeting cy-clooxygenase-2[J]. Oncotarget, 2016, 7(18):25971

汪春飞, 马良, 侯雪峰, 等.泽泻醇提物对大鼠肾毒性及其分子机制的探究实验[J].中国中药杂志, 2016, 41(18):3432

汪晶, 杨蕾, 金鑫, 等.黄芪甲苷对人参皂苷 CK 肿瘤细胞摄取及抗肿瘤作用的影响[J].中草药, 2016, 47(13):2308

王保兰, 郑玉龙, 万玉峰, 等.双氢青蒿素干预实验大鼠肺纤维化机制的研究[J].临床肺科杂志, 2016, 21(10):1828

王丹, 黄琦.人参皂苷对波动性高血糖大鼠肾脏 Nrf2/ARE 信号通路的影响[J].天津中医药大学学报, 2016, 35(6):385

王浩, 李泽庚, 黄平富, 等.小青龙汤对慢性肾炎寒饮蕴肺证大鼠模型的药效学研究[J].安徽中医药大学学报, 2016, 35(4):63

王欢, 王庆甫, 杨黎黎, 等.白芍总苷对人膝骨关节炎滑膜成纤维细胞增殖的影响[J].中华中医药杂志, 2016, 31(11):4853

王佳, 谢健, 陈岳明, 等.山奈酚对乳腺癌抑郁模型大鼠的抗抑郁作用研究[J].中国现代应用药学, 2016, 33(3):277

王健, 马捷, 顾剑华, 等.姜黄素抑制大鼠创伤性骨关节炎模型中软骨细胞核因子 κB P65 核转位的实验研究[J].中国组织工程研究, 2016, 20(15):2163

王景景, 胡京红, 于雪, 等.羟基红花黄色素 A 对体外培养人胃癌细胞增殖、凋亡及周期的影响[J].中华中医药杂志, 2016, 31(9):3738

王蒙, 李静, 魏晴, 等.防己水煎液总生物碱的镇痛抗炎作用及其机制研究[J].时珍国医国药, 2016, 27(2):335

王明明, 杨舒, 董虹, 等.白头翁汤通过保护微血管内皮细胞的完整性及 PMNs 迁移杀菌功能的影响[J].畜牧兽医学报, 2016, 47(4):836

王明洋, 冯璐, 范姝婕, 等.复方脑肽节苷脂注射液激活线粒体自噬改善脑缺血再灌注损伤[J].中国康复理论与实践, 2016, 22(7):750

王鹏, 吴贻明.石菖蒲对抑郁模型大鼠海马组织 mTOR 信号通路相关蛋白表达的影响[J].中国临床医学, 2016, 23(5):625

王威, 刘文博, 唐伟, 等.黄精多糖对慢性脑缺血大鼠学习记忆及脑组织 β-淀粉样蛋白表达的影响[J].中医药导报, 2016, 22(16):26

王巍, 程明和, 高静, 等.白及止血海绵止血作用的实验研究[J].药学实践杂志, 2016, 34(1):32

王伟东, 邹阳, 沈建国, 等.右归饮影响大鼠软骨细胞增殖及分泌基质金属蛋白酶的研究[J].中国临床药理学与治疗学, 2016, 21(7):749

王新宇, 王曼, 孙帅军, 等.丹酚酸 B 保护大鼠缺血心肌与炎症小体 NLRP3 表达的相关性研究[J].中国药理学通报, 2016, 32(10):1383

王杏, 王超, 宋光耀, 等.氧化苦参碱对高脂饮食诱导胰岛素抵抗载脂蛋白 E 基因敲除小鼠肝脏胆固醇代谢调控基因的影响[J].中国全科医学, 2016, 19(33):4067

王亚东, Patrick AF, 李澜, 等.大株红景天注射液对心肌细胞缺氧/复氧损伤的保护作用[J].天津中医药, 2016, 33(3):160

王伊林, 单晓彤, 柴花, 等.丹参酮 II_A 磺酸钠腹腔注射对阿霉素心肌病大鼠心功能及左心室纤维化的影响[J].山东医药, 2016, 56(7):34

王喆, 李伟, 李菁媛, 等.黑水缬草提取物对阿尔茨海默病模型小鼠治疗作用的代谢组学研究[J].中国医药导报, 2016, 13(21):4

王志旺, 李荣科, 刘雪枫, 等.当归对阴虚哮喘小鼠模型的影响[J].中国实验方剂学杂志, 2016, 22(21):116

卫平, 陈飞龙, 马钦海, 等.麻黄-桂枝配伍对麻黄类生物碱、桂皮酸及桂皮醇在大鼠体内药动学的影响[J].中国药理学通报, 2016, 32(6):873

温桃群, 桑文涛, 徐锋, 等.荆芥挥发油对内毒素中毒模型小鼠的保护作用[J].中国中药杂志, 2016, 41(24):4642

温雅, 董立鹏, 赵景茹, 等.旋覆花内酯通过抑制炎症反应对缺血脑组织发挥保护作用[J].河北医科大学学报, 2016, 37(5):497

吴晶金, 陈永健, 刘维超, 等.益气养血方调控 Bcl-2/Bax 平衡干预 ATDC5 软骨细胞凋亡的机制研究[J].中华中医药杂志, 2016, 31(12):5202

吴如燕, 陆彩, 陶伟伟, 等.越鞠甘麦大枣汤对抑郁子代小鼠海马 Akt 及 m-TOR 分子表达的影响[J].中国药理学通报, 2016, 32(7):1022

吴奕征, 孙叶丹, 陆建红, 等.薯蓣皂苷对胶原性关节炎

大鼠腹腔巨噬细胞因子表达水平及其免疫功能的影响[J].中国老年学杂志,2016,36(11):2607

武中庆,邓闵军,郭攀,等.右归饮对兔膝骨关节炎软骨细胞凋亡中 Fas/FasL 蛋白表达的影响[J].浙江创伤外科,2016,21(2):202

X

Xu XL,Guo YH,Zhao JX,et al. Hydroxysafflor Yellow A Inhibits LPS-Induced NLRP3 Inflammasome Activation via Binding to Xanthine Oxidase in Mouse RAW264.7 Macrophages[J]. Mediators of Inflammation, 2016,doi:10.1155/2016/8172706

Xu ZW,Chen X,Jin XH,et al. SILAC-based proteomic analysis reveals that salidroside antagonizes cobalt chloride-induced hypoxic effects by restoring the tricarboxylic acid cycle in cardiomyocytes[J]. Journal of Proteomics,2016,130:211

相芳,魏玮,相红,等.牛蒡子苷对 L6 骨骼肌细胞中腺苷酸活化蛋白激酶信号通路的影响[J].东南国防医药,2016,18(2):157

谢卉,王珍,季燕,等.红景天苷对 Tourette 综合征模型大鼠抽动行为的影响[J].中国中西医结合杂志,2016,36(1):90

徐妍,严旺,蔡雅卫,等.异钩藤碱通过 mTOR 非依赖性途径诱导 SH-SY5Y 细胞自噬发生[J].中国现代医生,2016,54(17):28

许力伟,应雄,李茗菊,等.红景天苷对局灶性脑缺血/再灌注大鼠脑组织 Ephb3、Ephb6 mRNA 表达的影响[J].福建中医药,2016,47(5):9

许瑞娟,范珍妮.蛇床子素对哮喘大鼠气道炎症及重塑的影响研究[J].亚太传统医药,2016,12(15):29

宣丽颖,陶谢鑫,赵雅君,等.黄芪总黄酮对柯萨奇 B3 病毒感染乳鼠心肌细胞内质网应激及 Calumenin 蛋白和缝隙连接蛋白 CX43 的作用[J].中国应用生理学杂志,2016,32(1):51

薛梅,穆道周,黄熙.芍药苷对抑郁大鼠海马组织形态及 BDNF 水平的影响[J].南京中医药大学学报,2016,32(5):439

Y

Yang HP,Li L,Zhou KC,et al. Shengmai injection attenuates the cerebral ischemia/reperfusion induced autophagy via modulation of the AMPK,Mtor and JNK pathways[J]. Pharmaceutical Biology,2016,54(10):2288

Yin WY,Ye Q,Huang HJ,et al. Salidroside protects cortical neurons against glutamate-induced cytotoxicity by inhibiting autophagy[J]. Molecular and cellular biochemistry,2016,419(1-2):53

Ying W,Liu JQ,Zhang HY,et al.Ligustrazine attenuates inflammation and the associated chemokines and receptors in ovalbumine-induced mouse asthma model[J]. Environ Toxicol Pharmacol,2016,46:55

Yue GG,Kwok HF,Lee JK,et al.Combined therapy using bevacizumab and turmeric ethanolic extract(with absorbable curcumin)exhibited beneficial efficacy in colon cancer mice[J]. Pharmacological research,2016,111,doi:org/10.1016/j.phrs. 2016.05.025

Yue GG,Xie S,Lee JK,et al. New potential beneficial effects of actein,a triterpene glycoside isolated from Cimicifuga species,in breast cancer treatment[J]. Scientific Reports,2016,doi:10.1038/srep35263

颜宝红,常育.板蓝根水提取物对放射性肺炎小鼠模型治疗作用的研究[J].心肺血管病杂志,2016,35(10):833

杨柏龄,侯茜,胡峰,等.短管兔耳草总黄酮降低阿尔茨海默病模型小鼠大脑皮层及海马组织炎性细胞因子的水平[J].细胞与分子免疫学杂志,2016,32(7):881

杨堃,李真真,张菁,等.白藜芦醇对异丙肾上腺素诱导心肌梗死动物的保护及抗心律失常作用[J].中国临床药理学杂志,2016,32(2):166

杨向东,王兴丽,杨文华,等.蝎毒多肽逆转白血病干细胞多药耐药作用的研究[J].中国中药杂志,2016,41(24):4648

叶文静,朱小春,王晓冰,等.积雪草苷通过抑制炎症和纤维化减弱平阳霉素诱导的肺间充质纤维化(英文)[J].中国药理学与毒理学杂志,2016,30(1):29

易学瑞,袁有成,张欣蕊,等.青蒿琥酯及其与硼替佐米在 HBV-Tg 小鼠中抗病毒作用研究[J].中药药理与临床,2016,32(2):53

殷玥,孙莹,姜珍.豨莶草中两种活性二萜成分在大鼠体内的药动学研究[J].药学学报,2016,51(4):631

殷姿,欧宜文,李蓓,等.黄芩对肺炎克雷伯菌抑制作用

及其机制研究[J].中国病原生物学杂志,2016,11(5):388

于大永,杨秀秀,卢轩,等.草胡椒属植物对人黑色素瘤A375细胞增殖的影响[J].时珍国医国药,2016,27(5):1048

于海涛,梁暖,赵辉.大黄素对肾毒血清肾炎大鼠免疫因子影响的研究[J].哈尔滨医科大学学报,2016,50(1):36

余悦,白筱璐,雷玲,等.马甲子抗溃疡性结肠炎的实验研究[J].中药药理与临床,2016,32(2):121

袁昊,曾晖,肖德明,等.白藜芦醇通过NF-κB信号通路抑制软骨细胞炎症因子的表达[J].中国骨与关节外科杂志,2016,9(1):75

袁丽,李德顺,吴建红,等.百合知母汤对CUMS抑郁症大鼠行为及海马中BDNF/TrKB表达变化的影响[J].中华中医药学刊,2016,34(12):2941

袁小亮,李林福,施伟梅,等.槲皮素对关节软骨中MMP-13、TIMP-1表达的影响[J].时珍国医国药,2016,27(2):283

Z

Zhang B, Li QQ, Chu XK, et al. Salidroside reduces tau hyperphosphorylation via up-regulating GSK-3β phosphorylation in a tau transgenic Drosophila model of Alzheimer's disease[J]. Translational Neurodegeneration, 2016, 5:21

Zhang B, Wang Y, Li H, et al. Neuroprotective effects of salidroside through PI3K/Aakt pathway activation in Aalzheimer's disease models[J]. Drug Design, Development and Therapy, 2016, 10:1335

Zhang K, Si XP, Huang J, et al. Preventive Effects of Rhodiola rosea L. on Bleomycin-Induced Pulmonary Fibrosis in Rats[J]. International Journal of Molecular Sciences, 2016, 17(6):pii:E879

Zhang X, Du QM, Liu C, et al. Rhodioloside ameliorates depressive behavior via up-regulation of monoaminergic systemactivity and anti-inflammatory effect in olfactory bulbectomized rats[J]. International Immunopharmacology, 2016, 36:200

Zhang XN, Ma ZJ, Wang Y, et al. The Four-Herb Chinese Medicine Formula Tuo-Li-Xiao-Du-San Accelerates Cutaneous Wound Healingin Streptozotocin-Induced Diabetic Rats through Reducing Inflammation and Increasing Angiogenesis[J]. Journal of Diabetes Research, 2016, doi:10.1155/2016/5639129

Zhu FF, Yin L, Ji LL, et al. Suppressive effect of Sanmiao formula on experimental gouty arthritis by inhibiting cartilage matrix degradation: An in vivo and in vitro study[J]. International Immunopharmacology, 2016, 30:36

Zhu Y, Zhang YJ, Liu WW, et al. Salidroside Suppresses HUVECs Cell Injury Induced by Oxidative Stress through Activating the Nrf2 Signaling Pathway[J]. Molecules, 2016, 21:1033

Zhu ZX, Zhao YF, Huo HX, et al. HHX-5, a derivative of sesquiterpene from Chinese agarwood, suppresses innate and adaptive immunity via inhibiting STAT signaling pathways[J]. European Journal of Pharmacology, 2016, 791:412

Zou W, Xiao ZQ, Wen XK, et al. The anti-inflammatory effect of Andrographis paniculata, (Burm.f.)Nees on pelvic inflammatory disease in rats through down-regulation of the NF-κB pathway[J]. BMC Complementary and Alternative Medicine, 2016, 16(1):483

臧凯宏,姚旭芳,任远,等.当归补血汤对溃疡性结肠炎大鼠肠道黏膜屏障功能的影响[J].中国临床药理学杂志,2016,32(10):905

曾凯宏,王元,邓波,等.糖尿病早期大鼠视网膜功能损伤及白藜芦醇防护作用研究[J].成都医学院学报,2016,11(5):523

占海思,宫剑滨,潘涛.红景天苷对缺血-再灌注H9C2心肌细胞增殖及活性氧的影响[J].医学研究生学报,2016,29(6):593

张涵,索绪斌,张云凌,等.芩百清肺浓缩丸含药血清对肺炎支原体感染RAW264.7细胞NLRP3炎性体表达的影响[J].中药材,2016,39(4):876

张军臣,张冉,张广宁,等.槲皮素对颞叶癫痫大鼠学习记忆能力的影响[J].中华诊断学电子杂志,2016,4(2):131

张君涛,王平,杨光,等.仙灵骨葆胶囊含药血清对兔软骨细胞增殖及分泌功能的影响[J].中华中医药杂志,2016,31(4):1479

张水娟,汪丽佩,吴凯民,等.清肠汤改变aGVHD小鼠肠道菌群及肠组织 NLRP3-ASC-IL-18 功能轴表达的研究[J].浙江中医药大学学报,2016,40(3):164

张伟,李涛,陈磊,等.红景天苷通过 PINK1-Parkin 通路在 MPP$^+$ 诱导的 SH-SY5Y 细胞中维持线粒体形态和功能[J].现代生物医学进展,2016,16(9):1649

张宪香.瑞香狼毒对小鼠细胞免疫功能的影响[J].辽宁师范大学学报(自然科学版),2016,(4):529

张艳晓,方锐洁,白少玉,等.附子理中汤灌肠调控溃疡性结肠炎大鼠 IL-6、IL-8 及 ICAM-1 的实验研究[J].中国中医基础医学杂志,2016,22(3):351

张义伟,马全瑞,刘印明,等.瑞香狼毒对癫痫大鼠认知功能及海马神经细胞增殖的影响[J].宁夏医学杂志,2016,38(2):100

张玉佩,邓远军,胡巢凤,等.柴胡疏肝散对 NAFLD 大鼠肝脏脂质代谢及 AMPK/SIRT1 通路的影响[J].中国病理生理杂志,2016,32(2):307

张玉佩,杨钦河,邓远军,等.参苓白术散对高脂饮食诱导的 NAFLD 大鼠肝组织超微结构及 AMPKα 磷酸化的影响[J].中药药理与临床,2016,32(1):6

张越,李琳,李晓光,等.女贞苷对 Aβ1-42 损伤 SH-SY5Y 细胞的保护作用及其机制[J].暨南大学学报(自然科学与医学版),2016,37(1):49

张耘实,祁贤,卢协勤,等.栀子苷对甲型 H1N1 流感病毒的抑制作用[J].中国药科大学学报,2016,47(2):204

赵辰生.银杏叶提取物对红藻氨酸致癫痫大鼠 N-甲基-D-天冬氨酸受体及神经肽 Y 表达的影响[J].中国实用神经疾病杂志,2016,19(10):45

赵丹丹,莫芳芳,穆倩倩,等.降糖消渴颗粒对糖尿病大鼠骨骼肌 AMPK 信号通路的影响[J].辽宁中医杂志,2016,43(7):1525

赵红斌,甄英丽,田蓉,等. Notch 和 BMP 信号通路介导红景天苷促进小鼠骨髓间充质干细胞向神经元细胞定向分化研究[J].中草药,2016,47(13):2294

赵梅,郭振丰,李天时,等.丹参酮 II$_A$ 对大鼠实验性心肌梗死心律失常机制研究[J].中国医院药学杂志,2016,36(17):1452

赵文萃,张宁,周慧琴,等.三七总黄酮对高血脂大鼠血脂的影响[J].中国实验方剂学杂志,2016,22(8):143

郑健豪,钟继红,曹海军,等.雷公藤多苷通过 NOXs-ROS-NLRP3 炎症小体信号通路抑制结肠炎症[J].中国病理生理杂志,2016,32(9):1653

钟瑜萍,李海燕,宫仁豪,等.大黄黄芪不同配伍比例对慢性肾衰竭大鼠 24hUPQ、Scr、BUN 及肾脏形态学的影响[J].中药药理与临床,2016,32(4):63

（七）方 剂 研 究

【概　述】

2016 年，中医药期刊公开发表有关方剂学的论文，在临床应用、实验研究和理论研究又有新的发展。

1. 临床应用

（1）经方应用　范文东等报道大柴胡汤治疗肝胃湿热证反流性食管炎的临床疗效。将 88 例患者随机分为两组，对照组给予奥美拉唑肠溶胶囊及枸橼酸莫沙必利胶囊，治疗组给予大柴胡汤，治疗 56 d。结果，对照组和治疗组的总有效率分别为 90.5%（38/42）和 83.7%（36/43），组间比较 $P < 0.05$。刘妍报道大柴胡对急性胰腺炎患者凝血功能和炎症因子的影响。将 60 例患者根据随机数字表法分为两组，对照组患者给予急性胰腺炎常规对症治疗，治疗组在对照组基础上给予大柴胡汤，治疗 7 d。结果，治疗组治疗后激活的部分凝血活酶时间、血浆凝血酶原时间显著短于治疗前和对照组治疗后，静脉血血小板计数显著高于、纤维蛋白原显著低于治疗前和对照组治疗后（$P < 0.05$）；两组治疗后高敏 C 反应蛋白、白细胞介素-6（IL-6）和肿瘤坏死因子-α（TNF-α）均较治疗前显著降低，且治疗组治疗后三者均显著低于对照组治疗后（$P < 0.05$）；故认为本方具有松弛括约肌张力、保肝利胆、抗炎镇痛、调节免疫、促进血液循环等作用，能改善胰腺瘀滞，使感染炎症尽快消退，促使急性胰腺炎凝血功能提升，降低炎症反应。高振华报道四逆散合方辨治围产期疾病验案 3 则，一是四逆散加茵陈蒿汤加减治疗妊娠肝内胆汁瘀积症，二是四逆散合五苓散加味治疗产后尿潴留，三是四逆散合当归芍药散治疗产后恶露不行。许楠等报道甘草泻心汤治疗小儿口腔黏膜病的临床疗效。将小儿口腔黏膜病患者 86 例分为两组，对照组给予口泰漱口液，治疗组给予口服甘草泻心汤，治疗 5 d。结果治疗组和对照组的总有效率分别为 97.7%（42/43）和 83.7%（35/43），组间比较 $P < 0.05$。

（2）时方应用　于英莉报道黄连温胆汤治疗脾胃湿热型幽门螺杆菌（HP）阳性浅表性胃炎及对 SOD 和 NO 的影响。将患者 90 例随机分为两组，对照组给予常规西医治疗，治疗组在对照组基础上给予黄连温胆汤，治疗 28 d。结果治疗组和对照组总有效率分别为 95.6%（43/45）和 80.0%（36/45），组间比较 $P < 0.05$。本方可提高脾胃湿热型 HP 阳性浅表性胃炎的临床效果。何乾超等报道柴胡疏肝散合浙贝母联合西药治疗难治性癫痫的临床观察。将患者 120 例分为两组，对照组根据不同发作类型选服常规剂量的抗癫痫西药，治疗组在对照组基础上予柴胡疏肝汤加浙贝母，治疗 112 d，随访 168 d。结果，治疗组和对照组总效率分别为 88.3%（53/60）和 76.7%（46/60），组间比较 $P < 0.05$。本方加浙贝母治疗难治性癫痫效果显著，可降低本病发作频率，改善脑电图情况。黄远峰等报道参苓白术散加减治疗慢性前列腺炎的临床疗效。将患者 120 例分为两组，对照组给予左氧氟沙星，治疗组给予参苓白术散加减，治疗 28 d。结果，治疗组和对照组的总有效率分别为 93.3%（56/60）和 78.3%（47/60），组间比较 $P < 0.05$。本方不仅能改善慢性前列腺炎者的临床症状，而且能降低复发率。

（3）自拟方应用　申香莲将 82 例 2 型糖尿病（气阴亏虚兼血瘀型）患者分为两组。对照组给予糖脉康颗粒,治疗组给予黄芪乌梅汤(黄芪、乌梅,阴虚加黄精)水煎代茶饮,治疗21 d。结果,治疗组和对照组的总有效率分别为 85.4%(35/41)和58.5%(24/41),组间比较 $P<0.05$。本方对 2 型糖尿病(气阴亏虚兼血瘀型)有降血糖和改善血液流变学的功效。谷春华等将抑郁症患者 560 例分为三组,治疗组口服解郁除烦胶囊(栀子、连翘、姜半夏、枳壳、茯苓、苏梗、厚朴、甘草)和盐酸氟西汀片模拟片,对照组口服解郁除烦胶囊模拟胶囊和盐酸氟西汀片,安慰剂组口服解郁除烦胶囊模拟胶囊和盐酸氟西汀片模拟片,治疗42 d。结果,治疗组、对照组和安慰剂组治疗后评价疾病疗效的总有效率分别为 90.1%(301/334)、84.5%(93/110)和38.7%(43/111);中医证候疗效总有效率分别为88.6%(296/334)、75.5%(83/110)和34.2%(38/111);中医证候疗效和临床总体印象量表的疗效总评分别为 90.4%(301/333)、85.3%(93/109)、45.0%(50/111)。治疗组和对照组各疗效指标均优于安慰剂组($P<0.01$),治疗组中医证候疗效优于对照组($P<0.01$)。表明本方治疗抑郁症具有较好的临床疗效和安全性。方庆霞等将多囊卵巢综合征排卵障碍性不孕患者 56 例随机分为两组,对照组从月经(或黄体酮撤退性出血)第 5 d 开始口服枸橼酸氯米芬胶囊,治疗组从月经第 5 d 开始给予补肾促排方(生地黄、山萸肉、山药、茯苓、丹参、川芎、当归、巴戟天、陈皮、法半夏、炒白术、甘草),治疗90 d。结果,治疗组和对照组总有效率分别为82.1%(23/28)和78.6%(22/28),组间比较 $P>0.05$,但两组妊娠率分别为 35.7%(10/28)和14.3%(4/28),组间比较 $P<0.05$。本方有较高的妊娠率,可能与改善卵泡发育及生殖激素水平有关。

2. 实验研究

方剂学的实验研究为临床合理应用提供了依据。李洁等研究加味茵陈四逆汤对实验性肝纤维化小鼠基质金属蛋白酶-1(MMP1)和基质金属蛋白酶抑制剂(TIMPs)表达的影响。结果表明,本方可使实验小鼠肝组织 MMP1 mRNA 表达上调,TIMP1 mRNA、TIMP2 mRNA 表达下调,使肝组织纤维增生明显减少,改善肝组织病理。认为本方剂能调节 MMP1、TIMP1、TIMP2 表达,降低细胞外基质合成的作用可能是其阻止或减缓肝纤维化发生发展的重要机制。安荣等报道痛泻要方对肠易激综合征模型大鼠肠道高敏感性及海马区 c-FOS 表达的影响。研究认为应激反应诱导中枢 c-FOS 表达量增加,产生 c-FOS 升高可能使大鼠对应激的反应能力增强,通过脑-肠轴传递,引起肠道敏感性增高、胃肠运动亢进,从而产生腹痛、腹泻、腹胀肠道症状。本方可能通过降低中枢 c-FOS 基因的表达,治疗腹泻型肠易激综合征。吴红彦等报道黑逍遥散对阿尔茨海默病大鼠基因表达谱的影响,认为本方通过调控 Zfp37、Znf483、Zic4 表达影响阿尔茨海默病发生,通过抑制 Wnt 信号通过相关基因 Wisp-1、crebbp、igfbp-1、casq2 的表达影响 Aβ 代谢和 Tau 蛋白异常磷酸化。

3. 理论研究

李碧等介绍"配伍法则·拼合原理",以配伍法则为指导选择中药有效成分,运用拼合原理将其进行组合形成新的药效单元,消除其原组分缺陷,以获得具有中药临床作用特点的新药,并介绍了"配伍法则·拼合原理"成功结合的典型实例蛇胆川贝散、川芎经典药对。陈西平研究表明,寒热并用、升降相因、散收并用、刚柔相济、补泻并用、润燥并用构成了方剂配伍概念的框架,清晰、直观、系统地展现了方剂配伍的概念。刘漫天等从经方的配伍谈中医治则,列举直折、孤邪、并行、平衡、救急、缓图六大原则,分别阐述并提炼经方实例解析要义,为医者构建临床思维及开拓临床思路提供依据。朱彦等通过文献研究和专家咨询相结合的方法对类方相关的一系列概念进行梳理和定义,界定广义类方、狭义类方、事实类方、理论类方等相关概念,与近似概念如衍生方、广义方剂衍化、加减方等作出辨析和区别,并对类方的衍化关系从最基本的三元组到高级形式类方树进行了形式化表达,使之更易为计算机所识别,为使用计算机完成类方衍化关系的自动发现奠定基础。徐晓琳等研究表明,解毒凉血法的承气汤类方以承气汤为基础,加上清热解毒凉血之品,其解毒重在清解心肝大肠经之热毒,以黄芩、栀子、黄连较为常见,凉血重在凉肝心二经之血,以紫草较为常见,灵活配伍,共奏解毒凉血之功效。承气汤及其类方的应用,亦遵循了"观其脉证,知犯何逆,随证治之"。施学丽等对桂枝汤的方证关系进行了较为系统的分析,认为随着越来越多微观层面上的机制被认知发现,利用生物信息学、基因组学、蛋白质组学、网络药理学等学科的技术综合研究是桂枝汤方证关系未来的方向。王思宇等论述酸枣仁汤证中"虚劳、虚烦、不得眠"的内涵,并介绍酸枣仁汤在临床各科的应用情况及其有关作用机制。指出临证时要谨守"肝血不足、虚热内扰"这一基本病机,症见不寐、疲劳、稍劳即累、稍劳即烦均可用之。王瑞祥在收集了159首经典中医方剂的基础上,运用双聚类算法,形成了20个局部方剂剂量模式,可为方剂的理论研究、临床应用和实验设计提供线索和思路。文跃强等研究指出,方剂功效来源于中药功效,但是方剂功效又不等同于中药功效。方剂功效不仅依赖于每一单味药物的功效,同时又依赖于方剂中诸味药物的配伍,其功效发挥还受药物剂量、剂型及用法等因素的影响。提出方剂功效的认定要素,可以对无功效方剂进行功效补充。

(撰稿:王道瑞　审阅:陶建生)

【方剂药物气味配伍的研究】

中药有气、味、性、用,故方剂配伍或取其气,或取其味,或取其性,或取其用,从整体观出发拟定其配伍模式。

1. 气味配伍以和气机

柴茂山整理中医历代方剂中寒热配伍形式,包括各司其用、制性存用、相反相成、相反制约、和调升降,既针对临床寒热并存和寒热错杂的病证,又使药物相互制约减毒,协调整体与局部以调气机之升降。王兰桂等研究《辅行决》61首方、66味中药五味配伍规律,发现《辅行决》61首方的药味使用频次由高至低依次为甘(164次)、苦(153次)、辛(128次)、酸(47次)、咸(23次),主要以甘、苦、辛为主,补气补血常配伍辛香走行之药,通过五味配伍达到通补之目的;药物气味具升降散收寒热等相助相佐之功,具调和气机之用。

2. 气味配伍以增效用

吴美玉等通过对仲景方的研究,常见的五种配伍方法是:辛苦甘除痞法、咸辛苦泄下法、甘咸苦除燥法、酸甘苦除烦法、酸苦甘除挛法,表明五味各具特性及其配伍的重要性。龚少飞等分析仲景方中与酸味芍药相关的五味配伍,整理得酸辛和营、酸甘止痛,酸辛活血养血、酸甘益气养血养阴、酸辛泻木、苦酸调气行血、酸甘利水等,通过配伍丰富了药物的治疗作用。洪珂等归纳小青龙汤四性配伍特点以温热药为主,温散寒邪、温和水饮,并少佐寒凉,使温热祛寒而无伤阴之弊;五味配伍特点为辛以发散,甘以和缓,辛散酸收,酸苦涌泄,能发散表邪,和缓药性,宣肃肺气,涌泄水饮;性味配伍特点是辛温为主,酸寒相助,相反相成药之辛味能散能行,药之温性可祛除寒邪,较君臣佐使理论层面更符合东汉时期配伍理论。强兴等从四气五味探讨半夏泻心汤的组方特点,认为味以甘味为主,性以温性为主,表明类似半夏泻心汤适应的中焦虚寒证应使用甘味和温热性的药物来治疗。杨勤军等根据古今文献资料结合药物性味理论对清营汤进行拆方综合分析其组方可归纳为四特点:咸寒苦泄,清热解毒凉血;甘寒滋营,滋养肺胃之阴;苦寒散瘀，活血祛瘀生新；辛凉清宣，轻清透热转气。傅梦杰等整理仲景小方配伍包括七情配伍、阴阳配伍、气味配伍三大类，气味配伍中有辛甘相配使补中有散，而不致呆滞；辛苦相配能除寒热，开通气机；酸甘相配使阴液得复，筋脉得养；甘苦相配使下而不伤正，补而不助邪。气味配伍增其效用，减其弊伤，圆机活法。

3. 整体动态以求平衡

刘燆天等提出《伤寒杂病论》中即有注重整体平衡之治法，如桂枝汤即发中有补，散中有收，遵《内经》以平为期之则，是中医配伍精华之所在。傅梦杰等认为仲景小方配伍中，阴阳配伍有寒热并用以达到去性取用之功，防止药物之格拒；升降相因调整脏腑的升降失调；散收结合以不伤正、不留邪；走守相合以增强药力；润燥相随以不伤阴、不助湿；表里兼顾以兼顾表里；刚柔相济以相互调节的功效，即相反相成。吉贤等从圆运动升降规律解析《金匮要略》侯氏黑散，此方剂量之首君药菊花四气兼备、得金气最全，可降阳明燥金及少阳相火，臣以防风，二者皆"治大风"，凉温并用，一升一降以调气机，配伍苦温白术及人参、干姜、茯苓，健中州温脾土以藏金，金降则水生，水涵以生木，厥阴风木得疏则不抑太阴脾土，从降肺金伊始，全方恢复人体气机的圆运动，主治"大风，四肢烦重，心中恶寒，不足"等属于阳明燥金不降，太阴脾土不升的情况。樊卫鹏等分析温病名方升降散，调畅气机，恢复脏腑阴阳气血平衡是临证治疗的根本大法。管华全等分析补肾阳古方437首中配伍补肾阴药的情况，肾气、肾精并存于肾，补肾阳方即加强肾中精气的热、升、动等阳性效能，肾精亏虚明显时补阴药剂量渐增，形成气精的相对平衡，更有助于"精散而为气，气聚而为精"的动态平衡。邓超英提出方剂组方应正确把握脏腑气机升降，对掌握脏腑的生理功能特性，脏腑之间相互关系，以及维持脏腑间动态平衡，对人体生命活动具有重要的意义。

王永炎指出现代方剂配伍研究面临的困境是基于复杂药理网络与通路的复合性分析，在未来方剂配伍研究方向上有待3方面转变：从靶点实体到靶点关系的转变、从单一通路到多通路之间关系的转变、从网络的拓扑结构到网络的动态演变。未来方剂学研究若能独辟蹊径，通过现代药理靶点、通路的关系网络，梳理诠释中医气味配伍调节气机升降出入对发挥药物协同作用的功效等，开展具备中医思维模式的复合研究，或将在网络的阴阳平衡时空转换中领悟到方剂配伍的和谐效应所蕴涵的玄妙和智慧。

（撰稿：朱靓贤　陈德兴　审阅：王道瑞）

【基于中医传承辅助平台的方剂组方规律研究】

中医传承辅助系统（V2.5）是开展专病处方、名老中医用药以及医案整理、病证汤方数据存储与挖掘的重要工具。

1. 专病专证用药规律分析

（1）中医病证　王爱华等收集《名医类案》《续名医类案》中治疗痹证方85首，得到常用药物甘草、茯苓、当归、白术、人参、秦艽等，多为甘温之品，归属于脾、肾、肝经；得到新处方11组，多集中于祛风、理气、活血、通络和补益。刘迪等整理岭南医家治疗湿病方剂161首，提取新处方核心药物组合共20个，演化新处方10个，提示岭南地区以燥湿利湿、温经化湿、理脾行气和血为主要原则。张杰等收集《中医方剂大辞典》中治疗脾胃不和证的方剂186首，涉及175味药物，使用频次＞10的药物40味，用药多为补气药、理气药、温中药、化湿药，以性温、味辛、归脾经的药物为主，异功散可作为治疗脾胃不和证的基础方，益气健脾、理气和胃、燥湿化痰、温中散寒为脾胃不和证的核心治法。韩琦等筛选《中医方剂大辞典》中治疗反胃的处方298首，运

学术进展

用频次分析、关联规则 Apriori 算法及复杂系统熵聚类等数据挖掘方法,得到常用药物组合 19 个、10 组核心组合及 10 首新处方,发现反胃的基本病机乃脾胃虚寒、胃失和降,历代医家治疗反胃处方用药以温中健脾、降逆和胃为主,主要治以生姜、人参、白术、茯苓、甘草等,适当配以燥湿化痰、理气和胃之品。

(2)西医疾病　王颖等检索中国期刊全文数据库(CNKI)、万方、维普数据库中治疗类风湿关节炎处方 277 首,系统辅助分析频次较高的前 3 味中药分别是当归、桂枝、白芍药,主要的关联规则为蠲痹汤加减,挖掘出核心组合 16 个,新处方 8 个,温经散寒通络为主要治则。刘根等提取《中医方剂大辞典》治疗老年性痴呆方剂 102 首,得到常用药人参、远志、茯苓、石菖蒲等 30 味,40 个药对和新方 2 首,最佳组合为《千金要方》开心散(远志散)。吕静静等分析 CNKI 中以中医药治疗复发性口腔溃疡的处方 158 首,归纳此类方剂以清热解毒、清心凉血、补益气血、温补脾肾、疏肝解郁为主,药性多偏于寒或温,药味甘苦,得到新处方 11 首。石衍梅等梳理 CNKI 中治疗慢性心力衰竭的组方 101 首,诸方中以补气温阳、利水消肿、活血化瘀的药物使用频率最高,其中出现次数最多的药物组合是黄芪-葶苈子(40 次),演化得到核心组合 16 组,新处方 8 首,揭示了中医治疗慢性心力衰竭以温阳补气、利水消肿、活血化瘀为主要组方规律。王志恒等分析 CNKI 中以中药外敷药膏、膏药治疗闭合性骨折的方剂 90 首,涉及 189 种中药,频率最高的药对为乳香-没药,聚类分析得到核心组合 10 个,新处方 5 首,组方以活血补血、疗伤止痛、补肾强筋健骨药为主。郑炜等分析 CNKI、万方、维普数据库中治疗干燥综合征方剂 355 首,提取出治疗干燥综合征的中药 323 味,依据平台演化出 3～5 味药的核心组合 60 个,形成新处方 30 个,得出养阴生津法为治疗干燥综合征的基本原则,同时新处方中含有大量通络药。

2. 名老中医经验方分析

李晓阳等整理毕荣修教授治疗激素性股骨头缺血性坏死处方 61 首,以补养肝肾、活血化瘀为主要治法,酌情配伍具有行气止痛、益气养阴、接骨续筋等功效的药物,得到常用药物和 4 味核心药物(当归、牛膝、续断、骨碎补),以及 6 首新处方。王昭等分析洛阳平乐郭氏正骨第七代传人郭艳锦医师治疗寒痹的用药规律,分析 165 张处方的常用药物的用药模式和规则,发现多用补气活血、祛瘀通络的中药。何兰娟等整理《临证指南医案》治泄泻方 94 首,挖掘常用药物、药对及组合,得到新处方 13 首。总结叶天士治疗泄泻,以祛湿、补虚为主,药性多偏于温平,药味苦甘辛,体现其"运脾化湿"的治疗原则。

(撰稿:朱靓贤　都广礼　审阅:王道瑞)

【参附注射液的临床与实验研究】

1. 临床应用

(1)冠心病　周鑫斌等检索相关数据库筛选并纳入采用参附注射液辅助治疗冠心病心绞痛的随机或半随机对照试验;最终对 17 项研究、1 309 例患者的数据应用 STATA 12.0 软件进行统计学处理,将数据进行 Meta 分析。结果表明,患者平均年龄与临床疗效及心电图疗效均存在正相关性;参附注射液能显著改善冠心病心绞痛患者临床症状及心电图缺血表现,并具有良好的安全性。李盼等从 CNKI 等数据库中检索参附注射液和参麦注射液相关文献(2005—2015),基于 Meta 比较参附、参麦注射液临床应用。表明参附、参麦注射液在治疗冠心病心绞痛、心力衰竭及肿瘤辅助治疗方面有共同的作用;在治疗心力衰竭方面,两者均能有效改善心衰患者左心室射血分数值,参附注射液改善心衰患者 6 min 步行距离的作用更明显。郑志君等观察参附注射液治疗老年慢性心力衰竭。结果与治疗前相比，两组患者治疗后血清脑钠肽（NT-proBNP）、心脏型脂肪酸结合蛋白（H-FABP）及C-反应蛋白水平（CRP）水平与治疗前相比均降低（$P<0.05$）；实验组治疗后血清NT-proBNP、H-FABP及CRP与对照组相比较低（$P<0.05$）；参附注射液能够降低老年慢性心衰患者血清NT-proBNP、H-FABP及CRP水平，提高临床疗效。王有鹏等将慢性充血性心力衰竭患者61例随机分为两组；对照组29例采用常规治疗，研究组32例在常规治疗＋参附注射液治疗，治疗14 d。结果与治疗前对比，2组治疗后左心室舒张末期内径（LVEDD）、每搏输出量下降，左心室射血分数（LVEF）上升（$P<0.05$）；与对照组相比，研究组LVEDD、每搏输出量较低，LVEF较高（$P<0.05$）。与治疗前对比，2组治疗后NT-proBNP、肌钙蛋白I（cTnI）及CA125水平均下降；与对照组相比，研究组NT-proBNP和cTnI、CA125水平较低（$P<0.05$）。参附注射液能显著降低慢性充血性心力衰竭患者血清CA125及肌钙蛋白I水平。张志林等选取60例慢性心力衰竭患者，随机分为观察组（参附注射液组）和对照组（常规治疗组）。结果，治疗后两组IL-6、TNF-α、CRP水平均降低，观察组优于对照组（$P<0.05$），治疗后两组LVEF值较治疗前升高，LVEDD值降低，观察组优于对照组（$P<0.05$）。参附注射液能显著改善慢性心衰患者心功能，延缓和改善心室重构。

（2）脓毒症　董丽宏等选取脓毒症休克患者54例随机分为两组，对照组27例给予常规治疗，观察组27例在对照组治疗基础上加用参附注射液。结果，治疗前全血及全血还原黏度、红细胞指数及氧代谢指标比较，组间比较$P>0.05$；而治疗后两组的上述方面检测结果均显著改善，且观察组的检测结果均显著好于对照组（$P<0.05$）；参附注射液可显著地改善脓毒症休克患者的血流变及氧代谢状态。雷贤英等将感染性休克患者60例随机分为两组，对照组进行积极的液体复苏、抗感染、稳定循环及内环境、保肝等常规治疗，治疗组在对照组治疗基础上加用参附注射液。结果表明，治疗后两组患者乳酸、丙氨酸氨基转移酶、天冬氨酸氨基转移酶与治疗前比较均降低（$P<0.05$），且治疗组降低程度优于对照组（$P<0.05$）；两组28 d死亡率比较，治疗组明显低于对照组（$P<0.05$）。参附注射液可改善感染性休克患者的肝功能，明显降低患者死亡率。樊蕴辉等对168例重度脓毒血症患者分为两组。对照组予西医综合治疗，治疗组在对照组的基础上加用参附注射液，治疗7 d。结果，治疗组和对照组的好转率分别为54.9%（45/82）和40.7%（35/86），组间比较$P<0.05$。参附注射液对重度脓毒血症患者有较好的疗效。

（3）血压节律异常　魏雅荣等研究参附注射液对帕金森患者血压节律异常的影响，其中包括非构型、反构型、超构型，治疗后24 h平均血压变异系数、日间平均血压变异系数，夜间平均血压变异系数均较治疗前降低（$P<0.05$）。参附注射液对帕金森患者血压具有双向调节作用，可以稳定帕金森患者血压，改善帕金森患者血压节律异常。

（4）肺癌气虚　杨万全等将符合标准的肺癌气虚证病例60例，采用随机数字法分为两组各30例，对照组予中医基础抑瘤治疗、对症治疗及营养支持，治疗组在对照组的基础上予静滴参附注射液治疗；治疗周期结束时观察两组患者的气虚证症状总积分、生存质量评分、细胞免疫功能及毒副作用情况。结果表明，治疗组在改善患者的气虚证症状、提高生存质量、增强免疫功能方面均优于对照组（$P<0.05$），两组均未出现明显的毒副作用。

（5）化疗致周围神经毒性　魏晓晨等以Embase、Pubmed、万方等数据库检索参附注射液治疗化疗致周围神经毒性的随机对照实验，采用RevMan5.3软件进行Meta分析，共纳入9个随机对照实验，包括1 047例患者；Meta分析结果显示，参附注射液在预防奥沙利铂致周围神经毒性方面具有显著优势。

2. 实验研究

（1）保护心肌　童世君等研究参附注射液对心肺复苏模型大鼠心脏功能的影响及对心肌损伤的保护作用。结果表明，自主循环恢复 12 h 参附注射液可剂量依赖性降低心肺复苏模型大鼠左心室收缩末期内径，升高 LVEF 和短轴缩短率；降低心肺复苏模型大鼠血清丙二醛含量，升高血清 SOD 活性；降低心肺复苏模型大鼠血清肌酸激酶同工酶、cTnⅠ水平；降低心肺复苏模型大鼠心肌组织丙二醛含量，升高心肌组织 SOD 活性；降低心肺复苏模型大鼠心肌组织 Caspase-3、Bax mRNA 表达，升高心肌组织 Bcl-2 mRNA 表达。参附注射液对心肺复苏模型大鼠的心脏功能具有较好的改善作用，并可减轻机体氧化应激状态和心肌损伤，抑制心肌细胞凋亡。孔晓东等观察参附注射液对糖尿病大鼠缺血再灌注损伤心肌 DJ-1 表达的影响。结果，参附注射液能显著降低糖尿病心肌缺血再灌注损伤的易损性，其机制可能与上调心肌 DJ-1 表达、增强内源性抗氧化应激有关。

（2）保护神经细胞　吕燕妮等研究参附注射液对过氧化氢诱导的氧化损伤神经细胞的保护作用和机制。结果，参附注射液对 PC12 细胞具有抗氧化损伤作用，并可抑制 H_2O_2 引起 PC12 细胞 NF-κB 通路的活化，提示其抑制氧化应激引起的 PC12 细胞凋亡与对 NF-κB 通路的调节作用密切相关。邓熊等研究表明参附注射液对深低温玻璃化冷冻保存坐骨神经具有保护作用，能提高保存后神经雪旺细胞生物活性，改善异体移植后的受体神经再生效果。胡丹丹等研究表明参附注射液能减轻脓毒症大鼠的心肌损伤，其作用机制与上调 Bcl-2 mRNA 的表达、下调 Bax mRNA 表达、减少心肌细胞凋亡相关。

（3）保护肺损伤　杨军等通过猪心脏骤停窒息模型探讨参附注射液对此类肺损伤保护作用的可能机制。结果表明，参附注射液能改善细胞能量代谢，提高细胞的抗氧化能力并减少氧化应激，减少炎症介质的释放并调节 Th1/Th2 的平衡，同时减轻肺组织细胞凋亡，从而实现对心肺复苏后肺损伤的保护。刘志刚等观察参附注射液对大鼠肠缺血再灌注致急性肺损伤的影响。结果表明，参附注射液可能通过直接诱导血红素加氧酶-1 蛋白表达、一定程度上抑制脂质过氧化、拮抗氧自由基的损伤，提高抗氧化能力，改善肺部微循环，发挥缺血再灌注损伤所致的急性肺损伤的保护作用。黄约诺等探讨参附注射液对脓毒症大鼠肺损伤的保护作用。结果，与脓毒症组比较，参附干预组大鼠肺组织 SOD、谷胱甘肽过氧化物酶活性显著升高（$P < 0.01$），而黄嘌呤氧化酶、丙二醛水平显著降低（$P < 0.01$）。参附注射液可通过减少肺氧自由基的产生，减轻肺损伤。

（4）抗肿瘤　白遵光等研究参附注射液对前列腺癌 PC-3 细胞免疫逃逸的影响和机制。结果，参附注射液对 PC-3-Jurkat 共同培养系中淋巴细胞凋亡有抑制作用，增强 PC-3 细胞表面 CD95 表达。提示参附注射液可能通过此途径阻滞前列腺癌细胞的免疫逃逸，从而发挥抗肿瘤作用。仲智勇等观察参附注射液对肾母细胞瘤细胞增殖及凋亡的影响。结果，参附注射液可抑制肾母细胞瘤细胞增殖，促进细胞凋亡；其机制可能与降低 p53 表达、升高 bcl-2 表达有关。

（5）抗脓毒症　李立为等探讨参附注射液联合去甲肾上腺素对脓毒症休克大鼠的影响及其相关的分子机制。结果，参附注射液对脓毒症大鼠血清 CRP、降钙素原和血红蛋白清道夫受体（sCD163）水平均有明显降低作用，提示参附注射液治疗脓毒症具有一定的作用，其具体机制可能与 sCD163 表达的降低有关，提示 sCD163 的检测有可能成为脓毒症患者早期诊断以及预后评估的指标。

（撰稿：都广礼　赵则阔　审阅：王道瑞）

【治疗失眠方剂的研究】

1. 数据挖掘

李敏等运用频数统计和聚类分析法对《中国药典》(2010 年版)现行本和增补本中治疗失眠的中成药处方 51 张进行配伍研究。结果,中成药所体现的治法主要为补虚安神,兼以活血、清热、平肝,使用频数居于前 10 位的药物依次为酸枣仁、甘草、黄芪、五味子、茯苓、当归、麦冬、地黄、远志、大枣;使用频数最高的药对为酸枣仁＋远志,相对固定的 3 味药的配伍为酸枣仁＋远志＋当归;居于前 20 味的高频中药有 4 类,分别为安神＋补血(酸枣仁、远志、当归、茯苓)、补气＋化痰(黄芪、党参、川芎、半夏)、滋阴＋清热(麦冬、赤芍、地黄)、活血类＋补肾益精(丹参、枸杞子、何首乌、淫羊藿)。刘海燕采用频数统计、关联规则、聚类分析等方法对中国知网、维普数据库中有关中医治疗失眠的文献进行研究。结果表明,使用频数排在前 10 位的药物分别为酸枣仁、人参、甘草、夜交藤、茯苓、柴胡、当归、白芍药、远志、栀子,安神药和补虚药使用率最高;归经方面,使用频数居于首位的为归心经的药物。杨正等运用关联规则和复杂系统熵聚类法对中国知网、万方数据库中 186 首"交通心肾法"处方的用药规律进行分析。结果表明,所选处方的主治疾病以失眠为主,使用频数排在前 3 位的药物分别是黄连、肉桂、酸枣仁;居于前 3 位的高频药物组合是黄连＋肉桂、黄连＋生地黄、黄连＋酸枣仁,核心药物组合是木香＋神曲＋朱砂、白芍药＋阿胶＋黄芩、麦冬＋石斛＋北沙参。陆艾阳子等检索中国知网、维普、万方数据库和天津中医药大学图书馆过刊资料库,收集酸枣仁汤和苯二氮䓬类药物治疗失眠的临床随机对照试验,共纳入 20 个临床随机对照试验,合计 2 231 例患者。Meta 分析结果显示,单纯酸枣仁汤加减组的临床总有效率以及远期疗效均优于单纯苯二氮䓬类药物组。

2. 临床研究

(1) 原发性失眠　刘芳等采用随机、双盲、安慰剂平行对照方法,将 115 例失眠(阴虚火旺挟痰证)患者分两组。在睡眠卫生教育基础上,治疗组给予心仁神安胶囊(生地、酸枣仁、莲子心、远志、陈皮、甘草),对照组予安慰剂口服,治疗 28 d。以匹兹堡睡眠质量指数(PSQI)评分作为疾病疗效标准。结果,治疗组和对照组总有效率分别为 70.18％(40/57)和 20.69％(12/58),组间比较 $P<0.05$;在中医症状改善方面治疗组优于对照组。张良芝等以安神汤(法半夏、夏枯草、黄连、竹茹、枳实、陈皮、茯神、酸枣仁、生龙齿、生牡蛎、珍珠母、甘草)治疗痰热内扰型失眠患者,对照组予艾司唑仑片,治疗 28 d。结果,治疗组和对照组总有效率分别为 93.3％(28/30)和 80.0％(24/30),组间比较 $P<0.05$;治疗组中医症状积分、PSQI 积分、多导睡眠监测指标改善程度均显著优于对照组。刘振华等以调营养心汤(人参、茯苓、玄参、丹参、桔梗、远志、当归、五味子、麦冬、柏子仁、酸枣仁、地黄、桂枝、白芍药)治疗阴虚火旺型亚健康失眠患者,对照组予艾司唑仑片,治疗 28 d。结果,观察组和对照组临床显效率分别为 82％(41/50)和 58％(29/50),组间比较 $P<0.05$;两组治疗后血清 NF-κB、IL-2 和 IL-6 水平较治疗前均明显下降,且观察组较对照组下降更明显。推测调营养心汤可能通过降低患者血清 NF-κB、IL-2 和 IL-6 水平,调节机体免疫功能发挥治疗失眠的作用。杨雄杰等以双合枣仁颗粒剂(炒酸枣仁、百合、茯苓、龙骨、合欢花、黄连等)治疗原发性失眠患者,对照组予艾司唑仑片,治疗 14 d。结果,观察组和对照组的总有效率分别为 90％(54/60)和 73％(44/60),组间比较 $P<0.05$;且阴虚火旺型与心脾两虚型的疗效优于心胆气型。许良等以平肝活血方(柴胡、煅牡蛎、葛根、丹参、合欢皮、茯神、夜交藤、益智仁)加减治疗肝郁瘀阻型失眠症伴记忆力减退患者 36 例,对照

组 36 例予乌灵胶囊,治疗 84 d。结果,治疗组 SPIEGEL 量表评分下降程度优于对照组($P<0.05$);治疗组 ERPsP3 峰潜伏期较治疗前明显缩短($P<0.01$),改善记忆力情况优于对照组($P<0.05$)。林琳等以小柴胡汤加减(磁石、生龙骨、生牡蛎、首乌藤、生地黄、酸枣仁、柴胡、黄芩、茯苓、清半夏、白芍药、桂枝)联合认知行为干预治疗肝经郁热型失眠患者,对照组予艾司唑仑片治疗,治疗 14 d。结果,观察组和对照组总有效率分别为 84.44%(38/45)和 64.44%(29/45),组间比较 $P<0.05$。尚方明等将阴虚火旺型失眠患者用随机数字表法分为两组,对照组给予佐匹克隆,治疗组在对照组基础上给予酸枣仁汤配合吴茱萸贴敷涌泉穴,治疗 28d。结果,治疗组和对照组总有效率分别为 93.3%(28/30)和 70.0%(21/30),组间比较 $P<0.05$。

(2)继发性失眠 ①糖尿病合并失眠:周圆缘等将 70 例 2 型糖尿病伴失眠(心肾不交型)患者随机分为两组。两组均给予原控制血糖方案常规治疗,对照组在此基础上给予安定,观察组在对照组基础上加予交泰丸加减(黄连、肉桂、桑叶、黄精等),治疗 14 d。结果,观察组和对照组总有效率分别为 91.43%(32/35)和 77.14%(27/35),$P<0.05$;治疗后观察组空腹血糖、餐后 2 h 血糖、血清 5-羟色胺(5-HT)、脑源性神经营养因子(BD-NF)等指标改善情况均优于对照组($P<0.05$);观察组失眠复发率也明显低于对照组($P<0.05$)。刘开等以丹栀道遥散加酸枣仁、黄连、生地黄、玄参、郁金等治疗糖尿病合并失眠患者,对照组予艾司唑仑片,治疗 28 d。结果,治疗组和对照组总有效率分别为 93.4%(71/76)和 83.8%(62/74),组间比较 $P<0.05$。②肿瘤相关失眠:王珺等以孔圣枕中丹颗粒剂(龟甲、龙骨、石菖蒲、远志)治疗肿瘤相关失眠(心肾阴虚型)患者 34 例,对照组予艾司唑仑片 32 例,治疗 28 d。结果,在第 14、28 d,治疗组在改善 PSQI 评分、中医证候评分方面均优于对照组($P<$

0.01);治疗组睡眠疗效及中医证候疗效均优于对照组($P<0.01$)。③围绝经期失眠:杨佳澎以柏子养心汤加煅龙骨、煅牡蛎治疗心脾两虚型失眠患者,对照组予艾司唑仑片和谷维素片,治疗 20 d。结果,治疗组和对照组总有效率分别为 88.0%(44/50)和 62.0%(31/50),组间比较 $P<0.05$。方庆霞等以天王补心丸联合穴位埋线治疗心肾不交型围绝经期失眠患者 32 例,对照组予艾司唑仑片 32 例,治疗 28 d。结果,治疗组 PSQI 量表评分、睡眠质量、日间功能障碍评分优于对照组,组间比较 $P<0.05$。④抑郁症伴失眠:张美霞等以氟西汀联合舒肝解郁胶囊治疗轻、中度抑郁症伴失眠患者,对照组单予氟西汀,治疗 42 d。结果,观察组和对照组总有效率分别为 93.1%(27/29)和 82.8%(24/29),组间比较 $P<0.05$。

3. 实验研究

张颖等采用戊巴比妥钠协同实验,考察枣仁安神颗粒(酸枣仁、丹参、五味子)与氟马西尼、五羟色胺酸(5-HTP)和对氯苯丙氨酸(PCPA)联合使用对小鼠睡眠潜伏期和睡眠时间的影响。结果,联合氟马西尼能阻断阈剂量枣仁安神颗粒与戊巴比妥钠的协同睡眠作用;联合 5-HTP 能增强阈下剂量枣仁安神颗粒与戊巴比妥钠的协同作用;联合 PCPA 可阻断阈剂量枣仁安神颗粒与戊巴比妥钠的协同作用。表明枣仁安神颗粒改善睡眠的机制可能与 γ-氨基丁酸-苯二氮䓬类受体、5-HT 受体的介导作用有关。张慧等对焦虑性失眠大鼠模型给予温胆汤大、中、小(2、1、0.5 ml/100 g)不同剂量连续灌胃 7 d。结果表明,与模型组相比,温胆汤大、中剂量组在高架十字迷宫测试中,开臂进入次数百分比以及开臂滞留时间百分比均升高;各剂量组大鼠海马区即刻早期基因 c-fos 及 c-jun 含量均有不同程度下降,且大、中剂量组较小剂量组下降更明显。提示温胆汤具有抗焦虑作用,c-fos 和 c-jun 基因可能参与了焦虑性失眠大鼠细胞凋亡过程,温胆汤可能通过抑制脑组织 c-fos 和 c-jun 的表达上调,而发挥脑保护作用。吴九如等对 PCPA 致失眠模型大鼠予归脾安神颗粒剂(人参、当归、酸枣仁、远志、柏子仁、龙骨、牡蛎、麦冬、五味子)低、中、高(6、12、24 g/kg)剂量连续灌胃 7 d。结果表明,归脾安神颗粒各剂量组大鼠睡眠潜伏期缩短,总睡眠时间延长;下丘脑前列腺素 D2(PGD2)含量及 PGD2 mRNA、L 型前列腺素 D2 合成酶(L-PGDS)mRNA、前列腺素 D2 受体 mRNA 的表达水平增加,且中、高剂量组优于低剂量组。说明归脾安神颗粒能够改善失眠模型大鼠的睡眠结构,延长总睡眠时间,其机制可能与提高失眠模型大鼠下丘脑 PGD2 含量有关。岳贺等给予 PCPA 所致失眠模型大鼠交泰丸水提液(5 g/kg)连续灌胃 5 d。结果表明,与模型组相比,交泰丸组大鼠自发活动明显减少;神经生长因子(NGF)水平显著升高;代谢组学结果显示血清谷氨酸、异亮氨酸及海马组织中牛磺酸水平下调;海马组织中丙氨酸、γ-氨基丁酸水平上调;血清低密度脂蛋白与极低密度脂蛋白之比下降;血清胆碱、磷酸胆碱水平下降。表明交泰丸能有效抑制失眠模型大鼠自发活动,其作用机制可能与调节 NGF 水平及调控机体氨基酸代谢、脂质代谢和胆碱代谢有关。Li FG 等给予 PCPA

所致失眠模型大鼠和胃安神方(半夏、薏苡仁、陈皮、茯苓、石菖蒲、合欢皮、炒枣仁、夜交藤)低、中、高(5.25、10.5、21 g/kg)剂量连续灌胃 6 d。结果表明,和胃安神方各剂量组大鼠的行走时间以及前肢抬高频率均下降;与模型组相比,和胃安神方高、中剂量组大鼠下丘脑食欲素 A 含量下降,八肽胆囊收缩素(CCK-8)含量升高。表明和胃安神方改善失眠的作用机制可能与降低食欲素 A 的表达以及升高 CCK-8 的表达有关。Hu Y 等给予 PCPA 所致失眠模型大鼠肝胆两益汤(远志、白芍药、炒枣仁)低、中、高(0.925、1.85、3.7 g/kg)剂量连续灌胃 7 d。结果表明,与模型组相比,肝胆两益汤各剂量组大鼠前额皮层、海马、下丘脑、纹状体 5-HT 含量显著升高,下丘脑去甲肾上腺素(NE)水平降低;TNF-α、IL-2 水平显著升高,IL-6 水平显著下降。表明肝胆两益汤具有催眠作用,可能与调节中枢神经系统与免疫系统相关因子有关。Zhang ZQ 等使用果蝇自主活动监测软件对果蝇的自主活动进行监测,探究双夏汤(半夏、夏枯草)冻干粉对黑腹果蝇睡眠活动的改善作用。结果表明,双夏汤冻干粉可有效提高黑腹果蝇的睡眠质量,其效应发生浓度为 0.25%,最佳给药浓度为 2.5%,最佳给药天数为 4 d。

(撰稿:章宸一瑜　瞿　融　审阅:王道瑞)

[附]　参　考　文　献

A

安荣,韩佩玉,徐秋颖,等.痛泻要方对肠易激综合征模型大鼠肠道高敏感性及海马 c-FOS 表达的影响[J].陕西中医,2016,37(5):625

B

白遵光,吕立国,吴巧玲,等.参附注射液对前列腺癌 PC-3 细胞免疫逃逸的影响[J].中药新药与临床药理,2016,27(1):16

C

柴茂山.中医方剂中寒热并用的配伍形式与临床病证相关性辨析[J].中国中医药科技,2016,23(3):307

陈西平,于海艳,贾波,等.刍议方剂配伍的概念及其框架[J].环球中医药,2016,9(3):257

D

邓超英.浅谈脏腑气机升降与方剂组方[J].中国民族民间医药,2016,25(2):52

邓熊,黄英如,吴珍元,等.参附注射液玻璃化保存的大鼠坐骨神经修复异体神经缺损研究[J].中草药,2016,47(23):4204

董丽宏.参附注射液对脓毒症休克患者血流变及氧代谢的影响[J].海南医学院学报,2016,22(24):3010

F

樊卫鹏,王维英.从升降散证治谈气机升降[J].中医药临床杂志,2016,28(1):22

樊蕴辉,郝正玮,戈艳蕾,等.参附注射液治疗重度脓毒血症的效果及影响因素的 Logistic 回归分析[J].中医药导报,2016,22(14):64

范文东,李燕,熊晓芳.大柴胡汤治疗肝胃湿热证反流性食管炎临床观察[J].新中医,2016,48(9):42

方庆霞,赵双俏,陈瑞雪.天王补心丸联合穴位埋线治疗心肾不交型围绝经期失眠的临床观察[J].中国中医基础医学杂志,2016,22(8):1092

方庆霞,邹萍,李坤寅.补肾促排方治疗多囊卵巢综合征排卵障碍性不孕 56 例观察研究[J].中医杂志,2016,57(11):942

傅梦杰,朱凌云.张仲景小方配伍特点[J].河南中医,2016,36(1):1

G

高振华.四逆散合方辨治围产期疾病验案 3 则[J].上海中医药杂志,2016,50(9):31

龚少飞,景选龙,余森豪,等.从五味配伍探析芍药在仲景方中的运用[J].亚太传统医药,2016,12(21):46

谷春华,任君霞,杨立波.解郁除烦胶囊治疗抑郁症 336 例多中心随机双盲对照试验[J].中医杂志,2016,57(15):1297

管华全,谭峰,樊巧玲.补肾阳方剂中配伍补阴药探讨[J].南京中医药大学学报,2016,32(4):305

H

Hu Y, Wang YN, Zhang GQ, et al. Gan-Dan-Liang-Yi-Tang alleviates p-chlorophenylalanine induced insomnia through modification of theserotonergic and immunesystem[J]. Experimental & Therapeutic Medicine, 2016, 12(5):3087

韩琦,李洪海,范翠萍,等.基于中医传承辅助系统治疗反胃用药规律分析[J].中国中药杂志,2016,41(13):2549

何兰娟,朱向东.基于中医传承辅助平台挖掘《临证指南医案》治疗泄泻方剂组方规律[J].中国中药杂志,2016,41(12):2344

何乾超,陈炜,刘泰,等.柴胡疏肝汤合浙贝母联合西药治疗难治性癫痫 60 例临床观察[J].中医杂志,2016,57(19):1662

洪珂,章健,何云云.从性味配伍探析小青龙汤组方特点[J].河南中医,2016,36(8):1306

胡丹丹,徐慧连,楼黎明.参附注射液对脓毒症大鼠心肌组织 Bcl-2、Bax 表达的影响[J].浙江中西医结合杂志,2016,26(1):14

黄远峰,陈非凡.参苓白术散加减治疗慢性前列腺炎疗效观察[J].新中医,2016,48(2):74

黄约诺,黄立搜,徐鹏,等.参附注射液对脓毒症大鼠肺损伤的保护作用[J].中国现代医生,2016,54(6):26

J

吉贤,张小燕.从圆运动升降规律试解侯氏黑散[J].新中医,2016,48(11):191

K

孔晓东,夏中元,周斌,等.参附注射液对糖尿病大鼠缺血再灌注损伤心肌 DJ-1 表达的影响[J].海南医学,2016,27(20):3273

L

Li FG, Li SD, Liu Y, et al. Effect of Heweianshen Decoction on Orexin-A and Cholecystokinin-8 Expressionin Rat Models of Insomnia[J]. Evidence-based Complementary and Alternative Medicine, 2016, doi:10.1155/2016/8034263

雷贤英,李雨昕.参附注射液对 ICU 感染性休克患者肝功能的影响研究[J].亚太传统医药,2016,12(5):135

李碧,褚福浩,龚晏,等."配伍法则·拼合原理"在中药新药研发中的应用[J].中国科学,2016,46(8):1001

李洁,徐玉莲,罗书,等.加味茵陈四逆汤对实验性肝纤维化小鼠 MMP1 和 TIMPs 表达的影响[J].辽宁中医杂志,2016,43(6):1315

李立为,刘霖,刘明蓉,等.参附注射液联合去甲肾上腺素治疗脓毒症休克大鼠与其对血红蛋白清道夫受体影响的研究[J].中华医院感染学杂志,2016,26(4):763

李敏,王阶,何庆勇,等.《中华人民共和国药典》收载治疗失眠中成药的配伍规律[J].中医杂志,2016,57(7):558

李盼,王婷,付姝菲,等.基于Meta分析的参附、参麦注射液临床作用比较[J].中草药,2016,47(16):2949

李晓阳,李茜.基于中医传承辅助系统的毕荣修教授治疗激素性股骨头坏死处方规律探析[J].中国实验方剂学杂志,2016,22(19):177

林琳,史继波,应慧敏,等.小柴胡汤加减联合认知行为干预对失眠症患者睡眠质量、结构的影响[J].新中医,2016,48(11):16

刘迪,唐仕欢,王峥峥,等.基于中医传承辅助平台对岭南湿病组方规律的分析[J].中国实验方剂学杂志,2016,22(24):199

刘芳,姜亚军,常诚,等.心仁神安胶囊治疗失眠阴虚火旺挟痰证的多中心随机双盲安慰剂平行对照临床研究[J].中医杂志,2016,57(22):1934

刘根,贺文彬,赵子强,等.基于中医传承辅助平台对老年性痴呆防治方剂核心药物组合的筛选研究[J].中国实验方剂学杂志,2016,22(7):223

刘海燕.基于数据挖掘的中医治疗失眠处方用药规律研究[J].中医药导报,2016,22(1):20

刘开,刘璐,肖万泽.丹栀逍遥散加减治疗糖尿病合并失眠的临床观察[J].光明中医,2016,31(24):3572

刘漫天,赵红兵.从经方的配伍谈中医治则[J].中医杂志,2016,57(15):1342

刘妍.大柴胡汤对急性胰腺炎患者凝血功能和炎症因子的影响[J].陕西中医,2016,37(7):854

刘振华,王世军.调营养心汤治疗亚健康失眠及对血清核转录因子-κB,炎症因子的作用研究[J].中国实验方剂学杂志,2016,22(6):177

刘志刚,付湘云,刘永芳,等.参附注射液对大鼠肠缺血再灌注致急性肺损伤的影响[J].河南中医,2016,36(11):1906

陆艾阳子,宋俊生.酸枣仁汤治疗失眠效果的系统评价[J].山东中医杂志,2016,35(10):870

吕静静,王彦刚,王树则,等.基于中医传承辅助系统的复发性口腔溃疡治疗方剂的组方用药规律分析[J].中国实验方剂学杂志,2016,22(5):231

吕燕妮,付龙生,彭洪薇,等.参附注射液对过氧化氢诱导PC12细胞氧化损伤的保护作用及机制[J].国际中医中药杂志,2016,38(4):341

Q

强兴,陈萌.从四气五味谈半夏泻心汤的组方特点[J].河南中医,2016,36(5):745

S

尚方明,翟海鹏.酸枣仁汤配合穴位贴敷治疗阴虚火旺型失眠的临床疗效观察[J].针灸临床杂志,2016,32(8):33

申香莲.黄芪乌梅汤治疗2型糖尿病的临床观察[J].陕西中医,2016,37(2):183

施学丽,郭超峰,邓小敏,等.桂枝汤方证关系的研究探讨[J].辽宁中医杂志,2016,43(12):2516

石衍梅,李洁,张庆蕊,等.基于中医传承辅助平台的治疗慢性心力衰竭方剂组方规律分析[J].中国实验方剂学杂志,2016,22(2):191

T

童世君,马君.参附注射液对大鼠心肺复苏模型心脏功能的影响及心肌损伤的保护作用[J].中药材,2016,39(8):1865

W

王爱华,李向军,金芳梅.基于中医传承辅助平台挖掘治疗痹证方剂组方规律[J].新中医,2016,48(11):205

王珺,田劭丹,陈信义,等.孔圣枕中丹配方颗粒治疗心肾阴虚证肿瘤相关失眠疗效观察[J].北京中医药大学学报,2016,39(8):696

王兰桂,李廷保.基于敦煌《辅行诀》方剂中五味对脏腑病证用药配伍规律的分析研究[J].中国中医药科技,2016,23(5):626

王瑞祥.基于双聚类算法的方剂剂量模式研究[J].辽宁中医杂志,2016,43(1):8

王思宇,杨学,何园,等.酸枣仁汤方证探微[J].上海中医药杂志,2016,50(7):30

王颖,郑炜,刘小平,等.基于中医传承辅助平台的中医药治疗类风湿关节炎的用药规律分析[J].中国实验方剂学

杂志,2016,22(23):181

王永炎,王忠.整体观视角对中医方剂配伍的研究[J].中国中药杂志,2016,41(15):2749

王有鹏,潘轶斌.参附注射液对慢性充血性心力衰竭患者血清 CA125 及肌钙蛋白 I 水平影响[J].中国生化药物杂志,2016,36(2):130

王昭,杜志谦,罗石任,等.基于中医传承辅助系统分析郭艳锦治疗寒痹的用药规律[J].中医药导报,2016,22(5):42

王志恒,石衍梅,薛远亮.基于中医辅助平台的现代治疗闭合性骨折外敷药药膏、膏药方药组方分析[J].中国实验方剂学杂志,2016,22(16):211

魏晓晨,朱立勤,王春革,等.参附注射液预防化疗致周围神经毒性疗效及安全性的 Meta 分析[J].中国实验方剂学杂志,2016,22(12):209

魏雅荣,周明珠,干静,等.参附注射液对帕金森病患者血压节律的影响[J].中医药导报,2016,22(13):29

文跃强,刘兴隆,贾波,等.方剂功效认定原则探索[J].环球中医药,2016,9(3):263

吴红彦,李海龙,顾静,等.黑逍遥散对阿尔茨海默病大鼠海马基因表达谱的影响[J].中国中西医结合杂志,2016,36(11):1345

吴九如,于江波,吴迪,等.归脾安神颗粒对失眠模型大鼠 PGD2 表达的影响[J].吉林中医药,2016,36(9):929

吴美玉,尹立智,徐强.基于仲景方剂的五味配伍方法初探[J].光明中医,2016,31(2):282

X

徐晓琳,程发峰,王雪茜,等.承气汤及其类方功效探析[J].河南中医,2016,36(5):748

许良,章潇迪,王博.平肝活血方治疗肝郁瘀阻型失眠症伴记忆力减退临床研究[J].上海中医药杂志,2016,50(3):62

许楠,部建茹.甘草泻心汤治疗小儿口腔黏膜病的临床疗效[J].陕西中医,2016,37(1):22

Y

杨佳澎.柏子养心汤加味治疗围绝经期心脾两虚型失眠症临床观察[J].河北中医,2016,38(5):737

杨军,李春盛,吴彩军,等.参附注射液对窒息法心脏骤停动物模型复苏后肺损伤的影响[J].中国中西医结合杂志,2016,36(8):967

杨勤军,周超.从性味配伍探讨清营汤的组方特点[J].浙江中医药大学学报,2016,40(3):221

杨万全,王恩.参附注射液治疗晚期肺癌气虚证的临床研究[J].中医临床研究,2016,8(8):12

杨晓寰.参附注射液对人白血病细胞生长和凋亡的影响[J].中医临床研究,2016,8(15):131

杨雄杰,周守贵,曲玉强,等.双合枣仁颗粒对原发性失眠患者睡眠脑电图的影响[J].中国实验方剂学杂志,2016,22(15):171

杨正,孙晓峰,于文明.基于数据挖掘的"交通心肾法"用药规律研究[J].中国中医药信息杂志,2016,23(5):40

于英莉.黄连温胆汤治疗脾胃湿热型 HP 阳性浅表性胃炎及对 SOD 和 NO 的影响[J].陕西中医,2016,37(11):1449

岳贺,周祥羽,李春苑,等.交泰丸干预对氯苯丙氨酸致大鼠失眠的代谢组学研究[J].中国中药杂志,2016,41(18):3451

Z

Zhang ZQ, De GJ, Geng D, et al. Pharmacodynamic study on insomnia-curing effects of Shuangxia Decoctionin *Drosophila melanogaster*[J]. Chinese Journal of Natural Medicines, 2016, 14(9):653

张慧,冯卫星,张焕超.温胆汤对焦虑性失眠大鼠即刻早期基因表达的影响[J].陕西中医,2016,37(7):931

张杰,唐林,葛倩,等.基于中医传承辅助平台分析脾胃不和证的处方用药规律[J].世界中医药,2016,11(1):159

张良芝,常学辉,杜萌萌.安神汤治疗痰热内扰型失眠症临床疗效[J].辽宁中医杂志,2016,43(7):1422

张美霞,王丽娜,王秀娟,等.氟西汀联合舒肝解郁胶囊治疗伴有失眠的抑郁症疗效及安全性观察[J].新乡医学院学报,2016,33(6):489

张颖,吴怡,齐越,等.枣仁安神颗粒改善睡眠作用的机制[J].中成药,2016,38(10):2268

张志林,温玉梅.参附注射液对慢性心力衰竭炎性因子及心功能的影响[J].吉林中医药,2016,36(3):252

郑炜,王颖,刘小平,等.基于中医传承辅助平台对中医药治疗干燥综合征组方用药规律的分析[J].中国实验方剂

学杂志,2016,22(17):172

郑志君,王晓蕊,邱涛,等.参附注射液对老年慢性心衰患者血清 NT-proBNP、H-FABP 及 CRP 水平的影响[J].现代生物医学进展,2016,16(16):3134

仲智勇,时保军,周辉,等.参附注射液对肾母细胞瘤细胞增殖、凋亡的影响及机制探讨[J].山东医药,2016,56(18):18

周鑫斌,缪静,庄钦,等.参附注射液辅助治疗冠心病心绞痛疗效的 Meta 分析[J].中国中药杂志,2016,41(3):536

周圆缘,冯亚淑.交泰丸加减对 2 型糖尿病伴失眠患者血清脑源性神经营养因子及 5-羟色胺水平的影响[J].中医学报,2016,31(12):1900

朱彦,刘静,刘丽红,等.类方概念探析及形式化表达[J].中国中医药图书情报杂志,2016,40(3):1

四、养生与保健

【概　述】

2016 年，在中医养生与保健的学术领域中，主要聚焦于健康医学发展模式、传统养生文化思想以及中医治未病理论应用的探索等热点问题。

1. 健康管理模式探索

袁尚华提出"防治一体"的中医健康医学模式，该模式以扶正祛邪为基本原则，以中医"天人合一""形神一体"观念为健康理念，提倡养治结合、综合调理、防病治病。在现代医学健康管理方法基础上，运用"防治一体"模式，规范中医健康管理，集中医体检、中医健康教育、调理体质、疏通经络以及四时序贯五位为一体，全生命周期进行健康维护。许艺惠等以"治未病"思想为核心理念，提出中医"治未病"服务模式。该模式以健康评估、健康干预、健康追踪为主要功能，整合信息，针对不同人群进行追踪，共同构成集健康管理、检后就医、开展专科连续性管理于一体的治未病服务链，由此建立具有中医特色的健康评估模式。张宏如等指出健康管理的本质就是预防医学与临床医学的结合。针对健康管理具有差异化、主动性以及廉效性的特点，其基本路径在于通过评估人群的健康状态以及疾病的风险，有针对性地对风险的发展做出预测，从而制定具体的、可操作的中医药保健和预防措施，增加消费者的主动性，推动健康消费观念从功能性、品牌性、体验性消费逐渐向参与式消费的转变。吴剑坤等研究了 2013—2015 年某事业单位职工实施中医健康体检服务前后的健康体检资料。指出以中医体质辨识、四诊检查、中医经络检测、中医体检报告解读以及中医养生保健知识宣教为主要内容

的中医健康体检服务模式，与中医治未病服务相结合，能更好地满足人们对于健康的需求。谭天林等结合国情，提出了"中医治未病新都模式"，即建设 1 个中心（中医治未病中心）、打造 2 个平台（中医治未病供给端联盟、中医健康云平台）、创新 3 个模式（混合所有制模式、连锁经营模式、产学研用一体化模式）、探索 3 个结合（中医治未病与基因技术、免疫技术、智能化技术相结合）。通过建立中医治未病服务支持体系与中医治未病服务评价体系，探索与社会养生保健机构联动机制，从而形成可复制、可推广的中医治未病新型预防保健服务体制机制。

2. 传统养生思想研究

杨玉辉指出道教的养生保健价值主要体现在三方面：其一，创立了一套完整的养生理论体系，包括人体基本构成认识的基础理论、人体养生机理的原理理论、养生技术操作方法与程序的方法理论；其二，创立了包括对人体各方面调养的一系列养生方法，如守一、内视、存思、行气、导引等；其三，道教的养生理论与方法还具有社会实践的养生产业价值，包括养生学术教育产业、养生文化传播产业、饮食养生产业等等。

张玉辉等指出《泰定养生论》的核心思想贵在养心，善养生者应摒弃私欲，调畅情志。强调加强心性修养应该贯穿人生各个阶段：婴幼儿时期初具认知能力，应教之以礼；壮年时期气血未定，血气方刚，应戒之在纵；老年时期精气渐衰，易患得患失，故戒之在得。石和元等指出《万氏家传养生四要》一书主要从寡欲、慎动、法时、却疾四个方面提出具有地域特色的养生观点。寡欲体现在饮食、男女情欲的节制；慎动强调动而中节，应"俭视养神，俭听养虚，俭言养气，俭欲养精"；法时养生的根本宗旨

在于调和阴阳;却疾强调人应重在自身调养以及生活调摄,药物应不得已而求之,不可滥用。文颖娟指出万密斋的却疾养生可以通过5个方面实现:①注重精神、饮食以及生活方面的调摄。②发现疾病应及早治疗,防止引发重症。③医患双方应相互信任,预防不良情绪影响诊治甚至延误病情。④配伍用药应切合病机,不可一味补益或攻邪。⑤不可沉迷巫术等而损伤身心健康。张玉娜等总结了孙思邈医方丰富独到的养生保健养老理论:七情平和,精神内守;百行周备,道德日全;导引按摩,合理运动;顺应自然,适常起居;推崇食养,提倡服饵;慎护其精,子孙有责。程志立等从炼丹术和丹药服食角度出发,指出服丹养生是服食养生的最高境界。根据孙思邈的亲身实践经验,丹药服食要因人而异、因药而异并量其所宜,还应当区分年龄体质,且须有所禁忌,不得杂食及食肉。他主张服饵应先食后药,在其影响下,丹药服食的最终目的开始逐渐转向治疗疾病。结合现代研究,丹药服食具有一定的科学性,它能够满足人体所需的多种微量元素,并具有杀菌消毒、抗衰老的作用,所以丹药服食具有一定的研究价值。何倩等总结明清时期的养生多侧重于脾胃:养元健脾、顺应四时、淡养脾胃、饮食得宜、药膳补养、运动导引、调畅情志。

3. 治未病理论的研究

徐经世等认为治未病应当定位在防。"未病"的含义不仅是现代医学所言的"亚健康"状态,同时包括了尚未发生和认知的无自觉症状及体征的各种状态。治未病应当做到未病养生,防微杜渐,防病于先,已病早治,已病防传。包括法以阴阳,顺应天时;形神修养,自我心知;居住适宜,环境为要;饮食有调,注意偏盛;运动有度,贵在坚持等。李晓屏等指出不同年龄段,治未病思想的应用宜区别对待。未病先防:小儿应避风保暖,饥饱有度,预防呼吸道与消化道疾病的发生;青壮年应合理饮食,起居有常,情志调和等以护养正气,防止早衰;老年人

应摄养脾肾脏腑与调节气血为先,使气血充足,脏腑元真通畅。已病防变方面:小儿应及时采取有效的祛邪措施,兼顾脾胃;青壮年应尽早诊治,救其萌芽;老年人宜辨别标本主次,通补兼施,整体调节。袁冰对于现今社会推行治未病理念、强化医疗机构保健职能,提出了五点建议,包括将治未病作为指导中医和现代医学临床治疗与预防保健的核心理念;基于方法和技术而不是服务人群,在中医医院设置养生保健中心;加强科室治未病观念教育,加强中医临床实践中对基于中医状态描述的疾病演变规律的研究;综合医院设置预防保健机构的方式有两种,即将中医科细分为治疗室和养生保健科,以及整合预防保健科、临床营养科等;医疗机构应当建立贯穿预防保健和临床治疗全过程的健康管理体系。孙有智等指出治未病理论在疾病预防应用方面存在很多问题,包括无法有效识别机体未病状态;干预手段也存在诸多问题,如尚未得以公认、缺乏针对性、某些方法安全性有待确认等。

周龙云等研究认为骨质疏松症的治未病理念,包括儿少发陈,温升脾土,条达肝木;壮硕之年,温补脾阳,助阳宣泄;中老之年,润脾降胃,容平阳气;年老之时,酸甘敛藏,固元纳气。在脾胃病防治的针灸临床中,周利等倡导三伏天灸和三九天灸未病先防;治疗方面主张四诊合参,辨证取穴,尤其当注重补肾火暖脾土以及培土生金等治则指导下的脏腑辨证与经络辨证取穴。另外还可通过指导按摩公孙穴和足底、艾灸中脘穴、神阙穴和气海穴等调理脾胃功能防止疾病复发。徐家淳等通过研究轻度认知功能障碍的保护性因素,例如适度饮酒、认知及社交活动、健康饮食、体育锻炼等,提出了轻度认知功能障碍的中医预防措施,包括饮食多蔬菜,适度摄酒;导引锻炼,疏通经络;勤于用脑,强化认知。侯滢等将"治未病"理念、方法、技术,以体质学说为基础,结合互联网技术,全面收集体质及疾病信息,通过大数据处理,延展"治未病"的智慧,建立新型、高科技的健康管理模式。包括建立用户专属

的中医健康档案,用户中医体质辨识,个性化中医养生方案的制定,中医亚健康干预方案的提取以及中医"治未病"大数据挖掘和大数据管理功能。

4. 饮食养生研究

刘晓瑞等认为针对消渴致病饮食不节、恣食肥甘厚味等病因,服饵辟谷养生法恰好可以通过辟谷食饵方药改善饮食结构、限制热量摄入,从而降低糖尿病的发病率,同时也减少了高脂血症、高血压等糖尿病风险因素的存在;通过服饵方药益气生津、滋阴润燥,又恰恰直指糖尿病气阴两虚的基本病机。乔卫龙等通过古今文献梳理,探讨中医体质学说与食疗养生,提出"食体相应"的养生延缓衰老策略。涉及两个方面,其一是辨别体质,辨体施膳;其二是食物的寒热温凉之性,升降浮沉之气,辛甘酸苦咸之味如何宜忌搭配。

(撰稿:李奕祺 审阅:陈仁寿)

【《黄帝内经》与养生】

1. 养生理论的研究

(1)关于生命认知 张锐年等从《黄帝内经》探讨天人观,包括天人相应和天人合一两个方面,认为人的生命活动和生理特征都与天时相对应,了解天人相应的生命特点才能更好地进行养生保健。平海兵等研究认为,《黄帝内经》和佛教在生命种类、生命起源、生命构成以及生命过程等方面的共通之处,正是二者在漫漫历史长河中相伴相应的内在源泉;二者在生命观方面也存在相异之处。

(2)关于健康认知 姜瑞雪等指出《黄帝内经》中有关人体健康认知的寿夭理论,主要包括"立形定气而视寿夭""地域寿夭说""体质寿命说""伤阳折寿说""感邪令夭说""脏腑气血寿命说""恬淡延寿说"等几个方面;寿夭与地域、劳倦、精神、感邪等因素有关;强调内因和外因两个方面,先天体质、脏腑功能是内因;感受外邪、劳倦过度等是外因,内

外因相互影响。郑清珍等通过对《黄帝内经》中平人理论的整理研究,归纳出平人的原则,借以探讨健康的标准。指出平人即健康人应该具有整体和谐(包括形神一体观、五脏一体观和天人合一)、动态有律及阴阳和平三个方面的表现。何林熹等从形体结构、功能状态、心理状态、活动能力和适应能力等五个方面探讨了《黄帝内经》中有关平人的论述,对平人健康的标准做出比较完善的总结。

(3)关于养生思想、理念、原则 霍磊等研究得出老子"守中"的核心即是"把持虚静",进而从"道法自然"与"法于阴阳"、"阴阳冲合"与"阴平阳秘"、"见素抱朴"与"节制嗜欲"、"致虚守静"与"恬惔虚无"4个方面分析了《黄帝内经》养生观与老子"守中"思想的一脉相承关系。陈硕等通过对"和"文化理念的研究探讨以及与《黄帝内经》的联系,总结出"人与自然和谐、人与社会和谐、人体自身和谐、养生以和为贵"等4个方面,揭示"和"思想在养生中的重要性。赵怀洋等从形气神三位一体的生命观出发,对《黄帝内经》形神、形气、神气的调控和护养方法作出简要阐述。指出《黄帝内经》的养生思想也是形气神三位一体、协调统一于整个生命活动过程的。王钦鹏等通过探讨《黄帝内经》养身与调神的关系,总结出养身与调神密不可分,主要体现在"形神共养的生理观、形神共养的脏腑观、形神共养的疾病观"等三个方面。卢强等研究总结《道德经》和《黄帝内经》共同的养生思想原则,即"道法自然,节制有度,贵生意识,淡泊宁静"以及"顺应四时调五脏和调情志"。

2. 养生应用的研究

(1)四季养生 农艳从应肝养生、起居养生、饮食养生、运动养生4个方面阐发了《黄帝内经》春季养生方法。王亨飞从《黄帝内经》"春夏养阳"理论探讨养生保健和冬病夏治,认为夏季养生要以制为养、顺时防病,结合自身体质特点,顺应夏季阳气渐旺的生理特点,注意从情志、起居、饮食、运动等

方面调摄;冬病夏治,则是顺气而养,审时施治。栾海蓉等认为《内经》冬季养生方法分精神调摄、生活起居、饮食调护、运动有度4个方面,并介绍了其具体养生方法。

(2)运动养生　周永志从阴阳气机的变化规律结合脏腑功能、筋脉骨肉特点,揭示《黄帝内经》有关运动养生的秘密。指出运动养生主要是结合阴阳,筋脉和同以调节阳,筋动则脉静,筋的养生方法在于伸、在动,通过动静控制筋脉,进而控制阳气开合;"肉要松,骨要沉",松沉控制骨肉升降,进而控制人体阴精的升降运动。并指出后世的少林易筋洗髓经、太极拳、五禽戏等导引功法,都是在《内经》结合阴阳的运动养生方法的基础上创立的,通过运动养生达到骨正筋柔,身体康健,形与神合。

(3)精神养生　张贵平认为"调神"是《黄帝内经》提出的养生治未病的重要方法,"调神"的方法有:顺应一年四时和一日四时的阴阳变化以调神,随月相变化以调神,还可以通过节制法、守神法和移情法等方法调神养神。

(撰稿:叶明花　审阅:陈仁寿)

【治未病理论在妇科中的应用】

郭倩等认为卵巢功能不全性不孕症早期以脾肾不足为主,后期以肝肾亏虚为要,提出了肾虚阴阳失衡在该病发病中的重要性。临证以滋阴补阳方序贯治疗为基础,以治未病思想为指导,对于该病有家族史、盆腔手术史、结核病史、吸烟等原发性卵巢功能不去(POI)高危因素的女性应早期筛查,做到早发现、早干预,体现了未病先防的思想。在POI患者进入生化异常和临床异常期的时候,应综合参考患者年龄、抗苗勒氏管激素、基础性激素、生育要求等临床资料,为患者制定个性化的诊疗方案,防止病情深入发展,体现了既病防变的思想。陈玥等提出将"治未病"思想贯穿卵巢储备功能减退的诊疗全程,运用药物及养生调摄等方法共同干

预。未病先防,关注易患人群;欲病救萌,早期积极干预;既病防变,改善远期结局。养生调摄方面涉及调畅情志、调节饮食、体育锻炼。李加云等指出复发性流产具有反复发作、胚胎应期而下的特点,防治的关键在于孕前查明流产原因并"预培其损"、流产后及时调护、孕期及早安胎。未病先防是最理想的积极措施,但如果疾病已经发生,则应争取早期治疗。王欢欢等研究发现非复发性流产组、复发性流产组和整体自然流产患者各类型体质分布无明显差异,三组内偏颇体质分布均存在相似的聚集现象,阳虚质为主要偏颇体质,气郁质、气虚质、阴虚质所占的比例较大。在中医学"治未病"理论的指导下,将中医体质学说运用到自然流产防治中,对自然流产患者进行孕前干预,对纠正偏僻体质具有一定疗效,增强体质,减少与自然流产的发生相关因素,可以预防或减少自然流产的发生,提高自然流产患者再次妊娠成功率。段祖珍等指出高催乳素血症性不孕的发生,前期经常伴随情绪变化、乳房胀痛、溢乳、月经改变等,要密切观察这一阶段的身体变化,及时测定催乳素水平。在中医"治未病"思想的指导下,补肾疏肝、调经助孕治法的同时,一定要配合心理调节,疏导情志,缓解压力,注意摄身,饮食调理,加强锻炼等。金秀等指出在治未病思想指导下,针对月经不调的致病因素,进行早期干预,通过饮食、情志、劳逸等各种调摄方法,改善易患人群体质,使其阴阳调和、气血通畅,即可预防和控制月经不调的发生与发展。女性经前期综合征严重困扰患者生活各方面,高明周等力图对体质人格与经前期综合征的关系作简要梳理,以期立足体质人格角度提供防治措施,改善个人体质,达到阴阳平衡的健康状态,贯彻"未病先防、已病防变"的"治未病"思想。王轶蓉等运用治未病理论对多囊卵巢综合征进行诊治,提出了分阶段治疗该疾病,调经助孕,预防远期并发症的发生,降低该病的发生率。未病阶段通过摄生养生、提早干预等措施防止疾病发生发展。已病阶段,以补肾填精调冲为

基本治法,佐以健脾调肝、活血化瘀、化痰除湿等治法进行辨证论治。治疗过程中应调整患者生活方式,使其形成良好的生活习惯,从而使脏腑气血调和,防止复发。

(撰稿:李奕祺　审阅:陈仁寿)

【音乐与养生】

王延松等指出音乐可以调节人体免疫功能,主要表现在情绪调节、应激与压力、获得奖赏、延缓衰老几个方面。王思特等指出中国古代音乐的养生思想具体表现为以乐养气、以乐养德、以乐养形、以乐养神。以乐养形,注重音乐对人的生理功能的改变;以乐养神,强调音乐调节精神情志的作用;以乐养德,揭示了人与人、人与社会的关系;以乐养气,则侧重于强调人与自然的关系。詹石窗指出道家音诵依调式而唱,讲究黄钟律吕之声律,有固定旋律,具备音乐的基本功能。在实施过程中,音诵主体配合禹步、存想等方式来进行心性修养,感应客体,达到天人合一的境界。音诵既可以带来直接的感官愉悦,又可以使人精神专注,导引内气运行,有助于治病养生。赵廉政等指出五音疗法根于中医思维,它将中国传统医学中阴阳五行、天地人合一的理论与音乐相结合。5 种调式音乐因主音不同,旋律与配器不同,所发出的声波以及声波形成的场质不同,对脏腑与情志的作用也不同。未病先防是五音疗法的核心治则,良性音乐能提高大脑皮层的兴奋性,改善人的情绪,激发感情,振奋精神。在既病防变、疗后防复方面,五音疗法亦发挥了很好的疗效。卢烁等指出五音理论根于五音与五脏、五行相克理论的结合,在五音理论指导下,通过音乐调节情绪,对日常养生具有重要的指导意义。例如肝喜豁达,平素多听角调为主的音乐,助肝气舒散;心主血脉,平素宜听徵调为主的音乐,助养心气;脾主运化,平素多听宫调为主的音乐,助养脾气;肺是气体交换的场所,平素宜听商调为主的音乐,助肺气宣发;肾主封藏,平素多听羽调为主的音乐,助养肾气。肖锦南等指出广场舞作为运动锻炼的一种特殊形式,是在音乐伴奏下以舞蹈为载体的一种健身活动。它能改善睡眠质量、提高机体免疫力、改善身体素质、提高社会适应能力。音乐可以通过大脑边缘系统调节躯体运动自主神经大脑皮质功能,协调与情绪相关的身体反应,从而促进身心健康。宋熠林等运用中医音乐疗法辨证施治(因证选曲、因病选曲、因人选曲、因时选曲、因情选曲、协同治疗)可在一定程度上缓解功能性胃肠病患者消极情绪,改善躯体症状,提高生活质量,降低疾病复发率。

(撰稿:李奕祺　审阅:陈仁寿)

【瑶族和羌族的养生研究】

瑶族养生。李克明等指出瑶医以"天、地、人三才"自然整体观、"气一化万"生命观为养生指导思想,以三才平衡和谐、盈亏平衡、心肾中心为防病养生原则。在瑶医理论指导下,瑶族的防病养生方法多种多样,涉及生活起居、饮食习惯、医药应用等方面。例如,饮食调养心肾是瑶医养生保健的传统做法,主要是选用具有补益心肾作用的药物配合恰当食材。又如庞桶药浴疗法是瑶族传统的保健方法,药液通过皮肤进入人体而发挥药效,调节人体免疫功能。闫国跃等指出瑶族养生常用的诊疗技法包括诊法与治法,其中瑶医观目诊病、瑶医滚蛋疗法、磨药疗法、瑶医药浴都属于非物质文化遗产。在瑶医理论基础上,瑶族民间形成了诸多固定的养生习俗,如婚娶时席后嚼槟榔以去瘴疠、消酒谷、治腹胀;小儿降生时,产房内焚烧苍术以祛邪气、防外感;开水浸泡川连给新生儿含咽以治胎毒;用黄花吊水莲与鸡肉或猪骨共炖以补气血、滋肾安胎;打油茶防病养生等。

羌族养生。马晓燕等指出羌族养生保健的特点在于"防大于治",方法涉及药物预防、精神养生、药膳养生等。药物预防包括羌药熏蒸、熏香杀菌、热气疗法等。精神养生采用巫、术、医一体的"释比"治疗法,本质多为心理治疗,通过心理暗示在一定程度上减少患者的精神负担。饮食保健方面,调理温补为主,以泡酒、煲汤食疗、药茶饮多常见。余宗贤等从羌医中周论研究出发,指出中周理论的养生原则包括注重中神,形神兼修;保养周身,脾肾共济;强调周天,顺应自然。其基本方法有悟道修德、清静养神、调摄情绪、起居有常、劳逸有度、节欲保精、饮食得当、运动适宜、亲近自然等。这些做法的关键在于中神有意识、有信念,强化有形周身,修养周天潜能。

(撰稿:李奕祺　审阅:陈仁寿)

［附］参 考 文 献

C

陈硕,鞠宝兆."和"文化理念与《黄帝内经》[J].实用中医内科杂志,2016,30(6):82

陈玥,张乃舒,王佩娟,等."治未病"思想在卵巢储备功能减退中的应用体会[J].湖北中医药大学学报,2016,18(1):46

程志立,顾澎,国华.孙思邈与炼丹术和丹药服食养生及思考[J].中华中医药杂志,2016,31(3):1109

D

段祖珍,尤昭玲.高催乳素血症性不孕的中医药干预策略[J].中华中医药学刊,2016,34(2):441

G

高明周,王杰琼,安礼,等.基于体质人格的经前期综合征发病与干预探析[J].中国实验方剂学杂志,2016,22(13):223

郭倩,谈勇.从治未病思想探析卵巢功能不全性不孕症的防治[J].时珍国医国药,2016,27(11):2710

H

何林熹,魏琴,杨翠花,等.《内经》"平人"特征的探讨[J].中医药临床杂志,2016,28(5):604

何倩,葛倩,唐林,等.浅析明清时期从脾胃养生的思想[J].天津中医药,2016,33(4):213

侯滢,曹海鹏,邵易珊,等.基于治未病理念的健康管理互联网应用探讨[J].现代中医药,2016,36(5):68

霍磊,魏玲,梁媛,等.老子"守中"思想对《黄帝内经》养生观的影响[J].中国中医基础医学杂志,2016,22(7):879

J

姜瑞雪,马作峰,王平,等.《黄帝内经》寿夭理论探析[J].中医杂志,2016,57(4):281

金秀,张翼宙.基于"治未病"思想从中医体质论月经不调的防治[J].广西中医药大学学报,2016,19(3):53

L

李加云,姜丽娟.姜丽娟教授运用治未病思想防治复发性流产的应用[J].中国中医药现代远程教育,2016,14(21):55

李克明,唐汉庆,郑建宇,等.瑶医学养生思想探究[J].广西中医药大学学报,2016,19(2):74

李晓屏,钟周,胡志希,等.因龄制宜与"治未病"思想的临证运用[J].时珍国医国药,2016,27(1):158

刘晓瑞,黄彬洋,李凯,等.服饵辟谷养生术防治2型糖尿病的理论初探[J].时珍国医国药,2016,27(4):907

卢强,栾海蓉,周风华.浅述《道德经》与《黄帝内经》的养生思想[J].内蒙古中医药,2016,35(7):148

栾海蓉,孟令军.《黄帝内经》冬季养生之理法探讨[J].中医药临床杂志,2016,28(5):612

M

马晓燕,朱伟,冯维国,等.羌医药在养生保健中的应用总结[J].中国民族医药杂志,2016,22(6):69

N

农艳.《黄帝内经》中春季养生论[N].中国中医药报,

2016-04-22(6)

P

平海兵,曹继刚.《黄帝内经》与佛教生命观比较研究[J].时珍国医国药,2016,27(3):677

Q

乔卫龙,谭雪菊,李炜弘,等.食体相应学说延缓衰老的理论依据及其临床可行性分析[J].云南中医中药杂志,2016,37(2):8

S

石和元,王平,郭岚,等.《养生四要》对湖北地域性养生文化研究的启示[J].时珍国医国药,2016,27(4):909

宋熠林,苏晓兰,郭宇,等.浅谈中医音乐疗法在功能性胃肠病治疗中的价值与展望[J].环球中医药,2016,9(7):802

孙有智,罗畅,赵益."治未病"思想在疾病预防应用中的问题及对策[J].中国中医基础医学杂志,2016,22(12):1633

T

谭天林,王瑷萍,黄礼鳟,等.基于"中医治未病政策机制创新"的国家中医药综合改革试验区建设方案构思[J].中国卫生事业管理,2016,(8):572

W

王亨飞.从《黄帝内经》"春夏养阳"探析"冬病夏治"[J].中国中医基础医学杂志,2016,22(11):1451

王欢欢,叶平,叶骞,等.中医辨体调质对自然流产患者孕前干预疗效的临床分析[J].浙江中医杂志,2016,51(8):622

王钦鹏,张媛媛.《黄帝内经》养身与调神理论初探[J].河南中医,2016,36(12):2059

王思特,张宗明.中医文化视域下的中国音乐养生思想探微[J].中华中医药杂志,2016,31(5):1766

王延松,游旭群,黄杰,等.音乐能增强我们的免疫力吗——音乐的心理神经免疫学效应研究的新进展[J].心理科学,2016,39(3):748

王轶蓉,王秀云.王秀云运用"治未病"理论治疗多囊卵巢综合征的体会[J].辽宁中医杂志,2016,43(4):714

文颖娟,潘桂娟.万密斋却疾养生思想探析[J].中华中医药杂志,2016,31(8):2953

吴剑坤,徐春军,宋海姣,等.中医健康体检服务模式研究[J].北京中医药大学学报,2016,39(8):701

X

肖锦南,刘民辉,肖霖,等.广场舞对老年人健康的影响及其发展建议[J].中国老年学杂志,2016,36(23):6045

徐家淳,王凯,李强,等.基于中医"治未病"思想探讨轻度认知功能障碍的保护性因素和预防措施[J].中华中医药杂志,2016,31(10):4263

徐经世,李艳,赵进东,等.中医治未病理念的理论溯源与实践思考[J].中医杂志,2016,57(16):1351

许艺惠,黄守清,尹莲花.中医"治未病"服务模式的建设[J].中医药管理杂志,2016,24(6):162

Y

闫国跃,李彤,白燕远,等.瑶族养生养老资源初探[J].大众科技,2016,18(208):63

杨玉辉.道教文化在当代社会的基本价值[J].中国宗教,2016,(9):38

余宗贤,刘建钊,王莉,等.传统哲学视角下羌医基本理论的探讨——羌医中周论的研究[J].科技风,2016,(19):158

袁冰.关于"治未病"的正本清源与拨乱反正[J].医学与哲学,2016,37(3A):9

袁尚华."防治一体"的中医健康医学模式[J].中国中医基础医学杂志,2016,22(4):490

Z

詹石窗.道家音诵及其养生疗治功效考论[J].中州学刊,2016,(2):102

张贵平.《黄帝内经》"治未病"重"调神"思想的研究[D].河南中医药大学,2016

张宏如,徐森磊,顾一煌.基于健康管理的中医药养生保健服务模式[J].中国健康教育,2016,32(9):859

张锐年,田永衍.《黄帝内经》天人观探析[J].中医研究,2016,29(12):1

张玉辉,于峥,刘理想,等.《泰定养生主论》养生学术思想探析[J].中国中医基础医学杂志,2016,22(7):889

张玉娜,金香兰.孙思邈养老思想探析[J].中国中医基础医学杂志,2016,22(12):1595

赵怀洋,章文春,赵吉超.《黄帝内经》形气神三位一体生命观的养生思想[J].江西中医药,2016,47(8):14

赵廉政,陈以国.传统中医五音疗法的研究进展[J].中华中医药杂志,2016,31(11):4666

郑清珍,李奕祺.论《黄帝内经》平人思想[J].辽宁中医药大学学报,2016,18(3):94

周利,田佳玉,张唐法.张唐法论针灸"治未病"思想在脾胃病防治中的应用[J].中国中医基础医学杂志,2016,22(6):831

周龙云,黄桂成,陈旭青,等.基于生命四时调理脾胃探析骨质疏松症"治未病"理念[J].中国骨质疏松杂志,2016,22(9):1174

周永志.《黄帝内经》中运动养生的秘密[J].中医临床研究,2016,8(33):18

五、医史文献

（一）古籍文献

【概　述】

2016年，中医古籍文献研究主要是对训诂考据、版本研究、古籍临床应用等领域进行了深入研究。其中有国家中医药管理局"中医古籍保护与利用能力建设项目"的总结性成果。另有出土文献、《滇南本草》《肘后备急方》、中医英译等研究成果（详见专条）。

1. 训诂考据

周祖亮发现14批简帛医书共记录了8个否定词语，其中最常出现的四个否定词依次是"不""毋""勿"和"无/無"。在简帛医书中，虽然否定词语构成的否定形式多样，但是整体相对简单。较之于同时期其他简帛文献的否定词语分布状况，简帛医书的口语特征明显，与传世医药文献的否定词语分布情况相比，简帛医书的通俗性又不及传世医书。

季顺欣等认为，明代聂尚恒《医学汇函》的大量内容录自《医学入门》，但有个别词句略有不同。故以崇祯年间跃剑山房本《医学汇函》为对校本，参考其他相关文献，对人民卫生出版社2006年版的《医学入门》进行校勘。讹字勘误主要为"阃"当改为"阁"，"欠"当改为"次"，"系"当改为"击"，"玩"当改为"性"等14条。

孙庆炜认为，孙诒让《札迻·素问王冰注校》有十分重要的学术地位。孙诒让具有深厚的学术功底，他运用丰富的文字音韵训诂学知识，秉承实事求是的朴学考据学风，辨讹释疑，探微索隐，著有13条具体的校勘。其校勘特点可总结为"博采众长、撷其精英，引征广博、详审细辨，严谨求实、信守存疑，探幽索隐、析微阐奥，循流溯源、综合考辨"。

2. 版本研究

陶广正认为，张仲景在《伤寒论原序》中的论述提示说明《阴阳大论》在汉末犹在。陶氏从中国文化有"尚九"的传统，古人著书常以首句为篇名、首篇为书名，"阴阳应象大论"与"七篇大论"内容上的联系三个方面对此进行逻辑上的验证，并推导出"七篇大论"应归《阴阳大论》，《阴阳大论》应为九篇，"七篇大论"或曾留在《素问》这三方面结论。

邓勇等认为，《本草纲目》《本草备要》均为明清时期的代表性本草著作，二者在成书背景、版本系统、编撰体例等方面各有异同。版本方面，《本草纲目》以"金陵本""江西本""合肥本"三大版本系统为主；《本草备要》则由原著者汪昂增订而成《增订本草备要》，并以此两者为母版，延伸出两大版本系统。体例方面，《本草纲目》论述详实，所列药物项目完备；《本草备要》由博返约，所列药物款目更偏重于实用。二书一繁一简，一全一便，一注重广博，一长于实用，既同且异。

姚远等认为，《本草拔萃》为清初常熟医士陆太纯研习明代缪希雍之学，参考缪氏之《神农本草经疏》的体例所著之本草著作。钱谦益曾为其作序，丹波元胤《中国医籍考》卷十四仅录钱序,未见其书。经考证,该书成书约1657年,中国科学院上海生命科学信息中心图书馆馆藏清雍正三年乙巳(1725年)谭位坤抄校本《本草拔萃》二卷(附《药性·验方合订》)为国内孤本。

朱蕴菡认为,《本草求原》现存版本仅有两种,分别为清道光二十八年戊申(1848年)远安堂刻本和清养和堂刻本。该书全面系统地反映了清代道光前的岭南本草学成就。其书作者本于经典,又兼取各家学说,且据临证录药,讲求实际,为研究岭南医学史提供了丰富的历史资料。

余泱川等发现,《群书钞方》是明代丘濬编撰的一部手抄类医方书。全书由明以前各类文史书籍中所载药方汇成,是目前已知现存唯一由海南籍历史名人撰写的医著。

史崧等认为,《医学汇函》是明代重要临证古籍汇编,成书于明崇祯戊辰年(1628),跃剑山房本为其首刻本,书中部分内容取自《古今医鉴》八卷本。

于业礼等发现,《古本难经阐注》所称"古本"实为元代吴澄所校定本《难经》,丁锦在吴澄的基础上删去序文及篇名,并将吴氏所分六篇改为四卷,形成了《古本难经阐注》。于氏等认为,吴澄以经学之力校定《难经》,其校定文字等内容不仅资为《难经》校勘的参考,更可作为《难经》的古传本,为《难经》研究提供了版本依据,故其价值不仅高于明清注本之上,更可直追吕广、杨玄操。

程传浩等认为,《金匮要略正义》成书年代上限为1671年,下限为1804年,作者朱光被当生活于清代中晚期。该书有"原本""副本"、跻寿馆刻本(日刻本)等版本,"副本"为影模,"原本"及日抄本较为完善的保存了该书的原貌,日刻本则当以"原本"为底本,同时参考了日抄本"副本"及《金匮要略》原文而进行的校勘。

谷峰等认为,《医书汇参辑成》刊本实有嘉庆十二年丁卯(1807年)次知斋本、道光十九年己亥(1839年)崇让堂本、清文奎堂本(年代不详)。次知斋本为初刻本,崇让堂本、文奎堂本皆系据次知斋本重刻,三者实属同一个版本系统。其中,次知斋本、文奎堂本质量较好,而崇让堂本文字错讹较多。该书内容广泛,分类编写,排列有序,浅显易懂,检索方便,实用性强。既体现了作者对经典理论的重视和传承,也多有个人结合临床实践所发的创见,流传颇广,对后学有所启发。

杜鹃发现《咽喉论》现存3个版本:一是清道光27年恒益堂重刊本,二是清道光27年沧州叶圭礼本,三是清光绪八年恒益堂重刊本。可分为1847年的恒益堂重刊本和1847年的叶圭礼重刊本两大版本系统。书中记载乳蛾、飞蛾等咽喉常见疾病,多据病变部位的形态和色泽进行诊断,分症论治。治疗力倡吹药,载有青药方、黄药方、红药方等6个外用药方。

江凌圳通过对《医林纂要探源》版本考证,提出三点:一是《中国中医古籍总目》原载的清道光二十九年己酉(1849年)遗经堂刻本,实为清道光三十年庚戌(1850年)遗经堂刻本。二是《中国中医古籍总目》原载福建省图书馆收藏的清同治十二年癸酉(1873年)刻本,实为清光绪二十三年丁酉二月江苏书局刻本,《医林纂要探源》究竟有无清同治十二年癸酉(1873年)刻本,无从查找,存疑。《中国医籍通考》载有清同治十二年癸酉(1873年)刊汪双池遗书本,也无法查实,存疑。三是《中国中医古籍总目》原载的清道光三十年庚戌(1850年)跋刻本就是清光绪丁酉二月江苏书局刻本。

焦振廉发现,《心太平轩医案》为清乾隆中期至道光初苏州医家徐锦的医案选集,载案230余则。《中国中医古籍总目》著录有"清黄寿南抄本""1912年长沙徐氏刻本"等。经考证,"清黄寿南抄本"实为"民国黄寿南抄本","1912年长沙徐氏刻本"应为"1912年长洲徐氏刻本"。医案文辞简练,风格平实,多引《内经》及唐宋以下医家文献,选方则多常用者,于现今中医临证有借鉴价值。

(撰稿:范 磊 审阅:王振国)

【病名考证研究】

谭子虎等通过计算机检索《中华医典》《中国基本古籍数据库》,收集整理痉病病名文献,根据不同病名及年代先后顺序对其中医病名发展源流进行考辨。结果,共收集痉病病名相关古籍条目 866 条,涉及古籍书目 156 本,其中痉病病名种类有"婴儿索痉""伤痉""柔痉""刚痉""阴痉""阳痉"等 28 种。"痉"始见于《五十二病方》,秦汉时期继承"外邪致痉"病因学说,分痉为刚、柔二类;至隋唐时期发现"外伤复感风邪"亦可致痉,创立"金疮痉"之说;宋金元时期,总结和梳理"风痉""风寒痉"范畴;明清时期温病学迅速发展,系统辨治九纲痉。

黄颖认为,天花这一疾病的记载,从单一疾病至混同于麻疹等出疹性疾病,再至逐渐明辨诸出疹性疾病,经历了曲折的演变和发展,体现了中国医学在实践经验和理论总结中不断发展的历程。

董晓娜等发现,基于历节病的游走性关节疼痛及关节变形等表现与风的特性、竹节的形态等具有的相似性,古代医家将自然界与人体两个认知框架的输入空间相映射,于合成空间整合出一个高度概括其临床表现的历节概念。认为中医对大多数疾病的命名是依据其临床表现,通过自然界和人体两个输入空间的映射和有序的整合过程,在合成空间内完成了病名的整合。

葛伟韬等认为,早在战国秦汉时期,中医学就已经提出了与膝骨关节炎相关的病名和病因病机,后世医家在继承前代医家理论和方药的基础上又进行了不断地发展和完善,其论述散见于各个朝代的医学典籍之中,与膝骨关节炎相关的中医病名使用混杂且含义各不相同,还没有对病变具体部位进行更细致的划分,可以说,中医的痹证内涵更广,涵盖了现代医学膝骨关节炎的主要临床表现,文献中所描述的症状除包括了膝骨关节炎疼痛、肿胀、屈伸不利等主要症状外,还包括现代医学中的风湿关节炎、类风湿关节炎、化脓性膝关节炎、骨肿瘤和外伤性的膝部损伤所表现出的部分症状。

李翠华、王育林指出,余云岫《古代疾病名候疏义》在《尔雅》的基础上,结合古辞书、医籍、其他古籍,认为"疵"既可指灾病,又可指一种表现为皮肉中生出黑毛的疮疡,引申泛指黑斑、斑点;"瘥"本义泛指灾病,又作为"差"的后起本字指病愈,且两义读音不同,为同形字;"痱"含义有四种:①其本义泛指疾病、病害。②指一种由风邪引起的病证,有肢体活动障碍的表现。③为"痹"之异体字,指皮肤上因热邪所致的细小疮疹。④"痱癗"则指皮肤上肿起的小疙瘩,为风邪与热气共同作用所引发。对这三字的疏释,余云岫或先入为主,而有意无意的忽略了辞书中的一些材料,或对同字异义的解释牵强附会,或对释义和古注的理解有误,使其在该词的考释上有所误判。

(撰稿:范　磊　审阅:王　键)

【出土涉医文献研究】

曹峰认为清华简《汤在啻门》中"气"与生命关系的论述,为中国哲学研究提供了珍贵的史料。其中的气论与古代以"味"论"气"的传统相关,《汤在啻门》十月怀胎过程的描述中有着深刻的医学背景和显著的术数色彩。《汤在啻门》的最终目的是为了强调治气以养生,养生以治国的重要性。刘祥宇等指出老官山 M3 漆器上的文字"弓"及双包山 M2 随葬的原始瓷器暗示了两座墓的墓主与汉代楚地移民有关,两座墓出土的涉医漆俑极有可能是"扁鹊学派"的遗物。刘兴隆等研究了老官山汉简《六十病方》涉及的 8 种剂型,指出其以酒作为增效与矫味、助溶剂的特色。李晓军等指出马王堆和张家山汉墓出土的《病候》《阴阳脉死候》有既知医籍中最早关于口腔溃疡、牙周病及其伴发病变的记载;《足臂十一脉灸经》《阴阳十一脉灸经》则最早依据经脉循行部位叙述颌面颈部肿痛、舌病、齿病、口病等经脉病候内容,并对某些口腔疾患有初步诊疗记载。张显成等认为马王堆医书中副词的使用情况反映的是战国末期产生的语言新质,从而可以判断其成书时代不早于战国末期。张如青分析了出土简帛中"胃"的用法、《素问·水热穴论》原文以及肾脏发生水病的病理机制,认为"肾者,胃之关也",即"肾者,谓之关也","胃"通"谓"。李烨分析了马王堆《养生方》和张家山《脉书》中的部位名"戒"当释为"阴部"。刘建民指出《五十二病方》中,"析"读为"淅","孰析"即反复淘洗;《五十二病方》323/313行的"敝褐"原整理小组解释为破旧的粗麻衣,不够准确,此处"褐"可能是兽毛织成的。

王杏林认为残卷 P.2675、P.2675V、P.2674BIS 所抄录内容属《新集备急灸经》,抄录年代应早于 861 年,并考证了写卷中百会、住神、光明等腧穴,提出敦煌本《新集备急灸经》是目前所发现较早的针灸图谱著作,保留了一些比较珍贵的俞穴,且所载俞穴图具有简便、实用的特点,保留了人神禁忌方面的珍贵资料。王兴伊等校释了《黄帝明堂经》残卷全文。安丽荣等以 P.3596 中题解和第 94 行为例,纠正了《敦煌医药文献辑校》一书中的错误。安氏等指出 P.3596 是唐太宗以后的卷子,释文主要存在两个问题:一是同音或音近替代字径录,未出校注;二是误识俗字。王雅平等比较了 TK166 残页与日藏《新雕孙真人千金方》,发现在篇目、卷次、版式两者完全相同,可能来自同一源头,但在药物剂量和计量单位上有 8 处差别。此外,俄藏本用词更古,错误较少,推测俄藏本是新雕本重新校对改正后的版本。于业礼等考证了日本天理大学藏三件出土医学文书,两件可能为西夏文献,具体出土地不详,一件可能出自敦煌北区洞窟,是现存《察病指南》最早版本。薛文轩等指出芍药在敦煌医学卷子中出现有 6 中不同写法,以"勺药"写法为主,唐高宗时代已存在"白芍药"入药的现象。僧海霞探析了敦煌文献中诃梨勒医方。

石开玉考证了甲骨卜辞中所载药物,种类有草木类药物"芍"草、"凡果"、大枣、桃仁、杏仁、郁李仁,动物类药物鱼、龟、鳖、鸟、雀,矿物类药物丹砂,以及以酒为药,以麦等食物为药。汤晓龙等翻译了西夏文《治热病要论》中 3 首治疗小儿头疮的医方。赵天英考证甘肃瓜州县博物馆藏三件西夏时期藏文医药文献,记有泻药药方、凉药药方、创伤药药方、治眼方,都具有藏医药特色,用药多为西夏常见药物,说明西夏医药学除了吸收宋、金医学之外,还向吐蕃学习,构成了西夏多样化的医药特色。

(撰稿:丁　媛　审阅:王振国)

【中医英译研究】

陈锋等对"中医"这一术语常见的两个英译版本 Chinese medicine 和 traditional Chinese Medicine 进行比较,分析了对"中医"一词在翻译过程中存在的两个问题,一是对 traditional 词义的曲解,二是对汉语"中医"概念的误读。通过对国内外权威英汉汉英辞典以及新华社和 WHO 官网上"中医"相关词条的分析,认为"中医"的正确英译为 traditional Chinese Medicine,可简写为 TCM。

张雪洋介绍了德国汉学家、医史学家许宝德(Franz Hubotter, 1881—1967)所著《中华医学》。1929 年许宝德的《中华医学》在莱比锡出版,该著作是作者在湖南益阳传教期间完成的,首次用西方语言系统地介绍了中医。《中华医学》一书的引用文献主要源自三方面:一是欧美文献,主要是植物学与药理学研究;二是日本文献,许宝德在日本居住数年,结识了医史学家复式川游,从其私人图书馆开始了研究中国医学的道路;三是中国文献,《中华医学》主要参考《古今图书集成·医部》《医宗金鉴》《医学入门》等中医典籍和知识汇编。此外,许宝德还将《难经》《濒湖脉诀》等中医典籍首次用西方语言完整翻译,在世界医学的视角下,对中医进行了全面的阐释和评价。

杨莉等梳理了 1925—2015 年间《黄帝内经》英

译本的出版情况。首先,根据时间将《内经》翻译分为三个阶段:第一阶段(1925—1950),英译本共 3 本,这一时期的 3 个英译本更多的是从医史研究的角度,多采用节译的方式,翻译策略更注重西方学者的接受度。第二阶段(1978—1997),共出版英译本 4 部,这一时期的译本不在单纯的介绍医史,而是侧重《内经》中所反映的中医理论和医学知识,翻译上注重原文的连贯性。故《黄帝内经》的医学价值逐渐凸显。第三阶段(1997—2015),共出版译本 8 本。这一时期的译本不仅吸收了历代《内经》研究的相关成果,而且能够从医、史、文等方面对《内经》进行系统、全面地翻译。其次,根据译本类型,由于《内经》原文语法复杂,译者对其理解的不同,选译、节译占很大比重;全译方面,吴连胜、吴奇合译《内经》全文;德国医史学家文树德完成《内经》英译;李照国完成《内经》英译。从译者的学术背景来看,译者多具有医学背景的海外华人。杨氏等认为,中医古籍在国际上的重要性正日益凸显,但由于时代以及文化背景的局限,导致《黄帝内经》多种版本并存且翻译标准不统一,《黄帝内经》英译是一项具有深远影响的巨大工程,只有那些符合目的地语言文化、符合目标读者阅读习惯且不拘泥于原文的译本才能实现《黄帝内经》理论信息和文化价值的传递,从而达到真正意义上的中医药典籍的对外交流。

江楠等对 Ilza Veith《黄帝内经》译本和李照国《黄帝内经》英译本进行比较研究,认为将英国语言学家 M.A.K Halliday 提出的"词项衔接"方法运用于《黄帝内经》心系疾病的语篇分析,能够从深层次上更客观地剖析译本所采用的翻译策略,掌握构建语篇内容的语言,加强译文语篇内在逻辑关系,为中医药典籍的语篇英译提供新的思路。肖春艳从语音顺应、词汇顺应、句子顺应、修辞顺应以及语境顺应等层面对 Ilza Veith 的《素问》英译本(1982)的前 34 章,Maosheng Ni 博士的全译本(1995)、吴连胜与吴奇全译本(1997)、李照国全译本(2008)和罗希文《素问》节译本 5 个译本进行比较。认为从语音层面看,吴连胜父子译文相对较工整,读起来朗朗上口,但译文没有采用韵文,未能较好传递原文本的音韵之美。从词汇层面看,李照国译本对"气"的翻译,选择音译加注释的翻译策略,考虑了目的语读者的接受度。从语义层面看,Maosheng Ni 的译本能更加有效地阐释原文,并充分考虑到读者的接受度,结合归化、异化、重写三种翻译策略,而李照国译本和吴连胜父子译本以及罗希文译本却采用简化的翻译阐释,不利于目的语读者的理解。从语境顺应的角度来看,Ilza Veith 将"登天"一词误译的主要原因是对中国传统文化理解的偏差。肖氏提出,在中医典籍翻译中,译者的行为和思维必须顺应读者的认知心理;译者还应具备严谨的科学态度,才能承担起对中医知识的精确阐释和对中医文化的准确传播。

杨丽雯等分别介绍了文树德三部与《内经》相关的专著,即《黄帝内经素问:中国古代医学典籍中的自然、知识和意象》《黄帝内经素问词典》《黄帝内经素问译注》,认为《黄帝内经素问:中国古代医学典籍中的自然、知识和意象》围绕《内经》的形成与发展进行分析,涵盖了大量的英译实例和译者的学术观点,探讨了《素问》的源流历史、书名、版本考证及注释者,并且阐述了"五运六气学说",使得"运气学说"首次以英文形式介绍给西方学者;《黄帝内经素问词典》对《素问》1 866 个单字进行释义,并列举其常用表达;《黄帝内经素问译注》参考了大量中国和日本相关学者和临床医生的观点,让一些不了解中医经典的读者在阅读原文与译文的同时,还了解到不同国家学者的观点。文树德的著作翻译内容全面、研究方法严谨、语言文字规范,且始终坚持医史学和人类学的研究方法相结合,最大程度地保留了《素问》的原义及其背后所承载的文化意义。

张青龙以李照国译本为例,从运气学的宇宙、天文历法、气候物候等知识角度对运气学英译作专

学术进展

题探讨,认为具备古代自然科学知识素养对《内经》翻译有重要意义。

李思乐等认为,中医翻译史研究涉及面比较广,研究难度大,目前存在以下问题:一是对史料的挖掘还远远不够;二是对个别中医典籍的译本考据与述评还不多;三是缺乏对朱明翻译专家学者的背景、译文及翻译思想的梳理。

(撰稿:王尔亮　审阅:王振国)

［附］参考文献

A

安丽荣,贾清妍.敦煌医药文献 P.3596 校补[J].兰台世界,2016,(15):8

C

曹峰.清华简《汤在啻门》与"气"相关内容研究[J].哲学研究,2016,32(12):35

陈锋,赵霞,包玉慧,等.术语"中医"英译探讨[J].中医药管理杂志,2016,24(24):21

程传浩,陈晓辉,黄雨婷,等.《金匮要略正义》作者及版本考证[J].中医学报,2016,31(1):152

D

邓勇,程新,黄辉.论《本草纲目》与《本草备要》版本体例之异同[J].中国中医药图书情报杂志,2016,40(4):48

董晓娜,贾春华,庄享静.基于概念整合理论的历节病名分析[J].世界中医药,2016,11(4):609

杜鹃.《咽喉论》版本及学术成就[J].浙江中医药大学学报,2016,40(2):117

G

葛伟韬,高云,刘珍珠,等.膝骨关节炎中医病名辨识[J].中医杂志,2016,57(23):1989

谷峰,朱鹏举,陈士玉,等.《医书汇参辑成》版本流传及其学术特色[J].河南中医,2016,36(11):1885

H

黄颖.天花病名演变探析[J].浙江中医药大学学报,2016,40(6):456

J

季顺欣,傅海燕.《医学入门》讹字勘误举隅[J].山东中医药大学学报,2016,40(1):60

江凌圳.《医林纂要探源》版本考证[J].浙江中医杂志,2016,51(1):67

江楠,吴伟.《黄帝内经》心系疾病语篇译法的翻译比较初探[J].环球中医药,2016,9(3):339

焦振廉.《心太平轩医案》成书与版本考略[J].中医文献杂志,2016,34(10):10

L

李思乐,刘娅.中医翻译史研究现状与思考[J].山西中医学院学报,2016,17(3):71

李晓军,朱郎.马王堆和张家山几种古脉书中的口腔疾患[J].中华医史杂志,2016,(2):74

李烨,田佳鹭,张显成.简帛医籍字词释义要则[J].求索,2016,(2):178

李婴华,王育林.《古代疾病名候疏义》所释《尔雅》"疧""瘵""痱"考[J].吉林中医药,2016,36(3):310

李婴华,王育林.《古代疾病名候疏义》所释《说文》"瞙""瞥""眜""眯""智"等疾病词考[J].长春中医药大学学报,2016,32(6):1289

李婴华,王育林.《古代疾病名候疏义》所释《说文》"齺""齵""齱""齰"等疾病词考释[J].吉林中医药,2016,36(8):847

刘建民.马王堆帛书《五十二病方》字词考释三则[J].文史,2016,(1):283

刘祥宇,谢涛.略论成都老官山三号墓及绵阳双包山二号墓墓主[J].江汉考古,2016,(4):87

刘兴隆,赵怀舟,周兴兰,等.成都老官山汉墓出土医简

《六十病方》方剂剂型考辨[J].中医药文化,2016,(1):4

S

僧海霞.唐宋时期"药中王"诃梨勒医方探析——基于敦煌医药文献考察[J].敦煌研究,2016,(2):67

石开玉.殷商甲骨文中所载药物史料考证[J].中药材,2016,39(8):1904

史焱,李君,傅海燕《医学汇函》引用《古今医鉴》版本考[J].中国中医基础医学杂志,2016,22(5):602

孙庆炜,孙中堂.清儒胡澍、俞樾校注《素问》的特点探析[J].天津中医药大学学报,2016,35(4):217

孙庆炜.浅论孙诒让《札迻·素问王冰注校》的校勘特点[J].江西中医药大学学报,2016,28(4):9

T

谭子虎,陈乞.基于中医古籍数据挖掘的痉病病名源流考辨[J].安徽中医药大学学报,2016,35(2):4

汤晓龙.西夏医方《治热病要论》"小儿头疮方"[J].中华医史杂志,2016,46(2):103

陶广正.《阴阳大论》今何在[J].中医文献杂志,2016,34(5):37

W

王兴伊,于业礼.敦煌《黄帝明堂经》残卷校释[J].敦煌研究,2016,(4):91

王雅平,沈澍农.俄藏《孙真人千金方》残页与新雕本比较研究[J].西部中医药,2016,29(4):63

X

薛文轩,沈澍农.芍药在敦煌医药文献中应用情况考察[J].环球中医药,2016,9(6):683

肖春艳.语用顺应论观照下的中医典籍翻译探讨——以《黄帝内经》英译本为例[J].环球中医药,2016,9(3):336

Y

杨丽雯,王银泉.中西文化交流视阈下文树德《黄帝内经》英译研究[J].中国中医基础医学杂志,2016,22(4):542

杨莉,李昊东,于海兵,等.《黄帝内经》英译本出版情况[J].中国出版史研究,2016,(1):134

姚远,李莎,沈东婧,孙建春.国内孤本《本草拔萃》考[J].中医文献杂志,2016,34(4):6

于业礼,熊俊,段逸山.《古本难经阐注》之"古本"系宋元时期吴澄校定本考[J].浙江中医药大学学报,2016,40(11):813

于业礼,张如青.日本天理大学藏三件出土医学文书考证[J].南京中医药大学学报(社会科学版),2016,17(3):181

余泱川,王玄览,于挽平.丘濬《群书钞方》成书及版本初探[J].中国中医药图书情报杂志,2016,40(3):53

Z

张青龙,王银泉,郑晓红,等.《黄帝内经》五运六气英译探讨以李氏译本为例[J].中医药导报,2016,22(3):115

张如青."肾者,胃之关也"质疑[J].上海中医药大学学报,2016,31(4):6

张显成,程文文.从副词发展史角度考马王堆医书成书时代[J].文献,2016,(2):9

张雪洋.二十世纪初的德国中医研究——以许宝德(Franz Hubotter,1881—1967)《中华医学》为例[D].北京外国语大学,2016

赵天英.甘肃新见瓜州县博物馆藏西夏藏文药方考[J].中国藏学,2016,(2):120

周祖亮.从否定词语看简帛医书的文献特征[J].湖北文理学院学报,2016,(1):33

朱蕴菡.《本草求原》版本及学术价值探究[J].中医文献杂志,2016,34(5):13

（二）医 家 学 派

【概　述】

2016 年，在医家学派研究领域发表学术论文 700 余篇，研究内容主要有仲景学说、温病学说、宋金元医家、明清医家及其学术思想等。其中，仲景学说研究涉及《伤寒论》《金匮要略》以及张仲景学术思想研究各个方面；温病学派研究主要以温病四大家论著及学术思想为主，其学术思想研究不局限于温病范畴，对脾胃病、络病等均有涉及；宋金元医家、明清医家及民国医家的研究，多以其著作为出发点进行探讨，涉及临床各科和某种疾病的研究，并呈现出地域性流派的特点。以数据挖掘为主要研究方法和手段的对医家学派学术思想的研究，逐渐成为热点。

1. 沈金鳌医著研究

谢知慧选取清代名医沈金鳌撰《妇科玉尺》所列治疗妇科疾病方剂 440 首，通过用数据挖掘的方法，统计分析了其药物、药类、药性、归经、选用频次频率。发现，核心单味药为当归、甘草、白芍、川芎、人参、白术、熟地黄、茯苓等，占总用药率的 33.45％；药类以补虚药、清热药、解表药、理气药、活血化瘀药为主，占总用药率的 71.39％；核心药恰组成两个经典方：四君子汤和四物汤；核心药物中突现出四个药对：活血化瘀止痛当归-川芎，祛风除湿通络止痛白芍-甘草，健脾和胃降逆止呕白术-茯苓，下气平喘熟地黄-当归。沈氏对妇科病进行详细阐释，列述了历代医家的精辟论述，在继承前人的基础上对妇科病进行系统总结，为妇科诸病的诊治提供了规范化的准绳，通过对其临证用药配伍规律体系的探析，可为临床治疗妇科疾病提供更有特色的处方用药思路，为临床辨治妇科病的准绳提供规范性的参考。

蔺焕萍对沈金鳌《杂病源流犀烛》关于咳嗽的病因、病机、辨证及发作时间和方药、禁忌进行了分析。该书总论咳嗽要法，认为咳嗽为肺病，和五脏六腑都有关，和脾、肾关系密切。提出了治疗咳嗽的要法，对于"先咳后痰"的咳嗽，重点治咳，主在调肺，用宣降肺气的方法；若"先痰后嗽"的咳嗽，重点治痰，因"脾为生痰之源"，脾恶寒润，沈氏多用燥湿化痰的方法。对外感咳嗽和内伤咳嗽辨证论治，认为若外邪由表入里，病在阳，如用寒凉药剂，则外邪收敛不能发散，连绵不解，或变生他证，应用辛温的宁嗽汤，内伤咳嗽，伤其阴，阴虚则阳浮，水涸而金燥，喉痒而咳，忌辛香助阳的药物，强调应用甘润之品，用药用方灵活思辨。详辨咳嗽病因病机，把咳嗽的病因归纳为风、寒、湿、热、郁、火、气、痰、劳、天行等 16 种，并根据四季、五更、早晨、上半日、下半日、午后、黄昏、上半夜、后半夜辨治咳嗽，多在二陈汤的基础上加减变方。

2. 岭南医家学术经验研究

赵巍等研究了岭南医家学术经验，详见"岭南医家学术经验研究"专条。

3. 叶天士治疗痹证经验研究

时潇等研究了叶天士《临证指南医案》卷四中所载案例，详见"叶天士治疗痹症经验研究"专条。

4. 李东垣"阴火论"研究

王加锋等在研读李东垣《脾胃论》及《内外伤辨惑论》的基础上，对其阴火理论及临床应用进行研究。通过考镜源流,认为阴火之论根于《黄帝内经》,其病因病机为脾胃元气不足,是产生阴火的主要根源。饮食劳倦,损伤脾胃,致脾虚或脾虚生湿,不能升清,则胃土不能降浊,阳明不降而出现一派热象,此热中兼有脾虚中气不足之证,实为内伤虚火。其临床表现以热或在颜面,或在九窍,或在四肢,其热势或高或低,但均有气短声低、倦怠乏力中焦气虚表现,或肢体沉重、四肢不收、大便溏泄等湿盛之象。治以辛甘温之剂补其中而升其阳,苦寒以泻其火。药用人参、黄芪、羌活、陈皮、茯苓、猪苓、柴胡、升麻、黄芩、黄连等;方用补中益气汤、补脾胃泻阴火升阳汤、升阳散火汤、升阳除湿防风汤等。

苏麒麟等探究了李东垣"阴火论"的理论内涵,阴火一词最早见于晋代,其含义为海中生物所发之光,多为自然现象,李东垣在提出阴火论之前极有可能已知文学中的阴火一词,故借阴火之名首倡中医内伤理论的阴火论。"阴火"产生的原因与饮食不节、劳役所伤和七情内伤有密切关系,阴火主要是指内伤热中病证,病机涉及五脏,而以"脾胃受损、阴火内盛"为核心病机。针对阴火之特性开创了"益气升阳,甘温除热"之治则以治疗阴火证,按《黄帝内经》所述,阴火证初起时,以性甘温之药温补脾胃,升其清阳之气,使元气充足,阴火自降,以甘寒之药泻其火而不伤胃,补泻兼施,补气升阳、甘温除热为本,以泻火、散火为标,阳气升则阴火潜而热自退。

冯梅等分析了"一气周流"与"阴火论"的关系。黄元御以《素问·阴阳应象大论》的"阳生阴长,阳杀阴藏。"为基础,创立"一气周流"学说,该学说以中气为枢轴,取左升右降、阴阳转化为机理,诠释人体内在的生理功能及其变化。阴阳之间为中气,而中气是"一气周流"学说的核心,其相关脏器分脾和胃,脾升胃降,为人体气机升降的枢纽。人体生理性的、内生之火维持正常状态需要多方面作用相协调。如若生火机制不为常态或协调作用失准,则火不循常道而蔓延,成为"非其位则邪",此即李杲所谓"阴火"。此外,元气、相火、心火等亦可化为阴火。总之,阴火就是生理性的、内生之火发生病变所致的火热病邪。

5. 正骨流派研究

孔博等对中医正骨流派现状进行了分析,详见"正骨流派研究"专条。

（撰稿:张丰聪　审阅:王　键）

【陈士铎医学思想研究】

丁辉俊报道了陈士铎从五脏辨治阳痿病,病机有心气不足、脾胃阳虚、心火闭塞、命门火微四方面,治疗以脏腑辨证为中心,着重"心(心包)、肾"论治,常用人参、巴戟天心肾双补之品。

范红江等发现,陈士铎对虚汗证的辨治有独特见识,总结其治虚汗证"补阴摄阳、滋肾水兼清心火、补肾滋阴"的学术思想,其在治疗虚汗证的三则医案中尤重固护肾水,肾水足则五脏阴阳调和,五脏阴阳调和则汗液止。

王芳瑜等指出,陈士铎认为"人生以胃气为本",胃受纳腐熟水谷,化生精微,与肾藏精存在着相互滋生与充养的关系,其又提出"无肾中之水气,则胃之气不能腾;无肾中之火气,则脾之气不能化"。肾之阴阳调和,益于胃关之启闭;而胃之开阖有常,亦影响肾的生理机能及病理形态。

曹雯等总结陈士铎治疗痰证的学术思想,陈士铎认为痰证病位在"脾""胃""肾",进而提出了"四饮"分别与"胃气虚""胃怯""胃气壅""胃逆"有关,风、寒、湿、燥、火、食等多种因素都可以诱发痰证,以"痰在上宜吐,在中宜消,在下宜降"为治则,善用人参、肉桂、白术、山药、芡实等药物。

郭真如等认为,陈士铎论治癃闭立足脏腑,着重从心火炽盛、热结膀胱、命门火衰、肾阴亏虚、肺热津燥、清阳下陷进行辨证、处方、用药。

李娟等指出,陈士铎论治鼻渊论病因有寒热之殊,判轻重依涕之清浊,遣方用药平和而入肺,寒温并用,刚柔相济,灵动活泼。

(撰稿:张志峰　审阅:王　键)

【岭南医家学术经验研究】

赵巍等系统总结了第二届国医大师禤国维教授运用岭南特色草药治疗皮肤病经验。疏肝理气选佛手、素馨花,佛手具有理气止痒的效果,尤其使用皮炎湿疹类疾病瘙痒无度兼有气郁的状况,配合使用素馨花具有良好疗效,又因其花性趋上,对于皮损表现为头面部的皮损尤为适用;祛湿清热选木棉花、火炭母、救必应;若患者湿热较重,出现乏力、大便黏滞不爽的表现,可配合使用木棉花以祛湿清热化浊;若患者湿热内盛,伤及大肠之血络,出现便血,腹泻较重、水样便等情况,可选用火炭母以清利湿热、凉血止血;若患者湿热内蕴,既有大便烂,黏滞不爽,又有腹胀、腹痛较为明显者,则可选用救必应以清热利湿、缓急止痛;祛湿消滞选布渣叶、独脚金。对于湿热兼有食滞的患者,常常使用布渣叶以清热利湿、消食化滞;对于婴儿期和儿童期患者因食积内阻引起的皮肤病,在辨证论治的基础上,使用独脚金可取得良好的效果,化湿解毒选白花蛇舌草、积雪草;对于患者既有湿邪内阻,又兼热毒内盛时,可在此时清热祛湿的基础上配合白花蛇舌草以祛湿清热、凉血解毒,积雪草可以用于湿热熏蒸表现为舌苔黄腻、渗出较多或皮脂分泌过旺的皮肤病,也可用于抗纤维增生,解毒活血选肿节风、石上柏;使用肿节风时多用于血热内盛表现为皮疹鲜红、灼热、舌红、苔黄为主要表现的皮肤病;对于血热兼风的银屑病、血管性皮肤病常常配合肿节风,加强凉血祛风的功效;解表清热选青天葵,若患者皮肤病兼有轻度的表证,如出现发热、微咳等症状,可选用青天葵,取其解毒散瘀、清肺止咳、健脾消积的功效。

贾慧等认为,《伤寒归真》推崇《伤寒论》原著,反对陶节庵和张景岳的伤寒新说,特别在伤寒理法岭南本土化方面做出了重要贡献,具体体现在辨明南方有伤寒病,"内伤宜少、宜缓,外感宜多、宜速"的用药原则。黄子天等通过考察岭南医家对温病的认识和辨治,提出温病为岭南多发病,岭南的自然环境、社会环境、风俗习惯导致岭南温病多湿多热,且较岭北为甚,由此提出针对性的应对措施,并开发岭南草药治疗岭南温病,拓展了温病经典理论的临床普适性。同时还认为,岭南医家在传习叶天士学术经典的基础上,补充其临床未备,拓展了温病理论框架,进而思辨叶天士学术经验,充实了岭南温病的学术内涵。

邹荣等指出,明代医家在前人瘴湿理论的基础上,更重视从体质内虚角度探讨瘴病病机,包涵"因虚治瘴"与"瘴久致虚"两方面,其认识促进了具有岭南特色的体质观、治疗观、预防观和养生观的形成。黄淦波等对清代岭南名医何梦瑶《神效脚气方》的证治特色进行了分析,包块论治脚气以经释病、尤重脏腑经络,博采众方、从古证今,内服外用、方外有方等,从中反映出岭南医学发源于主流,又具有地域特色的优良传统。王国为等分析了何梦瑶代表作《医碥》与景日昣《嵩厓尊生》的渊源关系,指出二者的比较有助于进一步理清何梦瑶在医学上的继承和创见,而《嵩厓尊生》作为一本清代早期在岭南出现的重要医籍,亦值得进一步研究。

孙晓玲等总结了罗氏妇科流派的临证用药原则,包括:崇尚景岳,阴阳和调,主张用调补肾阴肾阳之法来调经;调理脾肾,先后天并重;用药轻灵,勿伤阴津,提出间接护阴、直接护阴和综合护阴的热病护阴三法;调理气血冲任,化瘀散结治杂病。朱玲等通过典型案例分析了罗氏妇科对绝经综合征的认识,认为其病机以阴血亏虚、阴不制阳、虚阳偏亢为特点,临床证型可分为肾阴虚证或阴阳两虚证,治疗以补肾阴为基础,阳中求阴,以平为期,并擅补脾助肾、填精养血、柔肝平肝、交通心肾以助平调阴阳。王镘佳等将罗氏与叶天士之调经法进行了比较,指出两家同属南方,都注重温病对疾病的影响,但各有特色。岭南多湿热,罗氏重脾肾,擅滋阴养阳、阴中求阳;江南多寒湿,叶氏重肝胃,重辛开苦降、理气以治血。此外,阮丽君等结合岭南妇科名家的理论治验,对带下病的论治特色进行了总结,即化湿为主、顾护肝脾的辨治特色,轻清芳香、甘平清淡的选药特色,药食结合、扶正祛邪的调护特色。

华荣等整理了林夏泉老中医辨治癫痫的经验。林氏认为癫痫病机本质在于肝、脾、肾脏气失和,风、痰、瘀、虚交错为患,治疗以祛风、化痰、活血、补虚为原则,发作期当养血熄风、除痰开窍定痫,缓解期宜补肾健脾柔肝。自创经验方除痫散,并擅用虫类药物治疗癫痫。田超等指出,林夏泉妇科受易水学派及岭南妇科名家吕楚白影响较深,又在长期临床实践的基础上,形成了固肾、扶脾、调肝理气、调理冲任气血为主的妇科学术思想和因地制宜等用药特色。

林雁等阐述了岭南管霈民《花柳科讲义》对花柳病的认识和诊治用药特色,如中西医结合治疗,注重善后调养,善用土茯苓等。余榕键等收集整理了当代岭南名老中医辨证治疗原发性肝癌的156个医案和128个门诊处方,分析其治疗原发性肝癌的思维模式和特色,包括拓宽辨证思维、辨证辨病结合,疏肝健脾为主,注重全面调理,善用道地药材、体现岭南特色等。

另外,刘迪等运用中医传承辅助平台,对民国以前岭南医家湿病治疗的组方用药规律和特点进行分析总结,提示岭南地区湿病治疗应以燥湿利湿、温经化湿、理脾行气和血为主要原则。这一研究亦可为医家学术经验的整理提供方法和途径。

(撰稿:张苇航　审阅:王　键)

【叶天士治疗痹证经验研究】

刘忠第等分析《临证指南医案》治疗痹证用药,寒温并用,补泻同施,气血同治,重用甘味补益气血、缓急止痛,辛开苦降,宣通三焦脏腑气机,促进肢体关节经络气血流通,高频常用药物有防己、桂枝、茯苓、白术、当归等17味药,高频常用药对有蚕沙-防己、石膏-防己、独活-白术、独活-茯苓等。

钱俊文认为叶天士治疗痹证特色有五方面:宗《内经》正虚邪侵导致痹证,但遵经不泥;运用奇经辨证,提倡分经用药;久病入络,主张用虫蚁搜剔动药;针药并用,内外同治;剂型多样,服法讲究。

郝云等研读《临证指南医案》提出,叶天士治疗痹证注重宣通、扶正祛邪、剔络搜风、治养并重的辨证立法原则,并且巧用经方、善用虫药、透风渗湿、汤丸并用的处方用药经验。

张晓瑜等认为叶天士在掌握仲景治疗历节病辛温散寒、寒热同调、化湿通痹、祛邪扶正、调和营卫大法的基础上,更加注重从三焦分化湿浊、和血养阴等治法,灵活变换方药。

时潇等研究了叶天士《临证指南医案》卷四中所载案例的临床症状、辨证、治法及药物总结分析其对胸痹和肺痹的病因病机及诊治特色。叶天士认为,肺痹主要发病部位在肺,胸痹主要发病部位在心,总病机可归纳为邪气阻塞,脉络不通而致痹。肺痹病因病机为上焦湿热壅塞,肺气不通;上焦气分壅热,肺不升降;上焦气机紊乱,肺气升降失调。胸痹的病因病机可分为不通则痛和不荣则痛。叶氏对于肺痹和胸痹诊断方面首辨寒热,当用射干、麻黄、杏仁、牛蒡子、桔梗等轻清气药透邪外出。治疗痹证,重调气机,开宣肺气,宣通气滞,使邪有出路而达治疗效果,用药以杏仁、桔梗、半夏居多。根除痹证,健脾化痰为主,多用健脾化痰之药,以薏苡仁、半夏、茯苓为代表。

李长香等对叶天士从络病论治痹证进行了研究,认为从"络病"的视角辨治痹证,须以虚、实为纲,对于络实者,一方面如《黄帝内经》所言可因外感风寒湿三邪袭络,致经络中气血运行不畅,不通则痛而为痹;另一方面,亦可因外感邪气留着经络,经年累月,形成瘀血凝痰,使四肢关节失于荣养而为痹。此两者皆是络脉不虚,外邪或病理产物阻络而致痹证。因此,实证包括风湿阻络、寒湿阻络、湿热阻络、痰瘀阻络4种证型。络虚者因痹证邪侵日久,对于体虚或年老体弱者易损伤正气,引起络脉虚滞、失养,而病络虚,对络虚引起的痹证,叶氏承《素问·阴阳应象大论》:"形不足者,温之以气,精不足者,补之以味",主张"大凡络虚,通补最宜",治以补益为主,扶助正气,驱邪外达,补益用益气补血,养阴润燥,荣养脉络之品,配伍通络的药物治疗。而体虚引起的络脉空虚,又分为阴虚,阳虚,肝肾亏虚,气血虚衰4种证型。治疗则在攻邪和荣养的基础上,需遵循其"络以通为用"的治"络病"原则。

（撰稿:胡　蓉　审阅:王　键）

【正骨流派研究】

孔博等梳理了上海魏氏伤科、上海石氏伤科、平乐郭氏正骨及岭南西关正骨四家骨伤科学术流派的起源、学术思想、手法特色及传承发展,认为四家正骨学派在发展过程中,与院校教育相结合,优势互补,重视科研并加大了资金的投入,改进传统的师徒传承模式,重视对传人临床技能和科研能力的培养,为中医正骨的传承做出了巨大的贡献。

李益亮等介绍了湖湘张氏正骨流派的历史沿革,提出了其指导思想以功能为首,时间为金,肿痛为警,从瘀论治;理论核心为"以筋束骨,以骨张筋,筋骨并重,内合肝肾";正骨要诀为手随心转;治伤用药理论为"跌打损伤气血主,三期分治破和补,初期用药宜表散,伤及全身把证辨";并倡导"生命在于平衡"。

黄会保等认为岳阳张氏正骨流派学术思想源于《黄帝内经》《难经》,又宗蔺道人、薛己等骨伤名家,以气血学说为理论依据,强调损伤当以气血为先,治疗需内外相合,筋骨并重,内治着重调气活血,外治以手法整复、药物外敷、夹板固定、练功活动相结合,并独创君臣佐使的正骨理筋手法。

彭亮等认为,张氏正骨流派在正骨手法、内外方药、针推技术等方面继承了《医宗金鉴·正骨心法要旨》主要的学术理念,并不断发展创新骨伤技术方法、药物应用。

刘宁等认为,社港江氏正骨于清朝同治年间发源于湖南省浏阳市社港镇,形成于湖湘文化大盛的晚清时期。湖湘学派经世致用的传统学风与湖南人崇文尚武的性格特质,历史悠久的湖湘医学文化以及浓厚的佛教文化氛围,为江氏正骨术的发源与发展提供了独特的人文环境;同时,社港优越的地理位置、便利的交通、适宜的地势气候条件、外来移民等因素,为江氏正骨的形成与发展提供了条件。

江林等认为,湖南浏阳江氏正骨流派自清同治年间从社港镇家族传承的民间医家发展成为国内知名正骨流派之一,经四代家族传承,经百余年的继承与创新,其治伤理论和技术形成了具有特殊的,融中医传统疗法与现代医学技术为一体的实用性医疗体系。

陈利国等梳理了平乐郭氏正骨源流:郭氏家族,世居平乐,簪缨继世,诗礼传家,世代习医,爱好方术,薛衣道人祝尧民及益元君习练正骨,其学术渊源出自《正体类要》《跌损妙方》。郭祥泰先祖经商不阿,乐善好施,曾接济同族道人益元君家人,先人得到益元道人所传的治疗骨伤的药方,施药济世。郭氏第16代郭尧民,在终南山获得祝尧民所遗方术,取字尧民,同时学习《医宗金鉴·正骨心法要旨》,创始了平乐郭氏正骨,其精通三教九流,精奇门遁甲,生平多异迹,近于神仙,不以医名。郭氏第17代郭祥泰,幼读书即好岐伯之学,缮练揣摩,后郭祥泰拜郭尧民为师,专精于正骨,并以正骨术著称于乡里。郭树信支的郭贯田、郭聘三除继承家传医术外并深研医理,总结经验,至此平乐郭氏正骨形成了自己独特的理论体系和治疗方法,为平乐正骨的发展奠定了坚实的基础。新中国成立后经高云峰、郭春园、郭维淮收徒办学,弘扬成派。

（撰稿:张志峰　审阅:王　键）

[附] 参 考 文 献

C

曹雯,李崇超.陈士铎治疗痰证学术思想探究[J].浙江中医药大学学报,2016,40(5):363

陈利国,杜天信,孙永强,等.平乐正骨渊源考证[J].中医正骨,2016,28(5):74

D

丁辉俊.《辨证录》阳痿五脏辨证用药浅析及应用体会[J].内蒙古中医药,2016,35(13):61

F

范红江,闫海峰,刘厚涞,等.陈士铎论治虚汗证医案三则及方药探析[J].中国中医基础医学杂志,2016,22(10):1396

G

郭真如,宋平.陈士铎辨治癃闭六法浅识[J].中医文献杂志,2016,34(5):52

H

郝云,赵一敏.叶天士治疗痹证方法初探[J].新中医,2016,48(2):209

华荣,陈纳纳,王远朝,等.岭南林夏泉流派擅用虫类药治疗癫痫经验[J].陕西中医药大学学报,2016,39(4):27

华荣,黄燕,刘茂才,等.岭南名医林夏泉养血熄风、涤痰定痫法辨治癫痫的临床经验[J].广州中医药大学学报,2016,33(1):118

黄淡波,欧晓波,林昌松,等.论何梦瑶《神效脚气方》[J].新中医,2016,48(2):231

黄会保,张婉妮.岳阳张氏正骨流派学术思想探微[J].湖南中医杂志,2016,32(4):90

黄子天,刘小斌.岭南医家辨治岭南温病[J].中国中医基础医学杂志,2016,22(5):597

黄子天,刘小斌.岭南医家对叶天士温病学术的传承[J].中国中医基础医学杂志,2016,22(2):156

J

贾慧,罗启盛,黄海.《仲景归真》在伤寒理法岭南本土化的贡献[J].中国民族民间医药,2016,25(12):81

江林,江涛,江永革等.江氏正骨术的源流与传承[J].中医药导报,2016,22(6):15

K

孔博,薛彬,贾友冀,等.传承中不断发展的中医正骨流派现状简析[J].中医骨伤科杂志,2016,24(11):70

L

李娟,李义松.陈士铎论治鼻渊[J].实用中医内科杂志,2016,30(2):12

李益亮,孙绍裘,孙达武.湖湘张氏正骨流派传承及学术思想概述[J].中医药导报,2016,22(15):8

李长香,程发峰,王雪茜,等.叶天士从络病论治痹证研究[J].中华中医药杂志,2016,31(5):1758

林雁,陈凯佳.岭南外科名家管霈民《花柳科讲义》花柳病探析[J].中医研究,2016,29(10):62

蔺焕萍.沈金鳌论治咳嗽遣方用药特点[J].贵阳中医学院学报,2016,38(6):40

刘迪,唐仕欢,王峥峥,等.基于中医传承辅助平台对岭南湿病组方规律的分析[J].中国实验方剂学杂志,2016,22(24):199

刘宁,江林,江涛,等.湖湘地域文化对江氏正骨术的影响[J].湖南中医杂志,2016,32(3):95

刘忠第,姜淼,谭勇,等.《临证指南医案》治疗痹证的用药规律和特色分析[J].中华中医药杂志,2016,31(2):405

P

彭亮,黄会保,司马雄翼等.《医宗金鉴》对张氏正骨流派学术思想的影响[J].湖南中医药大学学报,2016,36(9):44

Q

钱俊文.《临证指南医案》治痹特色探析[J].新中医,

2016，48(7):274

R

阮丽君,朱玲.岭南妇科带下病论治特色[J].湖南中医院大学学报,2016，36(1):52

S

时潇,刘兰林,马占山,等.叶天士《临证指南医案》上焦痹证诊治特色[J].长春中医药大学学报,2016，32(5):887

孙晓玲,钟伟兰.岭南罗氏妇科流派用药特色[J].中国现代医生,2016,54(15):116

T

田超,聂广宁,华荣.岭南名医林夏泉妇科学术思想简介[J].时珍国医国药,2016,27(2):478

W

王芳瑜,李杰祥,贾德蓉.陈士铎"胃为肾之关"及"非治之治"的临床运用[J].中医药临床杂志,2016，28(4):483

王国为,杨威,徐世杰.略论《医碥》与《嵩厓尊生》的渊源[J].中国中医基础医学杂志,2016,22(10):1305

王镘佳,邓志远.岭南罗氏与叶天士之调经法探讨[J].江苏中医药,2016,48(10):72

X

谢知慧.清代名医沈金鳌治疗妇科疾病临床用药特色探析[J].新中医,2016,48(1):202

Y

余榕键,刘湘云,郑聪敏.岭南医家治疗原发性肝癌经验浅谈[J].中国民族民间医药,2016,25(11):41

Z

张晓瑜,沈晓东,于才,等.叶天士对仲景治疗历节病思想的继承与发展[J].环球中医药,2016,9(10):1217

赵巍,张云霞,梁家芬,等.国医大师禤国维教授运用岭南特色草药治疗皮肤病经验[J].中华中医药杂志,2016,31(1):117

朱玲,郜洁,罗颂平,等.岭南罗氏妇科治疗绝经综合征经验[J].时珍国医国药,2016,27(2):475

邹荣,郑洪.明代瘴病内虚病机理论及其对岭南医学的影响[J].广州中医药大学学报,2016,33(2):281

（三）医 史 文 化

【概　述】

2016 年，与医史文化相关的研究主要涉及疾病史、诊疗史、医学教育、医事制度、医学社会文化史等方面。

1. 疾病史、诊疗史

邹荣等指出，明代以前医家认为瘴病病因为岭南的"特异外邪"，病机常因山岚瘴湿侵袭人体所致，与湿热密切相关，且与患者体质有关。明代医家在此基础上，提出内虚病机包涵"因虚致瘴"与"瘴久致虚"两方面。曾明星等认为，"瘿"起源于"眼"或"婴"，"瘿"字尚存在其他多种写法；"瘿"在古代主要指"颈肿""颈瘤"及"瘿木"；"靥"有多种释义，不单指动物甲状腺，故推测"靥"与"瘿"之间可能存在声旁互换现象。

牛一焯等认为，脑的范畴自先秦到隋唐，从文字学开始有初步认识，到《内经》成书则有了明确叙述，而后脑的概念基本延续了《内经》的理论，在病因症候学和方剂学上有一定的发展。秦晓慧等认为，从宋代至清代中晚期中医对脑的认识有了巨大的发展。古代中医对脑范畴的研究，从"脑者物所受命"发展到"灵机记性不在心而在脑"。张宁怡等认为，晚清时期中医对脑的认识主要建立在传统中医理论体系之上，心主神明是脑司知觉运动的重要保证。此时"脑"并未成为一个独立的中医学概念，仍是附属于经典五脏系统的范畴。但医家将西医对脑的认识融入中医脑的研究，为中医脑学的发展提供了一个新的思路和研究方法。

刘佳缘等对"辨证论治"词语源流进行考证，总结"辨证论治"在古医籍中有共四十一种不同的记载方式，其中与"辨证"相似的表述有十七种，最早的记载见于东汉张仲景《伤寒杂病论·序》中的"平脉辨证"；与"辨证论治"类似的表述有二十四种，同义词首次记载见于南宋陈言《三因极一病证方论》卷二五科凡例中的"因病以辨证，随证以施治"；"辨证施治"首见于明代周之干《慎斋遗书》卷二，而"辨证论治"首载于清代章虚谷《医门棒喝》卷三。古医籍载述的"辨证"，包括辨病名、辨症状、辨脉证、辨病因、辨病位、辨证候、辨病性、辨证型等八种形式。

姚春鹏等指出，《内经》以"宫""舍"之象来认识人体的生理、病理，这样就使原来对人体生理、病理模糊不清的感知渐渐明朗起来。这对于中医理论体系的建立以及对中医养生医疗实践的发展都具有奠基性的意义。

徐玮斐等认为，"寸口脉分候脏腑"的理论源自于《内经》，由《难经》明确提出并加以完善，经《脉经》推广至临床应用。《脉经》以后，各医家对该理论多有发挥，分歧主要存在于大、小肠的分属问题上，至张景岳以后逐渐统一，将大、小肠同归属于尺部。目前临床切脉遵循的脏腑分属方法来自于《脉经》：左手心肝肾，右手肺脾命。

于天一等指出，"解剖"一词最早源于《灵枢》。秦汉时期的解剖包括以下 7 个方面的特点：当时解剖是认识人体的重要方法之一；进行过一定数量的实际人体解剖；解剖的主要研究内容包括器官的位置、形态、颜色、质地等；关注最多的是器官的生理功能；由于解剖水平的限制导致对空腔和非空腔脏器存在认识水平的差异；当时的解剖研究在传承过程中有明显的缺失导致现在部分学者对当时解剖研究水平的低估；这时的解剖研究对整个传统中医学的发展产生了重大的影响尤其是藏象理论被沿用至今。李建民指出，不得已而施行的手术与被夸大疗效的汤方疗法，两者曲折循环于中医外科传统治法中。而重内服、轻手术的缘由多与其社会背景相关。

韩琦等认为，由于地域及气候的不同，印度传统医学多从"风、痰、胆汁"认识疾病，重视祛风、燥湿、清热，选用酸浆、乳汁及植物汁、香药；而敦煌医学从风（燥）寒认识疾病，重视祛风、温阳、散寒，选药为外来药及道地药（辛温为主）。

2. 医学教育、医事制度

沙蕾等认为，秦汉魏晋时期，女医崭露头角；隋唐时期，女医逐步正规化；宋金元时期，女医发展渐受掣肘；明清时期，女医分流日趋明显。

杜菁等通过梳理宋代代表性法典《宋刑统》及其他相关史料，发现宋代在保护弱势群体的生存权、就医权等方面，制定和实施了许多相关的法律条目和医事制度，在保护病者权益、促进法制文明、稳定社会秩序等方面起到了积极作用。陈曦等认为，虽然伪满政权统治年代长春市医疗卫生的水平有一定程度的提高，但日本人的目的是为了进一步实施残酷的侵略和霸权统治。这些医疗水平的提高是为了日本人的健康，能够做到无病早防、有病即医，对中国人的健康却根本不予重视。

3. 医学社会文化史

刘鹏认为，透过《黄帝内经》中的身体，我们可以发现早期数术之学对宇宙时空的探讨，深刻影响了传统中医学对身体构造与功能的理解，对传统中医学理论的成熟起到了重要的奠基与推动作用。早期数术之学的宇宙时空观开始与医学对身体的认识相结合，用以说明身体与时空在结构上的相似，以及功能上的协调。以太一行九宫为例，《黄帝内经》中诸如"九宫八风""九针论"等篇章，对数术与身体相结合而进行的尝试，还显得较为原始。但是这种模式进一步发展成熟的产物，就是中医学在后来的发展中逐渐采用了更为成熟的阴阳五行学说等，来说明身体与时空之密切联系，以及和合阴阳、平衡五行生克的养生与治疗原则。

苏晓威认为，黄帝存在于世系、古帝和祭祀三个系统之中。世系系统中的黄帝应最早，黄帝由宗统进入君统，及一个基于血缘关系存在的分封制，之后逐渐走向地缘关系的郡县制。祭祀系统中的黄帝形象与战国后期的阴阳五行学说结合紧密，同时在后世的发展过程中，又进入了一定的道教仪式，由此获得信仰的价值。

李鸿泓等指出，儒家"应时"思想与《易传》时观同源，具有时统位，天统地，兼容三才之道的特点，先秦儒家之时观对《黄帝内经》"应时"思想有深刻影响。胡蓉等发现，先秦两汉时期的"盖天说"对《黄帝内经》阴阳升降理论与人体组织结构理论、"宣夜说"对《黄帝内经》运气理论、"浑天说"对《黄帝内经》阴阳关系理论与藏象理论的形成都有着明显的影响。

高雨从唐代诗歌与小说入手，探究唐代文学与中医药文化的传播，指出文人们用生动优美的语言，描绘各类药物；用光怪陆离的笔触，撰写医术的神奇。唐代文学中的中医药，既丰富了诗歌的创作题材，又保存了大量珍贵医学文献。"曲岛寻花药"，优美的文学语言，具有其他文字无法比拟的传播力量。

李敏等认为，日本山口忠居《和韩医话》记述了山口忠居与朝鲜通信使者笔谈的经过，其中涉及了中医古籍、临床疾病治疗及药物人参等医学史料。并指出，当时日朝医家交流的特点：大量中医古籍流传到朝鲜及日本，广为两国医家习读；日本医家十分重视对临床疾病的观察，有扎实的医学基础，朝鲜医家有丰富的临床经验，多运用辨证论治的方法治疗疾病，对源自中国的方剂运用灵活；日本医家不仅在中医古籍、疑难疾病治疗方面有自己独特的见解,还重视本国及海外药材的相关问题。

(撰稿:罗光芝 刘 鹏 审阅:王振国)

【医学与宗教研究】

邸若虹等认为,历史上道教与医学共同发展,不断发生深度互动,不仅道教医学得以发展,也使传统医学打上了明显的道教印记。道教服食方是传统本草学、方剂学的重要组成部分,但除了一小部分道教服食方传承转变为中医方剂学的内容外,大部分的道教服食方只在教内传承而世所罕见,或只保留在道教文献中。从医学的角度重新审视道教服食方,具有重要意义。

刘旭等认为,相对早期传统医家,道家对脑的认识更为丰富,这主要体现在对脑的解剖、功能的理解与重视程度上。道家对脑的高度重视并不代表其对"心主神志"认识的改变,其典籍与《黄帝内经》保持高度一致,认为心为五脏六腑之主。与此同时,《黄庭经》中有脑为一面之神的记述,南宋则有心神及五脏神朝"天宫"(即脑)的记录,这代表某种层次上心神对脑的从属地位。《老子中经》认为脑有心、肾两脏的某些特征,这给脑具有一定"心"之精神意识、思维活动的特征提供了依据。可见,在承认"心主神明"的基础上,道家确实有一些脑与神相关认识的端倪,相对于《内经》在脑方面还显粗糙的论述,道家的认识无疑是一种进步。道家独特的身神观、精气神观代表着道家理论已有"脑调控全身"思想的萌芽,已初步认识到脑可统领身体。这种关于脑内涵的认识非常具有创造性,反映了其对当时医学的突破。

李丛等认为,明代龚廷贤在著作中辑录大量道家经验方,将六字气诀、呼吸静功妙法、神仙接命秘诀等道家内丹功法用于防病治病,在骨鲠、疟疾、难产等疑难病症乃至服药、行针中使用道教符咒,这些体现了龚氏重生贵生、寻求超凡入圣的仙道思想。

平海兵等认为,佛教医学与中医学的渊源深远,进一步深入探讨、比较二者的异同之处,有利于深化二者的研究广度和深度。佛教医学蕴涵着深厚的心身医学思想,但未见中医学者对佛教医学的心身医学思想的系统研究的报道。

梁玲君等认为,隋唐年间是我国佛学和医药发展兴盛时期,佛学发展,促使大量的佛学理论、佛家医方、药物以及养生保健等知识被传统医学所吸收,注重身、心、灵的共同调理,丰富了中华医学宝库。

李良松通过对《百喻经》中9则富含哲理的医药案例的考释与分析,说明了贪、嗔、痴"三毒"与地、水、火、风"四大"对人们身心灵健康的影响。

(撰稿:刘 鹏 审阅:王 键)

【《黄帝内经》文化研究】

赵心华认为,《内经》的医学理论影响最大的早期哲学思想是阴阳五行学说和气一元论。阴阳是中国古代哲学的一对重要范畴,具有朴素的唯物论和辩证法思想。《内经》将阴阳学说用来阐释人体生命活动,即说明人体的组织结构、生理功能、病理变化、以及指导疾病的诊断和防治。五行学说是古人用五行间相生相克的规律来阐明宇宙万物的运动变化的哲学思想,《内经》将这一思想引用到医学领域,从整体规律出发认识健康的本质是机体内部、机体与外界环境的动态平衡。"气"在中国哲学史上是一个非常重要的范畴,《内经》汲取了气一元论的思想,认为宇宙中的一切事物都是由气构成的。气的概念在《内经》中运用广泛,可以看做是其哲学和中医学理论的基石。《希波克拉底文集》中的医学哲学思想是以"四体液病理学说"为基础,这一学说是由希波克拉底从四元素说发展而来。虽然《内经》《希波克拉底文集》的哲学基础均来自早期的自然哲学,但是《内经》主要是运用中国古代的阴阳五行学说作为基础进行说理阐释,没有从自然哲学过度到自然科学,而《希波克拉底文集》则将四元素说从自然哲学中抽离出来,将医学进行了分门别类的研究。

孙可兴认为,《内经》中的"象"系统是实现控制和调节的信息集合,阴阳五行、藏象经络是实现控制和调节的系统集合,病因病机、诊法治则是实现控制和调节的反馈集合,虽然这与现代的控制论有很大的差别,但其现代价值不可忽视,有助于转变健康管理观念,为中西医两种理论的交流架起桥梁,全面提高人类健康水平。

马作峰等认为象思维作为构建《内经》理论的工具之一,在物象对应以及象推论上有不惟一性,在象推论上有不可逆推性。

吴霏认为,《内经》将"和"作为生命缘起、生命运行、生命呵护、生命境界的根本。《内经》中的"和"思想主要体现在:一是天人同源相应,这一点是古代天人合一思想的一部分;二是和于阴阳五行,根据天人同源同理这一认识,人本身也是一个和谐运行的完整生命体,所以人的形成与天地自然的形成是如出一辙的,都和于阴阳,也和于五行相调;三是形神平衡相合,和谐健康之人的生命是生理生命与精神生命的统一体,即人是形与神的合体。

霍磊等认为,老子"守中"思想对《内经》养生观有深远影响,可从4个方面体现:①老子思想的"道法自然"与《内经》的"法于阴阳"。老子认为,人必须要效法自然阴阳的消长规律来养生,方能健康长寿,而人与自然和谐相处的论述在《内经》诸多篇章中均有论述。②"阴阳冲合"与"阴平阳秘"。老子认为阴阳的对立、互根与平衡是万物的基本规律,人也应如此。《内经》中强调"阴平阳秘,精神乃治",是人体的最佳生理状态,所以最好的养生状态就是阴阳平衡,也就是阴阳"中和"的状态。③"见素抱朴"与"节制嗜欲"。老子主张要控制欲望,调节身心,《内经》则强调人对于各种欲求都要加以节制,这样才能体健而多寿。④"致虚守静"与"恬淡虚无"。老子这种"致虚""守静"的观点,对《内经》的调神摄养的养生理论影响深刻,强调一种清虚守静的心态。

刘向哲提出,以人为本的理念在《内经》的医疗实践中贯穿始终,主要体现在疾病的预防、诊断、治疗以及护理当中,由此提出在医疗实践中要始终把患者放在最根本的位置。

岳涛发现,《太一生水》与《内经》在理论构建、概念使用等方面有着高度的相似性。《太一生水》与《黄帝内经》在内容上有明显的关联性,例如:"太一生水"与"水-肾-精-生殖"的生命哲学,"太一生水"提供了水之为物的根源,交代了水的生成论依据。此外,《太一生水》中的"反辅""太一藏于水,行于时"说与人体气血运营极为相似;"神明""阴阳""四时""寒热""燥湿"概念与《内经》高度一致等。通过对《太一生水》的研究,发现其在道家养生学向中医学的学术流变中,起到了"枢机"的作用。

谭烨等指出,"中和"思想起源于《易经》,而先秦儒家则继承了《易经》与《尚书》的"中和"思想,并将其发展到了"天地之道"的位置。先秦儒家的"中和"思想主要体现在"中和"以处事、"中和"以理政、"中和"以养生3个方面。道家的"中和"思想与儒家的有所不同。法家则将"中和"思想作为从政者的治国理念。《黄帝内经》的"中和"思想主要体现在5个方面:"中和"是天道变化的和谐状态;"中和"是人与天地的和谐关系;"中和"是人与社会的和谐相处;"中和"是人体功能的谐和状态;"中和"是养生的指导原则。

马凤岐等认为,《内经》思维方式的形成深受先秦文化思想的影响,其中整体思维主要体现在"天人合一,五脏一体",而道家和儒家都主张"天人合一",不过道家倾向于把人自然化,而儒家则倾向把自然人化;辩证思维主要受《周易》的影响,其中的"阴阳学说"与"动而不已"是辩证思维的两个主要命题;意象思维主要受道家思想的影响;直觉思维是《内经》中的一种独特的思维方式,而其中的体悟

"神"与道家体悟"道"有点类似,所以应是受到道家直觉思维方式的影响。

李鸣认为,《内经》与《周易》的核心理论密切相关,对一阴一阳两个八卦位图、离坎二卦的五行属性、《卦位图》的四方四时气道与八卦卦气相互作用及其吉凶效应、生气通天的天人互动模式等方面进行探究,以此来作为《黄帝内经·生气通天论》的图解模式。

王丽慧总结出《内经》中"美"字共出现过 25 次,且有 16 处集中出现在《灵枢·阴阳二十五人》,涉及身体 10 处部位,皆指身体的外观好看。《内经》以人与自然、身体与精神、身体与自然等方面成就了系统而独特的生态美学。《内经》的生态美学是以身体为符号来呈现的,所以作者主要从生态之身与和谐之美两个方面探讨了《内经》中的身体美学。生态美学的终极目标就是精神的满足,从生态角度审视《内经》,则会发现其与现代生态美学极为相似。

(撰稿:李 丛 审阅:王 键)

【近代中医教育研究】

近代中医界创办中医学校教育,吸收西方科技,培养中医人才,扩大中医药影响,捍卫传统文化,成为中国历史进程的重要内容。研究视角多以各省域地区作为切入点。吴娅娜等对近代湖南的中医学校教育开展讨论,从 20 世纪初到建国以前,湖南地区创办中医学校 10 余所;参照西方教育形式,自行编印教材,聘请名医执教,授课以中医经典为主,兼顾西医内容,注重临床实践训练,为湖南现代中医学校教育的理论和实践提供了宝贵经验。谢敬探讨津门医家尉稼谦及其创办的天津国医专修学校,尉氏等编纂新国医讲义教材 23 种,为中医人才的培养作出贡献;学校函授部(简称天津国医函授学院)"为华北医学教育函授制度"之首创者,推动了天津地区医学教育的发展。此前更早的中医函授学校,如上海函授新医学讲习社,由名医丁福保于 1910 年创办。刘玄从医学、商业视角对此进行研究,认为丁福保以速成的远程教育法扩大了他所翻译出版医书的销售市场,也由此形成一批学生弟子,他们之间已不只是传统意义上的师生,也是商业上的合作伙伴,体现了近代以来医学知识传播大众化、普及化、商业化的发展趋势。

近代中医学校往往还彰显出近代教育的中西医汇通思想。黄瑛以近代上海地区中医学校为例,认为中西医学汇通是近代中医界为沟通中西医学,促进中医生存发展,而致力于改进传统医学的一种思想方式;主要表现为中医学校教育兴起汇通中西的办学思想,借鉴西医学校的办学模式,效仿西学建立现代学科体系,学校课程中西兼容,教材内容融汇中西,建立现代临床实践模式等诸多方面。其中,教材无疑是这种汇通思想的明证。林琦以广州中医药大学博物馆藏的 405 册民国医药教材为调查对象,发现馆藏教材以中医药类教材为主,广东中医药专门学校与广东光汉中医药学校的相关教材居多;教材编撰人员以名中医为主,内容注重知识的完整性、系统性,中西医汇通为其最大特色。中医典籍《黄帝内经》,在近代教材的多种编写体例,同样反映了这种变化。张毅等提出,近代中医院校教育《黄帝内经》教材,大致可分为"用西医知识改编"和"辑要分类编写"两类。前者以仿造西医学科分类和使用西医知识对《内经》进行改造,后者保留《内经》原文的原汁原味,分类并阐释相关条文。两类《内经》教材虽差异明显,但均为近代中医教育者不懈努力和探索所取得的积极成果。

上述中医教育模式的转变,与近代社会政治、经济存在密切关系,中医教育可被视为"医政"的一部分。苏文娟等认为,1934 年陈果夫创建江苏省立医政学院,探索医政融入教育的新模式,坚持卫生行政、教育和医疗并举,实现了医政新变;江苏省立医政学院可谓全国第一所且唯一的医政学府。

张婷婷立足于反思并提出,民国时期受到国家医疗卫生政令举措(医政)的影响,传统中医教育模式在越来越多的质疑与批判声中尝试变革。民国政府对于中医处于"欲管而不管"的状态;中医界对政府既存幻想又不满的"若即若离"态度,让中医教育的近代转型面临悖论式的两难困境。与之相应,李新路则从积极方面探讨了近代中医教学模式转型的原因和特点,认为该模式的产生具有文化自救意识,在学习外来先进文化、技术的同时,进一步继承和发展中国传统文化。总之,近代中医学校采取的教学模式在教育思想、教学观念、课程体系、教学方法的探索过程中,积累的经验和教训,对于现代中医院校教育仍具有重要启示。

(撰稿:杨奕望　审阅:王振国)

［附］ 参 考 文 献

C

陈曦,魏晓光,冯晶,等.伪满时期长春市医疗卫生状况研究[J].长春中医药大学学报,2016,32(3):641

D

邸若虹,鲍健欣.医道同源浅谈道医学、道教服食方与中医学的关系[J].中国道教,2016,(4):23

杜菁,梁永宣,孟永亮.浅析宋代法律对弱势群体的医疗保障[J].世界中西医结合杂志,2016,10(3):301

G

高雨,韩静.唐代文学与中医药文化的传播[J].南京中医药大学学报(社会科学版),2016,17(3):160

H

韩琦,王凯莉,史光伟,等.中国敦煌医学与印度医学的医学背景探析[J].甘肃中医药大学学报,2016,33(4):114

胡蓉,田永衍,赵小强.先秦两汉天地观对《黄帝内经》理论形成的影响[J].南京中医药大学学报(社会科学版),2016,17(3):156

黄瑛.从近代中医教育看中西汇通思想——以近代上海地区中医学校为例[J].中医教育,2016,35(1):60

霍磊,魏玲,梁媛,等.老子"守中"思想对《黄帝内经》养生观的影响[J].中国中医基础医学杂志,2016,22(7):879

K

匡调元.《黄帝内经》的"神本论"研究[J].中华中医药学刊,2016,34(11):2780

L

李丛,狄碧云.仙道观对龚廷贤医学思想的影响[J].中国中医基础医学杂志,2016,22(5):607

李鸿泓,张其成.《黄帝内经》"应时"思想与先秦儒家之渊源[J].西部中医药,2016,29(3):50

李建民.被忽视的中医手术史[J].南京中医药大学学报(社会科学版),2016,17(01):9

李良松.略论《百喻经》中医药案例之哲理[J].中医文献杂志,2016,34(5):27

李敏,梁永宣.日本《和韩医话》所载笔谈医学史料之所见[J].中华中医药杂志,2016,31(5):1790

李鸣.发现和解读《黄帝内经》生气通天八卦五行图[J].中华中医药杂志,2016,31(11):4420

李新路.近代中医教学模式转型的原因和特点探讨[J].中医文献杂志,2016,34(6):55

梁玲君,李良松.试论隋唐时期佛学对医药发展的影响[J].中医文献杂志,2016,34(4):1

林琦.广东中医药博物馆馆藏民国教材的初步调查研究[J].中医文献杂志,2016,34(3):12

刘佳缘,王宇,陈艳焦,等."辨证论治"词语源流考[J].上海中医药杂志,2016,50(6):28

刘鹏.《黄帝内经》中的身体与早期数术之学[J].中医药文化,2016,11(11):19

刘向哲.以人为本是《黄帝内经》人文性的集中体现[J].中医学报,2016,31(10):1498

刘旭,屈庆,腾龙,等.道家典籍对中医"脑腑"学说形成的启迪[J].浙江中医杂志,2016,51(2):141

刘玄.医学与商业:清末上海函授新医学讲习社研究[J].南京中医药大学学报(社会科学版),2016,17(3):168

M

马凤岐,王庆其.先秦文化与《黄帝内经》的思维方式[J].中医杂志,2016,57(21):1801

马作峰,黄密,姜瑞雪.《黄帝内经》象思维中的逻辑问题[J].中国中医基础医学杂志,2016,22(12):1581

N

牛一焯,秦晓慧,张宁怡,等.唐以前中医"脑"范畴流变研究[J].中医文献杂志,2016,34(3):18

P

平海兵,曹继刚.中国近年佛教医学的研究概况[J].环球中医药,2016,9(2):152

Q

秦晓慧,张宁怡,牛一焯,等.古代中医"脑"范畴自宋代以来的流变研究[J].中医文献杂志,2016,34(4):27

S

沙蕾,雍丽,龚芳芳.浅析中国古代女医成才之路[J].中医文献杂志,2016,34(1):33

苏文娟,张爱林.民国时期江苏医政新变探析[J].南京中医药大学学报(社会科学版),2016,17(3):173

苏晓威.中国早期文献及考古材料中黄帝形象的研究[J].文史哲,2016,(2):57

孙可兴.《黄帝内经》朴素控制论思想探赜[J].晋中学院学报,2016,23(5):20

T

谭烨,田永衍,任红艳.先秦"中和"思想对《黄帝内经》理论构建的影响[J].西部中医药,2016,29(3):53

W

王丽慧.《黄帝内经》中的身体美学[J].江西社会科学,2016,(2):11

吴霏.《黄帝内经》和谐思想考述[J].兰台世界,2016,(22):144

吴娅娜,阳春林.近代湖南的中医学校教育研究[J].湖南中医药大学学报,2016,36(11):96

X

谢敬.尉稼谦和天津国医专修学院[J].中医文献杂志,2016,34(6):40

徐玮斐,顾巍杰,杨德才,等."寸口脉分候脏腑"理论的古代文献探源[J].中华中医药学刊,2016,34(7):1624

Y

姚春鹏,姚丹.宫、舍:《黄帝内经》中的建筑之象[J].中国中医基础医学杂志,2016,22(3):299

于天一,刘雅芳,程伟.秦汉时期中医学理论的解剖基础再解读[J].中医药信息,2016,33(3):54

岳涛.论《太一生水》的"生命生成论图式"特征[J].中州学刊,2016,(12):101

Z

曾明星,向楠,陈继东.从癗到瘿的考释[J].中医文献杂志,2016,34(1):27

张宁怡,牛一焯,秦晓慧,等.近代以来中医"脑"范畴流变研究[J].中医文献杂志,2016,34(1):61

张婷婷."医政"背景下近代中医教育变革及其困境[J].中医药文化,2016,11(3):13

张毅,陈晓.近代中医院校教育《黄帝内经》教材编写体例之考察[J].中医教育,2016,35(2):73

赵心华,李海峰,鲍计章,等.《黄帝内经》与《希波克拉底文集》哲学思想比对研究[J].中国中医基础医学杂志,2016,22(10):1291

邹荣,郑洪.明代瘴病内虚病机理论及其对岭南医学的影响[J].广州中医药大学学报,2016,33(2):281

六、民族医药

【概　述】

2016年,关于民族医药的研究内容十分丰富,从传统的文献整理与理论探讨,到现代的临床报道、品种考证、资源调查、质量标准、化学成分及药理作用均有涉及,有关文献达1 000余篇。

1. 文献研究

徐士奎等通过文献研究发现,明代造纸业的推进与毕摩社会职能的改变促进了彝族医药古籍的流传和传播。李莉等通过对河口瑶族草医的基本概况、人口社会学信息、口述医药文献发展现状的数据整理,对瑶族医药的发展和保护中存在的问题进行分析,并结合当地经济、文化情况提出相应的建议。王宪东等对云南傣族、藏族、彝族及其他少数民族医药文献的整理进行简述,并对文献的保护情况作了介绍。多杰拉旦等对作为藏医药学基础性读物《据悉》进行了研究,认为随着其不同汉译本的出现,“一物多名”的现象也随之产生,从而影响了藏医药学在医疗、教育、科研等学术领域的健康发展,所以实现《据悉》藏医药基本名词术语的汉译规范化,已经显得非常必要与十分紧迫。何婷等分析了《回回药方》中鲜明用药特色,并指出书中一些药物的品种、宗教禁忌类动物药还需进一步研究和探讨。史荣荣等研究了朝医古籍《东医寿世保元》的国内外版本概况,发现《东医寿世保元》具有勇于创新、重视医学心理学和预防保健、实事求是的科学态度等学术思想。段忠玉等认为,傣族传统医药知识的传承和保护是其惠益分享的前提,并以“肖结安胶囊”为例讨论傣族传统医药知识惠益分享的可行性。白阿茹娜等阐述了蒙医酸马奶疗法的定义、发展历史与酸马奶的成分以及临床应用,酸马奶含有多种有益于人体的有效成分,酸马奶疗法在临床上有较好的治疗与预防作用。

2. 理论探讨

童丽等结合大数据时代的发展趋势,从寻根溯源的视域出发,以四味藏木香汤散为例,对其涉及生理、病因、病理、望、闻、问、切、诊治等多元多面多层次的理论思维、深蕴民族文化的方药思维,以及临床思维、研究思维等展开论述和评价,就民族文化基因、复杂医学效能探讨民族医药思维体系的建构,以冀推动民族医药的理论体系和临床疗效更加实用和完善。任小巧等通过分析藏医方剂基本规律,结合现代中药毒性研究的方法和成果,提出基于藏药药性理论的含毒性药材藏药复方制剂安全性的研究思路。认为在藏医药文献、临床数据及藏药药性理论的基础上,开展藏药复方制剂的安全性研究,有助于完善对藏药复方制剂的认识,并有助于科学地阐释藏药复方制剂本质,正确评价和客观对待藏药的不良反应和毒副作用。唐汉庆等认为,总结和归纳壮医药理论对“痧”症的认识和治疗知识,有助于加深对壮医药理论和壮药应用的认识并促进交流,有利于指导临床工作并找到更多的治疗效验方法,从而丰富壮医治疗学内容。罗艳秋等通过对彝汉文史资料和田野资料的系统研究,阐释彝族是远古氐羌族遗裔,彝族传统医药以伏羲八卦立论,“盖天派”观测法奠定医药基础,“十月太阳历”是建构其医药理论体系的坐标,证实彝族传统医药是秉承中华上古医药理论的应天应地、应日应月的宇宙时空医学。王彭等通过量化处理的方法,从苗药性味层面发现苗药的性味分类及苗医的组方上均有其规律,为今后苗医药的科学研究和理论教学奠定了基础,也为临床应用及新药开发提供思路。郑钦方等报道了侗医对痧症理论的贡献,并以治疗腰痛为例介绍了侗医治疗痧症的特色。李志勇等通过对中药和民族药的药性理论整理与比较,认为民族药属性应统一用"药性"词。基于中药药性理论对各民族医药的影响,将药性理论在民族医药中的应用划分为 3 个层类,提出民族药药性理论规范化原则,并建议由"药质(气)""药味""药势""药属""药力""药能"作为包括中药、民族药在内的药性要素分类标准。张元琛等对回医药"禀性衰败"理论进行探讨,并运用"禀性衰败"理论指导临床糖尿病肾病治疗并取得较好的疗效。红纲等报道,蒙藏医治未病是根据"赫依、希拉、巴达干"三根素的辨证及三根、五元素与五脏六腑关系,通过体质辨识确定受检者体质。然后根据体质分型及易患疾病倾向,针对性地制定养生调理方案,并进行长期、动态监测,以充分发挥蒙藏医预防保健的独特作用,从而达到治未病的目的。

3. 临床研究

(1)药物治疗 朱宁娃等报道,将 66 例椎-基底动脉供血不足患者按照就诊顺序分为观察组 36 例和对照组 30 例,观察组口服《回回药方》失荅剌知丸胶囊并静脉滴注参芎注射液,对照组仅静脉滴注参芎注射液。结果,观察组有效率 91.7%,对照组为 72.7%($P<0.05$)。韦刚等将 60 例脾胃虚寒型门脉高压性胃病的患者随机分为对照组和治疗组,2 组均采用常规抑制胃酸分泌、控制心室率、补充维生素、保肝降酶、支持治疗;治疗组同时加用瑶医膏药脐疗。结果,治疗后治疗组在症状积分、临床疗效、内镜下表现、PCIII、门静脉血流动力学指标方面较对照组差异有统计学意义($P<0.05$)。任一等报道,将 490 例慢性软组织损伤患者按就诊顺序及按照随机数字表法分成治疗组和对照组。治疗组采用苗药续骨疗伤膏治疗,对照组采用精制狗皮膏治疗。结果,治疗组治疗总有效率为 95.1%

(251/264)明显高于对照组 88.1%(199/226)($P<0.05$)。米尔阿迪力·莫明等报道,采用传统维吾尔医药复方檀香糖浆治疗原发性高血压共 117 例,分为治疗组与对照组。结果,治疗组总有效率 85.6%,对照组总有效率 62.9%,两组比较差异有统计学意义($P<0.05$)。张雅丽等报道,选取 60 例门诊就诊的卵巢储备功能下降患者,随机分为观察组和对照组,观察组服用蒙药乌力吉-18 丸,对照组服用安慰剂,观察两组围绝经症状及血清 FSH、E_2的变化。结果,用药 3 个月后观察组 K 评分低于对照组,差异有统计学意义($P<0.05$),且激素水平变化优于对照组,差异有统计学意义($P<0.05$)。张成玉等报道,选取 120 例慢性胆囊炎患者随机分为治疗组和对照组各 60 例,治疗组患者给予藏药二十五味松石丸、十味黑冰片丸、八味獐牙菜丸等治疗,对照组患者仅给予茴三硫片治疗。结果,治疗组总有效率为 91.7%,与对照组比较差异具有统计学意义($P<0.05$)。玉春等报道,选择Ⅰ、Ⅱ期共 97 例股骨头坏死患者为研究对象,共同分为一组,并以蒙药苏木-6 为主方药进行治疗。按每一个患者的不同情况添加蒙药额日敦-乌日勒或通拉嘎-5 治疗,每隔 3 个月拍 DR 片进行对比,证明服用蒙药后的治疗效果。结果,97 例患者经过 4 个疗程的治疗后总有效率为 95.8%。

(2)特色疗法 卢晶晶等报道,运用壮医药线点灸联合温针灸治愈带状疱疹后神经源性膀胱 1 例,取得明显效果,并认为壮医药线点灸法治疗带状疱疹疗效确切,药线点灸所起到的关键性作用在疏通尾骶部经络气血,同时激发肾气肾阳,有助于全身三道两路通调。药线点灸即灸即起,不受常规针灸留针限制,具有简、便、廉、验、捷的特点,值得推广。姚哈斯等报道,将符合纳入条件的蒙医"萨病"恢复期病人,随机分为观察组(蒙医药特色疗法+康复治疗,$n=170$)和对照组(胞二磷胆碱+康复治疗,$n=160$)进行 8 周治疗,比较治疗前后 NIHSS、蒙医症状积分、FIM 评分。观察组治疗前后及两组间 NIHSS、蒙医症状、FIM 评分结果统计数据显示，观察组明显优于对照组，达到了预期目标。周哲屹等报道，将 80 例卒中后肩手综合征患者随机分为 2 组，对照组 40 例采用综合康复治疗，治疗组 40 例在对照组基础上加瑶医神火灸治疗。结果，治疗 4 周后，2 组 SS-QOL 各项因子评分及总分均较本组治疗前提高（$P<0.05$），且治疗组精力、活动、情绪、自理能力、上肢功能、工作和劳动因子各评分及总分高于对照组（$P<0.05$）。2 组治疗后 HAMD 及 SAS 评分均较本组治疗前降低（$P<0.05$），且治疗组低于对照组，比较差异均有统计学意义（$P<0.05$）。贺晓慧等报道，选取符合 2 型糖尿病诊断标准的 90 例患者，按入组先后顺序，随机分为治疗组和对照组各 45 例。治疗组在运用拜唐平基础治疗的同时，采用回医汤瓶耳诊疗法配合面诊疗法治疗；对照组仅采用拜唐平基础治疗。结果，两组治疗后 FBG 差异无统计学意义（$P>0.05$），2 h PG 和 HbA_1c 水平明显降低，与治疗前比较，差异有统计学意义（$P<0.05$），治疗组治疗后 2 h PG 和 HbA_1c 水平显著低于对照组（$P<0.05$）。谢湖等报道，选取中风后便秘患者 60 例，随机分为治疗组和对照组各 30 例，对照组予口服缓泻剂，治疗组在对照组基础上予壮医腹针联合体针干预治疗，比较两组患者的便秘改善效果。结果，治疗组总有效率为 93.3%；对照组总有效率为 66.7%，治疗组总有效率优于对照组（$P<0.05$）。夏菱悦报道，将 60 例符合纳入标准的患者按照随机原则分为治疗组和对照组各 30 例，治疗组采用朝医太极针法治疗，对照组采用中医传统针灸疗法治疗，1 个疗程结束后，以《阿森斯失眠量表》对病人进行睡眠质量评定。结果，治疗组和对照组的总有效率分别为 83.3% 和 76.7%；两组疗效比较差异有统计学意义（$P<0.05$）。

4. 药学研究

（1）品种资源　任艳等报道，苗药苦竹叶药用历史悠久，其品种涉及禾本科川竹亚属苦竹 *Pleioblastus amarus*（Keng）Keng f.、斑苦竹 *P. maculatus*（McClure）C.D.Chu et C.S.Chao 以及苦竹变种垂枝苦竹 *P. amarus*（Keng）Keng f.var.pendulifolius S.Y.Chen 多种植物，主产于四川、贵州、江西等。张丽霞等报道，我国傣药资源 1 077 种，其中 272 种为首次记录在傣族民间的药用情况。1 077 种傣药中包含植物药 1 053 种，隶属于 169 科 694 属。我国有丰富的傣药资源及传统利用知识，但傣药资源和传统知识均面临逐渐减少和流失的风险。仁真旺甲等通过查阅藏医药古籍文献，以及近年来国内外关于沙棘的文献资料，对沙棘基原、药理学、化学成分、临床功能主治等研究进行归纳总结，为沙棘的临床应用与产品开发，以及沙棘资源的合理利用奠定基础。

（2）药材质量　李艳等报道藏药小檗皮的 TLC 鉴别斑点清晰、分离度较好，药材中木兰花碱、药根碱、巴马汀、小檗碱的平均质量分数分别为 6.0%、0.6%、0.3%、2.5%。希尔艾力·吐尔逊等报道明确了维吾尔药哈排斯的基原，其龙胆苦苷 HPLC 含量测定时进样量在 $0.076\sim0.338\ \mu g$（$r=0.999\ 6$，$n=5$）范围内与峰面积有良好的线性关系，平均加样回收率为 100.7%（$n=6$），RSD 值为 1.6%。黎理等报道了壮药旱田草药材的性状及显微特征，且薄层色谱图中各斑点分离度好，鉴别特征稳定可靠，拟订旱田草药材中水分不得过 13.0%，总灰分不得过 21.0%，酸不溶性灰分不得过 10.0%，醇溶性浸出物不得少于 15.0%，毛蕊花糖苷的质量分数不得少于 0.2%。刘亮等报道，以槲皮素为对照，采用 Hypersil ODS2 C18 色谱柱（4.6 mm×200 mm，5 μm），流动相为乙腈：0.20% 磷酸溶液（20：80），利用二极管矩阵检测器，所建立的 TLC、HPLC 方法能够准确测定苗药夜关门中槲皮素的含量。王伟影等报道，食凉茶中桉油精的薄层色谱鉴别专属性明显，芦丁、槲皮素和山奈酚的线性范围分别为 $2.028\sim473.2$、$0.343\ 1\sim91.49$、

$0.547\,5\sim136.7\ \mu g/ml$；平均加样回收率分别为 100.70%（$n=6$，$RSD=1.57\%$）、98.39%（$n=6$，$RSD=1.52\%$）、98.58%（$n=6$，$RSD=1.56\%$），22 批食凉茶测定结果表明，芦丁、槲皮素和山奈酚含量之和为 $0.071\%\sim0.965\%$，水分为 $7.4\%\sim10.9\%$，总灰分为 $5.0\%\sim11.8\%$。

（3）化学成分　叶菊等报道，藏药甘青青兰中含有黄酮类、酚类或鞣质、香豆素与内酯、蒽醌类、甾体或三萜类等化学成分，其中总黄酮含量为 5.66%；蓝花荆芥中含有黄酮类、酚类或鞣质、蒽醌类、甾体或三萜类、氨基酸等化合物，其中总黄酮含量为 0.75%。董红娇等报道，通过高分辨数据共鉴定民族药小大黄中含有 34 种化学成分，包括蒽醌类 11 种、酚/酰基糖苷类 4 种、鞣质前体及鞣质类 3 种、二苯乙烯类 9 种、黄酮类 2 种、萘苷类 3 种、苯丁酮类 2 种。昌妍希等报道，从蒙药细叶铁线莲中分离得到 8 种单体化合物，分别鉴定为：香草酸(1)、原儿茶酸(2)、(+)-松脂醇二葡萄糖苷(3)、(+)-松脂素-$4'$-O-β-D-吡喃葡萄糖苷(4)、(+)-丁香脂素-$4'$-O-β-D-吡喃葡萄糖苷(5)、7, 9, $9'$-三羟基-3, $3'$-二甲氧基-8-O-$4'$-新木脂素-4-O-β-D-吡喃葡萄糖苷(6)、正丁基-β-D-吡喃果糖苷(7)、正丁基-β-D-呋喃果糖苷(8)。卢汝梅等报道，从壮药一匹绸中分离鉴定 11 种单体化合物，分别为木栓酮(1)、正十六烷酸(2)、4α-甲基-3β-羟基木栓烷(3)、β-谷甾醇(4)、豆甾醇(5)、3β-羟基-35-(环己烷-$5'$-丙酮)-33-乙基-34-甲基-藿烷(6)、正十烷硫醇(7)、莨菪亭(8)、东莨菪苷(9)、2-甲基-D-赤藓糖醇(10)、N, N-二甲基甲酰胺(11)。杨丽等报道，民族药玉簪属植物具有抗炎镇痛、抗肿瘤、抗菌、抗病毒、抑制乙酰胆碱酯酶等生物活性，甾体类、黄酮类和生物碱类是该属植物的主要成分。

（4）药理作用　梁文仪等报道，余甘子在传统藏医药临床实践中主要用于治疗血病、培根病、赤巴病、高血压、消化不良、腹胀、咳嗽、骨节不利等消化系统、血液循环系统、呼吸系统和关节骨骼疾病。

李彦明等报道，《回回药方》中扎里奴思方对精神分裂症模型鼠海马组织中 Cx43、谷氨酸及神经胶质细胞超微结构有积极影响，可能起到调节缝隙连接通讯作用。袁东亚等报道，藏药茵陈、藏药洪连、野生平盖灵芝、苦空确屯卡察尔、七味铁屑丸、二十五味松石丸、阿夏塞尔郡等具有促进胆汁分泌、保护胆管上皮细胞、减少炎症发生、增强单核巨噬细胞的吞噬作用、降低细胞膜通透性、抑制细胞膜脂质过氧化、减轻肝纤维化程度、改善肝组织病理变化，从而对急、慢性肝损伤起到保护作用。武燕等报道，藏药刺柏提取物(JE)可能通过降低 MMP-2 的表达减少氧化应激，从而改善 CCl_4 引起的肝纤维化损伤。陈梦静等报道，山里黄根水提物能显著降低小鼠血清 ALT、AST 的活性（$P<0.05$），显著升高炎性因子 IL-2 与 IL-10 水平（$P<0.05$），显著降低炎性因子 IL-4 与 TNF-γ 水平（$P<0.05$），对卡介苗(BCG)联合脂多糖(LPS)诱导的免疫性肝损伤具有保护作用。

（撰稿：陈仁寿　李加慧　审阅：陶建生）

【藏族医药研究】

1. 临床研究

关却措采用藏医盐熨疗法治疗膀胱炎 50 例。经过 $1\sim5$ 周的治疗，总有效率达 88.0%(44/50)。万玛拉旦采用十三味搦嘎丸治疗脂肪肝 83 例。连续服药 $1\sim2$ 个疗程（$90\sim180$ d），总有效率达 97.6%(81/83)。夏吾卓玛采用藏药阿日赛泻卡次丸治疗乙型病毒性肝炎 47 例。服用 1 次为 1 个疗程，病情较重者间隔用 $2\sim3$ 次为 1 个疗程，结果，总有效率为 85.0%(40/47)。化毛加采用藏药渣驯古巴（渣驯、麝香、红花、豆蔻、熊胆、细叶草乌、丹参、诃子和岩白菜）联合琼阿治疗腹泻 125 例。连续服药 7 d，结果总有效率 97.6%(122/125)。桑乾才让等采用藏医放血疗法治疗郎西（牛皮癣）。治疗组采用藏医外治放血疗法(13 例)，对照组口服郁金银屑片治疗(10例)。3个疗程(3个月)后,治疗组有效率为84.6%(11/13),对照组有效率为60.0%(6/10),两组治疗疗效差异明显($P<0.05$)。兰有文等采用藏药仁青常觉治疗萎缩性胃炎,治疗组口服藏药仁青(45例),对照组采用甲硝唑200 mg+三钾二枸橼酸络合铋120 mg+阿莫西林三联疗法(45例)。治疗1个疗程(3个月),治疗组总有效率为88.9%(40/45),对照组总有效率为77.8%(35/45),两组总有效率比较差异无统计学意义($P>0.05$)。

2. 实验研究

郭鑫等将50只大鼠随机分为佐木阿汤组20 ml·kg^{-1}·d^{-1}30只,依那普利组10 mg·kg^{-1}·d^{-1}10只,生理盐水组10 mg·kg^{-1}·d^{-1}10只,各组大鼠均灌胃1周,腹主动脉取血,制备含药血清。采用培养的H9C2心肌细胞株,分为正常组、模型组、生理盐水组、依那普利组及佐木阿汤5%、10%、15%组,通过含药血清干预与建立缺氧模型,检测各组细胞活力与存活率,测定培养液中肌酸激酶(CK)、乳酸脱氢酶(LDH)释放量、SOD和MDA活性。结果,与正常组比较,模型组和生理盐水血清组细胞活力及细胞存活率降低,CK、LDH释放量升高,MDA活性升高,SOD活性降低($P<0.05$);与模型组比较,佐木阿汤5%、10%、15%组及依那普利组细胞活力升高,CK、LDH释放量降低($P<0.05$);佐木阿汤15%血清组细胞存活率、SOD活性较模型组和生理盐水组升高,CK、LDH释放量及MDA活性降低($P<0.05$)。提示佐木阿汤可减轻心肌细胞的缺氧损伤,其机制可能与降低心肌细胞膜CK、LDH的释放,提高心肌细胞SOD活性,降低MDA活性有关。刘庆山等将90只雄性SD大鼠随机分为6组:假手术组,模型组,藏药诃子提取物HZ4高、中、低剂量(80、40、20 mg·kg^{-1}·d^{-1})组和阳性对照组(三七总皂苷30 mg·kg^{-1}·d^{-1})。采用光化学法制备局灶性脑缺血模型,连续给药7 d,对各组大鼠进行Beam balance,

Foot-fault神经行为学评价,采用HE染色法研究脑梗死灶半暗带细胞形态学病变,利用TTC染色法研究脑梗死体积,利用RT-PCR技术检测病灶半暗带组织Wnt信号通路中关键节点基因β-catenin和cyclin D1的表达。发现给药组与模型组相比,大鼠的行为学指标明显改善,脑梗死体积减小,脑梗半暗带病理指标有所改善。与模型组相比,给药组Wnt信号通路中关键节点基因β-catenin和cyclin D1表达明显上调($P<0.01$)。证明了藏药诃子HZ4具有减少脑梗死体积、提高运动能力评分、促进模型动物康复的作用,同时证明β-catenin和cyclin D1基因比模型组大鼠明显上调,其分子机制可能与Wnt信号通路有关,该研究具有一定的创新性。

程燕等将藏药柳茶水提物(LTE)作用于人胃癌耐药细胞BGC823/5-FU,采用MTT检测其对细胞增殖、化疗药物敏感性的影响以及与5-FU的联用效应,应用Compu Syn软件计算联合用药指数(CI);流式细胞术(FCM)检测LTE对BGC823/5-FU细胞凋亡的作用;Western blot检测不同质量浓度(100,200,400 mg/L)LTE对5-FU作用下胃癌耐药细胞中P-gp,Bcl-2,Bax及Caspase-3(17KD)蛋白表达的影响。结果显示,LTE能够有效抑制胃癌耐药细胞株BGC823/5-FU的生长,抑制率与药物浓度及作用时间呈正相关;LTE能够促进细胞发生凋亡,800 mg/L的LTE作用细胞24 h后凋亡率可高达46.2%($P<0.01$)。LTE与5-FU联用后CI<1,说明两药具有较好的协同抑制耐药细胞增殖的作用。非细胞毒性剂量LTE可显著降低化疗药物5-FU,CDDP,PTX,ADM对BGC823/5-FU细胞的半数抑制浓度(IC_{50},$P<0.05$),一定程度上逆转耐药细胞对化疗药物的耐药性,逆转倍数分别为2.35,1.68,1.96,0.52。蛋白检测结果显示,随着柳茶水提物浓度的增加,耐药细胞内Bcl-2表达逐渐下降,Bax和Caspase-3蛋白表达显著升高,差异具有统计学意义($P<0.01$)。

但耐药蛋白 P-gp 的表达在实验组和对照组细胞中无显著变化。LTE 能有效抑制胃癌耐药细胞株 BGC823/5-FU 的生长,并在一定程度上逆转其化疗耐药。抑制抗凋亡蛋白的表达、激活促凋亡蛋白、诱导耐药细胞发生凋亡可能是其作用的主要机制。

此外,杨晓泉等采用 HPLC-DAD 扫描 3D 图谱,直接获得各环烯醚萜类、酮及齐墩果酸的最适宜吸收波长,根据结果开启 210、240、265 nm 多波长采集数据,同时检测藏药"蒂达"基原植物中 7 种有效成分。通过分析计算,7 种成分在线性范围内线性关系良好,相关系数 r 均达到 0.999 9,平均回收率为 99%～101%,RSD 均小于 3%。对结果进行归一化与三维数据集成化,获得各种植物化学品质综合指数。提示藏药"蒂达"基原植物中绝大多数含有这 7 种有效成分,但种间差异较大,通过化学品质综合指数进行整合评控对质量控制有参考价值。

(撰稿:王兴伊 徐丽莉 审阅:陈仁寿)

【蒙族医药研究】

1. 临床研究

卢炀等采用蒙药十三味红花密诀丸治疗过敏性鼻炎。经治疗 4 周,治疗组(32 例)喷嚏、流涕、鼻痒、鼻腔积分均明显低于对照组(32 例,采用千柏鼻炎片)($P<0.05$,$P<0.01$);两组治疗后血清 IgE 水平组间比较差异无统计学意义($P>0.05$)。戈宏焱等采用蒙药清肝九味散治疗酒精性肝炎 32 例。经治疗 4 周,患者肝功能指标(ALT、AST、GGT) 治疗后与治疗前比较均有明显改善($P<0.01$);患者血清中肝纤维化指标(透明质酸、Ⅲ型前胶原、层黏连蛋白、Ⅳ型胶原)治疗后均较治疗前明显改善($P<0.01$)。戈氏等亦采用蒙药清肝九味散治疗酒精性肝纤维化 34 例,对照组 33 例,给予还原型谷胱甘肽片。治疗 12 周,两组患者治疗前后血清中肝纤维化指标 HA、PⅢP 均较治疗前明显改善($P<0.01$);CⅣ、LN 对照组患者治疗前后比较差异有统计学意义($P<0.05$);治疗组患者治疗前后比较改善有显著性差异($P<0.01$);两组患者的一般资料比较差异均无统计学意义($P>0.05$)。

2. 实验研究

那仁满都拉等首先利用牛Ⅱ型胶原建立 SD 大鼠胶原诱导性关节炎(CIA)模型,造模后随机分为正常组、模型组和蒙药高、中、低剂量组及雷公藤组。测量不同时间点大鼠体质量、关节炎指数,测量治疗后各组大鼠胸腺指数、脾脏指数、小肠派氏小结计数;对各组大鼠踝关节组织进行 HE 染色,光镜下观察踝关节组织病理学改变;ELISA 检测各组大鼠血清干扰素-γ(IFN-γ)、转化生长因子-β(TGF-β)细胞因子及抗 CⅡ抗体的含量。结果,各治疗组 CIA 大鼠体质量、关节炎指数、胸腺指数、脾脏指数、小肠派氏小结计数、大鼠踝关节组织病理学改变以及血清中 IFN-γ、TGF-β、抗 CⅡ抗体的含量均得到改善,与模型组比较,雷公藤组和蒙药忠伦阿汤高剂量组改善最为明显($P<0.05$,$P<0.01$)。表明蒙药忠伦阿汤对 CIA 大鼠具有显著的免疫调节作用,其作用机制与阳性对照组药雷公藤多苷相当。

邹晓慧等采用Ⅱ型胶原诱导建立关节炎大鼠模型,并设正常组,模型组,雷公藤多苷片组(9.45 mg/kg),忠伦阿汤高、中、低(5.4、2.7、1.35 g/kg)剂量组,连续给药 4 周,苏木素-伊红(HE)观察滑膜组织的组织病理形态,酶联免疫吸附法(ELISA)测定大鼠血清 MMP-3 与 MMP-9 的含量;免疫组化与蛋白质免疫印迹(Westernblot)检测滑膜组织 MMP-3 与 MMP-9 的表达。结果表明,模型组血清 MMP-3 及 MMP-9 的含量显著高于正常组($P<0.01$);各用药组 MMP-3 和 MMP-9 表达较模型组均有不同程度的降低($P<0.01$),忠

伦阿汤高剂量组与雷公藤多苷片组比较无显著差异；免疫组化结果显示，MMP-3、MMP-9阳性表达模型组较正常组明显升高（$P<0.01$），雷公藤多苷片组及忠伦阿汤高剂量组较模型组 MMP-3、MMP-9 蛋白表达明显降低，有统计学意义（$P<0.05$）；Western blot 分析结果表明，用药组 MMP-3、MMP-9 的蛋白表达明显低于模型组，差异有统计学意义（$P<0.05$）。提示忠伦阿汤能明显减少 CIA 大鼠血清中 MMP-3 及 MMP-9 水平，降低滑膜组织的表达，可能是其治疗 RA 的作用机制。

杜银飞等将健康 SD 大鼠随机分成蒙药复方述达格 4 个有效部位（高、中、低）剂量组、阳性对照组（安胃疡组和西咪替丁组）、模型组、正常组，除正常组外，其他组采用冰乙酸致胃溃疡模型，模型成立后各给药组分别灌胃给药 14 d，末次给药后 24 h 处死大鼠，取胃组织检查溃疡指数、计算溃疡抑制率；用 ELISA 试剂盒测定胃黏膜中 NO 和 MDA 含量；用苏木素-伊红（H-E）染色处理胃组织切片，光镜观察组织病理学改变。结果，蒙药复方述达格 4 高、中、低剂量组均能使胃黏膜中 NO 含量升高、MDA 水平降低，与模型组比较存在显著性差异（$P<0.01$）；蒙药复方述达格-4 高、中、低剂量组较模型组炎性特征均减轻，中剂量组与高剂量组效果较好，炎细胞数量明显减少并能明显改善病理状况。提示蒙药复方述达格-4 对冰乙酸型胃溃疡具有治疗作用，其抗胃溃疡作用机制与抗氧化、舒张血管作用有关。

（撰稿：王兴伊 徐丽莉 审阅：陈仁寿）

【蒙药复方森登-4 的实验研究】

蒙药复方森登-4 源于蒙药森登四味汤，由文冠木、川楝子、诃子、栀子组成，具有清热燥湿的功能，是蒙医临床常用的抗风湿药，用于治疗关节炎、水肿等病症。白埔等建立了蒙药复方森登-4 特征图谱，采用 HPLC 同时测定其中没食子酸、京尼平-1-

β-D-龙胆二糖苷、栀子苷、($2R$，$3R$)-双氢杨梅素、芦丁、杨梅素等 6 个成分含量的方法。结果显示，蒙药复方森登-4 特征图谱共检出 90 多个峰，与标准品的 HPLC 图谱比对，共指认出 10 个峰，其中 6 个峰可以进行含量测定；经 HPLC 含量测定、线性关系考察、精密度试验、重复性试验、稳定性试验、加样回收率试验，建立了一种同时测定蒙药复方森登-4 中没食子酸等 6 种成分含量的分析方法，为其质量控制提供依据。萨础拉等建立蒙药复方森登-4 体内外特征图谱，归属并鉴定其体外化学成分及体内吸收入血成分。取 SD 大鼠建立类风湿关节炎动物模型，以蒙药复方森登-4 及其各单味药有效组分灌胃，分离制备含药血清，建立蒙药复方森登-4 体外及含药血清 HPLC 特征图谱，分析蒙药复方森登-4、各单味药体外及其大鼠含药血清特征图谱，比对、归属并鉴定蒙药复方森登-4 体外化学成分及口服蒙药复方森登-4 后的大鼠吸收入血成分。通过分析蒙药复方森登-4 体外 HPLC 特征图谱，共发现了 47 个峰；蒙药复方森登-4 灌胃给药后出现了 14 个入血成分，9 个为体外成分直接入血，另外 5 个推测为新生代谢产物。表明血中成分及代谢产物可能为蒙药复方森登-4 体内直接作用的有效成分，分别来源于蒙药复方森登-4 的各单味药。王曦烨等对蒙药复方森登-4 的配伍机制进行了研究。将文冠木与栀子、川楝子、诃子以 5∶3∶1∶1 比例配伍，运用 UPLC-MS 联用技术与主成分分析（PCA）、正交偏最小二乘判别分析（OPLS-DA）相结合，对配伍前后文冠木主要化学成分变化情况进行了分析，认为在 PCA 与 OPLS-DA 模型中，文冠木与复方森登-4 均可明显得到区分；配伍后 8 个化合物在两组间存在显著差异，其中儿茶素、没食子儿茶素、双氢杨梅素、槲皮素的溶出量在配伍后下降，而 xanthocerasic acid、3β-hydroxytirucalla-7，24-dien-21-oic acid、3-oxotirucalla-7，24-dien-21-oic acid、芦丁的溶出量升高，认为该方的抗炎及抗风湿活性可能与其中的君药文冠木配伍之后某些指标成分的溶出量变化有一定关系。白氏等还观察了蒙药复方森登-4全方有效部位对佐剂型关节炎模型治疗效果;将SD大鼠随机分成蒙药复方森登-4有效部位组、雷公藤组、塞来昔布组、模型组和正常组,除正常组以外,所有组采用完全弗氏佐剂导致关节炎模型,二次免疫以后给药,用自制足爪容积测量器测定每只大鼠的双足体积,计算大鼠足爪的肿胀度,用ELISA检测血清中TNF-α,PGE$_2$及IL-6炎性因子的水平。结果显示,该方法可以使佐剂性大鼠足爪的肿胀度逐渐降低,并可以降低体内TNF-α、PGE$_2$、IL-6的水平,有效治疗类风湿性关节炎。

(撰稿:李永亮　审阅:陈仁寿)

【维族医药研究】

1. 临床研究

阿尔祖古丽·木沙等研究了维药艾菲提蒙汤治疗原发性高血压疾病的临床疗效和安全性,对照组口服硝苯地平控释片(51例),治疗组口服硝苯地平控释片基础上再给予维药艾菲提蒙汤(菟丝草、卡布尔诃子、玫瑰花、清泻山扁豆、合果藤、黄柯子、牛舌草、刺糖等)治疗(51例)。结果,治疗组总有效率94.1%(48/51)、对照组80.4%(41/51),组间比较有统计学意义($P<0.05$);对比两组患者治疗后WBC、Hb、ALT、Cr、BUN指数,治疗组优于对照组,组间比较有统计学意义($P<0.05$)。买尼沙·买买提等采用艾菲提蒙汤治疗异常体液型高脂血症50例(治疗组),辛伐他汀组进行治疗50例(对照组)。经8周治疗,治疗组能显著改善维吾尔医证候程度,调脂总有效率为86.0%(43/50),对照组总有效率为84.0%(42/50);治疗组可显著降低血清TC、LDL-C、TG水平,升高HDL-C,其调脂效果与对照组比较,差异无统计学意义($P>0.05$)。古丽努尔·阿克力等采用维药那尼花蜜膏治疗胃炎合并反流性食管炎,对照组口服莫沙必利

(30例),治疗组口服莫沙必利基础上再给予那尼花蜜膏(30例)。治疗1个月,治疗组总有效率为96.7%(29/30),对照组为80.0%(24/30)($P<0.05$)。托合提布·艾拜采用维药寒喘祖帕颗粒治疗小儿感冒后咳嗽62例。经3d治疗,总有效率为96.8%(60/62)。

2. 实验研究

斯皮热古丽等将50只雄性昆明小鼠随机分为正常组、模型组、中药组、QMG(维药查木古尔)高剂量组及QMG低剂量组等5个组;除正常组外的其余各组均用环磷酰胺腹腔注射建立免疫抑制模型;QMG高、低剂量组分别按0.374、0.1 g/d剂量灌胃QMG粉,中药组将贞芪扶正颗粒以0.133 g/d浓度灌胃,干预30d后测定各组小鼠外周血象指标(WBC、Lym、RBC、PLT)、T淋巴细胞亚群(CD$_4^+$T、CD$_8^+$T、CD$_4$/CD$_8$)、脾脏T淋巴细胞增殖程度等。结果,模型组小鼠出现外周血象全血指标、CD$_4^+$T、CD$_4$/CD$_8$比值及脾脏T淋巴细胞增值率等指标有降低的趋势,与正常组相比有显著性差异($P<0.05$);各QMG干预组和中药组小鼠除了PLT外的上述其他血象指标不同程度的接近正常组,与模型组相比具有显著性($P<0.05$)。提示,QMG对环磷酰胺免疫抑制小鼠具有一定的免疫保护和恢复作用。

李丽蓉等采用VenusilXBP C$_{18}$色谱柱(4.6 mm×250 mm, 5 μm),以乙腈(A)和0.4%磷酸溶液(B)为流动相,梯度洗脱,流速1 ml/min,柱温25℃,检测波长254 nm,进样量10 L。结果,没食子酸,柯里拉京和鞣花酸的线性范围分别为0.585~9.360($r=0.9997$)、0.53~8.592($r=0.9996$)和0.393~6.288g($r=0.9990$),平均回收率分别为100.8%(RSD=2.8%)、102.3%(RSD=2.0%)、98.16%(RSD=2.0%);不同产地维药古丽娜药材没食子酸,柯里拉京和鞣花酸含量存在差异。表明该方法简单快捷,重复性和稳定性较好,可用于古

丽娜中没食子酸、柯里拉京和鞣花酸的测定,为古丽娜的质量控制提供参考。

成杰等采用 Agilent ZORBX SB-C₁₈ 色谱柱(250 mm×4.60 mm,5 μm),以乙腈(A)-0.2％磷酸水溶液(B)为流动相,梯度洗脱,流速 1.0 ml/min,检测波长 300 nm,柱温 30 ℃,进样量 10 μl。结果,分别确定了绿原酸、咖啡酸、百里香酚、芦丁、迷迭香酸和蒙花苷线性范围,加样回收率为 99.25％～101.4％,RSD 为 0.8％～1.9％;表明该方法专属性强,能够快速、准确地测定百里香药材中 6 种指标性成分含量,为更好地控制维吾尔药材百里香的质量并评价其药用价值提供科学依据。

(撰稿:王兴伊　徐丽莉　审阅:陈仁寿)

〔附〕 参 考 文 献

A

阿尔祖古丽·木沙,古丽努尔·阿克力.评价维药艾菲提蒙汤治疗原发性高血压的临床疗效与安全性[J].世界最新医学信息文摘,2016,16(85):188

B

白阿茹娜,布仁满达,敖其,等.蒙医酸马奶疗法的研究进展及其临床应用[J].中国民族医药杂志,2016,22(7):67

白埔,萨础拉,董玉.蒙药复方森登-4 特征图谱及其中 6 个指标性成分的含量测定[J].北京中医药大学学报,2016,39(6):489

白埔,信莎莎,董玉.蒙药复方森登-4 抗佐剂型关节炎作用的研究[J].北京中医药大学学报,2015,38(3):186

C

昌妍希,包保全,张烜,等.蒙药细叶铁线莲化学成分研究[J].中药材,2016,39(7):1545

陈梦静,汪小玉,沈炜,等.畲药山里黄根水提物对小鼠免疫性肝损伤的保护作用[J].中国现代应用药学,2016,33(6):708

成杰,杨鹏飞,何康,等.HPLC 法同时测定维吾尔药材百里香中 6 种成分的含量[J].药物分析杂志,2016,36(2):285

程燕,哈斯其美格,覃小珍,等.藏药柳茶水提物对胃癌耐药细胞 BGC823/5-FU 增殖及药物敏感性的影响[J].中国中药杂志,2016,41(4):603

D

董红娇,陈晓虎,曾锐.UPLC-Q-Exactive 四级杆-静电场轨道阱高分辨质谱联用快速分析民族药小大黄的化学成分[J].中草药,2016,47(14):2428

杜银飞,周昊霖,信莎莎,等.蒙药复方述达格 4 有效部位抗实验性胃溃疡的作用及其机制[J].北京中医药大学学报,2016,39(10):839

段忠玉,陈普.浅议傣族传统医药的传承与惠益分享[J].中国民族民间医药,2016,25(10):10

多杰拉旦,李毛措,扎巴.《据悉》中藏医药基本名词术语汉译规范化的重要性浅述[J].中国民族医药杂志,2016,22(3):72

G

戈宏焱,赵百岁,张仕华,等.蒙药清肝九味散治疗酒精性肝纤维化的疗效观察[J].世界华人消化杂志,2016,24(32):4370

戈宏焱,赵百岁,张仕华,等.蒙药清肝九味散治疗酒精性肝炎的效果观察[J].临床肝胆病杂志,2016,32(10):1947

古丽努尔·阿克力,阿尔祖古丽·木沙.观察维药那尼花蜜膏治疗胃炎合并反流性食管炎的临床疗效[J].世界最新医学信息文摘,2016,16(83):156

关却措.采用藏医盐熨疗法治疗膀胱炎的临床疗效观察[J].世界最新医学信息文摘,2016,16(51):176

郭鑫,尼玛次仁,于天源,等.藏医佐木阿汤对大鼠胚胎心肌细胞 H9C2 缺氧损伤的影响[J].中医杂志,2016,57

(19):1688

H

何婷,杨丽娟,徐静,等.《回回药方》的药物特色和待研究的问题[J].中国民族医药杂志,2016,22(10):40

贺晓慧,贾孟辉,唐利龙,等.回医汤瓶耳诊疗法、面诊疗法联合拜糖平治疗45例2型糖尿病餐后高血糖临床观察[J].中国民族民间医药,2016,25(1):6

红纲,张军勇,乌兰白力.蒙医体质学说在"治未病"中的应用探讨[J].中国民族医药杂志,2016,22(2):64

化毛加.采用藏药渣驯古巴联合琼阿治疗腹泻的疗效观察[J].中国民族医药杂志,2016,22(12):11

L

兰有文.藏药仁青常觉治疗萎缩性胃炎45例临床观察[J].中国民族民间医药,2016,25(7):7

黎理,唐玉荣,颜萍花,等.壮族药旱田草质量标准[J].中国实验方剂学杂志,2016,22(21):36

李丽蓉,金晨,廖辉,等.HPLC法同时测定维药古丽娜中3个主要活性成分的含量[J].药物分析杂志,2016,36(4):611

李莉,王睿睿,左爱学,等.云南河口县瑶族口述医药文献调查分析[J].中国民族民间医药,2016,25(14):1

李彦明,姜红,徐胜东,等.《回回药方》中扎里奴思方对精神分裂症模型鼠海马组织Cx43、谷氨酸及神经胶质细胞超微结构的影响[J].时珍国医国药,2016,27(6):1537

李艳,吕秀梅,林亚丽,等.藏药小檗皮的质量标准研究[J].中国中药杂志,2016,41(4):592

李志勇,杨永强,李林森,等.民族药药性理论的规范化探讨[J].中国中药杂志,2016,41(12):2356

梁文仪,陈文静,吴玲芳,等.基于现代药理研究的余甘子藏医药理论分析[J].世界科学技术(中医药现代化),2016,18(7):1166

刘亮,冯华,刘英波,等.苗族药夜关门的质量标准[J].中国实验方剂学杂志,2016,22(6):58

刘庆山,张伟伟,尹小英,等.藏药诃子提取物HZ4对脑梗死模型的神经保护作用及分子机制研究[J].中国中药杂志,2016,41(10):1910

卢晶晶,郑谅.壮医药线点灸联合温针灸治愈带状疱疹后神经源性膀胱1例报告[J].实用中医内科杂志,2016,30(1):80

卢汝梅,杨泽华,曾艳婷,等.壮药一匹绸化学成分的研究(Ⅰ)[J].时珍国医国药,2016,27(9):2142

卢炀,李林,高斐宏,等.蒙药十三味红花密诀丸治疗过敏性鼻炎32例临床观察[J].中医杂志,2016,57(23):2025

罗艳秋,徐士奎.秉承中华上古医药理论的彝族传统医药[J].云南中医中药杂志,2016,37(3):67

M

买尼沙·买买提,帕提曼·买买提,萨拉买提·买买提哈斯木,等.维药艾菲提蒙汤治疗异常体液型高脂血症的临床研究[J].中国民族医药杂志,2016,22(9):6

米尔阿迪力·莫明,沙尼亚·麦麦提.维吾尔药复方叁德力(檀香)糖浆治疗原发性高血压病117例疗效观察[J].中国民族医药杂志,2016,22(3):9

N

那仁满都拉,董秋梅.蒙药忠伦阿汤对胶原诱导性关节炎模型大鼠免疫调节机制的影响[J].中华中医药杂志,2016,31(9):3467

R

仁真旺甲,文检,苏永文,等.藏药沙棘的文献考证研究[J].中国民族民间医药,2016,25(6):4

任小巧,毛萌,祝日荣,等.基于藏药药性理论的藏药复方制剂安全性评价研究思考[J].世界科学技术(中医药现代化),2016,18(1):135

任艳,党艺航,张志丹,等.苗药苦竹叶本草考证[J].中药材,2016,39(6):1430

任一,李溥,胡建山,等.苗药续骨疗伤膏治疗慢性软组织损伤的临床疗效及作用机制研究[J].辽宁中医杂志,2016,43(9):1906

S

萨础拉,白埔,董玉,等.蒙药复方森登-4体内外化学成分分析[J].北京中医药大学学报,2015,38(6):400

桑乾才让,扎西措,拉措卓玛,等.藏医放血疗法治疗郎西(牛皮癣)的23例临床疗效观察[J].中国民族医药杂志,2016,25(1):30

史荣荣,金生,崔文硕,等.朝医古籍《东医寿世保元》版

本及学术思想研究[J].中国民族医药杂志,2016,22(5):59

斯皮热古丽,阿里木,古孜力克孜.查木古尔对免疫抑制小鼠免疫功能的影响研究[J].中华中医药学刊,2016,34(3):622

T

唐汉庆,黄岑汉,郑建宇,等.壮医药理论对"痧"的认识和治疗探究[J].中国中医基础医学杂志,2016,22(10):1374

童丽,袁冬平,热增才旦,等.四味藏木香汤散理论与民族医药思维体系[J].中华中医药杂志,2016,31(6):2072

托合提布·艾拜.维药寒喘祖帕颗粒治疗小儿感冒后咳嗽的疗效观察[J].中国民族医药杂志,2016,22(7):6

W

万玛拉旦.十三味捞嘎丸治疗脂肪肝83例临床观察[J].世界最新医学信息文摘,2016,16(59):195

王彭,覃海龙,云雪林.苗药性味与组方理论探析[J].江西中医药,2016,47(10):8

王伟影,毛菊华,余华丽,等.畲药"食凉茶"质量标准改进[J].中华中医药学刊,2016,34(1):204

王曦烨,李丹,唐兴盟,等.基于组学方法的蒙药复方森登-4配伍机制研究[J].中草药,2016,47(5):736

王宪东,秦雨东,戴翥.云南少数民族医药文献的整理与保护[J].中国民族民间医药,2016,25(16):1

韦刚,贝光明,李海强.瑶医膏药治疗脾胃虚寒型门脉高压性胃病的临床观察[J].世界中医药,2016,11(9):1807

武燕,何华,刘健.藏药刺柏提取物对CCl_4致大鼠肝纤维化的保护作用[J].中国现代应用药学,2016,33(1):35

X

希尔艾力·吐尔逊,库尔班尼沙,祖里皮亚,等.维吾尔药哈排斯的质量标准研究[J].中药材,2016,39(5):1014

夏菱悦.朝医太极针法治疗少阳人失眠60例临床观察[J].中国民族医药杂志,2016,22(6):8

夏吾卓玛.藏药阿日赛泻卡次丸治疗乙型病毒性肝炎的临床观察[J].中国民族医药杂志,2016,22(12):7

谢湖,熊瑜,李耀新,等.壮医腹针联合体针治疗中风后便秘疗效观察[J].广西中医药大学学报,2016,19(1):22

徐士奎,罗艳秋.彝医药古籍文献明清时期多见的成因

分析[J].云南中医中药杂志,2016,37(8):81

Y

杨丽,王雅琪,何军伟,等.民族药玉簪属植物的化学成分与生物活性研究进展[J].中药材,2016,39(1):216

杨晓泉,郭永强,夏从龙.藏药"蒂达"基原植物中主要有效成分的HPLC定量分析及其化学品质综合指数[J].中国中药杂志,2016,41(9):1685

姚哈斯,格日勒.蒙医药特色疗法治疗萨病恢复期临床观察研究[J].中国民族医药杂志,2016,22(3):11

叶菊,孙立卿,徐翠玲,等.两种抗病毒藏药化学成分预实验及其黄酮含量测定[J].时珍国医国药,2016,27(4):800

玉春,阿拉坦格日乐,特木日巴根,等.蒙药苏木-6治疗股骨头坏死97例临床疗效观察[J].中国民族医药杂志,2016,22(1):14

袁东亚,赵勤,孙芳云.藏药保肝作用及机制研究进展[J].中国药理学与毒理学杂志,2016,30(10):1079

Z

张成玉,莫庆智.藏药二十五味松石丸治疗慢性胆囊炎60例临床疗效观察[J].中国民族医药杂志,2016,22(1):17

张丽霞,张忠廉,李海涛,等.我国傣药资源的调查与整理研究[J].中国中药杂志,2016,41(16):3107

张雅丽,赵敏,金荣.蒙药乌力吉-18丸治疗卵巢储备功能下降的疗效观察[J].中国民族医药杂志,2016,22(1):27

张元琛,汪燕燕,宋丽,等.回医"禀性衰败"理论治疗糖尿病肾病探讨[J].中国民族医药杂志,2016,22(1):3

郑钦方,王丽萍,肖聪颖,等.侗医治疗痧症的理论与特色技术[J].中国民族医药杂志,2016,22(6):3

周哲屹,卢昌均,刘国成,等.瑶医神火灸结合综合康复对卒中后肩手综合征患者生活质量及心理健康的影响[J].河北中医,2016,38(6):898

朱宁娃,贾孟辉,王佩佩,等.回回药方失苔剌知丸胶囊治疗椎-基底动脉供血不足36例疗效观察[J].中国民族医药杂志,2016,22(1):25

邹晓慧,董秋梅,陈琨,等.蒙古族药忠伦阿汤对CIA大鼠MMP-3,MMP-9表达的影响[J].中国实验方剂学杂志,2016,22(7):106

学术进展

七、国外中医药

【科研教育与针灸发展】

澳大利亚:潘淼等报道,目前澳大利亚有 5 000 多家中医及针灸诊所。随着中医药疗效的明显和中医爱好者的推动,澳大利亚自 2012 年 7 月 1 日起对中医师进行了统一注册和管理,摆脱了中医师不合法的行医历史,使中医合法化。据澳大利亚中医药管理局的官网统计:①中医师注册人数在不断的加大,越来越多的澳洲民众直接或间接地了解了中医的治疗方法,而在中医师注册标准施行过程中,对当地的中医药的发展起到重要的作用。②在中医师注册人群中,以 50～54 岁偏多,该年龄段的人群不仅具备较高的业务水平还能提高澳大利亚中医师的水平,但是文化差异和语言问题将成为了澳中医师发展中有待解决的问题。

韩国:治未病是以天人合一等整体观出发点建立的独特中医理论,其学术思想已广泛传播,不仅使中医药在韩国得到了发展,还促进了韩国的医学发展。治未病与四象医学密切相关《东医寿世保元》中的《广济说》强调论述了疾病预防的重要性,显示治未病思想。而四象体质医学具有预防医学的特点,其强调基于个体差异和身心修养的日常健康管理,通过心理、社会和身体方面的平衡实现健康和长寿。

德国:陈锦锋报道,在"一带一路"战略的影响下,中医药(针灸)在德国的发展也呈现一片欣欣向荣的景象。在德国有许多著名的针灸杂志,如 *Spiegel*(《明镜》)、*Akupunktur*(《针灸》)、*Akupunktur & Aurikulomedizin*(《针灸和耳针医学》)等。在德国很多药店可以买到经过严格检测的中草药,有生药饮片及片剂、胶囊、散剂、颗粒剂等多种剂型,甚至提供煎药服务以及网上预定等。在中医药教育上,目前已经有 30 多个医学院开设了针灸课程,另有 10 多所大学开设了"中国医学"讲座。2016 年 5 月 3—7 日由中医同盟会(AGTCM)组织,召开了德国罗腾堡中医药学术交流大会,有超过 16 个国家的相关人员参加,为众多中医社团和中医专业人士提供了一个传播、交流和探讨中医药知识的平台。

马来西亚:胡以仁等报道,马来西亚政府已经通过了《传统及辅助医药法令》,保障了中医师的合法地位。马来西亚国际医药大学等 8 所学校开设有中医本科专业,讲授 5 年制的中西医课程包括 20 多个科目,如"中医基础理论""中医诊断学""中药学""方剂学"等。马来西亚中医师暨针灸联合总会(医总)秘书长黄保民表示,"各国中医师来到中国继续接受教育,学习提高,多一些海外中医师研修班课程,也是至关重要的"。

比利时:孙培林介绍,针灸在比利时的发展是从 20 世纪 70 年代起,经过多年的发展以及比利时针灸草案的通过,针灸越来越得到大家的认可。在 2014 年比利时官方的统计中心表明,2010—2012 年期间,比利时民众首选的替代医学就是针灸,占总人数近 25%。2015 年 6 月初,中国国务院侨办和国家中医药管理局海外访问考察团来到比利时,由比利时中医药联合会会长林国明教授汇报了比利时针灸立法的近况和困境,并展示中医针灸在循证医学方面已经开展的研究和取得的成就。目前在比利时针灸从业人员有 600 多人,其中非医生针灸医师有 400 多人,其余是西医医师。

日本:日本东邦大学医学部东洋医学田中耕一郎介绍,经过 1 400 多年的发展,针灸在日本已形成了自己独有的特点:采用细针浅刺或不刺入皮肤

学术进展

之下的微刺激方法,这种方法较受民众欢迎与接受。日本针灸重视脉诊、腹诊等触诊技术,针灸治疗多在经穴反应点取穴。灸法则少用艾条,多以温灸器附着于皮肤上。在日本,不是任何人都可以参加考试,必须是高中毕业的才可以。必须在校学习2~4年后才可参加国家举办的行医资格考试,领取针灸或推拿许可证才可以具备行医资格。如今在日本社会和科学技术发展下,产生了一些符合现代生活的产品,如穴位贴、针灸美容等。

英国:江南等报道,英国的针灸追溯到公元6世纪,随着东方医学国际学院的建立,而诞生的英国天干地支针灸成为英国针灸中一员。《黄帝内经》是干支针灸理论的基石,《淮南子》《道德经》《易经》等中国古代经典著作亦成为干支针灸的理论来源。天干地支针灸能够在英国得到广泛的发展,与英国发达的经济和中医药的实用价值和文化价值密不可分。在东方医学国际学院中,只有经过学习者才能具有针灸行医资格。学习模式有全日制(3年)和非全日制(4~5年)两种,学习的课程有:中医学1("中医医学史""中医哲学""中医基本理论")中医学2("五神""五志""五行""六气"等)、中医学3("五运六气理论")、中医应用("中医传统"

"五行针灸""干支针灸")、个人和专业发展、针灸定位课、西医学、研究课、临床实践课等。

美国:陈德成回顾针灸了40多年在美国的发展过程,针灸历经3次发展高潮:20世纪70年代、90年代以及21世纪以来。随着针灸的传入和对针灸的不断认知,以及健全的法律制度,针灸临床疗效的显著已被广大的民众接受,针灸在美国的发展越来越来快速。且美国国家卫生研究院(NIH)和FDA都有相关的中医药科研项目,中医课程被越来越多地纳入到美国各地主办的西医继续教育课程中,成为了必不可少的一部分。目前在美国从事针灸及其相关产业的约50 000人,开设的诊所有5 000多家,并且这个数字在不断的增长。

此外,何巍等以MEDLINE数据库为基础,对2014年国外开展的针灸临床试验研究文献进行情报监测,得到50篇国外针灸临床试验研究的文献报道,其中以美国、韩国、英国、澳大利亚等学者发表最多,与疼痛相关的疾病依然占据主导地位,大部分的报道结果都是积极有效的。但韩国Joon SooPark课题组查询了5个关于活蜜蜂针刺皮肤报告,均有多次或蜜蜂针刺治疗引起的皮炎反应。

(撰稿:林　炜　审阅:黄　健)

[附]　参 考 文 献

B

本刊编译.韩国四象体质医学与传统中医比较研究(一)[J].亚太传统医药,2016,12(15):1

本刊编译.韩国四象体质医学与传统中医比较研究(二)[J].亚太传统医药,2016,12(16):3

本刊编译.韩国活蜜蜂针刺皮炎的形成、机理及病例分析[J].亚太传统医药,2016,12(9):3

本刊编译.日本针灸的历史与发展[J].亚太传统医药,2016,12(4):1

C

陈德成.美国针灸40年发展概要与趋势[J].中医药导报,2016,22(3):1

陈锦锋.德国中医药的发展正星火燎原(一)——德国中医药的概况、特点与未来[J].中医药导报,2016,22(16):1

陈锦锋.德国中医药的发展正星火燎原(二)——德国中医药的概况、特点与未来[J].中医药导报,2016,22(17):1

H

何巍,刘朝晖,童元元,等.2014年国外针灸临床试验研究监测报告[J].世界中医药,2016,11(1):134

胡以仁,黄保民,丁颖,等.中医药在马来西亚的发展状况及建议[J].中医药导报,2016,22(19):4

J

江南,祁天培,王静平,等.英国天干地支针灸[J].世界中西医结合杂志,2016,11(6):863

L

柳承希,任艳玲.韩国、日本治未病研究概况[J].辽宁中医药大学学报,2016,18(1):215

P

潘淼,李雪梅,应森林.基于不同年龄层澳大利亚中医师注册的优势与问题探讨[J].世界中西医结合杂志,2016,11(1):128

潘淼,李雪梅,应森林.对澳大利亚中医师注册管理及培训的现状分析及对策[J].江苏中医药,2016,48(3):65

S

孙培林.比利时中医的历史发展和现状(一)[J].中医药导报,2016,22(6):1

孙培林.比利时中医的历史发展和现状(二)[J].中医药导报,2016,22(7):6

T

田中耕一郎.日本东洋医学的现状与发展趋势[J].中医药导报,2016,22(12):1

Z

庄艺,王宁.从日本针灸操作特点浅析经穴效应特异性[J].亚太传统医药,2016,12(8):1

八、教学与科研

（一）教学研究

【案例教学法在中医药教育中的应用】

案例教学法（CBL教学法）是一种以案例为基础的新型教学模式，具有开放性和互动性强的特点。近年来，该教学法在中医药教育领域越来越受到重视，从基础理论到临床各科的教育教学以及专业技能培训中，都有大量案例教学法应用的报道。

在中医基础课程教学中，杨芳通过案例式教学在"中医基础理论"课堂上的运用，探讨了实施案例式教学的意义，包括：有助于增加学生的学习兴趣，提高学生的思考、分析能力，有助于学生对相关中医学知识连续性的理解和把握，有助于教师提高自身的教学能力和临床治疗水平。严灿等认为案例式问题学习教学法能较好地实现理论教学与临床实践的紧密联系，巩固学生对基础知识的理解和掌握，加强学生对实际问题的分析能力以及对知识的应用能力，激发学生对学习中医的兴趣，促进学生中医思维模式的培养。苏朋朋等认为案例可分为虚拟化案例和客观化案例，教师应根据授课的具体内容进行选择和设计，其关键在于对讲解或讨论的知识点的覆盖。任存霞提出基于CBL教学法，构建课堂教学、网络辅学、临床实践教学的多元化教学模式，不断提高学生辨证思维能力、创新能力及应用经方解决临床实际问题的能力，从而深化和优化经典理论教学。

在针灸推拿的课堂教学中，杨路等对案例式教学引入"刺法灸法学"课程的必要性、可行性以及具体的教学组织形式和注意事项进行了探讨。韩红艳通过典型医案课堂讨论式教学在讲解胆经经穴临证应用的具体实践，分析了案例教学法对于提高教学效果的作用。周愉等阐述了CBL教学法的内容设置和具体运用，并分析了该方法的难点和要点，指出通过代表性的针灸案例分析，可有效促进学生的积极思考和灵活运用所学知识，有助于培养学生的中医临床思维能力。

现代医学基础课程亦是当前中医药院校教育的重要组成部分，案例式教学亦有不少应用实例。张妍等认为案例教学模式创设与所学内容相辅相成的具体案例情景，可激起学生强烈的情绪认同和探究精神，医学基础课中的桥梁学科（如"病理学"与"病理生理学"等）因其显著的临床特征，更契合案例式情景教学的特点。郑晓珂等探讨了案例教学法在中药学专业生物化学课程教学设计中的应用、陈芳等比较了传统讲授教学法和讲授结合案例法在中医全科医学专业病理生理教学中的应用，皆显示案例教学法能提高学生的学习能力和兴趣。刘晓蕙等将案例教学法与问题引导式教学法结合，应用于中医院校预防医学的教学中，探讨其教学效果，并指出应用该教学方法要考虑学情、课程性质、预期目的等方面。杨彬彬将案例式与Seminar教学法相结合，探索了其在中医院校营养学专业公共营养学课程中的教学效果。认为两种方法可以互补，案例的搜集使Seminar有据可依、主题鲜明，主题式讨论使案例分析更加透彻，对提高学生学习能力、培养创造性思维、提升专业自信心以及培养团队合作精神有着重要意义。

与医学基础课程相比,临床课程的教学更重视实践操作能力,因此案例教学法得到了更为广泛的应用。潘立群等认为中医临床课程的教学应实行以病机为核心的案例式教学,以中医原创性理论和思维模式作为教学主线,践行中医"在继承基础上的发展"这一宗旨的创新,也是传统师承教育的延伸。彭悦等系统地阐述了中医内科学案例教学法的运用,包括案例教学的开展时间、难易度选择、对象选择、教学形式、具体运用过程等。吴雁等在中医内科学专业研究生临床实践教学中实施了案例式教学法的改革,认为该方法是提高研究生中医临床思维能力的有效手段。许银姬等通过案例教学法在"中西医结合内科学"课堂教学中的应用,发现案例教学法在提高疑难知识点的理解与记忆、理论与临床实践相结合能力、学习兴趣与积极性的调动、临床思维能力的培养、分析问题和解决问题能力等方面均有较好效果。周盈等探讨了CBL教学法在"中医儿科学"课堂教学中的应用,认为该方法值得在"中医儿科学"的教学中使用和推广,同时对授课教师提出不断学习提高专业水平、教学中体现人文关怀等要求。李宁等通过名人效应案例、临床启发式案例、多媒体辅助案例、现场模拟案例以及实训案例等多种案例教学法的设计,对其在中医骨伤科教学中的应用进行了阐述。姜宇探讨了在中医院校"医学影像教学"中应用案例式PBL教学法的效果,认为案例式教学法在学生喜欢度、提高学习兴趣和辨证思维能力以及提高阅片诊断能力等方面显著优于传统教学法。张玉梅等对病例教学法与传统教学法在急诊教学中的实际效果进行了比较,指出CBL教学模式更有利于培养学生的创新能力。甘炜等对案例教学模式在"推拿手法学"临床见习教学中的效果进行了评估,发现案例教学组在理论和技能实践成绩以及综合能力自我评价和满意度方面均高于传统教学组,认为采用CBL教学模式有利于提高临床见习的教学质量及学生综合素质。唐荣伟等对职业技术学院中医专业学生

分别采用常规教学法和案例教学法,发现案例教学法可有效提高学生对临床理论及操作知识的掌握程度。蔡玉荣等通过肿瘤科案例教学的实例,强调在临床教学中应当注重医学生人文关怀意识的培养。

同样,案例教学法的应用也延伸到中医临床培训中。如郑爱军等观察到在"3+2助理全科医师"中医临床能力培养中,案例教学组的文献检索、提出问题、归纳和总结问题、临床思维、病例分析等能力均优于传统教学组。李杰辉等通过分析CBL教学法在中医外科住院医师规范化培训应用中存在的问题,提出临床案例的选择应具有典型性、真实性、浓缩性和启发性,加强临床带教老师教学水平与技能培训,提高带教老师临床业务水平,提高学员参与的主动性,健全考核机制等等。

此外,王晓妍等认为案例教学成功的关键在于案例的选择和编排,因此建立适合教学要求的中医课程教学案例库是开展案例教学的基础工作,并对案例库构建的总体目标及思路、流程及原则、可能出现的问题等进行了深入思考,指出应当突出中医特色,不断进行案例的完善。

(撰稿:张苇航　审阅:黄　健)

【中国传统文化对于中医教育的作用探究】

中医药学根植于中国传统文化,其发展过程亦与传统文化息息相关。不少研究者对中国传统文化与中医教育的关系进行了探究。如周仕轶等采用强化传统文化课程设置、强化传统"师带徒"临床教学模式等相关举措,发现强化中国传统文化教育对现代中医学生的学习兴趣、从业信念、中医思维能力、临床技能和医患沟通能力皆有一定提升。魏芹等阐述了中国传统文化教育对于培养高素质中医人才的重要性,认为应把握内涵以找准人才素质坐标,正视现状以强化人才通识教育,汲取营养以提升人才素质境界,优化模式以创新人才培养途

径。张辰辰等指出当前存在教育理念、教育内容上传统文化缺乏，教学实践上传统文化严重缺位的问题，提出必须重视传统文化教育，打造有特色的中医教育体系，优化传统文化教育课程设置。郭凤鹏等认为学习中国传统文化对于中医院校学生中医思维的培养具有重要意义，并以传统禅学文化为例，探讨了禅学生命认知方式的特点对培养学生中医思维水平的启示。

加强中国传统文化教育除促进中医教育质量的提升之外，还对中医院校的德育教育和美育教育产生了积极影响。如王建忠认为，中国传统文化对于新时期高校德育工作的创新有重要的借鉴价值，提出从传统文化中汲取思想资源，构建符合时代要求的"交互主体"德育模式，如"师道尊严"对于主导体系之构建，"和"的观念对于载体体系之构建，"无为而治""止于至善"对于目标体系之构建等等。端木寅等强调了传统文化教育对于培养大学生社会主义核心价值观的重要性，并进行了第二课堂"淑女学堂"的实践，从而对传统文化和社会主义核心价值观相融合的教育途径进行了探讨。吴琼等认为在高等中医院校中开展艺术教育，是继承传统、培养全面发展的中医药人才的重要途径，对于形成大众普及与骨干培养相配合的教育理念、探索课堂教学与艺术实践相促进的教育路径、营造中医药特色与艺术教育相交融的教育氛围有着重要意义。

（撰稿：张苇航　审阅：黄　健）

【中医院校创新人才培养研究】

创新是中医药发展的不竭动力，创新人才的培养是保证中医药持续创新的基础。如何培养中医药领域的创新人才已成为当前研究的重要课题。

高等中医院校是培养创新人才的摇篮。甄毕贤等就创新的重要性、高校的主要任务和教师如何提升自身素质等方面，探讨了高校在创新人才培养方面的重要作用，以及通过日常课堂和科研实践活动培养创新人才的可行措施。秦裕辉强调了重视高等教育、重视科技创新和成果转化、具有鼓励科技创新的有效机制对于教育的发展具有重要意义，对于中医院校培养创新人才有着一定启示。崔海月提出和谐教学的理念，认为教学和谐是教师思想、学识、气质、性格的综合表现，在把学生培养成为德、智、体美全面发展的创新型人才中发挥着重要作用。

在中医院校教育中，课程教学仍是培养创新人才的基础。李志安等通过开设"中医创造学"课程，以达到鼓励学生敢于质疑、培养思维的创新性、激发创造兴趣和创造潜能、训练发散思维、塑造具备创新者个性品质的目的，有效提高了学生的创新能力。李军基于CDIO（构思、设计、实现和运作）教育模式所具有的注重综合能力和实践能力培养的特点，提出高校实验室"骨架建设"的内涵意义，阐述了通过虚拟仿真技术向学习者提供"自主式""交互式"及"开放式"的实验环境对培养创新人才方面的作用。

中药学专业的创新教育得到重视。如李娴等探讨了在中药炮制实验教学中培养学生科研创新能力的方法，即建立以科研能力培养为主线的教学体系，通过课堂上营造科学研究的氛围，开设多层次的实验教学内容包括基础性实验、综合性实验和研究性实验等。李占林等在天然药物化学教学中，针对"学-思-行-思-学"学习链中各个环节，设计了能够准确发现药学创新人才并对其创新能力进行培养提高的方案，从而探索新型药学创新人才发现和培养模式。该模式亦可推广至中药学专业课程的教学中。

课程考评模式亦是影响创新性的重要因素之一。如杨红亚等分析了中医院校"医学微生物与免疫学"传统考核模式的弊端，对以创新能力培养为导向的课程考核评价模式的构建进行了探讨，并通过实践显示其在培养学生创新能力、研究型学习习惯、团队协作能力以及正确的科研态度等方面都有着积极意义。

开展大学生科技创新活动是培养和提升学生创新素质的有效途径。如胡昀阐述了中医院校提高大学生科技创新能力的迫切性,总结了中医院校在大学生科技创新培养方面的不足,探讨了提高学生科技创新能力的途径及对策。梁玉磊等分析了中医院校教育与师承教育两种教育模式的利弊,并结合中医药人才培养的特殊性和规律性,指出有方向引导的大学生创新训练项目可作为二者结合的有效路径。张志国等采取问卷方式对高校"创新创业教育"的应用及知识点整合进行了调查研究,并针对存在问题提出对策建议,如客观把握创新创业教育现状,积极推动创新创业教育改革,完善创新创业课程体系,培养学生的创新意识、提高学生创业能力等。胡蓉等对湖南省大学生医学类创新性实验计划的选题进行了研究,发现由于本专科院校人才培养模式侧重点不同,导致在选题倾向性上具有发挥地域优势、挖掘民族医药、能从专业角度出发等特点。但无论本专科院校,在有关科技发明选题及项目研究深入性方面均有待加强。

目前,研究生科研创新能力的培养任务更为紧迫。白娟等提出通过改革培养模式(创新培养基地模式、科学制定培养计划)、搭建创新平台、改善科研导向(改善科研评价方式、改善激励机制)、改革导师选拔与培养、改革招生复试制度等措施,提高研究生的创新能力,培养高质量的医学创新人才。同时探讨了研究生教育创新培养基地建设的必要性、发展现状及存在的问题,并提出具体建设思路,即通过导师队伍建设、制度建设、创新基地平台建设以及完善研究生培养模式,循序渐进地推进教育创新培养基地建设进程。冯晓桃等在分析当前中医内科学硕士研究生培养中存在问题的基础上,基于转化医学理念,提出构建跨学科双导师制模式,并通过实践证实该模式可提高学生的综合素质和科研创新能力。崔培梧等指出研究生的创新能力是行业进步的核心推动力,提出提高中药学专业研究生创新能力培养的措施,包括强化骨干课程学习、完善课程体系、注重科研习惯培养、强化动手能力、建立科研创新激励机制等方面。曾嵘等通过提升教育理念、加强教学团队的建设,整合教学内容、开展专题式课堂教学,开展多种形式的实践教学和第二课堂学习等措施,培养研究生的创新思维,提高科研素质和综合能力。

在临床实践教学环节,祝雪丽等指出只有在日常临床教学中不断增强带教老师整体创新的教学理念,调动学生的临床学习创新性,辅以生活的临床实践活动平台及成熟的临床教学考评体系,才能保证以临床为导向的创新型医学人才培养工作有序、稳定、有力地开展。刘平安等阐述了医学创新教育对应用型医学生的要求,包括知识创新、意识创新、实践创新、个人修养创新以及注重患者信息反馈等方面。

中医院校护理学专业的创新人才培养亦具有重要意义。如许瑞等通过四个阶段对中医院校护理本科生科研创新的兴趣、意识、知识、能力和素质五个方面进行了培养,结果显示,该模式形成了兴趣-意识-知识-思维-行为-能力-素质的良性循环,符合中医药院校护理本科生科研创新能力培养要求。高静等阐述了护理岗位胜任力模型构建的具体方法,并以该模型为导向,构建护理创新人才培养模式。

(撰稿:张苇航 审阅:黄 健)

[附] 参 考 文 献

B

白娟,李晓坤,禄保平.改革培养模式创新人才培

养——高等中医药院校研究生教育创新培养基地建设初探[J].中国中医药现代远程教育,2016,14(11):7

白娟,禄保平,李晓坤.提升高等中医药院校研究生创

新能力的探索[J].中国中医药现代远程教育,2016,14(8):6

C

蔡玉荣,曹洋.从临床案例教学浅谈肿瘤专业医学生人文关怀的培养[J].中国中医药现代远程教育,2016,14(12):21

陈芳,孙洁,高爱社,等.讲授结合案例法在中医全科医学专业病理生理教学中的应用[J].中医药管理杂志,2016,24(16):25

崔海月.造就创新人才的和谐教学浅谈[J].中国中医药现代远程教育,2016,14(12):11

崔培梧,韩建华,廖彦,等.中药现代化背景下提升中药学专业研究生创新能力的探讨[J].中国中医药现代远程教育,2016,14(15):37

D

端木寅,成琳,应丽君.传统文化教育在中医药院校实践的思考——以上海中医药大学第二课堂"淑女学堂"为例[J].中医药管理杂志,2016,24(18):38

F

冯晓桃,赵伟,刘春红,等.构建跨学科双导师制提升中医内科学硕士研究生科研创新能力的探讨[J].西部中医药,2016,29(5):60

G

甘炜,庞军,雷龙鸣,等.CBL教学模式在推拿手法学临床见习教学中的应用评估[J].中医教育,2016,35(4):75

高静,杨翔宇,吴晨曦,等.基于岗位胜任力模型的护理创新人才培养模式的构建[J].成都中医药大学学报(教育科学版),2016,18(1):29

郭凤鹏,樊尊峰,崔利宏.传统禅学文化对培养中医学生中医思维的启示[J].中国中医药现代远程教育,2016,14(7):4.

H

韩红艳.从针灸医案讲解胆经经穴临证应用课堂教学心得[J].中国中医药现代远程教育,2016,14(17):25

胡蓉,王焜龙,马雪,等.湖南省大学生医学类创新性实验计划的选题现状研究[J].湖南中医杂志,2016,32(7):167

胡昀,辛明霞,刘飞,等.对中医院校大学生创新能力培养的思考——以甘肃中医药大学中医临床学院为例[J].甘肃中医药大学学报,2016,33(5):104

J

姜宇.中医院校医学影像案例式PBL教学法的应用[J].中国中医药现代远程教育,2016,14(7):18

L

李杰辉,唐乾利,代波.中医外科住院医师规范化培训CBL教学法的应用[J].中国中医药现代远程教育,2016,14(9):19

李军.基于CDIO教育模式谈"骨架建设"在培养医学创新人才中的作用[J].亚太传统医药,2016,12(13):144

李宁,谢兴文,宋敏.多种案例教学法在中医骨伤科学教学中的应用[J].西部中医药,2016,29(4):67

李娴,张振凌,李凯,等.中药炮制实验教学中学生科研创新能力培养研究[J].亚太传统医药,2016,12(19):158

李占林,张雪,白皎,等.在天然药物化学教学中发现培养药学创新人才[J].药学研究,2016,35(9):550

李志安,陈晓辉,崔姗姗."中医创造学"教学中加强学生创新能力培养的探讨[J].中医药管理杂志,2016,24(5):26

梁玉磊,许晓康,李晓峰,等.在大学生创新训练项目中对中医师承教育的思索[J].中医药导报,2016,22(15):119

刘平安,丁奕瑶,何玲,等.创新与应用型医学生的关系[J].中西医结合研究,2016,8(3):162

刘晓蕙,裴兰英,闫国立,等.预防医学问题引导式案例教学法的应用[J].中国中医药现代远程教育,2016,14(7):16

P

潘立群,郭顺,竺平.以病机为核心的中医临床课程案例式教学改革研究探讨[J].中医教育,2016,35(1):25

彭锐,葛昕,吴伟,等.中医内科学案例教学法的应用[J].中国中医药现代远程教育,2016,14(2):22

Q

秦裕辉."万众创新"确乃教育兴国之要——赴日大学

考察交流报告[J].湖南中医药大学学报,2016,36(3):87

R

任存霞.基于 CBL 教学法构建《伤寒论》多元化教学模式[J].中国中医药现代远程教育,2016,14(17):16

S

苏朋朋,熊丽辉,来庆娟.基于案例教学法的中医诊断学案例决策与分析[J].中国中医药现代远程教育,2016,14(4):25

T

唐荣伟.论"案例教学法"在中医教学中的应用[J].按摩与康复医学,2016,7(11):74

W

王建忠.中国传统文化融入"交互主体"德育模式之构建[J].成都中医药大学学报(教育科学版),2016,18(1):72

王晓妍,郭栋.构建中医课程教学案例库的思考[J].中国中医药现代远程教育,2016,14(14):3

魏芹,乔建玲,朱茂松.立足中国传统文化以培养高素质中医人才[J].中医药管理杂志,2016,24(15):122

吴琼,陶晓华,张小勇.中国传统文化视野下高等中医药院校艺术教育的实践与思考[J].中医教育,2016,35(3):47

吴雁,郑峰,林燕玉.中医临床案例教学法在中医内科学专业研究生临床实践教学中的应用初探[J].亚太传统医药,2016,12(13):142

X

许瑞,王艳波,李芳,等.中医药院校护理本科生科研创新能力培养模式的探索与实践[J].中医教育,2016,35(1):69

许银姬,吴蕾,于旭华,等.案例教学法在《中西医结合内科学》课堂教学中的应用[J].成都中医药大学学报(教育科学版),2016,18(2):30

Y

严灿,吴丽丽.案例式 PBL 在中医基础理论教学中的应用[J].中国中医药现代远程教育,2016,14(4):23

杨彬彬.中医院校营养学专业公共营养学 Seminar 与

案例式相结合教学法初探[J].中国中医药现代远程教育,2016,14(4):18

杨芳.案例式教学用于《中医基础理论》的思路分析[J].国际中医中药杂志,2016,38(5):449

杨红亚,闫华,贺玉萍,等.以创新能力培养为导向优化《医学微生物与免疫学》的考核与评价[J].成都中医药大学学报(教育科学版),2016,18(2):32

杨路,陈莹,吴春晓,等.案例教学法在《刺法灸法学》中的应用初探[J].中国中医药现代远程教育,2016,14(9):24

Z

曾嵘,王志琪,杜可,等.基于研究生创新能力培养的中药药理学专论课程教学改革探讨[J].湖南中医药大学学报,2016,36(10):103

张辰辰,石作荣,井珊珊,等.高等中医药院校研究生传统文化素质培养探析[J].中医药导报,2016,22(9):115

张妍,何航,朱艳琴.医学基础课教学中案例式情景教学模式应用探讨[J].中国中医药现代远程教育,2016,14(15):17

张玉梅,刘桂花,汪恒,等.CBL 教学法提高医学生创新能力的探索[J].医学与哲学(A),2016,37(9):87

张志国,张健.高校"创新创业教育"的应用及知识点整合的调查研究[J].天津中医药大学学报,2016,35(2):126

甄毕贤,贾连群.浅谈高校对于创新人才培养的重要性[J].中国中医药现代远程教育,2016,14(1):11

郑爱军,郑芳芳,贾影.CBL 教学法对提升"3＋2 助理全科医师"中医临床能力的应用效果[J].北京中医药,2016,35(5):502

郑晓珂,武慧敏,史胜利,等.案例教学法在中药学专业生物化学课程教学设计中的应用[J].中医药管理杂志,2016,24(17):35

周仕轶,袁斓,李勇,等.中国传统文化教育对现代中医临床教学质量的影响研究[J].成都中医药大学学报(教育科学版),2016,18(1):3

周盈,张学青,李兰,等.探讨 CBL 教学法[J].新疆中医药,2016,34(1):51

周愉,沈琴峰,沈雪勇.CBL 教学法在全英语针灸本科留学生教学中的应用[J].中医教育,2016,35(4):68

祝雪丽,施光亚.以临床医学为导向的医学创新人才培养初步探索[J].中国民族民间医药,2016,25(8):141

（二）科 研 方 法

【中医临床诊疗指南的制定与应用评价研究】

临床指南是提高临床诊疗水平和安全性的有效途径。随着中医药规范化工作的推进,中医类临床指南的编制和应用评价逐渐得到重视。近来有系列文章对中医(中西医结合)临床实践指南的制修订方法进行了全面探讨。如姚沙等介绍了国际权威机构对指南的定义和分类,提出中医(中西医结合)指南的定义应结合学科特色,其分类应参照国际水平并结合本国具体情况;又对指南选题的步骤和需要关注的信息进行了阐释。王洋洋等对指南小组的构建进行了阐述,明确其组建原则、成员构成、工作职责,规范其工作流程。并从确定利益声明人员、处理利益声明、评价利益冲突、报告利益冲突四个方面规范中医(中西医结合)临床实践指南利益冲突声明处理方法和过程,以提高指南制定的客观性、公平性。又从指南小组纳入卫生经济学家、针对经济问题提供建议、对需经济分析的问题设置优先性、经济学证据的检索、经济学证据的纳入和评价、总结经济学证据、缺乏经济学证据的考虑等七个方面阐述了在指南制定过程中考虑经济学因素的方法。李慧等对中医(中西医结合)临床实践指南的计划书撰写和注册信息,以及临床问题信息类型、结局指标的选择与分级、PICO问题的结构、类型及构建程序方法等进行了系统介绍。又阐述了从已有指南和系统评价中检索获取证据的策略与方法,使用指南质量评估工具、系统评价质量评估工具对获得证据进行评价与筛选的程序与方法,以及更新和制作新的系统评价的条件与方法。又介绍

了证据推荐的评估、制定与评价(GRADE),及在降级和升级因素的基础上,结合中医的实践特点说明GRADE系统的应用,以及引入中医药领域面临的挑战与发展。同时探讨了基于GRADE系统形成中医(中西医结合)临床实践指南推荐意见并进一步达成共识的程序、方法与工作要求。最后从系统工程角度分析了指南在推广(传播)、实施(应用)等阶段发挥实际作用的基本原理与各阶段的实现途径方法,介绍了指南监测、评价可采用的技术方法与国内外相关研究工具,提出了建立解决关键共性问题的指南工程技术体系构想。谢秀丽等提出独立发布的中西医结合指南的报告规范和患者版本指南报告规范,以及指南在制定过程中和方案发表之后进行外部评审的操作方法及程序,指南改编与更新的原则、程序与方法等。并认为可通过系统评价文献、开展横断面研究、纳入患者参与指南制定等途径收集患者偏好与价值观,为指南制修定提供资料。此外,胡晶等通过对近五年内制定的中医临床实践指南的分析,发现在中医临床指南制定的过程中共识法的应用仍欠规范与充分,指出今后中医指南在制定时应采用共识会议法等正式共识法,同时应重视多学科成员参与。

在指南的应用和推广上,王芳等指出中医诊疗指南应用评价项目的实施促进了指南熟悉和使用率的提高,指南的内在质量是指南熟悉和使用程度的根本影响因素,并建议通过提高指南质量、开展指南评价和培训、采用多种宣贯方式等促进中医诊疗指南的应用和推广。石磊等提出制定不同层次需求的指南、改变个体化治疗与规范性标准的对立性及个人固定诊疗习惯,是目前促进指南推广应用的关键。

临床指南的评价工作对于提高指南质量至关重要，而中医临床诊疗指南的评价又必须具有中医特色。蒋跃绒等介绍了指南研究与评价的工具和循证临床实践指南制定的一般流程，建议建立符合中医特色和国际通用规范的中医药循证指南制定技术规范，加强中医药循证指南质量的评价，重视中医药循证指南的定期更新和推广应用。刘孟宇等通过介绍 2012 年度国家中医药管理局中医药标准评价项目评价实施方案的形成、主要内容、评价量表的信度效度分析等研究过程，为中医药标准评价方法形成提供了研究范例，并概述中医诊疗指南临床应用评价的适用性评价和应用性评价方法。又对中医诊疗指南中调摄预防内容的合理性进行了分析，指出应重视调摄预防内容，发挥中医治未病特色。季聪华等认为针对中医临床诊疗指南的特点，指南制修订过程中对于诊疗方法的卫生经济学评价应采用成本效果分析和成本效用分析，指南推广应用效果的卫生经济学评价应采用成本效益分析，并重点介绍了卫生经济学评价方法应用于中医临床诊疗指南时的方案设计的科学性原则、原始数据收集、专用指标计算、成效比计算、敏感性分析等具体操作方法。王丽颖等认为目前国内临床指南评价主要集中在采用国际公认指南评价工具、自主研发评价工具、基于专家经验和临床数据评价三个方面，单一方法开展指南的评价工作是不全面的，建议采用综合的方法，从指南的质量、指南的适用性、临床指导价值等多个维度，进行指南的评价。汪受传等提出以 AGREE Ⅱ 工具应用于循证性中医临床诊疗指南的质量评价，介绍了 AGREE Ⅱ 工具及其应用的基本方法，列举其 6 个领域 23 个主要条目，以及 2 个总体评估条目，作了评价要求说明。并以中医临床诊疗指南编制为例，说明相关条目内容的应用及表述方式，以适应 AGREE Ⅱ 工具的评价要求。

近期针对中医临床诊疗指南在具体疾病中的应用评价有较为集中的报道，说明该项工作已得到重视。如刘静等、蔡治国等、雷蕾等、张颖等、王海隆等、李晓丽等、李红专等分别对鼻鼽、咳嗽、慢性肾衰竭、油风、类风湿关节炎、食管癌、桡骨远端骨折等疾病的中医诊疗指南开展了临床应用性评价工作，提示以上各项指南皆具有较好的临床适用性，但在中医诊断与辨证、预防调摄、疗效评价等方面还需进一步完善，以充分发挥中医特色，提高指南的临床应用效果。陈尧等以大肠癌为对象，评价了不同学科领域相同病种指南的协调配套性，发现不同指南对于相应学科具有一定的适用性，亦具有协调互补性，但总体协调配套性欠佳。

此外，柳金英等阐释了中医临床实践指南在制修订与推广过程中蕴含的转化医学思维，从而提出在转化医学理念指导下深入开展中医临床实践指南研究。

（撰稿：张苇航　审阅：黄　健）

【大数据对中医药发展的影响】

互联网时代带来了"大数据"的理念。大数据是指无法在可承受的时间范围内用常规软件工具进行捕捉、管理和处理的数据集合，又称为巨量数据集合。大数据在中医药领域中的应用逐渐显现。如孟庆云认为，藏象的虚拟特征、经络的网络特征、精气神的信息特征等中医理论原理、要素和认识方式与大数据工作机制具有一致性。吴其国等总结目前大数据在中医药信息学、中医药预防疾病、中医诊断疾病、中医治疗疾病、中医方药知识发现、中药开发六个方面的应用现状，指出二者的结合必然会促进中医药的发展。未来希望能够形成系统化、集成化的大数据应用平台。

大数据的应用可推进中医药标准化、规范化的进程。如杜含光等提出若能从中医药临床大数据入手，从海量的四诊信息采集及实验室指标中探寻出中医药辨证论治疗效的规律，创新出一套完整而系统、全面而客观、能体现辨证论治思想的临床疗效评价指标体系。何远利等探讨了在中医临床路径中如何通过诊疗数据标准化、临床数据质量控制、运用正确的大数据挖掘统计方法等对临床收集到的大数据进行整理研究，从而在中医临床路径中体现大数据优势，总结出中医药诊治的基本共性规律，形成临床诊疗规范，明确中医诊疗优势。在实际运用中，吕庆莉分析了数据挖掘和复杂网络在中医药领域的应用及各自存在的问题，进一步探讨了两者交叉应用的实例。并以脑血管疾病为例，构建中药用药属性拓展网络，结合药物社团挖掘探讨中药方剂配伍规律。

数据库的建设是推动大数据发展和应用的重要基础。肖勇等提出基于云计算的国家中医药数据中心建设策略，以基础设施即服务为目标进行计算资源、存储资源、网络资源等建设，并提出数据汇交方案、数据共享与交换方案以及信息安全防护方案的构建。张滕等对近年来数据库技术在中医文献、中药、方剂以及中医临床疾病方面的应用进行了整理，指出中医药学与数据库技术的融合促进了中医药学多方面的发展。翁晓兰等构建了由中医数据库与方剂筛选系统相结合的名老中医临床信息分析平台，利用结构化医案方剂录入模块将临床病例数据化，利用医案方剂分析系统模块进行分析挖掘，从而对中医临床实践中的复杂临床数据进行研究。

此外，尚文玲等介绍了部分有关中医药信息的搜索引擎、中医药专业数据库、中医古籍数据库、期刊文献数据库、中医药院校网站和一些国外中医药信息查询网站等，为中医药科研人员获取互联网上的信息资源提供了有效途径。

（撰稿：张苇航　审阅：黄　健）

［附］　参　考　文　献

C

蔡治国，褚志杰，孙中华，等.《咳嗽中医诊疗指南》在山东省不同级别中医医院的适用性评价研究[J].中华中医药杂志，2016，31(8):3158

陈尧，黄学武，刘孟宇，等.不同学科领域相同病种(大肠癌)指南协调配套性临床应用评价[J].中华中医药杂志，2016，31(11):4611

D

杜含光，陈霞波，李灿东.大数据时代背景下中医药疗效评价的思考[J].中华中医药杂志，2016，31(7):2459

H

何远利，安祯祥，王敏.大数据对中医临床路径的应用思考[J].贵阳中医学院学报，2016，38(4):1

胡晶，张会娜，康群甫，等.共识法在中医临床实践指南制定中的应用[J].中医杂志，2016，57(19):1658

J

季聪华，曹毅，李秋爽，等.中医临床诊疗指南卫生经济学评价应用方法探讨[J].中华中医药杂志，2016，31(3):910

蒋跃绒，陈可冀.关于中医药循证临床实践指南的制定和质量评价[J].中国中西医结合杂志，2016，36(1):11

L

雷蕾，熊维建，钟锦，等.《慢性肾衰竭中医诊疗指南》临床应用评价体会[J].中华中医药杂志，2016，31(9):3617

李红专，赵继荣，李盛华，等.《桡骨远端骨折中医诊疗指南》临床应用评价[J].中华中医药杂志，2016，31(11):4615

李慧，陈耀龙，王琪，等.中医(中西医结合)临床实践指南制修订方法——计划与注册[J].中华中医药杂志，2016，31(3):903

李慧，陈耀龙，王琪，等.中医(中西医结合)临床实践指南制修订方法——证据获取与系统评价[J].中华中医药杂

志，2016，31(6)：2206

李慧，陈耀龙，韦当，等.中医（中西医结合）临床实践指南制修订方法——临床问题的构建[J].中华中医药杂志，2016，31(6)：2202

李慧，陈耀龙，谢秀丽，等.中医（中西医结合）临床实践指南制修订方法——推荐意见与共识[J].中华中医药杂志，2016，31(7)：2657

李慧，陈耀龙，谢秀丽，等.中医（中西医结合）临床实践指南制修订方法——证据质量分级[J].中华中医药杂志，2016，31(7)：2652

李慧，谢秀丽，王洋洋，等.中医（中西医结合）临床实践指南制修订方法——实施与评价[J].中华中医药杂志，2016，31(12)：5119

李晓丽，刘丽坤，郝淑兰，等.《食管癌中医诊疗指南》适用性评价研究[J].中华中医药杂志，2016，31(10)：4107

刘静，李蕾，石颖，等.《鼻衄中医诊疗指南》临床应用评价体会[J].中华中医药杂志，2016，31(7)：2662

刘孟宇，韩学杰，杨伟，等.基于中医诊疗指南调摄预防内容的临床应用评价研究[J].中华中医药杂志，2016，31(3)：907

刘孟宇，杨伟，赵学尧，等.中医临床诊疗指南应用评价方法研究[J].中华中医药杂志，2016，31(2)：552

柳金英，常静玲.从转化医学视角谈中医临床实践指南研究[J].环球中医药，2016，9(1)：83

吕庆莉.数据挖掘与复杂网络的融合及其在中医药领域应用[J].中草药，2016，47(8)：1430

M

孟庆云.顺势而生　卓然而立　应世而生——当代中医药发展的大数据、网络化机遇[J].中国中医基础医学杂志，2016，22(1)：1

S

尚文玲，段青，李莎莎，等.数据时代中医药信息的获取利用研究[J].中国中医药现代远程教育，2016，14(16)：45

石磊，冷辉，曲中源，等.辽宁地区《慢喉喑中医诊疗指南》熟悉和使用情况调查研究[J].中华中医药杂志，2016，31(7)：2665

W

汪受传，赵霞，虞舜，等.循证性中医临床诊疗指南的质量评价——AGREEⅡ工具及其应用[J].中华中医药杂志，2016，31(8)：2963

王芳，杨洋，刘孟宇，等.基于指南熟悉和使用程度探索中医诊疗指南实施推广策略[J].中华中医药杂志，2016，31(8)：3162

王海隆，姜泉，刘维，等.《类风湿关节炎中医诊疗指南》临床应用评价研究[J].中华中医药杂志，2016，31(10)：4103

王丽颖，刘孟宇，王跃溪，等.我国临床诊疗指南评价现状述评[J].中华中医药杂志，2016，31(4)：1316

王洋洋，陈耀龙，王琪，等.中医（中西医结合）临床实践指南制修订方法——经济学因素考虑[J].中华中医药杂志，2016，31(10)：4099

王洋洋，陈耀龙，王小琴，等.中医（中西医结合）临床实践指南制修订方法——利益冲突声明与管理[J].中华中医药杂志，2016，31(9)：3613

王洋洋，陈耀龙，王小琴，等.中医（中西医结合）临床实践指南制修订方法——指南小组的形成与工作流程[J].中华中医药杂志，2016，31(4)：1313

翁晓兰，申力，贾佳，等.中医医案数据库的构建及其应用研究[J].浙江中医杂志，2016，51(8)：613

吴其国，胡叶青，查元，等.大数据在中医药领域中的应用现状[J].广西中医药大学学报，2016，19(1)：153

X

肖勇，陈伟，沈绍武.国家中医药数据中心构建方案探讨[J].时珍国医国药，2016，27(7)：1783

谢秀丽，陈耀龙，卢传坚，等.中医（中西医结合）临床实践指南制修订方法——外部评审[J].中华中医药杂志，2016，31(8)：3155

谢秀丽，王琪，陈耀龙，等.中医（中西医结合）临床实践指南制修订方法——患者偏好与价值观[J].中华中医药杂志，2016，31(11)：4607

谢秀丽，姚沙，陈耀龙，等.中医（中西医结合）临床实践指南制修订方法——改编与更新[J].中华中医药杂志，2016，31(9)：3610

谢秀丽，姚沙，韦当，等.中医（中西医结合）临床实践指南制修订方法——报告规范[J].中华中医药杂志，2016，31(8)：3153

Y

姚沙,卢传坚,陈耀龙,等.中医(中西医结合)临床实践指南制修订方法——指南的定义与分类[J].中华中医药杂志,2016,31(1):165

姚沙,卢传坚,陈耀龙,等.中医(中西医结合)临床实践指南制修订方法——指南选题[J].中华中医药杂志,2016,31(2):542

Z

张滕,任明,郭利平.数据库技术在中医药领域的应用现状[J].中西医结合心脑血管病杂志,2016,14(14):1628

张颖,季聪华,刘姗,等.《油风中医诊疗指南》临床应用评价研究[J].中华中医药杂志,2016,31(9):3620

学术进展

中国中医药年鉴

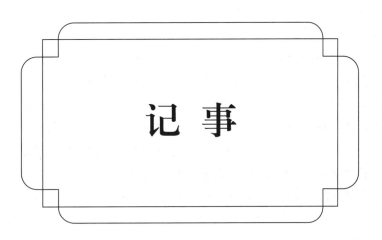

记　事

一、学 术 会 议

▲中华中医药学会中成药分会学术研讨会暨换届会议在北京召开 会议于4月8—9日召开，由中华中医药学会主办，中华中医药学会中成药分会、中国人民解放军第302医院共同承办。会议主题是"精准医学与中药合理用药"。中国工程院院士、天津药物研究院名誉院长刘昌孝，中国工程院院士、解放军总医院肾病研究所所长陈香美，中华中医药学会副秘书长谢钟，中国人民解放军第302医院院长姬军生，中国人民解放军第302医院药学部主任赵艳玲，成都中医药大学副校长彭成等出席了本次会议。

研讨会上，刘昌孝作了题为《中药质量-标志物（Q.marker）与中成药质量标准的形成》、陈香美作了题为《如何提高创新中药的临床研究水平》的学术报告。彭成等学者也从不同角度作了学术报告。与会专家围绕如何把控中成药治疗质量、提升临床疗效展开了交流和讨论。

▲中华中医药学会外治分会2016年学术年会在青岛召开 会议于7月1—3日召开，由中华中医药学会主办，中华中医药学会外治分会、青岛市海慈医疗集团（青岛市中医医院）和中国中医科学院望京医院承办，来自全国各地的100余名从事中医外治的专家和学者参加了会议。本次年会共收到专业学术论文145篇，内容包括名医经验与传承、基础与临床研究、针灸与推拿、临床各科和护理等各个方面，充分展示了国内中医外治领域研究方向、最新进展与成果。会议进行了学术交流和专题讲座。

大会由中华中医药学会外治分会副主任委员葛湄菲主持。中华中医药学会学术部主任刘平，青岛中医药管理局副局长赵国磊，中华中医药学会外治分会主任委员温建民、名誉主任委员黄枢，青岛市海慈医疗集团执行总院长刘宏，辽宁中医药大学附属医院教授王雪峰，外治分会秘书长桂雄斌出席了会议。

▲中华中医药学会第十八次医史文献分会学术年会在上海召开 会议于7月15—17日召开，由中华中医药学会主办，医史文献分会、上海市中医文献馆、上海中医药大学中医文献研究所承办。会议主题是"中医文献研究六十年回顾与展望"，共收到论文103篇，来自全国25个省市自治区30余家单位170余名专家学者出席会议。会前，召开了第一届青年委员会成立会议。

大会开幕式由山东中医药大学中医文献研究所所长王振国主持。上海市卫生和计划生育委员会副主任、上海市中医药发展办公室主任郑锦，上海中医药大学副校长季光，中华中医药学会医史文献分会主任委员欧阳兵分别作了大会讲话。会议期间，季伟苹《上海市中医文献馆六十年文献研究回眸》、陈仁寿《谈中医药文献研究面临的机遇、挑战与对策》、王振国《中医药古籍保护与利用的回顾与展望》、万芳《马继兴中医古籍辑佚研究及其思考》、秦玉龙《刀圭回春的清末民初天津名医张树筠》、黄瑛《建国以来上海中医文献研究工作回顾纪略》、徐慎庠《朱良春中医学术传承与思维创新》，分别进行了主题报告。研讨会上，王兴伊、刘桂荣、杨东方、王鹏、沈澍农、郑洪、周祖亮、潘文、赵仁龙等专家学者围绕新疆出土医学文献、各家学术思想、《四库全书》整理、新安医学、地域医学、石刻与简牍医学文献、武威汉简、长安内科流派等内容进行了专题交流。

▲**第四届岐黄论坛在北京举行** 7月23日，以"加强学术引领，推动传承创新"为主题的第四届岐黄论坛会议召开。国家卫生和计划生育委员会副主任、国家中医药管理局局长、中华中医药学会会长王国强出席开幕式并发表讲话。围绕如何"加强学术引领，推动传承创新"，王国强提出四点要求：一要牢牢把握传承这一根本，夯实中医药创新基础，推动中医药科技创新、引领学术发展；二要牢牢把握创新这一动力，推动中医药振兴发展，强化引领创新、强化协同创新、强化供给创新，着眼于满足人民群众的需求，发挥中医药科技创新的关键作用，扩大中医药健康服务供给，为人民群众提供更多看得见、摸得着、用得上的产品和技术；三要牢牢把握引领这一使命，提升学会服务能力，进一步加强对学术活动的指导、监督与服务，稳步提高中医药学术交流的质量和水平，充分发挥活跃学术思想、启迪创新思维、促进知识生产、推出原创成果的重要作用；四要牢牢把握科普创新，满足人民群众健康需求，要把科学普及放到与科技创新同等重要的位置。

会上，中国科学技术协会学术部副部长刘兴平、中国科学院院士陈凯先、国医大师孙光荣、中国中医科学院常务副院长黄璐琦院士分别作主题报告。社会各界知名人士分论坛、青年杰出中医药人才分论坛等8个分论坛同期召开，有1 000余名专家学者参加了论坛。今年新开设的微信论坛将汇总论坛组织机构成员、分会主任委员、民间中医代表等关于中医药传承创新的观点。

▲**中华中医药学会中药化学分会第十一届学术年会在吐鲁番举办** 会议于7月29—31日召开，由中华中医药学会主办，中药化学分会和国药药材股份有限公司承办，国药药材健康产业新疆有限公司协办。国药药材股份有限公司党委书记胡传木致欢迎词，中华中医药学会财务部副主任届北京、中药化学分会主任委员雷海明、北京中医药大学教授李强、国药药材健康产业新疆有限公司总经理于清明，及来自全国各地的专家学者和院校研究生共150余名参加了会议。

大会以"中药及天然药物有效物质发现与开发利用"为主题，邀请了上海中医药大学李医明，北京中医药大学刘永刚、肖红斌，湖南中医药大学李娟等专家分别作学术报告，来自全国各地的学者和研究生在会上作了学术交流。

▲**2016年《中国中医药年鉴（学术卷）》编委会暨撰稿人会议在北京召开** 会议于7月29日召开，《年鉴》主任委员王国强、副主任委员张智强，主编徐建光，常务副主编查德忠、郑锦在会上作了发言。《年鉴》编委、撰稿人及学科编辑共60余名参加了会议。

王国强指出，《年鉴》是国家中医药管理局主办，由全国中医药各专业领域的权威专家共同编纂，全面反映每年度中医药学术进步的综合性、史志性、资料性工具书，编纂《年鉴》是一项对于中医药事业发展具有重要意义的工作。他总结了《年鉴》的成功经验：第一，有一个覆盖中医药各专业领域、全国著名的专家学者所组成的编委会，一群相对稳定、甘于奉献的撰稿人队伍，一支专职从事《年鉴》工作、梯队合理的学科编辑，为《年鉴》的编辑工作，提供了强大的专业、技术的保障；第二，有一套比较规范、完善的编纂制度和工作流程，为《年鉴》的编纂工作提供较好的工作机制；第三，《年鉴》的编纂工作得到了各级领导的高度重视和大力支持，特别是承办单位上海中医药大学从人力、物力、财力上给予全力支持和重要保障，这也是对中医药事业发展所作的重要贡献。

会上听取了2016年《年鉴》编纂工作报告，编委王振国、李灿东、孟庆云作了主题发言，撰稿人高修安、张苇航作了交流发言。

会议期间,王国强、徐建光、郑锦共同开启了《年鉴》网站仪式。

▲**中华中医药学会防治艾滋病分会2016年学术年会在大连召开** 会议于8月18—21日召开,由中华中医药学会主办,中华中医药学会防治艾滋病分会承办。中国中医科学院研究员、河南中医药大学特聘教授、主任委员王健教授,河南中医药大学第一附属医院副院长、常务副主任委员徐立然教授等130多名从事艾滋病科研、教学、临床等方面的中医、中西医结合专家参加了会议。

会上,王健、徐立然、李秀惠、符林春、邓鑫、王军文、谭行华、冯全生、邵宝平等专家进行了学术报告。中青年刘颖、邹雯、姜枫、李鑫、王莉、戴安娜、许巍、黄成瑜、李静茹就各自研究领域作了学术交流。

▲**中华中医药学会老年病分会2016年学术年会暨换届会议在大连召开** 会议于8月19—21日召开,由中华中医药学会主办,中华中医药学会老年病分会、辽宁中医药大学、辽宁中医药大学附属医院承办,来自全国25个省市的260余名学者参加了会议。

会议选举产生了第五届委员会成员,辽宁中医药大学校长杨关林教授当选为分会主任委员。新一届委员会的成立,对于进一步推动中医药防治老年疾病工作的开展,强化老年养生健康的理念,探索医养结合的新路具有重要的意义。会上,张立平、王平、王飞、李国信、陈川、顾耘、刘建设、吴登山、史恒军、陈民作了主题报告。

▲**中华中医药学会外科分会2016学术年会在丹东召开** 会议于9月9—11日召开,由中华中医药学会主办,中华中医药学会外科分会、辽宁省中医药学会、辽宁中医药大学附属第二医院、北京中医药大学东方医院、北京中医药大学第三附属医院、《中医杂志》编辑部、北京中医在线教育中心承办。来自全国各地约200名专家学者参加了会议。

本次年会有四个特点,一是"标准":会议通报了外科分会主持的中医外科疾病诊疗指南17个国家标准的进展情况,糖尿病足中医药治疗循证医学研究进展,中医外用药标准化研究现状等。二是"前沿":先后有四位国家自然科学基金评审专家对中医外科学基础和临床研究进行了系统总结,对中医外科学未来研究指明了方向。三是"干货":皮肤病治疗中的中医外用药配置,刺络拔罐疗法治疗浆细胞性乳腺炎、火针疗法治疗顽固性外科疾病、外科腹痛的诊治要点、外科疮疡中医特色疗法等报告简练而不失精华,形象而生动。四是首次设立"青年论坛"版块:中医的发展在于传承,中医外科的发展同样如此。既有熏洗加垫棉缠缚疗法在臁疮治疗中的应用、刺络拔罐疗法治疗乳腺癌术后上肢淋巴水肿的临床实践,也有慢性不可预见性心理应激对雌鼠乳腺的影响及从肝论治的科研探索,中医外科青年医生从临床与科研两个层面很好地阐释了中医外科的发展与创新。

▲**中华中医药学会第十七次中医推拿学术年会在北京举办** 会议于10月13—15日召开,由中华中医药学会主办,中华中医药学会推拿分会、北京中医药学会按摩专业委员会、北京按摩医院联合承办。中国残联副理事长程凯、中华中医药学会副秘书长谢钟、推拿分会主任委员房敏、北京市中医管理局科教处处长厉将斌等应邀出席开幕式并作了发言,来自全国300余名学者参加了会议。

秉承学习与促进的宗旨,本次年会首次开设了儿科推拿分会场,共邀请近30位推拿界知名专家,进行了主题报告、专题报告、手法演示、论文等多种交流形式,并汇编了169篇高质量的学术论文,为全国推拿界工作者提供了一个良好的交流和学习平台。会议提出了要发挥中国特色的盲人医疗按摩优势。

▲**第五届中医药现代化国际科技大会政府论坛在成都举行** 会议于10月24—25日召开，论坛由中国科技部社发司、国家食品药品监管总局科标司、国家中医药管理局国合司、国家知识产权局保护协调司、世界卫生组织传统医学部和中国四川省科学技术厅、四川省中医药管理局共同举办，来自16个国家、地区和组织的具有国际影响力的官员、著名专家、学者和企业家等近200余名代表参加了会议。

开幕式上，科技部、国家中医药管理局、国家食品药品监督管理总局和四川省人民政府的领导出席会议并致词。国际合作司司长王笑频在开幕式报告《中医药"一带一路"发展现状与展望》，中国工程院院士张伯礼报告《中药现代化20年进展》。会议通过了《中医药国际科技合作成都宣言》。会议由科技部社发司副司长田保国、WHO传统医学部主任张奇、越南卫生部传统医学管理局局长PHAM VU KHANH共同主持。

本次论坛有"中医药国际（科技）合作与'一带一路'""中医药国际标准体系构建""中药国际注册法规协调"三大专题。据悉，中医药现代化国际科技大会每三年举行一次。《政府论坛》作为中医药现代化国际科技大会的重要分会，经过前四届打造，已成为具有较广泛影响力和知名度的推进政府间传统医药交流合作的重要平台。

▲**中华中医药学会皮肤科分会第十三次学术年会在福州召开** 会议于10月27—30日召开，会议由中华中医药学会主办，中华中医药学会皮肤科分会、福建中医药大学附属第二人民医院、福建中医药学会皮肤科分会承办。

会议围绕"中医优势病种治疗""中医特色疗法""名老中医经验传承""中医经典与临床""中医美容""传承与创新"等专题开展研讨和交流，首次设立了"青年论坛""疑难病例讨论""经方论坛"等特色专场，会议还邀请了国内外中医、中西医结合皮肤科知名专家、学者等就当今中医皮肤病学研究的热点问题进行了专题演讲。

一、学术会议

二、中 外 交 流

▲于文明会见新加坡中医管理委员会代表团 1月12日，国家中医药管理局副局长于文明会见了新加坡中医管理委员会主席符喜泉女士代表团一行。

于文明首先对新加坡中医管理委员会代表团的来访表示热烈欢迎，他回顾肯定了中新在中医药领域多年来富有成效的合作，并衷心感谢新方对中国中医药管理人员短期培训项目的大力支持。于文明表示，中方愿意继续为新加坡中医师/针灸师注册与考试工作提供技术支持和保障。符喜泉女士认为中新中医药领域合作成效显著，她殷切期待在中医药人才培养、科学研究以及临床医疗等方面继续得到中方的支持和帮助。

▲2016年博鳌亚洲论坛年会中医药分论坛召开 3月23日，国家卫生和计划生育委员会副主任、国家中医药管理局局长王国强出席了论坛年会，并参加以"科技创新：助推中医药国际化"为主题的中医药分论坛活动。

在分论坛会上，王国强向各国代表介绍了中医药对外交流与合作的有关情况。他指出，发展中医药已经成为中国实现健康中国、全面实现小康社会目标的重要组成部分，已经成为中国与世界各国开展人文交流、促进中西方互学互鉴的重要内容，构成中国与各国共同推动世界和平，增进人类福祉，建设人类命运共同体的共同目标。王国强就推动中医药海外发展提出意见：一是制定实施中医药"一带一路"发展规划，打造中国与沿线国家中医药合作的亮丽名片；二是回应国际需求，支持在"一带一路"沿线国家建设中医药中心，着力推动实施一批具备基础、有显示度的重大项目；三是完善中医药对外开放布局，统筹协调地方省区市参与"一带一路"的建设；四是凝聚沿线国家的科技资源，提供中医药继承创新的新支撑。

外交部前部长、中国民族医药学会国际交流与合作分会名誉会长李肇星、中国驻古巴前大使徐贻聪、国家中医药管理局国际合作司司长王笑频等出席论坛，外交部公共外交咨询委员会委员陈明明担任分论坛主持人。

▲于文明会见德国海德堡市代表团 4月5日，国家中医药管理局副局长于文明会见了来访的德国海德堡市市长吴子那博士一行，就中德传统医学交流合作，特别是将中医药引入海德堡市等合作议题进行了深入的探讨与交流。

吴子那介绍了海德堡市作为医学生物科技重镇的基本情况，表达了希望与国家中医药管理局开展合作并将中医药引入海德堡市的一些初步想法。于文明则肯定了海德堡市为促进两国传统医学合作而作出的努力，表示双方开展中医药领域的交流与合作有着非常好的基础，各自的特色及优势比较突出，相信双方的合作一定会取得丰硕成果。会谈中，双方约定建立长效沟通机制，互相指定了联络人。国家中医药管理局国际合作司司长王笑频等陪同参加了会谈。

▲中韩传统医学协调委员会第十五次会议在西安召开 5月12日，国家卫生和计划生育委员会副主任、国家中医药管理局局长王国强率团出席第十五次中韩传统医学协调委员会，并与韩国保健福祉部次官方文圭进行了工作会谈，共同签署了第十五次中韩传统医学协调委员会《会议备忘录》。

王国强高度评价了两国20年来在传统医学领域取得的成绩,尤其是第十四次中韩传统医学协调委员会以来,中韩传统医学在发展政策法规、行业发展规划、国际标准化建设和相关科研机构间合作等方面取得显著成效。王国强指出,此次中韩传统医学协调委员会会议是落实李克强总理访韩成果的重要举措。中韩两国同为传统医学大国,未来两国更应实现更高水平的互利共赢,打造中韩传统医学命运共同体。对未来两国传统医学合作提出3点倡议:一是坚持政府共商,充分发挥协调委员会机制作用,进一步保障中韩传统医学的健康发展;二是坚持机构共建,积极鼓励医、教、研、产等机构搭建合作平台,进一步实现中韩传统医学的合作共赢;三是坚持成果共享,主动参与卫生体系建设,促进传统医学国际传播,进一步推动更多国家的民众共享传统医药的发展成果。韩国保健福祉部次官方文圭对共商、共建、共享3点倡议表示赞同,韩国政府将加大支持力度,积极鼓励中韩两国相关机构加强合作,推动传统医学快速发展。

会议决定2017年第十六次中韩传统医学协调委员会将在韩国召开。中国中医科学院与韩国韩医药研究院还在会议期间共同签署了《国际合作研究备忘录》。

▲**王国强率团访问捷克、匈牙利、奥地利** 5月24日—6月1日,应捷克卫生部、匈牙利人力资源部和奥地利欧亚太平洋学术网的邀请,国家卫生和计划生育委员会副主任、国家中医药管理局局长王国强率团分别访问了捷克、匈牙利和奥地利,并就中医中心建设、中医师合法执业、药品器械准入以及教育科研合作等问题与相关各方进行深入会谈。访问捷克,双方成立"中国-捷克中医中心"基金会;访问匈牙利,与匈牙利签署了《中匈中医药合作谅解备忘录》;访问奥地利,双方在签署《中医药领域合作谅解备忘录》基础上进一步开展中医药医疗、教育、科研和产业等领域的合作。

▲**王国强会见联合国助理秘书长、联合国艾滋病规划署副执行主任简·比格** 5月10日,国家卫生和计划生育委员会副主任、国家中医药管理局局长王国强在北京会见了联合国助理秘书长、联合国艾滋病规划署(UNAIDS)副执行主任简·比格(Jan Beagle)一行,双方就中国艾滋病防治工作及与UNAIDS合作事宜进行了商谈。

王国强表示,中国高度重视将于今年6月8—10日在纽约召开的联合国艾滋病高级别会议,中方将积极参与会议中政治宣言的磋商和讨论,为宣言的通过发挥积极作用。同时,中国将积极履行政治承诺,承担应尽的国际义务,加强与UNAIDS等国际组织的交流与合作,切实推动中国和全球艾滋病防治工作。简·比格对此表示赞同,并对中国在抗击艾滋病过程中所发挥的巨大领导力表示赞赏。简表示,UNAIDS会继续支持中国向世界展示在艾滋病防治领域所取得的成绩,尤其是在艾滋病母婴阻断方面,中国经验值得和世界分享。

双方还就如何切实实现"3个90%"防治目标(即:90%的感染者通过检测知道自己的感染状况,90%已经诊断的感染者接受抗病毒治疗,90%接受抗病毒治疗的感染者病毒得到抑制),以及中医药治疗艾滋病工作进行了交流和探讨。

▲**第二届中国-中东欧国家卫生部长论坛在苏州举行** 6月19—20日,召开了主题为"深化卫生务实合作,促进健康可持续发展"的第二届中东欧国家卫生部长论坛会议,并发布《第二届中国-中东欧国家卫生部长论坛苏州联合公报》,将共享各国在卫生发展领域的有益经验,并成立中国-中东欧国家卫生合作促进联合会,推进16+1卫生合作平台建设,提高中国与中东欧国家医药卫生交流合作水平。国务院副总理刘延东、捷克共和国总理博胡斯拉夫·索博特卡、匈牙利人力资源部部长本奇·里特瓦瑞、江苏省省长石泰峰和世界卫生组织驻华代表施贺德出席论坛开幕式并致辞。

与会代表围绕公立医院合作、公共卫生合作、中国传统医学等五大议题展开讨论。会议期间,国家卫生和计划生育委员会主任李斌邀请与会的中东欧国家卫生部长出席"卫生部长圆桌会"。论坛还设置了一个中国中医药体验区,受到了各国朋友的欢迎。

▲2016 中国(澳门)传统医药国际合作论坛在澳门召开 7月28—29日,以"交融、创新、共享,促进人类健康"为主题的中国(澳门)传统医药国际合作论坛召开,共邀请中国内地、澳门、欧盟、东盟及葡语系国家传统医药相关的政府部门、机构及企业代表近600名学者参加,围绕中医药国际注册的技术与政策、管理法规、国际市场分析、中医药健康旅游等议题展开深入讨论。国家中医药管理局副局长马建中、澳门特别行政区政府经济财政司司长梁维特等出席开幕式。

马建中在开幕式上致辞,充分肯定了澳门作为中葡文化交汇地的重要作用,表示国家中医药管理局将围绕澳门"世界旅游休闲中心"和"中国与葡语国家商贸合作服务平台"的发展定位,支持澳门将中医药纳入会展服务、中葡商贸平台等工作内容,促进澳门经济适度多元发展。国家中医药管理局港澳台办公室主任王笑频陪同出席上述活动,并作中医药"一带一路"发展规划主旨报告。

▲2016 中国-东盟传统医药高峰论坛在南宁举行 10月27日,由国家卫生和计划生育委员会、国家中医药管理局、广西壮族自治区人民政府共同主办的"2016 中国-东盟传卫生合作论坛""2016 中国-东盟传统医药高峰论坛"举行。国家卫生和计划生育委员会副主任崔丽、王贺胜,国家中医药管理局副局长闫树江等出席了论坛。论坛以"传统药物资源保护、发展与合作"为主题,由主旨演讲、宣读《中国-东盟传统医药交流与合作倡议书》、合作项目签约和2016 中国-东盟传统医药交流成果展等形式组成。

本次论坛旨在积极推动国家"一带一路"战略,深化中国和东盟国家传统医药合作交流,拓展合作领域,提升合作空间。中国和东盟各国等国家卫生行政部门官员、中国-东盟中心等国际组织官员、专家学者、企业家、青年医学人才参加此次盛会。有6个双边合作项目在现场签约,成为本次论坛的另一硕果。

▲世界针灸学会联合会 2016 国际针灸学术研讨会在日本筑波市召开 会议于11月5日召开,由世界针灸学会联合会、中国中医科学院联合主办,全日本针灸学会(JSAM)、日本传统针灸学会(J.T.A.M.S)共同承办,来自26多个国家和地区的300多名代表参加会议。

会议主题"美丽针灸-可持续的医疗保健",围绕《世界卫生组织 2014—2023 年传统医学战略》精神以及世界卫生大会关于促进传统医学方面的决议开展学术交流。国家中医药管理局副局长闫树江、世界针灸学会联合会主席刘保延等相关领导出席了大会开幕式并致辞,日本厚生劳动省审议官椎叶茂树先生到会祝贺。

世界针灸学会联合会将推动《世卫组织 2014—2023 年传统医学战略》在各国的贯彻落实,继续搭建好世界针灸联合会这一平台,继续提升针灸的国际交流与合作水平,突出桥梁和纽带作用,吸纳各种资源和力量,为世界卫生事业的进步与发展多作贡献。

▲第十一次中新中医药合作委员会会议在新加坡召开 11月8日,国家中医药管理局与新加坡卫生部召开中新中医药合作委员会会议,国家中医药管理局副局长闫树江率团出席会议并会见了新加坡卫生部医药总监王建忠等。

王建忠代表新加坡卫生部回顾了中新在中医药领域所取得的进展和成绩,感谢中方十余批专家协助新方开展中医进修课程设计、中医师、针灸师注册及考试等工作，希望新成立的中医药研究院，继续得到中方在技术、人员等方面的大力支持，促进中医药在新加坡的规范与发展。闫树江高度赞赏中新两国在中医药领域的合作所取得的成绩，表示中医药在新加坡的发展对世界其他国家起到了良好的示范作用，希望未来两国能共同推进世界卫生组织《传统医学决议》的落实，继续支持"中国-东盟传统医药高峰论坛"，参与中医药"一带一路"合作项目建设，共同推进中医药在全球的传播与发展。

▲**第二次中马传统医学双边工作会谈在马来西亚吉隆坡召开**　11月10日，国家中医药管理局与马来西亚卫生部召开第二次中马传统医学双边工作会谈。国家中医药管理局副局长闫树江与马来西亚卫生部卫生总监诺尔·希沙姆·阿卜杜拉进行了会谈，双方就共同落实《中华人民共和国政府和马来西亚政府关于传统医学领域合作的谅解备忘录》，深入开展传统医学合作达成了系列共识。

双方将继续加强合作，共同贯彻世界卫生组织的传统医学决议，落实好《世卫组织2014—2023年传统医学战略》；马方支持在中国-东盟平台下开展传统医学领域合作，积极参加中国-东盟传统医药高峰论坛；中方继续支持马方开展中医药政策法规培训、中医师资格认证和针麻师培训等工作；双方将探索在传统医药健康旅游等新领域的交流与合作，进一步细化和落实具体合作内容。

从2011年11月中马签署《中华人民共和国政府和马来西亚政府关于传统医学领域合作的谅解备忘录》后，双方一直保持着紧密合作，国家中医药管理局积极协调国内有关中医药机构与马来西亚开展交流与合作，两国中医药医疗、教育、科研、产业等领域取得可喜成绩。

三、动 态 消 息

▲**2016 年全国卫生和计划生育工作会议在北京召开** 会议于 1 月 7—8 日召开,主要内容总结了 2015 年卫生计生工作,研究部署 2016 年卫生计生改革发展重点任务。会前,国务院总理李克强、副总理刘延东分别作出重要批示,充分肯定 2015 年及"十二五"时期卫生计生改革发展取得的突出成就,要求全国卫生计生系统广大干部职工牢固树立新的发展理念,抓住重点难点问题矢力攻坚,科学谋划和扎实推进改革发展,为推进健康中国建设作出更大贡献。

会上,国家卫生和计划生育委员会主任、党组书记李斌指出,要认真落实习近平、李克强关于中医药发展的重要批示精神,抓住有利契机,加快发展中医药事业。制定实施《中医药发展战略规划纲要(2015—2030 年)》,推进中医院改革,完善差别化的改革政策,提升县级中医院综合服务能力,促进中医药健康产业升级,深化中医药科技体制改革和中医药院校教育改革,加强国家中医临床研究基地及省级中医药综合改革试验区建设,推动建设中医药海外中心。

李斌提出了 2016 年卫生计生工作的重点任务:以五大发展理念为指引,科学编制实施"十三五"卫生计生改革发展相关规划;加快推进医药卫生体制改革,全面深化公立医院改革,进一步健全全民医保体系,加快推进分级诊疗,不断健全药品供应保障机制等工作;稳妥扎实有序实施全面两孩政策;巩固提高医疗服务质量和水平;提升公共卫生、食品安全和卫生应急工作水平;完善中医药事业发展政策和机制;推进医学科技创新和人才队伍建设;加强法治建设和综合监督,强化宣传引导和健康促进,积极参与全球卫生和人口领域合作。

国家卫生和计划生育委员会副主任、国家中医药管理局局长王国强主持会议,国家卫生和计划生育委员会副主任马晓伟、王培安、刘谦、崔丽、吴浈、金小桃,中央纪委驻国家卫生和计划生育委员会纪检组组长李五四出席会议。

▲**国家中医药管理局和粤澳中医药科技产业园在北京签署合作备忘录** 1 月 14 日,国家卫生和计划生育委员会副主任、国家中医药管理局局长王国强,国家中医药管理局副局长于文明,澳门经济财政司司长梁维特等出席了签署仪式。王国强表示,此次合作备忘录签署,是落实 2015 年初澳门特区行政长官崔世安访问和会谈成果的重要举措。澳门作为国家实施"一带一路"战略的重要节点,希望以粤澳中医药产业园为平台,推动澳门不断加强人才培养、优化服务和产品发展,充分结合内地的产业优势及澳门的国际化平台优势,促进澳门经济适度多元化发展,并为协助中医药"走出去"发挥示范作用。

国家中医药管理局国际合作司司长王笑频和粤澳中医药科技产业园董事长吕红代表双方共同签署备忘录。国家中医药管理局人事教育司司长卢国惠、医政司司长蒋健、办公室副主任赵明、国际合作司副司长吴振斗等有关人员陪同会见。

▲**2016 年全国中医药工作会议在北京召开**
1 月 14—15 日,国家中医药管理局召开 2016 年全国中医药工作会议。开幕式上,国家卫生和计划生育委员会副主任、国家中医药管理局局长王国强作了工作报告,从十个方面总结了 2015 年中医药发展取得的成效。包括法制建设、继承创新、深化改

革、服务能力建设、健康服务、人才队伍建设、文化建设、民族医药、海外发展和系统党建。

王国强对2016年中医药重点工作从十个方面提出了明确要求。一是把学习贯彻落实好中央领导同志重要指示精神作为重要的政治任务。二是抓好《中医药发展战略规划纲要（2016—2030年）》的制定与实施，编制好中医药事业发展"十三五"规划，积极参与健康中国建设2030纲要、深化医改等国家重大专项规划编制。三是积极推进中医药立法、《完善中医药政策体系建设规划（2015—2020年）》、《关于加强中医药监督管理的意见》的落实。四是持续推动深化医改中医药工作、推进中医药教育综合改革和科技体制改革。五是为人民群众提供良好的中医药服务，按照《关于促进中医养生保健服务健康发展的指导意见》，促进中医特色康复服务机构发展，积极发展健康养老，加快中医药健康服务技术产品开发和健康服务产品。六是加快推进中医药继承创新，学习屠呦呦研究员等老一辈科技工作者坚持继承创新、团结协作、辛勤耕耘、甘于奉献、勇攀医学高峰的精神。加强中医古籍、传统知识和诊疗技术的保护、抢救和整理，加紧编撰《中华医藏》。推进中医药现代化，开发中药新药和以中药为基源的新产品，提升中医药服务能力和产业技术水平。落实国务院《国家标准化体系建设发展规划（2016—2020年）》。七是着力加强中医药人才队伍建设，做好第三届"国医大师"和全国名中医评选表彰，继续做好老中医药专家学术经验继承、优秀中医临床人才培养和中药特色技术传承人才培训，全面提升基层中医药人员服务水平。八是推动民族医药发展纳入国家民族事业发展"十三五"规划，继续抓好《关于切实加强民族医药事业发展的指导意见》的落实。九是不断提升中医药在世界上的影响力，进一步扩大国际合作，以服务"一带一路"为重点，开展更高水平、更深层次的交流合作，推动建立中医药标准国际化体系。十是认真落实全面从严治党责任，持之以恒抓好中央八项规定

的贯彻落实，认真贯彻落实习近平总书记在中央政治局"三严三实"专题民主生活会上的讲话精神，坚定不移推进反腐倡廉建设，认真学习贯彻《中国共产党廉洁自律准则》《中国共产党纪律处分条例》，加大巡视监督力度，落实医疗卫生行业建设"九不准"的要求，坚决打击遏制医药购销领域和医疗服务中不正之风，大力弘扬以"大医精诚"为核心的职业精神。

王国强在总结中强调，2016年是全面建成小康社会决胜阶段的开局之年，也是中医药系统贯彻落实中央领导同志指示精神之年，全体中医药人要勇挑重担，坚定信心，团结协作，真抓实干，努力开创中医药振兴发展新局面，为"十三五"中医药事业发展开好局起好步。王国强部署了2016年大家关心的几项重点工作，也为"十三五"谋篇布局。第一，配合做好中医药法的审议工作。第二，编制好"十三五"规划和健康中国、深化医改等相关规划。第三，切实抓好各项医改政策的落地落实。第四，做好基层中医药服务能力提升工程"十三五"行动计划的启动实施。第五，加快落实中医药健康服务发展规划。加大沟通协调力度，统筹推进各项工作，做好地方规划的编制。第六，做好第三届"国医大师"和"全国名中医"评选表彰准备工作。做好高层次专家人才的选拔培养。第七，配合做好中医药传承与创新工程。加强资金安排和工程项目建设督查推进。第八，抓好中医药信息化等工作。抓紧编制好"十三五"中医药信息化建设与发展规划、"互联网＋中医药"行动计划等。

▲中医药"一带一路"发展规划研讨会在上海召开　1月17日，为配合国家"一带一路"倡议，服从和服务于中国特色外交事业的指导思想、战略布局和任务要求，国家中医药管理局召开了中医药"一带一路"发展规划研讨会。国家卫生和计划生育委员会副主任、国家中医药管理局局长王国强，国家中医药管理局副局长于文明出席会议，并邀请

了外交部、商务部、国务院发展研究中心、中国科学院以及国际标准化组织中医药技术委员会、港澳台地区的专家参加了会议。

会上，国家中医药管理局国际合作司司长王笑频介绍了《中医药"一带一路"中长期发展规划》的编制情况。为了配合国家战略，开创中医药事业全方位对外开放新格局，国家中医药管理局国际合作司着手制定中医药"一带一路"中长期发展规划，目前已形成初稿，从现状与趋势、总体要求、主要任务、重点项目、保障措施五个方面，系统分析了中医药在沿线国家发展现状、面临的机遇与挑战，明确了八大主要任务以及建设海外中医药中心以及国内示范基地等四大重点项目。与会专家针对中医药参与"一带一路"建设以及《规划》初稿进行热烈讨论。

王国强作了总结，充分肯定与会专家提出的建设性意见，要求以问题为导向，针对中医药"一带一路"发展过程中面临的政策、资金、人才等问题，以"先内后外，以外促内；先民后官，官民并举；先文后理，以文带理；先药后医，医药互动；先易后难，循序渐进；先点后面，点面结合"为指导，做好《规划》编制工作，为系统推进中医药"一带一路"建设制定纲领性文件。

▲**中医药国际化发展研究中心在上海成立**　1月17日，为适应中医药对外交流与合作新形势，打造中医药国际化研究的高级智库，国家中医药管理局成立了"中医药国际化发展研究中心"，以期进一步加强战略研究，推动中医药海外发展。

国家卫生和计划生育委员会副主任、国家中医药管理局局长王国强和上海中医药大学党委书记张智强共同为中心揭牌。上海中医药大学副校长施建蓉汇报了中心筹建情况，国家中医药管理局副局长于文明宣读了国家中医药管理局文件，同意依托上海中医药大学成立"中医药国际化发展研究中心"，并明确了中心的定位和发展方向。王国强要

求中心整合多专业力量，努力探索运行模式，重点围绕中医药"一带一路"发展战略、中医药标准化、传统医学发展战略、传统医学教育以及中医药服务贸易等领域打造中医药国际化研究的高级智库，为中医药对外交流与合作提供技术及人才支持。国家中医药管理局国际合作司司长王笑频主持了成立仪式。

▲**习近平考察江中药谷**　2月3日，国家主席习近平来到南昌江中药谷制造基地，看到车间实现无人化生产，详细了解智能化生产的优势，并拿起一个个药品、保健品和食品，询问质量安全、市场、价格等情况，又来到质量检验室了解情况，听取生物医药产业发展介绍。江西江中制药集团公司系江西省属国有企业集团，主营业务为中药非处方药、保健品、功效食品的研发、生产和销售，资产总额超85亿元。江中药谷占地2 800余亩。综合（固体）制剂大楼集办公、生产、仓储于一体，是目前国内最大的联体制剂车间。液体制剂生产线实现全过程、全自动化操作。

琳琅满目的中医药产品、生物医药产业的蓬勃发展，给习主席留下深刻印象。他说，医疗保健是全面建成小康社会的重要方面，要下大气力抓好，生产廉价、高效、优质、群众需要的药品，杜绝假冒伪劣，切实保障老百姓的生命健康权益。中医药是中华文明瑰宝，是5 000多年文明的结晶，要为全民健康发挥更好作用。

▲**国务院常务会议部署推动医药产业创新升级**　2月14日，国务院总理李克强主持召开国务院常务会议，部署推动医药产业创新升级，更好地服务惠民生稳增长；确定进一步促进中医药发展措施，发挥传统医学优势造福人民；决定开展服务贸易创新发展试点，推进外贸转型增强服务业竞争力。

会议要求，一是瞄准群众急需，加强原研药、首

仿药、中药、新型制剂、高端医疗器械等研发创新，加快肿瘤、糖尿病、心脑血管疾病等多发病和罕见病重大药物产业化。支持已获得专利的国产原研药和品牌仿制药开展国际注册认证。二是健全安全性评价和产品溯源体系，强化全过程质量监管，对标国际先进水平，实施药品、医疗器械标准提高行动，尤其要提高基本药物质量。探索实施产品质量安全强制商业保险。推进医药生产过程智能化和绿色改造。三是结合医疗、医保、医药联动改革，加快临床急需药物和医疗器械产品审评审批。完善财税、价格、政府采购等政策，探索利用产业基金等方式，支持医药产业化和新品推广。支持医药企业兼并重组，培育龙头企业，解决行业"小散乱"问题。四是建设遍及城乡的现代医药流通网络，逐步理顺药品耗材价格。搭建全国药品信息公共服务平台，公开价格、质量等信息，接受群众监督。

会议指出，一要促进中医药和民族医药继承保护与挖掘，抢救濒临失传的珍稀与珍贵古籍文献，强化师承教育，大力培养中医药人才，提高中医药应急救治、防病治病能力。二要促进中西医结合，探索运用现代技术和产业模式加快中医药发展。加强重大疑难疾病、慢性病等中医药防治和新药研发。完善中医药标准体系，强化中药材资源保护利用和规范种养。三要放宽中医药服务准入，完善覆盖城乡的中医服务网络，保证社会办和政府办中医医疗机构在执业等方面享有同等权利。四要发展中医养生保健服务，促进中医药与健康养老、旅游文化等融合发展，推动"互联网＋"中医医疗。五要加大中医药投入和政策扶持。在国家基本药物目录中增加中成药品种数量，更好发挥"保基本"作用。加强中医理念研究推广，扩大中医药国际贸易和传播普及。

▲**全国人大代表、政协委员和民主党派召开座谈会** 2月22日，在2016年全国"两会"即将召开之际，国家卫生和计划生育委员会主任李斌邀请部分全国人大代表、政协委员和民主党派召开座谈会，听取对推进健康中国建设、深化医药卫生体制改革和计划生育服务管理改革、统筹推进卫生计生事业发展的意见建议。与会代表、委员围绕落实政府办医责任、加强卫生资源规划、加快推进公立医院改革、建立适应行业特点的人事薪酬制度、构建分级诊疗体系、加强薄弱学科建设等热点难点问题展开讨论。

座谈会上，李斌向大家通报了国家卫生计生委2016年重点工作任务。希望广大代表、委员围绕中央决策部署贯彻落实好"一纲两规"，从法律法规层面推动解决体制机制性问题，围绕人民群众和行业关切反映利益诉求，围绕2016年重点工作推动政策在"最后一公里"得到落实，围绕卫生计生事业的薄弱环节切实补短板、防风险等五类问题上给予更多关注。

▲**李克强政府工作报告阐述"发展中医药、民族医药事业"** 3月5日，十二届全国人大四次会议在北京人民大会堂开幕。中共中央政治局常委、国务院总理李克强代表国务院向十二届全国人大四次会议作政府工作报告，在报告中提出"发展中医药、民族医药事业"。政府工作报告在"十三五"主要目标任务和重大举措，关于"持续增进民生福祉，使全体人民共享发展成果"中指出，坚持以人民为中心的发展思想，努力补齐基本民生保障的短板，朝着共同富裕方向稳步前进。推进健康中国建设，人均预期寿命提高1岁。

政府工作报告指出，2016年要重点做好八个方面工作。在"切实保障改善民生，加强社会建设"中提出，协调推进医疗、医保、医药联动改革。健康是幸福之基。今年要实现大病保险全覆盖，政府加大投入，让更多大病患者减轻负担。中央财政安排城乡医疗救助补助资金160亿元，增长9.6％。整合城乡居民基本医保制度，财政补助由每人每年

380元提高到420元。改革医保支付方式，加快推进基本医保全国联网和异地就医结算。扩大公立医院综合改革试点城市范围，协同推进医疗服务价格、药品流通等改革。深化药品医疗器械审评审批制度改革。加快培养全科医生、儿科医生。在70%左右的地市开展分级诊疗试点。基本公共卫生服务经费财政补助从人均40元提高到45元，促进医疗资源向基层和农村流动。鼓励社会办医。发展中医药、民族医药事业。建立健全符合医疗行业特点的人事薪酬制度，保护和调动医务人员积极性。完善一对夫妇可生育两个孩子的配套政策。为了人民健康，要加快健全统一权威的食品药品安全监管体制，严守从农田到餐桌、从实验室到医院的每一道防线，让人民群众吃得安全、吃得放心。织密织牢社会保障安全网。开展养老服务业综合改革试点，推进多种形式的医养结合。在"深挖国内需求潜力，开拓发展更大空间"中提到，支持发展养老、健康、家政、教育培训、文化体育等服务消费。

▲**香港医院管理局研讨大会在香港召开** 5月3—5日，国家卫生和计划生育委员会副主任王国强应邀出席2016年度香港医院管理局研讨大会并考察香港妇幼卫生、疫苗管理、传染病防治等情况。

在参加"以人为先、专业为本、群策群力、敬业乐业"为主题的会议上，王国强介绍了2016年内地医药卫生体制改革的重点工作、进展情况和工作目标，以及中央政府推动两地医疗卫生合作的相关政策。王国强指出，香港医院管理局坚持"以病人为中心"的服务理念，有比较完善的医疗服务保障制度，不断创新医疗服务模式，许多经验和做法值得内地借鉴。本次研讨会对于传播香港特区的卫生工作经验，深化两地合作交流具有非常重要意义。两地医疗卫生合作有较为广阔的前景，希望两地加强合作，共同为民众造福。

在香港期间，王国强会见了香港食物及卫生局局长高永文、香港医院管理局董事局主席梁智仁，访问了香港卫生署母婴保健院、香港医院管理局总部、香港浸会大学，了解了妇女婴儿卫生保健、疫苗管理、传染病通报及应变机制、中医发展近况等，就今后加强两地卫生计生交流交换了意见。

▲**第四届京交会中医药服务主题日启动** 5月28日，第四届中国（北京）国际服务贸易交易会开幕，中医药版块仍是本届京交会重点推介的行业版块之一。京交会中医药服务主题日暨海外华侨华人中医药大会在国家会议中心举行。商务部副部长房爱卿、国务院侨办副主任郭军、国家中医药管理局副局长于文明、北京市副市长林克庆、北京市卫生和计划生育委员会主任方来英、北京市侨办主任刘春锋、北京市中医管理局局长屠志涛出席会议并共同开启主题日启动仪式。

本届京交会中医药版块围绕"中医药-献给世界的礼物"，以中医药科研创新发展为主题，以中医药五大资源为核心，弘扬中医药传统文化，促进中医知识传承，推动中医药海外发展。中国中医科学院、同仁堂、康仁堂药业等多个中医机构，上海市、广东省等8个省市自治区的中医项目参展。中医药国际交流、中医药项目推介等多项活动紧密围绕"一带一路"发展战略，发挥海外华侨华人中医药资源优势，推动中医药对外交流合作。

会上，北京市人民政府侨务办公室、北京市中医管理局与海外华人中医论坛三方进行《发挥侨务资源优势——推动中医药发展与国际合作框架协议》签约仪式，承诺今后共同为推动北京中医药文化、教育、医疗和产品"走出去"、将海外优质中医药资源"引进来"、培育具有影响力的中医药活动等献计献策。大会的重要活动之一中医药科技创新论坛及2个分论坛——海外中医药发展论坛、中医药名医名师讲坛在会上举行。诺贝尔经济学奖获得者埃里克·马斯金，国医大师晁恩祥、孙光荣等专家作专题报告。

▲**2016 海峡两岸中医药发展与合作研讨会在厦门召开** 6 月 11 日,由国家中医药管理局和厦门市政府主办的"2016 海峡两岸中医药发展与合作研讨会"召开。此次活动作为第八届海峡论坛的配套活动,以"创新医养结合模式,共谋两岸民众福祉"为主题,邀请了 600 余名海峡两岸知名专家学者、协会代表、企业负责人,共同就两岸健康养老发展模式及产业合作进行交流探讨。海峡两岸中医药发展与合作研讨会创办于 2006 年,迄今已成功举办十一届,2007 年起连续列入国台办对台交流重点项目,2009 起作为重要配套活动连续纳入海峡论坛。研讨会注重实效,推动两岸中医药相互借鉴、共赢发展,已建设成为两岸中医药交流与合作的重要平台。

国家中医药管理局局长王国强、福建省政协副主席刘可清、国台办交流局副局长李京文、中华两岸医疗健康发展协会理事长廖国栋、福建省卫生和计划生育委员会主任朱淑芳、厦门市人民政府副市长黄文辉等出席研讨会开幕式。

▲**全国卫生与健康大会在北京召开** 8 月 19—20 日,全国卫生与健康大会召开,中共中央总书记、国家主席、中央军委主席习近平出席会议并发表重要讲话。习近平强调,没有全民健康,就没有全面小康。要把人民健康放在优先发展的战略地位,以普及健康生活、优化健康服务、完善健康保障、建设健康环境、发展健康产业为重点,加快推进健康中国建设,努力全方位、全周期保障人民健康,为实现"两个一百年"奋斗目标、实现中华民族伟大复兴的中国梦打下坚实健康基础。

习近平强调,健康是促进人的全面发展的必然要求,是经济社会发展的基础条件,是民族昌盛和国家富强的重要标志,也是广大人民群众的共同追求。我们党从成立起就把保障人民健康同争取民族独立、人民解放的事业紧紧联系在一起。改革开放以来,我国卫生与健康事业加快发展,医疗卫生服务体系不断完善,基本公共卫生服务均等化水平稳步提高,公共卫生整体实力和疾病防控能力上了一个大台阶。经过长期努力,我们不仅显著提高了人民健康水平,而且开辟了一条符合我国国情的卫生与健康发展道路。我国广大卫生与健康工作者弘扬"敬佑生命、救死扶伤、甘于奉献、大爱无疆"的精神,全心全意为人民服务,特别是在面对重大传染病威胁、抗击重大自然灾害时,广大卫生与健康工作者临危不惧、义无反顾、勇往直前、舍己救人,赢得了全社会赞誉。

习近平强调,要坚定不移贯彻预防为主方针,坚持防治结合、联防联控、群防群控,努力为人民群众提供全生命周期的卫生与健康服务。要重视重大疾病防控,优化防治策略,最大程度减少人群患病。要重视少年儿童健康,全面加强幼儿园、中小学的卫生与健康工作,加强健康知识宣传力度,提高学生主动防病意识,有针对性地实施贫困地区学生营养餐或营养包行动,保障生长发育。要重视重点人群健康,保障妇幼健康,为老年人提供连续的健康管理服务和医疗服务,努力实现残疾人"人人享有康复服务"的目标,关注流动人口健康问题,深入实施健康扶贫工程。要倡导健康文明的生活方式,树立大卫生、大健康的观念,把以治病为中心转变为以人民健康为中心,建立健全健康教育体系,提升全民健康素养,推动全民健身和全民健康深度融合。要加大心理健康问题基础性研究,做好心理健康知识和心理疾病科普工作,规范发展心理治疗、心理咨询等心理健康服务。

中共中央政治局常委、国务院总理李克强在会上讲话,指出,要以公平可及和群众受益为目标把医改推向纵深。完善全民基本医保制度,逐步实现医保省级统筹。改革医保支付方式,减少"大处方""大检查"等过度医疗现象。用两年时间实现异地就医直接结算,减少群众"跑腿""垫资"。加快推进公立医院改革,破除"以药补医"机制,坚持基本医疗卫生事业公益性。加快建设分级诊疗制度,提升基层医疗服务水平。改革薪酬分配机制,调动医务人员积极性。引导社会力量增加医疗卫生资源供给,放宽市场准入、人才流动和大型仪器设备购置限制,加强医疗服务行为监管。深化药品供应保障体系改革,提高药品生产质量,建立完善药品信息全程追溯体系。压缩流通环节、降低费用。实施中医药传承创新工程,推动中医药生产现代化,打造中国标准和中国品牌。

中共中央政治局委员、国务院副总理刘延东在总结讲话中指出,各地区各部门各有关方面要认真学习贯彻习近平总书记重要讲话和大会精神,牢牢把握卫生与健康工作方针,树立"大健康"理念,深化改革,强化保障,推动医疗、医保、医药三医联动,健康事业与健康产业有机衔接,全民健身和全民健康深度融合,使健康政策融入全局、健康服务贯穿全程、健康福祉惠及全民。各级党委和政府要加强组织领导,强化责任落实,为建设健康中国作出不懈努力。

▲2016年"服务百姓健康行动"全国大型义诊活动周在瑞金启动 9月3日,由国家卫生和计划生育委员会、国家中医药管理局、中央军委后勤保障部卫生局联合组织的2016年"服务百姓健康行动"全国大型义诊活动周在红军长征出发地江西省瑞金市启动。为纪念红军长征胜利80周年,今年义诊活动主题为"传承长征精神,义诊服务百姓",在总结近几年大型义诊活动经验基础上,因地制宜、紧密结合需求,开展公共场所义诊、医院院内义诊、基层巡诊、健康大讲堂等活动。今年义诊周期间,国家中医药管理局组建4支中医医疗队赴江西省、贵州省、四川省和云南省开展义诊,并将推进形成常态化义诊工作机制。

在贵州省,国家卫生和计划生育委员会副主任、国家中医药管理局局长王国强率医疗队赴遵义市湄潭县、凤冈县开展义诊活动,并出席在湄潭县举办的启动仪式。在江西省,北京中医药大学东直门医院专家组成的中医医疗队到瑞金市为当地群众开展疾病咨询、疑难病例会诊等中医药诊疗工作。在四川省,中国中医科学院西苑医院、广安门医院、望京医院、眼科医院和四川大学华西医院等单位的20多位全国知名专家,与当地中医专家一起为四川省会理县、冕宁县群众提供义诊服务。在云南省,北京中医药大学第三附属医院的专家在基层开展义诊,为当地群众提供了高品质中医诊疗服务。

从2013年开始,国家卫生和计划生育委员会、国家中医药管理局、原解放军总后勤部卫生部(现中央军委后勤保障部卫生局)决定每年举行全国大型义诊活动周。据统计,每年参加义诊的医务人员有10多万人,义诊群众有1 000多万人次。

▲屠呦呦双氢青蒿素治红斑狼疮成果转化提速 9月21日,中国中医科学院中药研究所和昆药集团股份有限公司进行了双氢青蒿素治疗红斑狼疮项目签约仪式。双方将合作推动双氢青蒿素治疗红斑狼疮临床试验及成果转化。中国中医科学院中药研究所所长陈士林和昆药集团总裁戴晓畅代表双方单位在协议上签字。屠呦呦团队研究发现,双氢青蒿素治疗红斑狼疮效果明显。此前,双氢青蒿素治疗红斑狼疮项目已通过国家食品药品监督管理总局审批,获得药物临床试验批件。

王国强在签约仪式上表示,双氢青蒿素治疗红斑狼疮项目是屠呦呦教授及其团队紧紧瞄准国际医学难题,对青蒿素进行再研发的成果,体现了不忘初心、继续前进的宝贵精神。王国强指出,加快推进科研成果转化是实现科技创新的关键,昆药集团和中国中医科学院的合作贯彻落实了全国科技创新大会精神。未来如何把更多中医药科研成果快速转化为产品、服务,满足人们的健康需求,还需要中医药人不断探索。全国卫生与健康大会也强调着力推动中医药振兴发展。昆药集团和中国中医科学院要创新机制,加速科研成果转化进程,弘扬屠呦呦及其团队研发青蒿素所展现的安下心来、专心致志、迷恋至深、无私奉献、勇攀高峰的精神，把项目尽快做好做实，让中医药再次为人类健康福祉作出贡献。

中国中医科学院院长张伯礼介绍，现有临床试验结果显示，青蒿素治疗红斑狼疮有确切、稳定疗效，对盘状红斑狼疮的治疗有效率超过90%，对系统性红斑狼疮的治疗有效率超过80%。激素治疗对控制红斑狼疮早期病情有效，而青蒿素在整个病理过程中都有明显治疗效果。国家中医药管理局办公室主任查德忠，昆药集团董事长汪思洋、副总裁杨兆祥以及青蒿素团队代表参加了会议。

▲**2016年中医医院院长论坛在沈阳举行**　9月21—23日，中国医院协会中医医院分会第二届年会暨2016年中医医院院长论坛召开。国家卫生和计划生育委员会副主任、国家中医药管理局局长王国强出席会议并发表讲话。

王国强强调，中医医院要高度重视全国卫生与健康大会精神的宣传、贯彻和落实，充分彰显中医院中医药特色优势，以推进中医诊疗模式创新为抓手，促进中医医院的健康可持续发展，并就诊疗模式创新提出五点建议。一要探索建立融医疗、康复、养生保健于一体、全链条的医院发展模式。将亚健康人群、康复人群纳入服务范围，拓宽服务领域，形成一体化发展模式，既顺应医学发展趋势，又可以彰显中医养生、治未病两大优势。中医医院要在做好医疗工作的同时，在康复和养生保健中发挥引领和示范作用，重点在服务模式探索、技术推广、标准制定、人才培养等方面多下功夫。二要探索多专业联合诊疗服务模式。可以科室为抓手，也可以疾病为抓手；可以病房为主，也可以门诊为主，要因地制宜进行探索。在中医思维指导下，以患者为中心，制定综合的、最优的诊疗方案，提高临床疗效。三要完善中医综合治疗模式。要探索总结中医医院中医综合治疗区和中医综合治疗室的建设经验，

特别是要探索完善中医综合治疗区与其他科室有效沟通衔接的机制。要积极整理、吸纳、总结和推广中医技术，并围绕疾病治疗，认真总结中医综合治疗的效果，明确诊疗方案，对多种技术方法合理、有效利用。四要积极推进现代技术与中医药治疗相结合，提高诊治重大疾病疗效。中医医院就是要瞄准当前医学的这些难点问题，积极应用现代科学技术，结合中医治疗理念和方法，探索形成具有中医特色的疾病诊疗模式。五要探索利用中医药办法解决细菌耐药等世界性难题。中医医院要严格控制抗生素的应用，认真总结中医药临床经验，深入开展相关研究，为解决细菌耐药这一世界性难题作出中医药的贡献。

国家中医药管理局副局长马建中作了《当改革促进派实干家，扎实推进公立中医医院改革》的主旨发言。中国医院协会副会长、中医医院分会会长吕玉波，中国中医科学院原常务副院长、中医药数据中心主任刘保延，香港艾力彼医院管理研究中心主任庄一强，上海中医药大学附属龙华医院院长肖臻，浙江省卫生信息学会秘书长倪荣，河北省中医院院长孙士江等围绕中医药政策与竞争力评价、中医医院绩效管理与实践、如何利用"互联网＋医疗"促进中医医院发展等议题进行了深入交流。

▲**于文明会见香港东华三院董事局代表团**　9月26日，国家中医药管理局副局长于文明会见马陈家欢女士率领的香港东华三院董事局代表团。于文明对东华三院长期以来推动内地与香港中医药交流所作的工作表示赞赏。马陈家欢介绍了东华三院近期医疗卫生服务的最新工作进展。双方就香港设立首家中医医院、东华三院利用中医远程医疗以扩大名老中医及国医大师传承工作等议题深入交换了意见。

香港东华三院成立于1870年，是香港历史最悠久、规模最大的慈善服务机构，秉承"救病拯危、安老复康、兴学育才、扶优导青"的宗旨和使命，为

市民提供收费低廉和免费的多元化优质服务。香港东华三院从1984年以来,每年都组织代表团访问内地,推动与内地有关机构的合作。

▲五部门联合发文部署卫生与健康科技创新重点工作 10月12日,在国家卫生和计划生育委员会新闻发布会上,国家卫生和计划生育委员会、科学技术部、国家食品药品监督管理总局、国家中医药管理局、中央军委后勤保障部卫生局等五部门发布《关于全面推进卫生与健康科技创新的指导意见》,提出到2020年,卫生与健康科技创新在国家科技创新体系诸领域中位居前列,中国特色的卫生与健康科技创新体系的整体效能显著提升,科技实力和创新能力大幅跃升,有力支撑健康中国建设目标的实现。其中中医药单列一节,明确大力推动中医药科技创新。《指导意见》共六部分20条。其中第二部分"加快建设协同高效的卫生与健康科技创新体系"中,包括了:激发各类创新主体活力、系统布局高水平创新基地平台和重大项目工程、加强临床医学研究体系与能力建设、大力推动中医药科技创新和构建开放协同的科技创新网络等措施。

对于如何"大力推动中医药科技创新",《指导意见》做出具体部署:一是推进中医药传承与创新。进一步丰富和发展中医理论,组织编纂《中华医藏》,系统继承、整理和挖掘中医药古籍;充分发挥中医药在重大疾病防治领域的优势特色,加强对重大疑难疾病、常见病、多发病、慢性病和传染病的中医药防治研究,重点解决中医药临床难题以及制约中医药疗效发挥和提高的瓶颈问题;健全中医治未病技术与服务体系,提升中医康复服务能力和规范化水平,加强具有自主知识产权的中医医疗器械研发;进一步提升民族医药科技创新能力,加速完善中医药科技成果的评价和转化体系。二是推进中药保护和发展。加强中药资源保护和利用,建立中药种质资源保护体系;开展第四次全国中药资源普查,建立覆盖全国中药材主要产区的资源监测网络;促进中药工业转型升级,提高中药资源保障水平和新药研发能力;推动民族医临床医疗规范化与标准化,保障民族药资源与适生生态环境安全、保障临床用药的质量与稳定供给;实施中药标准化行动计划,持续推进中药产业链标准体系建设,加快形成中药标准化支撑服务体系,引领中药产业整体提质增效,切实保障百姓用药安全有效。

▲王国强会见香港博爱医院董事局代表团 10月12日,国家卫生和计划生育委员会副主任、国家中医药管理局局长王国强会见了陈李妮女士率领的香港博爱医院董事局代表团。王国强对香港博爱医院长期以来推动内地与香港中医药交流所作的工作表示赞赏。陈李妮介绍了香港博爱医院近期医疗卫生服务的最新工作进展。双方特别就博爱医院建设综合养老院以及针灸戒烟项目等议题深入交换了意见。

香港博爱医院创立于1919年,本着"博施济众、慈善仁爱"的精神服务香港民众。近年来,博爱医院致力于推动中医服务发展,包括与医院管理局和香港中文大学合作建立2所中医临床教研中心,开办5间综合专科诊所及流动医疗车,积极组织各种中医养生展、中医义诊活动等,服务覆盖港九新界各区,深受社会各界人士的信赖和认可,为传承中医国粹、弘扬中华医学起到了积极的示范作用。

▲全国卫生与健康科技创新工作会议在北京召开 10月13—14日,全国卫生与健康科技创新工作会议召开。会前,国务院副总理刘延东对会议作重要批示。国家卫生和计划生育委员会主任李斌出席会议并讲话。

刘延东强调,要把科技创新放在卫生与健康事业的核心位置,坚持以人民健康为中心,以改革创新为动力,探索科卫协同机制,加快构建卫生与健康科技创新体系,产学研用紧密结合,加快科研成果转化应用,为保障人民健康、促进健康产业发展、建设健康中国和科技强国做出新的更大贡献。

李斌指出,科技创新是应对卫生与健康重大挑战的战略选择,是促进健康事业和健康产业发展的根本保证,也是建设世界科技强国的重要组成部分。要深刻认识推进卫生与健康科技创新,对于实现人民健康与经济社会协调发展、实现"两个一百年"奋斗目标的重大现实意义和深远历史意义,要切实把思想和行动统一到党中央、国务院的决策部署上来,进一步增强工作的自觉性、主动性。对"十三五"时期卫生与健康科技创新工作做出"六个加强"的系统部署,一是加强重大创新工程项目建设,二是加强创新成果转移转化,三是加强科技创新平台建设,四是加强协同创新体系建设,五是加强创新人才队伍建设,六是加强健康科普教育。

李斌表示,传统中医药理论研究不断深入,一批科技含量高、市场价值高的中药得到二次开发,国际化进程加速推进。要组织编纂《中华医藏》,进一步丰富和发展中医理论,系统整理、挖掘和使用中医药古籍、传统知识和特殊诊疗技术。要引领中药产业整体提质增效,促进产业转型升级,推动中医药走出国门。

▲**世界卫生组织传统医药合作中心(澳门)"首届区域间培训工作坊""传统医药合作中心联席会议"在澳门召开** 10月25日,"世界卫生组织传统医药合作中心首届区域间培训工作坊""西太平洋区世界卫生组织传统医药合作中心联席会议"召开。国家卫生和计划生育委员会副主任、国家中医药管理局局长王国强率团赴澳门参会。本次区域间工作坊暨会议是澳门作为世界卫生组织传统医学中心在去年成功举办世界传统医学大会后又一次举办的重要活动,来自24个国家和地区的世界卫生组织传统医学中心主任和传统医学工作者参加了会议。澳门特别行政区行政长官崔世安、世界卫生组织总干事陈冯富珍、澳门特别行政区政府社会文化司司长谭俊荣、外交部驻澳门特别行政区特派员公署特派员叶大波、香港特别行政区食物及卫生局局长高永文等出席开幕礼。

王国强在开幕致辞中对陈冯富珍总干事对推动世界传统医学领域发展所作的卓越贡献表示感谢,高度肯定了澳门近年来在行政长官崔世安支持下在中医药发展领域取得的丰硕成果,并就落实《世界卫生组织2014—2023年传统医学战略》提出了充分发挥世界卫生组织传统医药合作中心的平台作用、推动传统医药成为世界民众共建共享的卫生资源和促进传统医学与现代医学实现共融发展等倡议。在澳门期间,王国强访问了湖畔嘉模卫生中心、粤澳中医药科技产业园和澳门科技大学等机构,并与中央人民政府驻澳门联络办公室王志民主任、外交部驻澳门特派员公署叶大波特派员举行了工作会谈。国际合作司司长王笑频、人事教育司司长卢国慧等陪同出访。

▲**中医药界学习贯彻《"健康中国2030"规划纲要》** 10月25日,中共中央、国务院发布《"健康中国2030"规划纲要》(简称《纲要》)。《纲要》设立了"发挥中医药独特优势"专门篇章,更明确了中医药的重点任务,同时在全篇多处提及中医药,将其融入健康中国建设各方面。尤其提出在健康产业领域,健康服务业总规模将从2015—2020年的8万亿元,增加到2030年的16万亿元。中医药业内专家认为,《纲要》为中医药发展带来巨大空间。

中国中医科学院院长、天津中医药大学校长张伯礼,上海中医药大学副校长胡鸿毅,北京市中医管理局局长屠志涛,安徽省中医药管理局副局长董明培,甘肃省中医药管理局局长甘培尚,云南省中医药管理局局长郑进,山西省中医药管理局局长冀孝如,海南省三亚市中医院院长陈小勇,中国中医科学院中药研究所所长陈士林等中医药业内专家学者表示,《纲要》给中医药发展巨大空间,《纲要》是新中国成立以来首次在国家层面提出的健康领域中长期战略规划,把人民健康放在优先发展的战略位置,突出了大健康的发展理念。

▲**中医药高等教育实现跨越式发展** 10 月 26 日,教育部召开新闻发布会,教育部高等教育司司长张大良在会上介绍中医药高等教育改革发展情况,认为中华人民共和国成立以来,中医药高等教育实现了跨越式发展。

国家中医药管理局人事教育司司长卢国慧介绍新中国中医药高等教育 60 年系列活动情况和明确近期召开中医药高等教育改革发展座谈会:一是教育部、国家卫生和计划生育委员会、国家中医药管理局将共同组织召开中医药高等教育改革发展座谈会,全面总结中医药高等教育 60 年来取得的成就、经验,围绕中医药高等教育改革发展进行座谈交流,谋划部署今后一段时期中医药高等教育改革工作。初步定于 11 月下旬或 12 月上旬在北京召开。二是开展中医药高等学校教学名师评选表彰活动。经全国评比达标表彰工作协调小组批准,由教育部、国家卫生和计划生育委员会、国家中医药管理局联合评选表彰 60 名中医药高等学校教学名师。专家评审工作将于 11 月初进行,并将在全国范围内对评审结果进行公示后确定表彰名单。三是教育部、国家卫生和计划生育委员会、国家中医药管理局将联合组织开展新中国中医药高等教育 60 年回顾与成就展,制作专题片,编制 60 年大事记,回顾、展示中医药高等教育发展历程。

教育部高等学校中医学类专业教学指导委员会主任委员、中国中医科学院院长、天津中医药大学校长、中国工程院院士张伯礼介绍了中医学专业类教指委推动中医药教育改革发展有关情况。北京中医药大学副校长谷晓红、上海中医药大学副校长胡鸿毅分别介绍了本校中医药人才培养方面的经验。

▲**中国中医药出版社"百社千校"赠书活动走进五寨** 11 月 8 日,为响应国家新闻出版广电总局《关于开展 2016 年"百社千校"阅读活动的通知》,助力青少年儿童阅读,中国中医药出版社在山西省忻州市五寨县开展了"百社千校"赠书活动。中国中医药出版社副社长林超岱、五寨县人民政府副县长陈丽娜、教育科技局局长薛建国以及相关单位负责人参加了赠书活动。

赠书仪式上,林超岱表示,"百社千校"赠书活动是国家新闻出版广电总局推动全民阅读,为青少年健康成长营造良好文化环境开展的阅读活动,同时也是在国家中医药管理局的支持下,为推动全民阅读创办的全国阅读中医品牌活动中的一个分支活动,目的在于为青少年普及中医知识,既丰富了学生们的精神文化生活,又使他们形成"爱读书、读好书、善读书"的阅读习惯。

活动中,中国中医药出版社先后在五寨县青少年活动中心、五寨县第一中学开展了针对当地人民群众的养生类讲座《大道至简——有尊严地活过 100 岁》《怎样拥有一双"达尔文的眼睛"》。并为五寨县捐赠了 50 余种 1 500 册,总价值 5 万元的中医药精品图书,惠及五寨县十五所中小学,师生 1 万余人。两场公益讲座现场观众人数总和超过 300 人。在此次活动中采取了全程跟踪直播的新型宣传方式。

▲**第九届全球健康促进大会在上海召开** 11 月 21—24 日,国务院总理李克强、国务院副总理刘延东、中共上海市委书记韩正、国务委员杨晶、卫生部部长陈竺、世界卫生组织总干事陈冯富珍,及来自 120 多个国家的政府官员和业界代表 1 200 余人出席了会议。

开幕式上,李克强在致辞中指出,健康是人全面发展、生活幸福的基石,也是国家繁荣昌盛、社会文明进步的重要标志。中国 2009 年启动实施新一轮医药卫生体制改革,确立了把基本医疗卫生制度作为公共产品向全民提供的基本原则。我们织起了覆盖 13 亿多人的全民基本医保网,为人人病有所医提供了制度保障,为所有城乡居民免费提供基本公共卫生服务。颁布了《"健康中国 2030"规划纲要》,力争到 2030 年人人享有全方位、全生命周期的健康服务,主要健康指标进入高收入国家行列。为此,我们将在以下方面做出不懈努力。一是切实把卫生与健康放在优先发展的战略地位,促进人民健康与经济社会协调发展。二是构建全程健康促进体系,全周期维护和保障人民健康。三是着力强基层、补短板,促进健康公平可及。四是进一步深化医药卫生体制改革,建立健全覆盖城乡的基本医疗卫生制度。五是大力发展健康产业,促进健康与养老、旅游、互联网、健身休闲、食品等产业融合发展。

李克强表示,中国积极倡导和促进全球卫生合作,愿同国际社会加强政策对话,促进包容联动,推动创新合作,倡导互学互鉴,共同努力建设一个更加美好的健康世界。李克强就全球健康促进提出四点建议:一加强政策对话,搭建健康治理合作平台;二促进包容联动,构建全球公共卫生安全防控体系;三推动创新合作,增强健康供给和服务能力;四倡导互学互鉴,促进传统医学和现代医学融合发展。

会议期间,国家卫生和计划生育委员会副主任、国家中医药管理局局长王国强作《中医药与健康中国建设》的主旨发言,提出三点倡议:一是充分发挥传统医药在健康促进方面的作用。我们要秉持把各自传统医学保护好、传承好、发展好、利用好的使命,推动传统医学纳入本国的卫生与健康服务体系,深入挖掘各自国家传统医学宝库中蕴含的健康促进方面的精髓,努力实现其创造性转化、创新性发展,使之与现代健康理念相融相通,服务于人类健康。二是切实开展传统医药领域的交流与合作。我们要相互尊重、平等对待,相互借鉴、深入合作,聚焦人类重大健康问题,放大中医药和其他传统医学的优势,融合现代先进科学技术,在维护健康、防治疾病方面发挥更大作用。三是推动国际传统医药领域有关标准的制定。我们将努力与世界卫生组织和各国携手合作,共同促进国际传统医学决议和战略的实施,推动各国制定发展传统医学的国家政策。我们也将继续与国际标准化组织、世界卫生组织等合作,制定颁布中医药技术、信息、术语、服务、专用产品设备等相关国际标准,推动中医药走出去,更好地服务人类健康。

以"中医药促进人类健康"为论坛主题,中国中医科学院院长、天津中医药大学校长张伯礼,上海市科协主席、中国科学院院士陈凯先,世界卫生组织传统医学与补充医学处处长张奇分别围绕《中医药的健康文化与养生》《中西医优势互补维护人类健康》《中医药等传统医药在全球健康促进中的作用》作了专题发言。上海市长宁区区长顾洪辉、甘肃省定西市市长唐晓明分享了当地健康促进案例,并由北京大学教授李玲、复旦大学教授梁鸿进行点评。

▲**陈冯富珍参观上海中医药博物馆** 11 月 22 日,在参加第九届全球健康促进大会期间,陈冯富珍与世界卫生组织助理总干事任明辉、世界卫生组织驻华代表施贺德等,在上海市副市长翁铁慧陪同下,来到上海中医药大学参观上海中医药博物馆。

上海中医药博物馆 1938 年成立至今,乾隆御制针灸铜人一直是镇馆之宝。陈冯富珍仔细端详着这尊针灸铜人仿佛看到了悠远的中医药史。走过陈莲舫书斋,步入近代海上中医展,陈冯富珍还观赏了海上名医处方,了解中医人创办学校、医院以及中西医汇通情况。还在中医药对外交流区驻足浏览,了解传统医药与历史丝绸之路的渊源。徐建光介绍,1983 年,学校成为首批 WHO 传统医学合作中心之一,今后将在跨国医学合作交流中充分展示国家软实力和中华文化魅力,提升中医药的国际影响力。

陈冯富珍在香港任卫生署署长期间,致力于香港地区中医药的发展。"尽管我是西医,不懂中医,但是我学了中医,就是为了管好中医。""我非常高兴,能够参观全中国最早的医学博物馆。传统医学作为医疗服务的重要组成部分,我们花了10多年时间把香港的老中医和中药产业人士组织起来,老人老办法,新人新办法,共同整理挖掘中医药资源,并制定了中草药、中成药的进口标准。在那个时候,香港能够发扬中医药,建立监管制度,推广到现在,完全因为内地的中医药界这个'大后盾'给予的大力支持。""我们要推广中西医结合,鼓励内地和香港的同道们继续努力,让传统医学发扬光大。"

▲**中国中医科学院 2016 科技创新大会在北京召开** 12月1日,召开了"深化改革激活力,创新驱动促发展"为主题的2016科技创新大会,全面总结中国中医科学院"十二五"科技工作,部署"十三五"科技发展任务。

中国中医科学院党委书记王炼主持会议。国家卫生和计划生育委员会副主任、国家中医药管理局局长王国强出席会议并强调,要充分发挥中医药科技创新的支撑引领作用,展示中医药"国家队"新时期的风貌与水平。

王国强指出,要准确把握形势,充分认识中医药科技创新工作面临的机遇与挑战:党和国家的高度重视和大力支持,为中医药振兴发展提供了根本保障;建设健康中国,为中医药发挥更大作用带来新机遇;国家实施创新驱动发展战略,为中医药科技创新带来新活力;重大健康需求变化,为中医药科技创新提出了新要求。王国强要求广大中医药科技工作者抓住历史机遇,自觉站在国家发展、事业振兴的高度,认识科技工作形势、了解科技需求、承担科技任务,使中医药科技融入大科技、产生大成果,实现大发展。王国强要求:进一步理清思路,打破院外围墙和院内篱笆,推进中医药的协同创新;进一步解放思想,创新科研模式和机制,释放科技创新活力;进一步针对需求,推动科技成果转化,不断满足社会需求;进一步面向未来,加

强创新团队建设,充分调动科技人员的积极性;进一步求真务实,弘扬中医药文化,营造良好的学术氛围。

中国中医科学院院长张伯礼作"十三五"工作报告,常务副院长黄璐琦作"十二五"科技发展报告。会议表彰"十二五"科技创新突出贡献奖,并分组讨论《中国中医科学院发展"十三五"规划》《中国中医科学院科技改革若干措施》。国家中医药管理局副局长王志勇,局机关相关部门负责人,中国中医科学院首席研究员、科技委员会委员、学科带头人等一线科技专家,院直机关全体人员以及各二级单位领导班子和相关负责人近300人参加会议。

▲**国家中医药管理局获中国社会责任健康促进奖** 12月2日,由新华网和中国社会科学院企业社会责任研究中心主办的2016中国社会责任公益盛典在北京举行,国家中医药管理局获得"2016中国社会责任健康促进奖"。

国家中医药管理局充分发挥中医药在健康促进方面的重要作用,发布了一系列促进中医药发展的政策文件,积极推动《中医药法》的制定,开展了"中医中药中国行"科普宣传活动,发布《中国公民中医养生保健素养》《健康教育中医药基本内容》,倡导"每个人是自己健康第一责任人"的理念,推动公众中医药健康素养的提升。此外,中医药已传播到183个国家和地区,中药逐步进入国际医药体系,已在俄罗斯、新加坡、古巴、越南和阿联酋以药品形式注册。中医药已成为中国与东盟、非洲、欧盟等地区卫生经贸合作的重要内容。

▲**我国首次发布中医药白皮书** 12月6日,我国首次发布中医药发展白皮书——《中国的中医药》。白皮书对中医药的历史发展脉络及其特点、中国发展中医药的国家政策和主要措施、中医药的传承与发展、中医药国际交流与合作等方面进行系

统梳理和概述。全文约 9 000 字，由前言、正文、结束语 3 部分组成，以中、英、法、俄、德、西、日、阿等语种发表，中文版和英文版已分别由人民出版社和外文出版社出版。

国务院新闻办公室新闻发言人袭艳春表示，党的"十八大"以来，中国政府把中医药摆在了国家战略的高度，把中医药作为健康中国建设的重要力量，坚持中西医并重，推动中医药、西医药优势互补、协调发展，共同全方位、全周期保障人民健康。随着经济社会快速发展，人们健康意识增强，以及医学目的调整和医学模式改变，中医药越来越显示出独特价值，越来越为民众所喜爱，并且受到国际社会的广泛认可和关注。

国家卫生和计划生育委员会副主任、国家中医药管理局局长王国强在新闻发布会上表示，中医药事业进入了新的历史发展时期，目前已形成了医疗、保健、科研、教育、产业、文化"六位一体"的中医药全面发展新格局，为人民群众提供覆盖"生长壮老已"全周期的中医药健康服务和保障。中医药和西医药相互补充、协调发展，已经成为中国卫生与健康事业发展的显著优势。在推进健康中国建设过程中，中医药在普及健康生活方式、优化健康服务、完善健康保障、深化医药卫生改革以及发展健康产业等方面，都能发挥重要作用。

白皮书显示，我国已基本建立起覆盖城乡的中医医疗服务体系。中医药除在常见病、多发病、疑难杂症的防治中贡献力量外，在重大疫情防治和突发事件医疗救治中也发挥重要作用。此外，中医药在预防保健、文化建设、人才培养、科学研究、中药产业、标准化等多个方面取得快速发展。

国际社会对中医药的关注度显著上升。中国中医科学院研究员屠呦呦获得 2015 年度诺贝尔生理学或医学奖之后，中医药受到世界越来越多的关注。里约奥运会、G20 峰会以及第九届全球健康促进大会等国际重大活动和会议中都出现了"中医药热"的现象。

▲**第五届国家中医药改革发展上海论坛举行** 12 月 17 日，第五届国家中医药改革发展上海论坛举行，论坛聚焦"创造性转化、创新性发展"主题，旨在学习贯彻习近平总书记系列重要讲话精神和发展中医药的新思想新战略新要求，贯彻落实全国卫生与健康大会精神、《"健康中国 2030"规划纲要》《中医药发展战略规划纲要（2016—2030 年）》，推进中医药健康养生文化的创造性转化、创新性发展，使之更好地服务人民健康，服务健康中国建设。

国家卫生和计划生育委员会副主任、国家中医药管理局局长王国强出席论坛并强调，深刻把握中医药健康养生文化"双创"的重大意义，着力明晰中医药健康养生文化"双创"的主攻方向，深入探索中医药健康养生文化"双创"的实现路径。要从增强文化自信的内在需要和增进人民群众健康福祉的内在需要两个方面理解推进中医药健康养生文化"双创"的意义。推进中医药健康养生文化"双创"，对于弘扬中华优秀传统文化，增强文化自信有着积极的推动作用，同时可以引导人们树立健康意识，养成良好的行为和生活方式，做到我的健康我维护、我的健康我做主。王国强强调，要聚焦历史脉络、理论框架、实践体系、传播模式 4 个方面，着力明晰中医药健康养生文化"双创"的主攻方向。推进中医药健康养生文化"双创"，首先要解决转化什么、创新什么这个关键问题。要把中医药健康养生文化转化为人民群众能够用得上、用得好的健康实践。

王国强要求，深入探索中医药健康养生文化"双创"的实现路径。要尊重传统，深挖精髓。使记载在古籍、融入于生活、使用在临床上的中医药健康养生智慧、健康理念、知识方法生动起来，彰显时代价值，释放文化魅力，影响人们生活，提升健康素养。要学会表达，善讲故事。在内容上、手段上、方法上、渠道上大力创新，找准中医药健康养生文化与时代的对接点、与受众的共鸣点，学会转化话语、讲好健康故事，让古老的中医药在保持本意和精华的基础上,融合现代健康理念,适应现代生活需要,实现文化价值和实用价值相统一。要融合发展,推陈出新。让中医药健康养生文化适应时代发展需要,从树牢人们健康意识出发,从影响和改变人们行为和生活方式入手,加强与其他文化的碰撞交流、融合发展,吸收所长为我所用,创新理论知识,创新技术方法,创新服务产品,为群众提供更多中医药健康养生文化服务产品和手段,为全方位全周期保障人民健康作出新的更大贡献。

国家中医药管理局副局长马建中主持论坛开幕式,上海市卫生和计划生育委员会党委副书记郑锦致辞。全国政协常委、山东省政协原副主席王新陆,中国科学院院士陈凯先,国医大师孙光荣、王琦等中医药改革发展专家咨询委员会专家委员,国家卫生计生委有关部门负责人,国家中医药管理局机关各部门负责人,各省(区、市)中医药管理部门负责人参加论坛。

▲中医药"一带一路"发展战略暨国际合作专项座谈会在北京召开 12月19日,国家中医药管理局召开中医药"一带一路"发展战略暨国际合作专项座谈会。国家卫生和计划生育委员会副主任、国家中医药管理局局长王国强出席会议并发表讲话。王国强指出,要深入学习习近平总书记关于"一带一路"发展战略的讲话精神,充分认识"一带一路"战略布局的重大意义。要提高认识、主动作为,自觉把中医药"走出去"纳入国家"一带一路"战略总体布局,把中医药打造成中外人文交流、民心相通的一张亮丽名片。要做好即将发布的《中医药"一带一路"发展规划》的落实工作,明确时间表、路线图,形成上下联动、部门间协调配合的合力,抓好试点,争取落实、落小、落细。要进一步推进中医药国际合作专项建设工作,鼓励项目执行单位积极探索,重点谋划解决人才问题。

中医药国际合作专项首批17个建设项目启动以来,中医药国际化建设全面提速。海外中医药中心、国际合作基地、国际标准体系和国际文化传播等项目在推动中医药国际化方面发挥引领示范作用。会上,中医药国际合作专项执行单位代表就项目建设经验和未来工作思路进行交流。大会宣布了第二批30个专项及其执行单位名单,其中新增9个海外中医药中心,国际合作基地扩大至11个。

▲关于确定北京中医药大学中医药博物馆等15家单位为全国中医药文化宣传教育基地 12月28日,国家中医药管理局发文:根据《全国中医药文化宣传教育基地建设标准》和专家组评估意见,确定北京中医药大学中医药博物馆等15家单位为全国中医药文化宣传教育基地。请各有关省级中医药管理部门继续加强指导,充分发挥中医药文化宣传教育基地在弘扬中医药文化方面的作用,开展形式多样的中医药文化科普宣传活动,推动中医药健康养生文化创造性转化、创新性发展,让中医药更好地惠及百姓健康。

新增全国中医药文化宣传教育基地名单:北京中医药大学中医药博物馆(北京)、河北中医学院(河北)、山西中医学院(山西)、锡林郭勒盟蒙医医院(内蒙古)、辽宁中医药大学附属医院(辽宁)、黑龙江中医药大学(黑龙江)、江西中医药大学附属医院(江西)、邓州市张仲景展览馆(河南)、湖南省中医药研究院(湖南)、罗浮山风景名胜区(广东)、广西中医药大学第一附属医院(广西)、广西中医药大学附属瑞康医院(广西)、桂林市中医院(广西)、红四方面军总医院中医部旧址(四川)、陕西省安康市中医医院(陕西)。

▲刘延东与中医药高等教育工作者在北京座谈 12月29日,中共中央政治局委员、国务院副总理刘延东与中医药高等学校教学名师座谈。她强调,要认真贯彻落实习近平总书记关于发展中医药和高等教育改革的重要讲话精神,遵循中医药发展规律,完善人才培养体系,打造知名院校和学科,

办好中国特色、世界水平的中医药高等教育,为中医药事业发展提供智力支持和人才保障。

刘延东指出,60年来,我国中医药高等教育长足发展,培养了近200万中医药专门人才。广大中医药教育工作者辛勤耕耘,彰显了学为人师、行为世范的品质和良术济世、大医精诚的价值追求,为传承发展中医药事业、增进群众健康福祉作出了贡献。刘延东强调,要落实全国卫生与健康大会精神,筑牢大健康理念,以人民健康为导向,深化中医药高等教育综合改革。创新培养模式,提升教育质量,强化医科教协同,加强"通人文、读经典、重临床、强能力"的综合教育,坚持师承教育贯穿始终,构建服务全生命周期的学科专业体系。加大中医机理、方剂等攻关力度,加强中医古籍、传统诊疗技术的保护抢救和应用,推动中医药走向世界,以中医宝库和中国智慧造福更多民众。强化部门协作,加大投入力度,健全人才评价和激励机制,营造中医药发展的良好环境。

▲**2016年中医药十大新闻在北京揭晓** 2017年1月9日,国家中医药管理局新闻办公室和中国中医药报社共同揭晓2016年中医药十大新闻。

1. 全国卫生与健康大会明确新形势下卫生与健康工作方针,坚持中西医并重,对新时期推动中医药振兴发展作出部署。

以习近平同志为核心的党中央高度重视中医药事业发展。8月19—20日召开的全国卫生与健康大会明确了新形势下卫生与健康工作方针"以基层为重点,以改革创新为动力,预防为主,中西医并重,将健康融入所有政策,人民共建共享",重申坚持中西医并重。习近平总书记强调,要着力推动中医药振兴发展,坚持中西医并重,推动中医药和西医药相互补充、协调发展,努力实现中医药健康养生文化的创造性转化、创新性发展。

2月,习近平总书记在江中药谷制造基地考察时指出,中医药是中华民族的瑰宝,一定要保护好、发掘好、发展好、传承好。

2.《中华人民共和国中医药法》出台,发展中医药有国法保障。

12月25日,十二届全国人大常委会第二十五次会议表决通过我国首部中医药专门法律《中华人民共和国中医药法》,该法将于2017年7月1日起施行。

中医药法以法律方式将党和国家发展中医药的方针政策固定下来,对于继承和弘扬中医药、保障和促进中医药事业发展、维护人民健康,具有十分重要的意义。

3.《中医药发展战略规划纲要(2016—2030年)》颁布,推动中医药纳入健康中国建设。

2月,国务院印发《中医药发展战略规划纲要(2016—2030年)》,明确未来15年我国中医药发展目标和工作重点,把中医药发展上升为国家战略。同时,推动中医药纳入《"健康中国2030"规划纲要》,并专设一章对振兴发展中医药服务健康中国建设进行系统部署,要求充分发挥中医药独特优势,提高中医药服务能力,发展中医养生保健治未病服务,推进中医药继承创新,明确了中医药在健康中国建设中的任务。

落实好上述两个规划纲要,国家中医药管理局印发了《中医药发展"十三五"规划》,以及《中医药信息化发展"十三五"规划》《中医药文化建设"十三五"规划》《民族医药"十三五"科技发展规划纲要》等系列专项规划,进一步细化实化了任务举措。

4. 国家首次表彰60名中医药高等学校教学名师,刘延东副总理与教学名师座谈。

2016年是新中国中医药高等教育60周年。12月29日,国家中医药管理局、教育部、国家卫生计生委共同表彰了60名中医药高等学校教学名师,这是新中国成立以来首次专门面向中医药高等学校开展此类评选表彰。同日,刘延东副总理参观了新中国中医药高等教育60周年回顾与成就展,与中医药高等学校教学名师座谈,提出遵循中医药发展规律,完善人才培养体系,打造知名院校和学科,办好中国特色、世界水平的中医药高等教育,为中医药事业发展提供智力支持和人才保障。

5. 国务院中医药工作部际联席会议制度建立,加强对中医药工作的组织领导。

8月,国务院同意建立国务院中医药工作部际联席会议制度,旨在进一步加强对中医药工作的组织领导,强化部门间协调配合,统筹做好中医药工作。联席会议由36个部门和单位组成,国务院分管中医药工作的领导同志担任联席会议召集人。联席会议将在国务院领导下,对全国中医药工作进行宏观指导,研究促进中医药事业改革发展的方针政策,指导、督促、检查有关政策措施的落实,协调解决中医药事业改革发展中的重大问题。

6. 《中国的中医药》白皮书发表,向世界宣告中国坚定发展中医药的决心。

12月6日,我国首次就中医药发展发表《中国的中医药》白皮书。白皮书回顾了中医药发展的历史脉络,介绍了我国发展中医药的政策措施及成效,展示了中医药的文化内涵和科学价值,体现了国家对中医药作为国家战略的高度重视,向世界宣告了中国坚定发展中医药的信心和决心。

7. 中医药科技创新多点开花,"人工麝香研制及其产业化"获国家科技进步奖一等奖。

中医药科技创新成果丰硕。"人工麝香研制及其产业化"获国家科技进步奖一等奖,首次系统阐明了天然麝香的主要化学成分,为人工麝香研制提供了坚实的科学依据,解决了麝香长期供应不足的历史性难题,保证了含麝香中成药品种正常生产,满足国家重大需求,惠及民生。

上海交通大学医学院附属瑞金医院血液学研究所陈竺教授等获美国血液学会(ASH)颁发的欧尼斯特·博特勒奖。获奖项目受中医药在白血病治疗理念和实践方面的启迪,是中医药学和西方医学结合的典范,使急性早幼粒细胞白血病的五年无病生存率跃升至90%以上,达到基本"治愈"标准。

《针刺治疗慢性严重功能性便秘的随机对照试验》在国际知名医学期刊《内科学年鉴》上发表,证实电针治疗对慢性严重功能性便秘的有效性和安全性。

经中科院国家天文台提议和国际天文学联合会批准,第31230号小行星被永久命名为"屠呦呦星",这是对为人类健康作出贡献的科学家的肯定和褒奖。

8. 多措并举增加中医药健康服务供给,引领健康需求。

中医药服务供给侧改革持续推进,中医药健康服务供给增加。《关于促进中医养生保健服务发展的指导意见》《中医师在养生保健机构提供保健咨询和调理等服务的暂行规定》《关于开展国家中医药健康旅游示范区(基地、项目)创建工作的通知》和《关于加强健康促进与教育工作的指导意见》等先后印发实施,以促进中医药健康服务业蓬勃发展,释放服务供给,引领健康需求。3月,全国中医养生保健素养调查结果发布,根据调查结果,上述政策文件提出了针对性举措,为精准推动中医药健康服务供给提供了依据。

9. 基层中医药服务能力提升工程成效显著,城乡居民获得感增强。

"十二五"期间,国家中医药管理局等五部局共同实施了基层中医药服务能力提升工程。目前,97%的社区卫生服务中心、93%的乡镇卫生院、81%的社区卫生服务站和61%的村卫生室能够提供中医药服务。每年有超过6 300万的65岁以上老年人和2 700万的0~3岁婴幼儿接受了中医药健康管理服务。全国建设了2.6万多个基层中医馆,实现了门诊量、业务总收入、医务人员收入、服务满意度的上升和药占比、次均费用、病人药品费用、医患纠纷发生率的下降。中医药服务已成为基层卫生工作最大的特色和亮点之一。城乡居民看中医、用中药更便捷,群众维护健康的选择更多样,就医负担有效减轻。城乡居民的中医药获得感显著增强。

其中,云南省绥江县推行"中医入户",县政府提供组织保障、机制保障和培训保障,将中医推广责任到人、应用入户,探索了贫困地区推进健康中国建设的新路子。

10. 中医药走向世界提速发力,成为里约奥运会、G20 峰会等重大国际活动热点。

中国领导人积极推动中医药海外发展,中医药对外合作交流步伐进一步加快。3 月,习近平主席访问捷克,双方支持中医药在捷克共和国和中东欧地区的推广应用,以及中捷中医中心建设。7 月,刘延东副总理出席并见证北京中医药大学圣彼得堡中医中心揭牌,这也是俄罗斯第一所获得俄法律认可的中医院。匈牙利岐黄中医药中心揭牌。8 月,德国首家以中医为特色的孔子学院——德国施特拉尔松德应用科学大学孔子学院成立。德国总理默克尔出席揭牌仪式。

国际社会对中医药关注度显著上升,在一系列重大国际活动中,中医药频频亮相、屡成焦点。里约奥运会上,菲尔普斯等国外运动员身上的拔罐印风靡网络,引发"中医热"。G20 峰会、中国-中东欧国家卫生部长论坛和第九届全球健康促进大会等国际重大会议上,中医药文化备受关注,中医体验馆内外宾络绎不绝。

在中国外文局对外传播研究中心开展的第四次中国国家形象全球调查中,中医药首次被认为是最具代表性的中国元素。

▲2016 年度世界中医药十大新闻在北京发布

2017 年 1 月 9 日,世界中联新媒体专业委员会和世界中医药网,评出《2016 年度世界中医药十大新闻》。

1. 中医药振兴发展上升为中国国家发展战略,开启依法发展新征程。2 月 22 日,中国国务院印发《中医药发展战略规划纲要(2016—2030 年)》。明确了未来十五年中国中医药发展方向和工作重点,提出到 2020 年实现人人基本享有中医药服务,到 2030 年中医药服务领域实现全覆盖。把中医药发展上升为国家战略。10 月中国国务院印发的《"健康中国 2030"规划纲要》等一系列重要文件中,均对振兴发展中医药事业做出明确部署。12 月 6 日,中国国务院新闻办公室首次发表《中国的中医药》白皮书。全文约 9 000 字,以中、英、法、俄、德、西、日、阿等语种发表。全面阐述了中国政府对振兴发展中医药事业的坚定决心和信心。12 月 25 日,《中华人民共和国中医药法》由中华人民共和国第十二届全国人民代表大会常务委员会第二十五次会议通过,自 2017 年 7 月 1 日起施行。从此,中医药振兴发展有了国家法律的保障。

2. 奥运赛场上菲尔普斯身上的"拔罐印记"再度引爆全球性中医热。在 2016 年里约奥运赛场上,除让人们叹为观止的金牌外,美国泳坛名将菲尔普斯身上的"拔罐印记"吸引了全球数十亿人的目光。伴有中国元素的"拔火罐"一时间成为中西方各大媒体的热门话题,再度引爆全球性中医药热和对中国传统疗法的关注。据去年中国外文局对外传播研究中心第四次中国国家形象全球调查显示,中医药首次被认为是最具代表性的"中国元素"。

3. 全球 78 个国家 240 多所孔子学院开设中医、太极拳等中华文化课程。12 月 9 日,在中国昆明举办的"中医、太极等中华文化对外交流座谈会"传出消息,应世界各国孔子学院师生和民众要求,仅 2016 年,全球 78 个国家 240 多所孔子学院开设了中医、太极拳等中华文化课程,注册学员 3.5 万人,18.5 万人参加相关体验活动,为各国民众学习和了解中医药文化提供了重要窗口。

4. 中国首次表彰中医药高等学校教学名师,首批海外中药师职称获认证。12 月 29 日,中国国家中医药管理局、教育部、国家卫生计生委在人民大会堂举行中医药高等学校教学名师表彰大会,授予丁樱等 60 位教师中医药高等学校教学名师荣誉称号,这在新中国历史上尚属首次。

当地时间 4 月 16 日,美国首批中药师职称在旧金山通过世界中医药学会联合会组织的专家认证,"世界中医药学会联合会中药专业技术人员美国培训基地"同时揭牌,对进一步推动中药走向世界具有示范性意义。

5. 人工麝香救活 400 多个中药配方,陈竺等获"欧尼斯特·博特勒奖"。1 月 8 日,"人工麝香研制及其产业化"成果荣获 2015 年度中国国家科学技术进步奖一等奖。人工麝香自 1994 年上市以来,已在全国 760 家企业应用。目前含麝香成分的 433 种中成药中,有 431 种完全用人工麝香替代了天然麝香,替代率达 99% 以上。不仅满足了广大患者的用药需求,同时也保证了国宝级名贵中成药品种的传承。

12 月 5 日,美国血液学会(ASH)将 2016 年度"欧尼斯特·博特勒奖"颁给了中国上海交通大学医学院附属瑞金医院上海血液学研究所的陈竺教授和巴黎圣路易医院的 Hugues de Thé 教授。奖励他们运用 ATRA 和砷剂联合靶向治疗在低/中危急性早幼粒细胞白血病患者中可获得 95% 以上长期无病生存,而不需应用化疗。陈竺教授在获奖后演讲中特别强调了中医中药在白血病治疗理念和实践方面的重要启迪作用。

6. "第九届全球健康促进大会"首设中医药分论坛及体验区,陈冯富珍参观上海中医药博物馆并为博物馆题词。11 月 21—24 日,由世界卫生组织和中国国家卫生和计划生育委员会共同主办的"第九届全球健康促进大会"在上海召开。大会首次特设中医药分论坛及体验区,各国与会代表通过深入交流、参观和体验,增进了对中医药的了解,感受到了中医药的魅力。11 月 22 日,正在上海出席第九届全球健康促进大会的世界卫生组织总干事陈冯富珍参观了上海中医药博物馆,并当场为博物馆写下"传统医学文化是中国的瑰宝,要发扬光大"的题词。

7. 中药复方丹参滴丸完成美国食品药品管理局Ⅲ期临床试验,同仁堂发力拓展海外中医药市场。12 月 23 日下午,天士力制药集团股份有限公司发布公告宣称,该公司复方丹参滴丸已完成美国食品药品管理局全球多中心随机双盲大样本Ⅲ期临床试验。复方丹参滴丸于 1993 年获得中国国家新药证书和生产批件,从 1998 年开始至今经历了将近 20 年的努力,严格按照美国 FDA 申报的要求开展研究工作,从工艺技术、质量标准到临床试验的评价等,为复方中药制剂进入美国带来希望。

截至 6 月,中国同仁堂集团系统在海外 25 个国家和地区拥有 115 家零售终端和 66 家服务终端,累计诊疗患者超过 3 000 万人次。2016 年下半年以来,当地时间 7 月 22 日晚,同仁堂中医博物馆在圣马力诺孔子学院揭幕;从 9 月 26 日开始,一周内连续在美国纽约、洛杉矶、旧金山以及加拿大温哥华 4 个标志性城市开设了 4 家门店、1 家文化展示中心和 1 家医学中心;11 月 16 日,北京同仁堂非洲有限公司揭牌开业;2016 年 12 月 16 日,同仁堂国际中医药走出去平台(英文版)正式开通上线运行。同仁堂商标已在 100 多个国家和地区申请注册。

8. 美国纽约州立法通过针灸师可使用中药等自然产品,加州恢复中医针灸医疗保健费用支付。据美国纽约州参议院官网消息,纽约州已通过将中药等自然产品列入执照针灸师行医范畴的法律,规定将针灸师的职业范围,扩展到可推荐膳食补充剂和自然产品,并且不限制推荐食品、草药和其他天然产品。这不仅为纽约州针灸师使用中药提供了法律保障,更意味着美国社会在逐渐接受中药。6 月 28 日,美国加州恢复将中医针灸纳入医疗保险,从 2016 年 7 月 1 日起正式实行。明确凡在加州寻求中医针灸治疗的患者,均可用加州医疗保险支付。

9. 中药编码系统 4 项国际标准获 ISO 投票通过,中药产品数字化编码有了国际通行"身份证"。

《中药编码系统》共由 4 个部分组成,其中《中药编码系统 第一部分:中药编码规则》(ISO 18668-1)已于 3 月 23 日由国际标准化组织(ISO)正式发布,其余《中药编码系统 第二部分:中药饮片的编码》《中药编码系统 第三部分:中药材的编码》《中药编码系统 第四部分:中药配方颗粒的编码》也于日前获 ISO 投票通过。这意味着,中药产品数字化编码被确认了国际编码通行的——"身份证",这对于国际中药材、中药饮片、中药配方颗粒的进出口贸易,优化公平、公正的交易环境,维护信息公开透明的市场秩序等,均具有十分重要的意义。

10. 英国测试用中草药替代抗生素,首次批准对中草药进行临床试验。英国南安普顿大学科学家将测试中草药在治疗复发性尿路感染中的作用,以研究能否用中草药替代抗生素来治疗此类症状。该项目由英国国家健康研究所资助,这是英国首次批准对中草药进行临床试验研究。方法将采取双盲随机实验,对象选择在过去一年内至少都出现过 3 次以上尿路感染症状。可以由中医开具"个性化"中草药药方,或接受初级保健医生开具的"标准化"草药药方,治疗观察周期为 16 周。

英国中草药注册局主席艾玛·费伦特表示,细菌抗药性问题越来越严重,而中草药在替代抗生素治疗某些疾病,如复发性尿路感染、急性咳嗽、喉咙肿痛等方面可能会扮演重要角色。他认为,对中草药进行更严格临床试验十分关键,它有助于将中草药推广到初级保健"前线",减少英国人对抗生素的依赖,并防止更广泛的抗生素抗药性出现。

中国中医药年鉴

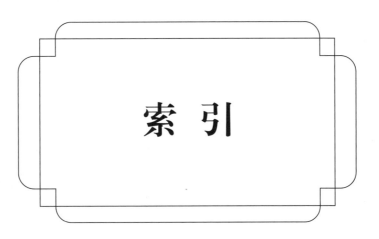

索 引

主题词索引

A 阿艾安案

AMPK 信号通路/药物作用　412a

阿日赛泻卡次丸,藏药/治疗应用　473b

艾迪注射液/治疗应用　84b

艾菲提蒙汤,维药/治疗应用　477a

安康欣胶囊/治疗应用　83a

案例教学/方法　484a

B 巴白百板版半包苯鼻病名痹变便冰波补

巴戟天/生产和制备　387b, 389a

白附子/生产和制备　392b

白芍药/生产和制备　392b

百部/生产和制备　387b

板蓝根/化学　311b

版本　449b

半截烂/生产和制备　393a

包合物/方法　366b

苯丙素类/分析　311b

鼻敏汤/治疗应用　154a

鼻炎,变应性/中医疗法　208a

痹证　459b

变应性鼻炎,小儿/中西医结合疗法　153b

便秘/护理　266a

冰片/生产和制备　389b

病名,考证　451a

波棱瓜子/生产和制备　393a

补肺纳气汤/治疗应用　96a

补骨脂/生产和制备　393b

补脾益气凉血方/治疗应用　148a

补肾化瘀方/治疗应用　125a

补肾活血方/治疗应用　124b

补肾疏肝汤/治疗应用　133b

补土益水汤/治疗应用　124a

C 草查柴产超陈成翅茺出川传葱刺

草乌/生产和制备　389b

查木古尔,维药/药物作用　477b

柴郁温胆汤/治疗应用　132b

产后抑郁痊愈汤/治疗应用　131b

超临界 CO_2 萃取/方法　364b

超声提取/方法　363b

超微粉碎/方法　363a

陈士铎　457b

成分变化,中药炮制品/化学　385a

成分含量指标,中药炮制工艺　384a

翅荚决明/化学 312b

芜蔚子/生产和制备 387b

出土文物 451b

川牛膝/生产和制备 389b

传统养生思想 441b

葱莲/化学 311b

刺法 217b

D 大丹党道得滴地定东动杜盾多

大黄/生产和制备 393b

大孔吸附树脂纯化/方法 366a

大青叶/化学 311a

大数据对中医药发展的影响 491b

丹黄祛瘀胶囊/治疗应用 136a

党参/化学/生产和制备 311b，387b

道地药材 274a

得气/针灸效应 222b

滴丸剂/方法 368a

地黄/生产和制备 390a

定痫散/治疗应用 157a

《东医寿世保元》 470a

东紫苏/化学 311a

动脉粥样硬化/针灸疗法 227b

动态变化，中药炮制品/化学 385a

杜鹃花/化学 311a

杜仲/生产和制备 390a

盾叶薯蓣/化学 310b

多指标优化，中药炮制工艺 384b

多元数据分析/方法 291b

E 二

二神丸/生产和制备 393b

F 翻方防放肺粉妇附复

翻译 452b

方剂理论的研究 428b

防哮Ⅰ号方/治疗应用 152a

防治糖尿病中药/药理学 405a

放血疗法，藏医/利用 473b

肺疾病，阻塞性，慢性/中西医结合疗法/气功
疗法 96a，257a

粉刺锦鸡儿/化学 311a

妇产科疾病/护理 266b

附子/生产和制备 394a

复聪汤Ⅰ号/治疗应用 202a

复聪汤Ⅱ号/治疗应用 202b

复方黄鼬乌鸡羊肝丸/治疗应用 106b

复方苦参注射液/治疗应用 84b

复方森登-4，蒙药/药物作用 476a

复方述达格4，蒙药/治疗应用 476a

复方檀香糖浆，维药/利用 471b

G 甘肝高葛功宫骨固过

甘青青兰，藏药/化学 473a

肝癌/药物疗法 409a

肝炎,乙型,慢性/中医疗法　66a,70b
高乌头/生产和制备　394b
高血压,原发性/中医病机　98b
葛根土木方/治疗应用　147b
功能基因克隆/方法　270b
宫外孕Ⅱ号方/治疗应用　128b
骨关节炎/药物疗法　409b

骨科疾病/护理　267a
固本防哮饮/治疗应用　152b
固肾安胎方/治疗应用　137b
固肾活血安胎丸/治疗应用　129a
固体分散体/生产和制备　367a
过敏性紫癜,儿童/中西医结合疗法　156a

H 含何黑红呼华滑化缓黄挥回火获

含量比较,中药炮制品/化学　384b
何氏风湿痹痛散/治疗应用　194a
何首乌/化学　312a
黑老虎/化学　310b
红椿/化学　310a
红花/化学　311a
红景天/药理学　406b
呼吸系统中药/药理学　401a
华蟾素注射液/治疗应用　84b
滑竹温胆汤/治疗应用　150a
化毒愈肠方/治疗应用　101a
化湿解凝汤/治疗应用　194a
化湿利胆汤/治疗应用　129b
缓释凝胶骨架/生产和制备　371b

缓释制剂/生产和制备　370a
黄柏/生产和制备　390a,394b
黄苞大戟/化学　312a
《黄帝内经》与养生　443a
黄风汤,加味/治疗应用　109b
黄花夹竹桃/化学　312a
黄连/生产和制备　388a
黄芪/生产和制备　388a,390b
黄酮类/分析　311a
挥发油成分/解剖学和组织学　312b
《回回药方》　470a
火麻仁/生产和制备　390b
获得性免疫缺陷综合征/中医疗法　66a,69a

J 吉加肩减健降教结截金近京经景据灸蠲

吉祥草/化学　312a
加味凉血消风散/治疗应用　173a
加味五神汤/治疗应用　180a
肩凝症/按摩疗法　253a
减压内部沸腾法/方法　365b
健儿药丸/治疗应用　146a
健康管理模式　441a
健脾调中散/治疗应用　147a
健脾消积汤/治疗应用　154b

降压宝蓝片/治疗应用　99a
教育,中医/历史　467a
结肠定位制剂/生产和制备　370b
结核,肺/中医疗法　66a,72a
结膜炎,过敏性/中西医结合疗法　207a
截叶铁扫/化学　311b
金丝梅/化学　310b
金童颗粒/治疗应用　158a
金元四大家　457a

近红外快速评价/利用 290b

近视/中医病机 202a

京大戟/生产和制备 390b

经络研究 217a

经皮给药制剂/生产和制备 369b

景东山橙/化学 311b

《据悉》 470a

灸法 218b

蠋瘶颗粒/治疗应用 191b

K 康抗考科口款坤醌

康艾注射液/治疗应用 85a

康莱特注射液/治疗应用 84a

抗病原微生物中药/药理学 405b

抗炎中药/药理学 404b

抗肿瘤中药/药理学 405a

考证 449a

科研教育，国外 481a

口腔溃疡，复发性/中医病机 211a

款冬花/生产和制备 388a

坤泰胶囊/治疗应用 126a

醌类/分析 312a

L 腊狼类两岭流龙卵

腊肠树/化学 311b

狼毒/生产和制备 395a

类风湿关节炎/中医病机 112a

两色金鸡菊/化学 312b

序效评价 239a

岭南医家 458a

流感病毒 A 型/中医疗法 68a

龙水汤/治疗应用 123b

卵巢疾病/针灸疗法 236b

M 马麦毛茅酶美泌免面敏膜牡

马钱子/生产和制备 388b

马钱子风湿丸/治疗应用 189b

麦芽/生产和制备 391a

毛枝垂穗石松/化学 311a

茅苍术/生产和制备 395a

酶提取/方法 364a

美洲大蠊/生产和制备 395a

泌尿生殖系统中药/药理学 403a

免疫系统中药/药理学 404b

面神经麻痹/针灸疗法 229a

敏感型凝胶剂/利用 373a

膜分离/方法 366a

牡丹皮/生产和制备 395b

N N那纳南脑内逆牛

Nod 样受体蛋白 3 炎症小体/药物作用 414a

那尼花蜜膏，维药/治疗应用 477a

纳米制剂/利用 371b，376a

南葶苈子/生产和制备 388b

脑卒中/护理　265b

《内经》　465b

内生菌　272b

内异止痛汤/治疗应用　123b

逆流提取/方法　365a

牛蒡子/生产和制备　391a

P 配偏片贫平瓶

配伍　238a

偏头痛/中医疗法　110a

片剂/利用　368b

贫血,再生障碍性/中西医结合疗法　106b

平盖灵芝/化学　310b

平肝育阴清热方/治疗应用　205b

瓶尔小草/化学　310b

Q 芪气千牵前纤羌强芩清祛

芪冬颐心口服液/治疗应用　153b

气功/心理学　258a

千金子/生产和制备　395b

牵牛子/生产和制备　391a

前列腺炎,慢性/中药疗法　175b,176a

纤体降脂Ⅰ号/治疗应用　124b

羌族养生　445b

强直性脊柱炎/针灸疗法　232a

芩珠凉血方/治疗应用　172a

清肺利咽通窍法/治疗应用　151a

清肺止痉活血方/治疗应用　146b

清肝九味散,蒙药/治疗应用　475a

清络通痹方/治疗应用　185b

清热解毒化瘀汤/治疗应用　169b

清热平喘汤/治疗应用　153a

清热泻脾散/治疗应用　149b

清热燥湿方/治疗应用　167a

清肾颗粒/治疗应用　105b

清藓饮/治疗应用　203b

清胰汤/治疗应用　177b

清淤利胆汤/治疗应用　130a

祛湿化斑颗粒/治疗应用　156a

祛瘀接骨饮/治疗应用　186a

R 热人认肉乳

热毒宁注射液/治疗应用　145a

人参质量评价　305a

仁青常觉,藏药/治疗应用　474a

肉苁蓉/生产和制备　396a

肉豆蔻/生产和制备　388b

乳腺癌/药物疗法　408b

乳腺增生/针灸疗法　235b

S 桑杀痧山珊闪参神肾生失十石视手腧双水四肃酸

桑皮止咳方/治疗应用　150b

桑螵蛸/生产和制备　396a

杀胚消癥方/治疗应用　128a

瘆症理论,侗医/利用　471a

山鸡椒/化学　312a

山茱萸/生产和制备　391b

珊瑚树/化学　310b

闪式提取/方法　365a

参附注射液/药理学/治疗应用　431b

神经细胞自噬/药物作用　411a

肾功能衰竭,慢性/中西医结合疗法　105a

生精种玉汤/治疗应用　176b

生物碱类/分析　311a

失眠/针灸疗法　233a

失眠方剂/药理学/治疗应用　434a

十三味红花密诀丸,蒙药/治疗应用　475a

十三味捹嘎丸,藏药/治疗应用　473b

石学敏　58a

视网膜病变,糖尿病性/中西医结合疗法　204a

手足口病/中医疗法　66a,73a

腧穴　238a

腧穴学　217a

双石通淋胶囊/治疗应用　175b

水蛭/生产和制备　391b

四妙清瘟败毒饮/治疗应用　145a

四味藏木香汤散/治疗应用　470b

四物四藤汤/治疗应用　194b

肃肺利咽汤/治疗应用　146b

酸枣仁/生产和制备　388b

T 太汤糖特藤体天调萜铁通同痛透图土菟推椭

太极针,朝医/利用　472a

汤瓶耳诊,回医/利用　472a

糖尿病,2型/中西医结合疗法　108a

糖尿病肾病/中西医结合疗法　109a

糖尿病周围神经病变/针灸疗法　231a

糖尿病足/中西医结合疗法　178a

特征成分鉴定,中药炮制品/分析　385a

藤黄/生产和制备　391b

体质学说　44a

天楼解毒消肿散/治疗应用　178b

天目地黄/化学　312b

调冲消斑汤/治疗应用　170b

萜类/分析　310a

铁海棠/化学　310b

通窍鼻炎方/治疗应用　149b

同功穴　221b

痛经散/治疗应用　127b

透疹汤/治疗应用　145a

图谱定性比较,中药炮制品/分析　385b

土沉香/化学　311a

菟丝子/生产和制备　392a

推拿/方法/利用　249a,252a,253a

椭圆马尾杉/化学　311a

W 王微胃温文乌吴蜈五

王琦　60b

微波提取/方法　364a

微球/利用　372b

微乳/利用　372a

微丸/利用　372b

胃癌前病变/中医疗法　99b

温病学派 456a

温化蠲痹方/治疗应用 185a

文化 465b

乌力吉-18丸,蒙药/利用 471b

吴茱萸/生产和制备 392a

蜈倍汤/治疗应用 171a

五谷麒麟膏/治疗应用 179a

五黄生肌膏/治疗应用 178b

五味子/生产和制备 396b

五子二参汤/治疗应用 176b

X 细仙线香消小哮心新醒絮宣血训

细叶铁线莲,蒙药/化学 473a

仙灵骨葆胶囊/治疗应用 186b

线点灸,壮医/利用 471b

香椿/化学 312a

消癌平注射液/治疗应用 84b

消痤汤/治疗应用 169a

消化不良/针灸疗法 228a

消化系统中药/药理学 402a

消结止痛汤/治疗应用 174a

小儿厌食颗粒/治疗应用 154b

哮喘/针灸疗法 223b

心肌缺血/针灸疗法 224a

心血管系统中药/药理学 401b

新疆阿魏/化学 311b

醒脾养儿颗粒/治疗应用 156a

絮凝纯化/方法 365b

宣窍化湿汤/治疗应用 207b

血液系统中药/药理学 403a

训诂 449a

Y 鸦咽盐养瑶药叶一胰益阴音银饮鹰余育云

鸦胆子油乳注射液/治疗应用 84a

咽炎,慢性/中医疗法 210a

盐熨疗法,藏医/方法 473b

养肺消疹方/治疗应用 81b

养精通络汤/治疗应用 126b

养心疏肝汤/治疗应用 167b

养血复宫方/治疗应用 133a

养生 257a

养正消积胶囊/治疗应用 83a

瑶族养生 445b

药用植物种子,生物学 283a

叶天士 459b

一测多评法/利用 291b

胰腺炎,重症/中西医结合疗法 177a

益肺清化膏/治疗应用 82b

益气血补肝肾方/治疗应用 125b

益气养阴通脉汤/治疗应用 193b

益肾养血调膜汤/治疗应用 127a

阴阳五行学说 34a

音乐与养生 443b,445a

银线草/化学 310b

饮食养生 443a

鹰爪花/化学 310a

余甘子,藏医/药物作用 473a

育肾助孕方/治疗应用 125a

云厚朴/生产和制备 392a

Z 甾早渣长针正证栀脂止枳质治痔中忠仲注壮滋紫宗组

甾体类/分析　312a

早熟方/治疗应用　159b

渣驯古巴,藏药/治疗应用　473b

长骨接骨散/治疗应用　186a

针刀松解术/方法　191b

针刀治疗/方法　195a

针灸,国外　481a

针灸疗法　239a

正骨疗法　460b

正念冥想　259a

证候动物模型　38b

栀早颗粒/治疗应用　159a

脂肪肝/中医疗法　101b

脂质体/方法　367b

止遗方/治疗应用　148b

枳壳/生产和制备　389a

质量标志物　290b,296a

质量控制,中药炮制品/分析　387a

治未病　442a,444a

痔漏熏洗方/治疗应用　175a

中耳炎,分泌性/中西医结合疗法　207b

中国传统文化/教育　485b

中国医学史　463a

中枢神经系统中药/药理学　403b

中枢性性早熟,女童/中西医结合疗法　158b

中性粒细胞/药物作用　413b

中药/毒性　51a,406b

中药/药代动力学　406a

中药材 DNA 分子鉴定技术/利用　293a

中药材产地区划　272a

中药材商品规格等级标准　300a

中药材生长年限　276a

中药分离和提纯/方法　310a,365b

中药归经　50b

中药禁忌　51b

中药炮制品/毒性　386a

中药炮制品/药代动力学　386b

中药炮制品/药理学　385b

中药配伍理论　51a

中药品种/解剖学和组织学　292a

中药气味　50a,429a

中药乳剂/生产和制备　373b

中药软胶囊/生产和制备　375a

中药升降沉浮　51a

中药生产技术/方法　273a

中药效用理论　52b

中药性效考证　52b

中药药性理论　50a

中药遗传多样性　270a

中药引经　54a

中药质量评价　290a

中药资源生理生态学　271b

中药资源调查　279a

中医健康状态　36a

中医临床诊疗指南　490a

中医流派　220b,460a

中医思维方法　40b

中医药学文献　220b,451b

中医院校创新人才培养　486a

中风后失语症/针灸疗法　230a

忠伦阿汤,蒙药/治疗应用　475b

仲景学说　456a

注射剂/利用　368a

壮骨止痛胶囊/治疗应用　124b

滋肾宁心汤/治疗应用　134b

滋肾柔经汤/治疗应用　111a

紫癜颗粒/治疗应用　156a

紫锥菊/生产和制备　389a

宗教和医学　465a

组方规律　430b

中国中医药年鉴

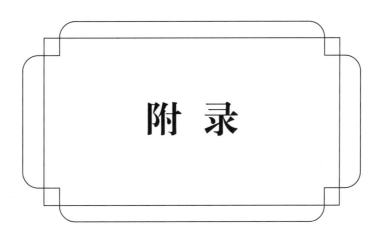

附　录

一、2017 卷《中国中医药年鉴(学术卷)》文献来源前 50 种期刊排名

1. 中草药
2. 中华中医药杂志
3. 中国中药杂志
4. 中国实验方剂学杂志
5. 中药材
6. 时珍国医国药
7. 中成药
8. 中国中医基础医学杂志
9. 新中医
10. 中医药导报
11. 辽宁中医杂志
12. 中医杂志
13. 中华中医药学刊
14. 世界中医药
15. 四川中医
16. 河南中医
17. 陕西中医
18. 亚太传统医药
19. 湖南中医杂志
20. 中国现代中药
21. 辽宁中医药大学学报
22. 中国中医药现代远程教育
23. 中医临床研究
24. 光明中医
25. 中国中医药信息杂志

26. 北京中医药大学学报
27. 现代中西医结合杂志
28. 中国中西医结合杂志
29. 中医学报
30. 世界科学技术(中医药现代化)
31. 环球中医药
32. 吉林中医药
33. 中医研究
34. 中国民族民间医药
35. 浙江中医杂志
36. 针灸临床杂志
37. 中国民族医药杂志
38. 河北中医
39. 云南中医中药杂志
40. 上海针灸杂志
41. 世界中西医结合杂志
42. 中国针灸
43. 西部中医药
44. 中国中医药科技
45. 北京中医药
46. 上海中医药杂志
47. 中国中医急症
48. 中医文献杂志
49. 广州中医药大学学报
50. 山东中医杂志

二、2017 卷《中国中医药年鉴(学术卷)》
文献来源前 50 所大学(学院)排名

1. 北京中医药大学
2. 上海中医药大学
3. 天津中医药大学
4. 广州中医药大学
5. 成都中医药大学
6. 南京中医药大学
7. 辽宁中医药大学
8. 中国中医科学院
9. 山东中医药大学
10. 浙江中医药大学
11. 湖南中医药大学
12. 河南中医药大学
13. 福建中医药大学
14. 甘肃中医药大学
15. 湖北中医药大学
16. 江西中医药大学
17. 陕西中医药大学
18. 黑龙江中医药大学
19. 广西中医药大学
20. 首都医科大学
21. 长春中医药大学
22. 中国医学科学院
23. 云南中医学院
24. 贵阳中医学院
25. 内蒙古医科大学

26. 河北医科大学
27. 南方医科大学
28. 宁夏医科大学
29. 新疆医科大学
30. 重庆医科大学
31. 湖北医药学院
32. 华北理工大学
33. 中国药科大学
34. 广东药科大学
35. 内蒙古民族大学
36. 北京大学
37. 黑龙江省中医药科学院
38. 华中科技大学
39. 暨南大学
40. 佳木斯大学
41. 上海交通大学
42. 沈阳药科大学
43. 四川大学
44. 温州医科大学
45. 第四军医大学
46. 广东药学院
47. 吉林农业大学
48. 青海大学
49. 石河子大学
50. 延边大学

三、2017 卷《中国中医药年鉴(学术卷)》 文献来源前 40 家医疗机构

1. 天津中医药大学第一附属医院
2. 广州中医药大学第二附属医院
3. 广西中医药大学第一附属医院
4. 上海中医药大学附属龙华医院
5. 上海中医药大学附属曙光医院
6. 中国中医科学院广安门医院
7. 黑龙江中医药大学第一附属医院
8. 北京中医药大学东直门医院
9. 北京中医药大学东方医院
10. 湖南中医药大学第一附属医院
11. 山东中医药大学附属医院
12. 上海中医药大学附属上海市中医医院
13. 成都中医药大学附属医院
14. 广州中医药大学第一附属医院
15. 河南中医学院第一附属医院
16. 辽宁中医药大学附属医院
17. 首都医科大学附属北京中医医院
18. 浙江中医药大学附属第一医院
19. 南京中医药大学附属医院
20. 安徽中医药大学第二附属医院
21. 中国中医科学院望京医院
22. 江西中医药大学附属医院
23. 陕西中医药大学附属医院
24. 上海中医药大学附属岳阳中西医结合医院
25. 中国中医科学院西苑医院
26. 长春中医药大学附属医院
27. 广西中医药大学附属瑞康医院
28. 辽宁中医药大学附属第二医院
29. 新疆医科大学附属中医医院
30. 中国中医科学院眼科医院
31. 甘肃中医药大学附属医院
32. 河北医科大学第二医院
33. 内蒙古民族大学附属医院
34. 天津中医药大学第二附属医院
35. 北京中医药大学第三附属医院
36. 福建中医药大学附属第二人民医院
37. 广州中医药大学附属中山医院
38. 黑龙江中医药大学附属第二医院
39. 华北理工大学附属医院
40. 首都医科大学附属北京世纪坛医院

四、2017卷《中国中医药年鉴（学术卷）》撰稿人名单

姓　名（按姓氏笔画为序）：

丁　媛	上海中医药大学中医文献研究所
于　峥	中国中医科学院中医基础理论研究所
王　冰	上海中医药大学附属龙华医院
王　宇*	上海中医药大学学科建设办公室
王　佳*	北京中医药大学附属东直门医院
王　欣	山东中医药大学基础医学院
王　静	上海中医药大学针灸推拿学院
王尔亮	上海中医药大学科技人文研究院
王江波*	南京中医药大学药学院
王兴伊	上海中医药大学科技人文研究院
王玲玲*	上海中医药大学附属岳阳中西医结合医院
王树荣	山东中医药大学基础医学院
王素羽	上海明潭眼科门诊部
王喜军	黑龙江中医药大学
王道瑞	首都医科大学燕京医学院
仇闻群	上海中医药大学附属龙华医院
邓宏勇	上海中医药大学科技创新服务中心
叶阳舸	上海中医药大学气功研究所
叶明花	江西中医药大学健康养生研究所
田劢丹	北京中医药大学附属东直门医院
丘　敏*	广州中医药大学第一临床医学院
丘维钰*	广州中医药大学第一临床医学院
冯怡慧*	广州中医药大学第一临床医学院
冯奕斌	香港大学中医药学院
邢玉瑞	陕西中医药大学图书馆
吕苑枫*	中国药科大学药学院
吕佳康	国家食品药品监督管理局药品审评中心
朱　慧*	湖南省中医药研究院附属医院

朱靓贤	上海中医药大学基础医学院
仲芫沅	上海中医药大学附属龙华医院
华圣元*	上海中医药大学附属岳阳中西医结合医院
刘　方*	广州中医药大学第一临床医学院
刘　芳	湖南省中医药研究院附属医院
刘　利*	上海中医药大学附属龙华医院
刘　洋*	上海中医药大学附属龙华医院
刘　瑜	南方医科大学附属佛山妇幼保健院
刘　鹏	山东中医药大学中医文献研究所
刘　霖	河南省中医药研究院信息文献研究所
刘立公	上海中医药大学针灸经络研究所
刘堂义	上海中医药大学针灸推拿学院
刘学湘	南京中医药大学药学院
安广青	上海徐汇区枫林街道社区卫生服务中心
许　吉	上海中医药大学科技创新服务中心
许　军	上海中医药大学附属岳阳中西医结合医院
孙伟玲	上海中医药大学附属岳阳中西医结合医院
纪　军	上海中医药大学针灸经络研究所
严　理	上海中医药大学附属岳阳中西医结合医院
杜　鑫*	广州中医药大学第一临床医学院
巫海旺*	广州中医药大学第一临床医学院
李　飞	北京中医药大学中药学院
李　丛	《江西中医药》杂志编辑部
李　亚*	北京中医药大学附属东直门医院
李　祥	南京中医药大学药学院
李　斌	上海中医药大学附属岳阳中西医结合

医院

李元琪*	广州中医药大学第一临床医学院	陈小野	中国中医科学院中医基础理论研究所
李永亮	广西中医药大学人事处	陈仁寿	南京中医药大学中医药文献研究所
李加慧*	南京中医药大学中医药文献研究所	陈红风	上海中医药大学附属龙华医院
李奕祺	福建中医药大学中医学院	陈建伟	南京中医药大学药学院
李晓锋	上海中医药大学附属龙华医院	陈思韵*	广州中医药大学第一临床医学院
杨文喆	上海中医药大学基础医学院	陈信义	北京中医药大学附属东直门医院
杨永清	上海中医药大学学科建设办公室	陈艳焦*	上海中医药大学学科建设办公室
杨利林*	广州中医药大学第一临床医学院	陈海琳	上海中医药大学附属岳阳中西医结合
杨思彤*	中国药科大学中药学院		医院
杨奕望	上海中医药大学科技人文研究院	陈德兴	上海中医药大学基础医学院
杨倩宇*	北京中医药大学附属东直门医院	范　磊	山东中医药大学基础医学院
吴靳荣	上海中医药大学中药学院	范小雪*	中国药科大学中药学院
何立群	上海中医药大学附属曙光医院	茅婧怡*	上海中医药大学附属岳阳中西医结合
余小萍	上海中医药大学附属曙光医院		医院
余庆英*	广州中医药大学第一临床医学院	林　炜	福建中医药大学中西医结合研究院
余伯阳	中国药科大学中药学院	林炜娴*	广州中医药大学第一临床医学院
邹献亮*	上海中医药大学中药研究所	林晓茹	上海中医药大学附属龙华医院
汪　乔*	上海中医药大学针灸推拿学院	尚妍妍	上海中医药大学气功研究所
汪光云*	中国药科大学中药学院	罗光芝*	山东中医药大学中医文献研究所
宋立新*	上海中医药大学学科建设办公室	周　悦	上海中医药大学附属龙华医院
张　玉*	中国药科大学中药学院	郑丹丹	上海中医药大学附属岳阳中西医结合
张　玮	上海中医药大学附属龙华医院		医院
张　洋	上海中医药大学附属光华医院	孟祥才	黑龙江中医药大学药学院
张　璇*	上海中医药大学中药研究所	赵　玲	上海中医药大学针灸推拿学院
张丰聪	山东中医药大学中医文献研究所	赵则阔*	上海中医药大学基础医学院
张玉柱*	上海中医药大学附属龙华医院	赵淮波*	上海中医药大学附属岳阳中西医结合
张永太	上海中医药大学中药学院		医院
张红梅	上海中医药大学中药学院	胡　洋*	中国药科大学中药学院
张志峰	湖北中医药大学基础医学院	胡　蓉	上海中医药大学科技人文研究院
张莘航	上海中医药大学科技人文研究院	胡　鹏	南京中医药大学药学院
张园娇*	南京中医药大学药学院	胡志俊	上海中医药大学附属龙华医院
张晓艳	上海中医药大学针灸推拿学院	柏　冬	中国中医科学院中医基础理论研究所
张媛媛	中国药科大学中药学院	侯　丽	北京中医药大学附属东直门医院
张馥晴	上海中医药大学针灸经络研究所	俞桂新	上海中医药大学中药研究所
陆　颖	上海中医药大学气功研究所	施　杞	上海中医药大学附属龙华医院
		姜　娜*	上海中医药大学附属曙光医院

姜丽莉　上海市普陀区中医医院
姚若愚　上海中医药大学附属龙华医院
都广礼　上海中医药大学基础医学院
莫　文　上海中医药大学附属龙华医院
贾　玫　北京中医药大学附属东直门医院
钱　帅　中国药科大学中药学院
徐　浩　上海中医药大学附属龙华医院
徐玉东*　上海中医药大学学科建设办公室
徐光耀　上海中医药大学附属市中医医院
殷玉莲*　上海中医药大学附属龙华医院
高　雪*　北京中医药大学附属东直门医院
高飞霞*　广州中医药大学第一临床医学院
高修安　南方医科大学附属佛山妇幼保健院
郭冬婕*　上海中医药大学附属岳阳中西医结合
　　　　医院
陶建生　上海中医药大学中药学院
黄　辉*　湖南省中医药研究院附属医院
黄　颖　福建中医药大学中医学院
黄陈招　浙江省玉环县人民医院
梅泰中*　上海中医药大学科技创新服务中心
曹　蕾　广州中医药大学第一临床医学院
崔明超*　南京中医药大学药学院

崔学军　上海中医药大学附属龙华医院
麻志恒　上海市崇明区中心医院
章江伟*　中国药科大学中药学院
章宸一瑜*　南京中医药大学基础医学院
梁倩倩　上海中医药大学附属龙华医院
寇俊萍　中国药科大学中药学院
彭晋婷*　广州中医药大学第一临床医学院
董　青　北京中医药大学附属东直门医院
董春玲　上海中医药大学附属曙光医院
韩　晗*　中国药科大学中药学院
程少丹　上海中医药大学附属光华医院
程怀锦*　上海中医药大学针灸推拿学院
蒯　乐　上海中医药大学针灸推拿学院
谭　鹏　北京中医药大学中药学院
谭红胜　上海中医药大学中药学院
翟国华　上海徐汇区枫林街道社区卫生服务中心
薛　昊*　南京中医药大学中医药文献研究所
魏玉龙　北京中医药大学针灸推拿学院
瞿　融　南京中医药大学基础医学院

注:带 * 者为在读研究生

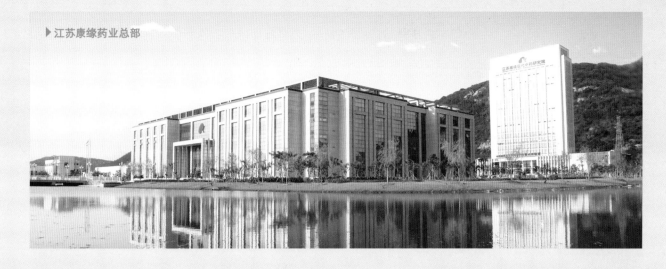

▶江苏康缘药业总部

江苏康缘药业股份有限公司

江苏康缘药业股份有限公司，是一家致力于中药现代化、国际化发展的大型中药企业，是国家中药现代化示范企业、国家重点高新技术企业、国家技术创新示范企业企业、国内A股上市公司，是国内同行业中拥有国家级新药证书最多、拥有自主知识产权专利数最多、承担国家级重大科研项目最多以及开展现代中药国际化研究最深入的企业之一。

在多年的创新研发实践中，康缘药业聚焦中医优势领域，立足行业技术前沿，以中药经典方剂的深入开发为重点，探寻民族医药产业升级新路径。企业先后建立了中药制药过程新技术国家重点实验室、国家博士后科研工作站、国家认定企业技术中心、企业院士工作站等国内领先的创新平台。

公司率先提出应用先进的中药指纹图谱技术，建立从原料、提取物到制剂生产全过程的质量控制体系，确保产

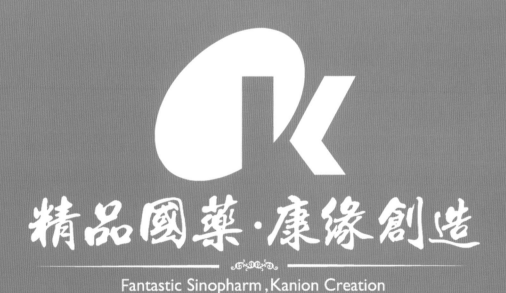

品均一、稳定、可靠；按照"让中药回归药物属性"的理念，以桂枝茯苓胶囊国际化项目研究为示范，深入开展产品效应物质基础研究，建立了国际先进的复方中药口服固体制剂质量控制体系，为推动中药国际化进程做出示范；先后申请国内外发明专利310件，获授权190件。2013年，热毒宁注射液荣获第十五届中国专利金奖，这是中药注射剂首次问鼎中国知识产权最高奖项。

长期以来，康缘围绕中医妇科药、中医骨伤科药、中医心脑血管药、中医抗病毒药、植物抗肿瘤药等五大中药优势领域，积极开展创新新药研究开发，取得了丰硕的成果。主导品种桂枝茯苓胶囊是目前国内妇科血瘀证的首选用药，2000年被国家科技部推荐申报美国FDA认证，是我国第一个在美国开展临床研究的中药品种，目前已进入三期临床研究准备阶段，有望成为我国第一个以药品形式进入欧美主流市场的创新中药。支柱品种热毒宁注射液是目前我国唯一符合国家2007年10月颁布的《中药注射剂技术要求》的复方中药注射剂，也是我国第一家由企业主动开展不良反应监测的品种，2006年被国家卫生部列为预防流感储备用药，2010年被列入国家防治甲流推荐用药、防治手足口病推荐用药，2014年10月被国家卫计委列为治疗登革热推荐用药。

目前，康缘药业正建设以企业为创新主体的"现代中药创新集群与数字制药技术平台"，形成覆盖中药新药创制和精细制造技术链，创制基于药效物质基础研究的"精细中药"，打造安全有效、质量均一的创新中药。

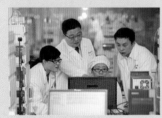
公司董事长萧伟博士在质量控制中心指导工作

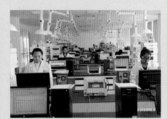
康缘现代中药研究院药物分析实验室

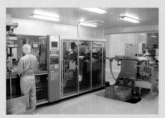
年产20亿粒胶囊的德国进口全自动生产线

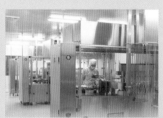
康缘药业注射剂工厂热毒宁注射液生产线

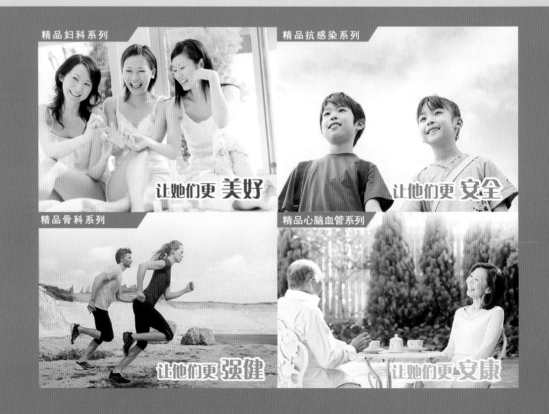

精品妇科系列　让她们更 美好

精品抗感染系列　让他们更 安全

精品骨科系列　让他们更 强健

精品心脑血管系列　让她们更 安康

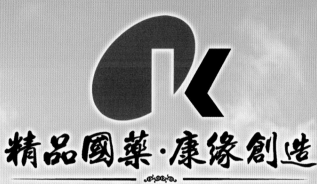

康缘：创新中药的领跑者

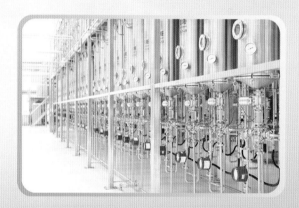
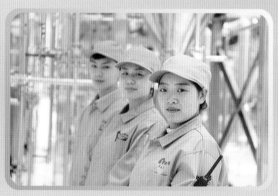

博思精藝　厚朴遠志

● 博采众长　　● 思谋创新　　● 精湛技艺　　● 厚道朴实　　● 远大志向

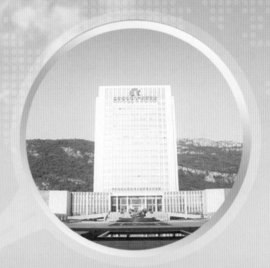

◎ 江苏康缘现代中药研究院

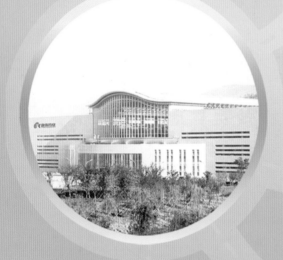

◎ 现代中药数字化提取精制工厂

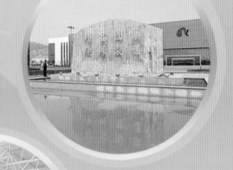

◎ 康缘药业注射剂工厂

◎ 现代中药数字化提取精制工厂生产线

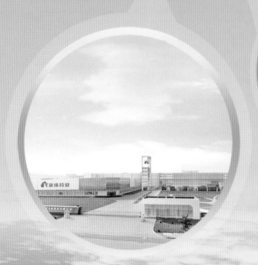

◎ 康缘药业口服制剂生产基地